人と細菌

17 − 20 世紀

ピエール・ダルモン

寺田光徳・田川光照 訳

藤原書店

Pierre DARMON

L'HOMME ET LES MICROBES

人と細菌　／目次

人と細菌

一七―二〇世紀

凡例

一　原書でイタリック体の部分は、書名・雑誌名などは『　』、強調の語は傍点、原文に対する外国語（英語・ラテン語など）は片仮名表記ないしルビとして必要により欧文を付記した。

一　原著者による引用文の補足は［　］で示した。

一　原書で引用を示す«　»は「　」とした。

一　原書の“　”は〝　〟とした。

一　原書の（　）は（　）のままとした。

一　訳者による注の挿入は〔　〕とした。

総序

微生物学の歴史はこんなふうに始められるのかもしれない、「昔々一滴のしずくがあった……」と。

一六七四年のこと、顕微鏡に眼を釘付けにしていたオランダの顕微鏡観察家アントニー・ファン・レーウェンフック〔後出、四一ページ以下〕は、一滴の雨水にそれまで知られていなかったものが群生しているのを発見する。それは極微動物のかたまりであった。きわめて小さな、信じがたいほどおびただしい数のものが、絶えず動きまわっていた。この水滴から今初めて小宇宙が出現したのだ。この水滴によって微生物学の前史が始まる。たしかに細菌の世界はまだずっと先のことである。それでもともかく機械は動き出したのだ。

レーウェンフックが言うには、この水滴一つだけでも実に二七〇〇万の個体を含んでいるからだ！　しかも驚きはこれにとどまらない。彼の家の井戸水、近くの運河や海の水、それから雪解け水がこれらのおびただしい「小さな魚たち」にすみかを提供している。彼自身の体の中にも肉眼では見えない動物たちがいる。大便や粘膜、体液にも無数の生命がうごめいている。砂粒ほどの歯石の中でも、「オランダ王国の人口を凌駕する」ほど多量の「極小ウジ」を観察することができる。一六七七年になると、彼は動物の精液の中に、またもや驚くべき数の極微の精虫を発見する。

この最初の小宇宙は世人の注目を呼ぶこともなく、レーウェンフックの観察成果はやっと二年後になって英国王立協会《ローヤル・ソサエティ》にはじめて提示される。長いあいだこれらの「生きたアトム」は顕微鏡映像そのものと同じく学者たちからは無視されるのである。小宇宙というのは賢明な博物学者にふさわしからず、精神のなす推論に耐えられない、とビュフォン〔一七〇七―八八、フランスの科学者・思想家〕は言わなかっただろうか？　ガリレイとコペルニクスの体系は世界に関するイメージを転覆し、検邪聖省〔異端糾問のための教皇庁の部局〕を激怒させた。人は空間の巨大さに恐怖を覚える。宇宙のアリストテレス的表象を問題にすること、それは既存の秩序と神学の基礎を問題にすることに等しいのである。

だが顕微鏡ならどのような危険な体系も喚起させることはない。逆に神の完全性が証拠立てられる。ピエール・ボレル〔一六二〇頃―一六八九、フランスの医者・化学者〕は一六五八年に『微小体観察集成』*Observationum microspicarum centuria* の中に次のように記している。「顕微鏡をとおしてみると、大きな物体以上に小さな物体の中では神の偉大さが輝いている。小物体の驚くべき複雑さによって最たる無神論者さえも反駁されて、彼らはそれらの物体を造形した至高者に対する認知と、感嘆と、崇敬に導かれる」と。造物主が人の眼から隠しておいた細部にさえも接近可能であるような技術に対しては非難してしかるべきだったかもしれないのに、カトリック教会は賛意を表す。そこで、顕微鏡によって細密に描かれたミツバチが、一六三〇年に教皇ウルバヌス八世の紋章のイラストとして役立つことになったのである。

西インド諸島の発見、天体や小宇宙という諸空間の発見によって、一七世紀初頭には三次元にわたる宇宙の急激な膨張が生じた。そのため「二方向の無限」にかかわる重大な哲学的問題が提起される。

ミシュレ〔一七九八―一八七四、フランスの歴史家〕が次のように記している。「一六〇〇年以前に人々は無限について何を知っていただろう？　まったく何も知らなかった。無限大についても、無限小についてもそうだ。このことについてよく引用されるパスカルの有名なページは、かくも古くまたかくも若々しい人類に関する素朴な驚きをもって、自らの信じがたい無知に気づくことから始まり、最後に眼を現実に向って開いて、自分が二つの深淵のあいだにあることに目覚める」(1)と〔パスカル『パンセ』ブランシュヴィック版断章七二参照〕。

ガリレイが天体へと望遠鏡を向けたのは一六一〇年のことである。それから彼は望遠鏡をひっくり返し、接眼レンズを眼に見えないものに近づけて、対物レンズを覗いてみた。すると、きわめて小さいものが巨大になっていた。同じ器械で二つの無限を測定することが可能で、世界のすべての境界は吹っ飛んでしまったのである。

天体望遠鏡が発明されて宇宙の巨大さが明らかになり、地球は一天体の地位に格下げされ、人間は些細なものへと切り下げられた。ピエール・ボレルは次のように記している。「空に目を向けてみよう。大都会を一度も見たことがないので、自分たちの村よりもきれいで大きな町が別にあることが分からないような村人には決してならないようにしようではないか」と。

顕微鏡は問題を反対方向に転換させたのである。パスカルの『パンセ』もそうだが、そのなかのダニ〔当時はダニ《ciron》が肉眼で見える最小のものとして例示された。パスカル『パンセ』前掲断章参照〕、ダニに含まれるもっと微小のもの、さらにまた無限に極小にいたるものによって構成される、この世の新たな幻想的表象のことは、誰もが知っている。顕微鏡観察家のガッサンディ〔一五九二―一六五五、フランスの哲学者〕は賢明にもこの問題の抱える大きさをはやくも予感して、次のように書いている。「ふだんから人間の感覚が粗雑で不正確であると認め、自然の巧みさと繊細さがどのような感覚にも勝ると考える必要がある。人間の目にはまったく些細に映ることでも、自然にとっては非常に重要であるのは確かだ。人間の巧妙さや繊細さが終わるところから自然の巧妙さや繊細さが始まると言えるかもしれない。」

テヴノ〔一六三三―一六七、フランスの旅行家〕、メルセンヌ師〔一五八八―一六四八、フランスの思想家〕、ロベルヴァル〔一六〇二―一六七五、フランスの地理学者〕、ル・パユール、ガッサンディ、パスカル父子が作っていたサークル〔前記メルセンヌ師が主唱して一六三五年に創設された〔パリ・アカデミー〕では、当時彼らが戦わせた活発な議論の中心に無限小の問題があった。しかしその問題もサークルの域を超え出ることはなかった。一七世紀初頭、顕微鏡は人々の興味を惹き、最初の「複式顕微鏡」は縁日で展示された。顕微鏡は学者に不興を買っても、思想家や「好事家」を夢中にさせる。最初の顕微鏡観察家であったレーウェンフック、ジョブロ〔後出、六四ページ以下〕、ベイカー〔一六九八―一七七四年、イギリスの博物学者〕は、全員教養豊かな素人愛好家であった。一八世紀になっても顕微鏡の未熟な技術は『顕微鏡の楽しみ』や『誰にも手に取れる顕微鏡』という通俗解説書に着想を与えたにすぎない。

しかしながら収穫は豊かだった。あちこちで拾い集められた中には重要な観察結果が無数に含まれる。アントニー・ファン・レーウェンフック一人だけで、後の一世紀半にわたる全部の顕微鏡観察家たちよりも多くのものを発見している。彼の観察のいくつかについては今日の電子顕微鏡でさえも付け加えることはたいしてない。とは言えその大部分は、ピンの頭程度の大きさをしたたった一個のレンズからなる、彼自身の手になる、「単式顕微鏡」によって観察が行われたのであった。

顕微鏡と望遠鏡のせいで、科学が純粋に推論だけに頼ることはもはや不可能になる。淡水のポリプ〔腔腸動物ヒドラのこと〕が発見されると動物界と植物界の境界が問題にされる。自然発生と生殖発生の問題が新たに脚光を浴びる。この極微動物はどこから生じてくるのだろうか？　それは大気中に種細胞《ジェルム》〔原語の《germe》は微生物学の確立以前には生物の原基形態を意味したので、川喜田愛郎『パストゥール』（岩波書店、一九六七）から訳語「種細胞」を借用した。現代ではこの語は普通「病原菌」を指す。「訳者あとがき」参照〕が散在している証拠ではないのか？　それとも自然発生説の基盤強化に結びつくのだろうか？　微小な物体の観察で実験的な探求が刺激を受ける。おそらくそれによって生命の起源の秘密が解き明かされるかもしれない。

しかしながら論争は伝統的な科学の周縁で展開される。ビュフォンとラマルク〔一七四四―一八二九、フランスの生物学者」は大きな動物だけを相手にし、極微動物、すなわち取るに足りない寄生物や単純な有機分子《モレキュール・オルガニック》には目もくれなかった。それらがウシほどもある大きな動物を殺すことができると妄想をたくましくすれば変わり者だと思われたのである。それでもレーウェンフックはそれらに病気を引き起こす力があることを信じて疑わない。なぜなら極微動物はきわめて健康な人間から排出される流動物の中にも、それから人が毎日摂取する水や食物の中にも見つかるからである。

一八三〇年に観察像の明視度と高度な解像力を併せもった色消し《アクロマティック》顕微鏡が考案されると、顕微鏡観察は哲学的思弁や娯楽の域を越える。それから後、実験生物学の領域では顕微鏡による新たな征服が展開される。細胞が発見されると、病人の体液検査でそれぞれの感染症例に同一の桿菌《かんきん》の存在が明らかになる。だがそれらは病気で分泌でされた結果か、それとも病気の原因をなすものなのか？

その後はパストゥールによる革命と連関してすべてが明瞭な形をとって現れる。一八五五年、パストゥールは発酵作用で微生物の果たす役割を発見する。それまで発酵作用は化学作用が原因と考えられていたのである。一八六二年、パストゥールは大気中における種細胞の散在を証明することによって、自然発生説に対してとどめを刺す。一八七六年、ロベルト・コッホは病原種細胞である炭疽《たんそ》バクテリディー〔炭疽菌の旧称〕を初めて同定し、それを培養する。一八七九年、パストゥールが最初の実験室ワクチンを完成する。

こうして、かつては好事家たちの楽しみの対象となっていたレーウェンフックのしずくからははるかに隔たったところにいたったのである。それにしてもそのしずくがなければ微生物学は存在しえたであろうか？　今では無限大と無限小の問題は完全に忘れ去られてしまった。だが小宇宙が人々を魅了しなかったとしたら、ねばり強く研究を続けようとするものがいただろうか？　まったく取るに足りないような発見と、まったく信じがたいような発見のあいだには、時にこのように微妙で必然的な関係が成立することがある。

二〇年間で微生物学は二世紀にわたる長い前史から脱け出た。その後はすべてが加速する。コレラ、ジフテリア、結核、腸チフス、梅毒の病原体が発見され、またワクチン療法や血清療法によってそれらの病毒を消すことが時には可能になる。敵が狩り出されれば、人々はその敵に対してすぐ正面攻撃を試みることができるのだ。

初めてのワクチンや血清の開発は新たな研究技術の中ではもっともめざましいものだが、それだけにとどまらない。微生物学者に後押しされて、新たな衛生観念が定着するようになる。細菌に対する闘いが、瘴気《しょうき》や悪臭に対する不毛な追究の後を引き継ぐ。それに支えられた新たな衛生学は、飲料水や屎尿《しにょう》、細菌に汚染された大気に関する問題を徐々に解決する。

パストゥール以来、人々の話の中では、衛生観念の定着が長い歴史の中に埋没させられ、微生物学の寄与は否定されないまでも、相対化されてしまうことがある。ときにはそれが「訳知りな」言説に都合よく取り込まれる。最近ある著者がこう記した、「微生物学は地歩を築いていくが、医者や衛生学者を根底から動転させることはない。医学の根本的な革命がリスター、コッホ、パストゥールに帰せられることに歴史家たちのすべてが驚く。なぜなら実際の医療行為というのはあまり変化しないものであるし、諸国がおしなべて清潔になったのは、一九〇〇年以前に実用的な成果が実験室から誕生したことよりも、むしろ都市化、衛生化が進み、豊かになったせいだし、また流行病の毒性が長い年月のあいだに低下したからだと思われる」と。

このような指摘は正しくもあるしまた誤りでもある。

近視眼的に問題を考えれば、これは正しい。一九〇〇年以前に実験室から生まれた狂犬病や腸チフスに抗するワクチン、あるいは抗ジフテリア血清、抗破傷風血清は、幾千もの人々の命を救った。それでもこのことは個々人のレベル、心理的なレベルでは重要だとしても、死亡率の曲線を一変させるには不十分である。それから「衛生警察」という表現が一八一〇年に、都市の「衛生化計画」が一八五〇年にさかのぼるということを知っているなら、先の指摘はまた正しい。この時期、衛生学者はいたるところで指導的立場を占めていた。一八六〇年以来下水道直結式水洗便所のことが話題にされたし、導水は換気と同じく都市計画家の優先事項となったからである。

これに対して、用語が同一であることから思い違いをしないよう注意して問題にアプローチするなら、先の指摘は誤りでもある。微生物学以前には、衛生学が自らを衛生学と呼べるのは思惑のうえにすぎない。それは盲人たちの手に落ちた、うわべの科学にすぎない。それだから、きれいで、おいしいもの、悪臭を発しないものは、健康にもいいとされていたのだ。

泉から来る、澄んで新鮮な、味の良い水は、きれいだと思われていた。そのため衛生学者や都市計画家たちは、ヴァンヌの水〔パリの南東オーブ県にあるヴァンヌは、ヨンヌ川の一支流の水源地。一八六〇年にパリ市がこの水源の水を買い取った〕でパリの全家庭を潤そうとつとめる。ところがこの水には、チフス菌、大腸菌がいっぱい繁殖していた。それらは、無数の割れ目を通って、糞尿だめ、食肉解体場、洗濯場、堆肥置き場で穴だらけにされた地盤から流れ出てきたものだ。それで腸チフスの死亡率はパリ地方で急に高くなり、「流行病の毒性が長い年月のあいだに低下する」という経過をたどるどころの話ではなかった。

要するに、コッホ、パストゥール、エベルス〔一八三五―一九二六、ドイツの医者。腸チフス菌の発見者〕以前に、衛生学者たちは腸チフスをまったく知らなかったのである。彼らはそれが致命的な瘴気とともに大地の奥底から発生してくる風土病だと信じていた。それで一八八〇年まで水のことは無視して、シャン・ド・マルスやモンマルトルの丘の土木工事に疑いの目を向け、それらが突発的流行病の原因ではないかとかんぐったのである。

一八六二年以来何人かのパリの衛生学者たちが下水道直結式《トゥタ＝レグー》水洗便所のために論陣を張ったのだが、微生物学者たちは本当のところそれにはまったく関与していない。下水道直結式水洗便所というのは、当時はすべてをセーヌに《トゥタ＝ラ・セーヌ》ということと同義で、セーヌ川を巨大な下水溝に変えることである。廃水問題は解決不可能のように見える。悪臭の根源を移動させれば新たな環境破壊を起こすからだ。解決策はまたもや微生物学者であるシュレージング〔一八二四—一九一九、フランスの化学・農学者〕とミュンツ〔一八四六—一九一七、フランスの農学者〕から出てくる。彼らは一八九二年に硝化作用をもつ細菌を発見した。それ以後屎尿問題は最初の生物学的浄水場によって解決を見る。

大気についてはどうだろうか？　ヒポクラテス〔紀元前四六〇年生れ、古代ギリシャ医学の大成者〕以来衛生学者たちは換気の効能を盛んに吹聴してきたし、オスマン〔一八〇九—九一、フランスの行政官。パリ改造という大事業をしたことで知られる〕の事業は彼らの願いに答えていたようにみえる。しかしながら肺の病気についてまったく知らないで、ありもしない瘴気や、無害な悪臭を追い払おうとつとめたところで、換気することになんの意味があろう。その頃結核は衛生学者には無関係な遺伝や体質に起因する病気だと考えられていたのだ。細菌を含んだ埃やハエで汚染されている大気を追放することが合理的だし、効果があると考えられるようになるのは、一八八一年にパストゥールが肺炎双球菌を、その翌年にコッホがコッホ菌〔結核菌〕を発見したからである。

近代衛生学の正当な先駆者たちは理解されずに終った。一八五〇年に衛生学者たちが外観を越えて奥まで見通していたら、ゼンメルワイス〔一八一八—六五、ハンガリーの医者。産褥熱の予防に塩素水で手を洗うことを奨励した〕のおこした企てが突拍子もないものとみなされることはなかっただろう。衛生学者たちの無理解のせいで最初は挫折を経験したために、リスターは後に、自分の考案した消毒法が凱歌を上げえたのはひとえにパストゥールの発見があったからだ、と自ら認めるにいたるだろう。

一八七五年頃に最初の第一歩を踏み出した微生物学は、一九世紀ヨーロッパにおける死亡率の低下にはおそらく無関係である。目立った働きが別の方面であった。それは、抗天然痘ワクチン接種の普及、気候の温暖化、沼地の穀物畑への転換による飢饉の消滅、国内税関の廃止、農学や交通手段の進歩である。実際、一八九〇年以降にならないと、新たな衛生学は結核、腸チフス、小児病の死亡率低下に効果をもたらしはじめることはないのである。

小宇宙の征服が実験室だけの成果ではないにしても、実験室がこのように細菌に対する闘いを指揮する立場にあったことは間違いない。一八八〇年以後新しい衛生学の闘いは宇宙的規模になっていくのだが、その基礎には逆説的な外見がともなっている。なぜならフランス全土に天文学的な数の微生物がいても、その全重量は数百グラムを超すことはない。にもかかわらずそれらは数一〇億トンの水、セメント、タール、鉄を揺り動かそうとするからである。カルメット〔一八六三―一九三三、フランスの医学・細菌学者〕が一九二一年にＢＣＧの有効性を証明し、ラモン〔一八八六―一九六三、フランスの細菌学者〕が一九二三年にジフテリアと破傷風に抗するワクチンを開発した時、細菌に対する闘いの第一段階は終わる。廃水問題、大気と細菌の媒介動物の問題もその頃解決される。微生物学は勝利した。たしかに現場ではすべてこれからだが、基本は決まった。ふたたび革命に立ち会うには、一九四〇年以後の抗生物質の発見を待たねばならないだろう。

第I篇　細菌の征服

序

一六七四年にレーウェンフックの水滴によって始まった微生物学の前史は、およそ二世紀近く後の一八五五年に、パストゥールによる有機発酵素《フェルマン・オルガニック》の発見で終わり、そこから細菌革命が始まる。この二つの年代にはさまれた時期はすくなくとも表面的には何も起こらなかった。しかしパストゥールにしろ、コッホにしろ、自然発生的に誕生してきたのではない。彼ら以前にすべてが予測され、すべてが語られ、時には観察もされていたのだが、証明するにはいたらなかっただけである。

細菌革命における二つの要素、つまり大気中の種細胞《ジェルム》の散在とある種の微生物の病原性、それが二世紀来論争の的となっていた。一六世紀の末からイタリア人のレーディ〔一六二六—九八、イタリアの医学・博物学者〕とマルピーギ〔一六二八—九四、イタリアの医学・解剖学者〕が異論の余地ない厳密さで実験を繰り返し、自然発生説のドグマを非難していた。パストゥールから一五〇年さかのぼる一七一一年には、無名の顕微鏡観察家ルイ・ジョブロという人物がそうと知らずに細菌のブイヨン培地法を開発し、極微動物は自然発生するのでなく、空気中に散在する卵から生じることを確認している。一八世紀の半ば頃になると、後にパストゥールが自らの精神的父祖と見なすことになる、実験的方法の正統な先駆者スパランツァーニ〔一七二九—九九、イタリアの博物学・生理学者〕が、ジョブロの実験を再現し、完成させる。彼は浸出液〔薬物などを水やアルコールで浸出したもの〕を入れた一八個のフラスコを利用し、そのうちのいくつかを炎にあてて密閉し、「対照グループ」とした。そうして空気にさらしたブイヨンだけに極微動物が増殖することを証明したのである。
病原種細胞に関する理論については、はやくも一五四六年にフラカストーロ〔一四三三―一五五三、イタリアの医者、詩人〕が、一七一四年にはコグロッシ〔一六八一年生れ、イタリアの医者〕が表明している。しかし両者とも想像によって学説を展開するだけで、実験的根拠は欠いていた。それでも病気伝染を唱える汎種説は多大の傾聴者を獲得したので、ベルナルダン・ド・サン＝ピエール〔一七三七―一八一四、フランスの小説家〕は『自然の調和』〔一七九六〕の中でひとつの実体としてそれを話題にするほどであった。

重要な出来事は一八二〇年頃から始まる。イタリア人ビッツイオ〔一七九一―一八六二、イタリアの化学者〕はポレンタ〔トウモロコシ粥〕が変質するのは微生物のせいであることを発見し、同国人バッシはカイコ病に種細胞が関係していることを確認する。

しかしそうすると、パストゥールの創造的な真価はどこにあるのだろうか？

多くの理論や観察がパストゥールの発見を予示している。しかしそれらはバラバラで、またそこには空想的な考察が大量に付随している。伝統的な科学のふるいにかけたとすれば、それらは公式な定説や体系的な精神には太刀打ちできない代物であろう。パストゥールは古い学説を打倒するために、一連の輝かしい実験に依拠して、普遍的で首尾一貫した描写をこの小宇宙に与え、病原種細胞の実在を証明し、とりわけ新たな治療学の理論体系を基礎付けねばならなかったのである。

このような前史の期間中ずっと、顕微鏡はさまざまの運・不運に出会いながら、第一級の器械として君臨した。しかし一七世紀初頭にこの世に初登場した時には、顕微鏡は驚異の雰囲気を湛えていたのである。

第1章　初期の顕微鏡

思弁的な学問が勝ち誇り、自然の観察が学者に軽んじられ、デカルトが『方法序説』〔一六三七〕で精神による判断に照らせば感覚による判断は切り捨てることができると宣言している時代のことであった。科学の世界における顕微鏡の誕生はまことに慎ましやかで、発明の起源がどこにあるのかその後長いあいだ論争の的になるほどであった。顕微鏡のおかげでシラミ、ハエ、クモのもつ美学的特徴が当世風の話題となったこと、ただそれだけであった。顕微鏡によって自然のイメージを転覆するには、偉大な精神の持ち主を驚嘆させるようなものがまだ不足していた。したがって遠い昔の微生物学の先駆者たちは、素人愛好家、あくせく働く眼鏡職人、好事家にすぎない。

顕微鏡の誕生

顕微鏡の起源はあまり知られていないにしても、レンズは古代からあった。ネロ〔三七―六八、ローマ皇帝〕が剣闘士の闘いを見たエメラルドの「レンズ」付き拡大鏡のことは、プリニウス〔二三―七九、ローマの博物学者〕の証言で後世に伝えられている。話が進むにつれて、現実か想像かは別にして、拡大鏡の助けを借りなければ実現できないようなミニチュア細工に対する言及が増大してくる。プリニウスはクルミの殻の中に入るような『イリアス』の写本について語っている。カリクラテスという人物は肉眼では見えない虫や小動物の細部を象牙に彫ったという。ミュルメキデスはミツバチの羽根で隠せるほどの船をこしらえたらしい。(1)

このような観察が多分に想像のせいであるにしても、古代人がレンズの燃焼力を利用していたのは確かである。ウェスタの巫女はレンズで聖火を燃え上がらせていたし、アルキメデスの鏡のエピソードはよく知られている。後代のビュフォンはその実験を再現して、五〇メートル離れたところから一二八個の鏡を使って木材の山に火をつけた。医者も昔から拡大鏡を利用し、太陽熱で傷口の焼灼をおこなっていた。

したがって古代でも、クリスタルガラスから切り出した凹レンズ・凸レンズの光学特性は知られていた。だが、それらの利用の仕方は限られていたようである。それから数世紀たってからでないと光学ガラスに関する新たな言及はみつからない。一六世紀のある典拠によると、アラブ人イブン・アルハイサム〔ラテン名、アルハゼン。九六五―一〇三九、アラブの天文学、物理学、数学者〕が、一一〇〇年頃に真先に光学ガラスに再び言及しているようである。(2)

ヨーロッパでは凹レンズ・凸レンズを一三世紀から切り出しており、弱視の人にそれらが役に立つことを証明したのはベーコン（一二一四―一二九二）〔イギリスのスコラ学者、フランシスコ会士〕であった。それからしばらくして、アレッサンドロ・デラ・スピーナ〔一三一三年歿、イタリア人〕とアルマティ〔一三一七年歿、イタリア人〕の工房で眼鏡が作られ始める。(3)年代記にはサンドロ・デ・ピポッツォという人物が一二九九年に書いた次のような記録が残されている。「私はたいそう高齢になったので、眼鏡（*okiali*）と呼ばれるガラスなしには読み書きができないだろう。それは視力が弱った老人たちの便宜のために新たに発明されたものである。」一六七〇年に博物学者レーディが、ジョルダーノという修道僧の次のような文を引用している。「眼鏡を作る技術が開発されてからまだ二〇年もたたない。それはもっとも優れた、もっとも必要とされる技術の一つである。」この修道僧が死んだのは一三一一年のことなので、トスカーナで最初に眼鏡が製造されたのは一二八〇年から一三一一年のあいだのことだ、とレーディは結論づけている。[4]

顕微鏡の発明は一五九〇年から一六二〇年のあいだに位置づけられる。起源については二つの伝承のあいだで対立がある。一方はオランダから由来したものだと言い、他方はイタリアから発し、そのリーダーがおそらくガリレイだと主張する。

弁護役のボレルが信じている前者の仮説では、[5]ヴァルヘーレン島〔現在、オランダ南西部ゼーランド州西部の一地方〕の小さな町ミデルブルグで眼鏡屋を営むハンス・ヤンセンとその息子ザハリアスが、一五九〇年頃、肉眼では見えないものを観察しようとして二つのレンズを組み合わせることを思いついたという。しかしながらこの最初の顕微鏡は非常に初歩的で、直径四センチ、長さ二メートルの銅製の筒を青銅製三脚が支えていた。

当時のオランダは知的活動の重要な中心であり、この発明はセンセーションをまきおこした。ベルギー総督モーリス殿下とオーストリアのアルベルト大公は、ヤンセン父子からはやくも一五九〇年に製品見本を贈られて、おそらく最初のアマチュア「顕微鏡観察家」となった。

人々は顕微鏡のことをまだ「ミクロスコープ」とは多分言わず、「ペルスピキルス」〔＜perspicio のぞき込む〕、「エンギスコープ」、「ミクロテレスコープ」、それから「テレスコープ」〔現在は「望遠鏡」の意味〕と言っていた。デカルトは『屈折光学』〔一六三七〕の中で「虫眼鏡」という生彩に富んだ表現を使用する。この装置に一六二五年「ミクロスコープ」と名づけたのはジョヴァンニ・ファーベルであった。

一七世紀の初めより、顕微鏡は哲学者、教養人、「自然愛好家」の熱狂を喚起する。ロンドンでは生まれたての王立協会《ローヤル・ソサエティ》〔一六六〇年に創設された、自然科学振興を目的とするイギリスの学会〕で紹介される。旅行にはかならず顕微鏡を携えていった何人かの教養人たちは、それを見せて人々を驚かせた。こうしてみんなが入り乱れて顕微鏡を紹介したため、発明の起源問題が混乱を呈する。ヤンセン父子のことを忘れて、いまだに顕微鏡の発明をイタリア人のフォンタ

ナに負うという人がいれば、またオランダ人のドレベル〔一五七二―一六三四、オランダの発明家〕だという人もある。(6)

ある人たちにとっては、ガリレイこそ顕微鏡を最初に組み立てた人物である。彼自身が一六二三年に『黄金計量者』の中で主張してもいるが、スコットランド人ジョン・ウォダボーンによれば、一六一〇年にはやくも彼は驚異のペルスピキルスを作ったらしく、それを利用して肉眼では見えない動物の器官や運動を正確に研究できたというのである。タルドの領主ジャン・デュポン（一五六一―一六三六）が一六一四年一一月一二日の日記に、病気で寝ていたガリレイが彼に向かって顕微鏡について語ったと記している。ガリレイの言うには、「われわれの目の前にあるのに、小さすぎて見えないものを見ようとすれば、二、三ブラース〔一ブラースは約一・五メートル〕の長さの筒が必要である。この長い筒でもって子ヒツジくらいの大きさになったハエを見ることができた。そしてハエが毛で覆われていること、非常にとがった爪があって、それでハエは体を支え、ガラスの上を歩き、しかも爪先をガラスの細かな穴に差し入れるのでぴんと体を立ててぶら下がっていることができるということを知った」と。(7)

一六二四年にガリレイに微視望遠鏡を見せられたジョヴァンニ・ファーベルは、感動的な思い出をこう語っている。「私はガリレイ氏が示した一匹のハエを見た。驚いて私は彼に言った、あなたはもう一人の創造主です、なぜならそれまで知られていなかったものを人に見せてくれるからです」と。(8)

オランダ説の反対者たちが主張するように、ガリレイは本当に顕微鏡を考案したのだろうか？　バルトロメオ・インペリアリやフレデリコ・チェージ〔一五八五―一六三〇、イタリアの博物学者〕という要人が注文をしたから、彼が顕微鏡を作ったことは確かだと言っても、彼が顕微鏡の発明者であることを確認させてくれるものは何もない。ただし天体望遠鏡の生みの親だった彼のことだから、顕微鏡に何がしかの重要な改良をもたらしたことはありえるだろう。

だが、顕微鏡によって喚起されたこのような好奇心の高まりに対して、医者たちは無関心なままであった。一八二三年の色消し顕微鏡の開発まで、顕微鏡は不完全な道具で、科学を進展させることはできなかったと、しばしば間違った見方をされてきた。顕微鏡については実際には単式と複式の二種類があったのである。

単式顕微鏡

二つのレンズあるいは一本の筒の両端に装填された一対のレンズ装置からなる「複式顕微鏡」は反転した像をもたらす。下のレンズはルーペの役割をし、対象物を見せる。それが対物レンズである。上のレンズは対物レンズから送られてくる像を拡大する。それが接眼レンズである。一八二三年まで複式顕微鏡は不完全で、その像は色収差、拡散、プリズム現象でゆがめられてしまい、像の判読が困難であった。レンズの解像力が無限だとしても、像が大きくなれば、それだけゆがみもひどくなった。

「単式顕微鏡」の方は、黒炭の角型フレームのなかか、真鍮ないし銀製の二枚の板のあいだに挟んだ、およそ〇・五ミリメートルの大きさの、一枚の凸レンズでできていた。実際それは微細だが強力なルーペであった。時には、焦点距離が違うため拡大率も異なる二、三枚のレンズを、同じフレームに、同時に装填することもあった。この装置は垂直な握りをつければルーペのように目の高さに保てる。光の方向にそれを向ける際、手が少しでも揺れると、観察対象の像は乱れてしまう。したがってこの種の顕微鏡のいくつかは台の上に据えられた。これにさらに「シュヴィレット」と呼ばれる、ねじ式載物針が備え付けられた。不透明な標本（ノミ、シラミ）はこの針先に膠や蝋で固定され、液体の場合はウマのたてがみほどの太さをした毛細管に入れて調べられた。

この器械は縦五センチメートル、横二・五センチメートルと小さかった。しかしそれは古風どころではなかった。めったに二〇〇倍の倍率を超すことはないにしても、それからは上質の像がもたらされる。顕微鏡観察家レーウェンフックの最良のレンズには〇・七ミクロン〔一ミクロンは一ミリメートルの一〇〇〇分の一〕の解像力が備わる。ところで光学顕微鏡の理論的限界はおよそ〇・二ミクロンである。[9] それ以上になると電子顕微鏡が必要となる。

この型の顕微鏡を利用して、レーウェンフックは大型バクテリア〔『リトレ大辞典』によるとバクテリアは当初植物性繊毛虫類と見なされた。第二部原注（65）も見よ〕、動・植物の細胞、筋肉繊維、血球、精子を発見している。単式顕微鏡は一九世紀まで複式顕微鏡と競争をすることになろう。ダーウィン〔一八〇九―八二、イギリスの博物学者〕が一八三一年から一八三六年までビーグル号で世界一周旅行をした時顕微鏡を携えていった。それから一八四八年には「非常にたくさんの利点がある、新しい単式顕微鏡」を手に入れたと書いている。[10]

最初の単式顕微鏡は一六〇〇年頃登場する。レンズはたいそう小さくても解像力は十分だったから、科学アカデミーで製作者のホイヘンス〔一六二九―九五、オランダの物理学・天文学者〕が紹介すると、この装置はセンセーションをまきおこす。一六七八年七月一六日付のアカデミーの記録にはそのことが次のように証言されている。「みんなが集まったので、ホイヘンス氏は、きわめて小さい、砂粒くらいな、手製の顕微鏡で、胡椒を溶かしこんだ水の中に小動物が無数にいるところをわれわれに見せてくれた。それらは砂粒ほどの少量の水でも信じられないほど多数いた。この顕微鏡は小さなガラス玉でできていて、彼はその利用の仕方を発見したのである。[…] みんなはまた無数の小動物を見せられたが、それらは体の形成途中にある小さなカエルにそっくりだった。」[11]

当時これくらい小さなレンズは金銀細工師によって作られた。一六六三年にフーデは息の吹き込みによる製造法を初めて記述している。それをイギリス人のロバート・フック〔一六三五―一七〇三、イギリスの科学者〕が二年後に『ミクログラフィア』という書物の序文に再録している。「よく透き通ったヴェネツィアガラスの割れた断片を手に取り、それを炎で細い髪ないし糸のように引き延ばし、それからその先端にまた炎を浴びせて熔かし、小滴のかたちに変える。次に宝石細工用のパテを少量使ってなめらかになるまで磨いて、柔らかい少量の蝋でもって針穴くらいのところに固定し、金属板にはめ込むことができたら、複式顕微鏡以上の拡大率でしかもより鮮明に観察対象を見ることができるだろう。」

一六七八年にハルトスーカー〔一六五六―一七二五、オランダの科学者〕はもうすこし違った方法で作ったが、それをホイヘンスは『科学者ジャーナル』*Journal de Sçavans*〔一六六五年からフランス学士院によって発行された学術雑誌〕への手紙で次のように紹介している。「彼は最初ガラス繊維の端にランプをあててレンズを作ろうと思った。しかし最大限に細かく砕いた、純度の高いガラス片を湿った針先につけて、それをろうそくの炎で熱したほうがもっと丸い形になることを発見した。そうすれば小さなガラス片ないし粒が丸い玉の形になって、針先にくっつかないで自然に落ちていくからである。彼はこのようにしてガラス玉を次々に作っていった。それを今度は非常に薄い二枚の真鍮のあいだに挟んで、一つ一つ銅の針先で固定していき、ガラスの小球が置かれた場所に両側から小さな穴をあけた。観察対象側の穴の大きさは、光線が散乱しない程度にとどめようとすると、小球の直径のおよそ六分の一しかあけられなかった。」(12)

このようにガラス繊維よりも好結果が得られるのでガラス片を熔かすことを好む人たちもいたが、ガラスを磨く方がいいと考える人たちもいた。なぜなら熔かしたレンズの純度が火にさらした針からでる酸化鉄の粒子で変質してしまうからである。レーウェンフックは針の頭ほどの大きさのレンズを切り出して磨いた。直径〇・五ミリメートルのレンズだと、焦点距離は一・三から五ミリメートルであった。(13)

こうした技術はエリート科学者たちだけが持っていたのではない。教養豊かなアマチュアたちも自分たちの顕微鏡を組み立てていたことが、一六七九年七月一三日付のコンスタンチン・ホイヘンス〔クリスチャン・ホイヘンスの兄〕の手紙に示されている。「先日ボルダックでメースター氏が懸命に顕微鏡を作ろうとしている一人の若い役人のところへ私を連れていってくれた。彼の情熱は科学的裏付けがなかった。彼はかなり巧みに小さな玉を作れても、光をしかるべく和らげる技術をもたない。彼は観察対象ごとにひとつひとつ器械を作っていたが、レーウェンフックもそうだったらしい。」(14)

初期の複式顕微鏡

複式顕微鏡の歴史はもっと混沌としている。一七・一八世紀における複式顕微鏡の改良のどれもが、たいていは器用なアマチュアであるさまざまな「眼鏡職人」たちに帰せられたからである。一七世紀、いくつかの装置を開発したと目されるオランダ人ドレベルは自然科学者でも、学者でもなく、「植民地総督」の任務を兼ねた王室特許イギリス・インド会社の弁護士であった。アルベルト大公が彼にヤンセンから送られた顕微鏡をあずけると、彼は両凸面の二枚のレンズを備えた新たなモデルを作った。

複式顕微鏡を描いた最初の版画は一六六五年にさかのぼり、フックの『ミクログラフィア』に登場している。この時期に複式顕微鏡は小型化に関して顕著な発展を実現し、顕微鏡の筒の長さはもう二〇センチメートルしかなかった。しかもすでに顕微鏡は近代的な外観を呈し、その本体が木製の脚や台につけた溝を上下に滑る形式になっていた。したがって筒は観察対象に応じ意のままの距離をとることができる。焦点ははやくも螺旋状に動かして合わせ、載物装置は虫や小さな対象物のときには針に取り替えられる。レンズ装置は三ないし四枚のレンズを備え、時に照明はランプによってなされる。その時光は水を満たした球をとおしてから両凸面レンズによって観察対象の上に集められた。

一六八八年にエウスタキオ・ディヴィーニ〔一六二〇頃生れ、イタリアの自然科学者〕はとんでもない大きさの顕微鏡を完成させた。「接眼レンズは手くらいの大きさで、筒は人の太ももくらいの太さがあった。」この顕微鏡は長さ四五センチメートルで、倍率は一四〇倍であった。グリンドル・ヴォン・アシュの顕微鏡（一六八五）には六枚の平凸レンズがあった。一六八五年にボナーニ〔一六三八—一七二五、イタリアの自然科学者〕の顕微鏡は三〇〇倍の解像力を獲得した。観察対象には二枚のレンズで照明を取り入れ、装置の可動性はラック式歯車で確保されていた。同じ頃、オルレアンのケルビーニ神父〔フランス名シェリュバン。一七世紀後半に活躍した、フランスのカプチン会士〕の構想にしたがって作られた双眼式顕微鏡の最初のものが現れている。(15)

一八世紀、レンズ部分の進歩はさほどたいしたことはなかったのだが、器械装置の方はさまざまな改良の対象になった。ジョブロの『新型単式・複式顕微鏡に関する明細と使用法』（一七一八）には何枚かの版画が含まれている。それによると装置には本物の宝石が埋め込まれ、筒は黒檀、銀ないし真鍮で、粒起なめし革におおわれ、把手に絵模様が、はめ輪やフレームには彫刻が刻まれている。しかもジョブロは相互交換できる五枚一組のレンズを装備した筒をもち、焦点距離を変えられる顕微鏡の発明者でもあった。彼は半透明や透明な物体、生体組織、液体の検査に適している、万能の顕微鏡を作ろうとつとめた。また彼の顕微鏡には絞りと載物装置が付いていたが、彼がそれらの発明者かどうかは不明である。

もっとも厄介な問題として照明の不足がまだ残っていた。レンズの進歩によって解像力が増大すると、像はいっそう暗くなり、コントラストは次第に落ちてくる。四〇〇倍の倍率ではもはや影しか見分けられず、この障害を克服しようとした一七世紀の眼鏡屋たちの努力も実を結ばなかった。一八世紀初頭にリーバーキューン〔一七一一―五六、ドイツの解剖学者〕が載物装置と接眼レンズ〔ママ〕のあいだにおいた凹面鏡で観察対象に太陽光を反射させることを試み、ある程度の成功を収めた。その後しばらくして決定的な進歩が最初の「太陽光顕微鏡」の完成によってもたらされる。ステージ〔載物台〕とその下の可動式反射鏡からなる装置を開発したのはカフとエリスだとされ、透過光で照らされて、像は細部まで見えるようになる。しかし一七世紀末のいくつかの顕微鏡はすでにこうした反射鏡を具えていたようである。一七一五年にハーテルとハレーが考案した複式顕微鏡は、筒の可動式傾斜装置、ステージ、微調整ねじ、透過照明装置をすべて揃える。近代的な顕微鏡が初めて誕生したのである。その後の新たな展開を記すには一九世紀初頭を待たなければならない。

しかしあれほど望まれた照明は別の問題を生み出す。球面収差と色収差が強まり、像はもはやその中央部でしか識別されなくなる。とくに透過光には大変きれいでも邪魔でしかたがない多彩な反射光がまつわりついてくる。

ニュートンは一七〇四年に星影が色収差のせいで不完全になっていることを初めて指摘する。彼の死から数年たった一七三三年、チェスター・モアー＝ホール〔一七〇四―七一〕がクラウンガラス〔酸化鉛を含む光学ガラス〕とフリントガラス〔酸化鉛を含まない光学ガラスで、クラウンガラスに比べ屈折率が大きい〕を組み合わせ、最初の色消し望遠鏡を完成させた。だがこの技術は顕微鏡に応用できなかったので、一八世紀末の最良の器械装置でも好ましからざる多彩色の花束で像は濁っていた。

実際に映像の色彩をおさえるには、異なった屈折率のガラスを何枚か組み合わせるしかない。性能の良いレンズ装置を得ようとして、レンズを接合し、レンズのそれぞれには異なったガラスを使った。一七六八年にはオイラー〔一七〇七―八三、スイスの数学者〕が六枚のレンズをもった色消し顕微鏡によって原理を明らかにする。しかし彼にはそれを組み立てることができなかった。したがってそれを完成させることが製作者たち全員の夢となるのだが、相次ぐ試みも失敗に終わる。天体望遠鏡の厚いレンズを色消しにすることは容易だとしても、顕微鏡のレンズはあまりにも小さいのでどのような処理をするにも厄介であった。直径数ミリメートルの拡大レンズをどうして接合できようか。ナントのユエ、あるいはドフィーネ広場近くのオルロージュ河岸に店を出し、「色消し顕微鏡」という看板を掲げた、シャルル＝ルイ・シュヴァリエのような天才的な何人かの職人がこの問題を後に解決することになろう。

一八三〇年にシャルル・シュヴァリエはその名にふさわしい色消し顕微鏡を初めて科学アカデミーに提示する。彼はレンズの平らな面を観察対象の方に向け、レンズ同士をカナダバルサムで接合することによって、色消しに成功したのである。続いてナシェとヴェリックがこのようなレンズを産業規模で製造する。一九世紀半ば頃にはロスが補正対物レンズを、アミチ〔一七八六―一八六三、イタリアの天文学者、光学研究家〕が球面収差をなくす液浸レンズを完成する。最終的な完成はアッベ〔一八四〇―一九〇五、ドイツの物理学者〕とイエナ大学の一研究技師であったカール・ツアイス〔一八一六―八八、ドイツの光学技術者〕によってもたらされる。[16] それ以降顕微鏡は目に見えないものの征服に出発することが可能になる。これで数百倍の倍率も実現されるようになるのだが、再度新たな進展を獲得するためには電子顕微鏡の完成を待たなければならないだろう。

初期の顕微鏡観察

このような無限小世界への入口で、人々は偏見の惰性の力と衝突したり、ガリレイが天体世界を征服する際に出会ったような問題と対峙することにならないか？　神が人の五官からは隠したもうた世界をほじくり返すことによって、神の掟を侵犯することにならないのか？　たしかにそのような主張をする者もいたけれども、逆に熱狂が高じて、一六三〇年に顕微鏡観察家のフランチェスコ・ステルーティ〔一五七七年生れ、イタリアの顕微鏡観察家、文学者〕が顕微鏡で詳細に描いたミツバチのデッサンは教皇ウルバヌス八世〔在位一六二三―四四〕の紋章にイラストとして使われたほどであった。したがって教皇に祝福されて顕微鏡観察家たちは仕事を始めたのである。

最初は見慣れた昆虫が観察対象にされる。そこからえられるのは科学的というよりも美学的な結論である。こうしてガリレイは一六二四年にフレデリコ・チェージに対してこう書き送る。「私は無数の小動物を観察して驚きがつきなかった。たとえばノミはまったく恐ろしく、蚊やコナダニはきわめて美しかった。またハエや他の小動物が鏡を下から上へ這っていくのにどんな動作をするか眺めると、この上ない満足を味わった」と。

同じ年、バルトロメオ・インペリアリがガリレイに宛てて書いている、「雌のハエは雄よりも毛が少なく、ずっと短い。また驚いたことに私が観察した時、蚊の頭部には四本の毛を数えることができなかったが、これは例外だ」と。一六二五年にファビオ・コロンナ〔一五七六頃―一六五〇、イタリアの自然研究家〕は有頂天になった。それは「チーズ

の粉末に小動物」がいることや、「ハエの眼の組織と同時に瞼の周りや金色の網の目模様」が分かったからである。(17)

『新編顕微鏡観察に基づく研究』*Nouvelles Recherches sur les découvertes microscopique* の中で、スパランツァーニは昆虫の密やかな組織を見いだした時に最初の顕微鏡観察家たちが感じた驚きを語っている。それは倒錯的な美しさをもった不可思議な世界なのである。感覚器官が驚異的な増殖を呈しているせいで、醜さは超越され、美しさに変貌している。「シラミは見た目にはぞっとするが、顕微鏡で見ると美しい。血管の枝分かれしているさま、動脈の規則的な脈動、内臓の蠕動運動、身体を養う血液の急速な流れ［…］が手に取るように分かる。まったくけちな生き物と見られているクモは、自然から人よりも恩恵をこうむり、きわめて繊細な器官に恵まれている。眼を六個もっているクモがあるかと思えば、また四個のもの、一〇個ももっているものまである。眼はそれぞれ紫色をした瞼で護られ、その上には明るい青の線が引かれ、黄色で周りを囲まれている［…］。ノミには、整然と規則だった配列をなす、てかてか光っている美しい鱗がある。頸の部分はエビのそれと間違いそうだ。」

大きな動物の世界と同じように、微小な生き物も害虫に悩まされている。おそらくその害虫自身もそれよりもっと小さな害虫にさいなまれ、同じことがさらに連鎖的に続いていく。「動物のすべてが自らを苦しめる害虫を宿している［…］。ナメクジ、クモ、ミツバチにも害虫がいる。キルヒャーはノミの害虫まで見つけた。ド・ラ・イール氏はハエの頭にそれより四〇〇〇倍も小さい虫がいるのを目にした。」

それは仮借ない世界である。たとえ共食いはしなくても、大きなものが小さなものをむさぼり食うことがある。「チーズや乾した果物、穀類につくダニは貪欲だが規律正しい動物である。だがそれらは自分たちの共和国に食糧が不足すると、自分たち自身にその貪欲さを向ける。」(18)

昆虫を描いた最初の顕微鏡画が一六三〇年にフランチェスコ・ステルーティの『アピアルム』*Apiarum* に掲載された。そこにはミツバチや麦につくゾウムシも巧みに、正確に表現されている。

あまり興味を惹かない動物たちも詳細な調査の対象にされた。それが疥癬ダニの場合で、当時は「シロン」や「ヴェルミソー」と呼ばれ、一六世紀来搔痒性皮膚病の原因とされていた。当時は自然発生の原理に基づいて、疥癬ダニは膿疱の原因でなく、疥癬から自然発生すると考えられた。一六五七年アウグスト・ハウプトマンは初めてそれを次のように記述する。「私は疥癬に冒されたヒトの皮膚から見つけたこの蛆《ヴェルミソー》を顕微鏡で観察した。それはアカール、シロン、またドイツ語ではライトリーゼンという名で呼ばれている。私が目にすることができたのは、後ろに長い尾を引きずる怪異な姿で、チーズの中にいるドイツ語でメールベンという名の毛の生えた小さな虫によく似ていた。」[19]

翌年アタナシウス・キルヒャー（一六〇二―一六八〇）は「毛におおわれた、熊に似ている動物」のことを語り、一六七一年になるとジャック・ロオーが「背が鱗でおおわれたダニがおり」、それは「両側に三本ずつ足を持ち、両眼のあいだの頭とおぼしき部分に二つの黒い斑点があった」と記す。

レーウェンフックが極微動物に関して最初の記述をするのは一六七四年であるが、アタナシウス・キルヒャーは一六五八年にすでに極微動物を発見していた。考古学者であるこのイエズス会士は風変わりな人物で、顕微鏡に熱中し、ためらうことなくこう記す、「中国の海にはサフラン色〔鮮やかな黄〕の鱗をもったある魚が釣れる。それらは冬の間はずっと水の中に棲み、春が訪れると、鱗を棄て、羽毛に覆われる。それから翼を広げて山の森の方へと飛び立ち、そこで夏と秋の期間をずっと過ごす。秋の終わりには再び水を浴びに帰り、以前の魚の姿を取り戻す」と。

キルヒャーの顕微鏡観察は魔術的実践に満ちている。彼が極微動物を見つけた牛乳、酢、肉、チーズは、検査前に、満月の夜の湿気にさらす必要があった。彼はその極微動物のことをアニマルクラ〔極微動物〕のみならず、ヴェルメス〔虫〕、ヴェルミクーリ〔極小ウジ〕、セルペントゥーリ〔極小ヘビ〕、セミナリア〔精虫〕、ウイルスとも呼んだ。[20]

一六六五年にロバート・フックは最初の顕微鏡研究である『ミクログラフィアあるいは拡大鏡による微小物体の

自然科学的描写』を公刊する。この本は世界的な反響を呼ぶことになるが、そこに掲載された何枚かの版画は洗練され、しかもきわめて正確だったので、この本の「組織をあらわす何枚かの挿絵は、今日の電子顕微鏡写真が見せるものと同じくらいの現実的感覚でもって描かれている」[21]と、最近でもブリアン・J・フォールが記すことができるほどであった。

フックの読者は身近なものの伝統的な姿がまったく変貌しているのを目にして驚嘆する。ナイフの先端は予想を裏切り、円錐形ではなく、丸みを帯びている。この上なく研ぎ澄ましたかみそりの刃でも、歯形の連続からなりたっている。絹織物に光沢を与える「波形模様」は繊維内部の凹凸の構造に由来する。植物とは逆に、毛髪は根元より先端のほうが太い。黴は田園と同じような光景を呈する。フックは書いている、「黴が微小な植物のかたまりだと、黴のはえたものがすべて花々に彩られた小牧場とそっくりだと、いったい誰が想像することができただろう」と。本のカバーにできる黴の染みは「花の茂み」のようだ。「開いていない丸いつぼみのように見えるものもあれば、開きかけのものもあり、完全に花を咲かせているものもいくつか混じっている。開花の終わりのように折れてしまったように見えるものもある。茎は長くて透き通り、柔らかそうな表面はキノコによく似ている。というのもそれにピンでもってさわると、すぐ壊れてしまうから。」

植物界には別の驚きが隠されている。イラクサの葉はミツバチの針と大変よく似ている。イラクサの葉に散らばった棘の根元には小さな袋つまり「嚢」があり、それには人の肉の中に突き刺さると痛みを引き起こす「苦い有毒の」液体が蓄えられている。この棘を押すと、液体が上下するのが見える。

昆虫の研究によって神秘的ないくつかの現象が解明される。それまで想定されたようにハエの脚は粘着性なのではなく、二本の鉤爪が付いていて、それが「物体のどんな小さな孔にも差し込めるようになっている[…]」。その足裏は梳毛機の櫛に似た無数の微細な針に覆われ、それでもってどんなつるつるの物体でもほんのすこしでも凹凸があれば簡単につかまっていることができる。」

フックの描写したシラミはダンテ風の雰囲気の中に浸っている。「シラミほど悪辣なものはいない。この絵はシラミが仰向けになって、脚のあいだに一本の毛髪をつかんでいるところを描いている。シラミは他の動物と正反対に角の後ろに眼があるが、それは瞼がないので毛髪のあいだを通る際に常に眼を痛めないようにするためである。脚はエビのように鱗で覆われていて、頭の上を歩き回る際に毛髪をつかむための鉤爪がそれに二本ついている。」フックはシラミに関して奇妙な実験をしている。箱の中にシフミを閉じこめて空腹にさせた後、彼はそれを自分の手のうえに置く。すると「この昆虫は心臓か肺のような一種のポンプ装置を使って、鼻面を皮膚の中に差しこんでくる」、と彼は書いている。

一人の男がオランダに姿を現して、天才的な観察力でもって顕微鏡による研究に特権的な地位を与えようとしていた頃は、以上のような状況であった。

第2章　自然の細工師――アントニー・ファン・レーウェンフック（一六三二―一七二三）

一七世紀後半から一八世紀初めにかけて一人のラシャ業者がデルフトに住んでいた。彼の経営するヒッポリトウスピュールト通りの店には有名人士や君主たちが引き寄せられた。変わった人物であった彼の栄光は、職業上の手腕や「市参事議会門衛」ないし「ワイン検量士」という資格ではなく、店を訪れる未来のジェームズ二世ヨーク公、イギリス王チャールズ二世、トスカーナ大公コジモ三世、プロイセン王フリードリッヒ一世、ロシア皇帝ピョートル大帝という客に見せた不思議なものに負っていたのである。哲学者、医者、それから肩書きはないが推薦状を携えた人たちも彼の家の戸口にひしめきあった。彼は一七一一年に四日間で二六人もの人と応対しなければならなかったと嘆いていたが、「公爵一人と伯爵一人を除いて」全員が「きちんと紹介状をもっていた。」

このような人の殺到ぶりを、オランダの有名な天文学者クリスチャン・ホイヘンスの妻、スザナ・ホイヘンスが、一六八〇年七月二五日付夫宛ての手紙にこう書きつけている、「まるで今世紀の偉人のところに行くかのように、みんながまだレーウェンフックの家に駆けつけています。数カ月前のことですがロンドンの王立協会が彼をメンバーに迎え入れました。それで、彼にはすこしばかりうぬぼれが高じて、このような称号を得たからには医学博士の前では出しゃばらないようにする必要があるのか大まじめでお父様に対して問いただしたほどです」と。[22]

それにしてもレーウェンフックのところでは何が見られたのだろうか？　それは小宇宙の輝かしさ、流体のうえで尾を曳いて走る、肉眼では見えない無数の極微動物、昆虫の複眼を構成している切り子面のような数多の細部、ウナギの尾鰭で循環している血液の驚異であった。ロシアのピョートル大帝に対して、彼は名高い「水中顕微鏡」の実演を行い、ウナギの赤血球の去来を見せた。驚いた大公は辞去するまで二時間もその見せ物に見入ってしまい、しかも心から感謝を表明することを忘れなかった。スコットランド王妃メアリーに対しては、レーウェンフックは自分の手になる二台の顕微鏡を贈呈した。

単なる職人の身分で、高位の人々と付き合ったり、医者にあえて身の程を知らせようとしたこの男は、いったいどんな人物だったのだろう？

■アントニー・ファン・レーウェンフック(23)

レーウェンフックは、一六三二年デルフトで生まれた。父は製籠職人で母はビール醸造を営む一家の出身であった。彼が改革教会で洗礼を受けたのは、画家のヨハンネス・フェルメール〔一六三二―七五〕の数日後のことであった。六歳で父を失い、生家の町の近くのベントホイゼンで判事と市参事会員の職務についていた伯父のところで幼年時代の一部を過ごした。しかし法律家の職をこころざした様子はない。受けた教育のなかから基礎的な幾何学と算術のいくつかだけしか記憶にとどめなかったが、それが後に大いに彼の役に立つことになる。

一六歳のとき彼はアムステルダムで繊維商の見習いとして働き、次いで卸売商のスコットランド人デーヴィッドソンに仕える。彼は雇い人の模範となって、店の責任者として全権をゆだねられたことが公正証書に記されている。一六五四年にデルフトに戻ると、彼はバーバラ・デ・メイと結婚する。夫婦の生活は一六六六年の妻の死で絶たれたが、この結婚で二人は五人の子をもうけ、そのうちたった一人マリーだけが育った。彼女は終世レーウェンフックのもとを離れることはなかった。俸給からのいくらかの蓄えと妻の嫁資から、彼は店を買い、また五〇〇〇フロリンという大金で、四階建ての家を手に入れる。

かくして彼はデルフトのブルジョワとなった。一六六〇年にそれまで従兄のヤン・ストリックが占めていた「市参事議会門衛」の職務に任命される。年俸四〇〇フロリンで彼は「義務として、通常と特別の開会期間には議会の扉の開閉を行い、参事議会員に敬意と尊敬を払い、議会で語られるすべてについて秘密を守り、建物の管理をし、火を起こし、照明用ろうそくの監視をしなければならず、使われない薪も流用してはならなかった……。」

この閑職はラシャ屋の商売から彼を解放してくれなかったが、暇を与えてくれた。一六六八年にイギリス旅行から帰ってくると、彼は測量技師と「ワイン検量士」に任命された。あまり束縛されない新しい職務で、それ以降彼はブルジョワの趣味人として生きることが可能になる。一六七一年に牧師の娘コルナリア・スワルミアと再婚したが、一六九四年には再び寡夫としてこの世にとり残されてしまう。

一六七二年は彼の生涯の転機であった。この時期に彼は当時のもっとも偉大な学者の一人、レイニール・デ・グラーフ（一六四一―七三）と知り合った。デ・グラーフは妊娠中の雌ウサギを数多く解剖した後に、ファロピウス管〔卵管〕を移動する哺乳類の卵と、彼の名を持つようになる濾胞〔卵巣の卵胞〕を発見している。ところで数年前からレーウェンフックは余暇を顕微鏡の製作にあて、一連の注目すべき観察を行っていた。それらはデ・グラーフの仲介がなければ忘れ去られてしまったかもしれない。

レーウェンフックのこうした情熱がどこから由来したかは明らかでない。彼が顕微鏡観察家スワンメルダム〔一六三七―八〇、オランダの解剖学者〕あるいはハルトスーカーと出会ったせいだというものが一方にいるかと思えば、他方ではイギリス旅行中にフックの書物に魅せられてしまったからだと主張するものもいる。また他のものは隣の眼鏡屋か医者の従兄の影響だという。検糸用のルーペという仮説がもっとも信憑性が高い。当時のラシャ屋は、「糸見」と呼ばれた、繊維の品質を調べるための大きなルーペを利用していた。この道具に惹きつけられて、レーウェンフックは糸から針へ、それからあらゆる対象の調査へとのりだして行き、やがて多くの愛好家と同じように、レンズの製作にのめり込んだのであろう。

レーウェンフックは合計で四一七枚のレンズと二四七台以上の顕微鏡を作製した。観察類型ごとにぴったり合う装置が必要だったために、当時は優秀な顕微鏡観察家であれば誰もが数一〇台の顕微鏡を当然もっていたにちがいない。大きさがマッチ箱くらいのレーウェンフックの顕微鏡は倍率四〇から一七〇倍の単式顕微鏡であった。そのうち一台だけ解像力が二七〇あり、他の二台に二枚のレンズが、三台目に三枚のレンズが備わっていた。四一七枚のうち七二枚のレンズは二枚の真鍮板のあいだに、一七二枚は銀板のあいだに、三枚は金の板のあいだにそれぞれ装填されていた。

レーウェンフックは自分で鉱石から銀を抽出した。彼のレンズを磨く技術は例外的に優れていたのだが、顕微鏡の出来映えの方は粗雑であった。芸術家に霊感を与えるはどの外観を具えた複式顕微鏡と違って、単式顕微鏡は優美さを欠いている。レーウェンフックはそれを実用的な器械とみなして、数十の引き出しを具えた家具の中にしまっておいた。彼自身は金細工師ではなかった。そこで彼は一六八九年一月一二日の手紙にこう書いている。「私は何度も繰り返してどのようにこれらの器械を作ったか言ってきたが、他の人ならそれをもっと上手に作れたかもしれない。ただし私はハンマーや鑢《やすり》を使うようなどんな仕事も習い覚えたことがないのを分かっていただきたい。私は鉄がどのように焼きを入れられ、鍛えられるか、鉄、銅、銀という金属に孔をあけるのに利用する錐をどのように作るのか、金細工師が銀をどのように、何を使って接合するのか、ただ単に観察してきたにすぎない。観察を終えてから、私は数年かけて訓練を積み、自分に必要な道具類をこしらえるにいたったのである。」(24)

レーウェンフックはレンズのストラディヴァリウス〔一六四八―一七三七、イタリアの弦楽器製作者〕とみなせるかもしれない。彼の顕微鏡は神秘を見通し、驚くべき壮挙を実現した。彼は製作のための確かな腕前をもたなくとも、そのこつだけは習得していたのではないだろうか。そうかもしれない。一六七六年一〇月九日の手紙で、彼はこう記している。「私はこれらの小動物を見るための技術や、何匹かの極微動物を同時に見る見方について誰にも教えるつもりはない。私はそれを自分のために秘密にしておく」と。何度か繰り返して、彼は自分のえたこつをすこしも口外する気はないと宣言している。ここには気取りや競争心は見られない。特許の存在しない時代には、剽窃者は心ゆくまで他人の秘密を我がものにすることができるのだから。

　レイニール・デ・グラーフはレーウェンフックの仕事を認めるとすぐ、王立協会に連絡をとるように勧めた。しかし威厳に満ちた学会に対し、英語、ラテン語をはじめ、どの外国語も知らない、独学の、一介のラシャ屋が何を言うことができたであろうか？　彼は文法的に間違いだらけの、通俗オランダ語しか知らなかったし、幾何学と算術の基礎に通じていただけだったのだから。

　幸いにも誕生間もない王立協会は当時全ヨーロッパの研究者を結集しようとつとめ、学識に厳格な要求をしていなかった。「自然に関する知識の振興のために」新事実をもたらすものは、誰であっても歓迎されたであろう。[25]それで協会はレイニール・デ・グラーフの推薦に基づいて、レーウェンフックからの最初の一六七三年四月二八日付書簡を歓迎した。それには「黴、ミツバチの針……に関するレーウェンフック氏による顕微鏡観察」が報告されていた。一六八〇年には協会から彼に対して特別会員《フェロウ》、すなわち通信会員の栄誉が与えられる。

　一六七三年から一七二三年の半世紀間にわたって、彼は王立協会に二五〇通以上の手紙を寄せたが、その大部分は英訳されて『フィロゾフィカル・トランザクション』〔王立協会の会報〕に掲載された。またその中のいくつかは『科学者ジャーナル』にも再録された。彼の手の届くところにあるものはなんでも詳細な記述の対象になり、それがごたまぜにされて紹介される。それを見せられた人々はノミから脊椎動物の骨組織へ、赤血球から極微動物へといきなり移行させられるのだった。

レーウェンフックは百戦錬磨の医者に対してもいまや教えをたれる。一六八九年には、動物の動脈に水銀を注射して、それを静脈に移動させると主張するある外科医の実験を批判する。一七一五年、八二歳の年に、オランダの有名な大学教授の一人が人間の血は動脈から洩れて筋繊維に拡散する、それで筋繊維の色が赤いと主張すると、レーウェンフックは彼に身の程を知らせてやる。

九〇歳の年の一七二三年にデルフトのラシャ屋は、くたびれた一人の老人となったが、活動的だった。超人的な視力でもって彼はかつての威勢の名残を保ち続け、自らの死の数週間前に、赤血球の大きさを測ろうとしている。最後の何日か、彼がひどい痙攣で身を震せていたのに、医者は心臓ないし肺の病気だと診断を下した。しかし彼の方は横隔膜の病気に冒されていると信じていた。彼の記述した症状によると胃癌らしい。「私の意見では、大きさが一クラウン貨くらいある腫れ物のせいで横隔膜が圧迫されている」と彼は記す。

死の三六時間前でも、彼の思いは砂の試料に向かっていった。インド会社の一部長がその中に金が含まれていないか知ろうとして、彼にその砂を託したからである。彼は一七二三年八月二八日に死んだ。王立協会宛の手紙をラテン語に訳してくれるよう友人の一人に頼んでしばらくしてからのことであった。

彼は王立協会に二六台の顕微鏡を遺贈したのだが、それらは調査のために貸し出された後、一八二〇年頃に見失われてしまう。他の大部分は一八四七年の競売会の際、金属の重量対価で売り払われた。今日では、彼のものと正式に認証された九台の顕微鏡が、さまざまな博物館や個人のコレクションに残るだけである。

素材と数量

探検家や天文学者が空間の征服に乗り出すと、見慣れていた境界は粉砕されてしまうが、レーウェンフックが発見を目指したのはハンカチーフほどの大きさの家庭的な空間であった。このような世界を彼はまず自分の身体上で発見する。それは鼻毛、歯石、大便、足の胼胝《たこ》であった。彼はそこからいくつかアンチミスト〔内面派。家庭的な題材に基づいて、内輪で、親密な感情を表現する作家や画家〕的な考察を引き出している。「私の歯はたいそうしっかりしているのだが、その歯のあいだに湿った小麦粉のような白いちょっとしたものがあるのを見つけた。それを少々とって雨水に薄め、顕微鏡で覗いた（一六八四年）。」他のところでは、「このレポートで私の扱っているのは、われわれが口の中に一生蔵している無数の極微動物、それから私自身の鼻、私や他の人々の顔から採ってきた毛のことだ。」とか、「私の大便は大変水っぽいので、それを調べてみる必要があった。調べるたびに、私はその前に何を食べたり飲んだりしていたのか思い出して、それらがその後どうなったかを再度見つけだそうと試みた」（一六八一年一一月四日付手紙）。[26]

シラミという彼の好餌は住居のせいでもたらされた。「九月二〇日に女中が三匹の雌を捕まえた。二一日彼女はあまり幸運に恵まれず、三台のベッドを探しても、たった一匹雄を捕まえただけだった。」シラミがなくなると、彼はそれを乞食から買い受ける。それでも駄目な場合は、靴下の中につがいのシラミを入れて自分の身体でそれを育てようと試みる。またそうすることで生殖の速さを測ることができた。彼はまたロバート・フックのように何度も飢えたシラミを手のひらに載せ、シラミの針が皮膚を突き刺す様子を観察し、血がシラミの体内を巡っていくところを嘆賞する。

彼が信じられないような無数の極微動物を発見するのは、自分の家の屋根を流れる雨水、近くの運河や海の水の中である。一六七六年一一月七日の手紙では、コンスタンチン・ホイヘンス〔一五九六―一六八七、オランダの文筆家。前出クリスチャン・ホイヘンスの父〕宛てにこう書いている、「わが家の庭には井戸があり、水は流砂と称される砂からこんこんと湧いてくる。真夏でもとても冷たく、飲料には最適で、雨水とほとんど同じくらい澄んでいる。私はこの水の中に二夏続けてたくさんの小動物がいるのを見つけた。私はこのデルフトの町の運河を流れる、非常においしいビールができる水や、同じくここの土地と周囲とを分けている地溝のなかの水をしばしば観察して、そこにも同じ種類のいくつかの小さな昆虫がいることを発見した。」(27)

食品や香辛料は綿密な調査の対象になった。「二、三年前から私の家で使う、樽詰めの酢の中には、ウナギに似た小さな生き物が見つからなくなった。しかしこの酢をきれいなガラス容器に入れて、書斎の中に一一日間放置しておいたところ、あのウナギに似た小さな生き物が見つかり、その数は日に日に増えていった。」(28)

ほんのわずかな空間上で、レーウェンフックは独自な観察を無数に行っている。一九三七年にコールが調べたところでは、彼の観察は動物界だけでも二一七種にのぼり　その中には原生動物三五、類蠕虫類一三、甲殻類一〇、クモ形類一一、軟体動物一一、魚類二二の変種が含まれている。これらに関して、彼はそれぞれ眼、視覚神経、筋繊維、生殖系を研究する。それから皮膚の孔や鱗、果物の種とその子葉、血球、胡椒粒の構造を観察する。

彼の関心はまったく多岐にわたる。デカルトの弟子にめたる機械医学論者たちの説に忠実に、彼は消化を単なる粉砕と見なす。砒素や昇汞《しょうこう》〔塩化第二水銀〕のような毒薬の作用を比重のせいにし、それが胃の高さで力学的な被害を引き起こし、穿孔をもたらすにいたるとみなす。顕微鏡を武器に、彼はこうした理論に実験上の基礎を与えんとしたようだ。胡椒の浸出液の中で舌を刺激する尖った結晶を探している最中に、おそらく大型バクテリアと思われる極微動物を発見している。

当時のすべての顕微鏡観察家と同じで、レーウェンフックは顕微鏡の計測単位を顧慮せずに研究している。しかし彼は生彩に富んだ比較の尺度を使う。つまりいくつかの極微動物と粉ダニの関係はミツバチとウマの関係に等しく、一匹のタラが一カ月間に吐き出す精子は大きなサイズの帽子を満たすくらいだ、というふうであった。

彼はたいていの場合基準に粟粒、砂粒、水滴、シラミの眼を利用した。磨き砂の粒は直径が一万分の一プース〔一プースは一二分の一ピエ、英語のインチとほぼ等しい〕位だろう。一本の髭や鬘《かつら》の毛も参考として使われる。

いくつかの算定の精度については当惑させられる。レーウェンフックはたった一滴の雨水に二七〇〇万もの極微動物が存在すると見積もる。[29] 一六八四年のある手紙の中で、彼はこう公言している、「一人の人間の歯に宿る動物の数は莫大な数にのぼり、私はそれがオランダ王国の人口より多いと思っている。ウマのたてがみ一本くらいの幅のちょっとしたかたまりを調べてみるとそれが無数に存在していたから、砂粒の一〇〇分の一程度だと一〇〇〇あまり含まれていると想定される」（一六八四年の手紙）。[30]

彼の家のそばを流れている運河には極微動物がいっぱい棲んでいる。それは大変小さくて、「一〇〇匹くらいが一列になって順に並んでも砂一粒の直径にも達しない。したがってこの生き物が一〇〇万匹いても砂一粒の容積を満たせないほどだ。」[31] それに極微動物だけが極小世界を専有しているのではない。人間の眼の中にある血管のいくつかはきわめて微細なので、砂粒の一八〇〇〇分の一くらいのものならなんとかそこに入り込めるというのである。[32]

プース、ピエ〔一ピエは一二プース、英語のフィートにほぼ等しい〕、リーヴル〔英語のポンドにほぼ等しい〕を基準にすると、数字は天文学的になる。皮膚の孔は一平方ピエあたり一億四〇〇〇万にのぼり、ヒト一体あたりでは二〇億一六〇〇万という数になる。九〇歳となる一七二三年に、レーウェンフックはジュリン博士〔一六八四—一七五〇、イギリスの医者〕と赤血球の大きさについて議論をし、直径が一プースある球体を形成するには赤血球が七三億一三八万四〇〇〇個必要になると結論づけた。[33] 動物の性質があると分かったカイガラムシが一リーヴルあれば、頭やら手脚やらをくっつけ合った姿で、一〇万二四〇〇匹にのぼる。[34] 他のものに関する詳しさにも驚嘆させられる。カイコガ、トンボ、ハエの複眼は、それぞれ六二三六、一万二五四四、四〇〇〇の小面から構成されているが、アリのそれには五〇しか小面がない。

極微動物からレーウェンフックはもっと幻想的な物語を発想する。

世界最小の動物

レーウェンフックのおこなったすべての観察の中でもっともめざましいものと言えば、一六七四年に初めて彼が目にした極微動物である。しかしながら「ロンドンのお歴々」はそれに大した関心を示さなかったように見える。二年後、彼は自分の通信中ではもっとも長い、一七ページにわたる手紙の中でそのことを繰り返す。[35]

彼はこう記している。「一六七四年九月半ば頃、内側に油を塗った樽に数日のあいだにたまった雨水の中に、私は小さな生き物を見つけた。それはスワンメルダムが絵で説明したうえで、水棲ノミないし水棲シラミと名づけていたものよりも一万倍も小さく見えた。これらの生き物のうち水中で最初に発見したものは、体がかなり透きとおった、五、六、七ないし八個からなる球で構成され、それらの小球全体を閉じこめる皮膚にあたるようなものはまったく見いだせなかった。また私が気づいたのは、それらがウマの耳によく似た二本の角を時々前にのばして、それを絶えず動かしていることだった。」[36]

彼は、井戸、運河、海の水、また雪解け水にも、同じような生物が含まれているのを確認する。胡椒や秣の浸出液、歯石、それから自分の大便やさまざまの哺乳類の大便の中にも、それらが大量に存在するのを発見する。

後に原生動物と呼ばれることになるこれらの小動物は、ラシャ屋の無上の楽しみとなる。彼は書いている、「私が自然の中に発見した驚異の中ではもっともすばらしいことで、これほど喜びを感じたことはかつてなかったと言えるのは、水滴の中で数多の小さな生き物が交互に上になったり下になったりして動き回っている光景を眺めることだった。それにこれらの生き物が一〇万匹もいると常々言ってきたが、それは間違いない。他の人たちがそれを見たとすれば、その数をさらに一〇倍多く言うかもしれない。」

それらのひしめき合っている様子、移動したり震えたりする様子、絶え間なく踊る様子、それが想像力を刺激する。レーウェンフックの想像はそれでどこまでも夢中にさせられた。彼はこの単細胞生物の中に、微細な昆虫の姿を、体の仕組みが最大で、最高に複雑な動物と同じく、完全な姿をした動物を見ている。彼はそれらに血液の循環する様子さえ観察し、血管の数を明確に数え上げているほどだ！　またその生態は生彩に富んだ描写の対象となる。それらは自然法則に従って食べ物を摂取し、生殖を行う。それらの身体は四、五、六個の小球から構成され、目に見える皮膚や膜はもたない。「これらの動物はかつて私の見たものの中でもっとも不幸である」と彼は指摘する。というのも、致命的な罠同然の、筋だらけの難しい生態環境のなかを、それらは移動する。そこで互いに息が詰まりそうになりながら、そこから解き放たれようとして、絶望的なエネルギーでもってあがいているからだ。

　水が蒸発すると、もっと悲壮なドラマが展開される。極微動物は球や赤血球の形を取り入れる。それから乾いて粘土のような堅さになった泥の中で身動きできずじっとしている。それでも再生の奇跡を引き起こすには一滴の水があれば十分だ。半時間すればそれはもとの形を、柔軟性を、生き生きした様子を取り戻し、中断時間などなかったかのようにふたたび泳ぎ始める。この現象は二一カ月仮死状態を呈した後で生じることもある。それについてレーウェンフックは、それらが目に見えない皮膚で固められているので体孔をとおして水分を発散させることができない、それで次の雨が降るまで生き残ることができる、と結論づける。

　雨水の中で最初に研究された微生物は、レーウェンフックのあまり科学的に見えない、生彩にも富んでいない記述を信じるなら、おそらくツリガネムシであろう。それは一種の小球で、触手二本と尾一本が備わり、尾の端に細粒が一個付いている。この動物はヘビのように体を伸び縮みさせて移動する。もうひとつの極微動物には信じられないほど多数の「小さな足があり、それらは円を描いたり、まっすぐだったり、ともかく非常に素早い動きをする」（それらは繊毛虫で、「足」というのは繊毛のことである）。三番目の種類は「シラミの眼よりもさらに八分の一ほど小さいものからできていて」、大変動きが早いので「脚」を識別できない。「第四の種類になるとシラミの眼よりも

すくなくとも一〇〇〇分の一小さくなる［…］。その動きはこれまで言及した小動物のどれよりも早い。」(37)

自然はこの中でもっとも珍しい極微動物たちに永遠の回転運動を授けている。それは正真正銘の「生きた輪」であり、後に輪虫という名で指し示されることになる。レーウェンフックはそれについてバロック的な記述を与えている。「この小さな生き物には二種類の輪があり、それにたくさんのギザギザが付いている。輪は頭の先から出ていて、あたかも車軸が回るかのように回転運動をしている。ちょっと触っただけでも、その輪は体の中に引っ込み、体もまた鞘の中に引っ込む。しかし周りのすべてが静かになると、それが鞘のなかから姿を現し、回転が続行される。」(38)

胡椒の浸出液の中に彼は非常にか細いある極微動物を見いだす。それについて彼はまったく素朴に、「頭の先に脚」がついていると語る。別の動物には頭が見つからないが、脚の方向に移動するので、頭が反対側に付いていると推論する。もっとも小さいものでも前から後ろへとゆっくりと移動する。おそらくそれは大型バクテリアのことである。それに、一六八〇年六月一四日の手紙にあるのはビールのバクテリアに関する最初の言及だと考えられる。彼は書いている、「完全な円形をしているように見えるものがあるかと思えば、また不規則な形のもの、また別のものよりも大きいものもある。なぜならそれらは二、三ないし四つの小球が互いにくっついてできているから」と。これだけでレーウェンフックは「最初の細菌学者」と見なされたのである。しかし思考がいまだ成熟していないときに、人のまったく知らないバクテリアを初めて観察したとしてもそれに大した意味はない。

彼は、空気を避けて生き、増殖することのできる「嫌気性」微生物を発見する。しかしこの現象を解明した功績は後のパストゥールに帰せられるだろう。それでもレーウェンフックの観察は興味深いものである。一六八〇年六月一四日付の手紙で、どのような生き物も密閉された容器の中では繁殖することができない、と語られるのを耳にしたと彼は明言する。そこで彼は二本のガラス管の内部に殺菌した胡椒の浸出液を入れ、一方は空気にさらし、他方は閉じておいた。五日後、二つの浸出液は極微動物でいっぱいになっているのを確認する。ただし話は一七世紀のことであり、単なる事実確認以上に、この出来事の射程を評価できるすべは彼にはなかった。

水滴に溶かした自分の歯石からは虫がまさかと思うほどひしめき合っている様子がもたらされる。彼ははっきりと述べているが、「もっとも大きなものがもっとも多数ということではない。だがそれらの動きは力強くてすばしこいので、川カマスのように水をかき分けて進むことができる。第二の種類はそれより小さいが、数は多い。私には形がはっきり見分けられないので、せいぜいのところ、狭いところでハエや羽虫の群が旋回しているようだと言うことしかできない。」繊維のようにきわめて細いものがあるかと思えば、移動するのに体を波打たせているものもある（一六八三年九月七日の手紙）。彼の描写やスケッチが示すところによると、バクテリア、球菌、線条菌、螺旋菌からなる歯の動物相がまさに取り上げられているのである。[39]

一六八一年一一月四日の手紙は自分の大便のために割かれている。彼はそこに「まったく優美な動きをする」極微動物の一団を見いだす。あるものが「動き出すのに複数の小さな脚を具えている」のに対して、「まったく素早く移動するにもかかわらず、その小さな脚をほんのすこししか突き出さない」ものも見られる。それらは腸内鞭毛虫《ジアルディア・インテスティナリス》かそれとも腐生原生動物のことだろうか？　いまのところわれわれには不明である。彼はまたアヒル、ハト、カエルの糞も調べている。糞が極微動物そのものからなっているのではないかといぶかるほど、そこには極微動物がきわめて多数存在している。[40]

しかし彼のこの分野における発見のうちでもっとも驚嘆すべき、もっとも有名なものは、精液を満たしている動物についてである。後で見るが、それこそデルフトのラシャ屋を伝説的存在にさせることになるものだ。

だが彼はいついかなる瞬間にも極微動物が病因論の中で一定の役割を果たしうると思いあたることはなかった。それに極微動物がまったく健康な人の口や内臓を満たしているのだから、どうしてそのような想定が彼に可能だろうか？
目に見えない存在に情熱を燃やしたレーウェンフックであるが、彼はまた目に見える存在の中にも同じくめざましい細部を見いだしている。

見えないものの宝石細工師――最初の顕微解剖

レーウェンフックは鉱物界や植物界を篩にかける。彼の記述したのは、岩や水晶の構造、樹液が循環する植物の「脈管」、中に未来の植物を閉じこめ、彼の信じるところ、胚に養分として役立つ物質が詰まっている種子である。しかし彼は微細な存在に対して、その中でも大きなものが持つもっとも小さな器官に対して偏愛をいだいている。ミツバチ、粉ダニ、シラミ、アリ、ノミ、アブラムシが彼を魅惑する。

彼の観察は正確で、染料用の植物と見なされていたカイガラムシが実はバラバラの昆虫が集積したものであることを発見したほどである。一七〇四年に彼は王立協会宛の手紙の中で、こう記している。「カイガラムシという名の物体が虫か、または羽根、頭、足を具えた何らかの動物からなると私が断言したにもかかわらず、そんなことはありえないし、信じられないことだ、とアムステルダムの商人が書いてよこした。」それでレーウェンフックによると、一ポンドのカイガラムシが一〇万二四〇〇匹の昆虫でなりたっていると数を数え上げる。それは一年の一定の季節になると、バラバラになり、頭、脚、羽根を失う。彼は続けて、「私は確信しているが、カイガラムシというのはある生き物の胴体あるいは背の一部にほかならない」と言う。それを解体して、彼は雌のそれぞれには二〇〇個の卵があることを発見する。彼はカイガラムシを保護している「膜」ないし「殻」を観察する。脚を引き抜いてみると、驚いたことにそれが二日のうちにまた生えてくるのを確認する。

先人たち、同時代人たちと違って、レーウェンフックはこうした昆虫たちの美しさや完璧さにうっとりとするだけで終わらない。顕微鏡観察の歴史の中で、彼は初めて驚異的な器用さを発揮して顕微鏡解剖に熱中する。コールによれば、その器用さは、精密な器具を装備して双眼顕微鏡で取り組む現代の研究者といえども、彼をしのぐことができないほどだ。こうした解剖の大部分は一六八〇年から一七〇一年のあいだに行われた。その時彼は四八歳から六八歳の年齢であった。しかし八〇歳の時に彼はまだ粉ダニの解剖をしており、卵から胚を取り出したり、卵でいっぱいの卵巣の外膜を取り除いて、そこに鳥の卵の中で識別することのできるのと同じ要素をすべて見つけだしている。

　レーウェンフックは二〇年のあいだに顕微解剖術の完璧な技術を習得したようだ。彼が最初に解剖を実行したのは一六八〇年のことである。その時彼は粉ダニとハエの解剖をしている。彼の描写は気管、雄の生殖器、卵巣、口腔部分に及ぶ。一六八七年にはシラミとアリを解剖し、アリの幼虫の内臓と胃を識別するにいたる。一六九八年、彼は「大変苦労して」アブラムシの脳と脚の伸筋を白日のもとにさらす。一七〇〇年には、王立協会から彼のもとに送られてきた虫歯から「虫」を取り出して、それを解剖する。一年後の六八歳の年に、クモを解剖し、糸を繰り出す四〇〇の腺に関する見事な記述をしている。彼の意見では、クモはそれぞれ撚り合わせた数本の糸からなる八本の糸をこれらの腺から繰り出すことができる。

　哺乳類の生殖器、卵、胎児も彼の注意を惹きつけた。彼は受胎して一七日後の雌ヒツジの胎児を解剖する。それはエンドウ豆の八分の一の大きさに満たないにもかかわらず、この動物の未来の四肢すべてが見分けられる。三日経過した別の胎児は、大きな砂粒くらいの大きさであるにもかかわらず、まったく成長した雌ヒツジの形を具える。彼の手にしたメスは小エビ、オマールエビ、ゾウムシの胚の中に切り込み、シャクガの収縮可能な産卵管を取り出し、雌から一五から一七の卵を摘出した。彼はまた、シラミの腹の中で卵が孵化するところを見届け、シラミが卵胎生であることを発見する。チーズに付く粉ダニを解剖しながら、雌にいくつかの卵を見つけたり、雄のペニスを検査する。忍耐強い調査の後から、彼はアブラムシが単為生殖であることを証明する。[41]

昆虫の複眼は自然の細工師を魅惑する。彼が複眼を発見したのではないにしても、はやくも一六七三年にそれを話題にし、きわめて繊細ないくつかの実験に没頭する。トンボの複眼にある角膜内部の汚れを洗い落とした後、それを顕微鏡で観察する。そしてこの観察をもとに一種の光学装置を作りだして、それでもってろうそくの炎を見つめる。像は倒立して見えたが、とりわけ、無数の個眼をとおして、彼の視線にはろうそくの星座がもたらされた。

このように像を増殖させるオペラグラスを通りに向けると、彼の目には家と窓のモザイク模様が映る。家や窓には、開いているもの、しまっているものとさまざまである。目に映るのは、一〇〇倍に増した通行人とその服の色だ。これが後に彼のもとを訪問する人たちをこの上なく喜ばせることになる。一万二五四四の個眼をもつトンボの眼、それぞれ六二三六と四〇〇〇の個眼をもつカイコガ、ハエの眼についてはこれ以上言うに及ばないだろう。小エビの眼はハエの眼ほど明瞭に見えない。また彼はコガネムシの眼を調べた後、「コガネムシのように盲目」という英語の表現の矛盾を告発する。[42]

さらに別の分野で、彼は試料切片と着色に関する基本的技術に調整を加え、それで横紋筋とその筋収縮の際の繊維を観察しえた。彼は多様な検査をして、筋の数がその動物の大きさに比例することはない、と結論づける。また人間の皮膚は魚と同じように、だが魚より小さな鱗に覆われている、と記す。それから黒人女の皮膚を調べて、その鱗が半透明であることから、アフリカ人は黒い色をしているのだ、と明言する。

レーウェンフックは自分の生涯中に顕微鏡観察に関するいくつかの技術を開発している。一六九二年にウナギに水銀を注入してその子宮を解剖研究したと述べている。八五歳の年を迎えた一七一七年には、並行して走る神経が小さな管から成り立ち、切断すれば光を透過することを発見する。一六七五年から彼は横断面、縦断面の裁断技術を駆使して、上述したような観察を実現し、ウシの視覚神経と大脳皮質の構造を記述するにいたる。一七一六年には、きわめて薄いいくつかの対象は斜めに切断されるとはるかに多くの秘密を開示することに気づく。それで彼は魚の鱗の構造や睾丸の精輪管を研究することが可能になる。[43]

レーウェンフックは自分の見たものを記述するだけでは満足せずに、観察からいろんな結論を導き出してきた。それが彼を当時の偉大な生理学者の地位に引き上げることになる。

生理学者レーウェンフック

生理学者としてのレーウェンフックの観察は無数で多岐にわたる。一六八六年に彼はカイコガの研究をし、熱によってカイコの孵化がはやまることに気づく。興味深いことに、この現象のおかげで、後にパストゥールは微粒子病という、一八六五年頃養蚕業に壊滅的な打撃を与えた病気の早期発見とその予防の体制を確立することになる。

皮膚の皮膜を研究しながらレーウェンフックが確証するのは、表皮の成長はその下の層で行われ、古くなった層は鱗屑に変わって廃棄されてしまうということである。

八四歳になって、彼はモンツキダラの神経組織を分析し、さまざまの管状繊維が同じ大きさでないことを発見して「大喜び」する。そこから髪の毛と同じくらい細い神経ともっとも太い神経とが同じような感覚能力を備えていると結論を下している。

彼が考え出した、鱗を調べて魚の年齢を決めようとする方法は、めざましいけれども思いつきにすぎなかった。同じ魚がまとうそれぞれの鱗には薄片を重ねた環が同数含まれている。彼は木との類推から、年を経るごとに新しい環が形成されると推論する。このようにして彼の観察によって、対象となったパーチ〔スズキ科の魚〕は二〇歳、コイは四〇歳、真ダラは五〇歳にされる。彼はこの方法をオマールエビの内部膜にも応用する。また一七一六年には角の切片を調べることでウシの年齢を決定できると信じた。

昆虫の視神経や血液循環については彼の推論はもっと巧みである。

彼は小エビの眼を切開して、複眼を構成する各小眼面（個眼）を結びつける多数の視神経、長方形の透明な部分（水晶錐体）を発見する。多数の像と個眼の数が合致しないのは、視神経が一つに融合しているからだ、と想定する。ヒトは二つの眼でたった一つの像しか見ないではないか？ それに自然が昆虫に複眼を与えたのは、昆虫の頭が動かないために単眼をもってしては広い視野をカバーすることができないからだ。

レーウェンフックは一六七四年から死ぬまで血液循環の研究を行っている。彼は赤血球と「白と無色の血球」を記述する。鳥の血ではこれらの微小体は楕円だが、哺乳類だと円形になる。想像力のせいで彼のいくつかの観察には曇りが生じる。彼は動物のいくつかに緑や黄の血を見ている。また彼はヒトの赤血球が六個の球を含み、そのそれぞれがまた六個の小球からなると主張する。それから彼はあれこれ思い悩むが、それは魚類では六個の楕円形の球体が同じく楕円形の七番目の球体の中にどうして並ぶことができるのか分からないからである。脳が濃密な血管組織を蔵しているにもかかわらず白いのはどうしてなのか説明しようとして、彼は赤血球が脳にいたると色を変えると語っている。

血液循環に関して彼が果たした最も重要な貢献は一六八八年の観察から来ている。彼はおたまじゃくしで動脈から静脈へ血液が流れる様子と心臓へ戻る様子を観察している。鳥類と哺乳類の脳における循環を研究して、動脈と静脈が吻合〔網状組織による血管の連結〕ではなく、毛細管によって結合していることを知る。一六九六年には名高い自分の水中顕微鏡によってウナギの尾鰭に心臓を発見し、「大静脈」に空気を吹き込んでその心耳を突き止めたと告げる。おたまじゃくしでは血管を切開して、並行する血管叢の形成を目撃する。

レーウェンフックの観察はその分野では長いあいだ特異な例にとどまっていた。細胞や細菌の発見によって顕微鏡が新たな時代を迎えるには色消し顕微鏡の完成を待たなければならない。

その間顕微鏡は細々と生き続ける。せいぜいそれは一八世紀のサロンに支配を広げたり、哲学者、自然に関心をもつ者、教養ある愛好家のお気に入りの器械となることで満足するであろう。

第3章　一八世紀における顕微鏡の楽しみ

一八世紀は顕微鏡には逆境の時代である。医者や植物学者は顕微鏡にいい顔をしない。ビュフォンは顕微鏡を軽蔑し、あの極微動物は良き博物学者にはふさわしくないと皮肉る。一九世紀の初頭にはビシャ〔一七七一—一八〇二、フランスの病理解剖学者、医者〕と病理解剖学のパイオニアたちは顕微鏡なしに研究をする。

浸滴虫〔浸出液にわく虫〕はパストゥールが勝利するまで冗談の対象にしかならず、レーウェンフックの観察に対して何も付け加えないだろう。エーレンベルグ〔一七九五—一八七六、ドイツの博物学者〕、バルビアニ〔一八二五—九九、フランスの生物学者〕、ケリカー〔一八一七—一九〇五、スイスの生物学・組織学者〕によって浸滴虫は衝突を避けるのだから眼があると主張されるが、デュジャルダン〔一八〇一—六〇、フランスの博物学者〕は反対のことを考える。ブランションは浸滴虫の心臓が拍動し、肺が空気で一杯になるのを見る。ボリー・ド・サン＝ヴァンサン〔一七八〇—一八四六、フランスの博物学者〕はそれらに心臓の機構を付与する。エーレンベルグはクラウス〔一八三五年生れ、ドイツの動物学者〕によって肛門とされたところに肺があることに気づく。(44) そして時は一八七七年に移る。パストゥールははやくも発酵素《フェルマン》として乳酸、酪酸、酢酸を分離していた。コッホは初めて病原種細胞としての炭疽菌を発見・分離したところである。

一世紀半のあいだ、顕微鏡はサロンでどうにか生き続けた。しかしもっとも情熱的な愛好者といえども、顕微鏡によっていつの日か世界の光景がひっくり返ると想像することはまったくできない情況であった。

■社交的な顕微鏡観察

しかし一七世紀の終わる頃は顕微鏡には輝かしい時期であった。レーウェンフックの業績は顕微鏡に品位を付与したが、他の研究者の方はそれとは別の新しい地平を切り開く。

感染症と腐敗のあいだに何らかの関係があることを予感して、ボナーニは極小ウジが汚れて腐敗した水の中にしか群がっていないことを示していた。ドイツではヨハン・ニコラウス・ペクリン（一六四六―一七〇四）が熱病患者の尿の中に「数えきれないほど多数の」小動物を発見する。イギリスでエドマンド・キング（一六二九―一七〇九）は、酸素を求めて小動物が液体の表面にひしめいているところを認め、さまざまの化学物質がそれらにどのような作用をもたらすか検査している。ジョン・ハリス（一六六七―一七一九）は浸出液の類と太陽熱の結合作用で極微動物の「卵」の孵化には好ましい「巣床」が作り出されることを確証した後、生育地《テラン》という観念を表明する。培養ブイヨンの考えが広がり始めたのである。[45]

さらに重要なのは組織解剖つまり顕微解剖を創始したマルピーギ（一六二八―一六九四）の業績であった。彼は、医学博士で、ピサ次いでボローニャの大学教授を務め、教皇インノチェント一二世の主治医となり、すべての生体組織の研究に初めて顕微鏡を応用した一人でもあった。彼は植物解剖学を創始して、植物が胞嚢と液胞からなること、植物は人間における生理現象の対照物（呼吸作用、樹液の循環）にもなることを示した。また腎臓中に彼の名をもつことになる腎小体を発見したり、いくつかの昆虫には中腸と後腸の結合部に内容物を排出する腺すなわち「管」〔マルピーギ管〕を発見している。真皮と表皮に関する彼の記述は規範となって残り、彼の明敏さにかかればどのような器官も彼の目を逃がれられなかった。

一八世紀になると顕微鏡による征服はもっと目立たない。顕微鏡観察家の大部分は経験豊かなアマチュアたちに仕える編纂者の地位に満足し、顕微鏡はその避難所をサロンや「好事家たち」の書斎に見いだすしかなかった。顕微鏡観察に関する概説書について言えば、広範な読者のための秘訣集があるにすぎない。いくつかその例をあげると、ドイツのレーダーミュラーによる『顕微鏡の楽しみ』（一七六〇―六四）、あるいはイギリスのヘンリー・ベイカーの著書で、一七五四年に仏訳された『誰にも手にとれる顕微鏡、全種の対象を準備・最適化・考察・保存する方法付き……』〔原著のタイトルは『顕微鏡の使用』一七五三〕などである。

それでもこの著作には実証主義を告げるいくつかの良質の考察と原理が含まれている。一五章でベイカーは書いている、「判断を拙速に下したり、あまりにも性急に明言することは避けなければならない。なぜなら想像力はしばしば判断の先を越し、見えなかったにもかかわらずそれが見えたとわれわれに信じ込ませてしまうからである」と。これはパストゥールが自らの『ビール研究』の題辞として取り上げることになるボシュエ〔一六二七―一七〇四、フランスの聖職者、作家〕の「精神の最大の乱調とは、人が望むゆえに物事がそうあると信じてしまうことである」〔『神と自己との認識について』I、16〕という名言と同じだ。

ベイカーには、自然発生説の神話的性格を実験によって初めて明らかにしたという功績が帰せられる。そのほかの部分では、彼の著作はむしろ料理書を思わせる。「胡椒溶液を作り、その中で小動物を発生させる」と題された第二章の始まりは次のようである。「大まかに砕いた普通の黒胡椒を開いた容器に投じ、底からおよそ半プース〔インチ〕の高さまで入れなさい。そこに雨水ないし川の水を注いで、胡椒の上から一プースくらいの高さになるまで満たしなさい。水と胡椒をよく振ること……」

フランスの『科学者ジャーナル』は、編集役を務めたホイヘンス自身が顕微鏡観察家であったにもかかわらず、顕微鏡観察を科学の高みまで引き上げようとするのを避ける。そこには誠実な研究はほんのすこししか寄せられなかった。顕微鏡は時々冗談の種にもされる。一七一三年七月一〇日号に載った、半ば哲学的で、半ば冗談である次のコントが、そのことを暗に示している。

> そつのないロンドン子であるその数学者は機知に富んでおり、かなり上手にフランス語も話せた。私が彼を夕食に招待すると、彼はごちそうに非常に満足し、非常に珍しいあるものを持ってきたので、それを私に見せたいと言った。彼は粒起なめし皮のケースのなかからねじれた鱗のようなものを具えた一種の片眼鏡を取りだした。それはすばらしい顕微鏡で、ほとんど目に見えないダニのみならず、エピクロスのアトム、デカルトの繊細な物質、大地の瘴気、人の体から出る発散気、星の感応波をも見せてくれるほどすぐれたものだった。初めてそれを試してみた時、私はその人から五・六歩離れていたにもかかわらず、彼の上着の上に信じがたい貪欲さでその羊毛を囓っている小さな虫が無数にいるのを見つけた。私はそこで、常識に反して、服がすり切れるのはわれわれのせいでなく、虫がそれを食べているのだということがわかった。私は場所を変え、別の方向に顕微鏡を向けた。するとわが数学者が煙りに包まれているように見えた。私にそんな風に見えたのは食後に生じる発散気のせいで、これで納得がいくと思うが、われわれが食べるものは半分以上発散してしまうとサンクトリウス〔イタリア名サントリオ。一五六一―一六三六、イタリアの医者〕が主張するのも嘘ではないのだ、と彼は私に語った……。
>
> 家から出てわれわれはテニスコートに行った。四人の男たちがそこでテニスに興じていた。私は彼らのうちの一人に好感を、別の一人に嫌悪を感じたので、一方が勝って、他方が負ければよいと強く願った。私はその二人を顕微鏡で覗いていた。二人は自分たちの運動のせいで激しく汗をかいており、その発散気が私のところまで押し寄せてきていた。私はその発散気の一部始終と、その形のすべてを調べてみて分かった。私が好感を

持った人の発散気は私自らが発する発散気に容易にまつわりつくのに対して、私が嫌悪を感じた人の発散気は、鋭いものや丸みを帯びたものがあるが、いずれも尖った形をしているので、それによって私が傷つけられたり不快にさせられていたのである。こうして、われわれが人に対して感じる好悪は、われわれが発散するものの形による、ということを私は知ることになった。」(46)

こうした遊び半分の気分は顕微鏡観察に関するいくつかの概論書の発想に影響を与える。もっとも有名な概論の一つであるジョブロの『新型顕微鏡についての明細と使用法……』(一七一八)は言葉遣いのその溌剌さと優雅さによって抜きんでている。この書の中では風俗に関する詳細とその意味論とが認識論上の関心を凌駕し、レーウェンフックやマルピーギが新たな世界を出現させるのに利用した顕微鏡は、娯楽の中心を占めている。

■ジョブロまたは娯楽としての顕微鏡観察

ルイ・ジョブロは一六四五年にバール＝ル＝デュック〔フランス北東部ムーズ県の県都〕に生まれ、そこで数学と物理学を学んだ。一六八〇年にセバスチャン・クレール〔一六三七―一七一四、フランスの医者〕の助手に任ぜられ、「王立絵画・彫塑アカデミーの学生に幾何を教える。」彼はこの職席を一七一七年まで占める。その年のアカデミーの記録には次のように記載されている、「幾何学と遠近法の教授ジョブロ氏が、突発的な所用のため定期的に授業を行えないので、自分に助手をつけてもらえるよう学会に頼んだところ、アカデミーは彼の願いを聞き届け、ルクレール氏を任命して、留守中は彼に代わって職務を遂行させることにした。」彼はその六年後に死去する。(47)

「突発的な所用」というのが顕微鏡に対する彼の情熱を指している。彼は顕微鏡を数台製作しているし、自分の目の前で展開されるスペクタクルを決して見飽きることがない。一七一八年に刊行された書物は「著者の負担で印刷」

された。三四枚の版画を挿入しているこの本のために、彼は一財産を支払った。

ベイカーと同じく、ジョブロは実験によって自然発生説を打破しようと試みた。しかし彼の目にそれは重要なこととして映らなかった。彼の世界はレーウェンフックの世界と同じである。彼はその世界にコメディア・デラルテ〔イタリア由来の仮面即興喜劇〕風の、バロック的な魅力や特色、生彩を与える。彼の浸滴虫には、クープラン〔一六八八—一七三三、フランスの作曲家〕やラモー〔一六八三—一七六四、フランスの作曲家〕の手になるクラヴサンのための曲をむしろ参照したと思われる、風変わりな名称が与えられる。つまり、「移り気な神々」、「道化師たち」、「優美な神」、「老いた雄山羊の角笛」、「靴下の女神たち」、「大食らいの旋回ダンサーたち」、「バグパイプの女神たち」、「鶏冠のある雌鶏たち」、「水棲の毛虫たち」、「蒸留瓶」、「盲人たち」、「銀色の腎臓」である。

彼の見たいくつかの極微動物は「織工の杼《ひ》」、「中国人のような頭をした甲殻類」、あるいは「王冠をかむり、髭を生やした水生のザクロ」に似ている。それらを彼は大喜びで観察する。彼は書いている、「コメディー・フランセーズ、豪華絢爛たるオペラ座、綱渡り芸人、曲技団、闘牛など、このすばらしいパリの町で見ることのできる楽しみのどれもが、それら〔極微動物〕よりもきっと面白いなどと、私には考えることができない。確かに、われわれが一年をとおしてさまざまな浸出液の中で注目して研究してきたことのほうが、この上なく豪華な饗宴を飾る巨大な装置のどれよりもわれわれの精神のもつ許容量をよりいっそう十分に満たしてくれる」と。[48]

これらの動物たちは「一群の人々を喜ばせることに興ずるダンサーたち」のように旋回する。「その中には不意をつかれるのではないかと恐れているような歩哨兵と同じで停止してじっとあたりをうかがうものがいるかと思えば、偵察に行こうと集団から離れ、それからまた戻ってきて、じっととどまっていた周囲の仲間にまるで何事かを伝えるかのようにしているものもいる。」さらにまた「拍車の歯車が指ではじくと回る時のように」その場で旋回して食べ物を呑み込むものがいる（輪虫に対する暗示）。別のものは楕円形で「コガネムシがするようにくっつき合っている。一体になっているので力の強いほうが弱い方を驚くべき速さで引っ張っていく」（有糸分裂という細胞分裂のことである）。そしてこの世界は弱肉強食の掟に支配されているので、「さまざまな体型と大きさをした微小な虫がいて、それらは生まれてきたばかりだというのに、普通はそれよりも大きな虫の餌食になってしまう。」

酢ウナギ（酢線虫）はジョブロの生涯におけるもっとも興味深いあるエピソードの原因となる。誠実な機械論者である彼は、これら微細な動物たちの尖鋭な形態が酢の酸味を説明すると考えている。彼は書く、「これら小型のヘビは非常に尖った尾をもっている。そのために酢の刺激はもっぱらその動物たちの与える圧力によると、何人かの人たちに図らずも信じさせることになった」と。

サロンでこうした小動物は恐怖をふりまく。「われわれの顕微鏡でそれらを目にした多くの人々がサラダを食べるのをやめた。彼らに対して、虫はその器械で見た時よりも一〇万倍も小さい、胃の熱でそれらは一瞬のうちに死んでしまう、彼らがそれまですこしの不都合を感じることもなくサラダを食べてきたのだから、自分たちを喜ばせてくれるものは危険もなしに食べ続けることができるのだ、と私がいくら繰り返しても無駄だった。大方の人たちは、指より太く、腕より長く見えたヘビが、胃内部の膜に何らかの悪影響を与えるのではないかと思ってしまったのである。」

善良な人たちを安心させるために、ジョブロは酢を「吸い取り紙」で濾してやり、刺激の風味を変質させないで酢ウナギを殺す生ぬるい熱にそれをさらす。[49] 興味あることに、こうしたやり方で後のパストゥールもまた酸敗しそうなワインから酢ウナギを取り除くことになるだろう。

別の顕微鏡観察家ルイ・ラミーは昆虫の角膜でこよない喜びを経験する。親族のR・P・ラミーとの文通がきっかけで、彼はレーウェンフックが複眼を調査する際に使った技術を知る。ハエの頭から角膜を分離し、凹面の夾雑物を取り除き、それを細密画家が使う筆に水を含ませて洗浄した。こうして彼が手にしたのは「ミツバチの巣穴の形状によく似た、円形、四角形、それから大部分六角形からなるガラス」である。彼はそれを複式顕微鏡の接眼レンズの前に逆光になるようにして置いた。すると彼の観察する象は転倒しなかった。この装置にはすでに三枚のレンズが具わっていたが、昆虫の眼は第四のレンズの役割を果たすことになった。

彼は記している、「隣の家々、私の窓の下を通っていく人々、その他これらと同種のものは、太陽の光が当たると、同じように増幅して見えた。それにハエのどの角膜も、たいていルーペやガラスのレンズと同様の効果をもった、透明な無数の小片で組織されているので、どのような切り子ガラスもこれほど奇跡的に映像を増幅させてくれることは決してないだろう」と。

イナゴの水晶体をとおして、彼は「ろうそくの炎の増幅を」観察した。「おそらく舞踏会の会場もこれほどの明かりで照らされることはかつてなかったと思われるほどくっきり見えた。」ローヌ河をわたる橋の光景も美しさにおいては何ものもかなわぬくらいであった。「私はそれから顕微鏡と小さな角膜の向きを変えて、この水晶体の縦列ないし横列が地平線と平行になるようにした。するとそれはすばらしい効果をもたらした。というのも列のそれぞれには無数のアーチとその上に塔を具えた橋が映し出されたからだ。そして列が互いの上に重なり合っているので、その集合は塔とアーチの多くの層からなる橋の光景を作り出しており、三層のアーチをもった、昔から名高いポン・デュ・ガール〔南フランス、ガール県のガール川にかかるローマ期の水道橋〕すらも、この小空間の中に浮かんだ橋に比ぶべくもなかった。」(50)

同じ頃、才能豊かな博物学者アブラアム・トランブレー（一七〇〇―一七八四）が非常に変わった発見をしたので、形而上学的な論争が起きることになった。

■もっとも幻想的な極微動物

極微動物の観察が普及するにつれて、非常に風変わりな記述や解釈も出てきた。しかもそれらは大変な混乱を呈していたので、何人かの学者たちはこのように雑然とした世界を整理する必要があると感じる。

一七五二年にジョン・ヒル〔一七一六―七五、イギリスの作家、博物学者〕は、膜や尾の有無を弁別特徴に仕立てた博物学の書を初めて公刊する。カール・フォン・リンネ〔一七〇七―七八、スウェーデンの植物学者〕は『自然の体系』（一七五八年）の第一二版で分類法の素描を行い、オットー・フリードリヒ・ミュラー〔一七三〇―八四、デンマークの博物学者〕がそれを再び取り上げる。彼は蠕形動物の種類に蠕虫類、有殻類、滴虫類という三つの下位区分を設ける。滴虫類はさらにいくつかの属類に分けられ、そのうちのいくつか（モナス、ビブリオ、ゾウリムシ、ケルカリア、ツリガネムシ……）は後世に伝えられていく。ところでトランブレーによって発見された信じがたい生き物はどこに分類するべきだろうか？

トランブレーは一七〇三年にジュネーヴで生まれた。哲学と数学を学んだ後、一七三一年には微積分に関する博士論文の公開審査を受ける。父親は彼を聖職者にするつもりだったが、彼自身は神学に惹かれていると感じていた。地味な環境を離れて、オランダに移住し、そこで教鞭をとりながら、彼はグラヴェサンデ〔一六八八―一七四二、オランダの物理学者〕とアルビヌス〔一六九七―一七七〇、ドイツ生れの解剖学者〕の講義を聴いた。このようにして彼は困難な時期を過ごしてから、やがてベンティック伯爵に二人の息子の家庭教師として雇われるにいたる。そこでの新たな職務のおかげで彼は博物学と顕微鏡観察に対する情熱に身を捧げることができるようになる。彼は当初毛虫と蠕虫類の観察に専念する。それからいとこで友人のシャルル・ボネ〔一七二〇―九三、スイスの博物学・哲学者〕のアブラムシの生殖に関する実験を再現し、そしてレオーミュール〔一六八三―一七五七、フランスの物理学・博物学者〕と手紙を交わし、その著作をむさぼるように読んだ。[51]

この男は自然を愛し、顕微鏡を絶えず持ち歩いては自然の秘密を探っていた。彼が自分の生徒たちと一緒にハーグ〔オランダ南ホラント州の州都〕を一キロも散歩するあいだに、溝の中とかウマノアシガタ、アオウキクサの茎に、肉眼ではほとんど見えない管や筒の類を見つけだす。優れた博物学者の彼は、それらを顕微鏡で調べた。そこで発見したものは彼の想像もまったく及ばないものだった。

彼は『新種角状枝付き淡水ポリプ記述のための研究報告』（ライデン、一七四四）の最初のページを書いた時、いまだに自分の興奮から醒めきっていなかった。「私がこれから語ろうとしている虫が示してくれた事実は非常に奇抜で、動物についての一般的な性質と対立するので、人から認めてもらうためには、この上なく明白な証拠を必要とする［…］。私がこれから語ることはあまりにも常軌を逸しているから、私の言うことをそのまま信じてくれるようひとに強いて求めることもできないかもしれない。そこで私は何がそこに導いていったのかについて、また錯覚を避けるためにどのような注意を払ったのかについて、あらいざらい、できるだけ明瞭にさらけ出そうと思う。私は最初それについてわが目を疑ったし、それどころか、他人がそれを信じてくれるとは考えもしなかったのだから。」[52]

トランブレーが観察したのは淡水ポリプであった。レーウェンフックはそれにいち早く気が付いていたにもかかわらず、注意を払うことはなかった。それは動物か、それとも植物か？「それ」が明らかに動かないこと、緑色をしていることから、枝のある頭部をいただく中空の管状植物という見方に有利に働く。彼はイノシシの毛でもって、それを手袋のように裏返してみる。

そこで子細に観察すると、この植物は奇妙な行動をする。それは毛虫のように「足」を使ったり、頭部に生えている「腕」を使って、ゆっくりと移動する。この「腕」の数は六から一八本とさまざまである。中空の管でできた体を湾曲させ、随意に角度を変え、腕を振るわせ、また身を縮める。腕でもって小さな虫をつかむと、それを口に持っていく。口は肛門としても使われる。信じがたいほど貪食で、大きな昆虫を呑み込んでしまうが、共食いはしない。トランブレーは生きたポリプを別のポリプの中に導き入れるのに成功した。ポリプはそこで何日かとどまるのだが、その後無傷で吐き出される。それに対して他の動物なら一五分くらいで消化されてしまう。一度に摂取される食べ物の量は自分の体の三倍から四倍にのぼる。間違いなくポリプは動物であった。

しかしここでもっとも突飛なことが起こる。トランブレーはポリプを二つに切断する。二つの断片は衰弱するどころか再生して、二つのポリプを形成する。彼が三、四、五、六と断ち切ると、それぞれが同数のポリプとなって再生する。一七四一年には新たな発見がある。二月二五日トランブレーはあるポリプの体に緑色の疣があることに気づいた。彼は記している、「翌日からこの疣はおよそ四分の一リーニュ〔一リーニュは一二分の一プースあるいはインチ〕の長さを持ち、ほぼ筒状になった。二八日、長さがすくなくとも二分の一リーニュになる。同日枝が四本、この疣のうえに生え始める。三月一八日にそれらの分枝は長さかすでに三リーニュになり、そこで若いポリプは母ポリプから分かれた。」

植物のように、この動物は挿し木法でも繁殖する。このやり方だと一カ月でたった一つのポリプが二〇個体を誕生させられる。同じポリプには一〇個くらいのポリプを接合させられる。差し穂はもう一つの差し穂のうえでも芽を吹くので、同一生体の中に祖父から孫にわたる三世代か寄り集まることもある。

トランブレーは心ゆくまで楽しんだ。彼は接ぎ木法を実践し、切断した二つのポリプを融合させることに興じる。部分的に縦に割って、枝を逆立てた多頭の怪獣を作り出す。レルヌのヒドラ〔ギリシャ神話の九頭の怪獣でレルヌ湖に棲んでいたが、ヘラクレスに退治されたと伝えられる〕は顕微鏡下で姿を具体化し、そして人間は生の流れを変化させることに初めて乗り出したのである。ジャン・ロスタン〔一八九四―一九七七、フランスの生物学者〕が指摘するように、「メスの一太刀で彼はポリプを誕生させたが、彼がいなければそれらは生まれることはなかった。彼は神ないし魔法使いとして働き、造物主と競い合った。彼は〝創造の現場監督〟として振る舞った。」(53)

トランブレーがレオーミュールに手紙で知らせて、彼をびっくり仰天させた。『昆虫誌』第六巻の序文でこの昆虫学者は打ち明けている、「私は告白するが、先にこうして一つに切断したポリプからだんだんと二個のポリプが形成されるのを初めて見て、自分の目が信じられなかった。私は何度も繰り返し見た後でも、この事実を目の前にすると驚かざるをえなかった」と。

二人の学者はあれこれ憶測をする。トランブレーが言う、「それが植物であるとしても、敏感な、移動する植物だ。動物であるとしても、いくつかの植物と同じく複数の差し穂から生じることができる」と。一七四一年一月一五日にレオーミュールは彼に返事をする、「あなたの最近の観察では植物と決まったようだ。しかし植物が歩くだろうか？」三月二五日、彼ははっきり言う、「それはきっと動物だ。私はあなたの希望にもとづいてそれに名前をつけた。ポリプという名前だ。」トランブレーが答える、いずれにしてもそのポリプは「動物と植物のあいだにはこれまでには想像できなかった多くの関係がまだ存在することをわれわれに教えてくれている」と。(54)

ポリプはサロンを制圧し哲学者たちの好餌となる。人々は「自我」と魂の一体性をテーマにして議論を闘わす。レオーミュールはトランブレーに宛てて書いている、「あなたが発見したことで、形而上学もおそらく博物学と同じく多くのものを得るだろう。博物学者のシャルル・ボネ自身は、二つに切断したばかりの動物のどこに〝自我〟が存在するというのかと仰天している。」横に切断した時なら、自我は頭部のある部分に存在する。後になればもう一つの部分からも新しいポリプが生まれてくることだろう。だが縦に切って、頭が二つに裁たれた時、魂が二つに断ち切られたのだろうか？　メスの切っ先で意思というものを裁ち割ること、「それには心が痛む」とボネは嘆息する。何度か悩んだ末に、釈明理由が見つかる。「意思が裁ち割られるのではなく、一つの頭を二つにするのであり、頭のそれぞれの萌芽には初めから魂が宿るのだ」と。

接ぎ穂について、つまり最終的にただ一つのポリプを形成する二つの茎の融合については、どう考えるべきだろうか？　ボネは二つの仮説を想定する。一方の仮説では、二つの脳のうちの一つは退化するが、個体の統一性はそのまま保持される。他方の仮説では、二つの脳は消滅し、それらの名残から新たな個体としての性格が形成される。

二つの脳が融合できると仮定しても、「二つの自我」が同一の瞬間に、同一の感覚を感じ取ることはありえない、これはボネが当惑したすえにいたった結論であった。(55)

腔腸動物門の中で下位に分類される微小動物の魂については、学者や哲学者はどのような議論をしたのだろうか。一八世紀は人間中心の考え方をした時代である。レーウェンフックは極微動物の「共和国」に棲む生き物に個体としての性格を付与したのだろうか？　人々は精子の満足感については気にならなかったのだろうか？

予感のせいか偶然のせいか？　一八世紀の何人かの医者がこうした極微動物と感染症や流行病の病因論をやがて結びつけることになる。

■細菌の前史と顕微鏡による騙り

一八世紀の何人かの学者はさまざまの病気の原因を極微動物のせいにした。それでは彼らはパストゥールやコッホの先駆者なのだろうか？　もちろんそうではない。実験上の基礎がないので、彼らの主張は瘴気の理論とまったく同じく想像世界に属している。せいぜいのところ、そこに未来の細菌理論にとって好都合な精神のある種の開花を見いだせるだけであろう。

一七〇〇年にニコラ・アンドリー博士〔一六五八―一七四二、フランスの医者〕が『人体における蠕虫の発生について』という注目すべき著作を刊行した。彼はその書で病理学的に重要な役割を寄生虫とくに蠕虫に付与する。彼は文字や絵で、腸内の回虫、蟯虫、吸頭条虫、条虫、肝臓の回中、大型肝蛭《かんてつ》、膀胱内の大型円虫、ハエの幼虫を描写する。彼の症候学は優れていた。寄生虫障害や回虫による腸穿孔を確認したり、黒い糞便（マレーナ〔黒褐色の下血〕）と同時に回虫が排出される時には致命的な予後を言明している。

肉眼で見える蠕虫以上に、アンドリーは極微動物あるいは極小ウジが感染症に関する病理に活発な役割を果たしていると主張する。そこで彼はフルンケル〔毛嚢の急性炎症性病変〕や天然痘の膿疱から出る膿の中に微小なウジを現に見たかあるいは見たと思った。彼は書いている、このような「小さな精虫」が皮膚の孔から人体に侵入する。そこで小動物を産みつけると、今度はそれらが細胞をむしばみ内部から個体を破壊する。彼は明言する、「性病にかかれば、人体のどこであれ知覚できない小さなウジに蝕まれないですむところはない。こうした虫こそこの種の病気で生じる被害のほとんどを引き起こす張本人だ」と。

ニコラ・アンドリー宛の手紙で、ハルトスーカーが同じ考えを支持する、「性病と呼ばれる病気は、体内に無数の見えない虫を養う。それらが手当たり次第すべてのものを噛み、囓り、そして周知の被害のすべてを引き起こす」と。[56]アンドリーは寄生虫が感染症の原因になっていると確信していたので、躊躇することなく医者に対して、患者の血を顕微鏡で調べ、そこに巣くっている可能性のある極微動物を見つけだすよう助言するほどだった。

ヴァリスニエリ〔一六六一―一七三〇、イタリアの博物学者〕は一七一〇年にヴェルミクーリ・ペスティフェリ（ペストを媒介するウジ）と「悪疫ウジ」について語っている。彼は書いている、「異物とくに有機体で移動可能なものが体液全体に入り込むと、いつでもそれらは四方八方に移動して、体液中の粒子の整然とした運動をかき乱すことがある。」[57]

一七二〇年にベンジャミン・マーテンは労咳〔肺結核の旧称〕や他のいくつかの感染症を「生き物」が病因だとみなす。

マルセイユのペスト（一七二一年）に関するベルトランおよびミシェルの報告には、バティスト・グワフォン博士〔一六五八―一七三〇、フランスの医者。『マルセイユのペストに関する諸々の出来事と治療』（一七二一年、リヨン）を著した〕の手になる序言が掲載されている。その中で博士は「ペストの原因は生き物である」と主張する。問題にされているのは、肉眼で見えない「絶えず再生され、決して消滅することのない、小昆虫のことである。それは衣服や、家具の中、住まいの中で増殖することができ、そこから人間にとりつき、体内へ巧みに入り込む。」

一七四一年、ジョヴァンニ・バティスタ・ビアンキ〔一六八一―一七六一、イタリアの医者〕は、悪性の熱病、ペスト、ハンセン病、狂犬病、労咳、梅毒、天然痘の原因は、這ったり、跳ねたり、空を飛んだり、水中を泳ぐことのできる何種類かの小昆虫にあると主張している。(58)

この後もさらに引用を付け加えることができるだろう。このように感染症を極微動物が原因だと唱える説は、たいへん広範な賛同を得ていたように見える。そこで大衆の信じ安さに確固とした基盤をおいているいかさま医者たちは、顕微鏡を利用して金を稼げることに気づいた。

一七二六年にM・A・C・Dという著者の、『病気百般の原因に関する一イギリス人医師の体系的理論、高性能顕微鏡観察による多様な小昆虫の驚嘆すべき素描付き……』という書物がパリで出版される。この医者がまず非難するのは、同僚たちが「他のどんな意見もまったく関心を惹かないくらいに、先入観から、酸、アルカリ、発酵作用に大変な肩入れをしているために、死ぬような目に会ったとしても、高性能な顕微鏡の活用を学ぼうという労をすこしも取ろうとしない」ことである。

M・A・C・Dによれば、われわれの病気のすべてはいくつかの極微動物のせいである。リウマチ、坐骨神経痛、食欲不振、痩せ過ぎ、「イヌのような空腹感」〔猛烈な空腹〕の原因は、肉眼では見えない小動物にある。それらが自分の患者の血液、尿、大便の中で見つかった。彼の本には蚊やトンボによく似た昆虫の版画がちりばめられている。それらは皮膚下で見つかる「ダニ」、陰茎の包皮にいる「下疳虫」、陰茎の「毛ジラミ」、血溜まりにいる「梅毒虫」、鼠蹊部の「横根虫」だという。

汎種論者《パンスペルミスト》から借用してきた彼の「細菌理論」はよくできている。ある地域が疫病の被害を被るのはなぜだろう? その理由は、「ある種の伝染病動物の卵は適当な熱によって孵化する［…］。それらは羽虫やコガネムシの形をしていて大気中を跳び、大気中に蔓延する。その結果、中には呼吸や食事を通じて人体に入ってくるものが現れる［…］。

そしてそれが人体中で成長・生殖・繁殖して、人の健康や生命にまで大きな被害を与える。」

病人が診察を求めてきたら、彼はどうしたのだろう？　イギリス人のこの医者は急いで血液、尿、唾液の数滴を採取する。いくつもの接続部分のある異様な顕微鏡で患者に極微動物がうごめいているところを見せてやる。それから目の前で急いでそれらを皆殺しにしてしまう。

本当はM・A・C・Dの顕微鏡はインチキで、接続部分や無用な鏡は巧妙なだまし絵のための装置にすぎなかった。対物レンズの下に尿や血の滴を置くと、患者はありふれた浸滴虫を目にする。ついでそれらは硝酸の一滴で撲滅される。二年後彼のペテンはシラクとメランという二人の医学博士に見破られた。くだんのイギリス人医師というのはロベール・ボワールという名のノルマンディー人に他ならず、男は店を閉めてこっそり姿を消さなければならなかった。[59]

『ロンドンのいかさま医者』（ロンドン、一九二八年）という書物の中で、C・J・C・トムソンは別のいかさま医者、カターフェルトのことを想起している。彼は一七八二年から一七八三年まで『モーニング・ポスト』紙の折り込み広告を使ってイギリスの大衆を自らのところに殺到させる。「高名な哲学者」というふれこみで、彼は黒い猫を連れて町から町へと歩き、「ヨーロッパでは例を見ない太陽顕微鏡」を誉めそやした宣伝ちらしを配った。荷車に設えた「展示室」の中に、彼は群衆を寄せ集める。そこで魔法のランタンの助けを借りて、だまされやすい人たちにあらゆる種類の病気のもとになる極微動物を鳥と同じくらいの大きさで示して見せ、彼らに奇跡の水薬を売りつけたのである。

したがって一八世紀の「細菌理論」は大衆の次元では当たりをとった。疫病の原因を有害な極微動物の突飛な存在をとおして考えるほうが、瘴気やアルカリに関する理論の初歩を理解することよりもやさしいだろう。

それから生殖と自然発生に関する論争も別の点で興味深い。

第4章　顕微鏡と生殖（一七―一八世紀）

紀元前四世紀にプラトンは、『ティマイオス』の中で、予言的な観測を披露している。彼は目に見えない、形をなさない、微細な動物のことを想像し、それが子宮で男から植え付けられ、成長し、完成された存在になると考えた。その「動物」が、二〇世紀後に顕微鏡によって見ることが可能になると、発生に関する理論の中に不意に侵入し、驚異の雰囲気に包まれる。

一六七七年にダンツイヒ〔ポーランドのグダニスクのドイツ語古名。バルト海に臨む有数の港湾都市〕の若い医者で、当時オランダのライデン大学の学生であったルイス・デ・ハムが、淋病患者の夜間遺精を顕微鏡で調べていた。彼はそこで「大海をなす一滴の中に、小さな無数の魚がてんでばらばらに四方八方へと泳いでいるところ」(60)を発見する。しばらくしてデルフトに移ると、彼はこの小さな「魚」のことでレーウェンフックの注意を引く。高名な顕微鏡観察家はすぐにそのことについて最初の記述を行い、それを土立協会の幹事ブルッカー卿宛に送る。それが波乱に富んだ精子の歴史の始まりであった。この出来事の射程を理解するには、もう一人のオランダ人レイニール・デ・グラーフ（一六四一―七三）が胎生動物も卵生動物と同じように卵から生まれると主張して、発生の理論を転覆させたところだったということを承知しておかなければならない。(61)

■デ・グラーフと卵生説革命

一六六八年頃、デンマークの学者ステノ〔一六三八―八七、デンマークの解剖学者〕は、胎生であることが知られていた雌アザラシの「睾丸」を調査中に、それが卵巣であることを確認する。彼は観察を牝ウシ、雌ヒツジ、雌ウサギ、雌イヌへと広げ、そこから「雌の睾丸」というのはおそらく卵生動物の卵巣と等しいものであると結論づけた。ヒポクラテスの原理にしたがって、その時期まで胎児は子宮の中で男女の精液の混合から形成されると信じられていたのである。デ・グラーフも卵生説を表明し、このような考え方を粉砕する。彼の研究はその後一世紀半以上にわたって権威を保つだろう。

自らの『新編生殖器官概説』の序文でこの三一歳の少壮学者〔デ・グラーフ〕は、一六七二年に、大胆な主張を表明している。彼は言う、「私は人間までも含むすべての動物がその起源を卵から引き出していると主張する。それはアリストテレスの見解のように子宮中の精液の種付けによって形成される卵というのでなく、またハーヴェイ〔一五七八―一六五七、イギリスの医者〕のように精液効果によるのでもなく、雌の睾丸の中に交接以前から存在している一個の卵に由来する」と。

ステノの観察所見を取り上げて、彼は躊躇せず卵巣を「雌の睾丸」と名づける。それらこそ卵を産むものである。彼は観察にもとづいて、きわめて詳細にその濾胞を記述し、それが彼の名で呼ばれることになる。彼はそれを卵と誤認しているが、それは卵細胞を放出する卵胞のことであった。彼は卵巣に黄体の存在を認め、その数と懐胎中の胎児数との相関関係を確証する。これらの卵はファロピウス管〔卵管〕を移動し、精液から放出されるアウラ・セミナリス、つまりエーテル状発散物ないし揮発性放出物によって受精させられる。子宮にいたると、卵は体外孵化に従う。この点で胎生動物の卵は、体外孵化の卵生動物の卵と区別される。

この分析はおそらく誤認した事実に基づいているのだが、それでも経過の正確さや記述の厳密さにはすこしも不備がない。デ・グラーフの研究は発生学を混沌から引き出した。しかしその発見の先行性は、彼の師であるスワンメルダムから激しく反対され、デ・グラーフは三二歳で死去する。噂では、師の傲慢さから引き起こされた卒中の発作が原因だという。

デ・グラーフの研究はいくつか反論を引き起こした。ファロピウス管は狭すぎて卵巣から濾胞が通過できないのではないか？　デ・グラーフは、子宮や膣は胎児の成長に応じて膨張すると反駁する。それに濾胞はファロピウス管のラッパ口に入る時に水分を放出する。数年後にイタリアの卵生論者マルピーギとヴァリスニエリは、反論の重大さに比して対応が不十分であると感じて、排卵現象の存在を予感するにいたるのだが、一度もそれを実際に観察することはなかった。その功績は一五〇年後のプレヴォー〔一七九〇―一八五〇、スイスの医学・生理学者〕、デュマ〔一八〇〇―八四、フランスの化学者〕およびカール・エルンスト・フォン・ベアー〔一七九一―一八七六、ロシアの博物学者〕に帰すであろう。(62)　いずれにせよ卵生論は勝利するのだが、デ・グラーフの死から五年後に、すべてを再び問題にするようなひとつの発見が突発するのである。

極微精虫

デ・ハムから注意を喚起されると、レーウェンフックは何の性病も患っていない男でも精液の中に噂の極微動物を有していることを観察する。彼は一六七七年一一月にこう書いている、時には「一〇〇〇匹あまりが砂粒大の空間の中で絶えず動き回っている。」「密集した」部分では、「それらはほとんどじっとして動かない。」たいそう小さいので「一〇〇万匹いたとしても、砂一粒の大きさにはならないだろう。」彼はそれらを三、四年前に見たこと、それらを単なる小球と取り違えたことを想起する。それに「このような研究を続行すること、またそれ以上に研究について語ることがいやでいやでしかたがなく、それでそのことについては話さなかった」(63)と、彼は続ける。恥ずかしさでどうしようもなく、レーウェンフックはその手紙を公開しないよう手紙の相手に頼んだ。それでその手紙は二年後になって初めて公刊されることになる。後でモーペルチュイ〔一六九八―一七五九、フランスの数学・博物学者〕も、この「無垢で信仰心の厚い自然科学者は」極微の精虫に関する「多くの実験に没頭したが、彼の断言するところによると、どの実験も家族に不愉快な思いをさせておこなったことはない」ことを確認する。

レーウェンフックは当初その極微動物にどのような生殖能力も付与していない。彼は、胎児が精液の濃い部分であらかじめ形成されており、その「管」や「すじ」は器官の萌芽形態であると考える。したがって男性の精液だけが胎児を形作り、女性の役割は養分の供給だけにとどめられていた。その点で彼は卵生論で論争に勝った大多数の学者とは異なる。そこで彼は一六七八年三月の手紙において初めてタラの精液中で見た極微動物に生殖の役割を予測するにいたる。「これらの小球を見た時から、私はそれぞれの微少な球の中に自然がこの魚の管全部の原型をすでにこしらえていたと考えるべきだと思っていた。」(64)一年後に、この仮説は確信となる。彼ははっきり述べる、「私は世論にしたがって、これらの極微動物がわれわれの身体と同じく多数の部分から成り立っていると思う」と。(65)

それ以後レーウェンフックの極微動物にかんする確信はますます強化されていく。彼は極微動物にあらかじめ形成された一人の胎児が含まれると考えていたが、胚の先在や、胚の無限の入れ子状態〔発生について一八世紀まで唱えられた学説〕は信じなかった。一匹のハツカネズミの中には数カ月後に誕生してくる数千匹の子ネズミが含まれている、と誰が主張できるであろう？　あらかじめ形成された胎児はたった一つであるのに、多数の極微動物はどこから生じてくるのであろうか？　レーウェンフックは、ネズミの睾丸の極微動物の中に、普通の大きさのものや、それよりも小さい成長の不完全なものがあることを発見する。そこで彼は、精子が卵から誕生してきて、昆虫のように繁殖すると結論付ける。

それと並行して、彼はかつての自分の擁護者であるレイニール・デ・グラーフの理論に対して、とげとげしい批判に没頭する。彼の言うところでは、卵は卵巣から出ていくことも、ファロピウス管に入り込むことも不可能である。この理論はまったく複雑すぎて、自然の法則にはあまり合致しない、と。

極微動物理論が新たな支持者を作り出して行くにつれ、この発見をしたのは自分が先だとオランダ人ハルトスーカーがやかましく言い立てる。彼はレーウェンフックから顕微鏡の製造技術を教えられたのに、いまでは一六七四年以来極微の精虫を観察してきたと主張する。なるほど彼は慎み深さからそれまで沈黙を守っていたのかもしれない。[66] だが一六七八年に『科学者ジャーナル』に宛てた手紙によると、彼がそれらを見たのはほんの少し前だと認めている。[67] 後になると彼はこの雑誌の編集をしていたホイヘンスが自分の手紙の意味を変えてしまったと非難するようになる。

学者たちが卵生の学説に与しながらも、この極微動物を重視するようになるには一六九〇年を待たなければならない。しかも社交界では精子がまったく手放しで歓迎される。

サロンを征服する精子

社交界ではいたるところで精子が会話の種を提供する。確かにいまだ「精子」(spermatozoïdes)について語られてはいないが、それでも「動物」、「虫」、「ウジ」、「蠕虫」、「精液虫」、「魚」、「おたまじゃくし」、「カエル」、それからとりわけ「極微精虫」のことが話題にのぼる。生命力を横溢させている極微精虫は動かない卵の玉座を奪う。そこに人々はヒトの起源を見いだす。したがってそれらはひととき卵生説によって損なわれてしまった雄の生殖能力の威光を取り戻す。「以前は女性に帰属していた生殖能力がかくして男性に取り戻された」[68] とモーペルチュイは叫び声をあげる。

精子はイギリス王、チャールズ二世に提示される。フランスでは極微動物は熱狂的に歓迎され、やがて一世を風靡する。一八世紀の上流社会の人々は自分の愉快な子孫を観察して大喜びする。ヴォルテールの言うところでは、顕微鏡で観察しようとして、「八〇歳代を除いたすべての思想家たちが、人類の生みの親である精液を性交のときにかすめ取ってくることが」(69)あたりまえになった。

人々は精液の中に多数の存在がひしめき合っているのを見て驚く。そこで「成長してカエルになるおたまじゃくしが池のなかを滑るのを眺める時のように、人間になるはずの小さな虫が泳ぎ回っているところを」(70)飽かずに眺めたのである。モーペルチュイは豊饒な自然を称えて書いている、「川カマスの精液の中には、オランダのように人口が密集していると仮定した時の地球の全人口よりもまだもっと多い川カマスの子孫がいる」と。無限の入れ子状態にある子孫を想起して、彼は続ける、「しかしながら後続している世代のことを考えるとしたら、それらの数と微細さとは何という深淵を示していることか。一つの世代から次の世代へとこれらの生き物の体は、一人の人間が最良の顕微鏡でしか見えないアトムの大きさになるように、小さくなっていく[…]。自然よ、おまえは何と豊かなことか！　これはおまえの浪費ではないのか？　おまえの過剰な仕組みと贅沢は非難を浴びないだろうか？」(71)と。

驚くべき精液よ！　レーウェンフックの表現に従うなら、動物の他の体液というのは、「どのような生命の徴候も認められない、荒涼とした海以外の何ものでもない。」血液、唾液、尿、涙からは退屈がにじみ出てくる。だが精液に見るひしめき合い、明日の人類を抱える数百万のおたまじゃくしが跳ねまわる様子、それはなんと魅惑的なことか！

それにこれはまさしく精子たちのドラマである。それらは見せ物のようにあまりにも人目を惹きつける。やがて想像力はその虜となり、動物的個性をそれらに付与する。顕微鏡に眼を釘付けにしたレーウェンフックは、神話の生成に大いに貢献することになった。飽くことなく彼はその生態を観察する。それからそこに二つの性を識別する。

成長した精子は尾を具え、まだ誕生間近いものにはそれがない。交尾期になると、それらは結合する。やがて雌は懐胎し、子供を産む。その子供のあるものは「未成熟で、生き残れない。」だが大半はひとかたまりになって母親の尾にまとわりつき、成虫になるとそこから離れていく。この精液動物たちは宿主の本能を受け継ぐ。雄ヒツジの精液では、それらが群をなして移動するところが眺められる。子宮にいたると、それらは皮を脱ぎ捨て、尾を付け、互いに絡まり合い、新たな皮をまとうようになる。その皮が後に胚の被膜のもとになるだろう。(72)

極微動物論者のホフマン（一六六〇―一七四二、ドイツの医者）は精液の中に透明な小球ないし卵を見、それらのおのおのが雌雄からなる「一対の虫の宿」になっていると推測する。(73) 一六九四年にハルトスーカーは極微動物の体内に胎児の神経、動脈、静脈があると想像する。彼の主張によれば、人間は膜状の覆いに保護されて精虫の頭部に潜んでおり、また精虫の尾は臍と臍の緒に該当する。彼はこの小人間《ホムンクルス》を極微動物の頭部の中で、手足を曲げてうずくまっている小人《こびと》として版画に描かせた。そこで未来のすべての人間がこのようにして入れ子状になってそれぞれの中に身を潜めていると仮定されたのである。(74)

それはあまりにも行き過ぎではないか！　この夢幻的な想像はモンペリエの医学部助手のプランタードを刺激し、彼にダランパティウスという仮名でラテン語による風刺記事を一六九九年の『新文学共和国』*La Nouvelle République des Lettres* 誌に公表させることになった。彼はそのおたまじゃくしが自らの皮から脱皮し、頭、胴、四肢を見分けられる小人の姿をまとうところを見たと断言する。(75) この極微動物をたわいなく信じた人たちは、罠にはまって、ダランパティウスの「発見」を保証する。高名なブールハーフェ（一六六八―一七三八、オランダの医者）はまっさきにだまされたのではなかったか？　ともかくビュフォンは本気で反駁をしている。どうしてこの小型の存在が一カ月の胎児よりもしっかりとした姿形を具えることが起こりうるのか、と言うのである。(76)

不信はすぐに極微動物にも投げかけられる。ハラー（一七〇八―七七、スイスの医学・植物学者）は、「この発見はほとんど価値のないものと同じで短期間の評判しかえられなかった」と言うだろう。もっと合理的な卵生説の方は自然の一貫性の中に組み込まれる。品がないおたまじゃくしから誕生してくることは気持ちの良いことではないし、おたまじゃくしを自分の後継者にしてしまうことも同じくらい気持ちの良いことではない。それで精子は寄生虫の地位に格下げになる。しかしその命運はつきることはなかった。何が起ころうとも精子には極微動物説を唱える少数の支持者がいたが、そのあいだに卵生説は失った地盤を取り戻すことになる。

■極微動物に関する諸説

デイドロとダランベールによる『百科全書』の明確な卵生説支持からも示されるとおり、かなり一般的な懐疑があったにもかかわらず、(77)アンドリー、ブールハーフェ、アストリュック〔一六八四―一七六六、フランスの医者〕、リュートー〔一七〇三―八〇、フランスの医者〕という何人かの学者は極微動物説をまげない。一八世紀末になるとスパランツァーニが彼らに致命的打撃を与える。それは水で薄めた極微動物を含まないと思われる精液でもって、カエルの卵を人工的に授精させることに成功したからである。(78)したがって精子が生みの親としての機能を持っているということは一九世紀後半にならないと認められないだろう。一八二九年にドマンジョン〔一七六四―一八四四、フランスの医者〕は精液に胎児の胚を見ることを拒否し、精液中に「活性化の要素」(79)しか認めない。それから一〇年後になるとジャン・ミュールは極微の精虫が寄生虫なのかそれとも生殖能力のある動物か意に介さない。もっと良い時代になることを期待しながら、極微動物論者たちは生殖における極微動物の役割に関してあらゆる種類の理論を構築する。

レーウェンフックは植物界との類推によって、子宮の壁に放たれる精子を耕作地にまかれる種と同じように想像している。ところで砂漠にあるオアシスのように、いくつかだけが精子の成長に必要な滋養液をもたらす。選ばれた貴重な一、二の小精虫がそこに定着し、その極微動物の性が子供の性を決める。小精虫はそれから子宮に沿って網状の胎盤組織を作り上げ、その根が母胎から滋養液を吸入してくる。「他の小精虫は干涸らびた土にまかれた種のように滅びる。というのもこの極微動物にとって子宮というのは広大な空間だから」(80)とモーペルチュイは言う。

このような体制《システム》の中で、女性は養分を供給することで満足し、男性はあらゆる遺伝にとっての原理であり続ける。これでは雌ラバのような混成種における母性と父性の性格の混合を説明できないので、レーウェンフックは別の巧妙な機序を考えつく。雄ウマの小精虫にとって雌ロバの子宮は不適な養分を含むのかもしれない、だから耳や尾の形成に必要な要素が不足する。そこでウマにもロバにも似ていない雌ラバが生まれてくるのだろう、と。(81)

大多数の人が卵と極微動物との結合は必然であると主張する。一〇〇万に対してわずか一つの極微動物が卵巣に接続している茎を介して卵中に進入するが、同時にそれは仲間を確実な死へ運命づける。ひとたび卵の中に入ると、この極微動物はそこで果物のなかの虫のように成長に必要な「すみかと庇護」を見いだすのだろう。

卵と極微動物のこのような結合は鮮やかな印象を引き起こすことになった。モーペルチュイの指摘では、あの大量の小ミミズの中で、「他のものよりも幸福で、羨むべき一匹が、全身ぐしょ濡れになりながら、流れのなかを泳いで這いあがり、ファロピウス管へと入り込み、そして卵巣へといたる。そこでお気に入りの卵を見いだして、そのなかに居を定める。突き刺された卵の方は、卵巣から離れ、同じ経路をとって子宮へと出ていく。」(82)

アンドリーの見方はもっと驚くべきものだ。精虫が子宮にいる卵を襲う。そのとき奇妙な踊りが始まる。「これらの精虫は運動を続けながら、子宮の空隙のいたるところに入り込む。それから卵と出会い、その周りを回り、その上に駆け寄る。」もっとも巧みなものが、卵巣から卵が離れた瞬間にできる穴を見つける。ここには「弁がついており、それが精虫に対して卵への進入を許す。ただしそこから出ることはできない。なぜならこの弁は内から外へ向かって閉まるから。また精虫の尾がその弁をしっかりと止めているので、外から中に向かって開けることもできな

い。したがって別の精虫が侵入することは不可能だろう。」(83)

ブールハーフェによって、受胎は叙事詩的、黙示録的、ダンテ的な様相を帯びる。それは血の洗礼の後にやってくる。ファロピウス管の入り口に達すると、極微動物たちは戦闘を開始する。戦場に死骸をまき散らした後、最強のものが、「勝利を誇り、それをたった一人で享受して」、管のラッパ部に達し、そして卵をもぎ取ると、それを子宮に導いて、定着させる。ときには二、三の生き残りのものがそこに侵入してくる。それらが仲良く共生する時には、双子や三つ子が生まれる。反対の場合には、決闘になる。勝者は不幸な競争者の死骸を叩き出す。しかし勝者の方も無傷で戦闘を終えるわけではない。かくして胎児に「片眼、身体障害、手足の切断が生じ、最悪の時は怪物が生まれる。」(84)

アストリュックの主張する体制では、極微動物、卵、アウラ・セミナリス〔前出、七七ページ参照〕が関わってくる。卵には後産、つまり胎盤、胎児の被膜〔卵膜〕が含まれている。交接の後、子宮は収縮を起こし、精液は孔から吸収される。しかし極微動物は粘膜に張り付いたままである。そこで精子の精気が血液によって卵巣まではこばれる。こうして受精した卵は大きくなる。そのうちのいくつかが抜け出して、卵管のラッパ部を通り、子宮まで行く。そこでそのうちの一つが極微動物のすみかとなるのである。このような条件のもとだと、遺伝については説明がしやすい。精虫は父親似の姿をし、卵は母親の姿を鋳型としてもつ。したがって両親の力が出産の最後の段階で働いていることになろう。(85)

極微動物に関する諸説は想像力の生みだした結果である。しかも実際に顕微鏡で極微動物を観察したことのある理論家はほんのわずかしかいなかった。これと同じくそれらに対する反駁の根拠として利用されるようになるのが、道徳的、哲学的な種類の議論である。

■精子訴訟

発見から三〇年たった頃、極微動物は人々を途方に暮れさせる。ルーセル博士〔一七四四―一八〇二、フランスの医学・生理学者〕は書く、「子細な調査が進み、人々の最初の興奮がおさまって来るにつれて、疑問が沸々と湧いてきた」(86)と。さらにこの極微動物の生殖能力に対して反論するだけではおさまらず、あまりにも早く醒めた興奮の八つ当たりをするかのように、その後人々は極微動物を裁判の被告席にも座らせる。極微動物にどんな非難を浴びせようというのだろう？

　最初極微動物に対してジェノサイドという非難が投げかけられる。極微の精虫が大量に存在することが重大な道徳的問題を引き起こす。一七世紀の終わり、一六九七年版『医学の進歩』誌は、神学的側面から極微動物理論を告発し、「この理論にしたがうなら、至高の命令者は一度も陽の目を見ることのない無数の小型の人間を作り出すと同時に、無数の殺戮ないし無用な発生をなしたもうことになる」という非難を浴びせる。同時期のベッス〔一六七〇年生れ、フランスの医者〕も『分析研究』の中で、信者として、たとえ魂を持たない存在でも無用な犠牲に供することを認めない。「なぜならそれらは運動しているのだから、それだけですでに生きていると言わなければなるまい。身体がその諸機能を果たし得るようになるやいなや、神は魂の創造を自らに課したもうたのだから。ところで信仰がわれわれに教えるところでは、神が人の胎児のために魂をお作りになるのは、それが母親の胎内にある時に限られる。」(87)

　同じような感情が一八世紀を支配している。一七五五年にルーセルは記している、「自然が数千匹の動物破壊をしたうえで一匹だけに存在を確立させるということ、そして一匹の極微動物の生存は、残忍なトルコ皇帝のように、自分と同じ権利を持つすべてのものを犠牲にすることでしか許されないということ、そのことを信じる決心がわれわれにはつかない」(88)と。ディドロとダランベールの偉大な『百科全書』は、最強のものが「皆殺しのおかげで、ただひとり子宮と卵を我がものにするにいたる」(89)ことに憤慨する。

たしかに極微動物の弁護士たちは反駁をする。自然があれほどたくさんの例を示しているのに、どうして極微動物の浪費だけが非難を浴びなければならないのか？　「どんなに多くのどんぐりが一本の樫の木から落下し、干涸らび、腐っていくことか。そのなかのごくわずかのものだけがやがて芽を吹いて、木となっていくではないか？」(90)この類推は誰の心にも安心感を与えない。植物に魂はない、と卵生論者のミシェル・プロコップ＝クトー〔一六八四—一七五三、フランスの医学・文学者〕は強調する。それに、「一本の木や植物のもたらす果実、種子は、必ずしもすべてが芽を出すわけではない。しかしそれらはすべて発芽の可能性をもっている。それらに共通の母なる大地がそれらを包み込んで、しかもすべてを実らせるほどに広大な野原を提供するからだ。」そしてそれらは「大地と空の住人たちの食料となる。だが精虫の方はまったくの無用物になってしまうのだ。」(91)

極微動物説の非道徳性と自然の賢明さとは一九世紀前半でもまだ現実性を保っている。一八三〇年にボリー・ド・サン＝ヴァンサンは憤慨する。最強者の勝利が無数の無垢のものたちの殺戮に依拠しているのは許し難い、というわけである。(92)一八三八年にブルダッハ〔一七七六—一八四七、ドイツの生理学者〕は『生理学概論』の中で、「各人がそれぞれ身中にすでに生をもった数百万の人間を抱え、そのなかの数千人が交接のたびに亡びなければならない」(93)ということは許しがたいと記す。

第二の告発は極微動物の醜さについてである。たしかに「チョウや数種の動物は虫の姿を最初まとっている。」(94)それでも人間はあまりにも自らを愛しているので小ミミズを先祖として受け入れることはできない。自分の体内にヒキガエルの子によく似た子孫を抱えているという考えは人間として受け入れがたい。ミシェル・プロコップ＝クトーが華々しく言い放った感情がこれで、「生きとし生けるものの誇り高き専制君主が、まったく醜悪な装いの中に自らの姿を認めたり、ミミズを自らの跡継ぎとすることがどのようにしてできるというのだろうか？」と彼は語る。(95)

第三の不利な要素として、極微動物は自然の論理や法則に挑戦をしている。精虫が胎児の胚だとすれば、雌と似ることをどのように説明すべきか？　「養分やすみかを雌から受け取るためだと答えられるだろうか？　その場合、ヒツジの群が草原に似てくることなどあるだろうか？」[96]告発を続行するプロコップ＝クトーは、胎盤を作る精虫と糸を操る昆虫とのあいだの類推に反論する。「われわれはたしかにそれらが自分のために一種の墓を織るところは目にしているが、思うに、そのうちのどれかが同じく自分の揺りかごまで組み立てるところを見たことがあるだろうか？　それでは鳥が孵化する前に自分のために巣作りをすることにならないか？」[97]それに極微動物とこうした動物との総量の不均衡をどうしたら正当化できるだろうか？　レーウェンフックは、最小の昆虫の精虫と最大の動物の精虫のあいだに、何ら大きさの違いはないと認めていたではないか？

ところで一七二一年に精虫を自然法則に帰着させることは不可能だと示すことによって、もっとも重大な批判を表明するのはヴァリスニエリである。あの虫が人間になるなら、その変化は昆虫のそれによく似た変態過程に相当するはずである。しかし幼虫も、さなぎも、そこにはない。[98]極微動物、次いで胎児は理屈に合わない図式にしたがって成長をする。一六九八年、リスターは成長した精虫が退行して再び胚になるということがどうして起こるのか、このような二重の発達過程に似た例は自然の中には一つとしてない、といぶかる。[99]

別の疑問は解決されないまま残る。あの小ミミズの生殖はどのように行われるのだろう（ビュフォン）？　なぜヴァリスニエリは子宮中の精液に精虫を見いだせなかったのか（『生殖誌』）？　天竺ネズミのようなある種の動物の精液には、どうして精虫が含まれていないのだろうか？　永久運動に引き込まれても、この生き物は力尽きることがないのだろうか？　そのあとで九カ月の間じっと動かずにいられるのはどうしてか（ヴォルテール）？　卵に含まれた液体は、極微動物がそこに侵入する前にあけたはずの孔から、洩れ出すはずではないのか（ディオニス〔一七一八年歿、フランスの外科医〕）？

ラ・メトリ〔一七〇九―五一、フランスの医学・哲学者〕は『人間機械論』の中で極微動物の弁護をするが、彼の善意にもかかわらず、それに対して決定的な不信感を与えてしまう。彼の記すところによると、「人間は、毛虫がチョウになるように、人間になるミミズでしかない［…］。好奇心のあるものは誰もが女でなく男の精液の中にこのミミズの姿を見てきた。こんなことに怖じ気づくのは愚か者だけだ。」[100]唯物論の主唱者が進んで極微動物の弁護人にでもなれば、それは著作が不敬だとソルボンヌの階段で焼却されるばかりか、自らの破滅を完成させて、宗教裁判所の裁きを受けることを意味した。

学者の多数による評価は依然として決定的であったのだが、何人かは小ミミズという生き物の存在を疑うまでになる。ド・ラ・モット〔一六五五―一七三七、フランスの外科医〕は小ミミズの震えを血の中に住まう聖霊のせいだと説く。[101]ディオニスは非常に微妙な考察を要することなど気にしない。この上ない侮辱なのだが、彼は小ミミズを、暗い部屋の中に入り込んでくる陽光の中で舞い踊る微細な埃にたとえて、その性質を正確に知らないと小さな生きものに自ずと取り違えてしまう、と言う。[102]ヴェレーヤン〔一六四八―一七一〇、ベルギーの解剖医学者〕は、それらが精気によって動かされている気泡だと考える。リンネはそれらを腸内移動で活発になった精液の脂肪粒子だと見なす。[103]ニーダム〔一七一三―八一、イギリスの物理学者〕はそこに、物質に帰せられる「生育力」によって産み出される単なる活性物を見る。[104]一七〇九年にリスターはそれらが快楽を刺激するためにあると考え、ヴァリスニエリは精液を揺り動かして固まらないようにするためだと言う。幻覚だと言う者も出てくる。ヴォルテールは語る、「好奇心の強い何人かがそれらを観察しようと努めたのだが、まったくその姿を見いだせなかった。とうとう彼らは飽き飽きしてしまった。それはこうした実験には費用がかかったからではなく、精液の滴の中に捉えがたい、おそらく存在しない群れをじっと眺めて目を痛めてしまうことを恐れたからだ」[105]と。

しかしながら一八世紀末にはやくもスパランツァーニがある実験を試み、それをプレヴォーとデュマが一九世紀初めに再現している。それなら、極微動物の生殖力を公りに認めさせてもおかしくなかった。なぜならカエルの精液をフィルターにかけた結果、一方の濾過液の方は生殖力を持たないが、他方の残留物の方は卵を受精させられると、両者ともに認めたからだ。しかしながら体系的な精神と勝ち誇る卵生論の考えとが当時は強力であったために、誰もそこから正当な結論を引き出せることに気づかなかった。[106]

この極微動物に生殖能力を否定している大部分の学者たちは、それが動物であること、この動物は寄生をし、それに満足して生きていると思っていた。

寄生虫としての精子

生みの親としての極微動物が憤慨と嫌悪しか催させないのに対して、寄生虫としての極微動物の方は好意的な感情を喚起させる。スパランツァーニは精液の示すスペクタクルを飽くことなく嘆賞している。彼が驚くことに、「大きな動物たちが繁殖するための源泉であるこの貴重な液体が、同時に数えきれないほど大量のきわめて小さな生き物たちのために滋養と快楽の要素となっている、とわれわれがすこしでも考えたことがあっただろうか？」スパランツァーニ師はその虫たちを理想化する。それらは「至高の知恵」を、「感情をもった存在を喜んで繁殖させ、自然のどの空間も生命に不毛の地としない、すばらしい知恵」をもった生き物である、と。[107]

ブルゲは一七二九年それが腸内寄生虫に似た単なる寄生虫だと見なしている。またもっと俗っぽいハラーは、それらにあまりほめられない起源をあてる。それらはおそらく大腸の近くで腐敗した分泌液から生じたのだろう、と言うのだ。[108]

その起源が造物主の意図の中に組み込まれているのであれ、あるいはもっと卑俗にそれらが糞便に近いところから生じるのであれ、その動物的性質についてはほとんど全員が一致して認める。ボネは強調する、「昆虫に害を与える臭いや発散物のすべては同じく精虫にも有害である。火花による放電は浸出液のなかの極微動物を殺すが、それと同じく精虫も殺す。」そして断言する「したがってわれわれはこの点から精虫が動物であることの新たな直接的証拠がえられる」(109)と。

精虫の活発さはすばらしい見せ物になる。ハラーは記す、「それらの動きには意図が感じられる。なぜならこの小動物たちは前進して、特別な場所を目指す。そして逆方向に戻ってきては、ぶつかり合い、分かれ、またそれぞれが自分の進路をとるが、それが同一方向のときも、反対方向のときもある［…］。その尾はヘビのように振り動かされたり、おたまじゃくしのようにくねったりしている。」(110)スパランツァーニにとってはこの極微動物たちは盲目である。なぜならそれらの移動はハラーの語る以上に支離滅裂だから。それにあんなに暗いところにいては、目が見えても役に立たないかもしれない。「この動物たちはどんな障害にもすべて衝突する。仲間に取り囲まれている時には、身を震わせ、何度も身をよじっては、そこから外に出ようとする。それから最終的にもっとも抵抗が少ないと思われる方に進んでいく。」(111)時々これらの極微動物の何匹かのしっぽが絡まり合うので、解きほぐそうとして揺り動かしあっているところが観察される。

しかし精液が乾燥して固まる時には、悲劇が上演される。小さな無数の継粉《ままこ》状態は致命的な罠と同じだ。次はしっぽがくっついてしまった四匹の極微動物についての記述である。それらは身をふりほどこうと絶望的な努力をする。スパランツァーニは記している、「それらが上ったり、降りたりしているところが見える。右に、左に身をよじるのだが、しかしじっと一個所にとどまったままだ」と。一匹また一匹とそれらは身を解き放つことに成功する。だが他の継粉状のかたまりに身を躍らせても、そこでは不可避な事態が待ち受ける。(112)

こうした生き物の幸運についても人々は無関心でいられない。ミシェル・プロコップ＝クトーは証言している、「すべての動物の体液中で」この精液だけが生命を宿している、と。尿、血液、唾液、涙に生命は含まれない。この学者は一度も顕微鏡に眼を当てたことはなかったのだが、精液のもつ魅力については議論をよくしている。小ミミズたちが住処として精液を選んだこと、「それはこの小動物たちが美食家で、体液についてよく知っていることの証拠である。彼らはわれわれの血液のもっとも上質で、もっとも精選された部分を食料に選んでいる。他の液体が彼らの繊細な味覚に合わないのは明らかだ。」確かに彼らの命ははかない、だが「それらのあいだで一五分間生きることはメトセラの生涯〔「創世記」五章25―27。メトセラは九六九歳まで生きたので、長寿の象徴とされる〕に匹敵する。おそらくこの小動物たちはそのあいだに愛し合い、愛の甘美さを味わい、子孫を残す。」(113)

この動物たちの幸福を確信して、シャルル・ボネはわれわれの感覚では捉えられないような生きものを想像する。顕微鏡が発明されて以来、「手足がなく、外的な器官もいっさいなく、感覚はすべて体内にあって、外部でなく内部で何が起こるのかを見るだけに限られる、そんな動物などまったく存在しない」ということを、誰一人保証できなくなったのである。

極微動物は一九世紀の大半にわたって寄生虫としてとどまることになる。一八二七年にブルダッハはそれらを体内寄生虫の綱に分類している。彼が明言するところによると、他の浸滴虫類のように、「それらは移動し、時に休み、ある時はこちらに、別のときにはあちらへと進み、互いに避け合う。」(114) 一八三〇年になるとボリー・ド・サン＝ヴァンサンはそれらを単に電気ウナギの幼虫と見なす。(115) 一八四一年にキュヴィエ〔一七六九―一八三二、フランスの動物学者〕は微細動物《ミクロゾエール》だと見なし、チェルマック〔一八二八―七四、チェコの生理学者〕、オルフィラ〔一七八七―一八五三、フランスの化学者〕、ブランヴィル〔一七七七―一八五〇、フランスの博物学者〕など他の学者もこの意見に同意している。

精虫が単なる寄生虫でしかないとすれば、人々は必然的に卵生説に帰着せざるをえない。精子の発見後三〇年してから、卵は先在説と胚の無限入れ子説をとおしてその威光を取り戻す。天地創造以来、卵はロシア人形〔マトリョーシカ人形〕のように互いに入れ子になり、生殖はその連続展開に一致する。それで究極的には、エヴァはその卵巣に全人類を含んでいることになろう。この理論は天地創造に関する聖書の見方を証拠づけることになるので、もっとも強固なその支持者であるボネとセヌビエが僧侶であることは偶然ではないのである。

生殖に関する正当な見方にいたるには、一八七五年のヴァン・ベネデン〔一八〇九―九四、ベルギーの動物学者〕による根本的な発見を待たなければならないだろう。受精卵に見出された二つの核が卵それ自身と、そこに侵入した精子に由来し、生殖という現象がそれら両者の融合によって完成されるということを、この時彼が証明したからである。

卵や極微動物をめぐって人々が熱くなっている時、同じテーマに属するもう一つの問題が科学界を揺り動かす。それが自然発生の問題である。すべての学者たちが同じ問題を自らに問うている、生き物は性の結合なしに誕生することができるだろうか？と。この記憶すべき論争では、顕微鏡が有力な働きをすることになったが、そこから、いつの日か細菌の理論が誕生してくることになろう。

第5章　自然発生という難問題（一七―一九世紀）

「どうしてかまったく解らないが、自然発生に関する理論はホットな問題となっている。」一八四〇年頃こうしたことばで博物学者ジェラールが『ドルビニー辞典』〔一八三九―四九年刊、全二四巻。正式名称は『博物学大事典』(Dictionnaire universel d'histoire naturelle)で、シャルル・ドルビニーが編纂した」の「自然発生」という項目を書いた頃、どんな型の生殖とも、先在するどの胚とも独立した、「構築力」ないし「生育力」と呼べる神秘的な力の刺激だけで生じる繁殖の仕方があると、多くの人々が考えていた。

しかしながらこうした感情は全員が共有しているわけではないので、何世紀も前から学者たちは自然発生に関する空想的な問題に無駄な努力を費やしていた。一八六二年に実験をとおしてこれを解決するのがパストゥールであり、こうして未来の細菌理論に対して基礎が付与される。

自然発生論者と汎種論者

だが、さらに学者の何人かは自分たちの都合のいいように聖書を解釈して、死んだライオンの口の中にミツバチと蜜が自然発生的に生じたという「士師記」〔一四章8〕のサムソンの話を引用した。紀元前三世紀アリストテレスはすでに『動物誌』（五篇）の中で主張している、「同種の動物から生まれずして、自力で誕生する動物がいる。それらは大部分の昆虫と同じように、腐敗した土や植物から生じる」と。それに彼は、泥土から生じる「黒ネズミ」、ウナギ、それからさまざまの動物のこと、また毛虫を産むキャベツ、ロバの死骸から生じるコガネムシ、ワニの腐肉から誕生してくるスズメバチのことも語っている。シチリアのディオドロス〔前一世紀の人、シチリア出のギリシアの歴史家〕とプルタルコス〔四六頃―一二〇頃、ローマ時代に活躍したギリシアの思想家〕はナイル河の泥から発生する動物誌を記述しているし、ウェルギリウス〔前七〇―前一九、古代ローマ期を代表する詩人〕もウシの腐った死骸で孵化するミツバチについて語っていた。

一六世紀末頃にはファン・ヘルモント〔一五七九―一六四四、ベルギーの医学・博物学者〕が実験を行い、自然発生の実体を証明したと主張する。彼は小麦の種子を入れた容器の口を女性用の肌着でふさぐ。すると女性の臭いが発酵素のように働いて、種子のいくつかが受精し、そこから雄と雌のハツカネズミが生じる。ハツカネズミはその後になるともっと正統な仕方で繁殖する、というのである。これはパストゥールが後に言うことだが、「実験を行うことはたやすい、しかしそれを異論なく行うことはきわめて難しい」という証拠になるだろう。[116]

一七、一八世紀の何人かの博物学者が自然発生説を支持している。[117]「すべて生き物は卵から生ずる」という有名な公理を述べたハーヴェイ自身は、「卵」を形成体《エレマン・オルガニザトゥール》として示すが、『動物の発生に関する研究』の中で動植物は自然発生でも、性の結合でも生じると認めている。彼は書いている、「動植物は、自然発生であれ、他の有機存在からであれ、すべて体内やその一部から、あるいはその排泄物の腐敗をとおして誕生する」と。[118]

同じ頃にザックス〔一六二七―七二〕がサソリはイセエビの腐敗から生ずると主張し、キルヒャーは、ヘビが粉末化して土にばらまかれるとそこからまたヘビが生じてくる、牡ウシに桑の葉を二〇日間食べさせてから殺すとカイコがとれる、と主張した。こうした考えのいくつかは一八世紀にも通用し、当時「自然発生派」のもっとも有力な人物で

あったビュフォンは、『アカデミー会報』の中で、ウマのたてがみがウジに変わることがある、と公言している。(119)

同じ現象に由来するものとしては、ウジと昆虫の類が、壊疽にかかった肉や死んだ肉のうえで、もっぱら物質に作用する物理的な力の働きを介して生じるとされる。ノミは埃から、シラミは宿主の組織から生じる。時にそれらは驚異的な異常繁殖をするので、医者たちはそれをフティリアシス〔現在この語は「毛シラミ症」という病名として使用される〕という名で知られた特殊体質のせいにしてきた。この奇妙な病気の被害者の中には、ギリシアの詩人アルクマン〔前七世紀後半のスパルタで活躍〕、プラトン、スッラ〔前一三八―前七八、古代ローマの将軍・政治家〕、ヘロデ、スペイン王フェリーペ二世〔一五二七―九八〕という何人かの有名人が数えられる。(120)こうした現象の現実性に関するこの上ない証拠としては、腸内寄生虫、蠕虫、線虫、回虫があげられている。これらは人間や動物の内臓の中にだけ見つかり、外気に触れて生きているそれらの同類については知られていない。したがってそれらは人間や動物個体の粘液と熱で自然発生的に生じて来るというわけである。

しかしながら古代からこの理論は汎種論と衝突する。汎種論者によれば、世界には種細胞《ジェルム》が広くばらまかれてあらかじめ存在しており、それらは大気中に漂って、情況いかんでは大きく成長する。極端な場合、高等動物はヒトの女性も含めて、風によって運ばれてくる見えない種子によって受精することがある。紀元前六世紀にヘラクレイトスは宇宙を司る神の魂があらゆるところに散在していると教え、数世紀後にウェルギリウスはこのような考え方に次のような詩的な様相をもたらす。「アンダルシアの雌ウマたちは風の吹く方に頭をめぐらせ、山上に立ち止まると、そこで朝日を浴びながら温暖な西風ゼフュロスを深々と吸い込む。すると、まるで奇跡が起きたかのように、雌ウマたちが交尾もせず風の作用だけでしばしば受胎する。」(121)

汎種論は何度か度を超した。一六三七年一月一三日グルノーブル高等法院はエグメールのマドレーヌ・ドトモンに対する姦通の告発のいずれをも退けて、彼女を無罪としている。しかしながらこの貞淑な奥方は男児を産み落としたばかりで、夫は四年来不在だったから、彼女がその子を宿したのは必然的に夫以外の愛撫による。判決はモンペリエ医学部に属する汎種論者の医師四人の証言に基づいていた。彼らが明言するには、「おそらく、エグメールの奥方は真夏の夜に夢を見ていたのであろう。その時窓は開いていて、寝台は西方に向き、布団は乱れていた。南西からのそよ風には人体虫、浮遊胚という有機分子《モレキュール・オルガニック》がたっぷりしみこんでいたので、彼女は受胎させられることになったのだ」と。[122]

一七世紀末にも依然として汎種論がクロード・ペロー〔一六一三―八八、フランスの医者〕と言う名と結びついている。彼は『動物誌のための覚え書き』（一六七六）という書物で、どのような動植物の生の起源にも微小な不可視の無生物が存在し、それらは生命力を与えてくれる微妙な体液との接触をひたすら待っている、と主張する。

それまでのところすべては詩的な発想にすぎなかった。しかしながら同時期に行われた、レーディとヴァリスニエリという二人のイタリア人学者による実験でもって、重大な事態が始まる。

観察の教え――レーディとヴァリスニエリ

一六六八年、「実験アカデミー」会員で、トスカーナ大公フェルディナンド二世とコジモ三世の主治医フランチェスコ・レーディは、腐肉で孵化するウジが卵から生じる、ということを証明しようと試みる。彼はハエの群が肉の周りで急旋回しているのを目にしていた。そこで慧眼な実験家として、自然発生のドグマに対して最初に反論をする。彼は重要なある文書の中で次のように記している。

> 私は手にしたばかりの新たな事実にもとづいて、肉に生じるウジはそこでハエから生まれたのであり、肉そのものからではないと思いはじめていた［…］。それで七月に四本の広口壜の中に一匹のヘビ、四匹の小ウナ

ギ、ウシの肉を入れた。これらの壜には紙でしっかり蓋をして、その紙を壜の首に細ひもで縛って留めた。その後これとまったく同じことを同じものと同じ数の壜でおこない、今度は口を開けたままに放置しておいた。しばらくすると、第二の容器に入れた魚と肉の方にはウジが一杯湧いてきた。私はハエがそこに自由に出入りしているのを目にした。それに対して栓をした壜では一匹たりともウジは見あたらなかった。(123)

そこでレーディは結論づける、有機体の遺物の表面に卵を付着させることによって、ハエこそがウジ発生の原因である、と。続く実験でそのことが確認される。彼は、紙の蓋の代わりに、肉の臭気なら透過する目のつんだ布を使う。ハエがそこにとまる。だが肉には到達できないので、その蓋に卵を産み付ける。孵化後のウジは肉の上でなく布のうえに群がっている。レーディはしかし腸や果物の内部にいるウジの発生を説き明かすにはいたらない。

この謎を暴くのはレーディの弟子の一人、高名なマルピーギの甥で、パドヴァ公の医者も務めたヴァリスニエリである。彼は果物を薄布で覆っておいて、ハエが布の表面に卵を産み付けられても果肉の中にはそれを忍び込ませることが不可能なので、そのためどんなウジもそこには生じないことを確認する。(124) ヴァリスニエリはまた、ハエの一種から生まれ、ウマの腸内で成長するエストル〔和名ヒツジバエ。現在では幼虫がヒツジやウマの鼻腔で成長することが知られている〕と呼ばれるウジがいることを想定して、腸内寄生虫の問題に部分的な解答を与えている。しかし彼は寄生物の侵入法について誤解した。雌がウマの肛門から侵入し、そこに卵を産むと考えたのである。イギリス人のブレイシー＝クラークが一八一五年にこのサイクルの謎を見破る。ハエが卵をウマの毛に貼り付けると、ウマの方は自分の体をなめる時にその卵を呑み込む。胃にとどまった後、寄生虫は腸を通り、肛門から抜け出て、土中でその変態の過程を終えるのである。(125)

一七世紀には博物学者スワンメルダムが自然発生説に反対して立ち上がる。彼によると、「腐敗がミツバチ〔やシラミ」のような、まったく申し分なく有機化された動物を産み出す、と想像するのはばかばかしさの極みである。」ミツバチはすべて一匹の「支配者」から生じるのだし、またシラミは一つの卵から出てくるのだから。彼はこのようにして「虫癭《ちゅうえい》」〔植物に昆虫が産卵・寄生したため異常発育をした部分〕と呼ばれる植物の異常発育部分や、いくつかの草木にへばりついた幼虫の発生原因を説く。しかし卵の植物中への侵入法については説明されず、その問題を解いたのはレーウェンフックである。それでスワンメルダムは結論を下す、すべての動植物は「同一の法則に従って生育・成長する」と、そして「まったく規則的で、まったく恒常的な結果を偶発的な原因のせいにする自然発生の主張は、なんたるまやかしであることか」と明言する。[126]

■顕微鏡と自然発生

一七世紀の終わり頃、自然発生説は顕微鏡に加勢された汎種論の攻撃のせいで滅びる運命にあるように見えた。雨水や浸出液の中に極微動物を発見して、レーウェンフックは論争を再開する。自然発生論者たちは、生気《フォルス・ヴィタル》が腐敗した物質に働きかけて生命を産み出すのでないとしたら、そのような微小存在はどこから来るというのだろう、と不思議に思った。汎種論者たちは空気中に卵が漂っているとはっきり語ることができたが、大部分の自然観察家たちは卵も種細胞も見つけられずに、むしろ死肉に作用する熱に頼ろうとした。

自然発生説に断固として敵対するレーウェンフックは、その理論を絵空事だと見なす。彼は驚異的な明敏さをもって自然発生で孵化すると考えられた二六種の昆虫の生命サイクルを研究して、性がそれらの発生の原因であることを証明する。自然発生論者たちが毛虫の繭から「羽虫」が出て来るではないかというと、彼は蛹の中にその昆虫の卵が産み付けられているのを発見する。同様に一七〇〇年には、羽虫を吐き出す腐敗したアブラムシの蛹の全部に、「針のように」身体の後部分（産卵管）を使って卵を産み付ける雌が寄生していたことを突き止めている。

しかしながらゾウムシの形成を自然発生によらないでどう説明できるだろうか？　外見上は異常がなく無傷の小麦の種子の中に、原因は解らないが幼虫が生まれてくる。レーウェンフックは一六六七年に研究に数カ月を費やした後、その虫の食料摂取の習慣とその繁殖システムを調べて、ついにその謎を説き明かすにいたる。彼は口吻を調査し、この口腔器官なら種子壁を貫く小さな孔をあけられることを証明する。ゾウムシのペニスと卵巣を研究して、その精子を見つけだし、それから卵、幼虫、蛹を描写する。産卵については観察していないが、卵は口吻による穿孔のせいで卵が種子内に産み付けられるのだと想定する。

レーウェンフックはまた、植物の表面に現れる肉厚の腐ったような隆起で、そこから魔法のようにあらゆる種類の虫が吐き出される虫癭の問題を解いている。一六八六年には彼は膜翅類〔蜂・アリの類〕の寄生虫は植物組織の中にその巣を作り、そこを変質させて、卵を産み付けるということを発見する。翌年になると彼は、柳の虫癭にいる虫の謎を解く。彼の観察によると、この虫癭のいくつかにはたった一匹しか幼虫がいなかった。ときには二匹見つかることもあるのだが、それには大小があり、寄生虫自身がもう一匹のさらに小さな寄生虫に寄生され、小さな方は大きな方の体に穴をあけ、その肉を摂取し、そしてそこに卵を産み付けることが明らかにされた。[127]

レーウェンフックは、極微動物の組織が複雑で、昆虫のように生殖器官があることを認めたから、その発生の原因は性だと信じる。それはまた浸滴虫類の発生を説明したジョブロの意見でもある。彼は「大地付近の空中には無数のきわめて小さい、多様な種類の動物が舞ったり泳いだりしており、植物にへばりついては、そこで休息し、何らかの食料を摂取して、そこに子供を産むものもいれば、そのあいだにまた新しい昆虫が閉じこもる卵をそこに産むものもある」と想定する。

一七一一年ジョブロは問題を実験にかける。彼は干し草を煎じて一方は閉じた、他方は空気にさらした容器に入れて、放置しておく。二日後に二つの液体の中に極微動物が存在しているのを確認する。「われわれはこの実験によって、こうした小動物が空中に散在している卵からではなく、他の動物が干し草のうえに産み付けた卵から生じてくるのだと、きわめて明快に納得させられる」、と彼は語っている。

続いて彼はこの浸出液を沸騰させ、どのような生命をも跡形なく消し去り、それを二つの容器に入れておく。すると一方の密閉した方にはどんな極微動物も発生しないが、他方には浸滴虫が群がるという結果になる。しかし前者の容器を開きさえすれば生命が育ってくるのである。「これから理解できることは、干し草上の小動物は沸騰水の中で完全に滅びたのだから、これらの小動物は空中に拡散している卵から生まれてきたということである」と彼は結論づける。[128] 殺菌の原理が確立されたのである。だが人々の精神はまだ未熟で、これから実践的な結論を引き出すことができない。

三〇年後に顕微鏡観察家のベイカーがこれらの実験を再現している。「浸出液が別の目のつんだ布で蓋をされた場合には、そこにはほんの少しの小動物しか生じない。だが蓋を取れば、それもわずか数日のうちに生命で満たされる、と私はいつでも確かめることができた。このことから、これらの小動物を発生させる卵は、それらの親たちが溶液の中に持ち込むか、あるいは空気の移動で運ばれてきているに相違ないことが証明されるように思われる」と彼は述べる。

さらに先でベイカーは、後にパストゥールが正確に証明することになる汎種論の問題を、次のようなことばで問題にしている。「浸出液を作る場所が町か田舎か、野外か家の中か、一年のうちの季節はいつか、大気の温度は高いか低いか、こうした条件の違いから同じ浸出液中で見つかる小動物の種類に大変な相違が引き起こされる可能性がある」と。

腸内寄生虫について顕微鏡観察を行った結果、ベイカーは驚くべき明敏さで、蠕虫、線虫、回虫の発生起源には水がある、という想定にたどりつく。「これらの寄生虫を魚の腸虫に発見したので、次にどうしてそれらがそこに侵入しえたか調査しなければならない。おそらくそれらはもともと水生の動物たちで、卵や子供が水や食べ物と一緒に胃の中に入ってきて、そこで孵化したり成長したりしたのだろう。その動物たちは同じようにして別の動物の胃にも侵入するだろう」と彼は記している。この現象に関する実態は一九世紀になってから証明されることになる。(129)レーディ、ヴァリスニエリ、ジョブロ、ベイカーの実験は、レーウェンフックの観察と同じように、自然発生説の失墜に貢献するはずだった。だがまったくそうはならなかった。自然発生説は一九世紀まで生き残り、パストゥールの攻撃で初めて姿を消すのである。一八世紀にはまだそれはニーダムやビュフォンという熱狂的支持者を見いだし、彼らの有機分子《モレキュール・オルガニック》という理論のおかげで権威を取り戻すのである。

有機分子――ニーダムとスパランツァーニ

「有機分子」という理論を表明して一八世紀に自然発生説に対してもっとも強固な基盤を与えたのが、他の誰にもまして断固とした「自然発生論者」である三人の人物、モーペルチュイ、とりわけニーダムとビュフォンである。この理論によると、あらゆる存在は不滅の分子から形成される。それらは、死が突然やってくると集団を解体するが、また新たな生命の形態を誕生させるために再結集するという。

一七三〇年ジョン・ターバーヴィル・ニーダムというイギリス人の僧侶がその分子を自らの「分子論」体系の中に統合し、滋養・復原機能を持った元素的な分子がすべての生命形態の根源にあると主張する。(130)その考えがまたモーペルチュイによって取り上げられ、彼は「有機分子」の不滅性という原理を強力に提示する。「私が考えているのは、その一部が死を越えて生き残るのではないか、それが他の部分から切り離されても変わることなく本質的性質を保ち続け、また動物を産み出す用意を、言い換えれば、新たな身体をまとって再び現れる用意をいつでもしているのではないかということだ」と彼は書いている。(131)

これらの考えを自らの理論に取り入れたビュフォンは、それに彼自身の天才的霊気を吹き込む。彼の理論体系では、有機物は不変の原基的な分子の形で世界に散在する。その分子が、生きた身体の形成と解体からなる永遠のサイクルの中に引き入れられるのである。それらが結合し合うと、身体に特殊性を付与する「内部の鋳型」に合わせて組織され、様々な形を帯びる。生きた物質は有機存在を産み出すために、形を成す用意をいつでも整えており、死によって形が壊れると、それは再び解き放たれ、新たな形を求めるようになる。

有性動物の発生では、精虫自身が有機分子にほかならず、それが種を同じくする雌の中に自らに見合う鋳型を見いだすのである。生命サイクルの他の一端では、有機体が生きることを停止した時、それらが再結集してミミズ、ウジ、回虫が生まれる。[132] このようにして腐敗物質で増殖する自然発生が説かれ、「一方に腐敗するものあれば、他方に発生するものあり」(*Corruptio unius generatio alterius*)ということわざが確認される。ビュフォンは詳述している、「生殖を介した恒常的な連続によって繁殖することができる動植物があるのと同様に、有機分子の偶然の結集によって誕生する生き物もおそらく同じくらい存在している」[133] と。それから「自然を観察すればするほど、他のどれにもましてこのような仕方で[自然発生をとおして]、小規模だがはるかに多くの存在が生まれていると認められるだろう。またこの発生の仕方はもっとも頻繁に行われているだけでなく、もっとも一般的で、しかももっとも古くからある、つまりもっとも基本的でかつ普遍的でもあると確信させられる」[134] と付け加える。

問題に片が付くと、極微動物の研究はまっとうな哲学者にふさわしくないと見たビュフォンは、その問題に興味を失い、それとの関わり合いについてはニーダムにまかせた。レオーミュールの昆虫学研究を無視するほど虫嫌いであった人物にとってはそうするしかなかったのだろう。顕微鏡観察家たちもビュフォンにとって同じように侮蔑的感情を抱かせる。彼は言う、「顕微鏡でなされる発見はたいしたことがない。なぜなら一つ一つ個別に見ることができないような、こうした小さなすべての生き物の実在については、顕微鏡なしでも、精神の目で観察できるからだ」と。[135]

一七五五年は自然発生説の歴史の中では一つの転換点をなす。この年ニーダムは「反自然発生説論者」に対して決定的に勝利するつもりで、この問題を実験にゆだねる。彼は熱い灰の上に肉汁を入れて密閉した容器を置く。四日後に肉汁を調査すると、それは「微細な生き物で一杯になっており、大から小まで彼が今まで見たことのないような、さまざまな大きさをしていた。」そこで彼は、それらは「生育力」ないし「形成力」ゆえに生じてきたのであり、大気中の微生物ならたとえそれが存在しているにせよ、火で壊滅したに違いないから、そのせいではないと結論づけたのである。

だがニーダムはスケールの大きな一人の敵手、ラッザーロ・スパランツァーニ師（一七二九―一七九九）に遭遇する。パドヴァ大学の哲学教授で、アマチュアの才能豊かな博物学者、近代生物学の開拓者であるスパランツァーニは、パストゥールの先駆者であり、パストゥール自身後に自分の研究室の壁にスパランツァーニの肖像画を飾って自分との精神的つながりを認めることになる。しかもニーダムとスパランツァーニとのあいだには、後のパストゥールとプーシェのあいだの実験による戦いを予示する論争が始まるのである。

スパランツァーニは、最初に『新編顕微鏡観察に基づく研究』（一七六〇）の中で、極微動物の行動は動物の反射運動に従っていることを示して、ビュフォンに反論しようと努める。そのとき彼は極微動物の生態を鮮やかに描き出している。彼はこう書く、「われわれには極微動物が四方八方に突進していくのが目に見える。それらは水の中に直線を描くことも、曲線を描くこともある。ときには円を描いて動くこともあれば、途中でぶつかる物質の小片に向かって同じように一斉に殺到することもある［…］。あるものが仲間の後を追いかけると、活発な歩みでまもなく追いつき、停止し、仲間の周囲を旋回し、開口部を見つけてその組織内に侵入することができる」と。またあるものは「浸出液中の何カ所かに散在している精液のかたまりに向かって集まり、群れをなす不思議な本能を持っている。そのため一団となってその周辺を旋回し、その場所が大いに気に入ったかのようにそこで跳ねまわって、別のところに移動しようとする気配を見せない。私はこの小動物たちがその場に赴くのはもっぱら何らかの滋養物をそこで摂取するためであるとはっきり解った。」[136]

しかしながらスパランツァーニの研究における力点はニーダムの実験に対する反論に置かれている。近代の科学者として初めてのことだと思うが、彼はまずたったひとつの実験だけでは決定的な結論を出せないと主張する。「一、二の観察では見識ある思想家たちの賛成を獲得するには十分でない。一連の明白な事実が、相互に整合性を持ち、ひときわ注意深く追跡される時にしか、こうした賛成は得られないものである」[137]と彼は記している。後にクロード・ベルナール〔一八一三—七八、フランスの生理学者〕と、パストゥールもまさしく同じことを言うだろう。

続いてスパランツァーニは、ニーダムが完全に厳密な条件下で実験を行わなかったことを明らかにする。すべての極微動物を殺すに十分な時間のあいだ熱い灰の上に瓶が置かれていたのはではなかったし、また何よりも栓に使われたのが、種細胞の侵入を許すような孔のあるコルクであった。

結果を予断することなく、彼はニーダムの実験を再現し、どのような過ちの原因も排除するよう努める。様々な浸出液の入った一九本の壜を空気ポンプの真空下で炎を当てて密閉し、それから湯煎鍋の沸騰水の中に一時間つけておいた。スパランツァーニははっきりと、「このようにして実験の正確さについてこれ以上望むものはないような状態にしたと思う」と述べる。さらにもっと慎重に彼は「対照集団」という手法を考えだし、浸出液を沸騰させて、それらを空気にさらにしたままにしておく。数日後、壜の首が壊されて、内容物が検査される。何の繁殖もなかった。口を開けたままにしておいたブイヨンはそうではなかった。種細胞はまさしく大気に由来しているという証明がなされたのである。[138]ベイカーに続いてスパランツァーニもここで腐敗しやすい物質の殺菌法を完成したことになる。パストゥールも原理的にはこれ以上のことをするわけではない。だが当時の人々の精神は必ずしも成熟していず、この出来事の射程を見通せなかったのである。

しかしこれでも論争には決着がつかない。ニーダムは反論する、「彼が一九の植物浸出液を不必要に痛めつけ、処理したやり方から考えると、結果的に一方の浸出された物質がもつ生育力は完全に破壊されてしまい、他方で壜の空の部分に残っている少量の空気の方は蒸気と火の熱で損傷させられたのだ」と。[139]

そんなことは何でもない！　スパランツァーニは燠火にかざした鉄板上に浸出液の穀粒を置いて完全に炭化させ、またそれを炎にかざした。それでもこれらの穀粒からは極微動物が生じてくる。そこで彼は結論する、「厳密かつ論駁不可能な結果として、イギリス人博物学者の最初の反論は誤っているのみならず、彼がたいそう便利に使用している〝生育力〟というのもまったく想像のなせるわざに他ならない」と。

しかしながらスパランツァーニによって華々しく始められた実験的方法はいまだに権威を得られず、彼の壜はビュフォンの推論に肩を並べることが依然としてできなかった。それでも反自然発生論者は多数存在した。ヴォルテールは真先にニーダムを「アイルランドのイエズス会士」と言ってからかうが〔「イエズス会士」《jésuite》には「偽善者」という意味もある〕、彼はイエズス会士でも、アイルランド人でもなかった。スイスの博物学者シャルル・ボネと昆虫学者レオーミュールはもっと誠実にスパランツァーニの理論を弁護した。

一九世紀における自然発生

一八一〇年にアペール〔一八四〇年歿、フランスの実業家〕は、スパランツァーニの実験を食料保存に適用したので、論争は逆説的に複雑化する。[140] 事実、ゲ＝リュサック〔一七七八―一八五〇、フランスの物理学・化学者〕はこうした保存法は酸素の排除に関係していると主張する。こうして、スパランツァーニは壜の中に残っていた空気を火で「責めさいなんだ」のだというニーダムの考えが確認される。[141]

一八三七年シュヴァン〔一八一〇―八二、ドイツの博物学者〕が、発酵や腐敗を引き起こすのは酸素でなく、空気中に含まれる熱に左右されない要素のせいであることを示す。実際に、腐敗しやすい溶液は、普通の空気に触れると発酵するが、灼熱した管を通して焙焼させた空気なら、接触させても何も発生しない。したがって発酵素《フェルマン》は空気中に含まれる「生育力」、あるいはさらなる可能性を考えると、菌類や浸滴虫類の種細胞だということになる。(142)

このような障害に抗して、自然発生説は穏やかにその歩みを続ける。ラマルク、ブルダッハ、ボリー・ド・サン＝ヴァンサン、デュマ、そしてデュジャルダンは迷うことなくそれに賛同している。ラマルクは記す、「自然は、熱、光、電気、湿気の助けを借りて、生体の各局部末端にあって、もっとも単純な生体部分の見いだされるところで、自然発生を組織している」(143)と。ティーデマン〔一七八一―一八六一、ドイツの生理学・解剖学者〕も同じく明言する。彼の意見では、死んだ有機物には水、空気、熱の加担さえあれば、生命を与えられる能力が備わっている。したがって物質の形成力は死とともに消滅するのでなく、新たな生命形態を刻印する能力を存続させる。死が個々の有機体に関係するにしても、それを構成している物質は死を免れるのである。(144)カバニス〔一七五七―一八〇八、フランスの医学・哲学者〕も同じく「いくつかの条件があれば、無生物は有機物となり、生命をもち、感覚能力をもつことが可能である」と認める。(145)

パストゥールがスパランツァーニの実験からおよそ一世紀後にこの件に身を乗り出した時、問題は手つかずのままで、自然発生論者たちがプーシェに率いられて幅を利かせていた。ミルヌ＝エドヴァール〔一八〇〇―八五、フランスの生理学者〕の証言では、自然発生の仮説を指示する人たちは一八六〇年頃にもまだ博物学者フレーを引用していた。彼は世紀はじめに浸滴虫類のみならず昆虫や甲殻類までもが多量に自然発生してくるところを観察したという。(146)

パストゥールをのぞいて、ほとんど誰もが当時は感染症の「汎種的な」起源を考えてもいない。科学界で特に話題になっていたのは、瘴気、発散物、腐敗のこととか、大気や気象の組成であった。

第6章　人を殺す大地——発散物と瘴気

「細菌」(microbe) という語が初めて用いられるのは一八七七年のことで、その一年後に、ジョン・ティンダル〔一八二〇—九三、アイルランドの物理学者〕の『有機細菌』*Les Microbes organisés* という細菌学の最初の概論が刊行される。一八七三年の『医学百科事典』*Dictionnaire encyclopédique des Sciences médicales* における「瘴気」という項目はいまだに伝染の古びた理論に基づいていた。それには次のように書かれている、「瘴気という語がもっとも頻繁に使われるのは、伝染巣とも名づけられるある種の環境から蒙る作用を表すときであり、それがもっともよく見られる意味内容でもある。」(147)

瘴気と細菌に関する二つの考え方のあいだには大きな海で分かつほどの隔たりがある。一八七五年頃にはまだ瘴気が医学の言説を支配していた。しかしながら細菌は、ずっと前から汎種説の中にも、また一九世紀初頭の生物伝染説《コンタジウム・ヴィヴム》の中にも、透かし模様のように姿を現している。パストゥールが一八六二年に大気中における種細胞の散在を証明した時、感染の謎はまさに見破られる寸前だった。だが学者の一部がヒポクラテスを忘れるのにはさらに二〇年以上も要したのである。

流行病の組成

当時は流行病の組成について、大気、天候、瘴気の諸条件と切り離して考えることはできなかった。二〇〇〇年以上も前から、それは多くの著者たちによってドグマの域にまで高められたヒポクラテスの金言に依拠している。医学書の中でその金言は敬意をもって引用される。「雨の量も程々の秋が去って、冬が穏やかに過ぎ、春や夏も雨のため涼しければ、その一年は健康によいだろう。しかしそれとは逆に、冬に乾燥して風がよく吹き、春に雨が多く、気温が高いと、夏は猛暑で健康によくない。土用の暑い盛りが穏やかに経過すると、秋は健康的だろう、等々」

一八二三年にオザナン〔一七七二―一八三六、フランスの医者〕が識別するのは「大気の五つの組成ないし状態である［…］。すなわちそれらは、高温―乾燥、高温―多湿、寒冷―乾燥、寒冷―多湿そして温暖である。」(148) 炎症性の病気は春に多い。下痢、赤痢、胃熱は夏、あらゆる種類の熱病は秋、カタルと風邪は冬である。

天候の影響を裏付けるために統計が利用される。パリ市立病院の医師ルードン博士は、一八〇六年から一八一四年のあいだに一万人余の患者に対してカタル熱にかかった患者が一三〇〇例あることを認める。彼はこの現象をリスボンの地震〔一七五五年〕以来ヨーロッパを覆った寒冷多湿の気候のせいにしている。(149)

他にもいくつかの要素が関係してくる。オザナンは、ミラノの流行病が絶えないのは「塩漬け食品、パルメザンチーズ、ワインや蒸留酒の過度の摂取」のせいだと考えている。パリ市立病院をおそったカタル熱の突発について、ルードン博士は寒冷多湿のほかに、「生活・風俗・習慣が変化し、前世紀末と今世紀初めにいくつかの事件が起こった結果、体質が弱体化したからだ」とも付け加えている。(150)

しかしヒポクラテスの権威にもかかわらず、天候の影響は一八世紀の何人かの医者を懐疑的にさせている。シデナム〔一六二四―八九、イギリスの医者〕は年ごとに気温を調べたが、大気の特徴と流行病のあいだにはなんの関係も見いだせない。ヴァン・スウィーテン〔一七〇〇—七二、オランダの医者〕は、気圧、気温、風向を一日に三回記録しているが、たどりついたのはシデナムと同じ結論だった。(151)

したがって何人かの著者たちは、さまざまな要素のごたまぜの中にあって、流行病にまったく異質な原因をあてる。多数の不吉な要素の中には、火山の爆発、地震、大火、流星、洞窟の開口、鉱物の発散物、風の停止、露、亜麻の浸漬、毛虫も数えられる。

一五、一六世紀にはファン・ヘルモント、パラケルスス〔一四九三頃—一五四一、ドイツの医学・哲学者〕、そして医療化学派を代表する全員が、流行病の素因は大気中の塩、硫黄、砒素から構成されていると主張する。フラカストーロ、メルカトゥス〔スペイン名メルカド、一五一三—九九、スペインの医者〕、マッサリア〔一五一〇—九八、イタリアの医者〕は病気の大流行を流星、天体の合《ごう》〔地球、太陽、内惑星が一直線上に位置すること〕、地震という異常現象のせいにした。一七・一八世紀になると、バイユー〔一五三八—一六一六、フランスの医者〕、シデナム、ラマッツィーニ〔一六三三—一七一四、イタリアの医者〕、ティソ〔一七二八—九七、スイスの医者〕はそこに未知の異質な物質が大気を毒した結果を見ているが、その物質については物理学も化学もついぞ分離するにはいたらなかった。

一八世紀の終わり頃、アメリカの物理学者ノア・ウェブスター〔一七五八—一八四三〕は、流星と地震から生じる有害物質のせいで病気の大流行が起こる、とためらいなく言った。彼は古代文明の年代記を綿密に調査して、流星とエトナ山の噴火が結びつくと「ペスト」が起こるという結論にいたる。エトナ山は古代人たちが急変を記録した唯一の火山だったのである。彼は続けて言う、一六三一年から一六三七年までヨーロッパの三つの主要な火山が膨大な量の火を吹き上げ、新世界も旧世界も悪疫に覆われた、と。(152)

感染病という災禍発生にはもう一つ別の要素も関係する。それが腐敗性の発散物で、医学言説の中では特別な地位を占めている。

■大地の悪魔たち

ガレノス〔一三一頃―二〇一頃、ギリシアの医者〕や『人間の自然性について』*De Natura hominis et de flatibus* におけるヒポクラテスは、悪性の熱病を大地の発散物や大気の異常のせいにしている。この考えはほぼ二四世紀間にわたって権威をもちつづけるだろう。ハリカルナソスのディオニュシオス〔前一世紀頃活躍した古代ギリシアの修辞学者・歴史家〕が、ポンティーノ地方〔ローマ南東部〕の沼地から発生する臭気が原因で恐ろしい疫病の犠牲になったヴォルスキ人の病苦について語っている。ヴェネツィアは、よどんだ水、泥の堆積したラグーン、下水溝と変わり果てた運河のせいで、この上なく不健康な都市だと見なされる。そこから発生する腐敗した臭気は、一五三五年のペスト、一五七六年の流行病、町を絶えず悩ましてきたさまざまの熱病の原因にされる。またサンタンジェロ城〔ローマのテヴェレ川右岸に立つ古代の廟〕の壕で吐き気を催すほど臭う水、ローマ平原の上に漂う酸敗した大気、ライデン〔オランダ南西部の都市〕やカラブリア平原〔イタリア南部〕を流れる腐臭を放つ運河、すなわち「悪性の空気」またの名マラリア〔malaria = mal 悪い + aria 空気〕の発生源については言うまでもないだろう。

こうしたことは、一七世紀の学者たちが「瘴気」と呼び始める発散物から引き起こされる。それは地下の深みからやってきて、大気の中に広がり、それを毒する。瘴気に関する歴史を語るアラン・コルバンは、生命の根源である空気にはまた死の原理も含まれていることを明らかにする。「大気という貯蔵庫には、大地の発散物、動物の発汗物、植物の蒸散物がたまっている。ある場所の空気というのは、煙、硫黄、大地から発散してきた水蒸気、揮発性、油性、塩化性の発散気が入り混じる恐るべきブイヨンであり、ときにはその中に大地の吐き出す爆発性の物質、沼地から出てくる有毒ガス、微細な昆虫やその卵、極微の精虫、さらに悪いことには、腐敗した生物から発して病気を感染させる瘴気までもが含まれている。」(153)

空気以上に大地はもっと恐ろしい。腐敗した生物や排泄物の貯蔵所として、大地は恐るべき発酵のるつぼとなる。大地の悪魔の餌食にならないように、人々はそれとの接触を避けなければならない。一八世紀の終わり頃、一人の医者が王立医学協会に対して、農民はあまりにも間近で耕地を掘り返して危険を冒していると通告している。別の医者は農民に対して大地にじかに寝ないようにと勧め、村や耕作地の上に漂っている「病原性の蒸気」のことを慨嘆している。

亀裂に対する強迫観念にも人々は悩まされる。たとえはナポリ近くにあるグロッタ・デル・カーネのような洞窟、また便所、井戸からは、何世紀ものあいだに堆積してきた腐敗物質が洩れ出すと考える。大地に裂け目を走らせる地震は広い地域全体を毒するので、リスボンやメッシナ〔シチリア島北東端の都市〕を荒廃させた疫病の原因は地震以外に思いあたらない。(154)

時には人間のせいで致命的な発散物が洩れ出すことがある。パオロ・ディアコーノ〔七二〇頃―七九九頃、イタリアの歴史家・詩人〕の想起するところによると、悪性の熱病がコンスタンチノープルを襲ったのはビザンツ皇帝レオンティウス〔七〇五頃死去、皇帝在位六九五―六九八〕が港を浚渫させた時だ。一七世紀のシュトウットトウガルトでは、運河の掘削の後、間歇熱の流行による犠牲者が出る。(155)墓場は死骸の埋まった大地が掘り返されるため、呪われた場所となる。フィリップ・アリエスとピエール・ショーニュは　死に関する研究の中で、一八世紀の人々がどんなにか躍起になって墓場を都市から締め出そうとしたかを明らかにしている。

沼地は瘴気の毒性を強める。腐敗粒子は日中は大気中に散在する。しかし夜の涼しさが昼の暑さと交代すると、露が地上におり、それとともに沼から解き放たれる死の要素も活発化する。それに身をさらすと、人々はほとんどいつでも熱病にやられる。一九世紀の初め、オザナンはポンティーノの沼地の宿駅長に対して、瘴気に浸された地区に生活していながらいつも健康を保っているのはなぜか訊ねた。すると駅長が打ち明けた、「私はここに四〇年以上も住んでいますが、熱病には一度もかかったことがありません。ただし私にはひとつだけ注意を怠らなかったことがあります。それは、太陽が十分に上がってからしか外出しないこと、夕方にはかならず戻ってきて、火をつけること。私の秘訣というのはそれだけです」と。[156]

温度が突然変化すると、地下の瘴気は破傷風に猛威をふるわせる。ナポレオン一世の外科医であったラレー〔一七六六―一八四二〕は、一八〇九年のオーストリア遠征のあいだ、日中の暑さの後に春の夜の冷気にさらされると、戦傷者たちがみんな死んでしまうことを観察している。彼は記している、「また、このような出来事がよく負傷兵に起こるのは、気温が極端に変化する季節だけに限られる、ということに私は気づいた」と。アウステルリッツとエローの戦いの後、ロシアから退却する際には、寒さは厳しかったが恒常的だったので、破傷風による犠牲者はあまり出ない。同じ気候条件にあった一八七〇年の潰走〔普仏戦争のフランス軍の敗北〕でも、破傷風の犠牲者はない。一八三六年にセディヨー〔一八〇四―八三、フランスの外科医〕は、コンスタンティーヌ〔アルジェリア北東部の都市〕における温度差の不吉な結果を観察している、「コンスタンティーヌで暑い日中と冷たい夜を通して、窓も扉もない部屋や狭い廊下に横たえられたわが軍の傷病兵たちは、大変な割合で破傷風にやられた」と。[157]後にこの現象の実態については、突然の冷却によって免疫という防御機構が弱体化すると証明されるだろう。

ところでこのような恐怖をまき散らす瘴気というのはいったい何なのか？

瘴気と伝染

一九世紀の大半をかけて、人々は瘴気の成分を研究する。見かけが似ていても、澄んだ空気と有害な空気とは当然粒子の組成に関して相違があるのではないか？　ヴォークラン〔一七六三―一八二九、フランスの化学者〕はポンティーノの沼地でリゴー・ド・リール〔一七六一―一八二六、フランスの農学者〕が半年間にわたって採集してきた露滴に反応試薬をかけてみて、そこにアルカリ性の成分を認める。一八一八年にはメリュー博士がガール県〔フランス南部〕の沼地の露を研究して、それが酸性であることを発見する。[158] 一八四七年、ガスパラン博士〔一七八三―一八六二、フランスの農学者〕は霧の結露したものと露とを検査し、試薬の助けでそこからいくつかの要素を分離する。それを接種されたヒツジは死んだ。イタリアの化学者マラグーティ〔一八〇二―七八〕はその実験を再現して同じ結果を得た。[159]

一九世紀半ば頃に学者のモスカティ〔一七三九―一八二一、イタリアの化学者〕は稲田の発散物を分析する。日の出後や日中には何ら異常は見られない。夕方になって、彼は地面から三ピエ〔フィート〕のところに氷を入れたガラス玉をつるしておく。翌日夜が明けたところで、ガラス壁についた水滴を採取する。数日後にそれを観察すると綿状の物質が形成され、死臭を発散させていた。同じ実験がミラノ市立病院の病室で行われ、その時は氷を満たしたガラス玉が病床のあいだに置かれる。病人が発散させる瘴気の粒子を含んだ水蒸気がガラス玉について、やはり同じような性質を示す。[160] この瘴気は分析するのに非常に厄介で、病気伝染の原因とされた。

一八八〇年まで医者は流行病と伝染病を分けて考えている。前者は集団に襲いかかるが伝染毒はいっさいもたない。それに対して後者は個人から個人へうつり、そこから流行病へと変化する可能性がある。ただし流行病も伝染病も同じきっかけをもつと考えられた。つまり天体の合、火山の噴火、風向きである。

一八世紀には感染症の化学理論がはっきりした形をとる。その支持者によると、病気を感染させるのは腐敗した瘴気でなく、酸性、塩化性の発散物だという。一七一一年リトル〔一六五八―一七二五、フランスの医者〕はそこに性病の原因を見ている、「淋病はおそらく一種の酸のせいだろう。それは堕落した女の生殖器から交接中に気化・発散し、関係する相手の男の尿道管に入り込む」と。

一年後にイタリア人のボロメオが、ウシの群を襲った流行病に同じ原因をあてる。彼はこう記す、「私は、鉱物塩の非常に豊富な大地が強い気化塩を吐き出した結果、大気がそれに汚染されてしまったのだと思う。」この塩が動物の内臓に侵入すると、「有毒の原因」に変化すると見なされる。

しかしながらもっとも普及していたのは瘴気説である。大地の懐に行き着く前に、瘴気は病気の生物や死体から漏れ出て大気を汚し、健康な体を病気に感染させることができる。接種で病気感染させられる病原体《ウイルス》とはその点が異なる。みんなは一方で牛痘病原体あるいは梅毒病原体と言い、他方でコレラ気、チフス気と言う〔上記の傍点は訳者〕。「汚染による」そして腐敗による病気は、人間を瘴気の感染巣に変える。体液は変質し、排泄物は腐敗する。そこで息は腐り、汗は臭い、尿は悪臭を発し、糞は吐き気を催させる。

瘴気はガスではない。それは「ガス状の流体」で、空気のなかを循環する。その匂いは甘かったり、反吐が出そうになったり、むっとするとか、ときには酸性で鼻を突き、アルカリ性で辛かったりとさまざまである。瘴気は目に見えず、清浄な空気を変質させないだけに、いっそう危険なものであり、分析することも不可能なのだ。「われわれの化学装置や物理学器械ではまだ瘴気と同じものを作り出すのは不可能だ」[161]とナカール〔一七七六—一八五三、フランスの医者〕は嘆いた。

すべて悪臭を発するものは人を殺す！　これが瘴気の悪臭から発想されてきた警句である。一八世紀の解剖学者たちはこのことをよく承知していたが、彼らの何人かは解剖の最中に死体からの発散物で窒息しそうになったり、病気に感染したりしたという。一九世紀初頭に法医学者のフォデレ〔一七六四—一八三五〕は、瘴気の作用範囲は臭いで決まる、と結論するにいたる。

瘴気には「引力によって」生体に結合したり、また羊毛、綿、下着、衣服にくっつくという特徴がある。だが木、土、金属、ガラス、蝋引き布は瘴気の不良導体である。水は瘴気を吸収する。[162]瘴気は物体にしみ込むが、これによって距離をへだてて発生したり、長い期間をおいた後で発生する病気の感染現象が説明される。オザナンは書いている、「私は墓掘り人夫たちが天然痘で一〇年前に死んだ男の遺体を掘り出したので、彼らも天然痘にかかってしまった［…］という話を読んだ。ペスト患者の古着は、期間がまだはっきりしないが一定の時間がたった後でも、それを着る人にペストを感染させることができる」(163)と。瘴気は最終的に病院の壁にも浸透する。この現象を絶とうとして、サンクト＝ペテルブルグ海軍病院の患者たちは夏に部屋換えをする。(164)

瘴気と戦うために、大昔から人々は大規模な火をたいて、空気に激しい振動を伝えようとした。また芳香を放つ植物を燃やして腐った臭いを中和しようとした。ニガヨモギ、ニオイアラセイトウ、杜松《ねず》、ゴム樹脂、バルサムは、現代の消毒担当部門の遠い祖先にあたる「香料所」の装備品を構成する。鐘や大砲の音で空気を振動させて腐敗の脅威を避けられるかもしれないと考えて、一八世紀のある医者は白兵戦の時代の方が兵士の健康によくなかったと主張する気になったのである。(165)

一九世紀の初めから換気が火や煙に取って代わる。酸素が欠乏すると、健康な体は瘴気の温床に変わり、何人かの人が閉めきった場所に集まれば致命的な危険が生じると考えられた。オザナンが想起している、「一七五〇年五月一一日のオールド・ベイリー重罪裁判所〔現在はロンドン中央刑事裁判所〕における有名な話を知らない者はないだろう。そこではほとんどすべての傍聴人が死んでしまい、裁判長席の右手で、開いた窓の近くに陣取っていた人たちだけが生き残った」と。

これには先例がある。一五七七年オクスフォードで国王に対する侮辱の罪でロランド・ジェンキンズという本屋と他の拘留人たちが裁判を受けていた。被告人たちが長期間地下牢に入れられていたため、瘴気が傍聴席に広がり、それに彼らの足から出た汗の臭い、多数の群衆の発散物が加わって、傍聴人を襲った。四〇日後には三〇〇人以上の人がそれで死んでしまった。イギリスでは「悲しみの裁判日」という名のもとに、説明がつかないこの不吉な日のことが後世に伝えられている。(166)

酸素の欠乏は、「監獄熱、船室熱、宿営熱、病室熱」、もっと一般的には、チフスという名で知られる病気の原因とされる。人のすし詰め状態や空気不足は病人や医者を恐怖でおののかせる。外科医のボワイエ〔一七五七—一八三三、フランス人〕は著書『外科学概論』で次のように記している。「沼沢地や何らかの感染巣の近くにある病院の、すし詰め状態の病室の中で、とりわけそれが狭く換気が不十分なときに、不潔な人と接触すると〔…〕、その熱病が突発する。汚染された空気はまったくちょっとした傷口の中までも問題の腐敗性変性元素を導き入れやすい」(167)と。

外科医なら誰でも院内瘴気の狡猾さを無視できない。デルペシュ〔一七七七—一八三二、フランスの外科医〕は確信しているが、「包帯、それもとくに湿気を帯びたもの、それと同じく綿撒糸やシーツ、布地、手入れの悪い外科器具、指は、感染物質を媒介し、それを健康な表皮に移し伝える。」(168)

こうした腐敗に対する闘いは瘴気の臭いに対する闘いを経由して行われる。アングラダは一八五三年に記す、「熟練した外科医ならばそこで気づくことだが、自分が病院に診察に行っている時やまた自分の患者を手当している時に着ている衣服には、独特の腐敗臭が、その結果として病毒素がしみ込んでいる」と。

しかし誰一人として衣服や外科用器具、傷口を消毒しようとは考えない。病院内に石炭酸〔フェノールの旧称〕をむなしく吹きかけたり、通風下で仕事をするにとどまる。

一九世紀半ば頃には、家庭のよどんだ空気すらも危険だと考えられる。一八四四年にミシェル・レヴィ博士〔一八〇九—七二、フランスの医者〕は、当時広がり始めた悪性の遺伝という観念におそらく影響を受けて、「家庭の空気」中にはある種のブイヨンが醸成されており、同一家族、したがって同一の性質から漏れ出てくる瘴気の堆積で、そのブイヨンの毒性が強化されると考える。そこで家庭の良好な衛生状態を保つために、プライベートな空間を増やすことが必要とされる。(169)

一九世紀後半には「環境論」と大気汚染という観念が大地と瘴気の理論に取って代わる。だが以前の信仰は新しい言説の背後でも生き残る。

■神話の残存

一八七九年に細菌理論は勝利した。だが大地の悪魔という強迫観念は存続する。また大気汚染は瘴気と同じく人々を恐れさせた。「人を殺めるものがすべて悪臭を発するわけではないし、悪臭を発するものがすべて人を殺めるわけでもない」と、ブルーアルデール教授〔一八三七—一九〇六、フランスの医者〕が公式に表明したにもかかわらず。

この年パリは疫病の爆発に脅かされることになる。そこで墓場のことが日刊紙の「一面」に踊る。数年前から利用を停止されていたモンマルトルの丘にある墓地について、恐ろしい噂が流れる。一八七九年三月四日の行政命令に従って、警察署長は調査委員会を任命した。続いて三月七日、委員会の報告者デュ・メニル博士〔一八三二—一九〇八、フランスの衛生学者〕が再び安心できる結論を下す。どのようなガスの放出も、どのような汚水の浸透も恐れるには当たらない。埋葬してから五年たてば、どのような有機物も「干涸らびる」からと。[170]大地の悪魔は払いのけられたのだろうか？

一八八二年には新たな警告が発せられる。腸チフスが一八区で突発したのである。ところでその数カ月前、以前のモンマルトル墓地の跡地で土木工事が行われ、瘴気が解き放たれたのだ。[171]そこでA・メイエ博士は危険を回避するために、木製の棺桶を溶融ガラスの棺桶と取り替え、その接合部はガラスそのものと同じように変質しない珪酸塩パテによって密封することを提案する。彼はまたそこに「たとえば炭酸のような抗腐敗性のガスを適当な圧力で」注入し、「それによって死体を腐敗させずに永久保存する」[172]ことを企てる。

一八八二年にパリの士官学校を悲しみで満たした疫病は、シャン・ド・マルスの土木工事のせいにされる。一九〇九年、ネグレスコ博士はヤシ〔ルーマニア東部の主要都市〕で診察した腸チフス八〇症例と運河を導入するための溝の掘削とのあいだに相関関係があることを明らかにする。[173]

一八八四年、ペテンコファー教授〔一八一八—一九〇一、ドイツの化学者、衛生学者〕が以前の大地説の焼き直しにほかならない、いわゆる「環境」理論を展開する。彼の主張によると、伝染現象は神話にすぎず、疫病はいくつかの地域で大地の地形や地質構成のせいで広がる。多孔性の、風化した地層には、水や有機物が堆積し、どこもコレラや腸チフスの病巣となってしまう。しかし花崗岩質の地層では病気が広がることはいっさいない。このようにして隣接する村落が病気を免れうるか、かかりやすいかという説明がなされる。(174)

一九〇一年にプロイセンのゲルゼンキルヒェン鉱山地帯で腸チフスが突発した時も、まだペテンコファー教授の理論は権威を保っていた。専門家たちはこの災禍を牛乳や水のせいにできなかったので、自由地下水に圧力を加えて地中の瘴気を吐き出させるような「定義しがたい」環境の影響を持ち出したのである。(175) 大地はいったいいつまで人々を恐れさせ続けるのだろうか？

それと同時期に、医学の言説中では、「大気汚染」が瘴気に取って代わる。大気汚染こそ人の集団に流行病を引き起こすというわけである。一八七二年にあらゆる伝染病のるつぼだった兵舎の問題と取り組んで、マルヴォー博士〔一八四四—一九〇二〕はヒトを汚染の源泉として告発する。「肺の粘膜や皮膚の表面から排出される水蒸気の中には、腐敗性の生命物質が浮遊するか溶解するかして残存している。生理学者の調査や衛生学者の研究の趨勢は、汚染された大気の動物組織に対する影響を考える際、この物質に対して基本的な役割を付与しつつある。」(176)

一八六五年以降、大気中における種細胞《ジェルム》の散在に関してパストゥールの行った実験、それからダヴェーヌ〔一八一二—一八八二、フランスの医学・動物学者〕のバクテリアに関する先駆的研究によって、一時期瘴気と微生物とのあいだの神聖な同盟関係が認められる。ルメール博士はサン＝ドニ兵舎の同室居住兵から発した瘴気の凝結物を採取し、それを顕微鏡で観察して、微小植物、微小動物、バクテリアを発見している。(177)

病原たる細菌の発見後も、腐敗臭は依然として論争の中心にあり、一九二〇年になっても、何人かの医者はそこに病原菌《ジェルム》の媒体を見ようとするだろう。一八七五年にブキャナンが著した『下水ガスの理論』の中心問題は悪臭の危険であり、それによると下水溝の悪臭は大部分の伝染性熱病の原因だと見なされていた。一八九二年になってもゲニヨ博士〔一八三二―一九三五、フランスの産科・外科医〕には、自分の患者の中に突発した産褥熱の原因として悪臭以外は考えられなかった。彼が患者のひとりに認めたのは、「ひどい悪臭が住居から発しているのに、住人はまったくそれになれてしまったようで、それには気付いていなかった。」続いて彼が言うには、「詳しく調査をしてみると、寝室に隣接した暖かいトイレと下水とをつなぐ鉛管にぽっかり口が開いており、それがこの病気の感染源だということがわかった。」(178)当時はこうした議論のせいで、下水直結式水洗便所が大いに恐れられたのである。

換気や消毒というい くつかの方策がかつて錯覚を生じさせることがあったし、また現在もそのようなことがあるかもしれない。だが瘴気という想像上の原理と闘うだけでは細菌を殺すことはできない。瘴気と闘うために衛生学者たちは見えないものに対する戦略を繰り広げるが、悪臭を追放するだけで満足してしまう。われわれは細菌の誕生、成長、死滅を目のあたりにしているが、こうした細菌との闘いは以前となんと相違していることか！

瘴気は誰の念頭にもあったのだが、それに対して先駆的な生物伝染説《コンタジウム・ヴィヴム》という考え方が一九世紀初めから次第にその地歩を固めてくる。

第7章　幻視者それとも先駆者？——生物伝染説

病原種細胞という観念はパストゥール以前にも存在している。それは何世紀も前から表明されており、歴史家の何人かはそうした「先駆者」たちをあらゆるところに見いだしたし、またそうしたと信じた。しかし微生物学の分野に確たる日付を記録するには、想像したり、見たりするだけでは十分でない。種細胞を同定・分離・培養し、それを動物に移植して、治療の基礎を築き上げることが必要なのだ。

しかしそれでも幻視者や「先駆者」たちには、瘴気や混沌に支配された世界に、真理の断片を直観的にもたらしたというメリットがある。彼らはこのようにして病原種細胞という考え方にある種の慣れを醸成し、未来の細菌理論のために土地を切り開くことになったからである。

遠い先祖たち

大昔から病原種細胞という考え方の気配はあった。紀元前一世紀のウァロ〔前一一六—前二七、ローマの多彩な著述家〕やコルメラ〔一世紀に活躍、ローマの農学者〕も、病原となる目に見えない生き物（*animalia minuta*）が、消化や呼吸のための器官を通って人体中に入るという生物伝染説について語っていたようである。

一六世紀にイタリア人医師でヴェロナのフラカストーロは、『病気伝染、伝染病および治療に関する三篇』[179]という題名で一五四六年に公刊した著作の中で、病原種細胞（*seminaria*）に関する最初の理論を発表している。彼はその中で、遠いところから、それも時には海を越えて運ばれてきて、発生地から遠く離れても生存・成長することのできる種細胞があり、それが人体中で「悪性の熱病」を引き起こす、と説いている。[180]

この伝染性病原種細胞（*seminaria contagionum*）には「神秘的」ないし「霊的」な性質はなく、腐敗の際に実際に目にすることができる。それらは病人の中に自然発生することもある。なぜなら「われわれの体内や体液内には腐敗が起こって、それが不潔でよどんでしまうことはいかんともしがたく、そこから種細胞が生じるのだから。」[181]それから種細胞は他人の体を汚染することもあり、「動物のもつ熱で活発になり」そしてしばしば致命的な被害を与える。フラカストーロは病気にはそれぞれ固有の種子が存在すると見なし、また初めて労咳を伝染病の中に数えている。

顕微鏡の発明や極微動物の発見によって、何人かの学者たちは極小ウジを感染症の病因論の中に組み入れる。しかしながらそれは抽象的な理論構築にすぎず、その中でもっとも巧みなものが一七一四年にミラノのカルロ・フランチェスコ・コグロッシによって表明される。

コグロッシによれば、生物伝染説だけが感染症の性質を説明できる。なぜなら、ある動物種には感受性があるのに、別の動物種には免疫性があったり、また同種のある個体には感受性があるのに、別の個体には免疫性があるからだ。このような謎めいた現象には気候条件や衛生状態が影響を及ぼしており、それ故に予防策の必要性が生じる。コグロッシはレーウェンフックの極微動物のことを遠回しに語って、強力な顕微鏡がいつの日かまだもっと小さな微生物を見せてくれる、と自らの確信を述べている。

これらの極微動物はどんなに微細であっても、体液を変質させることによってウシのように大きな動物でも殺すことができる。生物伝染説に依拠すれば、病気の潜伏期間は病因となる極微動物の成長によって説明がつけられる。それらと闘うために、コグロッシが想定するのは、単純で自然な特別の治療法の存在である。彼は語っている、「たとえ単純で庶民的でも、たった一つだけ薬を見つければよい。それはおそらく貧しい者たちの庭に芽を出し、この病因だけにきく特別な毒をもち、人体には被害を与えないだろう。」[182] これが二世紀半後にはペニシリンへと変わるのだ。

パヴィア大学の病理学正教授ジョヴァンニ・ラソーリ〔一七七六―一八三七、イタリアの医者〕は、はやくも一七九六年に、伝染に関してまったく同じような学説を表明する。伝染病には三つの基本的特徴がある、つまり伝染病は無限に広がり、その病種の同一性は保たれ、種子をとおして繁殖する、と。これらの三要素は生命を示すものなので、そこから彼は「伝染病は生物体に依存する」[183] と結論づける。

オザナンはこれらの理論を参考にして、一八二三年に自分の著作『流行病に関する医学史』の中で書いている、「伝染病の本質は、シラミと同じように、特定の種に属し、増殖していく有機存在によって成立すると言えるだろう。われわれのもっているさらにもう一つの論拠を挙げると、疥癬はもっぱら昆虫の一種によって伝染することが判っている」と。

空気中に散在している病原種細胞という考えは一般の人々から大変多くの支持を得たらしい。そこでベルナルダン・ド・サン＝ピエールは『自然の調和』の中で既成の事実としてそれについて次のように語る。

> 私が思うに、伝染病の大部分は、流体の中に生息し、身体にはりついては、身体から身体へと接触を介して移動する極微動物のせいだとみなすことができる。たしかにこれらの伝染病はいずれも動植物の繁殖にとって重要な、温暖で湿潤な気候のもとに発生する。そのような病気はまた、どんな種の繁殖にとっても不利な、酷

暑・酷寒の中でしか鎮静しない。もっぱら大気の腐敗から発生してくる病気の方は、接触を介して伝染することはない。それが秋の熱病や沼地に起こる熱病である。その他の病気、たとえば皮膚病、疥癬、ハンセン病［…］は、程度の差こそあれ、接触によってしか伝染せず、その原因となるのは、変質した体液によって生き、普通の下着にも付着している、目に見えない極微動物にちがいないと思われる。

生物伝染という理論は、その先駆的な性質にもかかわらず、証拠がなかったので、瘴気説と同じように、その後も長いあいだ直観的な見方のひとつにとどまるだろう。だが一九世紀前半の色消し顕微鏡と片言を語り始めた実験的方法が、それに新たな地平を開くことになる。

微生物学の起源へ

一八一九年七月の初めにイタリアのベネト地方で奇妙な現象が突発した。ポレンタ（トウモロコシ粉の粥）が突如赤く変色し始めたのである。驚いた農民たちは魔法のせいだと言い、その噂でもちきりになったので、警察は調査を開始した。

パドヴァ大学で薬学を学ぶ若い学生で、幻想とは無縁のバルトロメオ・ビッツイオが、科学者としてこの問題に取り組む。彼の研究は長いあいだ忘れられていたが、歴史家のジュゼッペ・ペンソが最近になって名誉を回復させている。[184]

ビッツイオは、ポレンタが蒸し暑さのせいでしか赤くならないことを確認し、また異常のないポレンタが汚染されたポレンタにちょっとでも触れると赤く変わることを明らかにする。彼の記すところでは、「これらの実験・観察をとおして、この現象が何らかの有機存在のせいにちがいない、と当初から疑われた。」その有機存在というのは

「浸滴虫類に属する小動物か、あるいはきわめて微細な実体の仲間である植物でしかありえない。」

彼はこの種細胞を樟脳や松脂を含んだ蒸気で、あるいはタバコの煙で退治しようと試みるのだが、効果はなかった。たったひとつ硫黄の蒸気がこの現象を中和したものの、ポレンタも変質してしまった。そこで今度は五分間にわたって、八〇度、一〇〇度、一二〇度の熱にさらしてみると、今度は彼の期待したとおりの結果がえられた。種細胞は壊滅し、ポレンタは変質しなかった。

「植物的存在」が有罪だと確信して、ビッツィオはその展開の模様を観察する。彼が確めたところでは、病気のポレンタに色づけをしている小さな赤い染みは「脚のない微細なキノコのかたまりからできていて、きわめて微細な光る粒子に覆われている。その粒子を顕微鏡で観察すると、そこにはもっと暗い色の斑点がちりばめられているように見えた。」とっさのひらめきから、彼はそれが袋（あるいは芽胞）であり、その中には顕微鏡でも見えない小さな粒子が入っていて、それが破裂して広がり、芽吹くのだと考えた。有能な実験家である彼は、紙片を赤いポレンタに浸し、乾燥させてもその紙片には粒子が一杯であると考え、それを正常なポレンタの上で振って粒子をばらまいた。すると粒子が芽吹いたのである。この植物的存在をビッツィオは「セッリアータ」と命名している。

ペンソが指摘しているように、「なるほどビッツィオの研究は革命的である。それは病原菌の活動に関する最初の実験研究であり、尋常でない生物現象の発生にバクテリアがとくに関与していることを最初に納得しうるかたちで証明したものである。」

またこうした手続きはパストゥールと傷んだワインの熱による殺菌とを予告するものである。しかしながらそれには依然として限界があり、細菌の世界を表象するにはほど遠いものであった。一八四八年にクリスチャン・ゴットフリート・エーレンベルグが再度ビッツィオのセッリアータと取り組んだ。彼はビッツィオの研究を知らなかったので、それに「モナス・プロディジオーサ」〔奇怪なモナド〕という名を与え、それが後世まで伝えられている。

アゴスティーノ・バッシ（一七七三―一八五六）の研究も同種のものである。バッシは自然研究に意欲を燃やすアマチュア研究家であった。彼はパヴィアの法学部で学んでいる際に、とくにラッザーロ・スパランツァーニの博物学の講義に熱心に通う。一七九七年、彼は博士論文の公開審査を終えたばかりなのに、法学の道を棄てると、当時ロンバルディアの養蚕業を荒廃させていた硬化病の研究に身を投じたのである。

この病気は微粒子病とも呼ばれて、気候、飼料、養殖法のせいでカイコに自然発生的に現れるものだと信じられていた。一九年間かけてバッシは健康なカイコにその病気を発生させようと努める。一八一六年のことである。あきらめかけた矢先に一瞬閃いたことがあった。彼はこう考えた、「カイコが自然発生的に病気にかからないとすれば、外部からやってくる一種の種細胞がその原因ではないか」[185]と。

彼は鋼鉄製の針を病気のカイコに突き刺し、微粒子病を健康なカイコに移植する。彼の結論だと、「この病気は、飼料、移植、汚染された大気を介して、また死んだカイコや汚染物と単に接触してもうつる」ということであった。感染因子は「生きている、植物性の有機物である。それは一種の隠花植物、寄生菌類［…］である。その致命的な菌類の種子がカイコの体内に入り、芽吹いて、カイコを殺してしまう。」バッシがその菌類を顕微鏡で調べてみると、「分枝あるいは繊維」が発見された。乾燥すると、それは「寄生菌の種子を含んだ、微細な埃になる。風がほんのすこしでも起こると、それは飛散していく。」

バッシはすぐに予防策を講ずる。そして数年後にパストゥールがカイコ飼育者たちにしたように、汚染を免れている地域の桑の葉を飼料にすること、病気に冒された飼育場を訪れないこと、「長い上着を着て、髪の毛はスカーフで覆い、脚は靴を履かずに靴下のままで入ること」、そして疑わしいカイコと接触をした後は、衣服や道具は熱湯消毒するようにと助言をする。

バッシの理論は疑問視されていた。しかし微粒子病の研究をしてから三七年たった一八三四年に、彼は「医学・

哲学界のお歴々」を前にして実験をする許可を得る。それに納得したジュゼッペ・バルサモ＝クリヴェッリ教授は硬化病菌をボトリティス〔菌核菌〕属に分類し、その中に新たな種を立ててそれを「バッシアナ」と名づけた。だが適用の困難なバッシの予防法では災禍を食い止めることができないと解った。それで人々は一八六九年まで待たなければならない。パストゥールの研究は災禍によって世界中の養蚕家が破滅寸前にいたった時、完成を見たのである。

同じ頃、学者たちは発酵現象に関する問いかけも行っている。通常の判断からするとそれは化学現象なのだが、ひょっとするとそれは植物性の微生物によるものではないだろうか？　一七八七年にはやくもフィレンツェのアダモ・ファブローニは、自分の著書『ワイン製造術について』の中で、アルコール発酵は「動－植物実体」によると主張している。しかし顕微鏡の能力不足のせいで、彼にはその実体を同定できない。一八二二年クリスチャン・ヘンリック・ペールソン〔一七七〇—一八三六、オランダの博物学者〕は、ビールの表面を覆う皮膜を観察して、それを菌類だと考え、ミコデルマ・セルヴィジエ〔ビール被膜酵母菌〕と命名する。

一八三七年には、色消し顕微鏡のおかげで、カニャール・ド・ラ・トゥールが発酵した液体中に初めて「有機存在」を発見している。「それは動かないので、おそらく植物界に属す。」また彼は砂糖がアルコールに変わるのは種細胞によると想定し、自分でそれを「セミニュル」（極小種子）と名づけた。そして一八三七〔一八三九の誤記か？〕年にはテオドール・シュヴァンが同種の考えを主張して、「砂糖菌」に言及している。同じ年、フリードリヒ・トラウゴット・キュートズィヒ〔一八〇七—一八九三、ドイツの植物学者〕はビールと酢の酵母菌細胞について記述し、デッサンを描く。しかしこうした考え方を普及させるには、ここでもまたパストゥールの実験と純培養技術の完成を待たなければならない。

ヒトや動物の感染症についてはどうだったのか？

一八四四年、眼が見えなくなったバッシは、彼のいくつかの直観を書き取らせている。「伝染病や流行病のすべて、とりわけ人を苦しめる病気は、病人から健康人へと直接接触や汚染物を介して、また汚染された空気にさらされることによって伝染していくのだと確信してから、私は病気の伝染は植物ないし動物で、むしろどちらかというと動物より植物性の、寄生する有機存在にもっぱら依存するという意見にすぐ賛成した。」[186]

ビッツィオとバッシによってイタリアは生まれつつある細菌理論のメッカになった。ヨーロッパでは生物伝染説が、アモー、ブルトノー、ヘンレの直観のおかげで一定の賛同者を得る。

ジャン・アモーはボルドー地方の無名の医者である。一八三六年に彼はボルドーの医師会にあてて『病原体《ウイルス》に関する研究』を送付している。それは一八四二年に医学アカデミーで読み上げられ、その四年後にケロールの『医学雑誌』に公表されたのだが、まったく人々の注目を引くことはなかった。[187]

抽象的原理としての「病原体」は瘴気や蒸発気と同じように当時伝染病原の一部と見なされていた。だがアモーはそこに生きた微生物を見て、それが「どの存在とも同じように、伝染、孵化、繁殖という三期の生命サイクルを備えている」と言う。それらは正真正銘の「寄生物」で、別存在の内部に入り込み、それらに依存して生きることが可能で、時には殺してしまうこともある。ボイルと同じく、アモーはそれについて肉眼では見えない「昆虫」だと語り、「病気の伝染というのは、人間の体内に昆虫ないし生き物が入って人間を病気にし、そしてそこから出て別の人物に対しても同じような結果をもたらすことである」と述べる。このごく小さい生き物は「攻撃対象の動物から自らの成長と繁殖に必要な要素を汲み出す。どんなに小さかろうとも、それらは動物を苦しめ、身体の働きを混乱させ、対抗してくる力を殺ぎ、死にいたらしめることすらある。」

一八二八年にブルトノー〔一七七一―一八六二、フランスの医者〕は『特異性論』を書いた。彼はその中で「外部に由来するか、あるいはすくなくとも当の有機的構成物とは無関係な生き物によって」引き起こされる多数の炎症に触れている。それから『発疹性腸炎（腸チフス）に関する研究報告』[188]の中で、彼は「繁殖する種細胞の伝播」について語っている。一八五五年にはまた「それぞれの病気伝染に固有の種細胞がそれぞれの伝染病を産み」、それに「疫病という災禍は繁殖する種細胞によってしか生じないし、また拡散しない」と主張する。

同じ頃にもう一人の医者ヤーコプ・ヘンレ〔一八〇九―八五、ドイツの生理学・解剖学者〕がベルリンで『病理学研究』*Pathologische Untersuchungen*（ベルリン、一八四〇）を公刊し、感染に関してパストゥールを予告する理論を展開する。ヘンレにとって一匹の動物に病気を発現させるに必要な「病原物質」の量はそれから引き起こされる結果に比べてほんのわずかであり、このことは植物や動物の大きさに比してそれらの種子がごく小さいことにすこし似ている。さらに病原物質が体内に入る時と病気の症状が発現する時のあいだには、それぞれの病気にとって一定で、しかも病気の種類によって異なる「潜伏期」が存在する。種細胞の成長に必要な期間のことを考えざるをえないではないか？　こうした微生物は顕微鏡の限界のためにわれわれの五官には捉えられない。ところでこのような理論体系にあっては、フラカストーロの時と同じで、病原種細胞は必ずしも外因的ではない。体内で自然発生をしてから成長し、伝染によって他人に伝わることもある。(189)

ヘンレの主張はまったく関心を呼ばなかったので、彼は感染の病理学に関する研究をあきらめ、人体解剖に身を捧げる。パストゥールのもっとも有能な協力者の一人メチニコフは彼の教え子であった。メチニコフの証言からは、細菌に関する直観に直面して科学界が示した懐疑的な反応が想起される。彼はこう記す、「教え子として私がゲッティンゲンのヘンレのところで働いていた一八六六年は、感染症の微細な因子に関するさまざまの重要な研究が生まれ始めた時期であった。それにもかかわらず彼はそれに無関心なままであった。私は彼の指示で両生動物の腎臓と人の生殖器官の海綿体に関する研究をしていた。彼の研究室では感染症の原因はなんら話題になっていなかった」(190)と。

実験上の証明やデータがないにもかかわらず、微生物が病原だという考えをどうして受け入れることができようか？　一九世紀半ば頃では、疥癬のようないくつかの皮膚病の発現に菌類やダニのもつ役割がわずかに認められていたにすぎない。

ダニと菌類

一六八七年にボノモ〔一六六三―九六、イタリアの医者〕とチェストージは顕微鏡なら見られる小さなダニが疥癬の原因だと証明していたが、正確な観察によって初めてそれが認められたのは一八三四年のことであった。この年、シモン・フランチェスコ・レヌッチというコルシカ出身の一人の学生がパリのサン＝ルイ病院〔パリ一〇区に現存し、皮膚科学、梅毒学研究の拠点のひとつとして高名な病院〕に立ち寄って 皮膚病の専門医アリベール〔一七六六―一八三七、フランスの医者〕と会い、そこで故郷の女性たちが疥癬患者の皮膚からどのようにダニを巧みに抜き取るのか説いて聞かせる。

それからしばらくして、ヨハン・ルーカス・シェーンライン〔一七九三―一八六五、ドイツの医者〕がバッシの研究に触発されて、輪癬の病原体に関する調査に乗り出す。一八二九年に彼は、それが輪癬菌《アコリヨン》、今日では白癬菌《トリコフィトン》と呼ばれている一種の寄生菌類のせいであることを明らかにする。一八四一年にはデヴィッド・グルービー〔一八一〇―一八九八〕〔アメリカの医者〕がパリで小輪癬《テーニュ・ファヴィック》から菌類を発見する。これが白癬の病因論に関する研究の出発点であり、それは一八四四年のマルムステン〔一八一一―八三〕による頭部輪癬菌《アコリヨン・トンシュラン》の発見へと行き着くであろう。一八三九年から一八四二年のあいだにシェーンラインの弟子ランゲンベック〔一八一〇―八七、ドイツの外科医〕が、口腔カンジダ症のオイディウム菌を発見する。一八四四年には、カール・マイヤーが子供の口腔中に、ジョン・ヒューグズ・ベネット〔一八一二―七五、イギリスの医者〕が気胸症者の痰と肺に毛黴《けかび》を見つけた。(191) 同じ頃、デヴィッド・グルービーは主要な真菌症を引き起こす菌類を同定している。

このようにダニや菌類のように多細胞有機物だけが病原となる能力をもつと思われていた。だが一八六五年、カジミール・ダヴェーヌが、炭疽という、動物からヒトへと感染する病気の際に、バクテリアが発病のために果たしている役割を初めて証明する。

本当の先駆者——ダヴェーヌとヴィルマン

バルテルミー〔一七八五—一八五一、フランスの獣医〕が炭疽に冒された血液を健康な動物に移植するという実験を行って以来、人々はこの感染症が伝染することについては承知していた。またマジャンディ〔一七八三—一八五五、フランスの生理学者〕の研究のおかげで、濾過した後の血液にはわずかな毒性しか残らないこと、瘴気はこの病気と無関係であることも解っていた。

シャリテ病院院長レイエ教授〔一七九三—一八六七、フランスの医者〕の助言に基づいて、ダヴェーヌが炭疽の研究に乗り出す。[192]「ウール＝エ＝ロワール県医学獣医学協会」が、この災厄にひどく苦しめられた地方の中心地に設けられ、この病気に関する研究がたえず奨励された。それにあおられたこともあって、一八五〇年六月にはレイエとダヴェーヌがボース地方〔パリ南西部の都市シャルトルを中心とする地方〕に赴く。報告の中で彼らは、炭疽を移植されて死んだヒツジの血には「血球のおよそ倍の長さの糸状の小物体」が溢れていた、と指摘する。しかしそのときレイエとダヴェーヌはまだそれを感染の因子とは見なしていない。

それから五年たった一八五五年、ドイツの医者アロイス・ポレンダー（一八〇〇—一八七九）は、その「桿状の微小物」を再発見し、おそらくそれらが「感染物質そのものか、あるいはそれの単なる媒体」であると想定する。

一八六〇年、今度はドゥラフォン〔一八〇八—六一、フランスの獣医〕が同じものを観察し、そこでそれを育て上げて、胚嚢や胚を取り出そうと試みるのだが失敗する。したがって、ロベルト・コッホからさかのぼること一六年も前に、バクテリアを分離・培養するという考えがすでに何人かの精神の中に芽生えていたのである。

一八六三年にダヴェーヌは一八五〇年の観察に立ち返って、今度は問題の桿状菌が災禍の原因であることを証明しようとした。パストゥールの研究が権威をもちはじめてきたのもこの頃のことである。ダヴェーヌはそのことを認めて、こう書いている、「実際にそれ〔炭疽バクテリディー〔炭疽菌の旧称〕〕を研究する機会はまだ私に訪れなかったし、また別の関心からそれは許されなかった。その頃パストゥール氏は一八六一年二月に酪酸発酵素に関するめざましい研究を発表した。その酵母というのは小円柱の形状を呈し、動物性および植物性繊毛虫類《ビブリオン／バクテリー》のすべての性質を具えている。この繊毛虫類はかつて私が炭疽に冒されたヒツジの血中で見た小繊維体とまったくよく似た形状をしており、それで私は調査をして、酪酸発酵を引き起こす因子と同一ないし同種のものが、動物の血中にも侵入し、そこで発酵素と同じ役割を果たしているのではないか確かめてみようという気になったのである。」(193)

ダヴェーヌは、炭疽に汚染された血液が病気を感染させるには「バクテリディー」と彼の命名した桿状菌が存在していなければならないことを証明する。一八六四年に彼はヒトの炭疽膿疱にそれと同一の炭疽バクテリディーを再発見する。(194)

ダヴェーヌがパストゥールの研究から発想の一部を汲み取ってきたとしても、彼は依然としてバクテリアの感染力を証明した最初の人であることにかわりはない。パストゥールとコッホのもう一人の先駆者ジャン・アントワーヌ・ヴィルマン〔一八二七―一八九二〕は、結核のバチルスが発見される一七年前に、結核の伝染性を明らかにしている。

ヴィルマンが結核に身を捧げようと決意した時、ラエネック〔一七八一―一八二六、フランスの医者〕が明らかにしたこの疾病の「単一性」はドイツの病理解剖学派の研究によって動揺をきたしていた。医学思想は混乱を呈して、結核は遺伝性で、かつ体質的、つまり器質的なものと信じられているほどだった。一八六三年、ヴィルマンはヴァル＝ド＝グラース病院〔パリ五区〕で大学教授資格を取得し、病院の庭の一角でこの病気の伝染性と微生物感染に関する一連の驚嘆すべき実験に乗り出す。彼は数匹のウサギに結核患者の痰を移植したり、結核患者の粘液を浸した敷き藁をあてがったりして、すべてのウサギを結核にかからせる。その研究成果はいくつかの論文[195]や一八六八年の『結核研究』の対象とされた。

「結核性体質」という観念に反対して、ヴィルマンはこの災厄が伝染することや予防が役に立つことを明言する。彼は「結核の移植がまず局部病変を広げること、内臓への蔓延は潜伏期間の後に突然現れること、そして実験動物による結核はヒトの結核と同様で、段階的に同じような強度で進行し、結核移植された動物は消耗症に徐々に陥って、その後時間的な差違はあっても死にいたること」を明らかにする。

ベーリング〔一八五四―一九一七、ドイツの医学・細菌学者〕やカルメットの三〇年前に、結核患者の肺の断片をウサギの飼料に混ぜ合わせ、ヴィルマンは消化管から病気が侵入することを証明する。[196] 最後に瘰癧は、他のすべてのいわゆる「腺病」と同じように、「局所性結核」にすぎないこと、それを移植すると全身に結核が生じることも確証している。

しかしながら医学アカデミーは大理石のように冷淡であった。あれほど確信のもてることがそんな風に造作なくひっくり返せるものだろうか、というわけである。ベイエ博士〔一八一三―一八七六、フランスの医者〕の言うように、「病的に神経衰弱な」[197] 動物であるウサギからは、どのような確たる証拠も引き出すことができない、とヴィルマンは反論される。ピドゥー博士〔一八〇八―八二、フランスの医者〕は、結核の自然発生を信じていて、しかも奇妙なことに、それと同時に感染の事実も否定せずに、ヴィルマンに対してアカデミーの演壇から正々堂々と反論する、「われわれは労咳《ろうがい》〔肺結核の旧称〕に関しては病因論を共有して、身近な原因のせいで身体に自然発生的に結核性の変性が起こると考えている。この病気を根本から徐々に絶やそうとして、われわれはこの身近な原因が何かをあらゆるところで追い求めているので、反証が出るまでは、そのようなわれわれの意見が正しいのだと、どうか信じさせていただきたいものである」[198] と。

幸いにも新たな理論は何人かの支持者を見いだす。リヨンのショーヴォー教授〔一八二七―一九一七、フランスの生理学者〕は、結核菌を移植と嚥下をとおしてウシに伝染させることで、「病的に神経衰弱な」ウサギという反論をひっくり返す。三〇年後になるとドイツの生物学者コーンハイム〔一八三九―一八八四〕はこう書くことが可能になるだろう、「この時代には、結核の歴史の中で比類ない進歩が達成されただけでなく、この病気を考える上で完全な転換を画すようなひとつの発見がなされた。実際、ヴィルマンによる結核の感染証明のように、高度なレベルで医学界の意見を揺り動かすことのできた発見は、それほど多くない」[199]と。

ヴィルマンは非常に長生きしたので、自分の考えが正当に認められるところを生前から目にし、栄光に包まれて亡くなった。ところがイグナツェ・フュレップ・ゼンメルワイスについては事情が異なる。彼の研究はひどく嘲笑されたにもかかわらず、リスターやパストゥールの発見より三〇年も前に、消毒の効用を証明しているのである。

■イグナツェ・フュレップ・ゼンメルワイス

イグナツェ・フュレップ・ゼンメルワイスは一八一八年に、ハンガリーとペシュト伯爵領の首都で、ダニューブ川に面したブダで生まれた。[200]一八三七年にウィーンで法律を学び始めるが、すぐにそれを棄てて医学を志す。二六歳で『植物の生』という博士論文の公開審査受けた後、医学博士となる。一八四六年二月にはクライン教授の率いるウィーン総合病院第一産科臨床講座で専任講師の職につく。そこでは産褥熱のため恐ろしい割合で産婦の大量死が発生していた。

ウィーン総合病院は博愛家の皇帝ヨーゼフ二世〔一七四一―一七九〇、神聖ローマ皇帝〕によって設立され、産科部門は一七八四年に設置された。四〇年間にそこでは産褥熱のため産婦七万一四〇〇人中八三七人の死者を出していたが、当時の一・二五%という死亡率と比べると相対的にわずかながら低いかもしれない。

古代からこの病気はよく知られていて、悪露《おろ》の除去に関係する中毒のせいにされてきた。一七世紀後半には、乳汁転移説が主張され、「乳腹膜炎」や「悪生乳熱」が話題になった。[201] 自分の家で分娩する女性は入院する臨産婦に対して相対的にその病気を免れていた。したがってウィーンの産科は、一・二五％という死亡率に鑑みて、恵まれた診療機関だと見られていた。それが一八三三年にクライン教授が指揮を執り始めると、すべてが一変する。

当時はそこに大量の学生が受け入れられたので、医局を二つに分割する必要があった。するとすぐに産褥熱による死亡率が炎の燃え上がるように激増し始めた。つまり第一分局では七・三六％、第二分局では六・六二％になったのである。一八三九年に管理当局は第一分局を学生に第二分局を助産婦に託す決定をする。助産婦側では死亡率は二・六％まで落ちたのに対して、学生側は九・五％という恐ろしい数字に達した。一八四二年にそれはさらに一五・八％にまで上がり、数カ月後には三〇％という限界も乗り越えられてしまった。パニックが嵐のように町を襲い、クライン教授の臨床講座に入院を許可されたと知るや、女性たちはよそにやってくれるようにと「膝を屈して頼んだ。」

この現象の原因は謎のままであった。人々は「隠れた敵」が潜んでいるのではないかと考えるだけであった。この局地的流行病が助産婦の臨床講座を襲っていたのだったら、人の噂に伝え聞く彼女らの拙劣さが非難されたかもしれない。だが卓越したクライン教授をどうして疑えようか？　みんなは寝具を交換し、病室を白く塗り、燻蒸をしてみた。だが無駄だった。臨終の秘蹟のために来た僧侶に付き添う聖具係の振鈴が不吉な嘆きの音をたえず響かせているので、それが臨産婦を恐怖させ、彼女らを悪性の熱病で死なせてしまうのだと非難された。弔鐘は取りやめになったが、死神は相変わらずその利鎌をあちこち持ち歩いた。人々は風土の影響のことを考えたのだが、しかしそれなら二つの分局は同じ影響を蒙るはずだ。人々は妄想のまっただ中で、小規模風土病がクライン教授の講座だけに執拗につきまとっているのではないかと考えた。そこで場所を取り替えて助産婦たちが呪われた所に移った。

しかしそれもまったく空しかったのだ！　高い死亡率はクライン教授の踵にくっついて離れなかった。
ゼンメルワイスの方は別のところを探索する。彼が注目したのは、医局学生数の増大が時間をかけてゆっくり行われたにもかかわらず、その分局に入院した臨産婦たちはほとんど全員が病気にかかってしまう、それに対して助産婦の分局では同じ現象がたいして被害をもたらしていないことだった。そこで彼は学生たちを疑うようになる。しかし学生たちがどうして死をもたらすのだろうか？

職場に漂う不吉な雰囲気に息が詰まり、彼は逃げ出したい気持ちに駆られて、一八四二年三月二日ヴェネツィア行きの列車に乗る。三月二〇日にそこから帰って数時間後、彼は友人のコレチュカ教授の死を知らされる。教授は死体解剖の際メスで指を切り、リンパ管炎と静脈炎を起こし、それが全身に蔓延してしまったのである。

突然すべてが明らかになる！　ゼンメルワイス自身がそのことを『病因論』の中で後に語るように、「こうした病気を記述して与えられた強い印象が、ヴェネツィアで傑作を眺めていた時陥った興奮状態でなおさら増幅された。」彼の考えでは、友人コレチュカに生命を犠牲にさせたのと同じ原因で妊婦たちも死んだのである。

教授、助手、学生の手から腐臭が発散しているのだ、と彼は気付いた。彼らは解剖や顕微鏡観察を行ってから妊産婦の枕元に赴く。彼が記しているが、それは「死体の何らかの断片が彼らの手にくっついたままである」ことを意味している。

一八四七年五月以来、彼は学生や医者たちに解剖室を出る時は塩素の溶液でかならず手を洗い、それから分娩中の女性の枕元に赴くように言い渡す。するとまもなく死亡率は一二・二四から三・〇四%に下がる。ところが子宮癌に冒された一人の女性を診察した後、何人かの学生たちが一一人の女性にたいして膣触診をすると、全員が死亡した。そこでゼンメルワイスは、「死体の毒素」だけが原因なのではない、と結論づける。「腐敗中の有機物質」、とりわけ「生きた有機体から出てくる血膿の混じった分泌物」が人を殺すのかもしれない。

やがて彼は範囲を広げて、病人、外科用器具、包帯に触れた時には誰に対しても消毒の手続きを課すようにし、病気の女性に対しては隔離を命じる。すると新たな死亡率の低下がおこり、一・二四％までになる。消毒法がついに陽の目を見たのである。

ゼンメルワイスは科学界に注意を発する。フランスでは彼の観察が『衛生学年報』*Annales d'hygiène* と『ストラスブール医学雑誌』*La Gazette médicale de Strasbourg* で公表される。ロンドンでも彼は「ウィーンにおける局所性産褥熱の原因について」と題された論文を発表する。ドイツの医学ジャーナリズムもこの出来事に関心を寄せる。ゼンメルワイスはいくつかの講演の中で微生物のことについては一言も語っていない。だが彼は「生きた有機体」の作用を否定しない。すぐに彼の考えは勝利を得るにちがいないと思われた。ミハエリス博士〔一七九八―一八四八、ドイツの医者〕は彼をジェンナー〔一七四九―一八二三、イギリスの医者〕と比べる。ウィーン総合病院の主任医師ハーラーとゼンメルワイスの指導教官の一人スコダ博士〔一八〇五―八一、ドイツの医者〕はこの明白な事実に打たれて、「科学的に非常に重大なこの発見を決定的実験にかける」ことを提案する。

ゼンメルワイスは因習や恨みのことを考えに入れていなかった。産科医長クライン教授は凡庸な人物であった。同時代の一人の言うところによると、「彼は専門家としてはあまり重要でなかった。」別の証言では、「彼が地位を得たのは科学上の業績よりも人格の好ましさのせいであった。」この男は虚栄心を深く傷つけられた。自分の助手が自分の医局の欠陥を世界的な評判にして成功したことに深い恨みを抱いて、反撃にかかろうと決心する。ところでクラインは時の大臣に影響力と信用があり、調査委員会の解散許可を得る。ゼンメルワイスは彼のところで二年間の助手として任命されていた。それが期限切れとなったので、慣例にしたがって延長許可を得なければならない。クラインはそれに反対し、一八四九年三月二〇日ゼンメルワイスは解雇される。ゼンメルワイスはそこで分娩に関する私講師の職を願い出るが、返事すらもらえなかった。

数多の命を助わんとしていた人が失業の身となる。『分娩の実際』という著書の中で、ヴァルニエ博士〔一八五九―一九〇二、フランスの医者〕はこう書くことになろう、「ゼンメルワイスの飛躍を押しとどめ、そうして今世紀のもっとも偉大な進歩のひとつをすくなくとも二〇年間後退させたことは、クライン教授の永遠の恥辱となるだろう」と。

しかしクラインだけに責めを負わすべきでない。プラハのもっとも有名な産科医キウィシュ〔一八一四―五二〕はウィーンに二度旅行をしてその問題を検討したが、ゼンメルワイスにやみくもに敵意を示した。それにゼンメルワイスには運がなかった。偉大な産科学者ミハエリスは彼を擁護して闘う心づもりがあった。その証拠にミハエリスは自分の従妹一人を産褥熱のため死なせたことで自分を責めていたから。しかし反旗を翻す代わりに、この学者は鬱病に陥り、列車の下に身を投げてしまった。

学会は一時動揺をきたしたが、再び沈滞状態に戻ってしまう。不幸で気むずかしくなったゼンメルワイスはウィーンを去ると故郷ハンガリーに帰る。一八五一年五月、彼はその地で半ば廃業状態の産院に入り、無給の名誉医長に任命される。六年のあいだに彼の方法はそこですばらしい成果をもたらす。九三三人の産婦の内八人しか死にいたることはなく、産褥熱による死亡率は〇・八五％であった。一八六一年に『産褥熱の病因および本質とその予防』という題名で、多大の科学的価値のある自伝的擁護の書を公刊して、彼はその中で絶望の最後の叫び声を挙げている。

> 憤慨に駆られて私はペンを動かしている。もしもこれ以上語らずにいたら、もしも実験の結果を公表しないでいたら、私は罪を犯していると思うほどだ。私が心底から確信していることは、もしも私が沈黙を守らずに、産褥熱に対して冒されたすべての過ちに抗して闘っていたとしたら、一八四七年以来死んでいった数多の女性や子供たちも生きていたかもしれない〔…〕ということである。医者の目的というのは人の命を救うことだ、とみんなが思っているはずだ。われわれが経験をとおして学んだのは、臨床講義の階段教室では、私の理論体

> 系に対する激しい個人攻撃しか聞かれないということである。こうして病気を感染させる開業医が何世代にもわたって新たに作られていき、それが終わるのはいつのことなのか分からない［…］。
> 問題は私が抱いている感情ではない。それは私と闘いをともにすることがない人々の手にゆだねられた命なのだ。だが私に慰めとなることがあるとすれば、真理に基づいて体系的な理論をうち立てることができたという確信である。

いらだち、悲しみでずたずたになって、ゼンメルワイスはとうとう何人かの産科医にあてて罵りの手紙を公開書簡によって送った。そのうちシュペート〔一八一三―九六、ドイツの医者〕とジーボルトは悔恨にとらわれて二〇年後には彼を是非とも復権させなければならないと思うようになる。ゼンメルワイスは彼らのことを盲目で、無知蒙昧で、殺人者だと罵る。それから妄想的な自責の念に陥って、自分の使命を果たすことに失敗したと自らを責める。一八六五年に死体解剖をした際、彼は友人コレチュカがかつてしたように自らをメスで傷つけてしまう。事故か、それとも自殺か？　彼はその数日後に四七歳の年齢で精神病院で死去する。そこに彼が収容されるにいたったのは、自らが死にものぐるいで闘ってきたあの敗血症そのものにかかったからであった。

ゼンメルワイスの物語はその後医学年代記の中でもっとも哀れな話として残ることになろう。しかし彼が悲しみのうちに死に赴こうとしていた時にも、ひとりの人物のせいで彼のことがフランスや世界で噂にたち始めていたのである。その人物というのがルイ・パストゥールである。

序

三世紀近くにわたって感染症の極微動物病因説を支持している人たちはまったく無駄な努力を費やしてきた。中にはすばらしい観察も含まれていたにもかかわらず、夢想や直観に頼っていたのでは自分たちの立場を一歩も前進させることができなかった。どのような首尾一貫した体系的理論も、どのような包括的なアプローチも、どのような決定的な実験も、彼ら自身の力で導き出すことはできなかった。大気中における種細胞《ジェルム》の散在を見事に証明してみせたスパランツァーニですら、それらが病気の伝染に何らかの役割を果たしているとは一度も考えなかったのである。

一八五五年には情況は袋小路に入り込んでいた。ところが二五年の間隔を置いて、ひとりの人物がすべてをひっくり返すようになる。

パストゥール（一八二二―一八九五）は生前からドイツに対して平和的手段による報復を唱える、国民的威信回復の象徴となっていた。死後に彼は、才能と、研究と、美徳と、祖国愛の化身として、人々の精神の中に認められる。レジヨン・ドヌール勲章コマンドゥール章佩用《はいよう》者の像がそのことを具体化している。第三共和制、ヴィシー政権、第四共和制に、めったやたらに体制の象徴とされて、その像は義務のイメージと結びつけられる。そのためルー〔一八五三―一九三三、フランスの細菌学者〕やその他何人かの人々が忘れさられてしまった。その反動として、生前からすでに明らかになり始めていた彼に対する拒否も兆してくる。

パストゥールは、いくつかの単純化された図式をとおして、集団的記憶の中に入り込んでいる。大部分の人たちにとって彼は狂犬病の征服者であり、これがジョゼフ・メステール少年に対するワクチン接種という紋切り型のイメージと結びついて、彼の業績の中に含まれた普遍的な価値が忘れ去られてしまう。

パストゥールについてはなんとでたらめなことが語られたことか！　ある人たちには、彼は協力者の才能を不当に利用した剽窃者、あるいは危険な抗狂犬病ワクチンを軽々しく処方する、思慮の欠けた人物でしかなかった。また別の人たちにとっては、何にでも手を出し、才能はあるが確固とした目的も拠り所もなく、次々と関心を移していく素人大工の類でしかない。だから彼は結晶学から発酵素《フェルマン》、発酵素から自然発生やワインの劣化、そして養蚕へと次々に鞍替えする。それから突然のはやる気持ちを抑えられず、感染症にまで手を出すようになったというのである。そういうことから、パストゥールはその才能を大実業家、食酢業者、ブドウ栽培者、養蚕家のために役立てたと見なされたのかもしれない。

実情はそれとまったく異なる。パストゥールの研究活動には根底に一貫性が存在している。化学者として彼が最初情熱を燃やしたのは結晶の形成作用で、その結晶学をとおして酒石酸塩とパラ酒石酸塩の発酵作用に注意を引きつけられていった。他の多くの人たちと同じように、彼もまた菌類がおそらくこの現象の原因だと考える。しかしながら他の人たちと違う点は、彼はそこでやめてしまわなかったことである。彼には直観があった。それが以後に続々と生まれるめざましい実験と発見の端緒になる。

一八五七年に彼ははじめてひとつの発酵素、すなわち乳酸酵素を分離する。ちなみに、それは彼が純培養の技術を完成したからできたことだが、コッホがその技術を炭疽バクテリアにかかわって開発したとされているのは誤りである。これが実験ワクチンの製造に通じる第一段階であった。自然発生説に対するアンチテーゼとしてあった、大気中における種細胞の散在説は彼に悪性の疾病に対する理解を広げる。それに対してカイコの病気に関する研究は化学と生物学のあいだに架橋を可能にする。かくして彼には感染症の病理学に対する攻撃を仕掛けるための武装が整い、そのエピソードは一八七九年の最初の実験室ワクチン、つまり鶏コレラ・ワクチンの完成で頂点に達する。

パストゥール革命はこのとき絶頂にある。なぜなら細菌はそれからすぐ病気のイメージを転覆させ、実験ワクチンの開発によって大きな希望がもたらされるからである。そしてこれらの希望はその後も裏切られることはなかろう。

現在の正史の趨勢では、とくに一九七一年まで未公開のままであった彼の研究室ノートに照らし合わせて、慣用的に言えば、「パストゥールから伝説を取り除く」ことが望まれているようだ。それから何人かの歴史家たちは、パストゥール研究所員のエミール・ラグランジュが一九五四年に出版した『ムッシュー・ルー』という一冊の書物を重視する。エミール・ルーの友人であるラグランジュは、ルーに対する後世の忘恩を修復しようという見上げた望みに動かされる。そうして彼はパストゥールの業績にいくらかの留保を唱えるにいたる。主観的な性格が強調されたに相違ないこれらの留保は、うやうやしく拾い集められ、端々をつなぎ合わせられて、ともかく最終的にはパストゥールの「暗い伝説」を産み出すことになった。

それによると、鶏コレラに対するワクチンの開発の中で偶然が果たした役割は、これまで伝統的に考えられているほど大きくはないという。パストゥールは実験当初、一八八〇年八月七日付リスター宛の書簡が証明するように、空気中の酸素が細菌パストゥレラ・ミュルトシダ〔家畜などに出血性敗血症を引き起こす細菌〕の毒性緩和作用をもっているということすら知らなかった。それからとくに、彼の協力者であるルーとシャンベルラン〔一八五一—一九〇八、フランスの細菌学者〕が、炭疽バクテリディーの弱毒化を苛性カリの重クロム酸で強化することによって、抗炭疽ワクチン調合の最終局面において決定的な役割を果たしたということも、考えられないことではない。抗狂犬病ワクチンの調合の際には、狂犬病にかかったイヌの骨髄を乾燥した空気にさらして弱毒化するというアイデアをエミール・ルーが出したというのだが、これはエミール・ルーがラグランジュにした打ち明け話から出てきたことらしい。最後に、パストゥールはいわゆる「集中」法によって抗狂犬病ワクチンを接種して、複数の患者を死にいたらしめるという重大な不注意を犯したというのである。

こうしたことから、パストゥール伝説は、ミルコ・D・グルメクが言うように、「うやうやしい虚偽の外見」(1)のもとに閉じこめられてしまったようである。それにしても、パストゥールの新たなイメージがこれらのことからもたらされるだろうか? それはしばしば背景を無視して博識をひけらかして提示されているので、新規の事実や秘密の暴露というより、細部にこだわっているにすぎない。

パストゥール革命とともに孤独な発見の時代は終わった。実験室の研究はチーム作業となり、パストゥールは恒温器の温度監視だけを受け持つ協力者たちに周囲を取り巻かれていたのではなかった。彼がルーやシャンベルランを称えるカンタータを作曲するほど熱心でなかったにしても、すくなくとも彼は人前で、それから手紙で、二人を称え続けていたのではなかったか? プーイ=ル=フォールの勝利〔パストゥールは一八八一年にアリエ県ムーラン郊外プーイ=ル=フォールで、ヒツジに対する抗炭疽ワクチン接種実験に成功した。二五三ページ以下参照〕の後にレジョン・ドヌール一等勲章を受けた時、彼はひとつだけ条件を付けて、彼ら二人の功績も五等勲章によって認めるよう求めている。とくに、鶏コレラ、炭疽、狂犬病に関する発表はすべてパストゥール、ルー、シャンベルランの連名でなされている。するとパストゥール以上に周囲の彼らの功績を称えなければならないのだろうか?

科学的に明白な理由を求めて、個人的な寄与を細部にわたって調査することは、事件経過でなく情報伝達のために行われる研究発表については、不可能ではないまでも、困難である。チェーン〔一九〇六—七九、ドイツ生れのイギリスの生化学者〕とフローリ〔一八九八—一九六八、イギリスの病理学者〕は彼らが率いるオクスフォード大学の研究チームが完成したペニシリン製造工程を一九四五年に発表した。その時の彼らの発表でも同じように四、五人の名前が連署されている。文献を入念に調べ上げて、この製造工程は本当のところヒートレイン、エイブラハム、フレッチャー、ガードナー、ジェニングズ、ベイカー、ホリデー、ロビンソン、サンダーズの作業のおかげだと声高に告げる必要があるだろうか？

もっと重大なのは、パストゥールが抗狂犬病ワクチンのいわゆる「集中」処方によっていくつかの死亡事故を引き起こし、とくに一八九六年には「見知らぬ」イヌに噛まれたというジュール・ルーイエという一二歳の子供に麻痺性の狂犬病をうつしたらしいと非難することだろう。

それは本当か、嘘か？　率直に言えば、そのような可能性はあるだろう。ワクチン学というのは生まれたばかりの学問だった。しかし二〇世紀の知識に照らして一九世紀を判断する権利がわれわれにあるだろうか？　今日なら学者たちはパストゥールの抗狂犬病ワクチンを処方しようとする考えに対して身震いを覚えるだろう。一七九六年にジェンナー自ら「軽率な行為」を犯して、最初に見つけた牝ウシの膿から取った牛痘〔現在流布している説では、乳搾りの婦人サラ・ネームズの腕にできた牛痘の膿〕をジェイムズ・フィップスに接種したのである。こんなことをしたら現在では犯罪になるかもしれない。また、天然痘が根絶されるまで、牛痘は牝の子ウシで培養されたが、それらの子ウシはひとたび接種が終わってしまえば、伝染病にかかっていないことを確認するために死体解剖に処されただろう。

しかしながら少年ルーイエの死亡事故を想起する時には、ペテール教授〔一八二四—九三、フランスの医者〕、ロシュフォール〔一八三一—一九一三、フランスの政治家・ジャーナリスト〕および『アントランシジャン』紙〔ロシュフォールが一八八〇年に創刊し、編集主幹を務めた政治紙。***Intransigeant*** は非妥協者という意味〕が組織した非難キャンペーンのせいで、もっと多数の犠牲者が出てしまったこともかならず語っておかなければならない。グランシェ〔一八四三—一九〇七、フランスの医者〕に宛てた一八八七年四月一一日付の手紙の中で、抗狂犬病ワクチンを拒んで死んだボージョンの御者の例を挙げてパストゥールが憂慮しているのは、彼の処方に投げかけられた不信から致命的結果が引き起こされることである。

この種のことで比較を絶するのは、ロベルト・コッホが率先して行った犯罪的でひどい行動である。コッホは、微生物学分野でフランスに対抗しようとする公権力に押されて、一八九〇年におおあわてでぞんざいに作った抗結核「リンパ液」を流通させ、いきなり人体実験をした結果、複数の死者を出してしまったのである。

パストゥールの業績に関する「虚偽」を列挙した後、ミルコ・D・グルメクは次のように自問する、「伝説を取り除いた後にパストゥールの天分のなかから最終的に残るものはなんだろうか？」と。彼の出した答えは雄弁である。「もっとも重要なことがまだ残されている。けっして過つことのなかった直観、単純・強固で正当ないくつかのアイデアを追求する際に見せた粘り強さと持続的な勇気、チーム作業を非常に効果的に組織する能力――そしてとりわけ――勝ち得た成功。」それからグルメクは結論づける、パストゥールという「微生物学の指揮官《コンドッティエーレ》」がいなければ、ワクチン学がこれほど迅速に治療行為の中に組み込まれることはなかったであろう、と。[2]

かくして伝説を取り除かれたパストゥールがパストゥールとして残る。

だがそれにしてもこのような伝説というのはいったいなんだろうか？「スクープ」を探している歴史家たちの考え出したものだろうか？ 旧套を脱することができないと考えて顔を赤らめるものがいるからだろうか？ 体系的にうち立てられた批評的精神の産み出した成果だろうか？ パストゥールに関する神秘的信仰を押しつけようとする保守的な人々に対して、彼らの口封じを目的に行われる偶像破壊の試みのことだろうか？ すでに知られたデータの全体から注意深く選別をし、そこでえたものを背景から抜き出して、革命的に見えるようにする操作のことだろうか？

なるほどルーやその他の微生物学者たちは、パストゥールのスケールの大きさに圧倒されて、彼らに値するはずの後世の名誉に達することができなかったかもしれない。しかしこのような不公正を修復しようとする歴史家の務めというのは、パストゥールの業績のあら探しをしてそこに彼の欠点を見いだすことではなく、ルーたちの物語を語ることでなければならない。

第8章　革命の始まり――発酵素から自然発生まで（一八五五―一八六〇）

ところで一八五五年に三三歳だったパストゥールの状況は表面的には満ち足りて、後の成功をかいま見ることすらできなかった。彼は偉大な化学者ミチャーリヒ（一七九四―一八六三、ドイツ人）の謎をすでに解決していたではないか？　しかし彼にはまだ未来のインスピレーションはなく、自分の学問上の生涯は終わりだと思い、後はリール大学の理学部長という管理職に身を捧げようと考えていた。したがって、後に病原菌の秘密を暴くことになる人物の伝説的な生涯は、一種の深淵の底から始まるのである。

憂鬱と救済のあいだで

パストゥールは情熱的な結晶学者として、化学者たちの関心を大いに呼んでいた酒石酸、パラ酒石酸のナトリウム塩に関する研究に取り組む。なぜならこの二つの物質は分子特性が同一であるにもかかわらず、同じ光学特性を示さないからだ。つまり酒石酸塩は光を偏向させるが、パラ酒石酸塩は光に何ら影響を及ぼさない。なぜだろう？

ドイツの結晶学者ミチャーリヒ自身が観念したスフィンクスの謎というのがこれだったのである。

一八四七年、まだパストゥールはユルム通りにある高等師範学校の単なる実験助手でしかなかった時、顕微鏡を覗いて二つの結晶の内部構造を調べた。そして忍耐強い研究の果てに、酒石酸の結晶にはすべて稜の片側のひとつに微細な小面があることを発見する。それらの結晶は彼自身の表現によると、「非対称」あるいは「半面像」なのである。この光の特性によって、二つの結晶のあいだにある光学的特徴の相違を説明することが可能になる。こうして彼は空間化学、あるいは立体化学《ステレオシミ》の基礎を築いたのであり、その実践的応用物は今日無数にある。

それどころかさらに、パラ酒石酸、別名ラセミ酸はワイン樽に自然発生的に発生するが、それがまれにしか見られない。そこでパストゥールはヨーロッパ中を回り、捉えがたい酸の痕跡を追いかけて、ドイツ、オーストリア、ハンガリーと駆けめぐる。一八五三年には実験室で酒石酸をパラ酒石酸に変換させることにも成功する。これはひとつの勝利で、彼の研究業績はヨーロッパのすべての雑誌に掲載された。

パストゥールはその頃ストラスブールの理学部で教鞭をとっていた。一八四八年に学長ローランの娘マリーと結婚し、二人のあいだには五年のあいだに三人の子供が生まれた。家庭の面では彼は幸せであった。しかし科学者としてより遠くを目指したいと考え、彼の心の中には途方もない計画が兆してくる。実験室でパラ酒石酸を作り出した後、今度はそれに生命を与えようと考えたのである。

生命を創造する！　パストゥールの大それた計画は、このようにベレロフォン〔ギリシア神話でキマイラを退治した若武者〕にふさわしく、またイカロス〔ギリシャ神話で人工の羽根で空を飛んだ少年〕の夢に匹敵するくらいにあきれたものだった。一八五三年一二月七日に彼は書いている、「私は自然の最大の神秘のひとつを求めてその根源までさかのぼりたい。それを知ることは計り知れない結果をもたらすにちがいないだろう」と。

すぐに彼は謎めいた一連の実験にのめり込む。結晶学研究で教えられたように、生命は非対称の姿をして現れる。したがって、生命を創造することは、非対称を創造することだ。結晶を非対称にするために、彼は強力な磁石を活用したり、時計仕掛けを作らせて、植物を発芽時からヘリオスタッタ〔極軸方向に置かれた観測装置に向けて、太陽光を常時送るように稼動させる装置〕のように動かせる鏡で逆光の太陽光の下にさらしてみる。そのためパストゥール夫人はすこしばかり無邪気な様子で義父にこう言い放つことになる、「いつものことですが、ルイは少々度を超して自分の実験に没頭しています。彼が今年企てていることが成功でもしたら、現代にニュートンかガリレイがもう一人誕生するかもしれません」と。

だがパストゥールはやがて高みから転落するだろう。一八五三年の終わり頃、研究指導をしている化学者ジャン＝バティスト・ビヨー〔一七七四―一八六二〕が初めて彼に規律に服するよう命じてくる。彼は手紙でこう書いている、「あなたが思いついた、植物に磁力の影響を与えようという試みを、やめてもらいたいと思っています。この点ではセナルモン氏〔一八〇八―六二、フランスの物理学・鉱物学者〕も私と同意見なのです。第一にあなたは使い慣れない、成功もおぼつかない機械装置を購入するために、全部とは言わないまでも大半のお金を費やそうとしています。第二にそのためにあなたは現在まで自分が多大の成功を収めてきたし、またこれからもなすべきことがたくさん控えている実験研究の豊かな道を棄てて、確実から不確実へと走ろうとしているからです」と。

パストゥール自身は最終的に自分の夢の空虚さを悟る。一二月三〇日、彼は父親に打ち明ける、「私はすべての試みに失敗するのではないか、なにも来年の終わりまでかかるような大変な研究によって名を残す必要がないのではないかと考えると、恐ろしくてなりません。でもまだ希望を棄ててはいません。だから私が企てたことを続行するにはすこし分別を捨てる必要があります」と。

それから疑心暗鬼のつらい時期が始まる。パストゥールは、発見と成功からなる高揚の七年間を過ごした後で、彼のようなスケールの大きい研究者には最悪の苦痛である無為と対峙することになる。創造的な人間の誰もがいつか自問するように、彼は心中で自問する。自分の研究者としての生涯はこれで終わるのではないだろうか？ インスピレーションも一瞬の天の恩寵にすぎなかったのではないか？

どこをどのようにすべきかよく分からず、過労ですっかり参ってしまい、彼は憂鬱と意気消沈の状態に落ち込む。やがて彼の健康状態には心配な兆候が現れる。みんなは最悪の事態を予想し、そこで一八五四年二月一四日に義父のローラン氏は高等教育局視学総監に一通の手紙を書いている。「私の娘婿で、ストラスブール理学部の化学教授パストゥール氏は心臓の病にかかっています。だが彼はその重大さを知らないか、それを無視しているに違いありません。病気であることはかなり重大ないくつかの症状で明らかなので、彼が数年前から非常に熱心に打ち込んできた職務を一時的に停止させることが緊急に必要なのです。」

三カ月の有給休暇が即座に彼に与えられると、パストゥール一家はビヨーの助言に基づいて休暇を利用して何週間かパリに滞在する。そのことを心配した父親を安心させるため、パストゥールは漠然とした職業上の理由を考え出す。彼は書いている、「休暇はこうした任務のために例外的に与えられたので、それを健康上の理由で覆い隠さなければなりませんでした。現に私は大変健康ですが、それでも遠出や散歩で気分転換がすこし必要なことを否定はしませんでした。私はビヨー氏のところで一日に数時間だけ仕事をしています。残りの時間は夫婦二人で子供たちと一緒に散歩です。」

パストゥールに再会すると、今度はビヨーが心配して彼を医学アカデミーの友人であるレイエ教授のもとに赴かせる。優れた臨床医であったレイエはすぐに解った。彼の診断によって安心させられたので、パストゥールは再度父親の心配をなだめることができた。「レイエ氏が私に語ったことによると、私の身体はまったく健康だし、しっかりとしている。ちょっとした散歩をしたり頭脳の安逸《ファル・ニエンテ》にふければ、頭痛や胃の不調はなくなるだろう、ということでした。」

不安を和らげようとして、パストゥールは長い時間をかけてリュクサンブール公園を散歩した。その時同道したのは彼の妻、子供、そしてビヨーに対してますます大きくなる愛着を抱いたビヨーであった。すこし懐かしさもあって、パストゥールはジャン＝バティスト・デュマの講義を傾聴しに行った。そこで彼は自分の研究を思い出し、また優れた教授法をくみ取ることができた。夜になると彼は自分の学生たちに手紙を書くか、新聞を読んで政治的事件の解説を自分の父親に書き送った。秩序と市民の平和を回復させることのできた皇帝に対して芽生えた信頼がそこにはあからさまに表現されている。オスマン帝国体制を維持するためにフランスとイギリスはトルコと同盟したところであり、それについて彼はこう書いている、「皇帝に味方しなければなりません。彼はオリエントの事件をみごとに捌いてみせ、ヨーロッパの元首の中ではまったく卓越した立場に立ちました。」

その一八五四年夏の初めに、パストゥールは物思いに沈む。しかしそれには再生の芽を隠してしまうほどの深い絶望は混じっていなかった。結晶学に関する研究の最中に、ひとつの直観が彼の思いをかすめる。酒石酸塩は紛れもない発酵現象から作り出されると指摘した後、微細な菌類がこの現象の原因なのかもしれないということを彼は思いついた。その日、彼はそうと知らずに、生命の神秘にまさしく切り口を開けたのである。

一八五四年の九月、彼は新しくできたリールの理学部に教授兼学部長として任命される。ところでそのリールは、地場産業の中では発酵現象が重要な役割を担う地方の中心に位置していた。

■リールでの学部長職と発酵作用の研究

科学者としての自分の生涯が終わったと思って、パストゥールは新たな職務を甘んじて受け入れたように見える。彼は必死の思いでそれに身を投じるのだが、彼のような情熱的な研究者にとって、豊かな着想を絶やしたままでいることは絶えがたい重みを負うことと同じだ。突然奇跡が到来する！　一八五五年の夏に、リールの実業家ビゴー氏が彼を訪ねてやってくる。ビゴー氏の作る甜菜《てんさい》アルコールが酸っぱくなるのをやめない。そこでいまにも破産に陥りそうなので、この現象を研究してほしいというのである。

パストゥールにとって、それは発酵の研究に取り組むチャンスであった。一二月彼の研究が順調に開始されたので、マリー・パストゥールは義父のジャン＝ジョゼフに次のように手紙で知らせることができた。「ルイは熱心に仕事を続けています。彼はいま甜菜汁に首までつかっています。毎日毎日アルコールを作っているのです。おそらく彼の方からもう週に一回講義をしているだけだと言われたと思いますが、それで時間に大変余裕ができたので、きっと研究に多くの時間を思う存分に割けるでしょう」と。

一八五八年〔ママ。一八五七年？〕一月にはむなしい結果に終わった科学アカデミーへの立候補で中断したが、パストゥールはまた三月頃には発酵の研究に戻っている。昔から発酵の問題は奥深い謎の中心であった。

練った重い小麦粉が、パン種《ルヴァン》に触れると、どうして歯触りの良い軽いパンになるのだろうか？　足で踏みつぶしたブドウからどうしてワインが生まれるのか？　麦芽糖が酵母《ルヴュール》の作用でビールに変化するのはなぜか？　大昔から知られていたこうした現象は一度も説き明かされたことがなかったのである。

発酵作用は大部分の文明で沸騰の一種と見なされている。ヘブライ語でワイン（vine）は沸騰を意味する動詞から来ている。すべての西洋文明で発酵（fermentation）は沸騰する（fervere）という動詞に由来する。中世には錬金術師が酵母《ルヴァン》に「変化の力」を認めていたが、それでは何の説明にもならない。彼らは類比《アナロジー》によって推論して、金属に発酵作用を応用すれば、卑金属が貴金属に、鉄が金に転換させられるかもしれないと考えていた。一六世紀、パラケルススは予言的な直観を抱いて発酵作用を病気と同一視したが、実験で確かめることはなく、それは思弁の域を出なかった。

一七世紀、ルフェーヴル〔一六六九年歿、フランスの化学者〕、レムリー〔一六七七―一七四三、フランスの医学・化学者〕、シュタール〔一六六〇―一七三四、ドイツの医学・化学者〕は分解中の物体から正常な物体に伝えられる死や腐敗の現象を発酵作用の中で考えていた。それから一世紀後には、発酵作用から出てくるガスが炭酸ガスであることを科学者たちは発見している。ラヴォワジエ〔一七四三―九四、フランスの化学者〕は秤の力を借りて、ワイン発酵によって糖が炭酸ガスとアルコールに分解されること、それら両者の合計重量がもとの糖の重量に等しいことを証明している。

一九世紀になると、発酵に関しては、ベルゼリウス〔一七七九―一八四八、スウェーデンの化学者〕とユストゥス・フォン・リービヒ〔一八〇三―七三、ドイツの化学者〕という二人の国際的な学者の説が権威をもった。

ヘッセン州ダルムシュタットの男爵で生化学を確立したリービヒは、当時ミュンヘン大学の化学正教授の職にあり、ドイツ国内のすべてのアカデミーやロンドンの王立協会、さらには欧米の大部分の学会に所属していた。この大スターはすでに大衆の心をつかんでいた。彼はすでに人工ミルク〔カゼイン溶液〕や「リービヒ・ブイヨン」というコンデンスミルクを考案していた。しかし、「発酵素《フェルマン》の果たす役割を説明できずに、発酵素に運動特性を付与して記述することで満足していた。」彼の考えでは、ビール酵母や分解中の動・植物はすべてその分解作用を他の物体に伝える。したがって糖、肉、チーズ、ワインの発酵をとおして発現するのは、生でなく死の現象である。パトリス・ドゥブレが明言するように、「こうした考え方から捉えるべきなのは、リービヒは発酵素の働きを否定するのでなく、それが死の物質として解体作用をとおしてしか機能しえないと認めていることである。」[3]

もう一人のスケールの大きな学者で、スウェーデン人のベルゼリウスは、原子論の創始者だが、この問題は彼の手にもまた負えるものではなかった。この種の現象を生命原理の作用で説明する生気論の反対者で、彼は生命を化学反応の連鎖だと見なす。パストゥールの時代にも定説として認められるほどであったこの理論によれば、発酵は腐敗と同じ理由で、生命とは無関係の化学上の過程だとされた。ところである現象が理解の範囲を超えると、人はことばを考え出す。ベルゼリウスも発酵を語ろうとして、そのひとつである「触媒作用」ということばを作り出す。かくして発酵素は化学反応には何ら影響を及ぼさない「触媒」となり、これで語り尽くされたのである。

しかし生気論も何人かの信奉者を抱えている。一八三九年シュヴァンが『顕微鏡分析』の中で「酵母は菌類で、発酵の原因である」と主張する。二年後にミチャーリヒは実験で酵母が発酵に基本的な役割を果たしていることを証明するが、時代の空気に影響されて、酵母は生物として活動しているのではないと心ならずも認めなければならなかった。一八四三年にヘルムホルツは、「熱によって殺されたり無力になったりする空気中の何かとはいったい何だろう？」と自問する。それは種細胞《ジェルム》なのか、腐敗による発散物なのか？

生気論のこうした疑問は勝ち誇る思想的な壁に衝突する。それは化学反応への信仰として確立されていた。一八三九年、「ワイン発酵の謎が説き明かさる」と題された一冊の無署名パンフレットがシュヴァンの考え方を皮肉る。その著者はリービヒにほかならない。彼は自らの名にあまりふさわしからぬこうした散文を綴らざるをえなかったのかもしれない。「ビールの小球を砂糖溶液に入れると、そこから蒸留装置の働きを思わせる極微動物が生まれてくる［…］。アルコールはその尻の穴から、炭酸ガスは生殖器から発生する」等々。

どのようなドグマティズムとも無関係であったパストゥールは、新しい考え方でこの問題に接近する。ところで彼はビヨーの研究から、アミルアルコール（ジャガイモの澱粉を発酵させて作るアルコール）が偏光面を回転させるということを教えられていた。そこで彼は、非対称の分子構造からそれには有機的原因が考えられると結論を下した。微細な菌類の作用で発酵するように見えるラセミ酸が、同じように非対称を示すからである。ここで彼の結晶学の研究と発酵の研究のあいだに関連がうち立てられる。彼はこのことを二五年後のある講演で次のように強調する。「それまでの研究でえたほとんど揺るぎない論理に操られ、導かれて、私は結晶学と分子化学の研究から発酵素の研究へと移って行ったにちがいない。私は化学現象の中に非対称を導入しようという考えで躍起になっていたのだ。」

シュヴァンが冷やかされただけにすぎなかった進路へと、ミチャーリヒすらあえて進もうとする勇気を持てなかった進路へと踏み入ること、それにはなんと勇気のいることだろう！　化学の女神から痛烈な攻撃を浴び、四〇年前から死んだも同然の生気論的着想へ後戻りすることは、当時なら時代遅れ《アルカイスム》と見られるだろう。ルネ・デュボス〔一九〇一—一九八二、フランス生れのアメリカの細菌学者〕のすばらしい表現に従うなら、「一八五七年当時、発酵作用の生気論に賛成する化学者は、今日ならさしずめテレパシーの利用を勧めようとしている電話技術者の立場にほぼ匹敵する。」[4]

最初の純培養

その後は道筋が引かれる。科学アカデミーへの立候補に失敗した後リールに戻ると、パストゥールは実業家ビゴーの製造所で甜菜汁がどうして病的発酵を起こすのか探求し、次いで酸敗した牛乳の研究と取り組む。彼はそこで微細な発酵素を観察する。それはビール酵母よりも微細な小球であった。この微生物は乳酸発酵から出てきたものと信じられていたので、それまでは化学者たちの関心を惹きつけてこなかった。一八五八年〔ママ。一八五七年?〕にパストゥールはそれを分離し、石灰を含んだ砂糖溶液の中に次々と移し替える。するとその有機体はビール酵母のように増殖・発芽する。まさにそれは有機体化された、生きている新しい酵母、つまり乳酸酵母《ルヴュール・ラクティック》であった。

それはなんと卓抜な考えだったことか!「純培養」と分離することができる生きた種細胞が発酵現象の起源だと証明することによって、パストゥールはその時から新たな科学の生きた源泉の前に立つことになる。その科学は二〇年後に「微生物学」と呼ばれるだろう。何世紀も前から微生物を想像し、それについて語ったり、見つけたりしても、そこで満足してさらにその先に行こうとしなかった学者たちと、彼はなんと相違していることか!

乳酸発酵に関する研究は、長期にわたっておこなわれた発酵作用に関する一連の研究の第一歩であり、このテーマに関する業績は一八七六年まで積み重ねられていく。それらが「酢酸発酵」(一八六六)、「ワインの劣化とその原因およびワインの保存と熟成法に関する研究」(一八六六)、「食酢に関する研究」(一八六七)、「ビールとその病気、病気発生の原因、新たな発酵理論による変質防止法に関する研究」(一八七六)である。

こうした研究はその当時まで経験に支配されていたワイン、ビール、食酢産業に科学的な基盤を付与することになる。

一八五八年〔ママ。一八五七年？〕八月三日パストゥールは初めて「リール農学・科学・技術学会」を前にして乳酸発酵に関する諸研究を発表する。彼の立候補を拒絶した科学アカデミーがもったいを付けてそのことを公的に認めるのは三カ月後のことだった。うぬぼれのせいでそうせざるをえなかったのだ！

すると、リールの理学部はフランスでもっとも発展した中心大学のひとつとなる。「既得物に固執してはならない」ということをモットーとしていたパストゥールは、それで勢いづけられ、他の場所で有益な仕事をしようと考える。ところで彼が懐かしい思い出を抱いていた高等師範学校では、一八五七年九月以来理学研究科長の席が空席になっていた。すぐに彼は立候補する。ジャン＝バティスト・デュマに宛てた手紙には、その後彼が自分の使命に関して抱いていた非常に気高い理想が透けて見える。パストゥールは自分の選択の理想主義的な理由をこう説明する。

> 慎ましい立場から師範学校の運営に参加しようと考えましたのは、おそらく自らの経歴に対する関心よりも、自らの熱意と勇気を役立てたいという欲求に私が従ったからにほかなりません。経歴のことを考えていたら、即座に志願することもありえないでしょう。もしも師範学校がどのような栄光も活力も与えられないようなひ弱な人の手に託されることがお決まりでしたら、私には志願しようという気は毛頭ありません。ただ大臣閣下において師範学校が偉大で強固になるようおぼしめすなら、私は躊躇せずに立候補する覚悟ですし、それがかなえられたあかつきには、また望ましい結果をめざして私のすべての努力を傾注いたす所存です。

公教育大臣はパストゥールのリールにおける運営能力を高く評価し、一瞬たりとも躊躇しなかった。彼は一八五七年一〇月二二日に高等師範学校の管理職および理学研究科長に任命される。

自然発生に関する研究の第一歩

一八五九年にパストゥールは発酵素の起源について自問する。つまりそれは酵母のことであり、あのような重大な変化を引き起こす微細な存在のことである。飽くなき実験家として、彼は乳酸発酵素が空気から生ずることを証明する。事実沸騰させた発酵性の溶液を熱した空気に触れさせた場合は、その液体には発酵が生じない。これが「低温殺菌《パストゥーリザション》」にいたる端緒であった。

自然の成り行きとして、こうした研究は彼を自然発生という途方もない問題と取り組むよう導く。それはどのような生殖行動がなくても、どのような先在する種細胞が不在でも、もっぱら「形成力」あるいは「生長力」と呼ばれる神秘的な衝動でもって生命体がいわば産出されるという説である。

発酵が大気中に漂う微生物の作用で起こるのだとすれば、汎種論《パンスペルミスム》の図式に基づいて、腐敗中の物体上で成長する動植物も、自然発生から生じるどころか、同じ原因によると想定する方が論理的でないだろうか？　確かにパストゥールは慎重すぎるところがあったので、断定的に結論を下すことはなかった。だが衝撃的な直観に捉えられ、彼は予感していた。ここに生物学のすべての問題を解く鍵が潜んでいるのではないか、と。

ところでこの時期にルーアン博物館館長兼ルーアン医学校教授であった博物学者フェリクス・アルシメード・プーシエ（一八〇〇―一八七二）が、華々しくかつ情熱的に自然発生説を唱えていた。どのような条件や場所でもおかまいなしに、彼は死んだ有機物から微細な生き物を魔法のように孵化させる。また自らは何の証明もしていないのだが、他人から本当に自然発生があるのかと疑問を投げかけられると、自分が侮辱されているように感じる。

一八五九年二月に、プーシェはパストゥール宛に自分の宗教に改宗するようそそのかす手紙を書いている。ただしプーシェが宗教用語で語るのに対して、パストゥールは実験法の用語で返事を書く。

> したがって、このような問題で先入観をもたないでいるのは難しいので、あなたが自然発生を信じているから間違っているというのでなく、それを強固に主張しているからこそ間違いなのだと私は思っています。実験科学では、諸事実からして断定できないときでも、疑問なしですましてしまうという過ちをよく犯します。ところで私は急いで言っておきますが、私がさきほど示した実験に基づいて、あなたの論敵は浸出液中に有機体発生を引き起こす種細胞が大気中に存在すると主張しています。それでは彼らは実験結果を越え出ていることになります。彼らは単に普通の空気中には生命の条件であるような何ものかが存在していると言うべきでしょう。つまり微妙なことがらにおいては問題に予断を与えないようなぼかしたことばを用いるべきでしょう。

プーシェはこのような異端説を認めることができず、それで巨人同士の闘いが始まる。

パストゥールが自然発生の問題に挑んでいると知ると、ビヨーはかつて生命に対する磁力の影響の研究から彼を引き離そうとした時と同じように、大声で叫びを発する。「そこからは二度と出てこれないだろう」と彼はパストゥールに言ったのである。そしてパストゥールにとってもう一人の思索上の師であるデュマは、哲学者としてこう付け加えている、「私なら誰に対しても、このようなテーマにあまり長いあいだ掛かり合いにならないようにと助言したい」と。セナルモンだけがパストゥールに信頼を寄せる。今度はパストゥールは頑強に抵抗し、そこで自然発生の問題が彼の仕事になる。

異様に複雑であることで知られたこの論争に彼が飛び込もうとした時、スパランツァーニの実験以来ほぼ一世紀がたったというのに、問題は手つかずのままに残されていたのだが、それでも自然発生論者の方がプーシェの指揮のもとに優勢であった。

自分たちの考え方に自信を持っていた自然発生論者たちは、「発生」と「自然の」という二つの語は自分たちの考えと折り合わないと思ったので、いまや自らを「異形発生論者」(hétérogéniste)[5]と公言するようになる。一八五八年一二月二〇日、学士院の通信会員であったフェリックス・アルシメード・プーシェは科学アカデミーに「人工空気と酸素ガス中に自然発生的に生ずる動・植物の原基有機体に関する研究ノート」を送る。

その文章は荘重な高揚感でもって始められる。「科学の進歩に促されて何人かの博物学者たちが自然発生に関する領域を限定しようと努めているちょうどこの時期に、論争の火種になったその問題を解明しようとして、私も一連の研究を試みた。」彼はこの上なく細心の注意を払って行った実験の結果、「大気がまったくない、したがってそこにはどのような有機存在の種細胞も入りこめない環境で　いくつかの極微動物や植物を」誕生させることが証明できたと明言する。

彼はその一年後に、聖書の域にまで自ら高々と掲げようとした六七二ページからなる書物『新たな実験に基づく異形発生あるいは自然発生論』を公刊する。プーシェは優れた博物学者ではあるが実験的方法を曲解している。彼はその序文にこう書いている、「熟考の結果、自然発生は生物を繁殖させるために自然が用いる手段のひとつであることが明白になったので、私はこの現象を証明するために必要とされる手続きがどのようなものか発見しようと努めた」と。

言い換えれば、プーシェはウシの前に牛車をつけるごとく、実験よりも「熟考」を優先させているのだ！

パストゥールはそれとは異なるやり方を採用することになる。

第9章　パストゥール―プーシェ論争（一八五八―一八六四）

この新たな冒険に、パストゥールは先入見なしに乗り出す。自然発生が存在するのなら、それを証明しなければならない。存在しないなら、発酵と腐敗の第一動者《プリモム・モヴェンス》を見いださなければならない。一八五八年二月二八日彼はプーシェにこう書く、「私の意見では、この問題は手つかずのままで、どのような決定的な証拠もなく残されています。空気中に有機物を産み出す何かが存在するのでしょうか？　それは種細胞なのでしょうか？　個体でしょうか？　気体それとも流体でしょうか？　オゾンのような成分でしょうか？　こうした疑問のすべてが未解決で、実験を促しています」と。

しかしプーシェは、そんな彼の申し出を聞く耳をもたないし、すこしも譲歩する気もなかったのである。

■最初の応酬

パストゥールにとってこの問題はまったく決定的であった。後に続く彼の発酵に関する諸研究が、それに依存しているからである。ところで化学者たちはこの問題を自分たちの流儀で説いて、証拠も示さずに、発酵には発酵性物質と、酸素と接触して発酵するアルブミノイド〔硬蛋白質〕という二つの物質の協力が不可欠だと主張していた。

パストゥールはアルブミノイドが発酵素ではなく、それに養分として役立つ物質であることを証明した。したがってすべては発酵素の起源という大問題にまとめられる。発酵素は酸素と接触して自然発生してくるのか、それとも空気中のある種細胞が酸素で活性化されて生じるのか？　「このような理由により、発酵研究の現状に照らして、私は自然発生の問題をできれば解決しておくことがどうしても必要であった」と彼は結論づける。そこで彼は驚くほど巧妙な一連の実験を実現する。[6] それに対してプーシェの方では科学アカデミーを自らの「研究ノート」、「発表」、「報告」で溢れさせる。

パストゥールは先端に少量の綿花を詰めた管の中に空気を通してみた。すると綿花の栓が黒く汚れる。その栓をエーテルの中に浸して、その残留物を顕微鏡で調べてみると、芽胞《スポール》のようなものが残されている。これには繁殖力があるのだろうか？

それを調べるため、彼は浸出液を空気と一緒にフラスコに詰めて熱で殺菌し、全体をランプにあてて封をする。すると溶液に濁りは生じない。それに対して同じフラスコに先の芽胞を浸した綿花栓を入れておくと、隠花植物のようなものが生育してくる。

異形発生論者たちは、綿花が有機物なので浸出液を変質させるのに一役買ったのだと反論してくる。そこでパストゥールは栓を鉱物である石綿と取り替えて再度実験を行うと、やはり同じ結果を得ることができた。

彼のいうことを信じない者たちは、栓が空気中の何らかの微細な物質に浸されていて、それがフラスコの中に生命の要素を導き入れた、と言い返す。パストゥールは挑戦に応じる。彼はS字頸（白鳥頸）フラスコの中に発酵性の液体を入れて沸騰させ、水蒸気で空気を追い出す。フラスコが冷えると、新たな空気が吸い込まれるが、浸出液には何も生じない。種細胞はS字頸の湿ったガラス壁にとどまっているからである。しかしフラスコを傾ければ、浸出液は汚染された頸の湾曲部に接触するために混濁してくる。

これらの証明は科学界に大変な反響を呼んだ。しかしプーシェは彼の二人の右腕、ニコラ・ジョリー〔一八一二―八五〕とその弟子シャルル・ミュッセの助けを借りて反撃を用意する。ニコラ・ジョリーは自然科学の大学教授資格を持ち、医学博士、秀でた文学者で、しかもトゥールーズの生理学教授であった。彼の指導のもとでシャルル・ミュッセは、「異形発生あるいは自然発生に関する新たな実験研究」(7)と題した博士論文を準備していた。三人は声を揃えて宣言する、「異形発生あるいは自然発生によってわれわれが意味しているのは、無からの創造ということではなく、親がなくても周囲の有機物から原基的要素を引き出して、新たな有機存在を産み出すことである」と。

プーシェは自らの土俵で実験に訴え、パストゥールに挑戦する。彼はフラスコを沸騰水で満たし、それを密閉してから水銀槽に浸ける。冷却後そこに酸素と少量の炭化した干し草を加える。するとそこに菌類の形成が観察されたので、それは空気中の種細胞ではなく自然発生の結果だと見なす。(8)

自分たちの確信に基づいて、異形発生論者たちは時に突飛な主張に訴える。絶対的に厳密な条件下で実験をするために西洋カボチャの中か魚の膀胱内に空気を集めなければならない、とミュッセは主張したのではなかったか？

彼はこのように澄んだ空気の中で、時には未知の種類の芽胞が自然発生するのを確認し、そのひとつを「アスペルジリュス・プーシェッティ」〔プーシェのアスペルギルス。菌類に分類されるコウジカビのこと〕と命名する。

プーシェはフェカン〔フランス・ノルマンディー地方の英仏海峡に臨む町〕の僧院、カルナックやテーベ〔古代エジプト〕の神殿、ギーザのピラミッドで集めてきた大昔の埃を調査する。それには植物の種子や鉱物、昆虫の残骸しか見いだされなかった。そこから彼は、空気中に種細胞が存在することはめったにない、と結論づける。もしそれが大量に存在するなら、暴風の吹くときは無数の種細胞が攪拌《かくはん》されるに違いない。金をケチらないで、彼は空気検査器を作らせる。一分間に五〇〇回転するその送風ファンが浸出液の上に強力な風を吹き付けるが、浸出液は汚染されないままだ！(9)

彼はこう付け加えている、「空気中には種細胞が多量に含まれているので、どんな有機浸出液の中でも成長が可能だと、どうして言えるのか？　多量にあるとすれば分厚い、鉄のように密度の濃い霧になるだろう。ところが溶けた雪には種細胞は存在しないではないか。あなたがどこで空気を採取してきたとしても、適当な浸出液がありさえすれば空気は生命を発生させることが可能なのだ」(10)と。だから大気中の種細胞という理論体系では、繁殖力のある圏域とそうでない圏域があることを認めざるをえないのだ。

それについてパストゥールが答える、「種細胞を運んでくるのは最初の降雪だが、プーシェ氏はそれを採ってきたのだろうか、それとも二番目に降った雪だろうか？」と。ところでこの論拠は重大である。自然発生があるなら、どこであっても変わらずに発生が生じなければならない。したがってまた実験でなければ決着がつかない。

パストゥールは先細の頸をした複数のフラスコにビール酵母入りの水を入れて殺菌し、それらをエナメル工用のランプで密封する。その後いったんフラスコの頸を壊し、再びそれを熔封によって閉じてから、さまざまの場所の空気がどのような結果をもたらすのかを研究しようというのである。一八六〇年の初頭に彼はパリ天文台の地下室のなかまで行って空気を採取する。そこはあまり人が訪れないため、空気が澱んでいる。培養ブイヨンを入れた一〇個のフラスコが開かれて、その後すぐに再び封をされる。すると一個だけが濁りを生じる。しかし同じ天文台の中庭で一一個のフラスコに対して同じ実験をしてみると、すべてに有機体の発生が見られる。したがって大気中には種細胞の密度が濃い地域と薄い地域が存在することになる。

自然発生の問題にパストゥールは熱中する。一八六〇年六月六日、彼は父親宛にこう書いている。「これは非常に広大なテーマなので、私にはいわば有り余るほどの実験のアイデアがあります。私は二人の博物学者、一人はルーアンのプーシェ氏、もう一人はトゥールーズのジョリー氏から、しょっちゅう反論を受けます。しかし彼らに答えることで時間を失いたくはありません。彼らには言いたいことを言わせておけばいいのです。私には私の真理があります。彼らは実験のすべを知らないのです。」

彼は実際には異形発生論者の批判に大いに刺激される。それである時気球で空高く昇り、非常に高いところの空気は種細胞で汚染されていないことを証明しようと考える。しかし技術的な困難から、アルプスの氷河メール・ド・グラースで我慢しなければならない。このように科学研究はスポーツ的な快挙をも伴うことになる。

頂上攻撃へ

パストゥールは、アルプスを何度も縦横に歩いた経験をもつ、疲れを知らない健脚家のシャピュイという友人を、できれば自分の企てに参加させようと望んだ。その友人が同道することができないとわかって、彼は自らの未練を一八六〇年八月一〇日の手紙に書いているが、そこには研究の目的も詳しく述べられている。「あなたが今年はアルプスに行けないのではないかと、私は手紙を読んで心配になりました。私が山でしようとしている実験は非常に簡単です。ただ研究室から離れるのですべてが込み入ってきますが。それに私が期待していたのは、旅の案内をしてもらうという喜びだけではなく、あなたが科学に対してもっている愛着からちょっとした準備の役目も熱心につとめてもらえるのではないかということでした。人里からもさまざまの植生からも離れた高地の空気に関してこのような実験をすることで、私はいわゆる自然発生についての研究を終結させることができるでしょう。そのことについて、私はもう執筆を開始しているのです。」

パストゥールはたった一人貧弱な装備で出発する。その装備で大丈夫なのか旅のあいだ気がかりになる。彼の荷物の中にはビール酵母の浸出液が入った、殺菌された七三個のフラスコがあった。しかしアルプスに着く前に、故郷の空気に引き寄せられ、アルボワ［スイス国境沿いフランシュ＝コンテ地方ジュラ県にある町］で足を止める。父親の皮なめし工場に近い、ベルジェール山に向かう古い街道沿いで、唖然としているブドウ栽培人たちを前にして、二〇個のフラスコの口を開ける。彼の幼な友達であったジュール・ヴェルセルは小道具を不思議がった。それで興味深く見つめているアルボワの人たちに対して、人の良い友人はこう言い放つ、「どうもこうもないよ。彼にはそれが面白いんだから！」

この牧歌的な場所では、二〇個のうち五個のフラスコだけが汚濁する。パストゥールは続いてサラン〔上記アルボワの東一〇キロにある温泉地〕に赴いて、プペ山の高地に上る。そこは標高八五〇メートルで、また二〇個のフラスコを開くと、そのうちの五個が汚濁する。

九月二〇日、彼はシャモニー〔アルプスの麓にあって、登山やスキーの冬季スポーツの基地として有名〕に赴く。ガイドを捜し始めるとともに、すでにモン・ブランのアタックに出発したと思っている父を急いで安心させようとしている。「私の山登りについては何の心配もいりません。私はモン・ブランの頂上には行きません。簡単に行ける高地のいくつかに上るだけです。すっかり用意のできた一一〇個のフラスコを持っていきます。私はこの実験に生理学で受けた賞金の残りを使うつもりです。でも見ていてください、いずれどういうことか教えてあげますが、もうすぐやってくる年の初めに私は金持ちになりますよ。」

翌日には、彼はガイドに先導されて出発する。行く先はモンタンヴェール。ラバの背中には三三個のフラスコが入ったケースが積まれていた。パストゥールはケースが虚空に転落していかないように押さえて、急な崖に沿って歩む。目的地に着くと、作業に取りかかる。突然研究者たちの悩みの種である砂嵐がやってくる。彼がフラスコの頸を熔封しようとしても、それに「エオリパイル式〔蒸気で回転する装置〕・アルコールランプ」の炎をうまく差し向けることができない。風が炎を四方八方へと揺らすし、太陽光にまぎれるのと、氷河の照り返しとで炎は見えない。失敗である。フラスコは口を開けたままモンタンヴェールの宿に再び持ち込まれ、そこでまもなく変質する。

幸いにもシャモニーには一人のブリキ職人がいた。必要に応じてランプに加工が施され、作業が再開される。二〇個のフラスコが開かれそして型どおりに閉じられる。そのうちの一九個には生き物の発生は生じない。はたして、高地の空気中には種細胞はまばらにしか存在しない。[11]

これらの研究はまもなく科学アカデミーによって公式に認められる。一八六二年六月科学アカデミーは、アロンベール賞の自然科学部門のために、「いわゆる自然発生の問題に対して完璧な実験によって新たな光をあてるよう試みること」という研究テーマを設定する。パストゥールはこの機会をとらえて『空気中に存在する有機粒子に関する報告論文。自然発生理論の検討』を提出する。賞は満場一致で彼に与えられる。

一八六三年春、彼は新たな実験を行う。論敵から、彼が使用した培養ブイヨンは沸騰で変質したのかもしれないと指摘され、挑戦に応じたのである。クロード・ベルナールの監視のもと、血液、尿、牛乳のようにきわめて腐敗しやすいものを新鮮なうちに直接採取し、それを殺菌したフラスコに閉じこめ、三〇度にした恒温器に入れておく。すると数日たっても汚染は発生しないことが確かめられる。[12]

しかしながらプーシエ、ジョリー、ミュッセのトリオは仕返しを準備する。プーシエもアロンベール賞をほしくてたまらず、委員会のメンバーにおもねったが、それも無駄に終わり、パストゥールの勝利に自らやけどをしたように感じる。落胆で身動きができず、賞が「あらかじめ決まっていた」とか、自分は「唖然とするような陰謀」の犠牲者だ、と公言する。ジョリーに宛てた手紙ではこう書いている、「大胆にも世論に挑戦して、あなたの実験で明白に否定されてしまうような、パストゥール氏の滑稽な実験に賞が与えられてしまうとは[…]、私はまったく想像もしませんでした。これは屈辱です[…]。すぐにも死を賭した闘いを開始しましょう。」

そこで異形発生論者たちは自分たちの武器でパストゥールを粉砕しようと決心し、キャンペーンを再開して、高山の空気をすこし刺激しようとした。

プーシェは才気に富んだ人物である。彼はジョリー宛の味のある手紙で、パストゥールのことを「フラメル〔一三三〇頃―一四一八、フランスの錬金術師）二世」とか「パラケルスス二世」という異名でおもしろおかしく語る。そして博学な引用をちりばめた文体で、そこにユーモアと雄弁を交えて、パストゥールに対して憤りを投げつけている。

一八六二年一〇月六日

謹啓

パストゥールの実験に対する貴殿の勇気ある否認と、あの小男のパラケルスス二世に対する私の返答を見れば（私は彼に恨みを抱いています。なぜならあの小男が講義の中でわれわれを無知扱いしているからです。だからこのような名で呼ぶことのできる輩は同じ穴のむじなだと彼に証明してやろうと、私はしきりに考えています）、誰もがあのパラケルススの残り滓をあえて称賛しようと思いますまい。残り滓と申しますのも、比類なきいかさま師として、彼は自分の半ズボンのひもがガレノスやアリストテレス以上の知恵を隠していると思っているかもしれませんが、それでも彼にはボンバストス・テオフラストス・パラケルススのような才知はないからです。

一八六二年一〇月二一日

敬愛する友よ、私は自分の実験室を見直しました。そして、われわれの聖なる立場を擁護するために、そこに旗を高く掲げるつもりです。

あなたはけっして諦めませんね！　私もそのつもりです！　私が許せないのは、彼が私と同じようにカルパントラかドンフォールかに生まれた学者で、才能よりも偶然のせいでパリに上ってきたのに、私に対して大貴族のように振る舞っていることです。

パストゥール氏はわれわれを化学クラブにおける講義で無知扱いしました。彼には手厳しいやり方で侮辱を蒙らせてやります。彼に比べたらわれわれにはアンタイオス〔ギリシア神話の剛腕者〕の力があると思います。そこで私は異形発生の岩の重みで彼の息の根を止めるまで、彼を逃しはしません。」[13]

一八六三年八月にプーシェ、ミュッセ、ジョリーはエトナ山の、それからピレネー山脈の攻略に出発する。彼らはどのような試練にも屈しない信念をもって装備を整え、殺菌した干し草の浸出液で満たしたフラスコを携えていった。[14]空気の無菌状態や汚染の度合いがどうであろうと、彼らはそこで生命を誕生させようと断固決心していた。彼らはピレネーのヴナスク峠を越えると、高度二〇八三メートルのところで止まり、万全の注意を払って最初のフラスコを開口する準備にとりかかる。珍しい旅行者に興味を惹かれてシャモワ〔偶蹄目ウシ科に属する、ヤギに似た高山生動物〕狩りの猟師たちが彼らを遠巻きにしていた。ガイドたちも離れて見守る。いかなる埃からも一連の操作がゆがめられないようにしなければならない。

疑問はすべて解消されなければならない。もっと高いところに、パストゥールよりもさらに高いところに赴く必要がある。彼らはパストゥールよりも一〇〇〇メートルも高くまで上った！　称賛に値する勇気と科学に対する抗しがたい愛でもって、彼らは山頂の夜の冷気をものともせず、昼には岩山のあいだを通り抜けていく。やがて彼らはマラデッタ氷河の麓の高度三〇〇〇メートル地点に達する。四個のフラスコが正当な所定の手続きに従って開かれ、それから再び閉じられる。

帰り道でジョリーは足を踏み外した。ガイドの助けがなければクレヴァスの底で生涯を終えてしまうところであった。しかしながらリュションにいったん無事着いて、フラスコが変質していることを確認した時には、なんたる慰めが与えられたことか。プーシェはこう言い放つ、「結局マラデッタの空気であれ、それから一般的に高山の空気であれ、この上なく腐敗的な性質を持った液体に何らかの変質をもたらすには不都合はない。したがって異形発生、つまり親なしでも、周囲の有機物質によって新たな存在が発生することは、われわれにはひとつの現実なのだ」と。
両派の資料が整ったところで、問題に決着をつけるのは科学アカデミーの役割となる。

アカデミーの裁決

彼らのこうした実験はパストゥールとアカデミーに疑念を生じさせる。プーシェ、ジョリー、ミュッセの報告を読んだ後で行われた討論の中で、[15]パストゥールはまず始めに彼らにモデルとして役だったことを喜ぶ。これが彼の論敵にとっては絶頂だった。彼はこう言う、「これらの実験は、私自身が一八六〇年九月にメール・ド・グラース、ジュラ山やその最初の高台の麓で実施した実験に、あらゆる点で似ています。彼らのような有能な博物学者が、モン・ブランやジュラの高地で私が行ったことをやってみようと、労苦を厭わないでランクリューズやマラデッタに赴いたこと、それから彼らがはっきりと言明しているように、私にならってガイドを遠ざけ、彼らの衣服の影響を避けようとしたことを……うれしく思っております」と。これは挨拶にすぎなかった。

続いてパストゥールは異形発生論者たちの方法を批判し、意味のある結果を得るには採取した数が少なすぎると断じる。彼らはランクリューズでは四個、マラデッタでも別の四個のフラスコしか口を開けなかった。ところで種細胞の存在密度はどこでも一定というわけにはいかない。彼は続けて語る、「私はジュラ山中で二〇個のフラスコの口を開け、そのうち五個が有機物の発生を示した。ところで私がプーシェ、ジョリー、ミュッセの三氏のように四個しか開かないという過ちを犯したと仮定してほしい。生物発生を示した五個のうちの四個に私がたまたま当たったとすれば、私はジュラの空気はいつも繁殖力に富んでいると考えざるをえなかっただろう……。」議論は回りくどくなる。だがパストゥールはこう結論する「私に対置された結果は逆に私の考えを確認している」と。

それはあんまりではないか！　一一月二一日プーシェはペンに毒をにじませて、ジョリーに一通の手紙をしたためる。そこにはある種の誇大妄想と現実の被害妄想が現れている。

> 私の憤りは頂点に達しました。まったくあのパラケルスス二世ほど極端に破廉恥を推し進めた例を私は知りません。なんということでしょうか、われわれの実験が彼の実験を確証するにいたるなんて！　こんな図太さと破廉恥さを持てるとはまったくもって誰にも想像できません。
>
> 断固たる返答をしなければなりません、それも三人そろって。私はあなたの意見に賛成です。
>
> フレデリックがヴォルテールに対してフレロン〔一七一九—七六、フランスの評論家〕にかかわりすぎだと咎めた時、不滅の哲学者は彼にこう答えています、「彼に唾を吐きかけようとする以外に、私は彼のことをちっとも気にかけていません。二人で、ニコラ・フラメル〔一三三〇頃—一四一八、前記フレロンが擬された（？）一四世紀の錬金術師〕をやっつけることに専念しましょう」と。
>
> 若く、気高い友よ、われわれに勇気と力を与えてください。なぜならわれわれはまさしく迫害の危機の渦中にあるからです。
>
> こうしたことの中で私にはたったひとつ心慰むことがあります。それはあなたが大きく育ってきてくれたこと、それからわれわれ三人の名がこの科学の偉大な闘いの中で今後分かちがたく結ばれていくのを目にすることができたからです。この闘いの中で、われわれは三人だけの力でおよそ四年前から、地球上もっとも有名な科学者団体に固唾をのませているのです。
>
> みんながわれわれをやっつけようとしています。それは間違いありません［…］。ひとりの人間なら息の根を止めることができます。しかし三人一緒となると、それは難しい……。

ジョリーとミュッセはアカデミーに裁定委員会の任命を要求する。パストゥールもこの求めを支持したので、一八六四年一月に委員会が組織される。フルーラン〔一七九四―一八六七、フランスの生理学者〕、デュマ、ブロンニアール〔一八〇一―七六、フランスの植物学者〕、ミルヌ＝エドヴァール、バラール〔一八〇二―七六、フランスの化学者〕からなる委員会は三月に召集される予定であった。(16) しかし異形発生論者の三人組は、不可解にも凍結を訴えて、逃亡しようとする。彼らが言うには、「南フランスでも春にはしばしば零下数度まで下がる。このような気候の中で実験を行うことは、われわれのえた結果を危ういものにし、おそらく何ももたらさないかもしれない。まして、三月一日から一四日のあいだにパリで凍結が起こらないと、誰がわれわれに保証してくれると言うのか？」と。パストゥールは反論する、「私は大変驚いている。恒温器の助けを借りれば、彼らの望む温度に上げることはたやすいのに。」

　異形発生論者たちは六月に再び呼び出される。今度は彼らは呼びかけに答え、一連の実験をすべてやると申し出る。しかしインチキではないか。アカデミーはすでに満場一致でアロンベール賞をパストゥールに与え、大気中における種細胞の散在という原則を公式に認めてしまったのだから。アカデミーにはすでに決まったことを撤回することができないので、たったひとつの実験だけで証明をするよう異形発生の三人組に命じるのだ。不当で、独断的な決定ではないか。たったひとつの実験では実験法の基本原理に則った証明は何ひとつなされない。これでは教条主義的精神の方が科学的精神に勝ったことにならないか？　プーシェとミュッセは引きこもり、ジョリーは医学部に抗議の演説をしに行く。悲しい報復であった。

　しかしながら、プーシェは事実で過っているにしても、行動のうえでは正しい。パストゥールが抵抗力の弱い酵母の浸出液を使用したのに対して、プーシェのほうは殺菌しがたい干し草のブイヨンを使用した。それだと芽胞は空気がなくて無力化しているだけである。パストゥール自身が芽胞は熱に対して種類によって異なった抵抗を示すと明らかにするのは、それからやっと一四年たってからのことである。したがってマラデッタの麓で行われた実験結果はまったく夢の中の出来事ということではなかったのである。そしてアカデミーが厳密であろうとして二人の敵対者に天文台の地下室と中庭で実験を行うよう求めたとしたら、両者は論戦で対等の立場に立てたであろうし、パストゥールの勝利も数カ月あるいは数年先に延びたかもしれないのである。

　プーシェは窮余の一策としてパストゥールに対するプレス・キャンペーンを組織し、日刊紙『オピニヨン・ナショナル』に献身的な代弁者を見いだす。科学欄担当のヴィクトール・ムーニエ〔一八一七—一九〇三、フランスのジャーナリスト〕はパストゥールの理論体系に鋭い矢を何本か打ち込んだ後、自らを裁定者と任じて科学アカデミーを激しく非難する。「アカデミーがもみ消そうと望んだ訴訟を大衆の面前に持ち出すことは、多数の科学者の名において、この隷属状態に対して抗議することであった。老人や坊主に率いられた集団に彼らがいいように引き回されている。」議論は正々堂々と闘わせられる。しかしながらプーシェと違って、被告とされたパストゥールに対して、国庫金を無駄遣いしたとまで非難される個人攻撃には、中傷の臭いがふんぷんとする。「パストゥール氏はすでにジェケール賞を獲得していたではなかったか？　それは自然発生のために与えられた賞なのか？　これではアカデミーはメール・ド・グラースへの旅費を支払ったことにならないか？　噂では合計一万五〇〇〇フランにもなるというが。」

　急所をつかれたパストゥールは即座に編集長のゲルーに答弁する。「私の願いはあなたのところのご立派な記者と生理化学の問題点について論争することを避けたいということなのです。ただ私はここでとりあげた記事についてどうしても言っておきたいことがあります。それは虚偽のほのめかしで、表面的には取るに足らないのですが、しかし人を中傷するには効き目があることです〔…〕。科学アカデミーがモンタンヴェールにおける私の実験の諸費用を出したというのはまったく事実に反します。こうした人を懐柔する金の計算にあなたの記者は関心がおありのようなので、私は付け加えておきますが、彼が弁護している教授たちの実験費用は、彼らが教壇に立っている機構の予算に計上されますし、私はむしろそのことについては喜んでいます。それに対して大学で私は管理職の地位についているので、私の個人的な研究の費用は完全に私の負担になります。私の実験室にはどんなに些細な値打ちのものであっても、私の排他的私有物でないようなものはひとつとしてありません。」

ゲルーはムーニエを傷つけると判断してこの返答をそのまま公表することを拒否し、パストゥールに修正を申し入れる。そこで彼は、幾分気取りを交えて、自分にふさわしくないと判断した一騎打ちを諦める。「私はあなたのご意見に感謝し、あまりにも過激な表現だけでなく、この手紙そのものも伏せたいと思います。そしてあなたのところの記者が手紙のことをすでに知っていたなら、私は彼にお詫びをしたいとも考えています。私は真理の探究者という私の役割を逸脱してしまいました。科学者は一〇〇年先に人から言われることを気にかけなければならないのであって、現在の非難やお世辞はそれに当たりません。」

一八七二年、ルーアン自然博物館の理事会は最近亡くなったばかりのプーシェの胸像で回廊を飾ることに決定した。そこでパストゥールはこの機会に優越感を交えた心の広さを示して、博物館の館長に手紙を書く。「自然博物館の一階に、その創立者で館長を務められたプーシェ氏をたたえる大理石像建立のために公開募金をするとのお知らせをいただき感謝いたします。私は喜んで二〇フランの募金をいたしますので、募金者リストに私の名前を記していただくようお願い申し上げます。良心的な学者というのは、優れた役に立つ事跡のために万人の感謝に値するのみならず、犯した過ちにいたるまですべての人々の尊敬を受ける権利がございます。」

いわゆる自然発生に関するこの問題は生命の起源問題と一体になっていたので、論争に大衆が熱狂したとしても驚くべきことではない。

サロンの征服

この問題に対する関心の高まりは一八六〇年にさかのぼる。この年、日刊紙『祖国』*La patrie* はパストゥールの研究に有頂天になる。「パストゥール氏は巧妙なやり方で――天才的なやり方でと言うべきかもしれないが――これらの原子《アトム》が、予測通り、紛れもない有機粒子であると証明した。」

しかし数日後にヴィクトール・ムーニエは日刊紙『世紀』*Le siècle* の「科学時評」欄でパストゥールの研究をすでに批判している。「パストゥール氏は化学者なので、われわれが関係する生理学研究には不適であり、他分野の研究によって築き上げた自らの評判を台無しにしかねない。しかし彼が始めたばかりの研究を続行する必要があるのなら、自分のために顕微鏡観察家と論理学者の協力を確保しておかなければならないだろう。」

この頃のパストゥールは、自然発生に関する自分の研究がいまだ科学界の認知を得ていなかったので、この発言に含まれた毒に憤慨したようである。そのことはマリー・パストゥールが義父に書いた手紙に表れている。「ではお父様は噂になった『世紀』紙の記事をご覧になったのですね。お父様がわれわれと同様それに気をもむことがないのを見て、わたしたちは喜んでいます。時間がたてば誰が間違っているか、正しいのか分かってきます。それに対してこのようなことを理解できる人たちは皆わたしたちの化学者のほうが正しいと言ってくれますし、それだけでも大したことです。」

四年後の一八六四年四月七日、大衆に対する夜間講演を開始したばかりのソルボンヌで、階段教室の黒山の人だかりを前に、パストゥールは意気揚々としたパフォーマンスを行う。[17] 群衆は廊下にもあふれ出し、階段席では人がひしめき合っていた。聴衆の中には名望家の姿が見分けられた。当時公教育大臣であったヴィクトール・デュリュイ〔一八一一―九四〕、アレクサンドル・デュマ・ペール〔一八〇二―七〇、フランスの作家〕、ジョルジュ・サンド〔一八〇四―七六、フランスの作家〕、皇帝の従妹で、自分のサロンを科学者と文人の会合の場にしていたマチルド皇女〔一八二〇―一九〇四〕らであった。

非常に確信に満ちた雄弁によって、演説家パストゥールはいわゆる自然発生の理論体系をふるいにかけ、聴衆を極微動物の未知の世界に案内する。それから長頸フラスコを取り出し、自分の実験を説明して、聴衆を魅了する。

ここに有機物の入った、蒸留水のように完全に透明な、しかもきわめて変質しやすい浸出液がございます。これは本日用意したものです。明日になればはやくもそれには極微動物、小型浸滴虫類、あるいは黴の小片が生じます。

この有機物の浸出液をこのようにいくらか頸長のフラスコに入れてみます。私がこの液体を沸騰させ、その後それを冷やしたと仮定してください。数日後には、この液体の中に黴や浸滴虫類のような極微動物が育ってきます。液体を沸騰させることによって、私は先に液体の中や瓶の内側に存在している可能性のあった種細胞は破壊されましたね。しかし、この浸出液が空気と再び接触しているので、それはすべての浸出液と同じように変化を来すのです。

さて私はこの実験をもう一度やってみますが、今度は液体を沸騰させる前に、フラスコの頸をエナメル工用ランプで引き伸ばして先細にし、ただし先端は口を開いたままにしておいたと仮定してみてください。そうしてから、フラスコの液体を沸騰させ、それからそのまま冷やします。ところでこの第二のフラスコの液体は二日たっても、[…]それどころか三年、四年たってもまったく変化することはありません。この二つのガラス容器のあいだにはどんな違いがあるのでしょうか？　フラスコには両方とも同一の液体が入って、空気を閉じこめていますし、また口が開いていています。それなのに一方が変化を起こし、他方が変わらないというのはいったいどういうことなのでしょうか？　たったひとつ相違があります、いいですか。こちらのフラスコでは大気中に浮遊している埃が瓶の頸をとおって落ちてきて、液体と接触します。そこで埃は必要な養分をえて成長するのです。こっちの方では逆に、大気中の埃がこのフラスコの中に侵入することが不可能か、すくなくとも困難なのです。

自然発生の問題はやがてサロンを揺り動かす。人々は考える、どのようなものも種細胞に由来しているとすれば、最初の種細胞の起源はなんだろうか？　この問題は何度となく議論され、パストゥールをいらだたせる。最初の起源は科学に関わる問題ではない、と彼は答える。もっぱら科学者の関心の対象となるのは二次的な原因について、現象について、どのようなことが証明できるのかということだけである。起源に関する壮大な神秘については、彼の語る「孤独な瞑想者の永遠の主題」に属する。

こうした彼の考えに神の存在の正当化を見るものがいたが、彼を無神論者と非難するものもあった。新聞記者たちが燠火をかき立てる。科学雑誌『コスモス』*Cosmos des Mondes* の創立者で、後に「腐敗槽」〔後出、四九九ページ〕を考案するモワニョ神父〔一八〇四—八四、フランスの司祭・学者〕が種細胞の先在説は無信仰者や無神論者を回心させることができると主張するのに対して、自然発生論の熱烈な信奉者であるエドモン・アブー〔一八二八—八五、フランスの作家〕は自然が独力で象、鯨を創造できるのに、どうして人間をも創造できないことがあろうかと主張する。それから彼は、「パストゥール氏はソルボンヌで説教をして、称賛の拍手を一斉に浴び、きっと天使たちを喜ばせたにちがいない」と記す。いらいらしたパストゥールは素っ気なく切って棄てる。「ここでは、哲学、無神論、唯物論、唯心論は関係ない。私は学者として、そんなことはどうでもよい、と付け加えることも可能だ。これは事実に関する問題（自然発生に関する問題）である。私はこの問題に何の先入見もなしに取り組み、実験結果が命ずるなら自然発生が存在すると自ら公言する心づもりがあったし、それと同様自然発生を肯定している人たちはきっと目が見えないのだと今では言いたい。」(18)

パストゥールは種細胞の先在性に関する問題を華々しく解いて見せた。確かに彼の考えは古代思想の流れの後塵を拝するもので、彼の実験だけが天才を印づけるのではない。だがまったくの天才というのは幻視者のことである。種細胞の散在、発酵、腐敗という諸現象の中に、彼は伝染病の原因を見た。他の人々もそのことを思い付いている。しかしそのうちの誰一人として、それまでそのことを証明しようと試みたものはいなかったのである。

一八六二年以降、パストゥールは彼の壮大な意図を何人かの人物に告げている。皇帝の副官であったファヴェ大佐宛の一八六二年二月二七日付の手紙で、彼はこう明言している。「閣下に申し上げますが、これらの（自然発生に関する）研究は、私が数年前から発酵という不思議な現象に関して行ってきた研究にとってやむをえない後退でしかありませんでした。その発酵現象は生命現象に非常に近い現象であり、死や病気、とりわけ伝染病よりも生命現象によく似ています。私はこうした好もしい研究からまったく離れたところに来てしまいました。」

公教育大臣宛には一八六二年四月にこう書く、「そこで大臣閣下、こうした研究の領域を踏破することはなんと遠大でまた有益であることか、感じ取っていただけると存じます。動植物のさまざまの病気と大いに関係するこれらの研究は、またまったく望ましい道に確実に第一歩を踏みしめたことになります。なぜならその道は腐敗と伝染を引き起こす病気についての非常に重要な研究へと通じているからです」と。

一八六三年三月パストゥールと数人のアカデミー会員はチュイルリー宮に迎え入れられる。ナポレオン三世が彼の立派な研究を称えた。すると彼は皇帝に答える。「私の抱いている大それた願いは、腐敗と伝染を引き起こす病気の原因を突き止めることに尽きます。」

同じ頃に彼はファヴェ大佐に明言している、「私の考えを応用できる範囲はまことに広大だと思います。どうかそれが幻影に終わりませんように。私は腐敗の病に関する大きな謎に取り組もうと決心しています。私はそれが困難で危険であると思っていますが、それでも私の思いはそこから離れません。」と。

さしあたりパストゥールは病気を攻撃しに赴くが、それはワインとカイコの病気であった。そうすることで、彼は自らの天分を国民の富を増大させるために役立てることになる。

第10章　酢、ワイン、ビールの微生物〔一八六一—一八六六〕

大気中における種細胞の散在に関する研究はパストゥールの精神の中では発酵に関する研究の一段階にすぎなかった。彼はその後発酵現象が化学反応ではなしに微生物によることを知る。はやくも一八五七年から培地選定による純培養技術を完成させ、それで彼にはやがてどのような種類の発酵でも調整可能になる。そして食酢業者とブドウ栽培者が最初にそれを活用することになるのである。

パストゥールと食酢製造業者

当時のパストゥールの先駆的観察は無数にあった。その時まで孤独な研究者であった彼は、いまや高等師範学校で、教授資格をもった助手ローラン〔一八三六—一九〇六〕とエミール・デュクロー〔一八四〇—一九〇四、フランスの生化学者〕、そして情熱的な小数の弟子たちの助けを得て研究にはげむ。一八六〇年頃、ちょうど彼が自然発生の理論を粉砕した頃、彼はまた生命の法則に関する紋切り型の観念を覆すような発見をする。ラヴォワジエの研究以来、人々は生命には酸素が必要だと信じていた。ところがいくつかの微生物を観察すると、必ずしもそうでない例が認められたのである。

発酵研究の最中の一八六〇年に、パストゥールは酪酸発酵の正体を突き止めた。それは動物的性質をもった動く桿状体で、それに彼は「ビブリオン」〔「ビブリオ」のフランス語名で、現在は細菌の属名。動き回るものという意味〕という名を付与する。顕微鏡に目を釘付けにしていると、彼の注意は奇妙な現象に惹きつけられる。他の微生物と違って、このビブリオは発酵している液体の滴の周縁では動きをまったく奪われているのだが、その中心では活発な動きをやめない。それらは空気を避けているように見え、この印象は彼が酸素を流して酪酸発酵を停止させた時に確信に変わる。反対に、炭酸ガスを流した時には、酪酸発酵が刺激されて活発になったからである。

高等師範学校のギリシア語教授だったシャサン〔一八二七―八八、フランスの文学研究者〕の助けを借りて、パストゥールは二つの語を作り出している。一方は酸素が必要な生命形態を指して、「好気性」(aérobie)、他方は酸素を忌み嫌う生命形態で、「嫌気性」(anaérobie)である。[19] かくして好気性と嫌気性の二種類の微生物が存在することになる。

ひとつの謎が残されたままである。嫌気性ビブリオは酸素がなくてどうして成長するのだろうか? 彼は直観から答えを出すが、それはまもなく実験で検証される。ある微生物は液体中の酸素を吸収すると死んでしまい、容器の底へ落下していく。それに対して別の好気性の微生物は液体の表面で繁殖し、一種の保護層を形成する。その層に守られて生き残った嫌気性の微生物が増殖可能になる。このような現象は単に酪酸発酵だけでなく、別の種類の発酵や腐敗自体にも関係している。一見すると何の有用性もないように見えるこの発見から、微生物学者たちは感染症の理解にとって決定的に重要な教えをやがて引き出してくることになろう。それに対して、食酢を産み出す酢酸発酵についてのパストゥールの研究は、ただちに実際的な影響をもたらす。

ドイツの化学者リービヒがアルコールの酢化に関する純粋に化学的な理論を確立した頃、食酢製造業者たちは、不確実、緩慢、不経済ということばで表される、経験的な方法にしたがって仕事をこなしていた。パストゥール以前には二種類の食酢製造法しかなかった。

そのひとつは「オルレアン式」という名によって知られ、ロワレ県、サルト県でとくに利用され、もっぱらワインに適用されたものである。樽の中に一〇〇リットルの酢と一〇リットルのワインを入れると、その混合液が二カ月後に酢に変わる。その後毎週酢を一〇リットルずつ抜き取って、その代わり一〇リットルのワインを加えていくのである。

第二の方法は「ブナのおが屑式」あるいは「ドイツ式」という名で知られていた。これは穴を開けて二重底にした樽の中におが屑を敷き、その上に作酢用に用意したすこしアルコール化した液体を一滴一滴垂らしていき、酢を取り出すやり方である。きわめておおざっぱなこのやり方は、ビールやワインには適用できず、粗悪な酢ができるだけであった。[20]

ワイン酢の値段はおが屑式で作られたアルコール酢の倍も高値であった。しかもワイン酢製造には多くの困難があった。ワイン酢製造はワインの値段に依存するし、六週間にわたる製造期間中は中断もできず、それに何より寄生微生物の攻撃に弱い製品しかできなかったのである。この寄生微生物は酢線虫と言い、パストゥールはこのことをよく承知しており、またレーウェンフックやジョブロもすでにそれを一七、一八世紀に観察していた。

この酢線虫は酢の中に普通に存在しており、オルレアン式はその増殖に向いていて、驚くほど増殖を示す。それでミコデルマ・アセティ、つまりパストゥールが発見したばかりの酢酵母と競合になり、酢を傷める。[21] この酵母の発見はリービヒの化学理論を今一度覆すもので、そのおかげでパストゥールは酢酸発酵の奥深い性質をやがて見抜くことになる。[22]

ミコデルマ・アセティは植物性の微生物で、大気中に存在し、中央ですこしくびれた節が数珠のようにつながっている。直径は一〇〇〇分の一ミリで、突飛な性質と、驚異的な繁殖力を持つ。それぞれの節が分裂して新しい二つの小球が生まれ、それらが大きくなるとまた分裂する。その結果わずか一平方メートルの表面積でも三〇〇〇億個で覆われることになる。しかもこの三〇〇〇億個の重さは一グラムもない。一グラムで五日間に一〇リットルものアルコールを酢に変えることができるのだ！　なぜならミコデルマは驚くべき貪食で、それぞれが自己の重さの二〇〇〇倍以上にものぼる大量の養分を吸収できるからである。

それではミコデルマを脅かし、酢の製造を危うくさせる酢線虫にどのように対処したらいいのだろうか？　パストゥールは、純培養法によって、健康な細胞を分離し、それをばらまいて規則的で、上質な食酢化を引き起こすことができたのである。それまで食酢産業はその時々の情況や、偶然の幸運、経験上の勘が頼りであった。日常の不安から解放されて、食酢業者たちは以後容易で確実な製造法と、計り知れない富の源泉を手にすることになる。パストゥールがこの方法を科学アカデミーの席において非常に明快に披露したので、食酢業者はそれを実用に役立てることが可能だった。

> 私は先のやり方で得た酢酸二％入りの普通の水を用意し、その表面にミコデルマ・アセティ、つまり酢の華をばらまきます。この微細な植物は成長して、まもなく液体の表面をすこしの隙間もなく覆い尽くします。それと同時にアルコールは酢化します。この操作が順調にいき、たとえば原料に使用したアルコール総量の半分が酢酸に変わると見るや、毎日アルコール、あるいはアルコール発酵したワインやビールを少量加えていき、この液体が十分なアルコールをえて、酢が望ましい商業用の純度を満たせるようにします。この植物が酢化を生じさせているあいだは、アルコールを加えなければなりません。
>
> この作用は衰え始めますが、その時になったら液体にまだ残っているアルコールの酢化は終息するにまかせます。それからこの液体を抜き取り、例の植物は別にしておきます。これを洗浄すると、そこから窒素を含有

したすこし酸っぱい液体が生じ、後で利用できます。(23)

酢の一リットル当たりの原価は九〇％暴落し、一〇サンチームに落ちる。パストゥールが言明するところでは、「人件費も設備費もほとんどなしに、数日あれば普通の強さの酢酸を何十万リットルも作れるし、アルコールもほとんどを無駄にしないですむ。」しかし進歩による革命は一方に幸福を他方に不幸を産み出す。食酢業の経営者は大儲けするのだが、労働者の大部分は失業に陥る。

パストゥールは自分の発見を利用して一財産を作ることができたかもしれないが、彼は特許を取る方を選んでそこから利益を引き出そうとはしなかった。一八六一年七月九日に登録された特許の前文には、その理由が次のように付されている。「発見者の公開した科学原理が他人の手に渡ると、器具装置の付加や取るに足りない改良により発明特許の対象とされることがしばしば起こるゆえに、二月の公式発表に先立ち、権威ある人々の意見に従って、登録申請者は特許権登録を行った。したがって本特許は本特許所有者の研究により生ずる可能性のある他の特許のすべてに優先する。また本日以降この特許を公産とすると特許権所有者が決定したことを付け加える。」(24)

食酢に関するパストゥールの業績は発酵についての実践的研究のスタートを示すものである。しばらくしてからこの研究は計り知れない経済的効果をもつ新たな発見を引き起こす。

■ブドウ栽培者のアピール

その当時のフランスは二〇〇万ヘクタールのブドウ畑に覆われ、そこからは年間五〇〇〇万ヘクトリットルのワインが産出されていた。エロー県〔南フランスラングドック地方にあり、県都はモンペリエ〕だけで七〇〇〇万ヘクトリットルを供給し、それはポルトガル王国の三倍に当たった。この国民の富は、一八六〇年の仏―英自由貿易条約以来、フランスの重要な産物となっていた。不幸にもこのワイン、とりわけ一流銘柄ワインは急速に劣化しやすく、長距離輸送にも弱かった。

ブドウ栽培者や取引業者は自分たちのワインには非の打ち所がなく、ワインを変質から守る技術もあると主張していた。だがパストゥールに言わせると、「この断言はよくあることで利害やうぬぼれから言われているにすぎない」、「裕福な人のワイン蔵であろうがそうでなかろうが、フランス中を見渡しても多少とも変質したワインを一部でもしまい込んでいないような蔵はひとつとして存在しない。」一八六三年一〇月二九日にイギリスの取引業者が彼にこう手紙を書いてきた。「フランス産のワイン取引が例の貿易条約以降もイギリスで伸びを示さなかったことにフランスの人々は驚いているけれども、その理由は簡単です。最初われわれはこれらのワインを急いで集荷してみましたが、病気にさらされるために多大の損失と尽きない困難の種になるとすぐに気付いたからです。」[25]

大規模な損失を前にして、ナポレオン三世は食酢の新しい製造法発見に強い印象を受けていたので、パストゥールにワインの病気に関する研究をするよう提言する。だがパストゥールのほうは皇帝の勧めを待たなくてもそれに関心を持っていた。すでに一八五八年八月二八日彼は友人のシャピュイにあててこう手紙を書いていたのである。「私は荷物の中に一台の顕微鏡を入れている。それはブドウの絞り汁が発酵するのを追いかけたいからだ。そのため私は九月の間ずっとアルボワに行かなければならない。」その年、初めてジュラ山地の変質したワインを顕微鏡で調べて、彼はワインの中で見つけた発酵素が自分の発見したばかりの乳酸醗酵素《フェルマン・ラクティック》と大変似ているのに気付いていた。

パストゥールが一八六三年以来取り組んでいるワインの病気はいろいろあり、それらは酸敗、ガスの異常発生、脂肪化、苦みの激化だった。

中でもっともありふれた病気は酸敗で、そのためワインは酸っぱくなる。人々はそれを「ちくちくする」とか「ひりひりする」と言う。この酸敗に先だって、シャプタル〔一七五六―一八三二、フランスの化学・農学者〕が指摘したように、「ワイン華」と呼ばれるねっとりした薄膜が樽の表面や壜の頸に形成される。(26) このようなワインは食酢用に回さなければならない。

ワインが変質して突然「酸っぱくなる」、「とうが立つ」、「異常発酵する」のは、ワイン蔵や貯蔵庫の温度が高くなる時である。そこでパストゥールは指摘する、「ワインが多少とも濁っている時、それをガラス管に入れて振ってみると、光沢の流れが移動し、あちこち動き回るのが見える［…］。樽が密閉され、ワインで満たされている時、側面の樽板の継ぎ目に汗がにじんでいるのを目にするのは珍しいことではない。樽底も膨らんでくることがある。樽に呑み口を開けると、ワインが勢いよく非常に遠くまでほとばしる。そこからワインが膨らんだ〔異常発酵した〕と俗に言われてきたのである」(27) と。そこでワインは風味をなくし、まったくまずくなってしまうので、水で薄めてしまったと思われることもある。取引業者にとってはそれが昔からの悩みの種であった。

脂肪化という病気はワインが「とろりとする」、「油っぽくなる」ことである。赤ワインにはめったに起こらないこの病気は、とくに白ワイン、それもロワール産の白を襲う。するとワインは透明さを失い、気が抜け、他の容器に移し換える時には油のように「とろりとしている。」

「腐れ病」、「苦味」、「古びた味」という病気は、すべての赤ワインに発生するが、中でも銘酒を好む。一八六四年にひとりのブドウ栽培者がパストゥールに手紙を書いてきた。「一樽五〇〇フランしていたワインが今では一〇〇フランの値打ちしかないし、一壜一五フラン払ってもらえたロマネがかろうじて一フランの値打ちがあるかないかだろう［…］。この病気を防ぐ方法を見つけだしていたら、フランスは大金持ちになっていただろうに。」(28)

パストゥールの発見まで、著述家たちはワインの病気を漠然とした、思弁的ないくつかの原因のせいにしていた。彼らが言うには、ワインは酸素の影響をうけて「常時発酵している。」ワインを作り出すさまざまな原理は相互に反応し合っており、もしも均衡が崩れるようなことがあると、ワインは病気に陥る。それはいわばヒポクラテスの体液論のワイン醸造学への移し換えである。なぜなら体液論によると、体液の均衡、つまり混合《クラーズ》が動物の健康を規定し、不均衡、つまり悪液質《ディスクラジー》によって病気になるのだから。

一八六〇年頃には二つの古い著作がまだ権威をもっていた。その一つはファブローニの『ワイン製造術について』(29)で、一七七五年にフィレンツェのアカデミー賞を得たものであった。もうひとつはシャプタルの『ワイン製造術』で、一七九九年に『化学年報』に公表された。しかしどちらも病気の解消には役立たなかった。

病気の防止策は少なく、またあっても空想的であった。脂肪化という病気に対してシャロン＝シュール＝マルヌ〔シャンパーニュ地方の都市で、現在マルヌ県の県都〕の薬剤師がシャンパーニュ地方で大変評判の高い方法であったタンニン添加を薦めていたし、シャプタルは病気のワインを壜ごと一五分間振り、開栓してガスと泡を自然に逃がすよう助言していた。またブルゴーニュのブドウ栽培家で高名な醸造学者のド・ヴェルニェット＝ラモット子爵〔一八〇六―八六〕は長距離輸送をしなければならないワインを冷凍するよう勧告していた。(30)

それぞれの地方にはそれぞれ対処の仕方があり、それがどんなに経験的であったにしても、ともかくそれぞれ存在理由があった。パストゥールは書いている、「昔からの習慣はものごとの性質自体の中に多少ともその存在理由を見いだしている、と私は進んで信じる。ワインを作り、それを入念に扱うのに、簡単に習慣をまねられるにもかかわらず、ジュラ地方とコート＝ドール県〔ブルゴーニュ地方で多数の有名なワイン産地を抱える県〕とで異なるやり方を採用しているのは、ワインの性質がそうさせるからではないだろうか？」と。

新たな調査に取りかかると、パストゥールはすぐに技術上の重大な問題にぶつかる。ワインの貯蔵庫であれ地下室であれ、ともかく研究室から離れて、現地で研究すること、ブドウの取り入れ時期には現場に立つこと、複数の地方のブドウ畑を訪ねること、ブドウ栽培者と手紙を交わし、健康なワインと病気のワインの見本を送付してもらうこと、こうしたことが必要であった。そこで彼は一八六四年五月にド・ヴェルニェット＝ラモット子爵宛に手紙を送る。「どうか私の研究に多大のご協力をお願いいたします。できますれば、苦くなりかかったワイン、またもし見つかりましたら別の変質したワイン、それから最後にまだ病気ではないがそうなりそうだと思われるワインを、何本か見本として私にお送りください」と。

アルボワのブドウ栽培者で幼友達のジュール・ヴェルヤルに対しては、同じ年の一一月に、詳しい指示を付けた手紙を寄せている。「澄んだワインを取り出して、すぐ種類別に何本かきちんとラベルを貼って壜に詰め、しっかり栓をし、必要ならパテでもって塞いでほしい。ワインは空気と触れるのをできるだけ避けようとするので、一気に噴き出そうとする瞬間には、瓶が急速にはち切れそうになるから。」

助手のローランとデュクローとともに、パストゥールは故郷の町アルボワに居を構え、ブドウ産地でワイン研究に取りかかる。廃業した古いカフェが研究所として役に立ち、印象的な背景に囲まれて彼は研究を進める。発酵素に関する知識から彼が考えていたのは、病気のワインが異常発酵するのは「醗酵中のワインにおける内的な分子運動」のせいではないということだった。すべての発酵現象と同様に、ワインの病的発酵作用も、原則通りに、大気中の寄生微生物が引き起こす現象に相違ない。

しかしそのことを証明する必要がある。顕微鏡観察、対照分析および実験を経て、考えていたとおりに、ワインを損なうのは酸素でないことを彼は証明する。逆に、酸素は熟成と芳香《ブーケ》を促進する。本当に有害なのはまさしく種細胞《ジェルム》である。

「酸化ワイン」の病気について、彼は酢化のときはたらくミコデルマ・アセティがおいしいワインを作るミコデルマ・ヴィニと争っているのを発見する。彼は記している、「顕微鏡観察によって確認できたのは、熟練した鑑定人から傷んでいないし酸っぱくないと評価されたワインの場合、いつでもワイン華《フレール》は純度一〇〇%のミコデルマ・ヴィニからできているということであった。それと反対に、ワイン華にミコデルマ・アセティが混じっている時は、例外なしにワインが酸化していた」(31)と。「酸っぱく変質した」ワインの中に、乳酸酵素にすこしばかり似た、「ワインを揺らすと絹のような光沢を波打たせる」、ごく細《こまか》い寄生物の存在が明らかにされる。この微生物こそがもつれた繊維状の堆積を形作り、人々が澱《おり》と見なしていたものであった。(32)「病気でとろりとしたワイン」の病原種細胞は収穫の際にブドウに住みついた嫌気性バクテリアで、(33)「苦い」ワインの種細胞は「分岐して」、「ねじれた」形をした一種の寄生物であった。(34)

とくにパストゥールはブドウ栽培者やワイン鑑定家を恐れさせるような確認をしている。それはこうした好ましからざる寄生物たちがたまたまワインに巣くうのではないということである。それらは最初から最後までワインに宿っており、またワインの病気はそれらの異常繁殖によって引き起こされる。したがってどのようなワインであっても変質する可能性があるのだが、病気の発生は事前に診断できるかもしれない。一八五八年、一八六二年、一八六三年産のワイン見本を送ってきてくれたド・ヴェルニェット＝ラモット子爵に対して、彼は一八六五年四月に告げている、「貴殿がこれらのワインを保存しておくのは無理です。新しく送られてきたこれらのワインは現在のところほとんど傷んでいませんが、いずれ自然に変質すると考えられます」と。

問題の寄生物をどのようにしたら排除できるのか？　パストゥールは無味・無臭の消毒剤を主にした対処法を試してみたが、効果は上がらなかった。続いて彼はそれらを熱によって壊滅させようと試み、ワイン見本をさまざまな温度下に置いて所要時間を変えてみた。今度の実験は決定的であった。五五度の温度にわずか一分間置くだけで、寄生物は死に、ワインは空気に触れなければ、無限の保存力を獲得するのだった。(35)

だが、ド・ヴェルニェット＝ラモットに対する手紙の中で、彼は自分の発見の限界を丁寧に説くという配慮を示している。「私の対処法には病気のワインを直す効果はございません。病気にかかっている場合にはそれを止め、病気にかかっていない場合にはそれを完全に予防するというものです。これは変質したワインに対する治療法でなく、予防法であり、すでに多少とも変質したワインに適用する場合には、病気の持続を抑えることになります。」

一八六五年一〇月、パストゥールはパリのワイン卸商代議委員会委員長に対して、熱処理をしたワインとそうでないワインの鑑定をするために専門委員会を開催するよう提案する。鑑定家たちは一一月一六日から二三日にかけて高等師範学校で委員会を開いて明確な報告を公表する。「われわれはパストゥール氏の処理法を称賛してやまない。この処理法は壜詰めワインに適用する限り非常に実用的であると思われる。なぜならそれはかなり経済的であり、また大量に処理すればそれだけよりいっそう経済的になるからだ。」

この新しい処理法は実験で効果のあることが確認される。熱処理したワインとそうでないワインがブレスト〔フランス西部ブルターニュ半島突端にある港町〕で、ジャン＝バール号に積まれた。一〇カ月の航海後、前者が味を保ったのに対し後者は酸っぱく変質した。実験はフリゲート艦シビール号でも繰り返されるが、結果は同じだった。

しかしワインの熱処理は偏見にぶつかる。熱を加えると芳香が壊されると信じられ、大部分のブドウ栽培者は当初熱処理するのを嫌う。何も影響がないと分かって、やっと利用されるようになる。ところがそれとは反対に、コート＝ドール県議会では議長が宣言できた、「この熱処理法のおかげでワインを保存できるのみならず、熱処理をしない場合に比較してより確実にワインの熟成が進み、味が良くなることが今や明らかになった」と。

今ひとたび、パストゥールは特許を公産として、自分の発見からどのような利益も求めない意志を公言する。彼は一八六二年九月二日に書く、「私はこの特許権を売却しないと本日決意した。したがって今後の私の切なる望みとは、この処理法によってワイン醸造の技術に完全な革命をもたらそうということだけである」と。

この勝利の後には嘆かわしい論争が起こることになる。ド・ヴェルニェット＝ラモット子爵はパストゥールにあてて恨みの手紙を書き、その中で加熱処理による保存法の考案に対する権利要求をしてくる。一八六九年に子爵の友人の一人であったテナール〔一八一九―八四、フランスの農学者〕がディジョン〔前出コート＝ドール県の県都〕の『公益』*Le*

Bien public 紙九月九日号に彼を擁護した記事を書く。その中でテナールは次のように主張する、計り知れない価値を持った、その万能的処理法の考案者はアペール〔前出、一〇六ページ〕であり、その研究がド・ヴェルニェット＝ラモットに引き継がれ、彼の手によってパストゥールよりも一六年前に最下等のワインに対してだが熱処理が実行された、と。

ド・ヴェルニェット＝ラモットはパストゥールと長期間手紙を交換していたが、このことについて一言もほのめかしたことはなかった。それだけにテナールの非難はますます不当だった。彼が自分のことを有利だと考えるとすれば、それは自らもひとりの通信会員であった科学アカデミーで一八六五年五月一日に研究ノートを読み上げたことくらいである。その時彼は七、八月のあいだ屋根裏にワインを寝かせることを提言したのだが、そうすれば変質はもっと進んでしまっただろう。ところでそれとちょうど同時期のアカデミーの会期中に、パストゥールのほうは彼独自の保存法を披露していたのであった。

ブドウ栽培関係のジャーナリズムの中には、パストゥールの考案をド・ヴェルニェット＝ラモットに帰す人たちが多数いた。『ブドウ栽培者報告』*Le Moniteur vinicole* 紙が混乱を引き起こした時、パストゥールは編集長宛に容赦なく訂正を求めた。「私にはいくつかの理由から考えられることだが、ド・ヴェルニェット氏の提案するように夏の間ワインを屋根裏に寝かせると、病気が発生するのを防ぐどころかむしろそれをしばしば助長し、被害を大きくするかもしれない。」

ともかくパストゥールはフランスや世界のブドウ栽培を救った恩人とやがて考えられるようになる。一八六七年に彼は万国博覧会の審査委員会からワインに関する研究でグラン・プリを受賞する。ナポレオン三世は彼の研究に感激し、受賞者たちのための晩餐会を催す。その晩餐の席で、皇后はパストゥールに対してこう言うであろう、「パストゥール殿、皇帝はとりわけあなたを満場の歓呼で迎えさせることを誇らしく思っておられました」と。

数年後、パストゥールは発酵現象からまた新たな発見をする。

時は一八七一年である。フランスは戦争に敗れた〔一八七〇の普仏戦争で、フランスはドイツ〔プロイセン〕に敗北する〕。パストゥールは一八六八年に左半身の麻痺に襲われ、半身不随の危機からかろうじて立ち直ると、敵に占領されてしまったアルボワを去ったが、パリ・コミューンの手にわたったパリに戻ることができないでいた。そこで彼は当時クレルモン＝フェラン〔フランス中部、ピュイ＝ド＝ドーム県の県都〕で化学の大学教授をしていたかつての助手エミール・デュクローからの招待に応じ、日和を見て彼の家に赴くと返事をしている。

フランスの復興は当時彼の脳裡を離れなかった。彼は書いている、「私の頭はすばらしい研究計画で一杯です。戦争で私の脳髄は休閑状態にされてしまいました。今私は新しい成果をえるための準備をしています。だが悲しいことに私は自分を過信しているのかもしれません。ともかく試してみなければなりません。哀れなフランス、いとしい祖国よ、おまえを災厄から再び立ち上がらせるために、何かしてやれることはないのか！」と。

この時期、パストゥールはもののみごとにカイコの病気に関する問題を解決した。クレルモン＝フェランに到着するやいなや、彼はカイコの飼育場を急ごしらえで作るが、それも哀れなことにデュクローのアパルトマンの中であった。場所は狭く、桑の葉も含めてあらゆるものに事欠き、箒はヒース〔ヒースは当時カイコの床として利用された〕の代わりをする。まもなく彼はその仕事を妻と娘にゆだねて、自分は新たな研究に没頭する。

飽くなき好奇心に刺激されて、彼はその地方の企業を訪ねる。クレルモン＝フェランとロワイヤとのあいだにあるシャマリエールにビール醸造所があり、その経営者であるクーン氏と彼は友人になった。そのクーン氏がある日彼に言う。「ドイツ人のビール製造における優位は議論の余地ないものだが、どうしてフランスはドイツを追い越そうとしないのだろうか？」すぐにパストゥールは仕事に取りかかる。「彼の」ビールのおかげて、フランスは初めて報復を果たす。

■「報復のビール」

彼はローランあてに書いている、「これ〔未来のビール醸造法〕があのドイツの悪党どもに損害を与えるような結果になれば願ったりかなったりです。ドイツ人のビール醸造における優位は現時点ではまさしく決定的ですから。」

一カ月後原理的に打開策が発見され、最初の壜を消費に回す用意がととのう。ローランが自分に息子が誕生したことを知らせると、パストゥールは六月二二日にこう返事をしている、「われわれはこれから食卓に付くところです。そしてパストゥール家とデュクロー家の全員があなたの御子息と奥様の健康を祝って乾杯しようとしていると伝えるように言われました。それからマリー＝ルイーズ〔パストゥールの娘〕が『報復のビールでよ』と付け加えています。これはわれわれが新製品に与えている名前です」と。

食酢と同じように、ビールも古くからの方法にしたがって醸造されていた。人々は起源の分からない、醸造所から醸造所へと伝えられてきた発酵素を使っていた。醸造業者がそれを欠いたり、変質させたりしたら、アルザス〔フランス東部でドイツと国境を接する地方〕やドイツから取り寄せなければならなかった。発酵は〇度から一〇度Cのあいだに温度を保った氷室で行われた。(36)何人かの業者が試行錯誤しておいしいビールを生産できるやり方を手に入れたとしても、そのビールは傷みやすく、時間の経過に耐えられないし、また熱で変質した。

一八七一年五月初めからパストゥールは理学部のデュクローの実験室、それからクレルモン＝フェラン医学校の化学実験室で最初の実験を行っている。ビールの麦汁と酵母を調べると、病原微生物の影響でそれらが変質することが分かってきた。ワインと同じくビールにも病気があるのだ。したがって病原種細胞に汚染されていない酵母を手に入れて、それを実験室で大量生産する必要がある。

二カ月後「低温殺菌された」酵母を分離したので、パストゥールは七月一六日にこうデュマ宛てに書くことができた、「私のやり方だと低い温度での発酵を、したがって氷の利用という難しい条件を省くことができます。だが私が話したい、自分で克服できた困難というのは次のことなのです。私はいまや、最初から、私が望むときに白（ブロンド）ビールの発酵素を準備する方法を見いだしたのです。一旦それを手に入れてしまえば、たとえそれが非常に少量だとしても、先生もご存知のように、それを増殖させることほど簡単なことはありません。なぜならそれは醸造作業そのものだからです［…］。今の私には、醸造所の発酵素や、それよりも上質だと思われる私の手になる発酵素でも、低温発酵素を利用して、すばらしい発酵が一八度でも実現可能なのです」と。八月四日にはこう付け加えている。「先生に味の評価をしてもらうために、私のビールを壜で一ダース送るよう業者に頼んでおきました。」

パストゥールは自分のビールを五〇～五五度の温度下において、ワインのように、病気と時間による変質から守ろうとする。しかしこのやり方を評価するには数年間観察することが必要だろう。とりわけそれを産業で適用してみなければならない。

シャマリエールの醸造所は二五リットル入りの樽を利用しているので、この作業には不向きである。フランスの醸造所はあまり規模が大きくなく、ドイツの醸造所に対してはどうしようもなく愛国的な嫌悪感を催したので、パストゥールは一八七一年の九月初め頃にイギリス行きの船に乗る。

イギリスに到着して、彼は醸造所の巨大さに驚き、呆気にとられる。彼はデュマにこう書いている、「今日私は最初にロンドンでビール工場を訪ねましたが、その広さにはびっくりさせられました。こちらで採用されている製造方法に私のアイデアがどの程度厳密に適用できるか知るには、まだどうしてもいくつかの研究を行う必要があるでしょう」と。

最初に訪れたのはイギリスでもっとも小さい醸造所のひとつであった。それでもそこからは毎年五〇万ヘクトリットル（ジョッキで二億杯分）が生産され、二五〇人の労働者とおよそ一〇〇頭のウマが使われていた。工場長から施設の案内をしてもらっているあいだに、パストゥールはポーター〔焦がした麦芽をつかった黒ビール。もとは一八世紀のイギリスの荷役夫（ポーター）が好んで飲んだことから命名されたという〕を作るのに使われている酵母見本を採取し、それをいつも持ち歩いていた顕微鏡のレンズで覗く。それから工場長に向かって「ポーターの発酵はもっと良くなるはずだ」と告げる。すると工場長は狼狽し、傷ついて、説明を求める。そこでパストゥールは酵母の滴の中でうごめいている病原種細胞を示し、もっとよく分かるように、紙の上にそれをデッサンする。「このビールはあまりおいしくないはずだし、あなたは何人かの客からそう指摘されたにちがいない」と付け加える。工場長はすこし困惑しながら、まさしくその日の朝に新しい酵母を入手しなければならなかった、とついに告白する。一週間してパストゥールがこの醸造所を再び訪れると、顕微鏡が何台か備えられ、酵母はすべて取り替えられていた。

彼はこのようにしてロンドンの醸造所を回り、いくつかのビール見本を調べ、二、三の疑わしい繊維状有機体を観察し、審判を下す。おいしくないビールもあれば、保存期間を限定されるビールも出てくる。それからあらゆる醸造所が顕微鏡に助けを求めるようになる。

フランスに戻ると、彼はユルム通りの研究室〔高等師範学校のこと〕と、ナンシー〔フランス北東部ロレーヌ地方の中心都市〕近くのタントンヴィルにある、国内でもっとも大きな醸造所トゥールテル兄弟社で研究を続行する。しかしひとつの障害が彼の活動を阻む。パストゥールは繊細なワイン愛好家であったが、ビールは好まなかったのである。ところでビールがまったく傷んでいず、しかも美味であっても、美食家たちの喜びとなるあのワインのような芳香を発しないことがある。デュクローが強調したように、「彼は意志の力で十分通用する嗜好と味覚を自ら獲得するにいたっていたのだが、それでも醸造業者が指摘するいくつかの差違が依然として分からず、また鑑定のために研究室にしばしば呼ばれる友人のベルタンが繊細にもそれを利き分けるのを見て唖然としていた。」[37]

ストラスブールの金属細工師だったベルタンはあけすけにものを言った。傷んでいないビールでも、「低温殺菌」

されるとうまみがない。「私にまずおいしいジョッキをくれたら、すぐあなたに教えてあげよう」と彼は笑ってパストゥールに言う。痛いところをつかれたパストゥールは、ベルタンに薦められたパリのさまざまのカフェからもっとも評判の良いビールを買ってこさせ、それの上澄みを移し取った。それからその中に二〇度の恒温器で保存しておいた麦汁フラスコのなかの澱見本を入れた。二週間後彼はそれを味見した、そしてきっぱりと「まったく飲めたものではない！」[38]と宣告する。

駄目だ！　明白な事実に対してはいかんともしがたい。ビール職人にはビールに自分たちの確かな味を与えるために酵母を選び取る技術がある。パストゥールは自分の酵母選びのために研究チームを組織してその助けを借りなければならない。

一八七六年六月、彼は『ビール研究』[39]を公刊し、それを父親に捧げる。彼の手になる製造法と処理法のおかげでフランスのビール醸造業者は外国と競争できる力を与えられる。一八八五年の会議に集まったビール醸造業者たちは、パストゥールに対して盛大に敬意を表すであろう。

一八七八年にデンマークのビール醸造業者ヤコブセン氏が、カールスベルクにビール工場を設立し、それが後に世界的な名声を得る。彼は『ビール研究』を読んでから、研究所をそこに付設することに決め、その入り口には彫刻家ポール・デュボワ（一八二九―一九〇五）の手になるパストゥールの胸像が飾られる。その台座には「化学、生理学およびビール醸造に対する功績を記念して」という文字が読みとれるだろう。

しかしながら、ルネ・ヴァルリー＝ラドーが書いているように、「パストゥールは他人にお金儲けをさせることが好きだった」にしても、自分自身ではそれにほとんど関心がなかった。またもや彼は自分の処理法を公産とする。『ビール研究』について言うと、彼はそれを自費で出版したために、危機的な財政状態に追い込まれる。一八七六年一二月二四日に彼はゴドゥリエ博士宛にこう記している。「数日後にこの研究が本屋で成功を得られたかどうかが分かります。ゴーティエ＝ヴィラールが今月一二月末に私に決済をしてくれます。本が売れて印刷と組版のために彼に借りた一万三〇〇〇フランを払えるようになるといいのですが」と。この書物は全世界に販売されるようになるのだが、パストゥールはその後自分の研究のドイツ語による出版は差し止めにする。

この頃、彼はさらに世界中の養蚕業に計り知れない貢献をしたところであった。

第11章　カイコ病（一八六五―一八六九）

一八六五年五月初め頃、元老院議員になって間もないジャン＝バティスト・デュマは三五七四人の養蚕業者から出された請願書に胸を詰まらせた。過酷なカイコ病のために彼らは悲惨な情況に追い込まれたのである。デュマ自身がガール県〔南仏ラングドック地方〕という罹災地のひとつの出身であっただけに、この問題はいっそう気がかりだった。彼は助力を求めるべく、即座にパストゥールに対し、簡単な調査をするよう要請する。彼は手紙で語る、「できれば折を見て、事情にもっともよく通じた養蚕家に対し私の名でもって調査していただきたく存じます。私が疑問を抱いているいくつかの事実について確認をお願いいたします。ただしあなたのお気にも染まないし、何も事情が分からないので、もっと適任の代理を選んだ方がよいとお考えになるようでしたら、おっしゃってください」と。

すこしいぶかしく思ったパストゥールはこう答えている、「先生の申し出は大変うれしく存じますし、その目的も大変気高いものだと思われます。しかし私は不安ですし、また当惑いたします。どうか考えていただきたいのですが、私は一度もカイコに触ったことがありませんし、おそらく私は相当な時間を割いて必要な知識を得なければならないでしょう」と。

そのうえ、パストゥールは何よりも管理者であることを望んでいたので、職業意識から責任を感じた。「高等師範学校で休暇を取ることの難しさを考えていただけたでしょうか？」と彼は言明している。それからよくしつけられた生徒のように、一種の畏敬の念をもって付け加える、「デュリュイ氏がはたしてこのことを好意的な目で見てくれるでしょうか？」一種の無邪気さがないわけではなかったが、彼はこのことが公にならないように、大いに慎重であることを望んだ。「どうかお願いですから、この任務の結果が明らかになるまで秘密同然にしておいていただきたいのです。私が心配なのは結果を出すのに長いあいだかかってしまうことです。」

　この研究のために、パストゥールはかつて高等師範学校研究助手を務めたローランの協力を得ようと望んだのであろう、一八六五年五月一九日付の手紙の中で、彼に対して密使よろしく謎に満ちた雰囲気でこの企てを披露する。「私は農業大臣から、後ほどあなたに指示する目的のために、南フランスで科学的任務にあたるよう仰せつかりました［…］。出発は来週です。これらのことはすべて内密にしてください。誰にも口外しないように。」そして手紙の最後になって初めて、恐る恐る、渋々とだが、内容を明らかにする、「後で私の慎重さの理由を分かってくれると思いますが、私は極秘で付け加えておきます。それは基本的にカイコの病気に関する問題です。よろしく」と。しかしローランは博士論文の仕上げ中だったので、この申し出を辞退する。

　パストゥールはそれから養蚕の初歩を学び、養蚕業を一挙に破壊するこの不思議な病気について最大限の情報を収集する。かくして彼はこの災厄の重大さを知るのである。

荒廃した養蚕業

　桑の木の栽培と養蚕は、フランスのプロヴァンス、コンタ・ヴネサン〔プロヴァンス地方ヴォークリューズ県のアヴィニョン北部に広がる地域〕、ラングドックという選り抜きの地では、一三、一四世紀にさかのぼる。アンリ四世〔一五五三―一六一〇、ブルボン家における初代のフランス国王〕やコルベール〔一六一九―八三、ルイ一四世を支えたフランスの政治家〕がこの活動を奨励したし、農学者オリヴィエ・ド・セール〔一五三九頃—一六一九、アンリ四世治下で活躍した〕はそれに研究の大部分を捧げた。(40)

絹産業は一八世紀後半にめざましい発展を遂げた。ルイ一四世時代のフランスは年間一〇〇トンの繭を生産していたが、その数字は一七八八年には六〇〇〇トンまで上昇した。大革命は他のすべての奢侈産業と同様絹産業の振興に対しても打撃を与えた。しかしナポレオンの執政府〔一七九九—一八〇四〕と第一帝政〔一八〇四—一八一四〕の時代には再び養蚕業に活気が戻った。一八〇八年における繭の年間生産高は一七八八年の生産量を回復し、ヨーロッパ戦争が終結すると、今度はそれが上昇曲線に転じた。(41) すなわち一八二一年から一八三〇年までは一万トン、一八四六年から一八五二年までは二万一〇〇〇トンであった。一八五三年には二万六〇〇〇トンと最高を記録した。繭一キロ当たり平均価格五フランで、当時の養蚕業は一億三〇〇〇万フランの収益を確保していた。(42) ところが致命的危機がこの天の恵みに迫っていたのである。

一八四八年の収穫は豊かだったが、一八四九年から同室のカイコが全滅するという不思議なことが起こった。何人かの飼育者は一八四五年からこのことに気付いていたが、散発的だったので、ほとんど気にもせず見過ごし、何らかの病気が原因ではないかと誰かがすこしでも疑い出すことすらなかった。

こうした収穫の誤算を回避するため、最初は被害を免れていたロンバルディア〔イタリア北部の地方〕から種《たね》（すなわちカイコの卵）が輸入された。一八五三年が一九世紀ではもっとも幸運な養蚕年となったのはこの種のおかげであった。しかしこの成功の陰で、フランスの飼育家たちの増大してきた悲運が見え隠れしていた。そしてこの年には病気がイタリアにも達した。一八五六年に繭の生産高は七〇〇〇トンまで暴落し、絹相場の値上がりを引き起こした。

調査の範囲を広げて、輸入業者たちは多島海〔エーゲ海〕の島々やギリシア、トルコに赴いた。一八五六年から一八六〇年のあいだにハドリアノポリス〔かつてのギリシア東部の都市、現在はトルコ領エディルネ〕から上質の種を輸入して一息ついたが、それも束の間であった。なぜなら病気は駆け足で進行を続け、まもなくボスポラス海峡の両岸に達したから。それからシリア、コーカサス地方、ワラキア、モルドヴァ〔かつて公国であった上記両国が一八五九年にルーマニア共和国を建国した〕に救いが求められたが、そこも病気に冒されてしまった。一八六四年にはヨーロッパとアジアの一部の養蚕業は病気に毒されてしまい、日本だけがまだ難を免れていたようである。

そこで一八六五年には日本の将軍からカートンに入れた種が多量に輸入され、繭の生産は一八五〇年の水準に戻った。しかし地場産業は壊滅した。輸入してきた種をフランスの風土に馴化させることは不可能で、第二世代から風土病にかかってしまうのである。結局輸入業者だけが儲けていた。したがってパストゥールがこれから戦っていかなければならない相手というのは、病気そのものと、それからまた輸入業者のエゴイズムだったのである。

一八六五年六月六日に南フランスに着くや、彼はすぐに名高いアンリ・ファーブル〔一八二三―一九一五、フランスの昆虫学者〕を訪ねる。その時起こった突飛なエピソードが、昆虫学者の『回想記』の中に記されている。パストゥールは繭をいくつか見せてくれるよう頼む。ファーブルは彼にひとつかみの繭を持ってくる。すると彼はそのうちのひとつを手に取り、それを耳のところに持っていって振る。それから相手が大変驚いたことに、彼はこう叫んだのである。

「中に何か入っていますが！」

「蛹ですよ」、とファーブルが答える。

「蛹ですって！」

「青虫はこのような一種のミイラに変化して、それから蛾になるんです。」

「じゃあどの繭にもそれが入ってるんでしょうか？」
「もちろんです。蛹を守るために青虫は糸を繰り出したんですから。」
「ほぉ！」

これが天才の姿だった。パストゥールはカイコについて何も知らなかったのである。彼はそれからすべてを学び、すべてを理解し、そしてすべてを解決する。この問題に彼は情熱を傾ける。なぜなら、かつてのバッシと同じように、彼はこの病気が感染によって起こると確信したからである。かくして発酵と生物学とのあいだに橋が架け渡され、パストゥールはそのおかげで感染症病理学の理解にいよいよ近づいたと思った。彼はこの勤勉な昆虫が生涯に経るさまざまの段階について研究することから行動を開始する。

この昆虫は、いくつかの植物の種子と似ていることから、「種」と名付けられた卵から生まれる。続いて四回の眠《みん》、つまり脱皮を経る。眠のあいだ幼虫は桑の葉を食べるのをやめて、動かずにじっとし、古い覆いの下で、柔軟で、弾力に富んだ皮膚を新たにまとう。四回目の眠の二、三日後に、大変な食欲の時期が始まる。幼虫は大きさを増し、最大の体長に達する。これが「貪食期」と言われるものである。この時期が終わると、幼虫はもはや桑の葉を食べない。その時ヒースの柴を与えると、そこにはい上がって絹の繭糸を出すのに最適な場所を選び取る。そして繭の中でまず蛹に変わり、ついで蛾になる。それから交尾期が来ると、檻の壁を破って愛の飛翔へと飛び立つ。それが産卵期と新たなサイクルの開始の前触れとなる。

このように整然と順を追うサイクルを襲ってきた病気が、名高い硬化病、別名微粒子病であり、それにかつてバッシの注意が引き寄せられたのであった。病気は幼虫の体に黒い染みが現れることで明らかになる。染みは胡椒粒に似ており、微粒子病《ペブリーヌ》という名は胡椒を意味するラングドック地方の語「ペブレ」に由来する。この病気はカイコの生命サイクルのすべての段階に出現可能であった。孵化するとたちまちカイコ棚の上で衰弱する幼虫がいるかと思えば、第二段階の眠でそうなる幼虫もいた。第三、第四の眠を乗り越え、ヒースにはい上がり、繭を作り出す幼虫もあった。蛹が蛾になると、飼育家たちは勝利の叫び声を挙げたものである。しかし昆虫はしばらくすると病気の兆候を示し始め、触覚は変形し、脚が萎えてしまった。その種を拾い集めることは、すなわち毒された新たな世代を生産することを意味していた。

パストゥールは罹災したガールとエローの両県を見て回る。あらゆるところに荒廃しか見当たらない。それは一八六二年にひとりの（養蚕）指導員が書いたとおりである。「一五年前にセヴェンヌ山地を歩き回り、また今同じところに戻ってきた旅行者がいたとしたら、この地方の自然がこれほど短期間のうちにすっかり変わってしまったことに驚き、いたたまれぬ思いを抱くであろう。かつて彼が目にしたのは敏捷で精悍な男たちが丘の斜面で岩を砕き、その砕石で堅固な壁を築き、苦労の末作った肥沃な土地を支える姿や、このようにして山の頂まで段々畑を伸ばしていって桑を植える姿であった。こうした男たちは過酷な労働からくる疲労にもかかわらず、その当時は満たされ、幸福であった。豊かさが自分たちの家庭にみなぎっていたからである。だが今や桑畑はすっかりうち棄てられている。黄金の木はもはやこのふるさとを富ますことはなく、かつて輝いていたあの顔は今では曇り、悲しげである。豊かさがみなぎっていたところに困窮と不安が続いてやってきたのだ。」(43)

パストゥールがこれに付け加えて言っている、「私は誇張するどころかむしろ抑制して描写している。時間の経過はこの情景をただ暗くしただけであり、悲惨な情況は我が国のすべての養蚕県で共通している」(44)と。そこで彼は、被災地に着くやいなや、養蚕所つまり蚕室（カイコの飼育作業場）の訪問と養蚕業者への一連の尋問によって、ただちに調査を開始する。彼が受け取った返答は、これは「瘴気」が原因で起こった一種のコレラかペスト、というものであった。また、微粒子病に対しては、「まったく手の施しようがない」ということであった。

防止策についても、病因と同様、期待はずれで漠然としていた。もっぱら経験に頼って、人々はあらゆることを試した。カイコと桑の葉の上に、ゲンチアナ〔薬用植物でリンドウの一種〕、カノコソウ〔特有の香りを持つ薬用植物〕、砂糖、煤というよく知られたものを粉末や液体にしてぶちまけた。硫黄華が効くと信じられたが、何の効果もなかったので、それを粉末にした石炭と混ぜ合わせた。ワイン　ラム酒、ブランデー、硫黄水を養蚕所に散布してみた。塩素、亜硫酸、タールで燻蒸もした。電気の力にも助けを求めた。それでイタリアのさる学者が一八六〇年には次のように断言しえたほどである、「カイコ用の薬品はいまや人間に用いるものと同じくらい複雑になってきている〔…〕。もっとも厳密な観察者たちが口をそろえて言っていることだが、もうどんな薬剤を施しても無駄だ、唯一頼れるのは、良い種を選んできて、それをできるだけ自然条件に近づけて育てるだけである」(45)と。だがこの賢明な助言にも効果はなかった。

人々はインチキ臭い秘薬を盲目的に信用して買い求めた。こうした混乱に乗じて、ペテン師が財をなしたのである。一八六三年にフランス政府はヴィチェンツァ〔イタリア北部の、現在のヴェネト州にある都市〕のオネスティなる人物と取り決めを交わし、その条項の中で対処法が有効だと証明されるにいたった場合、政府は総額五〇万フランの支払いを約束した。だが農業大臣によって任命された委員会は、自称万能薬が試された一二の養蚕県で企てが徒労であったと確認したにすぎなかった。

世間に認められた何人かの大学教授たちも自ら独自の空想を暖めていた。モンペリエの医学部教授ベシャン〔一八一六―一九〇八〕はクレオソートによる燻蒸をするよう助言したが、それが外見では非常に誠実な科学的考察に基づいていたので、南フランスではクレオソートの値段が跳ね上がった。微粒子病という名を与えたカトルファージュ〔一八一〇―九二、フランスの博物学者〕は、カイコ病について書いた非常に学殖豊かな書物の中で、染みから免れている幼虫の選別に基づいた予防法を提案している。(46)だがこの病気は蛹の段階でも発症することがあったので、いくら選別しても無効であった。ほかにもゲラン＝メヌヴィル〔一八七四没、フランスの博物学者〕、レーベルト〔一八一三―七八、ドイツの医者〕、フライ〔一八二二―一八九〇、ドイツの動物学者・医者〕、オジモ、カントーニ〔一八一五―八七、イタリアの農学者〕……という名高い他の学者たちも災禍に挑んだ。だがそれも徒労に終わった。

養蚕家パストゥール

パストゥールはアレス〔ガール県北部の都市〕に自分の研究の根拠地を築くことに決める。一八六五年六月九日に調査を開始すると、それから九日後にアルボワの瀕死の父親の枕元に呼ばれる。それから数週間後に、肝臓腫瘍に冒された末娘カミーユの死の苦しみに立ち会うことになる。

こうした悲劇のただ中で、彼は希望のありかを研究に見いだし、科学に信頼をおくと、闇の中に最初の一条の光を投げかける。南仏に来てから二週間後の六月二六日、アレス農事共進会で症候性微粒子を探すのは種や幼虫でなく蛾でなければならないと明言する。彼の考えでは微粒子を免れた蛾だけが健全な系統をもたらすことができるから。

それから微粒子病に器質病を見ようとする世論に反対して、彼はバッシのように災厄の感染症的、伝染病的性格を確信し、大胆と言えなくもないが、結核《チュベルキュローズ》との比較をし始めている。彼は言う、「労咳〔肺結核の旧称。ただし肺結核の近代的な概念は当時まだ確立されていなかった〕を患う両親から生まれてきた一群の子供を一個所に集めたとすると、彼らは多少とも病気を患いながら成長していく。しかし、彼らの脆弱な体質を示す確たる証拠となる肺の結節《チュベルキュール》は、個人によりさまざまの段階で、さまざまの年齢でしか現れてこない。これとほぼ同じことがカイコについても起こっている」と。

道筋は引かれた。だが感染源となる同室のカイコたちをどうして捜し出したらいいだろうか？　かろうじて死を逃れた病気の蛾が病毒に冒された一族を産む前に、病気を見つけだす方法はないのか？　それが問題だし、そこに救済の鍵がある。

一八六五年六月にパストゥールが養蚕地帯で行ったのは予備的な調査にすぎなかった。七月になるとすぐ彼はパリに戻る。娘カミーユの死、ラヴォワジエ全集の校訂版に関する調整、カイコに関する文書研究、高等師範学校の新学期準備で、彼は一八六六年一月まで時間を費やすことになろう。しかし彼はヴィクトール・デュリュイに六カ月の休暇を申請し、許可をえて、産業用飼育の初日から最終日までカイコの問題を研究することになる。アレスでの二回目の滞在は一八六六年二月から八月の期間にわたる。彼は滞在にそなえて装備の用意を入念に行った。

彼は高等師範学校出の研究者二人から協力を取り付ける。一人は彼の高等師範学校時代の同僚で、当時はルイ＝ル＝グラン高校で教授をしていたゲルネ、もう一人は理工科学校・高等師範学校出のマイヨーという二五歳になる少壮の学者であった。

二月の初めにアレスに着くと、三人の研究者は研究所として使うための場所探しを始める。ロシュベル通りの近くで、彼らはコンバリュジエ館という名の、寝室一部屋と簡単な屋根裏部屋からなる一軒の平屋を借りる。「パストゥールは数週間にわたって一日そこでずっと過ごした。窓の前の顕微鏡のところに陣取り、彼がそこを離れるのは、暗くてまさしく恒温室と言える屋根裏部屋に行くときだけであった。屋根裏部屋ではろうそくの炎で試験飼育中の幼虫の変化を追った」(47)と、ゲルネは書く。

契約がまとまるとすぐ学者たちはまた家探しに出発する。彼らはホテル住まいをしていたので、不経済で不便だったからだ。アレスから一・五キロ離れた、エルミタージュ山の麓で、かつて桑畑であった地域の一角にある通称ポン＝ジスケというところに、自分たちの好みに合った一軒家を見つける。その場でただちに契約を交わす。

二月一八日になると、パストゥールは妹のヴィルジニーに宛てて、自分たちの装備のあらましを書き送ることができるようになる。「苦労して探した結果、われわれはとうとう一軒の家を見つけることができました。それは町よりも田舎に近く、非常にきれいで、家具も十分整っており、二つの山に囲まれた峡谷のかなり良い場所にあります。研究所はこの住まいから二〇分しかかかりません。われわれは有能な料理人を雇いました。彼女は毎夜アレスに戻り、朝にはその日の食料を携えてまたやってきます。彼女には月四五フラン渡します。そして五、六カ月かかる調査の全期間のためにこの家の家賃六〇〇フランを一括払いしました。価格は妥当なものだと思われます。それにすべての費用が農業省持ちだというのは、言うまでもありません。いずれにせよ、あまり出費をせずにまずまずのところに住めるのは幸いです。」

四月にマリー・パストゥールが娘のセシールとマリー＝ルイーズを連れてポン＝ジスケの夫の元にやってくる。この南フランス滞在中の五月二三日に、セシールが腸チフスにかかり亡くなる。その下の妹カミーユの死から一五カ月後のことであった。しばらくしてパストゥールはデュマに書いている、「先生の願い通りに、どうかこの仕事がまったく残酷な痛手から私の気を紛らわせてくれますように」と。

ポン＝ジスケでは再びつらい苦労が始まる。パストゥール自らカイコの飼育者に変身し、養蚕家の生活を共有する。彼は飼育カイコのリズムに合わせて生活をし、一時間ごとに幼虫、蛹、蛾の変化を観察する。また厳密であろうとして三〇、四〇、六〇年前に窒息死した繭にいたるまで研究の手を伸ばし、数週間かかって観察したあげく、すでに傑出していたバッシの結論のはるか先まで行って、その病気を新たな光で照らし出している。

彼はまず病気の症状を同定しようとする。そのためにカイコの肉片をゆでてから顕微鏡で微粒子をのぞいてみる。この微粒子は幼虫、蛹、蛾というサイクル中のどの段階にも現れる。幼虫や蛹の時にどんなに健康な様子をしていても蛾になると病気が出ることがあり、そこから汚染された子孫が生まれるのである。

三〇年から四〇年前の繭を検査した後、彼はこう結論づけている。「現在流行しているカイコ病はそこには見つかりませんでした。ワインの時と同じで、この現象が過去にも常に存在したし、現在でもいたるところに存在し、カイコがあるかぎりまた未来にも存在するであろう、というのは誇張です」（一八六六年六月二七日、デュマ宛て書簡）と。

もっと不安を与える第三の観察結果は、健康な種の輸入に依存していた養蚕の将来に疑いを投げかけるように見える。フランスの養蚕所を微粒子病が荒廃させて以来、帝国の行政は被害を免れていると考えられた日本から種カートンを輸入していた。ところがこれは幻想にすぎなかった。新たな破局が切迫していた。パストゥールはそのことを身震いしながらデュマに知らせているが、それほど賭けは大きかったのである。「もしもこの微粒子が当の病気の確実な証拠だとすれば［…］、この病気は日本にも蔓延しています。将軍からのカートンや直接輸入したカートンの大部分には微粒子がそれもしばしば大量に見受けられます。私は人々を落胆させまいとしてこの事実を数人の口の堅い人を除いてまったく言っておりません。というのは皇帝のカートンに対する信頼は大きくて、それだけ失望も大きくなろうというものです。私はそれよりもはるかに上質なフランスの種をこれまでにたくさん発見してきています。」

養蚕所の埃を顕微鏡で調べてみると、いたるところで微粒子の存在があきらかになる。彼はこう自問する、「それは汚染されていない種の感染源なのだろうか？」この埃を振りかけた桑の葉を幼虫に食べさせてみると、病気がうつる。したがって病気には二重の原因が存在する。微粒子のある蛾から生じた幼虫は常に病気に感染しているので、この病気は「遺伝性」[48]である。しかもこの病気は感染性である、というのは幼虫が有毒の埃と接触すると病気に感染するから。

最初からパストゥールが考えていた対応策というのは、一方で健康な蛾を選別してそれには繁殖機能をゆだね、他方で疑わしい繭は製糸に回すことだった。しかし蛹が自らの絹の檻にくるまれているのに、カイコが病気感染しているのかどうのようにして知ることができるだろう？

一八六六年六月、彼はひとつの解決法を考え出し、それを公教育大臣ヴィクトール・デュリュイに開陳する。「同室育ちのカイコがいるとします。それらは発育が良かったり、悪かったり、普通に育ったりします。われわれが知りたいのは繭を窒息させて製糸にゆだねるべきか、それとも繁殖用に保存すべきかということですが、これ以上簡単なことはありません。温度を数度上げることによって、多数の蛾の羽化を早め、それを顕微鏡で調べます。そうすればどうすべきかが自ずと分かってくるでしょう。」

確かに養蚕所には顕微鏡が備えられていない。だが抜き取りをして、蛾をブランデー入りの瓶に入れ、それをそっくり一番近い研究所に送ることなら誰でもできる。簡単そのものだ。だがこれはひとつのアイデアにすぎず、証明が必要である。

自分の養蚕所でパストゥールは熱によって蛾の羽化を早める。一旦選別を終えると、一六ロット分を産卵に回し、六カ月後にしか分からないが、成功を期待してパリに戻る。そこでは高等師範学校の管理者としての業務が彼を待っていた。

一八六七年二月、彼は、ゲルネ、マイヨー、妻、娘のマリー＝ルイーズをともなってポン＝ジスケに戻る。彼の最初の手紙はデュマ宛であった。それは勝利の報告となった。「やがてはっきるすることですが、まもなく情況は以前よりずっと好転するでしょう。カイコの飼育は順調になるでしょうし、かつてなかったような成功か、すくなくとも病気蔓延以前にあった例外的な成功くらいはもたらしてくれるでしょう。」

■災厄の鎮圧

ガール、ヴォークリューズ、エロー、バス＝ザルプ〔現在のアルプ・ドゥ・オート＝プロヴァンス県〕の各県では、養蚕業者が選別の指導に従うとともに、汚染された埃の最後の痕跡まで取り除くための衛生策を実施したので、予想外の収穫をえた。

だがパストゥールが目的を達したと思った瞬間に、予測しえなかったある現象が彼の楽観論に水を差すことになる。健康そうな外観を呈した一六の飼育ロットのうち最後のものが、第四期の眠の直後に奇妙な情況を示して息絶えたのである。彼は書いている、「飼育している一〇〇匹の幼虫のなかから、毎日一〇、一五、二〇匹と死骸が見つかり、それは異常な速さで黒ずんで、腐敗していった。それらは、しわよった腸のように、柔らかく、ぶよぶよだった。この幼虫に微粒子がないか探してみたが無駄に終わり、そのわずかな痕跡さえ見いだしえなかった。」

パストゥールは打ちのめされてつぶやく、「どうしようもない。二つ病気があるのだ！」と。そこで出発点に立ち返って、書物に再び没頭し、問題の病気は軟化死《モール＝フラ》あるいは軟化病《フラシュリ》であることを発見する。絶望の底から、彼は五月二三日にデュマ宛てに手紙を書く。「私が一方で微粒子の病気についてよく分かったと思うぶんだけ、私は他方の第二の病気では不明なところに出くわしています。」だが彼はこうも付け加えている。「いま私は軟化死という病気について研究しており、来年もまたそうするつもりです。この病気は微粒子の病気ほど恐ろしくはありません。」

パストゥールは数週間後にその種細胞《ジェルム》を発見する。それは幼虫の消化管の中で成長する一種のビブリオ〔現在は細菌の属名。当時は繊毛虫類の一種とみなされた〕で、「ワイン発酵の時のビブリオと形も、おそらく機能も同じである」ように見えた。これを除去するのにまた第二の選別手術が必要となる。メスの先で蛾の胃袋の一部を切り取り、それを水滴の中に溶かし込む。水滴がビブリオで一杯の場合は同室カイコの繭を製糸に送る。その反対であれば、蛾は繁殖用に保存される。

このような選別法は最初因習と私欲とが結びついた反対にぶつかる。何人かの養蚕家は健康な外観をしている同室カイコを顕微鏡観察家の命令で犠牲にしなければならないことに反発する。クレオソートが微粒子病よりも急速に幼虫を殺してしまうと認められていたにもかかわらず、化学工業家たちはパストゥールが自分の「高名」を利用してクレオソート治療法の信用を落とさせたと言って非難する。クレオソートの商売で彼らは自分たちの繁栄を築いたからである。種の輸入業者たちは、破産に脅かされて、いくつかの養蚕所を無用な破産に追い込んだ責任はパストゥールにあると、彼に対する中傷の噂を広める。

一八六八年六月にマリー・パストゥールの実父ローラン氏は、リヨンから娘宛てに手紙を書いている。「当地ではある噂が広がりました。それは、パストゥールのカイコの飼育とその方法がわずかな成功しかもたらさなかったので、あなたがいる地方の住民たちが憤り、四方八方から石を投げつけてパストゥールに襲いかかり、彼がアレスを急いで立ち退かなければならなかった、というものです。」一八六九年一月にパストゥールは公教育大臣に言明している。「私に対して種の販売業者全員が反対しています。彼らの最大の関心は、外国種、とりわけ日本種に頼らなければ収穫が不可能だとともかく証明することなのです。フランスは昨年日本へ二〇〇〇万フラン以上をもたらしました。したがって莫大な資産がこの貿易に投入されたわけです。とは言っても真実は遅かれ早かれ最後に勝利を見るのが常です。」

実際にパストゥールの助言に従った養蚕業者はすばらしい収穫を得る。それに刺激され、ガール県知事は新方式の普及を奨励する委員会を設ける。すぐに四〇台の顕微鏡購入が図られ、それが県内のすべての地点に注意文書をつけて配られる。何人かの養蚕家は研究室を自らの養蚕所に付設する。「顕微鏡は賢明なすべての種商人の必携品《ヴァデ＝メコム》になった」とパストゥールは上機嫌で記している。一八六九年に絹の収穫高は一八四〇—一八五〇年にわたる一〇年間の水準を回復することになる。

一八六八年八月にパストゥールはレジョン・ドヌール勲章コマンドゥール〔三等勲章佩用者〕に昇進し、ナポレオン三世から帝国元老院議員と同列であることを認められる。そして公教育大臣は彼の研究にふさわしい研究所建設予算を凍結解除する。この頃彼は栄光の絶頂にあって、幸福に満たされているようにみえる。だが二重の悲劇が彼の人生を転覆させることになる。脳卒中と一八七〇年のフランスの敗戦である。

一八六八年一〇月のことである。パストゥールは四六歳で脳卒中の犠牲になり、命を奪われるところであった。枕元に駆けつけたサント＝クレール＝ドゥヴィル〔一八一四—七六、フランスの地質学者〕に苦しそうな声でつぶやく、「今死ぬのは悔しい。もっと国のために役立ちたかったのに」と。サント＝クレール＝ドゥヴィルはこう答える、「安心してください。またすばらしい発見をすることができますよ。幸せな日々がこれからも送れますし、私よりも長生きもできます。私のほうが年上ではありませんか。それよりも私に対する弔いのことばを語るとここで約束してください。お願いですから、私を美しいことばで送ってください。」

パストゥールは長生きをし、サント＝クレール＝ドゥヴィルの葬送の辞を読む。だが彼は半身不随になり、左の腕と手が麻痺したままになる。医者たちが数カ月前には平常の生活に戻れるとすこしも予測できなかったにもかかわらず、彼は早速カイコの飼育活動にたずさわる決心をし、一八六九年一月一九日からサン＝イポリット＝デュ＝フォール〔ガール県のニームから五〇キロ西北西にある町〕に行き、そこで促成飼育の研究にたずさわっている助手のマイヨーとローランを監督する。

四月戦いは勝利し、養蚕業は救われる。彼の立てた原則に従って選別されたすべての種は、もっとも活況だった年の生産高をも凌駕する。種二五グラム当たり四〇から五〇キロの繭がとれたのである！　パストゥールは七月一七日に皇帝宛に手紙を寄せて断言する、「一八六八年と　八六九年には、私の処理法で作られた種から、同量の日本種のすくなくとも二倍の利益が産出されます」と。

ナポレオン三世の宮内大臣ヴァヤン元帥〔一七九〇—一八七二〕は王室領でパストゥールの方法を実験することに決め、彼の言うには、「無知と嫉妬からなされる反対を反駁の余地なく叩きつぶす。」オーストリアのフリウリ地方〔現在はイタリア領〕で、トリエステから数キロのところにあるヴィラ・ヴィチェンティーナの近くに、ブドウと桑の木を植えた広大な皇帝領地があった。微粒子病と軟化病がいたるところで猛威をふるったので、一〇年前からそこでは繭はひとつもとれなかった。パストゥールはそこを一八六九年一一月に訪れる。その時彼の処理法でガールの三人の飼育者が選別した種を数百グラム携えていった。彼はその一部をその地方の飼育家に配り、それから数十グラムは皇帝領のために取っておいた。すると魔法のように活況がよみがえり、ヒースは数百万の繭に覆われる。飼育家の中には繭を一〇トンも生産する者が出て、その収穫によって彼は三万フラン近い儲けを手にする。このニュースを聞いて皇帝は、自分の耳が信じられず、「驚いた」とわずかにつぶやいただけであった。

一八七〇年四月、回復途中のパストゥールは『カイコ病研究、カイコ病の防除と再発防止に関する確実な方法』という書物を公刊するが、それは言語を絶する疲労と闘いながら妻にことばを片言ずつ口述筆記させてできあがった。この書は皇后に捧げられる。だがそれはまた紀元前二六〇〇年に生き、カイコを飼育して繭を紡ぐ技術を見いだしたと言い伝えられる中国の皇后〔伝説では中国の最古の王朝を築いたと言われる黄帝の元妃〕に対する慎ましい暗示でもあった。それよりしばらく前に彼はデュマ宛てに書いている、「私は慈愛深い皇后陛下の御名が我が国の年代記に今後も末永くとどまり、この二〇年前からひどい打撃を蒙ってきた誉むべき産業の復興に結びつけられんことを望んでおります」と。献辞の中には理論科学に対する次のような敬意のことばも見ることができた。「私がたどり着いた結果は、純粋科学の分野における研究なら期待できたかもしれない輝かしさをあまりもたらしてはくれない。だが私は、自己のもつ能力を尽くして大変な災難に対する対処法を見いだすべく努めることによって、国のために役に立てたことに満足している。」

一八七〇年七月初め、パストゥールはみんなの感謝の声に包まれながらヴィラ・ヴィチェンティーナを去る。戦争と敗北の時期が近づいていた。それによって彼は深く傷つき、それ以降の彼は多くのフランス人同様、国民の再起と報復の強迫観念にとりつかれる。そこで彼は「報復のビール」を完成するのである〔前出、一九三ページ〕。その後の彼はとりわけ流行病や感染症と闘うための武装が整ったと自ら感じる。ところでこの分野では彼の教えがすでにいくつかの見事な成果をもたらしていたのだが、彼はそのことを知らない。

第12章　細菌の登場と消毒の始まり

一八七六年、パストゥールは自分の『ビール研究』の中にこう記していた、「ビールやワインが、中にひそかに偶然に入ってきた微細な有機体に対して住処を提供し、それからそこで繁殖を許したために、甚だしく変質するという損害を蒙ったということが分かった。そこで同じようなことが時には人間や動物の体内でも生起している可能性があるし、またそうにちがいないとどうして考えないでいられようか？」と。

一年後の一八七七年、彼は病原微生物に対する闘いを開始する。当時はまだその微生物が「細菌」(microbe) の名で呼ばれることはなかった。彼は家畜を大量に死にいたらせる病気をそのせいだと考え、その研究を企てたところであった。その病気が炭疽である。

これが大計画の、夢の実現、二〇年近く前から片時も頭から離れなかった考えの実現へと向かう第一歩となる。この考えは、彼の話や手紙、文書の中で跡づけることができる。

■大計画

一八五九年から死んだ動植物の発酵や腐敗という有害な作用について自問しながら、パストゥールは個人的なメモの中に記している、「伝染病が存在するのはこの種のことが原因であるにちがいないとすべてが等しく告げている。こうした研究の重大さに惹かれて、私は数年前からそれに身を捧げてきたのだが、それをいくらか前進させられて十分幸せだった」と。(49)

一八六〇年に発酵素が大気の中に起源をもつことに驚いて、彼はこう考えざるを得なかった、「表面的にはどんなに弱々しくても、実際には強力なこれらの謎の因子」は、また感染症や伝染病のもとになっている、と。一一月五日には科学アカデミーのメンバーを前にして初めてそのことを明確に説明している。「私はこの点に関する検討をすべてやりおえたわけではありません。この中でもっとも望ましいことを挙げるとすれば、それはもっと検討を先まで推し進めていけば、さまざまな病気の起源に関する重大な研究に道が開かれるであろうということです。」(50)

一八六二年四月には、彼はそのことを行政当局にも知らせようと、教育大臣ヴィクトール・デュリュイに告げる。
「こうした研究の領域を見渡してみれば、それがどんなに広大で有益であるか予感されると存じます。なぜならそれは動植物のさまざまな病気とたくさんの関係を持っていますし、また腐敗と伝染の病気に関する重大な研究を望ましい方向へ向かって確実に第一歩を踏み出させることになるのですから。」

一八六三年三月には、彼は皇帝の副官ファヴェ将軍に内密な打ち明け話しをする。するとチュイルリ宮殿に招じ入れられて、彼はナポレオン三世に個人的に彼の大計画を告げることになる。

いまだに未知かわずかに存在を疑われていただけであるにもかかわらず、あらゆるところに散在する病原微生物は、パストゥールの日常世界にはすでにしかるべき場を占めていた。彼の娘婿であるルネ・ヴァルリー＝ラドーは次のような雄弁な逸話を思い出している。「彼の生涯にはまったく些細なことでも注目に値することがあるが、そのひとつはどんなに小さな存在にも彼の関心が注がれていることが朝晩の食事のたびにいつも繰り返し見られたことである。彼は取り皿は使わなかったが、コップを手にする時はかならず細心の注意を払って小さな存在がいるか調べ、何度も繰り返しそれを拭った。目に見えない痕跡であれ、微細な塵の粒であれ、彼の近眼を逃れるものはなかった。それから今度はパンの番で、彼はその身までこそぎ、削り取った。自分の家であろうが、他人の家であろうが、彼はこうした予備行為をいつも変わることなく実行した。何人かの主婦が驚いてサービスに手落ちがあったのか気を揉むほどだった。」(51)

しかしながらパストゥールはプーシェの轍を踏まないよう十分注意を払い、証拠を示したうえでなければ感染症の細菌原因説をドグマのように主張しようとしない。『ビール研究』の中で細菌説への信仰告白をすると、彼は急いで付け加える。「ただしそれには信憑性があり、ありそうなことだと判断されるから、そうしたことが現実に存在するのだと信じる気になるにしても、そう断言する前にこの本に掲げた以下のエピグラフをただちに想起するよう努めようではないか。精神の最大の乱調とは人が望むゆえに物事がそうあると信じてしまうことである。〔前出、六二ページ参照〕」

この新たな闘いで、彼は医学界の一部の示す敵意と対決しなければならなくなるだろう。腐敗、発酵、ワインとビールの病気、それらは当時化学問題と見なされ、彼はまたそのために同業組合が示すどのような反発も避けてそれらを研究できたのであった。彼はそこに生理学的な反論を持ち込んだ。そして二つの学問の結合は「生理化学」研究所創設によって公認された。彼が生物学上の問題を解決しようとして化学者としての出自からはまったく予想されないカイコ病の研究を受け入れたことも意義深い。なぜならこれが感染症研究への最初の道しるべになったからである。

パストゥールは高等脊椎動物の病理学に関して、医者や獣医によって障壁がめぐらされた世界に切り込んだ。さらに問題と取り組むのに微生物の仮説を振りかざした。しかしその頃はフィルヒョー〔一八二一—一九〇二、ドイツの病理学者〕が権威をもってすべての病気を細胞病理学によって説明している時代ゆえに、パストゥールの微生物説が好感をもたれることはありえなかった。

感染症、流行病、伝染病に関する理論は、瘴気や発散物の理論のように、昔から混乱した説明の最大の原因となっていた。エミール・デュクローがこう強調している、「それらの説明を理解するには、中世の哲学書に取り組んでいる時と同じような苦労を感じる」(52)と。病理解剖学の発展があったにもかかわらず、それを取り巻く霧はまだ濃かったのである。

パストゥールが研究に取りかかった時、この問題は細胞病理学を異所性《エテロトピー》と異時性《エテロクロニー》という曖昧な原理に還元したフィルヒョーの偉大な影に覆われていた。デュクローが書いているのだが、この異所性と異時性という原理によると、「どのような病理的変化も、それを蒙るはずのない器官、また異常な時期に生じるゆえに、それは空間あるいは時間においてずれを起こした生理学的変形以外の何ものでもない。したがって病気の謎は組織解剖の中にあったのである。このことが弾みとなって、組織解剖は次々に発見を積み重ね、腫瘍から病毒、外骨種から皮疹、天然痘や種痘の膿疱にいたるまで、すべてを包摂していった。」(53)これ以上わかりにくいことはないかもしれない！また「ウイルス」(病毒)、瘴気、流行病の組成、病原臭気のことが話題に上がっている。事実傷に膿をもつ突発性の感染症は悪臭のするガスをいつでも発散する。耐えがたいほどの腐敗臭をかぐには負傷者の病室に入ってみれば十分ではないか？(54)

こうした混沌の中で細菌理論を成功へと導くには三つの要素が必要であった。まず色消し顕微鏡の完成。その高解像力により小宇宙への途方もない下降の道が開ける。第二に実験方法の発展によって推論のもっていた独占権が破棄されること。それからパストゥールの天才である。

一八七三年にパストゥールは過半数よりわずか一票だけ多く獲得し、医学アカデミーに無所属準会員として受け入れられる。四月のある火曜日、昔からずっとアカデミーの会合にあてられた日のこと、ボナパルト通りに移転する前のアカデミーが本拠にしていたシャリテ病院旧礼拝堂の階段を、彼は初めて登ったのである。彼にはひとつの目的しかなかった。それは感染症の原因が寄生体にあることを証明し、その理論を普及させることである。この分野は彼にとっては未踏の地であり、彼はそこにほとんど全員の半信半疑の目に取り巻かれて立つことになる。しかしながら本当のところ彼は孤独ではなかった。彼の知らないあいだに、最初の微生物学者たちが行動を開始していた。そのうちの一人ジョセフ・リスターは、ゼンメルワイスの研究を再び取り上げて、人類に計り知れない貢献を果たそうとしていた。だがそれにはなんたる困難が必要とされたことであろう！

■ジョセフ・リスター男爵（一八二七―一九一二）――消毒の始まり

パストゥールのおかげで、病原微生物が大気中に散在しているという考えは一八六〇―一八七〇年代の終わり頃に普及し始める。一八六九年にアンガス・スミス博士は簡単な空気検査器を使ってマンチェスターの空気を分析する。殺菌した水を半分満たしたフラスコの中に空気検査器の空気を数立方センチメートル入れて封をし、それを振る。この操作を五〇〇回繰り返してから、彼は一五〇回の水滴検査で総計三七〇〇万個の芽胞が含まれていることを確認している。[55]

一年後の一八七〇年、『科学講義レビュー』*Revue des cours scientifiques* 誌でイギリス人ティンダル〔一八二〇―九三、物理学者〕の論文「埃と病気」が本格的に警戒の叫びを投げかける。[56]「試験管」の中に入れたロンドンや他の地域の空気を分析した後で、彼はこう結論する、「ロンドンにおけるわれわれの住居の空気はまるで有機塵埃で飽和状態にあるかのようだが、田舎の空気もそれから免れているわけではない」と。こうした不潔さが肺をたえず侵していると考えて、彼は嫌悪感を覚える。彼ははっきりと言う、「このような汚れとの接触には中断も休息もありはしない。驚くべきなのは、われわれがそれに耐えていけるということよりも、どんなに微細でもその埃の断片がひとつあれば人間に害を及ぼすように思われることである。」

もちろんこれらの埃はすべての疫病の起源である。ティンダルは「一種のマラリア、つまり大気感染症〔当時マラリアは、語源から推測されるように［mal 悪しき＋aria 空気］、沼地の汚染された空気から感染すると見なされていた〕は、腐敗中の有機物質が存在することから生起する」と喚起している。こうした不純物がわれわれの肺を住処にしているのかもしれない。だが実際には気管がフィルターの機能を果たしているので、呼気の分析をすると不純物は皆無である。

防御法として、彼は「綿製呼吸装置」の全面的な使用を提案する。それはマスクのように鼻に装着する一種のフィルターである。この方法は人がたくさんいて病人の隔離か不可能なロンドンの貧しい街区なら役に立つかもしれない。彼は「綿製呼吸装置を使用することによって、病人かいる部屋でもアルプスのもっとも高い山頂の空気と同じくらいきれいな空気を吸うことができるだろう」と書いている。しかしながらこの時期に、リスターは病原種細胞に対抗するのにもっと有効な方法を発見したのである。

ジョセフ・リスター男爵は一八二七年にアップトン（エセクス）の七人の子供がいるつつましい家庭に生まれた。[57] 彼の兄の一人ジョセフ・ジャクソンは、優れた顕微鏡観察家で色消し顕微鏡を改良し、それを使った彼の研究が『フィロゾフィカル・トランザクション』〔英王立協会の機関誌〕に掲載された。また一八三〇年には王立協会の「特別会員」という名誉ある地位に昇った。それに対してジョセフ・リスターは外科学を研究する。一八五二年にロンドンで内科－外科医の資格を取り、同じ年に王立外科学校の「特別研究員」として受け入れられると、彼は一五年にわたって組織学と生理学の研究に励む。一八五三年彼の最初の論文が「虹彩の収縮性組織に関する観察」というタイトルで『季刊 顕微鏡科学』*Quarterly Journal of Microscopical Science* 誌に発表される。彼はそこでユニヴァーシティー・カレッジのウォートン・ジョン博士が手術した症例について語る。同年彼は第二の論文「皮膚の筋肉組織に関する観察」を執筆する。

それからまもなく、彼は王国のもっとも優れた外科医の一人で後に義父となる、ジェイムズ・サイム教授〔一七九九―一八七〇〕からエディンバラ大学に来るよう求められる。二人のあいだには相互の尊敬に基づいた固い友情が築かれる。一八五五年リスターはエディンバラ大学の教授に任命される。その時彼の名が初めて『ザ・ランセット』〔一八二三年創刊の英医学専門誌〕に出る。彼のいくつかの論文は当時『エディンバラ・メディカル・ジャーナル』に発表されていた。彼の好んだ分野は組織学および生理学だが、中でもとくに血液凝固と神経繊維構造の問題を得意とした。

一八六〇年に彼の運命は新たな方向に展開する。その年、彼は最近亡くなったジェイムズ・アデアーの跡を継いで、グラスゴウ大学病院外科手術部長に着任する。その時彼は、一五年前のゼンメルワイスと同じように、自分で発見したものに恐怖で凍りつく。

この病院では同時期のすべての病院と同じように、丹毒、床ずれ、壊疽《えそ》、病院壊疽、敗血症が、病気そのものよりもはるかにひどい被害をもたらしていた。ジョン・ベル〔一七六三―一八二〇、イギリスの解剖学・外科学者〕は自著『外科術原理』の中で一八〇一年にこう記している、「壊疽が病院に襲いかかる時は、災害のようなものである。それに襲われたらごく少数の者しか生き残れない。この潰瘍性疫病は、どんなに小さく、どんなに換気が良く、どんなに設備が整っている病院であっても、いつでも姿を現す。したがって病院では誰も危険を冒してまで手術することができず、快復はまったくおぼつかない。すべて怪我は傷へ、傷は潰瘍へと変わり、今度は潰瘍が壊疽に悪化するのだ。大きな病院では、この病気は慢性的になっている」と。

もうひとり別の外科医が一九世紀半ば頃に自問している。「病院壊疽に対して外科医はどう対処したらいいのだろう？　硬膏や軟膏に頼るべきだろうか？　ワインを飲ませるにとどめるべきだろうか？　それではだめだ。どのような手当をしてもこの潰瘍は絶対撲滅できなかったこと、ひとりの人間が飲めるようなワインの量ではけっしてこの壊疽の進行を遅らせられなかったことを、患者に分からせなければならない。この病気は壁にしみこんでいる。

死の館から患者を連れ出し、部屋を変えさせ、誰もいない家に収容しなければならない。病人に健康な空気を吸わせ、学校の教室や、堆肥の上、家畜小屋の中に連れていかなければならない。とにかく彼らの墓場とは別のところだったらどこでもいい」と。

パリ市立病院の壊疽も相当なもので、外科医たちは死刑判決と同じように響くため、その名をそのまま呼ぶことができなかった。したがって彼らは「腐り」、「汚れ」、「うみ傷」と言った。麻酔の考案によって外科手術の時間が長くなると、この現象は一層ひどくなった。

このような致命的な展開は当時宿命的に怪我や病気に普通にともなうものとして考えられており、ともかく手当として頼れるのは発布剤だけだった。しかし一般的に衛生観念は欠如していたのである。ランドゥージー教授〔一八四五—一九一七、フランスの医者〕は言うであろう、「まるで外科医がばらまいたかのように、膿がいたるところから芽吹いてくるみたいだった」と。あらゆるところで使い回された古いシーツがその後包帯に回されて、同じものが何人もの患者に利用されるので、確実に死をまき散らす。外科医の手、海綿、外科用器具もけっしてきれいに洗われることはない。膿瘍や瘭疽《ひょうそ》〔手足の化膿性炎症〕の切開は大変恐ろしい結果をともなう可能性があるので、外科医のある者は手術用メスをそこに突き刺すことにひるむほどだった。

大手術については言うまでもない！　最良の場合でも、被手術者の六〇％は術後数日して敗血症に斃れる。いつまでも続く死の苦悶の際にはつんとする腐臭が立ちこめる。だから「腐敗」、「臭気ガス」、瘴気のことが話題にされ、それが病院での死の原因にされる。したがってみんなが病室の換気をして、その悪臭を追い払おうと努めるのである。

この現象は戦時中に頂点に達する。一八六五年にシュニュ博士〔一八〇八—七九、フランスの医者〕から軍衛生会議宛に送られた報告には、一八五四年から一八五六年のクリミヤとトルコにおけるフランス軍の衛生状態に関する悲惨きわまりない記述が見られる。[58] 三〇万人の派遣軍のうち、砲弾による死亡率は三・三一%だが、怪我と病気（発疹チフス、腸チフス、コレラ、赤痢）による死亡はその八倍に上った（二七・六%）。四肢切断を余儀なくされた一六八一人のうち一三六人だけが生き残る。したがって術後の死亡率は九二%に達するが、手術を受けない四八七名の負傷者については六八%が斃れただけである。

この恐ろしい死亡率に関して、シュニュは鬼気迫る情景をざっと描写する。「もはや戦闘のことなど考えられる情況でなく、みんなは病気をどうして避けられるかということしか頭になかった。死者や瀕死の兵がエスピナス将軍〔一八一五—五九、フランスの軍人〕の分遣隊のすべてのテント内に折り重なっていた。敵がいないにもかかわらず、いくつもの死骸がいたるところに転がっていた。墓穴が掘り続けられ、掘り返された地面からは遠くの方まで悪臭が漂った。墓掘り人の振り上げた腕はしばしば仕事をやり終える前に畳みこまれてしまい、シャベルをふるう者は口を開けた墓穴の縁に倒れて二度と起きあがることはなかった。」[59]

後の第一次世界大戦では病気と敗血症による死者が砲弾による死者の八倍に上っているが、リスターやパストゥールおよび彼の学派の研究成果がないとしたらどのような結果になっていたか、想像する勇気も湧いてこないであろう！病院壊疽はグラスゴウの王立病院に蔓延していたので、自分の手術結果をまとめてみると、かつてのゼンメルワイスのように、リスターは興奮で顔が赤らむのを感じる。したがって自分の手術の死亡率を下げようとすれば、興味の湧かない単純な骨折を処置するだけにとどめるほかない。しかし彼は運命ということばを口にするのを拒み、あらゆる手段で災いを食い止めようとする。ところで、この時期に大気中に種細胞が散在しているというパストゥールの考えが広がり始める。術後の合併症やその後に生じる恐ろしい死亡数は、種細胞の散在が原因ではないだろうか？

グラスゴウ病院からさして遠くない距離に共同墓地が広がっている。そこには地中のごく浅いところに一八四九年のコレラによる死骸が折り重なって埋葬されていた。おそらくそれらの死骸から出る多量の種細胞が空気を汚し、いたるところに浸透し、災いを広め、良性の傷を致命的潰瘍に変えてしまうのだろう。すぐにリスターは種細胞の侵入と闘うために一連の処置を講ずる。むなしい幻想にすぎない換気は諦め、傷を石炭酸で処置し、同じように石炭酸に浸した包帯で傷を覆う。一八六七年のことであった。消毒法《アンチセプシー》が蘇ってきたのである。だがゼンメルワイスは死去したところであった。

一九〇六年に英国学術協会が組織した講演の中で、リスターはこの先駆的実験の誕生を次のように跡づけるであろう。「明白になってきたのは、人体組織には無害だが傷口から侵入する細菌には破壊的なある種の物質、つまり外部からの細菌の侵入を阻止することが可能な物質によって、傷口を手当することができるようになれば、傷が酸素と接触していても腐敗は排除されるだろう、ということであった。石炭酸が下水管の悪臭除去に驚くべき効果を発揮することを知ったので、私は複雑骨折の手当のさいにその作用を試してみようと決心した。私の同僚であるグラスゴウ大学化学教授のアンダーソンが、当時は研究所の新製品であった当の石炭酸〔石炭酸、すなわちフェノールは一八三四年、ドイツの化学者ルンゲ（一七九五—一八六七）によりコールタールからはじめて得られた〕をすこし私に分けてくれた。私は手当の仕方を変えようと、ある工夫をして、石炭酸をそのまま傷口に押しあてた。すると傷は単純骨折と同様簡単に治癒したし、それと同時に皮膚も傷むことはなかった。私はそのことを確認して喜んだ。」[60]

リスターはまた石炭酸の撒布によって大気中の種細胞を撲滅しようと努める。彼は傷と空気を遮断し、手術器具を常時清潔に保つようにする。王国で一番危険であった外科手術がそれからはもっとも安全なものになったのである。一八六七年から一八六九年のあいだに彼は四〇例の四肢切断術をし、死亡率は一二％であったが、他のところではそれと同様の手術は軒並み六〇％を超える死亡率であった。

だがいかなる者もふるさとでは予言者になれない。ゼンメルワイスの亡霊がリスターの上に漂い、彼は自分の病院で笑いものにされる。不幸なことに彼は外国でもそれ以上に予言者になれなかった。パリの病院に勤務するジュスト・リュカ＝シャンピオニエール〔一八四三—一九一三、フランスの外科医〕というひとりのインターンが、グラスゴウから戻って、消毒に関する論文を一八六九年に『臨床内科・外科ジャーナル』*Journal de médecine et de chirulgie pratiques* 誌に発表するが、注目されずに終わる。

ドイツでは消毒は比較的成功を博する。ミュンヘン総合病院では、病院壊疽が負傷者の八〇％に及んだ。管理者はどうしようもなくなって呪われた建物を壊し、またそれを新築した。だがそこでも同じような激しさで壊疽が噴き出していた。そこで病院の医師のひとりリンドパインターがスコットランドに出かけ、リスターに消毒の手ほどきを受ける。帰ってきて彼は総合病院の壊疽による死亡率を抑える。[61]

因習を打破するにはそれ以上のことが必要になる。ほとんどのところでは病室を換気して悪臭を追い出し続けていたが、それでも腐敗は何の抵抗もなしに増大する。しかし考え方が変わってくる。まもなくあちこちでいくつかの声が挙がるようになる。

一八七〇年の戦争中にアルザスの救急隊責任者を務め、日に一五回もの四肢切断術をした外科医セディヨーは、二通の手紙を医学アカデミーに送っている。外科手術の失敗に直面し、彼は警戒の叫びを挙げる。「兵器による負傷兵の恐ろしい死亡率が科学と人類とを愛するすべての友人たちに対して注意を喚起している。外科術ではためらいがちでしかもとまどいながらひとつの学説といくつかの規則が追求されているが、それらはどうやらまだ研究の対象になっていないようである。いま現場では、化膿とそれに続く壊疽から発する悪臭につかる負傷兵の姿が認められる。」[62] 衝撃を受けてセディヨーは、数千人の命を救ってくれるかもしれないリスターの方法を引き合いに出している。だが潰走の混乱の中で、先駆的技術を試すことは問題にならず、彼の勧告も死文のままにとどまる。

数カ月後、外科医アルフォンス・ゲラン〔一八一七—九五〕は、一度もリスターやセディヨーに関する噂を聞いたことがなかったにもかかわらず、パストゥールの考えを実行に移している。彼もまた負傷して化膿性の病気で倒れた病人の光景を見て衝撃を受けたからである。化膿は、ルクリュ博士〔一八四七―一九一四、フランスの医者〕の表現によると、「われわれ外科医にとって宿命的、必然的病気で、それはまるで神の御意志によるかのように、どのような重大な外科行為にも付随していた。」

もともとゲランはみんなと同じように化膿が瘴気や、病室内に侵入してくる「感染性のガス」に起因すると信じていたが、それでも換気がもっとも行き届いているところが被害をもっとも免れているとは言えなかったので、この災厄の原因は別のところにあると結論づけた。彼は一八七三年に医学アカデミーで行った講演で次のように言うことになる。「絶望しながらも、傷に付随するこの恐ろしい合併症を防ぐ手段がないものか常に探し求めていた私は、瘴気のほかには化膿性感染症の原因が思いつかないので、その瘴気が存在しているからだと認めていた。だがその瘴気がパストゥールによって大気中で発見されたのと同じ動物性の微粒子から成っているかもしれないと思い、それからは瘴気による汚染の話が私を俄然新しい光で照らすようになった。そこで私は考えた、瘴気が発酵素であるなら、パストゥールがかつてしたように、空気を濾過することによって負傷者を発酵素の悪影響から守ることができるだろう［…］。そこで綿入りの包帯を考案し、自分の予測が当たったのをみて満足した。」[63]

石炭酸で傷を拭った後、ゲランはそこに空気と他の汚染物から傷を隔てる綿入り包帯をあてる。この手当法はサン＝ルイ病院でパリ・コミューンの負傷者に対して試され、外科医たちが非常に驚いたことに、これによって手当された三四人の被手術者のうち一九人が化膿性感染症を回避できたのである。

一八七三年にアルフォンス・ゲランはパストゥールをサン＝ルイ病院に招いて、その手当法の結果を示す。感嘆したパストゥールはゲランに医学アカデミーでそのことを発表するよう提案する。

一年後の一八七四年二月一八日、パストゥールはまだその存在を知らなかったリスターから一通の雄弁な手紙を受け取る。

拝啓

貴殿に対し一冊の小冊子をこの手紙に同封してお送りすることをお許しください。この小冊子には貴殿が多くの光明で包まれた主題、つまり種細胞と発酵の理論に関するいくつかの研究が報告されております。御著書『いわゆる乳酸発酵に関する報告論文』の中で貴殿が最初に研究された有機体に関して、私は拙文を書いてみましたが、それをなんらかの関心を持ってお読みいただけるものと信じております。

私は『イギリス外科学年報』が貴殿のお目にかかって触れたことがあるのか存じ上げません。お読みくださっていたとすれば、貴殿は時々そこに消毒理論に関するニュースを見いだされたに違いありません。それこそこの九年来、私が完成にこぎ着けようと努めているものです。

どうかこの機会を捉えて、輝かしい研究をとおして腐敗性種細胞に関する理論の真理を私にお示しくださり、消毒理論を首尾よく成功に導きうる唯一の原理を私のためにお与えくださったことに対し、私の深甚なる感謝を貴殿に捧げることをお許しください。

問題の小冊子には『外科手術に適用された消毒原理に関する研究報告』という題名が付けられている。リスターは序文ですぐパストゥールを称える。「大気は腐敗を引き起こす、それは酸素やその他のガス成分でなく、そこに浮遊する微細な有機体の実在が原因である［…］とパストゥールの研究が証明してから、空気を排除せずに負傷部分の腐敗分解を回避することが可能であると私は考えた。それには浮遊する粒子の生命を破壊することが可能な物質を包帯として負傷部分にあてればよい。」

初めて「細菌」が話題になる（一八七八）

今度はパストゥールの考えが順調に進展を見せ、リスターはゼンメルワイスと違ってもはや砂漠で教えを説くようなむなしいはめに陥ることはない。一八七六年にジュスト・リュカ＝シャンピオニエールが自らの研究をモノグラフィーにまとめ、それが一八六九年の論文の際とは異なり、科学界の注目を引く。方法の改良もなされる。石炭酸の噴霧は断念され、炎症を引き起こすので消毒剤を患部に押しあてることも放棄され、人々は無菌の環境で手術をするよう努める。空気は濾過され、手術室は大量の水で洗い流され、医療器具やリネン類が恒温室で熱にかけられる。このように次第に滅菌法《アセプシー》が消毒法に取り替わってゆく。この新たな方法は一八八九年にビシャ病院（パリ一八区にビシャ＝クロード＝ベルナール病院として現存）のテリエ教授（一八三七—一九〇八）の診療科で完成されることになる。

他のいくつかの発見も、当時は批判されたにもかかわらず、パストゥールの立場を強化する。

一八六五から一八六八年にかけてヴィルマンは結核の接種不可能性および伝染性を証明した。もう一人の先駆者ダヴェーヌは一八五〇年に炭疽患者の血液の一滴には微細な棒状体（桿菌）が無数に存在することを発見した。それから数年後に酪酸発酵に関するパストゥールの実験から教訓を引き出して、彼はそれらの棒状体がおそらく炭疽の因子であると結論づけた。

かくして、一八七三年四月のある日、パストゥールが種細胞の理論に成功を勝ち取らせるべく確固とした意思を携えて医学アカデミーの階段を始めて上った時には、彼は自分の味方についた一群の研究者の支持を当てにすることができたのである。一八七三年から、彼の考えが公式に認められる一八七九年にかけて、彼はさまざまなドグマと臨床医学への信仰に対して苛烈な闘いを挑まなければならない。その闘いの話が『医学アカデミー会報』に語られている。

医者でないことをパストゥールはしばしば悔やんだ。おそらく彼は思い違いをしていたのだ。当時の支配的な医学思想に浸されていれば、彼の精神は束縛にいらだって、多分現実に示されたような精神の開花を見ることはなかったであろう。いずれにしても、何人かのアカデミー会員は彼が「門外漢」だと面と向かって語ることをやめなかった。

状況が深刻であるのは、医者が臨床医学に呪縛されて、化学者とりわけ実験室の人間を信用せずに、彼らがひとりの患者も診たことがないにもかかわらず自分たちの権益を密かに侵していると非難したことであった。彼らが言うには、病気というのは、病人と無関係な抽象的実体ではない。病気は病人と一体であり、ユルム通りの研究所で、パストゥールがいくら顕微鏡やモルモットに傾倒したとしても、市立病院やピティエ病院の患者の治療はけっして出来はしまい、ということであった。アカデミーで、ピオリー博士〔一七九四―一八七九、フランスの医者〕は言明している、「対処すべき問題は病気という抽象的実体でなく、病人なのであり、病人こそ最大の注意を払って、科学の許す物理的、科学的、臨床医学的方法のすべてでもって研究しなければならない」と。

こうした臨床医のひとりシャセニャック博士〔一八〇四―一八七九、フランスの外科医〕は、「研究所の外科手術は多くの動物を滅ぼし、ほんのわずかの人命しか救わない」とまで非難する。そしてこう付け加えている、「臨床医による長期間の忍耐強い調査によって是認されないかぎり、つまり正当な医科学、臨床医学には不可欠であるこうした臨床上の公認を経ていないかぎり、研究所から発するものすべてに対しては慎重で、控え目で、限定的であらねばならない」[64]と。

顕微鏡がまたよりいっそう大きな不信を吹き込む。顕微鏡映像が思弁的観察領域にとどまっているかぎりでは、臨床医や外科医はそれを温情のこもった好奇心で歓迎してきた。しかし彼らが顕微鏡の独裁的権力に従うことを余儀なくされたり、細胞病理学の領域で、多核細胞をもたない乳腺腫ないし乳嚢胞には悪性をいっさい認めない顕微鏡観察家の診断がまかりとおるのを目の当たりにすると、反乱の嵐が湧きおこる。

感染症の領域では、輪癬、禿髪性ヘルペス、鵞口瘡、あるいは疥癬のようないくつかの皮膚疾患は、菌類や微小な虫によって生じると、認めていいように彼らには思われていた。『寄生植物博物誌』という著書の中で、ロバン教授〔一八二一―八五、フランスの解剖学者〕は一八五三年にすでにこのような現象を明らかにしていた。極微の微生物が液体の発酵やアルブミン〔卵白の名称から由来した、単純蛋白質の総称〕性物質の腐敗を引き起こすことはいまやみんなが確信していた。だが顕微鏡でしか捉えられない棒状体〔桿菌〕やビブリオは、数百万集まっても一グラムに満たない重さしかないにもかかわらず、人間やウシのような巨大な動物を倒すということ、それは人々の理解を超えるものだ。

こうした新しい情況に対して、ピドゥー博士〔一八〇八―八二、フランスの医者〕は医学アカデミーで、「病気はわれわれの内なる、われわれに属する、われわれの力をとおして存在するものである」と明言する。確かに誰でも壊疽や感染症の症例中にバクテリアが増殖するところを観察することができる。だがそれは偶発的な現象、二義的な兆候、随伴的な現象である。寄生体の侵入はもっぱら病変のせいで起こるのであって、寄生体の侵入が病変の原因ではない。

それに、目に見えないけれども貪欲で、いつでも機会さえあれば完全な局部をすっかり荒廃させるべく常に身構えている、莫大な数の生物のひしめく恐怖の世界が存在しているとどうして認めることができようか？　パストゥールはそれについて、こう答えている、「生命がこのような無数の極微生物の思い通りになると考えることは恐ろしいことだが、しかしまた科学はこのような敵を前にかならずしも無力のままではないと期待し、科学の研究成果を手に入れて、たとえば空気とちょっと触れさせるだけでもときにはそれらを破壊するに十分だと分かれば、心を安んじていられる」と。

臨床医の懐疑の念には、細胞病理学の創設者である巨人フィルヒョーが重みを加えている。そのフィルヒョーに対して一介の化学者が少数の助手たちの力を借りながら懸命に反論しようというのだ。

パストゥールは自説を徐々に主張して、病院壊疽、腸チフス、コレラ、炭疽の原因に関する議論で華々しい成功をえていく。一八七六年にはドイツ人ロベルト・コッホが初めて伝染性種細胞である、炭疽バクテリディー〔炭疽菌の旧称〕の分離・培養に成功する。

一八七八年に決着がつく。この年、古い学派を最後まで支持した一人ルフォール博士〔一八二九―九三、フランスの外科医〕が、アカデミーにおける体面を保つために最後の闘いを挑んで、化膿性感染症は病人の身体に自然発生的に生まれる「腐敗性の毒」に原因があると主張する。しかしながら彼はこの毒が、包帯、外科器具、外科医の手を介して、他の患者に伝染する可能性があることを認める。

一八七〇年にセディヨー博士はリスターの方法に対して医学アカデミーの関心を引きつけようとしたがむなしい結果に終わっていた。一八七九年に彼はアカデミー会員として講演を行い、「パストゥール氏の研究が外科学の進歩に与えた影響について」という研究ノートを発表する。その講演で初めて「細菌」（microbe）という語が用いられる。この総称語のもとに、それまでバクテリア、バクテリディー、ビブリオ、ウイルスという名でばらばらに名指されていたすべての微生物が一括されることになる。[65]

この語を使用する前に、彼がリトレ〔一八〇一―八一、フランスの文献学者、辞書編纂者〕に相談すると、次のような答えが返ってきた。「拝啓。ミクローブ（microbe）、ミクロビー（microbie）というのは適切なことばです。極微動物を指すにはミクローブの方がいいと私は思います。まずあなたがおっしゃるように、こちらの方が短く、それからこれだと、女性名詞であるミクロビーをミクローブの状態を指し示すのに取っておけるからです」と。数年後には、「バクテリア」という語が長方形（バチルス）か球形（コッカス）の細菌にあてられることになる。

三〇年前ゼンメルワイスが嘲笑の的にしかならなかった時期から、人々はなんと多くの道のりを歩んできたことか！　また一八年前には、プーシェと彼の自然発生説が権威をもっていたのだ！　一二年前にはリスターの助言もグラスゴウ病院では物笑いの種にされた。古い学派で最後まで残っていた陣営がペテール教授の指揮下に戦闘準備を整えたとしても、パストゥールとリスター、ヴィルマン、ゲラン、セディヨー、ダヴェーヌというスケールの大きい学者たちが感染症の様相を一変させてしまっていた。敵の足取りは押さえられたから、砦からやがて駆り出されるだろう。

一八七七年からパストゥールはその仕事にかかる。炭疽の問題に挑むことで、彼は細菌に対する戦争宣言をしたところである。

第13章　炭疽が秘密を明かす

一八七七年、農業大臣はウール＝エ＝ロワール県議会の要請に応じて、パストゥールにある使命を託す。それは全世界のヒツジの群を荒廃させている炭疽という感染症の問題に挑み、その原因を突き止め、それを克服することのできる方法を見いだすことだった。パストゥールは研究所産ワクチンを完成させるという年来の夢を実現させるために準備はいまや整っていると感じたがゆえに、なおさら進んでこれを受け入れる。この時期には実のところ二つの天然の予防ワクチンしか存在しなかった。それはジェンナーの抗天然痘ワクチンと、それよりもあまり知られていない、ベルギー人ルイ・ウィレムスが行ったウシに対する抗胸膜肺炎《ペリプヌーモニー》接種である。

天然ワクチン

一七二一年にワートレイ・モンタギュー夫人〔一六八九―一七六二、イギリスの書簡作家〕はイスタンブールの大使館に夫に従っていった後、イギリスに戻って船を下りようとしていた。彼女はその時荷物といっしょに奇妙な習慣を持ち帰ってきていた。それが自分の二人の子供たちに受けさせた天然痘の接種である。つまり乱切法によって天然痘の膿を少量子供の腕に差し入れることだった。子供は軽微な良性の天然痘にかかるのだが、それによって、いつかすべての子供たちに襲いかかり、その一〇分の一を滅ぼす本格的な天然痘に対して、その子には免疫が与えられるのである。

四月末頃、皇族の子女や貴族の中の何人かの子女が幸いにも接種に成功する。それで活気づいてくると、何人かの評判の高い医者や外科医は自らを接種医と称したり、またイギリス国内で「人工的な天然痘」を接種される人が二〇〇人近くにのぼるようになる。ジャーナリズムがこの出来事に飛びつき、同年に接種に関する最初の概論書も陽の目を見る。だがまもなくある悲劇が幻想に対する警鐘を鳴らすことになった。

熱狂が頂点に達して、接種の際にともなう危険が忘れ去られていた。オリエント由来のこの万能法について、人々は魔法の効果しか記憶にとどめていなかった。それはまるで『千夜一夜物語』のあるコントのように、息を一息吹きかけると王子や王女を保護し、絶えない心配を吹き飛ばし、恐怖の場面を遠ざけ、勇気をふたたび与えてくれるようだった。だがこの接種で人が死ぬこともあるとわかると、高揚の後に落胆がやってきた。

最初は三歳の子供が犠牲になる。一六歳になる、貴族の召使いがそれに続く。しかしながらそれでもイギリスとヨーロッパ大陸では接種が続行され、しばしば好結果を、時には致命的な結果を生む。しかし論争が前面に立つとその背後で信頼は消えていく。人工的な天然痘は、評価がまちまちだが、全体として五〇分の一から二五〇分の一の割合で死者を出す。ジレンマは明白である。つまり後のいっそう大きな危険を回避するために、当座の比較的小さな危険を冒すことができるか、ということだ。こうした人々の精神を揺さぶる良心の問題は、一七九六年の天然痘に対するジェンナーの種痘法発見まで続いたのである。

グロスター〔イングランド西部の旧都で、ブリストルの北北東およそ五〇キロに位置する〕のつましい接種医エドワード・ジェンナーは、彼の故郷の牧童たちがけっして人工の天然痘に感染しないことに気付いた。言い換えると彼らは天然の免疫を獲得しているようなのである。いっそう詳しい調査をしてみて彼に分かったのは、良性の病気である牛痘つまりウシ天然痘に冒されたウシの膿疱に、少年たちの手がいつしか触れて、それに感染しているということだった。

そこで一七九六年に彼は、一度も天然痘に感染したことのない七歳の少年ジェイムズ・フィップスに牛痘の膿を少し接種してみた。三週間後、今度はその少年にヒト天然痘の膿を接種すると、耐性を示した。かくしてワクチンの予防特性が証明されたのである（ワクチン（vaccine）という名称は牝ウシ（vacca）に由来している）。一八〇四年からワクチン接種は英仏海峡を渡り、ヨーロッパ大陸の攻略に向け突進し、天然痘死亡率のめざましい崩壊を人々に認めさせる。

みんながジェンナーの名前を知っている。だがルイ・ウィレムスの名前となると、ルーヴァン〔ベルギーの首都ブリュッセルの東三〇キロに位置する古都〕にある彼の名がついた通りの住民以外に、誰が知っているだろう？　ましてやどんな人物かということになると……

ルイ・ウィレムスは貧乏人のジェンナーであった。彼はジェンナーの後に、だがパストゥールより先に、接種法を発見した。それによって農夫には破滅的なウシ胸膜肺炎という、呼吸器傷害と皮下浮腫に特徴づけられる致命的な肺感染症に立ち向かおうとしたのである。

一八四五年頃にルーヴァンの医学生であったウィレムスは、ベルギーのハッセルト〔ベルギー東部の都市〕で自分の父親が農場に飼っていたウシに対して肺感染症のウシの漿液を接種するという、高価な犠牲をともなう実験に夢中になる。どういう理由からかよく分からないが、彼は適切な部位を見いだそうとしてウシの体のあらゆるところに実験を試みようと決めた。あきれるほどの執拗さでもって、彼は尻、脚、背中、腹、頸、顔……と接種していく。

それは狂人の物語だし、気まぐれ、常軌を逸したやり方であった。学者の名にふさわしい者なら笑い死ぬほどのこの実験は、どのような観察、どのような推論にも基づいていない。ともかく、ウィレムスは致命的な胸膜肺炎をウシにうつせると確認できたのであり、そのためにこの企てをまったく知らされていない父親は破産してしまう。

一八四八年、彼は二六歳で医学の研究を終え、ハッセルトに戻って開業医となり、再び以前の企てを再開する。しかしながらウシの身体のうち残るはもはやたった一個所、その尻尾に最後のカードを切ることになる。尻尾の根元や中ほどに漿液を注入した時には、ウシは病気にかかり死ぬ。しかし、まだ試していない、最後の局部となった先端に接種すると、一〇八頭中たった一頭のウシが感染しただけであった。それから翌年これらのウシがすべて胸膜肺炎に対する耐性を示したのに対して、接種を受けなかった五〇頭のうちでは一七頭がその病気で斃れる。尻尾の先への接種には効果があると証明されたのだが、その後も誰もその理由は分からなかったのである！

一八五二年三月二二日ウィレムスはその方法を三三三ページの報告にまとめて内務大臣シャルル・ロジエ（一八〇〇—八五、ベルギーの政治家）に伝える。そのとき親の怒りを買うことを恐れて、彼はたった三頭分の補償しか請求しない。「大臣殿、おわかりであったと存じますが、私は満腔の信頼をもって、包み隠さずこれまでお話申してまいりました。貴殿に私の内幕をお話しした後、今度は貴殿の御信義に頼ろうと存じます。私の見いだした新たな方法を貴殿が適切で効果ありとお認めになられる際には、どうか私の労苦と犠牲に対し、それにふさわしい補償をしていただけるようお願い申し上げます」と。

ウィレムスの研究成果は大臣の紙屑かごの中でその運命を終えてしまう可能性もあったかもしれない。だが六週間後には獣医たちによる委員会が設けられ、ウィレムスの方法の有効性が検証される。するとすぐにその方法はヨーロッパ全体さらには南アフリカまで広がる。ウシ科の胸膜肺炎は克服されたにもかかわらず、ウィレムスはまったく補償をしてもらえず、また彼の父親は息子からどんな犠牲を払わせられたかも知らないで死んでいく。しかし一九〇〇年にはこの放蕩息子のために祝賀会が催され、その席上でベルギー農業功労賞が贈られることになる。ジェンナーとウィレムスの実験はパストゥールの心を捉える。しかし多様な感染症に対して免疫を与えられるよ(66)

うな産物を自然の中にどうして見いだすことができようか？ そしてまた尻尾の端からまた行動を起こそうと誰が考えるだろうか？ だがまだ残る理想の解決法がある。それは研究所でワクチンを製造することである。そこで炭疽が特権的な「テストケース」となり、どのような良心のためらいもなしに動物に対して多くの実験を重ねることができた。

炭 疽

炭疽、別名「脾脱疽」というのは、電撃的な展開を示す病気で、古代から草食動物の群れを大量に殺し、人間にも感染して致命的な結果を引き起こしていた。フランスでは、ボース、ブリー、ブルゴーニュ、ニヴェルネー、ベリー、シャンパーニュ、ポワトゥー、ドフィネ、オーヴェルニュという地方がたびたびこの病気に見舞われた。そこでは家畜の群が割合に変化はあるものの毎年一〇％から五〇％の率で病気に襲われ、数千万フランの損失を招いていたのである。

この病気は何回かの流行で惨憺たる被害を出した。一八六七年から一八七〇年までにロシアのノヴゴロド地方〔サンクトペテルブルグ南東一八〇キロにある同名の州都を中心とした地方〕だけで致命的な炭疽にかかった五万六〇〇〇例が記録されている。また人間がこの病気に感染するにはちょっとしたかすり傷で十分であり、五二八人のヒツジやウシの飼育者、食肉解体業者がこの大惨事で斃れた。(67)

この災厄は不運に襲われたとしか考えられないいくつかの場所に結びつけられて、そこは「炭疽農場」、「呪われた牧場」、「呪われた山」と噂されるのである。動物は病気にかかると数時間で瀕死状態になる。群れから取り残されて、脚はふらつき、呼吸は激しくなり、血便を排出し、口や鼻腔が充血しだす。窒息や卒中が突発するので、羊飼いにはそれに気付く暇もない。死骸は風船のように膨れ上がり、ちょっとした傷をつけても、そこから黒くて濃

237　第13章　炭疽が秘密を明かす

い、ねばねばした血が流れ出す。そこで「炭疽」という名がこの病気につけられたのである。死体解剖では黒い粥状になった脾臓が見られ、この病気の別名である「脾脱疽」という例の表現もここから来ている。

この災厄の原因については、何も知られていなかった。この病気は家畜の栄養がよく行き届いている地方を襲うと指摘されていたので、多血症という病名が口にされ、節食が勧められた。それから有害なガス、瘴気、また集積する家畜小屋やヒツジ小屋から出る腐敗臭が原因だと非難されることもあった。湿地や嵐に襲われて水浸しになった土地の悪影響を訴える者もいた。

しかし一八五〇年にダヴェーヌとレイエが炭疽で死んだヒツジの少量の血を顕微鏡で調べて、興味深い観察結果を得た。「健康な血液の血球ははっきり分離して見えるのに、これらの血球は全般的に結合し合って、不規則なかたまりをなしている。その上血液中には、血球のおよそ倍の長さをした、糸状の小物体がいくつも存在する。この小物体が不自然な動きかたをしていた。」⑱

だがレイエとダヴェーヌは、この小さな棒状体、つまり当時「バクテリディー」とか「バチルス」とか呼ばれていたものと、病気とのあいだに関連があることを証明しようとは考えなかった。一〇年後今度はドゥラフォンが炭疽の糸状物体を観察する。そしてそれを培養して、二週間後にはその大きさが五倍になることを確認する。したがってそれは植物起源の生き物だったのである。彼もまたそれに炭疽を引き起こすとか、あるいはこの病気の感染要素がその中に見いだせるとは、私はほとんど思っていない。だが炭疽にかかった動物の血がこの微粒子を繁殖させるのに適した病的性質をもっていると考えられる」⑲と。

したがって全員が炭疽バクテリディーは随伴現象にすぎないし、病気の結果でしかないと考え、この病気の原因は、発酵に関するリービヒの理論のように、解体中のアルブミン性物質に対して働きかける無定形の感染要素にあると見ていた。そして炭疽の場合にはこの要素が大地、植生、いくつかの気候条件に結びつけられていた。血液が乾燥すれば炭疽バクテリディーは生き延びられないと証明されていたにもかかわらず、炭疽の感染原因が「呪われた場所」に依存するとはたして言えるのだろうか？

一八六一年にこのような考え方を初めて問題にしたのがダヴェーヌである。彼は酪酸発酵に関するパストゥールの研究ノートを読み、発酵で果たす役割を炭疽ではまさしく炭疽バクテリディーが果たしているという結論にいたる。一八六三年に彼は科学アカデミーの席上で次のように明言している。「他のことにかまけて私が炭疽の原因究明ができないでいたところ、パストゥール氏が一八六一年に酪酸発酵に関するめざましい研究を発表した。その発酵素というのは円柱状の小さな棒の形をし、ビブリオやバチルスの特徴をすべてもっていた。脾脱疽に冒されたヒツジの血中で見つけた糸状の小物体はこうしたビブリオと大変よく似た形をしていた。それで私は酪酸発酵を引き起こしている微粒子と同種ないし同族のものがヒツジの血中に入ってきて、そこで発酵素と同じ役割を果たしているのではないかと調べるにいたったのである。」(70)

一〇年間ダヴェーヌはそのことを証明しようと努める。彼は、懐胎中の雌が炭疽にかかって炭疽バクテリディーを保有しても、胎盤で濾過されて胎児の血液にはそれがみつからないことを明らかにしている。彼は陶製の濾過管を炭疽に冒された血液に注ぐ。ウサギに接種すると血清は無害だったが、濾液の方は病気を伝染させる。

こうした議論があっても人々の確信を揺るがすにはいたらない。病因である無定形な要素は、血球や小棒状体(バトネ)とまったく同じように、フィルターでくい止められるのだという反論がなされる。ジャヤールとルプラは炭疽バクテリディーのない血液でもって致命的な炭疽をウサギに感染させたではないか？ ダヴェーヌが、それは炭疽でなく、敗血症で死んだのだと主張するが、納得させられない。(71)それ以上に彼の理論では土地と結びついた病因論を説明できない。なぜなら小棒状体が生き残れない場所もあるから。そこで彼はハエが炭疽バクテリディーの媒介

239 第13章 炭疽が秘密を明かす

をすると想定するのだが、それでも事実には抵抗できない。炭疽は一定の場所にしか発見しないが、ハエにとっては境界などない。それに炭疽は、ハエが現れる前に、冬でも襲いかかることがある。(72)

この病気の原因が闇に紛れてしまいそうになった時、ロベルト・コッホというまだ無名であったドイツの医者、それにパストゥールが、この問題に彼らの刻印を刻み込もうとしていた。前者は炭疽の疫学を、後者はその予防法を発見することになる。

■ ロベルト・コッホと炭疽

一八七五年頃コッホは炭疽の問題に挑む。ヴォルシュタイン〔現在はポーランド領ボルシチン〕のつましい田舎医者だった彼は、当時三二歳になったところで、さまざまなやりくりをしながら研究をする。まずバクテリディーがまさしく炭疽の病原菌であると証明し、その菌の脆弱さと病毒の耐久力とのあいだにある矛盾、それから一定の場所に周期的に病原が発見すること、とくにそれが湿気の多い場所で暑い期間であることを説き明かさなければならない。コッホが考えついたのは、繁殖力を保存して新たな菌を誕生させることが可能な芽胞をもった生命サイクルである。直観から出たことであるが、パストゥールがすでに酪酸バチルスに同様のサイクルがあることを指摘し、そこで「微粒子ー種細胞」が芽胞の役割を果たしていると言ってはなかったか？　芽胞はまたカイコの微粒子病でも一役を買い、種子が春に芽を出すように、病気を適当な季節に発現させているではないか。単純なことだが、それにしても証明が必要である。

コッホがまず最初に実行したのは、殺菌した刺を炭疽に浸し、それを皮膚下に差し込むことによって、健康なハツカネズミを病気に感染させることであった。二四時間後に、ハツカネズミは病気にかかって死ぬ。続いて彼は死んだハツカネズミにとげを刺し、死体解剖してみると、脾臓は肥大し、血液には桿菌が溢れていた。

それで第二の健康なハツカネズミに病気を接種すると、そのネズミも炭疽に感染する。さらにそれと同じこと繰り返す。

この実験には何ら目新しいところはないし、実験者の知らないうちに別の種細胞を移植されてハツカネズミが死ぬこともありえたから、確実な証明にはならない。したがって種細胞を分離した後、それを培養することが必要である。そこで中央部をえぐったガラスの薄板にウシやウサギの眼から取ってきた房水の小滴を載せ、そこに桿菌のひしめく脾臓の微細な断片を置く。ガラス板の薄板をひっくり返せば、この小滴はどのような偶発的な感染からもワセリンで保護され、くぼみの内部で毛細管現象によって宙吊り状態のままにおかれる。理想的な培養ブイヨンを擁した、この一種のミニチュア水槽では、その後謎の桿菌を観察することが可能になる。

いくつかの桿菌が細長くなり、二つに割れ、それから四、八、とそれが続いて、無数になる。小滴はまもなく糸玉のように絡まり合う桿菌のかたまりへと変わる。まさしくこれは驚異的な速さで繁殖することが可能な生き物である。だがこのようなことはドゥラフォンがすでに観察しているので、必要なのはその毒性を証明することである。

コッホは病気感染したウシの眼の体液を少量採取し、それをもうひとつの小滴の中に注入し、こうして新しいコロニーを作り出す。そして次々と移植を試みて純培養を実現する。これはパストゥールに発酵素と酵母の分離を可能にさせた方法である〔前出、一五六ページ〕。

殺菌後この液に浸した刺をハツカネズミの皮膚下に突き刺すと、二四時間後にハツカネズミは炭疽で死ぬ。ダヴェーヌ、レイエ、ドゥラフォンの名高い小棒状体〔桿菌〕はまさしくこの病気の原因だったのである。コッホはそこでとどまらない。この細菌叢調査を粘り強く続行して、それが最終的には星座のような芽胞の集合体となり、バクテリディー以上に時間や温度にはるかに強い抵抗力をもつようになることを発見する。バクテリ

241 第13章 炭疽が秘密を明かす

ディーは乾燥すると毒性を失うのだが、それに対して芽胞は接種してから数カ月たっても動物を殺す。かくして炭疽で死んだ動物を埋めた場所では、桿菌が繊維状になり、芽胞を放出して、大地を汚染する。呪われた場所の謎が解明されたのである。⑺

一八七六年四月二二日にコッホは自分の研究成果をブレスラウ〔現在はポーランド南西部の都市、ブロツワフ〕の植物生物学〔植物生理学〕研究所長コーン教授〔一八二八―九八、ドイツの生物学者〕に提示する。コーンとその同僚であるコーンハイム、ヴァイゲルト〔一八四五―一九一〇〕、トラウベ〔一八一八―七六〕は有頂天になる。コーンハイムは語っている、「ご自分の研究は全部やめにして、コッホについて行きなさい。この男は大それたことをやってのけた。それは単純で正確であることにもまして、彼が独力でしかもどの科学界とも関係せずにこれを成し遂げただけにいっそうわれわれの称賛に値する。コッホは新たな成果でわれわれを驚かすうえに、われわれ全員の影を薄くしてしまうだろう」と。それとは反対に、巨人フィルヒョーはコッホを大変冷淡に遇したので、二人はそれで仲違いを続けることになる。

一カ月後にコッホはコーンの『植物生物学誌』Beiträge zur Biologie der Pflanzen へ研究報告を送付する。これが彼の生涯を変えていくことになり、若い田舎医者をドイツにおける細菌学派の先頭に押し上げるであろう。この研究報告のタイトルは「炭疽バチルスの成長に基づく炭疽病因論 Die Aetiologie der Milzbrandt-Krankheit, begründet auf die Entwicklungs-geschiste des Bachillus Antracis」であった。

■ パストゥールが論戦に加わる

以上が一八七七年にフランスの農業大臣からパストゥールが炭疽問題を研究するよう依頼された頃の状況であった。

愛国的な誇張がないわけではないが、エミール・デュクローが強調しているとおり、パストゥールには二〇年にわたる長年の微生物に関する経験があり、炭疽研究をするための設備は申し分なく整っていた。彼の研究所は微生物を適切に扱いうる唯一の場であった。それに対して当時他のところではどこも昔ながらの培養環境に甘んじていた。[74]

しかしながら操作は非常な困難と危険を呈した。一八七七年七月二八日付の公教育大臣宛の書簡で、パストゥールはジャン・アルコーニとウージェーヌ・ヴィアラという二人の研究所職員のために六〇〇フランの手当増の要求を支持する理由を次のように述べている。「こうした研究を実行する際には常に特別な危険がともないません。私はこの献身を二人のためにその危険を振り払うには、どのような困難に対しても示される熱意と献身しかありません。私はこの献身を二人のためにその危険を振り払うには、どのような困難に対しても示される熱意と献身しかありません。彼らの負う職務は以下のようなものです。昼夜を分かたず被接種動物を監視すること、極端に清潔を心がけること、非常に感染力の強いこれらの種細胞が研究所内に蓄積することのないよう常に注意すること、死んだ動物や死体解剖した動物を土に埋めること、何しろその動物の体液が一滴でも自分に刺さると死んでしまう可能性があるのですから。」

言い伝えやデュクローの証言からすると、パストゥールはコッホの研究をライン河を超えてやってくる考えにはどれも不信を抱いていた。ドイツ語の小冊子が目にはいると、彼はそれを指先で脇へ押しやり、研究員の誰かがひとりにその解説をしてくれるよう求めた。メチニコフの意見では、コッホの研究に対する彼の認識不足は「おそらくパストゥールがドイツ語を知らないという簡単な事実から説明がつく。」[75]

実際のところパストゥールはコッホの研究をよく知っていた。彼は一八七七年四月三〇日にはすでに科学アカデミーでコッホに対するめざましい讃辞を述べている、「コッホ博士はめざましい研究報告の中で、ダヴェーヌ氏の手で発見された糸状の小物体が、分裂繁殖した後、光を放つ微粒子に変わり、それから再吸収されることがあることを証明した」[76]と。

まだ何人かの学者たちがバクテリディーは炭疽の病原体でなく、随伴現象だと主張していた。彼らにとってこの病気は、血液のかたまりに混じって存在する無定形の化学性毒素から由来し、それを「ウイルス」と称していた。このような理論を覆すために、パストゥールはコッホの実験を再現し、人工培地で、次々と移植を繰り返すことによって、炭疽バクテリディーの純培養を実現する。この実験の証人となったエミール・ルーはそれについてこう語った。

炭疽血液を培養地となる少量の液体に植え付ける代わりに、有機浸出液が入ったフラスコにそれを直接投じると、バクテリディーは数時間で繁殖を示す。この最初の培養の微量でもって第二の培養の植え付けをし、このようにして、二〇世代、一〇〇世代までそれを続ける。この一〇〇世代目の培養が微量でもあれば炭疽にかかったヒツジの血とまったく同じ確実にその病気を引き起こせる。ここではそれはもはや病毒［ウイルス］の希釈液に比較することはできない。なぜなら最初の炭疽血液の小滴は大海のような培養液に埋没してしまったからである。こうしてえられた一〇〇番目のこの培養物はごくわずかでも致命的な結果をもたらすのだが、その中に最初の小滴から残存しているものがあるだろうか？ したがって病毒は再生産されて生きた状態で保たれているのであり、それは培養を行ったフラスコの中に唯一存在しているこのバクテリア以外にありえない。バクテリアに付随する化学物質でなしに、まさにこのバクテリアこそが人や動物を殺すのである。(77)

続いてパストゥールはこうしたフラスコのひとつをパリ天文台の地下室に置く。そこでは空気の乱流を免れて浮遊していた炭疽バクテリディーが容器の底に沈み、透明になった上澄み液は動物に注射しても、それが多量であっても、病気を発生させない。それに対して沈殿物のほうは一滴でも動物を殺す。

第二部　パストゥール革命(1855-1879)　244

彼はまた炭疽バクテリディーが動物組織上に引き起こす生理反応について研究をさらに深化させて、病気の原因にまつわる謎を決定的に解き明かしている。

バクテリディーは好気性で、酸素と接触していなければ生き延びられない。血液中に侵入すると、赤血球中で酸素を見いだすので、赤血球は「窒息し」、黒く変色する。それで血液や内臓が炭化するのである。それに炭疽に冒された血球は凝集している。パストゥールはそれがバクテリアの一種の分泌作用による結果だと直観する。彼は、炭疽の血液から濾過した血清を、健康な動物から採取した新鮮な血液と混合する。すると血球はすぐに凝集する。これこそ、数年後に学者たちが「細菌毒素」(78)と名づけるようになるものからもたらされた結果である。

こうした発見にはコッホとパストゥールのあいだの悲しむべき論争が付随する。おのおのが、炭疽バクテリディーの病原としての役割発見に際して自分こそが主導的な役割を果たしたと強く主張したからである。しかしながら後にメチニコフが言うように、「フランス人パストゥールのおかげで炭疽バクテリディーの現実的な意義が理解されたのであり、ドイツ人コッホのおかげで炭疽バクテリディーが炭疽の中で唯一感染原理としての役割を果たしていると証明されたのである。科学上の問題ではどのような愛国主義的な考えも断固排除しておくことが望ましかろう！」(79)

まだ説明しなければならないことがある。それはジャヤールとルプラが炭疽の血液を接種すると死んでしまった二匹のウサギにバクテリディーが見つからなかったことである。ウサギはダヴェーヌが推測したように、別の病気で死んだのだろうか？

もっと困惑させられるのは、パストゥールが「ポール・ベールの事例」と呼んでいるものである。ポール・ベール〔一八三三-八六、フランスの生理学者〕は炭疽の血液に強度の圧力をかけ、バクテリディーを殺した。ところがこの血液を何匹かの動物に接種すると、動物たちはそれでも病気に感染して致命的状態に陥ったのである。

先の問題に関してパストゥールの発見がある。それは、窒息して死んだウマの深いところにある血管中に、透明で、長くて、這って進む、「屈曲した」ビブリオがみつかり、それが、彼の表現によると、「まるでヘビが草の茂みを押し分けるように、血球を押し分けて進んで行く」ことである。これが「敗血症ビブリオ」である。健康な動物に存在しても無害であるが、重病の症例では病原となり、ダヴェーヌが予測した敗血症を引き起こす。それは腹膜で繁殖し、宿主動物の死後数時間で血液中に移動する。そして腐敗が始まる。パストゥールは、ジャヤールとルプラが使用したのは炭疽と敗血症に同時に感染した血液であることを証明する。したがって敗血症はその急激な進展によって、炭疽が進行する以前に、ウサギを殺してしまったのである。(80)

「ポール・ベールの事例」では、ポール・ベール自身が最初に脱帽するであろう一連の実験をした末に、パストゥールは次のようなことを明らかにする。それはバクテリディーや敗血症ビブリオが圧縮酸素で確かに殺菌されるが、それより抵抗力の強い炭疽の芽胞は死を免れるので、病気の伝染が確保されるということである。

こうして現地での研究、それから最初の実験室ワクチンの開発が開始される。

第14章　最初の実験室ワクチン——鶏コレラと炭疽（一八七九—一八八一）

どのような期待にも反して、光明は炭疽でなく、パストゥールがユルム通りの実験室で研究していた別の病気からやってくる。それは鶏コレラである。この発見は医学の大転換点のひとつなのだが、ある人々に言わせると、偶然の産物にすぎなかった。だがこれに対してパストゥールはこう反論する、「偶然も事情に精通した人々の前にしか訪れはしない」と。一八七九年当時、彼は鶏コレラについて考えるどころでなく、彼の全エネルギーはあの炭疽のために動員されており、炭疽はその秘密を開示したところだが、それでも相変わらず多くの死をもたらしていた。

■更地での研究

炭疽の病原体は暴かれたが、その伝播の仕方を明らかにしなければならない。この目的のために、パストゥールは当時この動物流行病で荒廃したシャルトル地域の真ん中で現地調査をすることに決める。そこで彼の研究の基地となるのが、サン＝ジェルマン＝ラ＝ガティーヌにあるマヌーリ農場である。一八七八年の八月と九月に彼は現場で仕事に着手する。しかしブドウの木の研究のためアルボワに引き留められているので、若い共同研究者のルーとシャンベルランに指示を与えようとして、週に一度だけ彼らの調査を監督しに来る。この地方の見識ある二人の獣医、ブーテとトゥサンがこのプロジェクトに参加していた。

一八九六年に公刊した『医学手帳』*Agenda médical* の回想の中で、ルー博士は、当時みなぎっていた高揚した雰囲気を魅力的に語っている。

> パストゥールは毎週やってきて指示を与えるとともに研究を続行していた。炭疽と戦うためにシャルトル地方で行ったこの遠征は、われわれになんと良い思い出を残してくれたことか！　朝早くから、八月の太陽の下に光り輝いている、あの広大なボース地方の台地に散在するヒツジたちの牧場を訪れたり、ラブールダン氏所有の、スール食肉解体場の囲いのなかや、農場の中庭で死体解剖をした。また昼過ぎには、実験ノートを記録し、パストゥールへの手紙を書き、新たな実験を開始した。一日が大変充実していて、戸外でのこのような細菌研究はなんと面白く、健康的であったことか！
>
> パストゥールがシャルトルに来た日は、フランス館での昼食には時間をほとんど割けなかった。われわれは急いで馬車に乗ってサン＝ジェルマンのマヌーリ氏の家に赴く。彼は自分の農場とヒツジを進んでわれわれの自由になるようにしてくれた。道中でわれわれはその週にするテストや計画中のテストについて話し合う。パストゥールは馬車を降りるとすぐ、あわただしく牧場に行く。彼は柵のそばでじっと動かずに、何ものも見逃さないあのたゆまぬ注視でもって、実験中の群れを眺める。数時間ものあいだ、彼は病気だと思われる一頭のヒツジを目で追った。彼には時間を知らせてあげたり、宵闇の中にシャルトル大聖堂の尖塔が隠れ始めていることを示して、出発を決心させることが必要だった。彼はよく農夫や奉公人に問いかけた。いつでも羊飼いたちの意見を重視していたのである。羊飼いは人里離れて生活しているせいで、自分たちの注意のすべてをヒツジの群に注いでいるし、またしばしば的確な観察者となるからだ。」(81)

一連の印象的な観察によって、パストゥール、ルー、シャンベルランはすぐに炭疽を闇から決定的に引き出すことになる。取り入れを終えたばかりの畑の中に、彼らは薄黒い地帯が存在するのに気付く。持ち主が彼らに教えるところでは、前年にそこに炭疽にかかったヒツジを埋めたのだという。ルーが記していることによると、パストゥールはもっとその場に近づくと、「ミミズが吐き出した、ねじれた小さな土塊を無数に」見つける。「そのとき彼にある考えが浮かんだ。ミミズは地中深くから地表までゆっくりと這い出てくる際に、死骸を取り巻く腐敗物に満ちた土を地面に運んでくるが、その土には炭疽の芽胞が含まれているのだ。」[82]

彼はそのことから、炭疽菌――この時から炭疽菌は「バクテリディー・シャルボヌーズ」(bactéridie charbonneuse)から「ミクローブ・デュ・シャルボン」(microbe du charbon) と呼び変えられた――は食物消化のあいだに動物を感染させるのだろう、と結論づける。この考えは死体解剖によって確認される。「自然発生的な」炭疽の症例では、接種した炭疽の場合と違って、まず消化管に発病が見られることが明らかにされたからである。

パストゥールは一抱えのウマゴヤシにバクテリディーの培養液をかけて、何頭かのヒツジに食べさせる。期待に反して、この食餌実験では何の結果も得られない。彼は気落ちすることなく、食道を傷つけるようなあらゆる種類のちくちくする植物をウマゴヤシに混ぜ合わせてみる。すると今度はヒツジは炭疽に感染する。[83]

そこでパストゥールは最初の予防法を表明することが可能になる。一八七八年九月一七日付の手紙で、彼はその予防法を農業大臣に知らせる。彼はこう記している。「したがってウール＝エ＝ロワール県のようにあらゆるところに炭疽の種細胞がきっと存在しているところ、特に炭疽にかかった動物の遺骸を閉じこめた墓穴のある地表では、飼育者は家畜の飼料を、アザミのような植物、エン麦ののぎ、細かく切った麦藁から遠ざけておくよう注意する必要があります。普通ならヒツジの健康にとって問題にならないほんのわずかな傷でも、この病気の種細胞が入り込む可能性があるので、実際に危険なものになるおそれが出てきたからです。また他方では、この病気で死んだ動物から炭疽の種細胞が拡散するような機会をなんとしても避ける必要があるでしょう［…］。なぜなら死んだ動物が処理されても、そこから後の感染を引き起こす種細胞がすっかり破壊されてしまったわけではないからです。」

これでも十分ではなかった。抗天然痘ワクチンは牛痘に冒されたウシの膿から採取された。その先例が常に頭から離れなかったパストゥールは、ジェンナーの手法をすべての病毒性疾病《マラディー・ヴィリュラント》に応用しようと夢見ていたし、依然として抗炭疽ワクチンを何より優先して開発しようと考えていたので、種痘と天然痘の病毒に関する比較研究に情熱を燃やす。しかし彼がこの新たな使命に心血を注いでいた時、何人かの大胆な獣医たちが万能治療法を発見したと知らせてきたから、その効果を検証しなければならなくなる。

一八五七年以来、ジュラ県の獣医ルヴリエ氏は偶然にも炭疽にかかった動物を巧みに治療していたというのである。彼はアンモニア水とテレビン油の糊膏を擦り込み、さらに沸騰させた酢をふりかけたラシャで二番草を包んで体にかぶせ、コーヒーを飲ませるというやり方をとった。頼れるものならなんでも調査しようという心づもりをしていたパストゥールは、一八七九年九月一二日に農業大臣に宛てて、「私はルヴリエ氏の処方の価値を科学的に説き明かそうと決心しました」と手紙を書いている。だが一連の観察の後で彼の下した結論はこうだった。「この種の実験でしばしば見られることが起こりました。牝ウシが接種を受けてからルヴリエ氏に手当を受けると病気が治りました。しかし接種を受けると同時に彼から手当を受けないでも牝ウシは同じように病気が治ったのです。」トゥールーズの獣医学校教授トゥサンのワクチンが引き起こした事件はもっと重大だった。

トゥサンが鳴り物入りで次のように知らせてきたのは一八八〇年の八月初めのことである。「私は繊維素《フィブリン》のない［炭疽の］血液を一〇分間五五度に熱してみた。その結果は完璧であった。五頭のヒツジに、その血液を三立方センチメートル接種して、その後から非常に毒性の強い炭疽の血液を接種してみたところ、すこしも影響が出なかった。」

パストゥールは当時抗炭疽ワクチンの研究を順調に進めていたので、このニュースを感心と、驚きと、また半信半疑の気持ちで受けとめる。一八八〇年八月一〇日、彼は共同研究者の獣医ブーレー〔一八一四―八五、フランスの獣医〕に次のような手紙を記す、「私はトゥサン氏の発見に驚きまた感心もしています〔…〕。これは私がこれまで病毒とワクチンについて抱いていた考えをすっかりひっくり返してしまうものです。だからまったくそれが理解できません。私はその日何度繰り返して列車でパリに行こうと考えたかわかりません。この驚くべき事実を自分の目で見ないと信じられません。たとえ観察の結果それが確かに論駁の余地ないものと見えたにしてもそうでしょう。」

パストゥールはそのときアルボワで休暇中だった。すぐさま彼はルーとシャンベルラン宛てに手紙を書いている、「田舎で休暇を過ごそうという考えは中断しなければならないでしょう。パリでもジュラでも研究を再開しなければなりません」と。アルボワでも、彼はトゥサンの指示に基づいて少量のワクチンを作ってみたが、バクテリディーを殺すには不十分で、バクテリディーは活動が鈍くなったにすぎない。パリではブーレーが同様の結論に達する。彼は、「これは意外に危険に満ちたワクチンかもしれません。なぜなら時間がたつと再び毒性を取り戻してくるからです」、とパストゥールに書いてくる。

この新しいワクチンに対するテストがメゾン＝アルフォール〔パリ南東郊外に位置しマルヌ川に臨む都市、一七六六年からここに有名な獣医学校が建てられた〕で行われる。そのあいだにおそらく疑念がトゥサン自身をもとらえたので、彼は今度は熱ではなく、消毒剤の石炭酸を使って、バクテリディーの毒性を弱めようとした。しかしメゾン＝アルフォールの実験も失敗に終わる。このワクチンに幻想を抱いていた獣医学界での失望は大変なものであった。当初からパストゥールは疑念を抱いていたが、トゥサンを批判することは終始差し控え、彼の力量と誠実さを一度も否定することはなかった。こうして人々は別の方向を探求しなければならなくなる。

ユルム通りの実験室ではもっぱら炭疽バクテリディーに関する研究だけが行われているのではなかった。癤《せつ》多発症、産褥熱、鶏コレラ、その他の感染症を引き起こす細菌が普段の研究対象であった。パストゥールの頭にはいつも一つの考えしかない。それはワクチンを開発することである。共同研究者のルーとシャンベルランに対して、彼は絶えず繰り返す、「われわれは感染症に対する免疫を与えなければならない。そのために病毒を培養しているのだ」と。

しかしながら、決定的な実験にいたる過程には、なんと多くの失望が存在していることか！　パストゥールの歩んできた道程について、人々の抱いている印象は、彼が目的に向かって一直線に進み、踏み外しも、逡巡もしなかったというものである。だが事実はそうではない。最初のワクチンの発見は途切れることのない執念とはかない試みの連続の結果得られたものである。エミール・ルーは記している、「われわれはこの考え［ワクチン発見］にとりつかれていたので、病毒の緩和法発見に先立つ、あのつらい時期のあいだ、できもしない多くの実験のことを大まじめに議論し、翌日にはそれを笑いとばすということがたびたびあった」(84)と。

熱に浮かされたような活動の中で日々が過ぎていった。午前中は顕微鏡による観察に割かれ、その後には議論が待っている。その中で着手すべき実験のことが決められる。ルーは次のように続ける。「パストゥールは机のそばにたったままで、これから決めることを書き留めようと身構えている。シャンベルランと私は彼の正面で、ガラスケースを背に立っている。これは一日の中でも重要な時であった。めいめいが自分の意見を述べると、最初はたいてい混乱したアイデアが議論の中から飛び出してきたが、最終的には決定的な実験へと導かれてゆくのであった。ときにはわれわれの意見が一致しないことがあった。すると声は熱を帯びてくる。パストゥールが権柄づくだという評判があったにもかかわらず、彼とは自分の考えていることを自由に言えた。彼が正しい理屈に反対するところを私は一度も見たことがなかった。」(85)

正午頃、昼食のためにそのリーダーを呼びに人が来る。一二時三〇分に彼は戻り、共同研究者たちが短い軽食をすませて帰ってくると、モルモットの上に身を傾けている彼の姿をふたたび目にする。二時になるとパストゥール夫人がアカデミーか会議かに出かける時間が来たと彼に告げる。彼がそのことを忘れているかもしれないからだ。ルーとシャンベルランはそれから予定されていた実験を行うが、パストゥールの留守に乗じてパイプをくゆらす。彼はタバコが嫌いなのである。彼は五時頃戻ると、実験結果を調べ、それからまたチームでの作業が再開される。[86]

このような雰囲気の中で最初の実験室ワクチン、つまり鶏コレラに対するワクチンが誕生するのである。

鶏コレラに対する勝利（一八七九）

パストゥールとその共同研究者たちは炭疽問題が他の感染症の問題と切り離せないことを理解していた。このような考え方は正しい、だから鶏コレラからやがて光明が差してくることになる。

鶏コレラは当時の鶏舎を荒廃させていた奇妙な病気である。パストゥールは記す、「時々家禽の中に惨憺たる被害をもたらす病気が発現するが、それは俗に鶏コレラの名前で呼ばれる。この病気の餌食になったニワトリは、力が抜け、よろめき、羽根をだらんと垂らす。逆立った羽毛はニワトリにまるで玉のような印象を与える。ニワトリは眠気に襲われて、それをこらえられない。無理に目を開けさせようとすると、深い眠りから覚めたかのような様子をする。しばらくすると瞼が再び垂れ下がってくる。たいていの場合死は突然やってくるが、そのときニワトリはじっと動かずに黙ってその場で死の苦悶に耐えている。羽根を動かしたとしても数秒間のことである。」

このようにしてニワトリは、糞便に囲まれて、自分の雛が気ままに辺りをうろついていることにも無関心で、目をとろんとさせ、赤い鶏冠を紫色に変色させ、羽毛に頸を埋めて、何千羽となく死の苦悶に襲われる。中の一羽が自らのけづめですっくと立とうとしても、致命的な眠気に圧倒されてすぐまた倒れ込むのである。[87]

どの細菌のときとも同じように、パストゥールは鶏コレラ菌に対しても最適の培地を見いだした。それは苛性カリで中和された、殺菌された、ニワトリの筋肉のブイヨンである。ところで一八七九年の夏に彼は休暇に出発し、種細胞の毒性を維持して行う二次培養をシャンベランに託しておく。助手にゆだねておいたブイヨン数滴をニワトリに接種すると束の間の不快だけしか生じさせないことを確認したからである。こうして無害になった培養液は棄てられる寸前だったが、パストゥールはそのブイヨンにみごとに耐えたニワトリに対して、別のまだ若くて毒性の強い培養液を接種してみようと思いたつ。まったく驚くべきことに、そのニワトリはすべて耐性を示す。それに対して同日マーケットから買ってきた別のニワトリのほうは、同じ培養液を注入してみると、病気で斃れてしまう。

何が生じたのだろう？ シャンベランの不注意はその後伝説として残る。彼が培養ブイヨンの管理を忘れたために、酸素にさらされて二次培養によって活力を与えられないまま、細菌は毒性を失ってしまったのである。そこで培養液が一週間、二週間、一カ月、二カ月……とさまざまに放置されて、試される。その期間に応じて、培養液が殺すのは一〇羽中八羽であったり、五羽、三羽であったりする。そしてもっとも時間を経た培養液になると、一羽も死ななかった。こうした治療を受けた家禽は弱毒化された種細胞によって被害を免れるし、免疫をも獲得したのである。

同様に注目すべき現象として、病気から保護してくれる細菌も以前の毒性を回復させずに無限に繁殖した鶏コレラに抗するワクチンとして、つまり最初の実験室ワクチンがたった今誕生したのである。(88)

この発見に前例はない。ジェンナーは牝ウシの膿から採取した牛痘の予防効果を明らかにし、人為的操作から生まれた唯一の自然の産物でもってヒト天然痘に対する免疫を与えることに成功した。それに対して、鶏コレラに抗するワクチンは、細菌の馴致技術の成果であり、これによって他のすべての感染症に対する闘いに輝かしい展望が開かれる。一般大衆はニワトリの健康にはほとんど関心がないので話題にならなかったが、関係者はユルム通りのこの出来事をたたえた。古い培養液のこの嘘みたいな効能を利用しようと考えることもなく

第二部　パストゥール革命(1855-1879)　254

棄ててしまったであろう研究者、パストゥールほど思慮に富んでいない研究者がどれほどいたことであろう？　それと同様一世紀前にも、何人かの観察者は牛飼いが享受していた天然痘に対する免疫作用のことに気付いていたかもしれない。だがジェンナーを除いては、そこからほんのすこしでも実際的な結論を引き出そうと考えたものが出てきたろうか？

この最初の勝利に励まされ、パストゥール、ルー、シャンベルランはいまや炭疽に挑むことが可能になる。

■ 抗炭疽ワクチン（一八八一）

彼らはまず鶏コレラについて真価を発揮した方法を試して、培地で炭疽バクテリディーが古くなるにまかせる。しかし二、三日後には幻想を棄てなければならない。芽胞がブイヨンを一面に覆い、どのような物理的因子から攻撃を受けようと、何年でも持ちこたえるであろう。デュクローは記している、「芽胞はまったく古くならない。それは種子であり、種子に対しては時間はほとんど効力を停止している。」消毒法で芽胞の繁殖を遮断することによって困難を回避しようと試みられる。だが、この方法はむしろトゥサンのワクチンを参考にしようという点で、抗鶏コレラワクチンの経験を徹底的に活用しようと望むパストゥールの気に入らない。

今度はさまざまな温度に培養液をさらす。三五、四〇、四二度Cで芽胞が現れる。だが四五度になると発生が止まる。解決法が見いだされた。この温度でバクテリディーを古くし、弱毒化させることが必要である。

シャンベルランが指摘している、「その後で、六日、一週間、一〇日、二週間たったフラスコの毒性を検査してみると、鶏コレラのときと同じ現象が正確に再現された。もともと一〇頭中一〇頭のヒツジを殺した培養液を、たとえば一週間おいてみると、もう四、五頭しか殺さない。一〇日か一二日後になると、死ぬヒツジはまったくなくなる。それだともっぱら良性の病気を動物に伝染させるだけで、それが今度は致命的病気から動物を守ってくれるよ

うにな る。」このようにしてワクチンを接種された一四頭のヒツジは免疫を獲得したので、毒性の強いバクテリディーの対照接種を試みてもそれらのヒツジには何らの影響が出なかった。(89) この結果を見て、パストゥールは喜びの声を挙げる、「私が協力者といっしょに成し遂げたこの発見がフランス人の手になる発見と認められなければ、私の気持ちは収まりがつかないだろう」(90) と。

一八八一年二月二八日、彼は科学アカデミーにおいて抗炭疽ワクチンに関する名高い発表を行う。結論の代わりに彼は挑戦状をたたきつける、「われわれはヒツジに対する作戦を展開して大成功を収めた。今度ボース平原に牧羊の季節が到来したなら、われわれはすぐにこの作戦をもっと大規模に展開するだろう」と。

しかしながらトウサンのワクチンで捲き起こった、あの熱狂的なばか騒ぎが皆に苦い思い出として残って、微生物学に対する不信感が噴き出していた。それに新しいものに対する恐れもある。そこで、パストゥールの方から提起した公開実験が彼の医学アカデミーでの勝利以来むしろわずらわしくなってきた学説にとって弔鐘になるのではないか、と考えるものがいまや多数いた。デュクローは記す、「一八八一年には細菌に関する科学にほとんど支持者はいなかった。多くの人々が新しい学説という公開実験は有害であると考えていたし、またパストゥールとその助手たちを実験室から引きずり出してきて、彼らを公開実験という白日の下でぎゃふんと言わせるには予想もしなかった良い機会だと見ていた。これで一挙にこれらの新しいものを厄介払いできるだろうし、また健全な伝統や一瞬脅かされた昔ながらの習慣の中にふたたび身の安全を見いだせる、とみんなは思っていた。」(91)

『獣医学通信』 *La Presse vétérinaire* の一八八一年一月三一日号で、ムロン〔パリ東方セーヌ河沿いに臨むセーヌ゠エ゠マルヌ県の県都〕のロシニョール博士は微生物学をけなすことに興じてさえいる。「細菌をお望みなら、いたるところでそれがみつかる。細菌医学は今日大流行中で、王者として君臨している。これは議論の対象にされない教説で、大祭司である学者パストゥールが『私は言った』と厳かに発言した瞬間から、特にその教説を二つ返事で認めなければらない。細菌だけが病気を特徴づけるものだし、そうでなければならない。それは言うまでもないことだし、あたりまえだ。こうして病原菌《ジェルム》の理論は純粋な臨床医学を圧倒していくにちがいない。細菌だけが永遠に真理で、パストゥールはその予言者である。」[92]

ところが三月末頃、そのロシニョール博士が突然パストゥールの考えに動かされて、ムロンの近くにあるプーイ=ル=フォールの自分の農場で大がかりな実験を行うことを提起する。この出来事に関心を持ったムロンの農業会がそれに協力する。記念すべき日は五月五日と決められる。ニュースを伝える『医学通信』*La Presse médicale* 紙は、悲歌の竪琴をかき鳴らす。「彼［パストゥール］が成功すれば、彼は祖国の偉大な恩人となり、その後彼の論敵たちは古代の奴隷のように額に月桂冠を巻き付けたままで、鎖につながれ、体を折り曲げて、不滅の勝利者の凱旋車に従う覚悟をすることになるかもしれない。しかし成功しなければならないし、勝利にはこうした代価がつきものだ。パストゥール氏よ、カピトリヌスの丘近くにはタルペイウス岩壁があることを忘れるなかれ。」〔古代ローマのユピテル神殿はカピトリヌス丘にあり、その南側断崖がタルペイウス断崖である。そこから内通者などの犯罪人が処刑のために突き落とされたという〕

そのあいだに、ルーとシャンベルランは、トゥサンと同じように、石炭酸ないし重クロム酸カリウムを少量加えた培地で、バクテリディーが芽胞を残さないで繁殖することを確かめたうえで、ワクチンを完成に導いていたらしい。また何人かは公開実験の成功が彼らの功績だとみなしている。[93] それから一九三七年には、パストゥールの甥アドリアン・ロワール博士〔一八六二—一九四二〕が『プーイ=ル=フォールの秘密』と題された小冊子の中でその件を暴露した。毒舌家たちは決着の仕方を非難したかもしれないが、チーム作業の枠内ではそうした事実が起こっても何ら不思議ではない。それにパストゥールの研究ノートや科学アカデミーにおけるルーとシャンベルランの研究報告もその手続きのことについて言及している。一九五四年に出版された本の中で、ルーの伝記作者は彼のことを「プーイ=ル=フォールの真の勝利者」として紹介している。しかし、ミルコ・D・グルメクが強調するように、

「秘密は長いあいだ厳重に守られた。墓のなかまで師に忠実であったルーは、[…] けっして公式文書を否定することはないだろう。」(94)

一八八一年五月五日にムロン駅に降り立った一団の人々が、プーイ゠ル゠フォールの農場に現れる。その中には医者、獣医、薬剤師、県会議員がいた。何人かのパストゥールの論敵は騒ぎに浮かれ、冗談を交わし合い、自分たちの敵が滅亡に向かって破滅の道を急ぐところを見られると喜んでいた。およそ二〇頭ばかりのヒツジと、五頭の牝ウシ、一頭の牡ウシ、二頭のヤギがワクチン接種を受け、その後で印をつけられる。一七日には二回目のワクチン接種がもっと毒性の強い液剤を使って行われる。最終の会合日が六月二日と決定された。その日、パストゥールの予言にしたがえば実験の対照動物である家畜のほうは死んで、ワクチン接種をした家畜が生き残っているはずであった。

その時は懐疑的な人々のほうが多数を占めていた。ワクチン接種をした家畜に彼らのうちの二人が話し始める。ひとりはポン゠シュール゠ヨンヌの獣医ビョー博士で、五月一七日の帰路に彼らのうちの二人が話し始める。ひとりはポン゠シュール゠ヨンヌの獣医ビョー博士で、もう一人はメゾン゠アルフォールの診療科長コラン博士（一八二五―九六、フランスの獣医）であった。コランが言う「気をつけなければいけない。バクテリディーの培養ブイヨン中には二つの部分がある。上部の不活性な部分と下部の非常に活発な部分だ。ワクチン接種を受けたヒツジに液の上の部分の液を注入すれば死んでしまうだろう。」そこでコランは実験に参加しているビョーに、そのときがやってきたら、『病毒の培養液をとって、「それをはげしく振り、完全な混合状態にして、液体全体にまんべんなく病毒が行き渡るようにする」(95) ことをすすめている。

五月三一日、みんなが戦闘態勢で身構える。ビョーけコランの助言に忠実にしたがって病毒培養液のフラスコを恐ろしく激しく振る。それからまた毒の強さは注入液の分量に比例すると考えているコランからの要請にしたがっ

第二部　パストゥール革命（1855-1879）　*258*

て、用量を三倍にする。別の獣医はワクチン接種を受けたヒツジとそうでないヒツジが代わる代わる培養液接種を行うよう求め、注射器ではどんな不正も行えないようにする。懐疑的な何人かは実験の失敗に祝杯を上げようとして、全員で六月二日には もう一度四度目の集まりをもつことにする。(96)

不安で重苦しい、待機の四八時間が始まる。それまで完全に楽観的な様子を示していたパストゥールが不意にある疑問に捉えられる。プーイ゠ル゠フォールに残っていたルーとシャンベルランが電報で、ワクチン接種された動物がすこし熱を出している、そのうちの一頭は四〇度もある、別の一頭は注射跡に水腫ができた、ロシニョールは雌ヒツジの一匹はもう駄目だと考えている、とパストゥールに知らせてきたので、自信がぐらつき出したのだ。六月一日から二日にかけての夜、彼は眼を閉じることができない。マリー・パストゥールが娘に宛てて書いている、「今朝の八時にわれわれは二人ともまだ非常に心配で、電報を待っているあいだは、何らかの不幸がわれわれに告げられるのではないかと不安でした。」九時に待ちに待った電報が届けられる。顔を蒼白にしたパストゥールが封を開く。彼の顔は喜びに輝く。電報は「大成功」という文字で締めくくられていた。

彼が午後二時にプーイ゠ル゠フォールの農場に姿を現すと、拍手と歓呼の叫び声がいたるところから上がる。二五頭の対照実験動物は地に斃れるか死の苦しみにあえいでいるのに対して、ワクチン接種を受けた動物は完全な健康状態を示していた。(97)

前日にもっとも疑いを抱いていた者たちが、当日もっとも意気消沈してしまったというわけではない。ビョーはおそらく良心の呵責にとらわれたのであろうが、自らに対してワクチン接種をしてそれから病毒培養液を注射すると言い出す。興奮の渦巻く中で、プーイ゠ル゠フォールの農場はその後「パストゥール牧場」と呼ぶことが決まる。パストゥールは一挙に栄光に到達する。同じような熱狂がやがてフランスそれから世界に波のように広がる。

六月一三日の会期中に、科学アカデミーは彼に厳かに賞賛のことばを述べる。議長は次のように宣言している。

259　第14章　最初の実験室ワクチン——鶏コレラと炭疽(1879–1881)

「われわれはいまや炭疽の病毒ワクチンを手にし、致命的病気を予防することができる。しかもそのワクチン自体は有害でなく、生きて、自由に培養することができ、変質させずにあらゆるところに持ち運べるものであり、また一般化が可能だと思われる方法によって作られている。なぜならその方法は最初に鶏コレラに対するワクチンを発見するためにすでに利用されているからである。私が今列挙したさまざまの条件の性格に鑑み、またものごとを科学的な観点からのみ考察するなら、抗炭疽ワクチンの開発はジェンナーのワクチンからするとめざましい進歩を遂げた。なぜならジェンナーのワクチンはけっして実験から得られたのではないからだ。」

抗炭疽ワクチンはそれ以後フランスの家畜業者だけでも年間七〇〇万フランと見積もられる損失を免れさせる。共和国政府は、前例のない、輝かしいこの発見を称えて、パストゥールにレジョン・ドヌール一等勲章大綬を与える。彼は協力者のルーとシャンベルランにも五等勲章を授与するという条件をつけてそれを受け取る。

微生物学革命は勝利した。これで微生物学はいよいよ羽ばたきを開始できる。

第二部　パストゥール革命(1855-1879)　260

第三部 微生物学の飛躍（一八八〇―一九二〇）

序

鶏コレラと炭疽に対する勝利は新たな時代の幕開けを告げる。たしかに免疫を与えられたニワトリやウシが人間の生命の救済を予告するのでなければ、それは大した意味をもたないかもしれない。それ以降ひとつの戦略が立てられる。それぞれの病気の細菌を同定・分離・培養し、それをモルモットに首尾よく接種し、そして弱毒化法を発見しなければならないのである。

表面的にはこれ以上簡単なことはない。実際には病原菌《ジェルム》はたいてい肉眼では見えない。またそれらを駆り出すためにはどれほど多くの巧妙さが必要なことか。時には狂犬病や黄熱のウイルスのように、鏡検を逃れてしまう濾過性病原体〔ウイルスのこと〕が問題になる時もある。しかしそれ以上に研究者の研究意欲を殺ぐようなことがたくさんあるにちがいない。パストゥールとルーが狂犬病ウイルスからその毒性を奪い取るのに成功するのも、奇跡的な実験法のおかげである。

ドイツとフランスという微生物学の超大国の二つが渡り合う。それぞれが個々にその天才を抱えている。顕微鏡技術の名手であるドイツ人は病原菌の同定技術にかけては名人であるとの評判で、片やフランス人は弱毒化の技術にかけては名人芸を修得していた。

コッホは一八七六年に炭疽の病原菌を分離した。彼は　八八二年には結核の病原菌を、一八八三年にはコレラ菌《ビブリオ》を発見する。また一八八〇年にはエベルスが腸チフス菌《バチルス》を同定すると、四年後にそれをガフキー〔一八五〇—一九一八、ドイツの細菌学者〕が培養している。一八八四年にレフラー〔一八五二―一九一五、ドイツの細菌学者〕がジフテリア菌を発見するが、それは一八七三年にクレープス〔一八三四―一九一三、ドイツの病理学・細菌学者〕がすでに観察していたものであった。同じ年にニコライアー〔一八六二―一九四五、ドイツの医学・細菌学者〕が破傷風菌を分離する。一九〇五年、シャウディン〔一八七一―一九〇六、ドイツの動物学者〕とホフマン〔一八六八―一九五九、ドイツの医者〕は梅毒の青色スピロヘータを発見している。ただし一八八一年に肺炎双球菌を同定するのはパストゥールであり、同じくフランス人のアレクサンドル・イエルサン〔一八六三―一九四三、スイス生れのフランス人細菌学・医学者〕は一八九四年にペスト菌を闇から引きずり出す。

フランスではパストゥールが抗狂犬病ワクチン（一八八五）、ハフキン〔一八六〇―一九三〇、ロシア生れの細菌学者〕が抗コレラワクチン（一八九二）、シャントメス〔一八五一―一九一九、フランスの医者〕とヴィダル〔一八六二―一九二九、フランスの医者〕が腸チフスワクチン（一八九五）、イエルサンが抗ペスト血清（一八九四）、カルメットとゲランがＢＣＧ（一九二一）、ラモンがジフテリアと破傷風に抗するワクチン（一九二三）を、それぞれ開発している。一八八八年にはルーとイエルサンがジフテリアの毒素を分離し、そのおかげでベーリング〔一八五四―一九一七、ドイツの細菌学者〕は二年後に抗ジフテリア血清を製造することができた。

大衆には熱狂的に迎えられたにもかかわらず、微生物学は大学の医学部で抵抗の最後の砦にぶつかる。フランスにおけるペテールとジャクー、ドイツにおけるペテンコファーは降伏することなく死去するだろう。しかし彼らの話に耳を傾けるのは『衛生学ジャーナル』*Journal d'hygiène* 紙だけであった。

こうした頑固一徹な人たちにとって、病気というのは感染症であるなしを問わず自然発生的な現象であり、実験病理学が臨床医学に取って代わろうとは思いもよらない。微生物学というのは還元的で、そのうえ単純化された概念なのであり、それゆえ何も説明できないにもかかわらず、細菌によってすべてを説明しようとする。たとえば同じ肺炎双球菌でもある人たちを斃すこともあるが、別の人たちには被害を与えない。また一方では化膿性肺炎を引き起こすのに、他方では単純肺炎にとどまることもある。したがって肺炎双球菌でなしに人体こそが病気に対して病毒の強弱を与えているのである。なるほど細菌はそこにたしかに存在している、だがそれは病気から生じるのであって、病気の原因ではない。細菌は大昔から存在しているし、もしもそれが微生物学者の言うように危険なものだとしたら、どんな生命の形態といえども王者たる細菌の背後にとっくに消え失せてしまっているのではなかろうか？

懐疑派の人々は巧みに微生物学派の学説をすっかり取り入れる。毒素の発見も、彼らが常々主張していたように、人を殺すのは毒であって、細菌ではないということの証拠を彼らにもたらすことになる。食細胞活動〔白血球やその他の遊走細胞が生体内の異物を取り除くこと。詳しくは、後出第一七章中の「エリー・メチニコフと食細胞活動」三一七ページ以下を参照〕にしても、疾病素性のドグマと感染症の風土的、体質的な特徴を確認させるもので、虚弱な患者は病気を昂進するが、それ以外の人々は依然としてそれに耐性を示すとみなされる。

『衛生学ジャーナル』は、旧弊な学派の精神を要約する次のようなことばでもって、食細胞活動をためらうことなくからかっている。「実際細菌学は、そう見られたいと自ら望んでいるほど、悲壮で、陰気で、不機嫌な科学ではない。なぜなら細菌学は、一方のいくつかの側面をとおして、いかなることでも、いかなるところでも、狡猾に振る舞う細菌を披露して、われわれを恐ろしさで凍らせるのだが、また他方で、われわれの気持ちを和らげようと努め、有害な細菌と本能的に闘う、有益で、立派な細菌が反対に存在していることを教えて、われわれをおそらく楽しませてくれることもあるからだ。おそらく細菌学にはあの古いマニ教的善悪二元論の名残がある［…］。しかしながら細菌はされるがままになるような連中ではない。奴らは自分たちの最高の毒素を分泌し、自分たちの敵を毒殺して、ときには凱歌を上げる。食細胞の死を悲しもうではないか。なぜなら食細胞が命を失えば、それが守ろうとした者もすぐ後を追って墓に入るのだから。」(1)

懐疑派にとって微生物学がもっている唯一の長所というのは、衛生観念を強調してくれることであった。しかしながら彼らのヒポクラテス的衛生観念ではけっして感染症を後退させることができなかったので、彼らのしていることはもっぱら誠実さを吹聴する悪人とそっくりだ。誰も治せない、永遠になり損ないの予言者ペテール教授が、大学の講義では微生物学に対して大げさで尊大な賛辞を呈するのはいかにも滑稽なことではないか？

> 長い医療人生の中で、私は多くの学説の栄枯盛衰を目の当たりにしてきた〔…〕。われわれは細菌学説の誕生に立ち会ってきたばかりだというのに、今日ではすでに細菌がアルカロイド〔ニコチン、モルヒネ、キニーネなど塩基性有機化合物の総称。少量でも中毒作用や感覚異常などの薬理作用を示す〕に席を譲り、われわれは固体主義から体液主義への回帰を余儀なくされている。
>
> しかし実際にはこれらのすべてが進歩なのだ！　というのもこうした理論のそれぞれには部分的に真実が含まれているのだから。不幸なのはそれを一般化しようと過剰に望むことだ。ブルセー〔一七七二―一八三八、フランスの医者〕からはわれわれに炎症が残された。数値処理で、正確さがいっそう増した。フィルヒョーからは塞栓《そくせん》症が、クロード・ベルナールからは反射作用、細菌学説からはいっそう厳格な衛生観念が残された。この細菌学説のおかげで、清潔であること、きれいな水を飲むこと、安全なものを食べることが決定的に健康によいことを、多くの人々が知ることになったと言えるであろう。
>
> こうした部分的な真実の総体が、全体の真実を作り出しているのであり、こうした本当の真実を私はあなた方とともに追い求めているのだ。[2]

ペテールは当時の「医学の大立者」の中に数えられている。彼は偉大な伝統に育まれた高貴な家柄のブルジョワである。したがって彼のことばは優雅で、押し出しも堂々としている。微生物学者たちはみな慎ましい家柄の出である。彼らは新しい人類で、開拓者である。新旧の学派間での思想論争は、社会学的な背景の上で展開される。したがってパイオニアたちの到来について知っておかなければ、微生物学の到来については理解できないかもしれない。

第15章　微生物学派の人々

微生物学派の人々は、みな低い身分の出身であった。つましい家柄の彼らは、抜き身の剣をかざして、新たな世界の征服に突進する。彼らは大学の医学部や医学アカデミーで厳粛に職務を遂行する大ブルジョワとは無縁でも、見えないものの征服者《コンキスタドーレス》となる。彼らが小宇宙を探検している間に、「科学の大立者」であるブルーアルデール、トワノー〔一八五八―一九一五、フランスの医者〕、ペテール、デューラフォワ〔一八三九―一九一一、フランスの医者〕のような人々は教壇の高みから自分たちの科学の蒸留物を滴らせ続ける。それに対して長年その道一筋に生きた革命家たちは、パストゥール、ルー、コッホ、ベーリング、イエルサン、カルメット、メチニコフという名であった。

無一物で出発し、誰にも何も負っていないので、彼らは伝統の重みは知らない。彼らの青年時代には金メッキのような虚飾はなかった。だが彼らは全員文化を敬愛する環境の中で成長してきた。

■パストゥールの慎ましい青年時代

ルイ・パストゥールは、ジュラ県〔スイスと隣接するフランシュ＝コンテ地方の県〕アルボワで質素な皮なめし業を営む、幅広い教養人であったジャン＝ジョゼフ・パストゥールの息子として生まれる。父親の皮革工場は地方の芸術家や碩学たちの会合場であった。これらのことは幼いルイの成長に影響を及ぼさずにはいないだろう。

一八四二年二〇歳の時、パストゥールはブザンソン〔フランシュ＝コンテ地方の中心都市で、ドゥー県の県都〕の公立中学校補助教員のポストを得る。彼は三食、住居付きで、月二四フランの俸給を得て、数時間の復習を受け持つ。この仕事は彼にはあまりつらくなかったようである。「ぼくはお金を当り前以上に受け取ることになっています。法外な額のように思います」と彼は、父親に宛てて書いている。

パリで化学と物理学の研究に邁進した際には、彼は年額八〇〇フランの賄い付きでバルベ館に寄宿する。寄宿監督がフランシュ＝コンテの人で、彼は同郷人に対する特別の恩恵を蒙った。さらにパストゥールは毎日一時間の復習監督をする。彼は両親に「ほら、ぼくはまったく恵まれているでしょう」と繰り返し語る。

彼の何通かの手紙には、脅迫観念へと変わっていった寒さとの格闘の思い出が込められている。「パパにお願いです、ぼくにヤギの毛皮を買ってください。ぼくらの部屋は石張りで、朝は寒くてたまりません。薪を買うのもぼくらの費用なのです。」「薪を買うのに一〇フラン、ストーヴを借りるのに八フラン、薪は三度買いました。こうしたちょっとした出費を挙げ始めたら切りがありません。」妹のジョゼフィーヌを寄宿学校に入れることが持ち上がり、そこで金銭上の困難を言いだした両親に対して、パストゥールは不満を述べている。それから復習教師をして学費を支弁することに決める。

高等師範学校へ入学しても、彼はバルベ館で復習の授業を続行する。一八四六年九月に彼は物理学と化学の大学教授資格を得て、トゥールノン〔ローヌ河沿いにある、アルデーシュ県の都市〕の高等中学校で再び教壇に立つ。しかし化学者バラールが彼の驚くべき才能を見抜いて、彼のために高等師範学校の教授代理のポストを見つける。その当時のパストゥールは結晶学に情熱を燃やし、パラ酒石酸塩の謎を見破る。そのとき突然に、一八四七年の経済危機が彼の家族を危機状態に陥れる。今まで以上にパストゥールは高等中学校に戻ることを恐れた。彼がストラスブール

大学の臨時教授のポストを得るのも楽ではなかった。(3)

パストゥールは当時二六歳で、独身のままにとどまり、自分の姉妹の一人と暮らして、科学に身を捧げようと自分で決めていた。ところでストラスブール大学総長に新たに就任したローラン氏にはマリーという娘がいた。就任式典の最中に彼女に会うと、彼は独身の誓いや結晶研究のことは忘れてしまう。マリー・ローランの面影がたえず彼の頭の中で旋回しており、やむを得ず彼は、一八四八年の二月一〇日に慎み深さをなげ捨て、一通の手紙を大学区長に送る。その中には本来の彼の謙虚さを見いだすことができる。

拝啓

私は自らにもまたあなたのご家族にとっても非常に重大な結婚許諾の要請を、近日中にあなたにするつもりでおります。そこで受諾もしくは拒否の決定に役立つかもしれない以下の情報を先にお伝えすることが、私の義務であると考えます。

私の父はジュラ県の小都市アルボワで皮革業を営んでおります。私には三人の姉妹があり、そのうちのもっとも年下の妹は三歳のとき脳の熱病を患ったためいっさいの知的な成長が止まってしまいました。彼女は精神的には子供に過ぎませんが、身体的には大人です。われわれは彼女を近々修道院にあずける予定になっており、彼女は残る生涯の日々をそこでおそらく過ごすことになるでしょう。別の二人の姉妹は父のもとにいて、家事や商売の世話で母の代わりを務めております。われわれは不幸にも昨年の五月に母親を失ってしまったからです。

家族の生活は楽ですが、財産はありません。私の見積もりでは一家の財産は五万フラン以上はいかないでしょう。そして私自身について言うならば、私に分与される予定のものはすべて姉妹に残そうとずっと前から決めています。したがって私にはいっさい財産はありません。私がもっているものと言えば、そのすべては健康な体と、誠実な心と大学における地位に尽きます。

私は高等師範学校を二年前に卒業いたしました［…］。私はパリに戻ろうという意欲を持っており、そのときには、私自身の学問上の業績をとおして、何らかの名声は得ているつもりです。なぜならビヨー先生が真剣に研究所のことを考えていると私に何度も語ってくれていますし、また私が誠実に研究を続行すれば、一〇年か一五年後にはおそらくそのことを当てにできるようになれると思われるからです。しかしこんな夢などはすぐにも風がさらっていってしまいます。私に科学のための科学を愛させるようにしているのは、このような夢ではさらさらありません。

私の父も自分からこの結婚許可を申し入れるために赴くと言っており……

ローラン一家は迷う。彼が結婚申し込みをしてから　カ月半たっても、依然として返事はない。おそらくパストゥールがあまりにも質素な境遇にあるからだ。結晶学の分野におけるこの若い助手の発見を誰が考慮するであろうか？　三月三一日に彼は再び大胆な行動に出、ローラン夫人宛に手紙を書く。彼は封筒の中に愛する人にあてた短いことばを滑り込ませている。「私が残念に思うのは、私があなたにあまりふさわしくないことですし、あなたに捧げるべき多くの資格条件が私にまったく備わっていないし、またもっと恵まれた境遇にもないことです。しかし私は最善を尽くしてそれを改善しようと努めるつもりです……。」

四月二日、マリーの両親はこうした多くの真摯な感情に打たれて、とうとう彼に自分たちの娘と一緒に「散歩すること」を許可する。パストゥールがいつかパストゥールになるだろうと、その当時誰が予測できただろうか？

地方医ロベルト・コッホ、軍医ベーリング

ライン河の向こう側に渡ろう。クラウスタールはハールツ地方の小さな町で、ブロッケン山を仰ぐ谷間にうずくまる町の中ではもっとも高い所に位置する。そこに一八四三年一二月一一日に生まれて、ドイツの細菌学派の頂点までよじ登り、結核菌やコレラ菌を発見するようになるのがロベルト・コッホである。[4]

彼の父親は鉱山管理局という、一一人の子供を養うには非常に地味な地位で働いていた。パストゥールの父親のように、彼も教養豊かな人物で、経済的には厳しいが、蔵書が多数あり、そこから幼いロベルトは知識の基礎を学び取ることができた。人の噂では、五歳で彼はひとりで読書をすることができるようになったらしい。また彼は生まれながらの収集家であった。植物、昆虫、結晶、小石を拾い集めた。動物は剥製にしたり、解剖したりした。一八歳になるまでロベルト・コッホは、簡素な環境に包まれて、当時のルター主義の小ブルジョワ家庭の中で、つましく、謹厳な生活を送っていた。

ギムナジウムを終えると、医学に身を捧げるべく、高名な医学部のあるゲッティンゲン〔ニーダーザクセン州に属し、ドイツ中部に位置する古都〕に出発する。一八六六年には優等の成績で医師試験に合格する。彼は短期間ベルリンに滞在した後、故郷に帰る。地方医の身分にはあまり気乗りがせず、また近視のせいで軍医になれないので、彼は船医としてアメリカ行きの船に乗ることを考える。そうすれば身を落ち着ける前に多少の蓄えができると思ったからであろう。しかし彼の父親は医学が単なる「輸出品」ではないと考えており、彼を激励してハノーヴァー〔ドイツ北西部に位置する、ニーダーザクセン州の州都〕で国家試験を受けさせ、故郷に定着させようと思った。この時代にはドイツの医者は自分たちの好きなように開業することができなかったからである。彼らにポストを与えるのは国家であった。

そのあいだに一人の親族のおかげでコッホはハンブルク〔ドイツ北部にある、ヨーロッパでも屈指の港湾都市〕病院に臨時

任用のポストを見つけ、そこで食事、宿舎付きで雇用される。ハンブルクは乗船の可能性を求めるには夢の地であった。大洋航海の想いが彼に相変わらずつきまとっていたのである。この時期に彼は幼なじみのエミー・フラーツと結婚する。彼女もまた旅の計画を拒絶した。女の望みは神の望み……。

一八六七年に彼はハノーヴァー近くのランゲンハーゲンで精神薄弱児施設の医療管理の仕事を得る。一旦住居を決めても、彼は家具を貸してもらわねばならなかった。そこで収入を増やすためにウマを一頭買い入れて、暇なときには地方医としての仕事をする。施設が予算縮小の対象になって、彼が雀の涙ほどの給料を拒否すると、身重の妻とともに路上に投げ出される。それから彼はニーメク〔ベルリンの南西六五キロに位置する小都市〕で開業するが、顧客の患者が来るのをむなしく待つだけであった。

打ちのめされることなく、彼はまたアメリカに移住することを考える。彼の二人の兄弟がそれに成功したからである。しかし一八六九年七月に彼はポーランドのシレジア地方にある小さな町ラクヴィッツに向けて出発する。今度は彼に予約客がつき、蓄えによって実験用の装置や動物を買うことが可能になる。暇な時間に、彼は養蜂、家畜の飼育に精を出し、電動治療器を作ったりする。

一八七〇年に戦争が勃発すると、コッホは近視で兵役免除になるが、志願して軍隊に入り、オルレアン〔パリの南南西約一二〇キロに位置するオルレアネ地方の中心都市〕近郊の軍病院に働き場を得る。一八七二年になると、ヴォルシュタインで地区保健医《クライスフュジクス》のポストに就く。年額九〇〇マルクの俸給を受けて、彼はいくつかの証明書に署名をし、中央行政の関係部局に疫病や動物の流行病の通報をし、種痘ワクチンの医療業務を遂行することが務めとなる。それとともに彼はカトリック、プロテスタント両病院の医師のポストにも就いている。

このような職責によって信頼が醸成され、彼には顧客患者が溢れるようになる。その後ロベルト・コッホは信頼の置ける地方医となるが、縁故も財産もなく、幸福なる凡庸《アウレア・メディオクリタス》に甘んじることを余儀なくされる。だが幸いにも情熱が彼を捉えて離さない。周囲には先史時代の遺跡がいくつかあり、彼が熱心にそこを掘り返すと、骨、土器、青銅器が見つかる。彼の未来の論敵である、偉大なフィルヒョーも、発掘に対する情熱を同じように抱いていて、ある日彼の発掘物を調べにやってくる。それから、コッホは炭疽の病原菌研究に乗り出すことを決心するのである。

ロベルト・コッホの同国人であるエミール・ベーリングも、コッホよりも良い境遇に置かれていたわけではない。その彼が一八九一年に抗ジフテリア血清を完成することになる。彼は一八五四年に東プロイセンに生まれる。つましい学校教師の五番目の子供で、その父は後に二度の結婚で一三人の子持ちになる。学資がなくて、彼の両親は息子の医学の勉学をやむを得ず中断させるが、遠縁の者が彼の才能を認めて、軍の衛生隊に入れたらどうかと助言する。そこでは勉学が無償でできたからである。かくして彼は「苗床」にはいる。そこはフリードリッヒ二世〔一七一二―八六、プロイセン王〕がベルリンに創った軍医学校で、全員貧しくても勉学意欲にかき立てられた者たちのるつぼであった。

一八七九年に医師となり、彼は細菌学に情熱的に打ち込み、一八八九年には当時ロベルト・コッホが率いていたベルリン衛生研究所の出向研究員にまでなる。[5]

■エミール・ルーあるいは窮乏時代

同じ頃にフランスではエミール・ルーという偉大な人物が現れる。後にパストゥール研究所の所長となる彼は、イエルサンとともに一八九〇年にジフテリアの毒素を分離し、ベーリングのためにジフテリア血清開発への道案内をする。その後、彼は血清治療の大規模な組織的利用をすすめることになる。

ピエール・ポール・エミール・ルーは一八五三年にシャラント県〔フランス南西部アングーモワ地方にあり、県都はアングーレーム〕の人口三〇〇〇人ほどの小村コンフォランで、九人の子供のいる家庭に生まれた。[6] 彼の父はそこの公立中学校の校長であった。しかし彼がその妻と同時期に死ぬと、残された子供の何人かは当時まだ低年齢であった。長女が一人の教師と結婚し、その若いカップルがたくさんの子供たちを教育するために献身する。したがってルーはしがない公務員の大家族が営む貧乏暮らしを知り、そのことをけっして忘れることはないだろう。彼の伝記作者エミール・ラグランジュは「彼は幼い頃から実生活のうえで貧しかったし、また愛情のうえでも生涯貧しいままであろう」と書いている。

一八七一年に中等教育を終えると、彼はクレルモン＝フェラン、それからパリへ赴き、そこで一八七三年にヴァル＝ド＝グラース軍病院〔パリ五区〕の入学試験に合格する。そこは財産に恵まれない学生たちの最後の避難所で、彼らは一〇年間衛生部隊に勤務する義務があった。

一八七〇年の戦争で二人の兄弟を失っていたルーは、兵役のあいだに、乗馬や射撃の巧みさで人目を引いた。しかしヴァル＝ド＝グラースは巨大な兵舎であり、そこでの規律の締め付けは恐ろしいほどであった。冷たい壁の内部で、彼は未来の二人のパストゥール研究所員と出会って喜ぶ。それは獣医のノカール〔一八五〇―一九〇三、フランス人〕、そしてヴィダルとともに腸チフスワクチンを開発することになるシャントメスであった。話はまだ一八七五年のことである。パストゥールとコッホが感染症病理学の基礎を築き、三人はそろってその新しい考え方に夢中になっていた。

一八七六年に政府は医学部内に研究所開設を決める。その一つがパリ市立病院に設けられ、ルーはそこで臨床研修をしていたので、所長のリウーヴィル〔一八三七―八七、フランスの医者、政治家〕から責任者に任ぜられる。それは思わぬ幸運であった。自由気ままで、束縛を嫌い、何事にも好奇心旺盛な彼は、にわか作りの「生物学者」になり、さまざまの「分析」を行う。不思議な予知能力が彼をジフテリアや狂犬病の研究へと引き寄せ、彼はやがてそれらについて優れた業績を上げることになる。だがいまだ細菌学はその存在を認められていなかった。しかしそんなことはかまわない！　ともかく彼は四年間楽しい日々を過ごせたのである。

ヴァル＝ド＝グラースの見識ある院長ラヴラン〔一八四五－一九二二、フランスの医者、細菌学者〕がその地位を去ると、後を継いだのが地獄の番犬ケルベロスのような将軍であった。ルーとノカールは学位を取るよう求められる。宿舎と食事を軍の費用で供されていた二人には、遊び半分のような研究助手の平和な日々がもう四年も流れていた。彼らに対して下された命令は三カ月で博士論文を仕上げ、その後中尉軍医として地方駐屯地に赴くことであった。二人の青年は外向的な丸みを欠き、命令を見下して、期間の短さに抗議をした。二人は進んで辞表を提出することもできたかもしれない。だがそうした場合に請求される総額一五〇〇フランをどこで見いだせるであろうか？　残る解決策がひとつある。規律不服従の罪で解雇されることだ。二人はすぐ重営倉入りの命令を手にし、「穴蔵」に入る。

番犬ケルベロスの将軍は彼らに言明する、「君たちのような生徒しかいないんだったら、私はヴァル＝ド＝グラースをやめて、街で診療所を開きたい」と。

ルーは彼に答える、「あなたは誤解しております。四〇スー払ってもあなたのところに診断に訪れる者はおりますまい」と。[7]

後にパストゥール研究所の所長となったルーは、偶然にある公的な儀式の席上で以前の将軍に再会する。そして二人はそろって昔の騒動に大笑いをすることになる。

その前に、一八七七年に軍を追い出されたルーは、再び窮乏の時期を迎える。彼はシャプタル高等中学校で臨時復習教師となる。彼の職務のひとつは週に二回たくさんの子供を連れてブーローニュの森を散歩することであり、子供たちは彼のすり切れた服や使い古したシルクハットをからかおうといつも手ぐすね引いていた。ある日彼が怠惰な生徒の親に腹を立て、彼の体を乱暴に揺すぶった。すると翌日すぐに校長から呼ばれた。校長は彼が「葬儀会社の部長の首を絞めそうになった」ので、彼には「もう去るしかない」と伝える。[8]

街で行った無許可の医療診断のおかげでルーは生き延びられた。彼は庶民のあいだで静脈瘤治療の専門家ともなり、数カ月間はユルム通り付近で居酒屋を営むメール・クレチヤン亭に寄宿する。昼食に九〇サンチーム、夕食はワイン込みで一・一五フランを支払い、女主人の静脈瘤治療をした日はクレープにありついた。

一八七八年に奇跡が起こる。この年、ルーはクレルモン＝フェラン時代の旧友エミール・デュクローに出会う。彼は農学研究所教授に任命されたばかりで、ルーを実験助手として雇う。それからルーはパリ市立病院の研究所で酵母を培養し、デュクローが講義をしているソルボンヌにそれを運ぶようになる。彼はまた火曜日には、医学アカデミーの階段教室の高みからデュクローが助手を務めているパストゥールの手術に立ち会うという、思いがけないこともできるようになる。

プラヴァ〔一七九一—一八五三、フランスの医者〕のピストン式注射器はその頃から研究者の装備の一角を構成するようになっていたが、パストゥールが率いるユルム通りの研究所では、それでモルモットに注射をしたものはまだ一人もいなかった。だから医者を必要としていたので、ルーに対してデュクローから声がかかった。彼はパストゥールの前に立ったが、しかしすぐに名前を忘れられてしまう。だがそんなことは大したことではない！　彼はともかく神のような人の間近にいられるようになったのだから。

彼はユルム通りで屋根裏部屋に住居をあてがわれたが、それを特権のように考えた。夜になると、監視を託された研究所の上階で一人きりになれる。このように研究とのあいだに静かで親密な関係をもてることが彼には喜びであった。最初はそれほど重要でない仕事に使われたが、彼はあっという間の昇進を遂げる。数カ月後に彼は博士論文の公開審査を受ける。一八七九年一〇月二一日にパストゥールが科学アカデミーに「炭疽の病因論」に関する研究ノートを送る。パストゥールの署名の横には新しい助手エミール・ルーの署名が並んで記されていた。

■アルベール・カルメットの大洋横断航海(9)

アルベール・カルメットは、二〇年のねばり強い研究の後、一九二一年にヒトに対する抗結核ワクチンの有効性を証明する。われわれには大変なじみ深いあのＢＣＧがかつて名もない船医だった男の手になったものであると、誰に想像できるだろう？

アルベール・カルメットが生まれたのは一八六三年に郷土に非常に愛着をもつオーヴェルニュ地方の農家の家系であった。彼の係累、周囲の者、関係者の中には、彼の使命に方向付けを与えられるような人物は皆無だった。海軍学校への予備教育が病気のため中断されると、彼はふたたび一八八一年にブレスト〔ブルターニュ半島突端の大西洋に臨む港町、フランス屈指の軍港があることで知られる〕の海軍医学校の学生となる。

一八八三年には二〇歳で海軍の軍医副官となり、南および東シナ海の作戦を遂行するクールベ提督〔一八二七―八五〕に率いられた装甲巡洋艦ラ・トリオンファント号に乗船する。彼はさまざまな港に滞在したり、内陸に入りこんだりした時、人類学的、民族学的記録を取る。また寄生虫が原因で、中国人の一〇％がかかる病気フィラリア症に関心を抱き、それについて後に博士論文を書いて公開試問を受けている。彼は一八八四年にアジアの戦争で台湾に行くことになった。台湾ではマラリア、赤痢、コレラが戦火以上に軍隊を大量に滅ぼしているので、人々が語り始めた細菌の考えに刺激される。一八八六年には赤道アフリカで、新たな感染症病理学に出会う。それはヨーロッパ人のかかる胆汁熱とマラリア、そして黒人の睡眠病であった。彼が考えたのは「パストゥールの教え子たちこそが植民という文明化事業の中で決定的な一歩を前に進めるであろう」、ということであった。

一八八七年にフランスに戻ってくると、博士論文の公開試問を受け、結婚し、若い妻とともにサン＝ピエール＝エ＝ミクロン諸島〔カナダ、ニューファンドランド島の南方沖にあるフランスの海外領〕行きの船に乗り、その地で開業する。そこで彼が見いだしたのは、雪に閉ざされ、ときには見渡すかぎり広がる氷の海で遮断されてしまう国の姿であった。コール博士〔一八四一－一九〇〇、フランスの医者〕宛の手紙の中で、アルベール・カルメットは自らの苦難の道をたどり直している。

> 私は海軍病院で働かねばなりませんでした。医者はわれわれ二人で六〇〇〇人近い人口をあずけられました。上司がしばしば病気になったので、私はほとんどいつもたったひとりで、この地のすべての実直な人たちとその家族に対して何から何まで面倒を見なければなりませんでした。朝から晩まで、病院勤務が終わった後でも、四六時中、私はサン＝ピエールの町やその周囲を走り回りました。私がすべての指揮とすべての責任をとる必要がありました。三人の助産婦の助けを借りて分娩の介助もしたので、産科のすべての難しさについて知ることになりました。また私は四肢の切断から白内障までまったく多岐にわたる外科手術もこなす必要がありました。それは過酷な学校であったし、また私の青年時代にはまことに有益な経験でした。

それでも彼はある日こう書いている、「仕事がないとき、楽しみから一日数時間もかけて、手に入れることのできた著作だけをたよりに、私はまったく知らなかった細菌学の技術を身につけた。」彼はまたどのような出版社も欲しがらない、『医療と気候一般に関する世界地理学概論』の原稿を六五〇ページも書くことができた。

カルメットは液浸対物レンズと恒温器をフランスから取り寄せる。一八八八年一〇月に彼は記す。「私はあらゆる種類の細菌を研究用にコレクションしている。それは完全に自分の力で、純培養で作り出したものだ。エベルスの腸チフス菌、ナイサーの淋菌、結核菌、口腔毛状菌《レプトトリクス・ブカリス》、青膿菌……。」彼は独学の初心者にとっては例外的な器用さでもってパストゥールの方法を適用し、感染菌の分離から、純培養の実行、細菌を作用させた傷害の実験的発生、さらには結果の実践的な目的への利用までしている。

特に彼の関心を引いたことがひとつある。それは漁船の船倉に塩漬けにされて積まれた新鮮なタラが不思議に変色する、「赤ダラ」という現象であった。朱色に変わってしまうと、タラはその毒性のためにヨーロッパ市場では価値が半減してしまう。カルメットはこの病気の原因が自ら分離した単球菌型の病原菌にあり、それが水や空気でなく大西洋の塩に由来することを証明した。フランスに帰ってから、彼は少量の亜硫酸ソーダでその拡大を阻止できることを明らかにする。

一八九〇年一〇月四日、カルメットはパストゥール研究所の鉄格子門を初めてまたぐ。彼が自分の研究に対する批評を仰いだエミール・ルーは、独力でなしとげた彼の成果に驚嘆する。この二人の人物のあいだでは、それが四三年間の友情の始まりとなった。しかもこの友情は、一九三三年に悲痛な運命の巡り合わせからわずか五日のあいだをおいただけの突然の死に二人が見舞われるまでずっと続くであろう。

パストゥール、コッホ、ベーリング、ルー、カルメットの例は特異なものではない。彼らのような例はさらに増やすことができるであろう。ジェンナーはグロスターのつましい牧師の息子だったし、リスターも小さな酒屋の息子で、生活費を稼ぐために一四歳で学校を諦めなければならなかった。このような彼らに対して、ペストの未来の征服者であるイエルサンは特権的なように見えるのだが、彼の家庭の情況も何ら例外的でない。

■パストゥール研究所員で資本家、アレクサンドル・イエルサン

アレクサンドル・イエルサンは一八六二年にスイスのモルグに生まれる。ラヴォーの火薬庫管理者であった彼の父親は、彼が生まれるとまもなく三八歳で卒中の発作によって亡くなり、残された妻は三番目の子供を身ごもっていた。そこで彼女は「イチジクの木の家」を買い取り、それをドイツやスイス出の少女たちの教育施設に変えた。

イエルサンはそこで幸せな、だが厳格な幼年時代を過ごした。

一八八四年に彼はマルブルグ〔ドイツ中部ヘッセン州にあり、ラーン河に臨む都市〕で医学を学ぶ。その時期の手紙にはたえず金銭上の心配が表われる。彼は大学の登録料に一五〇マルク、六カ月半期の授業に一三六マルク支払わなければならなかった。また部屋代には月ごとに二一マルク、食事代は一食につき一・三マルク、洗濯代五マルク、顕微鏡の修理にも三〇マルク必要だった。

一八八五年に学生としてパリに着くと、最初に必要なものを買いにボン・マルシェ百貨店を訪れる。しかし大学の授業料が彼の予算に重くのしかかる。受講料五二〇フラン、学年末試験登録料九〇フラン、国外取得免許状認定費用一八〇フラン……。[10]

一八八八年にルーに協力してジフテリアの毒素を発見した時に、彼はずっと以前からの夢であった異国の旅行のことを考える。一八九四年に香港に行き、そこで彼はペスト菌を発見する。フランスに戻ると、カルメットとボレル〔一八六七―一九三六、フランスの医者〕の協力を得て抗ペスト用のワクチンと血清を開発する。

突如すべてが一変する。イエルサンはパストゥール研究所の隠遁者たちの中では異色な人物に変貌する。彼は広く世界を駆け巡り、突飛な考えを垂範する人物となる。彼はパストゥール研究所を創設したばかりのニャチャン〔ベトナム南部の港湾都市。ホー・チ・ミン市の北東約三二〇キロに位置する〕で、やせこけて退化した暑い国の家禽を改良しようと考えたり、また蘭にも熱中する。そこから数キロのところにあるスオイ＝ジャオの藪地にゴムとコーヒーの植林をして、すばらしい成果を上げる。コーチシナ〔現在のベトナム南部〕がパラゴムの木に覆われているのは彼のおかげである。彼は資本家に転身し、ミシュラン商会と契約を結んで、個人的な予算を確保する。その一部はサイゴン〔現在のホー・チ・ミン〕やニャチャンのパストゥール研究所の資金に組み込まれる。それからまた金のかかる気まぐれにも出費をしている。たとえばそのひとつに自宅の白亜の塔やニャチャンとスオイ＝ジャオを結ぶ道路を浸食から守るために築いたコンクリート製の突堤がある。彼がバイクで駆け巡ったのはこの道である。

しばらくしてからイエルサンは気象にも情熱を注ぎ、ニャチャンやホン＝バにあるアンナン山脈の高台に測候所を開設する。そこで彼はキンコナ樹〔樹皮がキニーネの原料として使われた〕を根付かせようと試みるが、とりわけ昆虫たちの餌食となって成功しない。彼は一九四三年三月一日に日本軍に占領されたニャチャンで死去する。

苦悩の人メチニコフ

食細胞理論〔動物の体内で固形物を食べる遊走性の細胞に関する理論〕の樹立者である、ロシア人エリー・メチニコフ（一八四五―一九一六）は、若いとき貧しさに苦しんだ様子はない。しかし故国が一八八二年の反動〔ロシアでは皇帝アレクサンドル二世が一八八一年に革命家に暗殺されたため、その後を継いだアレクサンドル三世が専制的反改革の政治を実施した〕に見舞われた時、ユダヤ系の母親と進歩主義的意識のせいで除け者扱いされる。

彼はハリコフ地方〔ウクライナ北東部に位置する地方で、中心都市はウクライナ第二の都市ハリコフ〕の小地主の息子として生まれた。大学で生物学に対する早熟な天性を示した後、数千ルーブルの奨学金を得ることができたので、外国で自らの知識を豊かにする。ロシアに帰るとオデッサ〔黒海に臨むウクライナ南部の中心都市〕、次いでサンクト＝ペテルブルグで教鞭を執る。しかし一八八二年に大学を辞職して、彼は研究に専念する。

型破りなこの学者の個性は謎めいている。陰気な性格で、興奮から意気消沈へと飛躍し、突飛な物音、猫の鳴き声、動物の吠える声、解きがたい謎と、空想的なものに熱中する。自分の感性と悲観的な考え方から、出産を意識的存在にとって罪深い行為だと考える。一八八一年に彼は神経性抑鬱状態の最中に自分の命を絶とうするが、家族のものに自殺の悲しみを免れさせ、有益な死に方をすることを望んで、回帰熱〔ボレリア・スピロヘータが病原体の感染症で、治療にはペニシリン、テトラサイクリンなどの抗生物質が有効〕に自ら感染して、その伝染性を証明しようとする。顕著な反応が出て彼は死の縁まで運ばれるが、そのとき神秘主義に目覚める。意識のもうろうとした状態で、彼は「人間の倫理問題」を解決したと思いこみ、それで無限の喜びを感じる。後になってそのことから、死の苦悶というのは快感を伴うことがあると推論を下す。快復途中で彼は再び生きる喜びを見いだし、その後はもうけっして自殺行為を繰り返すことはなくなる。しかし回帰熱は彼の心臓障害を決定づけてしまったようで、それが原因で彼は死去する。

生まれつき陰気な性格のメチニコフだが、陽気で熱っぽい気質を示すこともあった。若いとき彼は進歩主義思想に共鳴し、バクーニン〔一八一四―七六、ロシアの革命家〕と友情で結ばれる。バクーニンは情愛深い性格のメチニコフのことを「ママ」と呼んでいる。メチニコフはロシアの文化と科学の発展を妨げている無気力と反動に対して全力で闘う。社会を緩やかにだが根本から変化させることに賛成で、自らを「漸進的進化論者」とみなしている。革命やとりわけテロリズムの反対者で、民衆の教育が欠如するとどのような変化も専制主義への転化を余儀なくされる、と直観の閃きによって考える。

一八八一年三月一日のアレクサンドル二世〔一八一八―八一、ロシア皇帝〕に対するテロの後、反動の嵐が吹き荒れる。大学評議会による教授任命は穏健な思想の持ち主でなければ大臣から正式許可が下りないため、何人かの凡庸な者たちが栄光に浴することになる。メチニコフがこうした条件下で辞職願いを提出すると、それは大喜びで受け入れられ、そこで彼は研究に専念する。

彼の生物学者としての経験は豊かで、また彼の理解力は驚嘆すべきものであった。彼の義妹が語っている、「われわれはいつも、それも食事中でさえも、彼が科学文献を読みふけることができる能力にあきれていました。しかしこのことは誰の邪魔にもなりませんでした。というのも彼は同時にひとの話を聞いていたし、ときにはそれに加わることもあったからです」と。

一八八一年まで眼の病気で研究は停滞する。「彼はまだ目の充血に悩まされていました。私には顕微鏡か書物を手にしている時の姿しか思い出せないほどのあのひとが、その悲しい時期のあいだは完全な活動停止を余儀なくされていたのです」と義妹が記している。彼はそのとき退屈を紛らすために自費でカルムイク地方〔カスピ海の北部に広がる低地帯で首都はエリスタ〕の人類学的探検旅行を組織する。幸いにも自ら感染した回帰熱が彼の視力には好結果を与えたようで、眼に関する障害は一八八一年以降消えてしまう。(11)

亡命地メッシナ〔シチリア島とイタリア半島とのあいだの同名の海峡に臨む、シチリア東北部の都市〕で、彼は一八八二年に食細胞現象を発見する。ヨーロッパのあらゆる学者のうちで一人パストゥールだけが彼の理論を支持する。一八八八年に彼はパストゥール研究所の主任研究員になり、ヨーロッパ中の二〇ほどの学会に会員として名を連ね、多数の名誉ある賞を受賞する。免疫、腸中菌叢、老化、凝乳に関する彼の研究の反響は、科学者の枠を超えて大衆にまで達する。

パストゥールはメチニコフが学者としての資質、人間としての美質をもっていると称える。一八九〇年八月二一日グランシェ宛てにこう書いている。「メチニコフは私宛に手紙を書いてきて、そこで科学そのものに対する絶対的な献身の証拠を示して私をいたく感動させた。われわれはこのことについてはよく知っていたが、しかしオルデンブルグ大公からのおそらくたいそうな申し出をまた辞退したこと、さらに義理の兄弟の一人に自分の不動産を譲ることで将来いっそう心安らかになれるように図るとともに休暇期間に利害問題にあまり時間を割かなくてすむようにしたことを彼からうち明けられて、私はこうした高潔な振る舞いに対して心から感銘した。しかも彼はこうしたすべてのことを、なんともあっさりと私に語ってくれるのである。」

一八九二年九月にパストゥールはメチニコフのためにレジオン・ドヌール勲章四等十字章を推薦する。彼は時の外務大臣リボー〔一八四二―一九二三、フランスの政治家〕に対して「実のところ私が恐れるのは、彼が科学にもたらした功績に報いるには五等十字章では不十分だと彼の同国人や世界の学者の目に映ることです」と書く。そしてこの請願は聞き届けられる。

一九〇五年にパストゥール研究所の副所長になったメナニコフは、彼の免疫研究に対して一九〇八年にノーベル賞を与えられる。一九一六年の突然の死で、彼は遺志にしたがって火葬され、遺灰はかつて人生の最良の時間を過ごしたと自ら語っていたパストゥール研究所の図書室に安置されることになる。

初期のパストゥール研究所員たち

ほかにも使命感をもった人物たちがユルム通りの壁の中で確固とした存在を示した。あまり言及されることはないが、彼らもまた微生物学の歴史に時代を画したのである。

エミール・デュクローはユルム通りを足繁く訪れるが、彼は農学研究所の気象学教授やソルボンヌの生化学講師を兼任している。パストゥールの指導下で研究しながら、彼は発酵に関する新しい化学の基礎を身につけた。後に彼は『発酵素と疾病』（一八八二）、『微生物学』（一八八三）、『細菌と疾病』（一八八六）、『微生物学概論』（一八九一―一九〇一）を著す。パストゥールの死後に（一八九五）、彼はパストゥール研究所の所長になる。

シャンベルランはスタッフの中で器用な職人役を務める。彼は自分の名前を冠した濾過管と加圧蒸気滅菌器の発明者である（一八八四）。これが発明される以前は、沸騰させても一一五度にしかならない含塩濃縮溶液の中であらかじめ外で栓をしたフラスコを熱していたのだが、その後は綿栓をしたフラスコや管の中の培養液を支障なしに滅菌できるようになる。

楽天家のシャンベルランは狩猟や釣りを愛した。彼は屋外の好きな研究協力者で、シャルトル近くで炭疽の研究をした人物である。彼は高等師範学校付属研究所、それから後は一九〇八年に死ぬまでパストゥール研究所の専属職員としてとどまるであろう。パストゥールは彼の軽けずみに悩まされていたのだが、パストゥールが鶏コレラ菌の古い培養液に病気予防の性質があることを発見したのは、まさしく彼の不注意のおかげではなかったか？　シャンベルランはまた政治にも関心を持つ。一八八五年に代議士に選ばれ、下院で衛生の擁護論者として自ら任ずる。彼の友人のジュベールも現場の人であった。生物学の専門教育を受けた学者として、彼はパストゥールやシャンベルランを炭疽の研究で助ける。

獣医のノカールはスタッフの中では若いが、メゾン＝アルフォール〔獣医学校〕の感染病講座正教授であった。彼は、ルーに協力して、グリセリンには結核菌培養を助長する働きがあることを発見している。

ルイ・チュイリエ〔一八五六―一八八三〕は高等師範学校出身で、物理学者としての専門知識を備え、動物病理学の問題に身を捧げる。一八八二年に南フランスに流行病が発生した際豚コレラ菌を発見し、その一年後にエジプトにおける学術調査に加わってコレラで死去する。

パストゥールの甥であるアドリアン・ロワールはパストゥールの秘書で、実験助手であった。彼の働きはパストゥールが半身不随に見舞われて左腕が利かなくなってからは不可欠であった。

細菌理論の勝利に対して幻想を抱くことは禁物である。微生物学者たちがもっともつらい困難と出会うのはまだこれからだった。準備の時期が終わり、彼らがさあこれから仕事を進め、自分たちの考えを勝利させなければならないと思った時、彼らはまさしくその場しのぎの環境に置かれていた。

第16章　微生物学派の人々——その日常

微生物学の開拓者たちは処女地で研究をする。彼らには研究予算も研究所もない。屋根裏部屋や台所で、食料品、薬品雑貨商や薬剤師のところで見つかる材料を使って、彼らの冒険が始まる。一九世紀末に微生物学の道にはいることは宗教の道にはいることと同じで、何人かはそこで独身の誓いを立てる。自分たちの使命のために、彼らはしばしば家庭や私生活を犠牲にする。

彼らが妥協をしない領域があるとすれば、それはどんなものであれ真理に関する領域である。したがって、科学的進歩と切り離せない自由を守ろうとして、彼らはときには公的職務にも身を投ずることを余儀なくされる。

■研究スペースに困窮したパストゥール

パストゥールが最初の発見をした頃、思弁科学の遺産はまだ息づいており、研究用に空間を用意するという考えはいまだ慣習のうちに入っていなかった。初期の実験室というのはその場しのぎに急ごしらえされたものだった。マジャンディの実験助手であったクロード・ベルナールはコレージュ・ド・フランスの地下室で研究をしている。原子理論の創始者の一人である化学者ヴュルツ〔一八一七—八四、フランスの有機化学者〕はデュピュイトラン博物館〔フランスの外科医デュピュイトラン（一七七七―一八三五）を記念して作られた博物館で、レコール＝ド＝メドゥシーヌ通りにある〕の屋根裏に設けられた物置の中にあるものを利用する。アルミニウム製造法を開発するサント＝クレール＝ドゥヴィル〔一八一八―八一、フランスの化学者〕は、ラ・アルプ通りのもっとも惨めな片隅に甘んじている。(12)

科学研究に適した場所で研究をするには裕福であることが必要だ。ビュフォンもラヴォワジエも土地を持たず裕福でなかったら、成功しなかったであろう。パストゥールの同時代人の中では、ただひとり化学者のデュマが例外的に裕福である。彼はソルボンヌで提供された健康によくない部屋を鼻先であしらい、義父の鉱物学者ブロンニアール〔一七七〇―一八四七〕が彼の好き勝手に使用させてくれるキュヴィエ通りの家に居を定める。

パストゥールも当初は例に漏れない。彼が高等師範学校における管理者兼理学研究科長の地位に就任したのは一八五七年のことである。彼は発酵に関する研究を続行することを渇望していたのに、予想外の障害に直面した。ユルム通りには研究用の空間がすこしも見あたらないのだ。地下室から屋根裏まで場所という場所を歩き回り、彼が自弁で研究装置を据え付けることになるのが屋根裏であった。急いで間仕切を設置し、おおざっぱに机を二列配置すると、発酵に関する実験が再開できるようになる。だがなんと多くの困難がこの先彼を待っていることか！

この場所がうち捨てられていたのは非衛生だったからだ。冬になるとそこは寒さで凍る。夏は呼吸困難に陥るほど気温が上昇する。一八五八年六月にパストゥールは幼なじみのシャピュイに宛てて次のように書いている。「もしも三六度にもなる温度のせいで私の実験室から、もっと正確には小部屋から追い出されることがなければ、私は今頃こうした事実の結果を追跡しているでしょうに。一年のうちでもっとも長い日々を研究のために費やすことができないことに、私は憾《うら》みを覚えます。それでも私は屋根裏実験室になれてきたし、そこを去るとなったら苦痛を感じるかもしれません。今度の夏休みには実験室をさらに拡張したいと願っています。」

さらに彼は管理者としての地位に就いていないので、どのような研究予算も彼に与えられておらず、また公教育・

宗務省にあてた再三の要請にもかかわらず自己支弁の補償金はけっしておりることはない。実験室の下働きについては、なおさら考えられるはずもない。

一八五九年に、思いがけない事態があって、彼の研究によりふさわしい空間が思うように使えるようになる。当時高等師範学校の建物の正面玄関には管理人の詰所が片側だけ突出して設けられており、外観はアンバランスだった。釣り合いをとろうとして第二の突出部分を作ろうとするが、みんなはそれをどう利用したらいいか分からない。パストゥールはチャンスに飛びつき、本省からそこに実験装置を据える許可をもらう。そこは五つの小部屋からなり、たしかに研究用に作られたわけではない。それで階段下に恒温器を据え付けるはめになり、それに近づくには這っていかなければならない。だがどの点をとっても屋根裏よりはましだ！　したがって学問的な理由ではなく、美学的な理由によって、パストゥールはやがて生物学と医学に革命を起こす研究を続行することができるようになったのである。[13]

パストゥールは設備を移動させるや、すぐに自分の貯金を引き出し、改装資金の前払いをする。一八五九年の一月に彼は大臣の寛大さに訴える。「ガスの取り入れ口、管および付帯設備の据え付け、水道管のためにかかった費用、また戸棚、机、平板などの最低限必要な建具類の費用をまだ補填しなければなりません」と彼は説明する。六月には、「このような要請は嫌だが」と言いながらも、デュマ、セナルモン、シュヴルール〔一七八六―一八八九、フランスの化学者〕にも救済を訴える、「私は自らの窮状をあなたにお伝えしなければなりません。私は管理だけが職務になっているので、私の実験室に割けるような補助金はびた一文も支給されません〔…〕。大臣が来年までに私に援助を与えてくれるという希望はございません。それというのも今年はすでに彼がささやかな私の実験室のために水道、ガス、それからいくつか大きな家具を供与してくれたからです」と。

一二月一三日、パストゥールは再び大臣に訴える。「私は実験室費用のために総額六〇〇フランを自費で支払わなければなりませんでした［…］。私はまた燃料にしている石炭やガス、それから掃除を手伝ってくれる雇い人に金を支払わなければなりません……。」

一八六〇年、彼は科学アカデミーから授与された生理学大賞の一五〇〇フランを改修のために注ぎ込み、そして八月二六日付の手紙の中で情緒的に大臣に援助の手をさしのべてくれるよう懇願する。「実験科学に生涯を捧げる人物の一生の中には、時間の価値が計り知れないほど貴重となる年齢が誰にも存在します。その年齢は急速に過ぎ去ってしまいますが、それでもその時期に創造の精神は開花し、毎年の進歩には目覚ましいものがあります。あまりにも不遜だとは存じますが、私自身が人生のこの時期に今さしかかっていると実感していること、それから我が国の科学の進歩に割かれる資金不足のために重苦しい困難で私が押しつぶされたまま放置されないよう閣下にお願いしたいと、私は付け加えて申し上げます。」

一八六二年五月彼は自らの努力の一部についてやっと報いてもらえる。だが彼の見積もりだと実験室を運用するに必要とされた年間費用は一八〇〇フランにのぼる。四年の期間、すなわち一八五七年九月から一八六二年の五月までの分として、国から二五〇〇フラン、科学アカデミーからもそれと同額を受け取る。したがって残金の二二〇〇フランは彼個人の資金から捻出されたのである。

フランスの微生物学者たちが自分たちの野心にふさわしいスペースでやっと研究ができるようになるには、一八六九年の実験室拡張を、さらには一八八八年のデュトー通り〔パリ、一五区〕におけるパストゥール研究所の開設を待たなければならない。だが彼らにとっては実験室が研究の永遠の拠点ではない。彼らはときに細菌狩りを現場で行う。

ワインの病気に関する研究に限って言えば、パストゥールは助手のローランとデュクローと一緒にアルボワのカフェに陣取る。それについてはデュクローが生彩に富んだ描写を残している。

建物の前面には古めかしい看板が残されていた。だから客が何か飲もうと入ってくるたびに研究は中断される。しかしその場を支配している異様な様子に驚いて、彼らは早々に退散していった。評判となったこの研究現場はカフェというのでも実験室というのでもなく、むしろノストラダムスの仕事場に似ていた。ガスはなく、われわれはうちわをあおいで石炭の火でレトルトを暖めた。水がなかったので、近所の主婦たちのように川まで器具を洗いに行った。簡単な架台が机の代用品となり、あまり正統的でない機材は、完全にアルボワ産で、この地方の建具屋、ブリキ屋、鍛冶屋の手になるものであった。また学者のわれわれが村を通り抜けて貯蔵庫に分析のためのワインを取りに行こうとすると、村人は大喜びで、われわれが気付かれないですむときはなかった。[14]

カイコの病気に関する研究の時には、パストゥールはアレス付近のポン＝ジスケに居を定め、自らカイコを飼育する。妻と娘もこの仕事を手伝う。マリー・パストゥールが息子のジャン＝バティストに次のように手紙で書いている。「ところで、あなたの父は大変忙しくしているので、われわれがポン＝ジスケを離れることはありません。ここは谷の奥まったところにある、四方を山々に囲まれている快適なところで、その山には桑、オリーヴ、ブドウが植わっています。山の上まであなたの父は自分で桑の葉を摘みに行き、それをカイコに与えています。カイコの飼育を商売にしている土地の人たちは一日に二、三回葉を摘みに行きます。いつでも新鮮なうちにその葉をカイコにやらなければならないからです。ジジ［マリー＝ルイーズ］は大喜びでみんなの後について山に行くのですが、カイコにはほとんど触ろうとしません。私も同じくカイコにはぞっとします。繭を剥き、数を数え、選別し、きれいなかごにそれを並べておいて、蛾がなかから出て来やすいように、それと同時に実験がやりやすいようにするだけで、私はたくさんです。」

一八六九年のユルム通りの実験室拡張、一八八八年のパストゥール研究所の創立にともなって、微生物学者たちは快適さを見いだす。しかし古くさい時代はそれでもあまり変わらない。一八八四年のシャンベルランによる加圧蒸気滅菌器考案以前には、病原菌培養の操作はいい加減なものだった。培地の作り方も多数にのぼり、病原菌にはそれぞれ固有の培地をつくった。さらにユルム通りの棚のうえでは、ウシ、ニワトリのブイヨン、ペプトン水、アルカリ性ブイヨン、中和した尿を入れたフラスコがひしめいていた。殺菌するために、長頸フラスコ、つまりマトラは、ヴォークラン通りの隣接の建物に運び、水を沸騰させた大きな容器に浸け、なおかつ時々ある破裂事故が起きないようにするためには祈るしかなかったのである。

■コッホの自宅実験室

若いときのロベルト・コッホの研究条件もパストゥールより良かったというわけではない。ヴォルシュタインの地方医である彼は、自分の家のなかを「自然動物園化」し、そこに水槽、大鳥籠、数個の金魚鉢をおき、それらの中では野生ハツカネズミを含むあらゆる種類の動物を飼う。またイヌ、猫、サルも飼育し、それらで回帰熱の研究をする。顕微鏡観察にあてられた一角があるかと思えば、恒温器用の一角もある。それから顕微鏡写真を現像する暗室も設けなければならない。こうした素人大工的な環境下で、オイル・ランプの明かりと細菌培養のために戸棚の中に置いた湿った砂床とをもって、コッホは一八七六年炭疽の問題に全力を傾注する。[15]

彼の娘がヴォルシュタインの家のことについて生き生きとした描写をしている。

> 明るい大きな玄関は応接間の代わりをしていました。客はここから窓が二つある父の仕事部屋に入っていきます[…]。しばらく後で母はこの大きな部屋を長いパイプに吊したカーテンを利用して二つに分けました。後

の小さな部分は研究用の部屋として利用するために設備を整え、ここが偉大な研究家の初めての実験室となりました。そこなら父は人にあまり邪魔されないで仕事ができるようになったのです。窓の近くに顕微鏡写真の撮影ができる装置を据えつけ、建具屋に指示して暗室を作らせました。巨大な戸棚のような暗室が同じ部屋の中に、黒い布に覆われて姿を現しました。母は雲を観察することが役目のひとつとなり、光の具合が写真撮影に適している時には父を呼びます。この暗室の横に恒温器がありました。テーブルの上には、中にそれぞれに白いハツカネズミを入れて、鉄線製の蓋をした、ガラス容器がいくつか置かれていました。(16)

しかしながらこの家庭を舞台になんと多くの発見がなされたことか！

一八七六年、コッホは炭疽菌を分離する。一年後には、コーンの植物学の学術誌に、細菌の検査、保存、写真撮影に関する新しい技術を発表する。また彼は塗抹標本の処理法を完成して、微生物のより簡便な検査と無限の保存を可能にする。湿式のプレパラートだと乾燥すれば使用不能になったから、それからは塗抹標本用に乾燥・固定・着色し、その後でバルサム〔プレパラート内に試料を封入するために利用される高分子剤〕と格闘すれば良くなったのである。

これと同時に彼は着色の技術も完成させる。アニリン、メチレンブルー、フクシン〔いずれも染料〕を加えてみると、透明で見えなかった微生物の姿がはっきりしてくる。貯金をはたいて必要な材料を買い込み、彼は顕微鏡写真の撮影に没頭する。彼の修得した技術は原生動物の繊毛を写真に定着させるほどであった。それでもこうした技術もいつかは日常の繰り返しの中に埋もれていってしまう。だが一八七六年にそれらが先駆的な役割を果たし、炭疽の謎を見抜くことを可能にさせるのである。

彼のもうひとつの主要な発見である、固形培地の細菌培養によって、コッホは完璧に微生物を分離することに成功している。パストゥールが考えついた液体培地での分離は、発酵の際のように、病原菌が大量発生しなければ成功しなかった。また血液、水、糞便のようにまったく多様な細菌叢を前にすると、このやり方では通用しなかった。

すべては家庭の台所から出てくる。ある日コッホは台所でジャガイモのいくつかの断片に多彩な色の染みがあるのを見つけ、それを顕微鏡で覗くと、細菌のせいであることが判明する。それから栄養補給の培地となるジャガイモの輪切りのうえに、彼は少量のゼラチンを塗る。もっと後になるとそれは寒天や寒天から取ったグロースに代えられる。それ以降細菌のコロニーを互いに分離することがひとつの処理法となったのである。

ヴォルシュタインの家にあるこの質素な「実験室」の中で、コッホはこうして研究を成し遂げる。しかし一八八〇年からはより適切な空間を自由に使えるようになる。一八七五年、ベルリンに衛生問題とその統計処理を扱う帝国保健所が創設されていた。一八八〇年に彼はその所長に任命されると、ルイゼンシュトラーセの私人の邸宅だったところで仕事を開始する。彼は保健所にすぐ実験医学を導入するが、この建物はそれに不向きだった。しかし実験室が狭くて照明が芳しくなくても、ヴォルシュタインからの逃亡者には天国のように見えた。しばらく後に窓が三つある大きな部屋が彼に与えられ、またそのあいだに何人かの共同研究者も彼のところに配属された。その後レフラー、ガフキー、ヒュエッペ〔一八五二―一九三八、ドイツの細菌学者〕、プロスカウアー〔一八五一―一九一五、ドイツの化学者〕、フィシャー〔一八五二―一九一五、ドイツの細菌学者〕がコッホの指導下で、ユルム通りに匹敵する熱情をもって研究にいそしむ。そして彼らの研究成果は『帝国保健所研究報告集』*Mitteilungen an der Kaiserlichen Gesundheitsamte* に発表される。

やがて微生物学者は世界レベルで争う。どのような病原菌も、フランスやヨーロッパでは、炭疽バクテリディーあるいはコッホ菌〔結核菌〕のようには分離できなかった。一八八三年にフランスとドイツの学者がコレラが猖獗を極めていたエジプトに派遣調査団を組織する。コッホはアフリカとアジアに六度の遠征を試みる。一八九四年にはイエルサンがペストの嵐の中心そのものである香港に居を構える。ラヴランはアフリカでマラリアの病原菌を追いかける……。

こうした人たちにはどのような家庭や私生活が残されているであろうか？

家庭と私生活

パストゥールの場合もそうなのだが、ある人たちにとって家庭というのはきちんと世話をすることが望ましい、聖なる囲いである。だがシャントメスのように、家庭がわずらわしいものでしかないと考える人たちもいる。ルー、イエルサンは独身を選ぶ。彼らの中では唯一ロベルト・コッホだけが激しい愛情生活を送るであろう。

人々はパストゥールが天才的な科学者であると称える一方で、パストゥール夫人については、天才の理想的な妻として、彼女が慎ましく、自己犠牲といえるほど控え目であることを称える。「彼女はいつも身を引こうと努めながら栄光に包まれた」と、『パストゥール夫人』と題された小冊子を書いた、娘婿のルネ・ヴァルリー＝ラドーが書いている。[17]

また彼は『パストゥールの生涯』の中では強調して次のように書く、「パストゥール夫人は最初の日から研究室が何よりも優先することを許すだけでなく、賛同することもできた。科学という語がいつも大文字で印刷される科学アカデミーの報告書を担当する印刷工の習慣を、彼女も進んで自分に課していたのかもしれない。それにセイロン産のある宝石のように、灰緑色の見事な輝きをして、いつも反射光の戯れが見られる視線の中に、感動、喜び、不安、希望の再来と、日々刻々と現れてくるあらゆるものに共感せずして、彼女は彼［パストゥール］のそばでどのように生きられようか？」と。

一九一〇年に突発したマリー・パストゥールの死に際して、エミール・ルーは追悼演説をする。それは学者の妻たちに向けた一種の基本条項とみなせるものである。「パストゥール夫人は今後学者の妻の模範としてとどまるだろうし、これが彼女に申し上げられる最高の讃辞でもあります。それというのも模範に値するには、夫を愛し、夫とともに幸せな日々を喜び不幸せな日々を堪え忍ぶだけでなく、また自己を放棄するまでに夫に対して尽くし、科学が支配者であることにけっして立腹しないでいることが必要だからであります。家庭の心配事をすべて引き受けて夫には研究のための精神の自由を与え、それから夫の研究がもっている射程の大きさを理解するための知性を持たなければならないからです。」

自分の研究領域に閉じこもるために、パストゥールは時に周囲の人々と関係を絶つ。一八八四年五月二九日、彼が狂犬病に没頭している時、マリー・パストゥールは自分の子供たちに三五回目の結婚記念日のことについて次のように語っている。「あなた方の父親は私にあまり話しかけず、あまり眠らず、夜明けとともに起きだし、要するに私が彼と三五年前の今日始めたのと同じ生活を続けています。」

それにもかかわらずマリー・パストゥールはひとりぼっちでも、不幸でもなかった。われわれの今の話は一九世紀のことである。異常な過密日程に押しつぶされてしまい、家庭生活の贅沢を味わうことができない男女が、どの職業にも多数いた。それにマリー・パストゥールは世話好きな、受け身の観察者として生きることに満足しなかった。彼女は夫のメモや報告を書き写し、夫が口述するのを筆記し、科学アカデミーの報告を読み上げ、関係する新聞記事を切り取ってそれを学童用のノートに貼り付けた。彼女は夫の研究者生活に参加し、彼を補助した。とりわけカイコの病気に関する研究の際はめざましい働きをした。

マリー・パストゥールは非常に信仰心が厚かった。若いときから「福音書」と『キリストにならいて』〔聖書に次いで愛読されてきた、キリスト教の書物。トマス・ア・ケンピス（一三八〇頃―一四七一）の作とされる〕を肌身離さず持っていた。パストゥール夫婦には五人の子供が産まれる。ジャンヌ（一八五〇年四月）、ジャン＝バティスト（一八五一年一一月）、セシール（一八五三年一〇月）、マリー＝ルイーズ（一八五八年七月）、カミーユ（一八六三年七月）である。そのうちの三人は子供のうちに亡くなる。ジャン＝バティストとマリー＝ルイーズだけが生き残ることになる。

それに対して抗チフスワクチンの生みの親であるシャントメスは妻が耐え難かったので、二人の生活は彼にとって重荷となる。時々彼は荷造りをし、外国に研究旅行に行くという口実で夫婦の家を飛び出す。だがあまり遠くに行かずにパストゥール研究所のごく近くに部屋を借りる。朝早くからスパイのように壁づたいに歩いて研究所に通い、彼は培養ブイヨンに対する不貞の情熱にゆっくりふけることが可能になる。研究所の簡易食堂「ミクローブ・ドール」でいつも食事をし、その後の彼の凝りようは相当で、エミール・ルーの想像力に助けを求めるまでになる。ルーの発案にしたがってシャントメスは手紙を書き、それが外国にいる彼の共謀者のもとに送られ、それからその手紙がシャントメス夫人に返送されてくるように手筈が整えられたりもした。[18]

これが原因で、エミール・ルー、メチニコフ、イエルサンは独身のほうが自分たちに合っていると判断を下すのである。

エミール・ルーはずっと姉のマリー・モモンと暮らした。しかし彼はマリー・ドレートルの中に卓越した霊性を見いだしていた。彼女には、ジャンソン＝ド＝サイイで肺病を患う、神のようにルー博士を信頼する教授の夫がいたが、それでも情熱的にルーの世話を焼いた。日々の仕事はきつい。自分自身肺結核を患うルーは、気むずかしい病人だったが、五〇歳頃に突如奇跡的に病気が小康状態になって、八〇歳まで生きていられる。それまで、マリー・ドレートルだけが彼の看護をしたり気を紛らわせたりできた。とりわけ彼が喀血の発作のせいで人の手に負えなくなっている時がそうであった。彼は姉の持ってくる牛乳のカップは拒否するが、マリー・ドレートルだと「遺伝のせいで乱暴な」この男がヒツジのようにおだやかになる。彼女の手からだと、どんな食べ物でも受け入れる。それで彼女の宗教的な気高さに、こうした面食らうような光景に対する子供っぽい憎しみが付け加わってきて、ルーの姉マリー・モモンが敵対する。彼の姉はライバルの影で彼女を嘲笑し、「太っちょおばさんドレートル……、太っちょおばさんド……、太っちょおば……」と口ずさんでいた。[19]

「女はモルヒネみたいなものだ。効き目がなくなれば、取り替えなければならない」と、ルーは口癖のように言っていた。新しくできたパストゥール病院では、彼は修道女しか信用しない。彼の言うには、「家の面倒からも利害からも自由で、病人の世話をしながら、神に仕えてると思っている尼さんだけが、絶対的な献身に耐えられる」のである。しかし彼女らがあまり清潔でないと知ると、彼女らを送り込んでいるクリュニー修道会の院長のところをある日訪れた時、院長に向かってこう明言する、「私は彼女らに毎朝入浴することを是非とも求めたい。それをいっそう確かなものにするために、私がその場に立ち会います。いいですか、私はその場に立ち会うつもりですよ」と。(20)

　メチニコフも微生物学に入ってきた時はルーと同じだった。ヨーロッパを遍歴してさまざまな研究をしてきたために、彼がやっと身を落ち着けたのは一八八八年にパストゥール研究所に入ってからのことであった。かつては自殺の入り口まで彼を連れていった不安を姉〔ママ〕の存在だけが和らげてくれた〔メチニコフの妻であるオリガの『メチニコフの生涯』によれば、自殺を図った一八八一年当時のメチニコフは既にオリガと二度目の結婚をしている。後出、三二七ページ以下も参照〕。

　イエルサンの独身生活は猜疑心のこもった女嫌いが原因である。ペストの征服者にとって、すべての女性は「醜い雌猿」で、女たちと一緒に歩くことは「サルのようにふしだらになる」ことであり、この上なく恥ずべき行為をするに等しい。彼がパリの研修医試験に立ち合った時のこと、ひとりの女性がそこに受験者として迷い込んできた。すると彼はその両親に手紙を書いて、「醜い雌猿でなく、ダンディーが研修医になるのですよ」と言った。(21)

　実際に微生物学のパイオニアたちは、精神のうえでも永遠の独身者であった。彼らの情熱を邪魔しようとする女性に禍いあれ！といったところだろう。中で五〇歳代のロベルト・コッホだけがうら若い女性との放蕩におぼれた。

　彼は若い頃にクラウスタールの軍経理局長の娘で、幼なじみのエミー・フラーツと結婚した。彼女は夫のために一人の娘を授け、研究を助け、苦労の日々の支えとなり、誕生日にはハルトナック製顕微鏡を贈って夫を励ました。しかし一八八八年に娘が結婚すると、家庭は崩壊し、コッホは何度も家から逃げ出す。首都の劇場に足繁く通って、一八九二年の五〇歳の年に、一九歳の女優ヘートヴィッヒ・フライベルグの魅力に一瞬にして心を奪われる。レッシング劇場の第一列の座席を借り切ってそこにゆったりと座り、毎晩同じ芝居を見ては彼女の姿を眺めていた。一八九三年六月に離婚をして、若い妻と再婚をする。彼女は後に模範的な妻となり、彼のアフリカ遠征にもついていく。だがこのスキャンダルは反響が大きく、コッホはそれで爵位を授けられることなく終わった。[22]

私生活のほかに、何人かの微生物学者は国事にも情熱を燃やし、パストゥールにならって、政治の嵐の中にも飛び込んでいく。

■公的生活

一八七〇年の戦禍はフランスに憂鬱な反省の炎を燃え上がらせた。こうした広範な再検討の動きの中で、パストゥールは活発な役割を演じた。「報復のビール」を完成した後〔前出、一九三ページ以下参照〕、彼は一八七六年に政治的な闘いの場に降り立ち、ジュラ県の元老院選挙に立候補する。政治意識からすると彼は厳めしいマク＝マオン元帥〔一八〇八―九八〕に率いられた保守派に属す。しかし彼は選挙のための演壇と科学アカデミーの演壇とを混同し、科学的な厳密さが必要な学校育ちのせいで、客観性があることを示そうとして、いくつかへまを犯しては評判になる。

投票日の前日一月二九日ロン＝ル＝ソニエ劇場で行った演説の中で、共和派の候補者を応援しにやってきていた政敵ジュール・グレヴィー〔一八〇七―九一、フランスの政治家〕を前にして、彼は次のように明言する。「共和党の巧みな統制と比べると、保守党は生ぬるく不器用で、私は心が痛みます。私は保守党の名において立候補し、今もその候補者ですから、これ以上言いますまい。」続けて政敵たちの行動計画を暗に示しながら、こう付け加える、「私は共和党下院議員候補タミジエ、テュレル両氏の選挙民に対する回状を読んでよく考えました。そうです。私はここで明言しますが、私はこの回状には両手をあげて賛成する用意があります」と。このような情況下で、パストゥールは自分の政党新聞に対して論争を挑むにいたるが、彼のキャンペーンは失敗に終わる。選挙結果の出た日の夜、彼は妻に対して手紙を寄せている、「私は投票で敗れたことをとても、とてもうれしく思う。勝ちでもしたらなんとも困り果てたことだろうに。」

一九世紀の最後の二〇年間には、パストゥール研究所は共和主義的価値観に熱心に与する姿を見せる。パストゥールから指揮を引き継いだエミール・デュクローは人権擁護連盟〔一八九八年六月ドレフュス事件を契機にドレフュス擁護派が結成〕の創立者のひとりであった。ブーランジェ危機が勃発した時〔左右の不満分子を集めたブーランジェ将軍が一八八九年一月にクー・デタ寸前まで行った事件〕、彼は臨床医として「興奮と意気消沈を交互に繰り返す性格的な不安定さが特徴」という診断を下してこの将軍を糾弾するが、その後の一連の事件によって彼の診断の正確さが証明される。ドレフュス事件〔一八九四年参謀本部のドレフュス大尉（一八五九―一九三五）がスパイの嫌疑をかけられ、実質的に無実が明らかになる一八九九年までフランスの国論を二分した事件〕で持ち上がった混乱の渦中では、彼は不幸な大尉のために情熱を傾け、大尉を擁護する小冊子を発行するまでになる。

一八九七年からルーもまたドレフュスの訴訟に情熱的にかかわっていく。喀血の発作のために住居に釘付けにされながらも、彼は自分の訪問客に対して最近の実験のようすを問い合わせるよりも前に、再審を支持するクレマンソー〔一八四一―一九二九、フランスの政治家〕の新たな宣言をまくしたてる。彼の姪によると、受難の将官ドレフュスが軍務復帰を果たした際には、事前に予感していた科学的事実の正しさが実験で証明された時に得られる満足感に似たものを、彼は感じ取っていたようである。[23]

パストゥール研究所員たちはドレフュスの味方をし、科学的厳正さと同じく裁判の公正さについても妥協は許されないと確信していたようである。ドレフュスが無罪の客観的証拠があるにもかかわらず有罪宣告をされてしまったことで、いつの日か科学的自由に対しても弔鐘が鳴らされてしまうのだろうか？　その答えは数年後にくだる。ナチスドイツにおいては学者たちが追放され、スターリンの無知蒙昧な腰巾着ルイセンコの「勝利」で〔ソ連の生物学者ルイセンコ（一八九八—一九七六）が、一九三五年頃から獲得形質の遺伝を主張し、遺伝子説の否定にまで自説を一般化して、世界的な論争と反響を捲き起こした〕、彼らの論敵たちは猿ぐつわをはめられるか流刑に処されたからである。

パストゥールにならって、研究所員たちは愛国者で反ドイツ的な立場をとっていたが、外国人嫌いに陥ることはなかった。迫害者に追われて、パストゥール研究所に避難所を見いだした外国人研究者たちが、なんと多かったことだろう！　彼らの中にはイスラエル人、スラヴ人、とりわけロシア人がもっとも多数にのぼった。

幅広い教養を持ち、数カ国語に通じ、長い旅路を経てきた、しばしば質素な財産しか持たず、ほんのわずかなもので満足することのできる、こうした青年たちに対して、エミール・ルーは熱い共感を感じていた。人種制限《ニュメリュス・クロジュス》によってツアーリズムのロシアから追放されてきたのは大部分が理想主義者であった。反体制派ないし革命派の彼らは、フランスでおとなしくなり、自分の研究に情熱を燃やす。その中で、ガマレイア〔一八五九—一九四九、ロシアの細菌学者〕、スーダケヴィチ、ザボロトニー、バザロフは狂犬病やペストを、ハフキンはコレラを研究し、中でもメチニコフがもっとも有名になった。

彼は騒々しく衝動的かつ情熱的な男で、ツアーの専制君主体制を嫌悪した。世間から認められた科学者だが進歩主義的な考えを持ち、内務大臣からは命令に従うよう命じられたりしたが、ロシア皇帝アレクサンドル二世が命を落としたテロ行為から反動が勝利すると、一八八二年に彼はオデッサ大学の教授職を放棄しなければならなくなる。

四年間さまよってから、彼はパストゥール研究所にもろ手をあげて歓迎される。彼の書いた書物のひとつには、「私は、どんな政治とも、どんな公的な職務とも離れて純粋科学の研究をするために、やっとパリにたどり着いた。この夢は、上下や側面からの妨害で、ロシアで実現することは不可能であった。ひょっとしたら科学のための時期がまだロシアにはきていなかったのではないかとみんなは思うかもしれない。私はそうは思わない。それとは逆に科学研究はロシアでは不可欠であり、ロシアでの将来の情況が前述してきた時代よりも良くなることを、私は心底から望んでいる」と記されるであろう。

オリガ・メチニコワによれば、「人道主義的で寛容かつ穏和な習俗、思考の現実的な自由、誠実で公正な人間関係という、フランス人のもっている偉大な美質を、彼は評価しえた。これらすべてが生活を容易に、快適にした。しかしさらにいっそう貴重であったのはやはり彼が同僚や弟子たちとのあいだで見いだした確かな友情であった。したがってパストゥール研究所やフランスというのは彼にとって第二の故郷であり、その後で別の国にもっと魅力的な条件で誘われた時でも、彼は自分がパストゥール研究所を去る時は、たった一つの場所、つまり隣接するモンパルナス墓地に赴くときしかありえないと答えるのが常であった。」(24)

ボリシェヴィキ革命の後、パストゥール研究所はソビエト体制から逃れてきた何人かを受け入れる。その中には自分の領地から追われたクリミアの大地主メタルニコフ〔一八七〇—一九四六〕や、さらに後に人工授精の生みの親イワノフ〔一八七〇—一九三二〕がいる。

謙虚さ

謙虚さは微生物学の開拓者たちの大部分にとって基本的な美徳のひとつをなしている。パストゥールとルーの生活からその正確な側面が窺える。

自分の研究所を創設する時、パストゥールは脆弱な健康にもかかわらず、この企てに必要な資金を集めるため体を張り、一軒一軒歩いて富裕な人たちの慈善心に訴えることまでする。『日記』の中でジュール・ルナール〔一八六四—一九一〇、フランスの作家〕はこの悲壮感に満ちた人物が、ある日ボン・マルシェ百貨店創設者の寡婦、ブシコー夫人〔マルグリット。一八一六—八七、夫アリスティード〔一八一〇—七七〕の死後、彼の店と慈善事業を引き継ぐ〕の邸宅をノックしたことを想起している。

パストゥールがボン・マルシェ百貨店の所有者で未亡人のブシコー夫人の家に現れる。彼を家に入れるか家人はとまどう。

——年取った男の方ですが、と女中が言う。

——狂犬病のパストゥールという人じゃないの。

女中が問いただしに行くと、「ええ」とパストゥールが答える。彼は家の中に入って、研究所を設立しようとしていると説明する。だんだんと彼は活気づき、もの言いがはっきりし、雄弁になる。

——このようなわけで、奥様のような思いやりのある方々のおじゃまをすることが私の義務だと思っております。わずかでもよろしいですから、ご寄付を……

——もちろんですとも、というブシコー夫人の方もパストゥールと同じく気まずく、また意味のないことばをいくつか発する。彼女は小切手帳を手に取ると、　枚の小切手にサインをし、それを折ってパストゥールに渡す。「ありがとうございます、奥様、ご親切いたみ入ります」と彼は言い、小切手に一瞥をくれるとすすり泣きを始める。彼女の方も彼にもらい泣きをする。小切手は一〇〇万フランであった。(25)

エミール・ルーは研究所の利害問題では影が薄いが、派手な出費については一切許可を与えなかった。また所長室を持つことも、女性秘書を雇うことも拒否した。会計係の小さな部屋が彼の仕事に合っていた。その部屋の向かいにはマロニエの木が植わっており、その木陰で彼は現在でも眠っている。彼はその部屋で椅子に座り、膝の上に郵便物を置き、封を切り、返事をしたためた。滑稽な話だが、客は彼を時々秘書と間違え、本人を前にしてルー氏の執務室へ連れていくよう頼むことがあった。

一九〇五年に突発したデュクローの死から間もない頃、エミール・ルーはアルフォンス・ロートシルド男爵〔一八二七―一九〇五、フランスの実業家〕から莫大な金額を研究所の自由に利用できるようにすると知らされた。当事者の彼がラチネ織りの質素な外套と古びたソフト帽をかぶって後援者の家に赴く。するとかつてのパストゥールの時のように、召使いは当初招かれざる客を招じ入れようとしない。取り違えが明らかになると、彼は男爵に盛大に受け入れられる。男爵は彼が辞去する時、耳元でこうささやく、「先生、よろしいですか、一〇〇万フランで足りなければ、どうか私におっしゃってください」と。

こうした雰囲気の中で、微生物学は最初の歩みを踏み出すのである。

第17章　微生物学の初期——病原菌の手がかり（一八八〇—一八八四）

炭疽に関するパストゥールとコッホの研究によって、微生物学の確固とした地位が公けに認められる。それ以降微生物学という科学は完全にフランス人とドイツ人の手に握られる。二つの国家間には平和裡の、活力に満ちた、だが仮借ない競争が始まる。それは七〇年後に宇宙空間の支配をめぐってアメリカとソ連を対抗させた競争関係を想起させずにはおかない。一八八二年ドイツ人たちは突如として華々しい勝利を手にする。

■コッホが結核菌を発見する（一八八二）

ドイツ帝国保健所は、消毒剤の諸特性を調査して、元来ユルム通りの研究所の領域だったワクチン接種の領域でその先を越そうと努める。試験管で病原菌の化学的破壊を研究してから、コッホは殺菌剤をモルモットに注入することによって免疫を与えようと試みるがうまくいかない。石炭酸、塩化亜鉛、亜硫酸では効果がなかった。当時キニーネ〔南アメリカ原産のキナの樹皮に含まれるアルカロイドの一種〕だけがいくつかの熱病に効き目があることを示していた。後にゲルマニンあるいはバイアー二〇五〔いずれもトリパノソーマ症の治療薬スラミンの商標名〕がトリパノソーマ〔組織や血液に寄生する原虫の一種〕の毒性を中和するようになるが、それも一時的にすぎない。硫黄の誘導体、特にサルファ剤と言われるベンゼンのスルフォン化合物の発見で、感染症の化学療法が効果を示すようになっていくのがやっと一九三七年のことである。

そこで帝国保健所は殺菌問題に取り組む。コッホは最初乾熱〔水を利用しない加熱法〕を利用するが、それはあまり実用的でなく、繊維にとっては危険であった。加圧水蒸気（これからシャンベルランは加圧蒸気滅菌器を一八八四年に考え出す）のほうが急速に作用し、いっそう効果があった。排気弁付き無加圧沸騰器、すなわちコッホの蒸気釜が最良の結果をもたらした。だが帝国保健所の最初の大ヒットは何と言っても結核菌の発見である。

一八七六年コッホは炭疽バクテリディーの病原作用を証明し、彼に大きな能力が備わっていることを明らかにした。一八八〇年にはスイス人エベルスが腸チフス菌を発見する。コッホはそれを一八七八年からすでに観察していたと主張するが、誰も説得できずに終わる。しかし一八八二年の結核菌発見によって、彼の名前は全世界に知れ渡り、後世まで残ることになる。

古代から組織消耗《コンソンプシヨン》の名で知られていた労咳《フティジー》〔肺結核の旧称〕は、数世紀のあいだ熱病の中に分類されていた。一八六五年から一八六八年にかけてヴィルマンがその病気の伝染性を明らかにしたにもかかわらず、伝染の証拠までは提出されなかった。一八七〇年から一八八〇年にかけてその結論がコーンハイムとサロモンセン〔一八四七―一九二四、デンマークの細菌学者〕による接種で確認されることになった。だがパリ医学部のペテール教授は、この病気を遺伝性の、（体質的な）「病弱質」による疾病のひとつだと執拗に主張していたので、結核患者は病院内で他の病気の患者たちと相変わらず隣り合わせていた。

一八八〇年には仮説上の結核病原菌が多くのところで研究対象とされたが、もっとも巧妙な観察者にも抵抗して姿を依然としてあらわさず、いくつかの発見があってもそれは空想によるものだった。コッホは熟達した技術で結核菌を徐々に追いつめていった。『研究報告集』の中で、彼は成功にいたる道程をたどり直している。

最初彼は感染から三、四週間した動物の新しい結核を調査する。乾燥と固定の処理を施した肺を切片に切り分け、その結節を砕いてスライドグラスのうえに引き延ばす。結果はうまくいかなかったが、コッホはアルカリ溶液で着色効果が強化されることを発見した。こうして、非常に微細な桿菌が、炭疽菌のように、芽胞を産出して繁殖するところを、彼は初めて観察できたのである。[26]

彼は結核患者の喀痰中にはこうした微小物体が存在していることを強調する。六五度で凝固する血清を新たな培地にしたおかげで、六五度の恒温器に二週間入れると、桿菌の小さなコロニーがいくつかえられる。それを実験動物に注入すると、病気が再現される。

一八八二年三月に彼がこの発見を報告したのは、ベルリン生理学会のありふれた発表の最中のことであった。当座それは見過ごされてしまう。しかしまもなく専門ジャーナリズムおよび大新聞に伝えられると、センセーションを巻き起こす。結核は当時死亡の最大の原因となっていたので、まったくの新発見によって希望の炎が燃え上がりだした。

コッホ菌〔結核菌〕は最初多数の批判を招く。ドイツから起こった批判もあれば、アメリカからのものもあったが、それに対しコッホの側からは手厳しい反論が加えられる。「これらの人たちは、細菌学に関する基礎知識をいっさいもたないのに、ぞっとするようないくつかの技術にたよってアメリカ流の光明で我々を照らすのだと主張している」と。

コッホは炭疽と結核の研究に照らして、それ以降病原菌の同定を明確にさせる三つのテストを明言するにいたる。三つのテストというのは、病変部に病原菌が存在することの確認、その病原菌の培養、および動物への培養菌接種によるもとの病変の再現である。

誕生して間もないドイツの細菌学派はベルリンで最初の衛生博覧会を組織してこの出来事を祝う。そして一八八三年五月には博覧会が開場されたので、訪問者たちはそこで細菌の写真、切片標本、塗抹標本、殺菌剤など、帝国保健所の手で拾い集められた豊かな資料の収穫の山を嘆賞することができた。コッホは自分の勝利を誇りに思い、ドイツのすべての王家、特にザクセンの皇太子、王、王妃、それからバーデンの大公妃公認の案内役を務める。

その後ドイツの学者たちはワクチンによる栄光に包まれたフランス人に対しても声高らかに語ることができるようになる。ただしその響きにはまもなく悪意がこもってくる。

論戦

激しい応酬の中心にあって、抗炭疽ワクチンは対立のつまずきの石となる。今回のパストゥールは、伝統的な医学の後衛が組織する悪意を含んだ攻撃とアカデミーで対峙しているのではない。戦闘の口火を切ったのはロベルト・コッホで、彼はパストゥールがいつも炭疽に関する自分の研究を無視していると間違って思いこんでいたからである。コッホとその助手ガフキー、レフラーは、『ドイツ保健所研究報告集』の中で、いくらかのナショナリズムと彼らの才能にはふさわしからぬ悪意をまじえて、パストゥールの研究全体に疑問を呈する。彼らの批判はこうである。パストゥールには純粋状態での細菌培養と、その毒性の弱体化ができていない。またコレラ菌と炭疽バクテリディーの識別すらままならない。彼の抗炭疽ワクチンには効き目がない。炭疽の病因論ではミミズは何の役割ももたない〔前出、二四九ページ〕。

一八八二年九月、ロベルト・コッホも出席していたジュネーヴ国際衛生会議の席上で、パストゥールはこうした非難を難なく一蹴する。しかし彼の講演は、こっけいだが含みの多い外交的なある出来事によって中断される。彼が『ドイツ保健所研究報告集』を引用すると、コッホが興奮して立ち上がり、報告者のパストゥールを中途で制して抗議をし、唖然とした聴衆を前にして立ち退く振りさえする。彼はフランス語をあまり理解できないのだから、

「ドイツの研究報告集《ルクーユ》」を「ドイツの研究の傲慢《オルグーユ》」と取り違えたとは考えられないだろう。いったん講演が終わると、彼はどのような討論も忌避し、パストゥールが大いに困惑するのを尻目に、文書で回答すると告げる。

一八八二年一二月のことである。コッホは『炭疽予防接種。パストゥールのジュネーヴ講演に対する返答』という小冊子を公表する。(27) パストゥールの助手のひとりテュイリエに率いられたフランスの使節団がドイツでワクチンの効き目を華々しく証明してみせたので、彼は今ではワクチンの価値を認めている。だがその他の点では自分の立場を変えず、同じ非難を蒸し返している。パストゥールは一二月二五日に「ロベルト・コッホへの公開書簡」によって返答する。そこで彼は科学の主題にナショナリスト的高揚感をにじませながら率直に抗議をしている、「あなたは、私が今述べてきた偉大な人たちの後から、一八七六年に科学の道に入ってきたのだから、『私はフランス科学の恩は忘れない』と、堂々と告白してもよいではないか」と。(28)

それと同時期にパストゥールはイタリアから殺到してくる批判にも対応しなければならない。ドメニコ・デ・ヴァラダ教授が指揮してトリノ獣医学校において行われた実験で、ワクチン接種されたヒツジと接種されなかったヒツジが有毒な培養液を注射されて二日後に全部死んでしまったからである。

死んで一日以上たった動物から採取した、炭疽に汚染された血液で実験が行われたと分かると、ヒツジが死んだのは炭疽菌でなく、コレラ菌のせいだと即座にパストゥールは判断する。彼はそのことをデ・ヴァラダ教授に知らせ、自らもトリノに赴くことを申し出る。しかしヴァラダはこの提案を退けて、すべての科学新聞やヨーロッパ中の学者にあてた粗野な手紙の中で次のように記している。「一八八二年三月二三日に私どもの学校において、ワクチン接種をした動物に炭疽感染した血液を注入したところ、その多くが犠牲になってしまった。その病気について、貴殿がパリにいたにもかかわらず、かくも正確に認識できるとは、私どもにはまったく奇跡であるとしか思われません。」(29) 一年後、トリノの教授たちは「高名なパストゥール教授の科学的教条主義について」という小冊子を公刊する。パストゥールは「こうした派手な振る舞いから大騒ぎが起こり、その反響がいまだに聞こえてくるくらいだ」と締めくくっている。

医学アカデミーでは古い学派の支持者たちが外国から降りかかってきたこの思いがけない好餌を利用したので、パストゥールに対する攻撃は倍加する。一八八三年の『医学アカデミー会報』では、科学上の議論を抜きにして「細菌」に対する罵倒を面白く読むことができる。そこでは「細菌フィーバー」、「細菌狂い」、「微生物フェティシズム」ということばが使われ、いくつかの名言も飛び交う。それはたとえば「細菌を狙えば、患者に命中する」というものだったり、またある人いわく、「向こう見ずな蛮勇に対しては乗り越えがたき障壁で」対抗し、「このような治療の嵐に潜む予測しがたい危険から患者を守る」必要がある、と。

反対派の先頭では相変わらずペテールが抵抗のたいまつを握って離さない。高名な臨床医で、古い理論で言うところの病毒疾病《マラディー・ヴィリュラント》の専門家、しかも頑固一徹な彼は、伝統的医学の旗手であった。また繊細な教養人でもあったので、パストゥール批判の際には、自らの科学的精神よりもむしろ文学的な能力のほうに訴える。彼はパストゥールのことを医学を知らない「化学医」と言って糾弾し、自らの口から次のような空疎な表現を雨あられと浴びせている。「エジプトの一一番目の災いのようにわれわれを脅かす寄生虫のこのような侵攻が、私にはほとんど信じがたい。」「えっ、あなたの言う細菌が私に何か関係があるのか？　そんなものは単なる細菌でしかなかろうに。」「医学における化学者、物理学者、生理学者の精神についてとやかく言う必要があるのだろうか？」山のような彼のことばのなかから、最後にうっとりするような彼の予言をあげておこう。「パストゥール氏のために弁解となるのは、彼が化学者で、役に立ちたいという欲求に駆られて、自分には不案内な医学を［…］改革してやろうと思い立ったという点である。私が乗り出したこの闘いについては、現在の情況は前衛戦であるにすぎない。しかし私のところにやってくる援軍にかけつけた人たちの言うところを信じるなら、激突は全面的になること必死であろうし、私の願ってやまない勝利は大軍、つまりは昔からの医学にやはり帰するであろう。」

こうした論戦は一般人のところへも波及し、反ワクチン派や反生体実験派の活動に火をつけ、彼らの正式な機関誌である、愚かしい『医学の覚醒』*Réveil médical* の旗振りによって活発さを増していく。パストゥールはこうした論戦を無視する。頭痛の種にしかならない医学アカデミーを見捨てて、彼はまた自分の研究に立ち返る。

■パストゥール、産褥熱そして豚コレラ（一八八二―一八八三）

成功に刺激されて、パストゥールの活動は倦むことがない。シャルトル、ニーム、モンペリエと、フランス全土で彼は抗炭疽ワクチン接種を手がけ、最後まで残っていたためらいをも粉砕する。めざましい成果が上がる。一八八二年以前には一〇％であった炭疽の死亡率が、数年後にはヒツジで一％に、ウシでは〇・一％に落ちる。[30]

一八八一年から彼はいくつかの産院、特にコシャン病院、国立産科病院〔ともにパリ一四区にあって、隣接する〕に足繁く通い、そこでルーとシャンベルランに助けられながら、彼がその存在を知らないゼンメルワイスがかつてしたように、消毒法によって産褥熱に対する闘いを挑む。身をかがめて顕微鏡を覗くと、彼は既成の考えにさからって、ある微生物《ジェルム》がその病気の原因だと、躊躇せず明言する。彼は医学アカデミーの会期中に、自信たっぷりにその問題に長広舌をふるう古い学派のひとりの医者と衝突する。相手の話を遮って、彼は声高に言う「この流行病を引き起こすのは、まったくそんなことではありません。医者とそのスタッフこそが病気の女性から健康な女性へと細菌を運んでいるのです」と。そして相手の医者がその細菌は今後も絶対目に見えることはないだろうと言い張るので、パストゥールは黒板に種子の連鎖のような、その形を描いてみせる。[31]

だが彼は病院の悲惨な光景になかなか耐えることができない。ルー博士が彼のことを次のように書いている。「彼は他人の苦しみに対して精神的、肉体的に悩まされていた。メスで膿瘍を切り開く際には、彼自身が手術されたかのように震えた。死骸を見たり、死体解剖という悲しい務めをする時だと、彼はまったく嫌悪を感じた。われわれは彼が気分を悪くして病院の解剖教室から出ていく姿を何度見たことだろう！　しかし彼の科学に対する愛情と、真理に対する好奇心は最高に強かった。だから彼は翌日になるとその場に戻ってきていた。」(32) そのあいだに消毒がいたるところで義務化される。するといくつかのところでは、一〇〇〇人に対して一〇〇から二〇〇人にも達することがあった妊婦の死亡率が、三人に、その後一人にまで落ちた。(33)

一八八一年九月、パストゥールはボルドーに赴く。黄熱がセネガルに勃発したので、彼はポーヤック〔ボルドー北方五〇キロのジロンド河左岸にあり、ボルドー港の外港的役割を果たす港町〕検疫所に隔離されている病人のひとりにその病原菌を見つけ、それを分離・培養し、動物に植え付け、そこから弱毒化の方法を開発しようと望んだ。しかしむなしい待機が続いた。彼はマリー・パストゥールに九月一七日手紙を書く、「ついてない。私は昨日一日ポーヤックで過ごしたのだが、黄熱患者はもういない。みんな快復してしまった。私には病人だけでなく、死にそうな患者や死んだ患者が必要だというのに」と。マリーが感染を心配するので、彼はできるだけ安心させようと努める。「彼［タルミ博士］が検疫所に入り込んで、そのままそこに寝泊まりせざるをえないだろう。彼は若くて、誠実だし、感染もまったく恐れない。私の指示に従ってあちこちから一滴一滴血液を集めては、穴あきガラスにそれを移してくれる。だからゲヨンの実験室で行われることになっている培養試験に危険はない。」

時間は流れて行くが、ダカール〔セネガル第一の都市〕発の客船からは快復期の患者しかおりてこない。リシュリュー号の到着が彼の抱いた幻想の終焉を告げる。九月二七日、彼は苦々しい思いをあらわにして妻にこう書く、「きっとチャンスはすこししかないだろう！　町に図書館がなかったとしたら、ボルドーに滞在しても悔しい思いをしたかもしれない。明日は検疫所に行ってたったひとりの患者がどうなったか確かめることにしている。用意はすでに万端整った。タルミ博士が着いたところだ。やっと、やっとやってきた！」

豚コレラについてはパストゥールにより多くのチャンスがめぐってくる。この病気は「腸チフスの一種で、それにかかるとどんなブタ類も例外なしにやられてしまう。」別名「赤色病」とも呼ばれていたが、それは動物の体に赤色の斑を発する病気だからである。

一八八二年に壊滅的な疫病が南フランスのいくつかの県（ヴォークリューズ、アルデーシュ、ヴィエンヌ、ブシュ＝デュ＝ローヌ）を襲う。ヴォークリューズ県では二万頭のブタが死に、アルデーシュ県でもそれ以上の被害が出る。この病気は他国も容赦せず、アメリカでは一八七九年に一〇〇万頭以上が失われた。

一八八二年一一月一五日、パストゥールは助手のチュイリエと甥のアドリアン・ロワールをともなってボレーヌ（ヴォークリューズ県）に現れ、救済者として歓迎を受ける。だが彼は妻に次のような手紙を送っている。「豚コレラがおさまるどころでないと聞いて感じた喜びに比べれば、そうした歓迎も無に等しいものでした。」こうした高揚した雰囲気に包まれて研究が開始される。「カイコ病のときのことを思い出します。病気にかかったり、死んだりしたブタのいる豚舎が、微粒子病に襲われた養蚕室に取り替わっただけです。」彼はまた娘婿宛の手紙でこう付け加える、「今この瞬間私は君たち全員よりもブタのことが気がかりです」と。

一八八三年三月ユルム通りの実験室では豚コレラの病原菌がウシのブイヨンで培養・分離された。後に残るのは、酸素に触れて弱毒化された細菌の効果を実地に実験してみることである。一二月四日になるとはやくも実験は成功し、パストゥールは息子のジャン＝バティストに次のように手紙を書くことができた。「われわれの予想通り万事が順調に推移しました。チュイリエと私は二人とも、この病気を予防するワクチン接種が実用的な方法によって確立される日もそう遠くないと、大いに希望を抱いています。これはブタを飼育しているすべての国にとって大変な貢献です。赤色病はときどき恐るべき被害をもたらしてきたのですから。」(34)

この新たな成功は無駄ではなかった。なぜならフランスの微生物学はコレラの病原菌発見に関してフランスとドイツのあいだに始まった競争で敗北を喫し、悲惨な目に遭う寸前だったからである。

■コンマ菌〔コレラ菌〕の手がかり〔一八八三〕

インドというゆりかごの中に二〇〇〇年ものあいだ隔離されてきたのに、コレラはどうしたことか、最初の汎流行の年である一八三〇年から突如移動を始める。その後の何年かのあいだに四度の汎流行を起こして世界を一巡りすることになるのだが、どのようにしても人々はそれをくい止めることができなかった。一八九四年頃にこの病気は再度元々の発生地に戻ってくる。しかしその前にその毒性は一部失われていた。コレラの全盛期には、人が街のまん中で突然前触れもなしにひどい震えと下痢に襲われ、失神して倒れると、六時間もたたずに死んでしまうこともめずらしくなかったのである。[35]

一八三二年にコレラがパリに初めて出現して以来、ジェラール・グリュダンベルクという医者は伝染の原因を糞便のせいにし、糞便には生きた微生物がいっぱい存在していると見ていた。一八四〇〔一八四八の誤記か？〕年、フィルヒョーはコレラ患者の大便に多量のビブリオを発見しているのだが、そこからどのような推論もしないように差し控えていた。一八五四年、パチーニ〔一八一二—八三、イタリアの解剖学・組織学者〕もS字状の微生物を発見しているが、一八七九年になってやっとそれらに病因としての役割を負わせることになる。一八六五年、パストゥール、クロード・ベルナール、サント＝クレール＝ドゥヴィルがパリ市立病院で患者の血液や大便を検査するが何の結果も得られない。

一八八三年六月、エジプトのダミエッタ〔アラビア語名ディムヤート。地中海に臨むナイルデルタ地帯の重要な港湾都市〕で縁日の大祭の最中にこの病気が勃発し、ナイル河口のデルタ全域に広がる。七月になるとカイロでは一日に五〇〇〇人もの犠牲者が出る。同月一一日パストゥールは公衆衛生諮問委員会に対してエジプトに学術調査隊を派遣するよう提案する。「先のコレラ流行からかなり時間が経過したが、その間にいくつかの伝染病の病因論に関して科学はいくぶんか進歩を遂げている。こうした研究から示されてきた新たな観点を実際にコレラに応用してみる必要があるのではないだろうか？」と彼は書き送る。

パリの病院医師ストロース博士〔一八四五―九六〕、アルフォール〔メゾン＝アルフォール獣医学校〕の動物病理学・臨床教育教授ノカール博士、ユルム通りの研究所専任研究員ルーおよびチュイリエ両博士に意向の打診があった。全員が受け入れたが、チュイリエだけは躊躇した。彼は二六歳だが、生まれたての微生物学の中では偉大なホープのひとりであった。ユルム通りで集中的に研究をした後だったので、彼はアミアンの家族のもとで何日かの休息をとることに決めていた。彼の両親と姉（妹）は感染の脅威におびえて、思いとどまらせようと懸命に努めたのだが、彼は最後にはやはり赴くことに決断した。

大変な任務であった。ドイツ人たちもコッホを隊長とする調査隊を組織して競争をかけてきた。ガフキー、フィシャー、化学者トレスコウが旅行の途次にあった。

最後の瞬間に起きたいくつかの出来事でフランス側の準備作業が滞った。このように重大な医学調査隊の頭にひとりの化学者が座るのをみて、気にいらない何人かの古参の医者たちが公衆衛生諮問委員会に圧力をかける。彼らの「密かな策謀」の結果、ノカールのポストが予算から削られる。この決定を支えようとして、彼は獣医でしかないという主張がなされたのである！　パストゥールは正面から不意打ちを食らった。彼はデュクローに書いている、「思った以上に私には敵が多い。これで確信したと思うが、われわれの研究の行方が医学界にとってはあらゆる点で相当に悩ましい問題になっている。ペテールの軍勢はわれわれの考えているよりも大勢いる」と。

しかしコレラの病原菌を動物に接種するテストが手順のひとつに入っているため、獣医を参加させることは使命の成功にとって不可欠だった。このように主張することでパストゥールは問題のポストを復活させることに成功する。

一八八三年八月五日付のルー博士に宛てた手紙の中で、彼は踏むべき手順を示しているが、そのために衛生上の指示から始める。「グラス類やフォークを火にあてて消毒するために卓上アルコールランプを持参すること……専用の調理師を雇い、食物に関する指示に従うこと……調査は可能な限りガスや水道が十分整備された病院の付属施設の中で腰を据えて進めること……。」こうした注意は先になると単に形式的でないことが証明されるであろう。

フランスの調査隊はアレクサンドリア〔エジプト第二の都市。ナイルデルタで地中海に臨む古くからの港湾都市〕のフランス病院に、ドイツの調査隊はギリシア病院に陣取る。一年前にコッホはインド諸国からコレラ患者の腸を送ってもらい、そのとき彼の注意はそこに多量に見いだされるコンマの形をしたビブリオないしバチルスに引きつけられていた。エジプトで彼は一二人の患者に同じ病原菌をふたたび発見するのだが、しかしそれを移植された動物はすこしも病気に感染することはなかった。フランス人たちのほうは何人かのコレラ患者の糞便を調べてみたが、ビブリオは発見できなかったため、コッホの仮説を退け、病人の血液中に出現する要素に関心を向けた。しかしコッホは、彼らが血小板をコレラの病原菌と取り違えたのだと皮肉る。

疫病が終息する頃、チュイリエは電撃的にコレラに襲われて二四時間で斃れてしまう。ルーの記すところでは、ドイツの調査隊はチュイリエに対して「われわれ全員の心に感銘を与える気高さと率直さ」を称える。「ニュースが町に広がった時、コッホ氏とその共同研究者たちがやってきた。みんな亡くなったわれわれの親しい友の思い出のために優しいことばをかけてくれた。遺体を持ち上げる時になると、彼らは二つの花輪を持ってきて、それを自分たちの手で棺のうえに釘付けにした。コッホが言った、『ささやかなものですが、これは月桂冠です。名誉ある人たちに与えられるものですから』と。コッホ氏は棺を覆う布の端をじっと持っていてくれた。われわれは同僚のために香を焚いた。彼の体は亜鉛の棺に横たえられて封をされた。」アレクサンドリアではチュイリエを記念して碑が建てられることになる。またユルム通りの庭の中には記念プレートが貼られ、アミアンの通りには彼の名が冠せられる。(36)

疫病がおさまると、コッホとドイツ調査隊はインドで調査を続行することに決める。ダミエッタ、カイロ、スエズでの観光旅行の後、彼らはカルカッタに向けて船に乗る。汚染地域からやってきたために、彼らはトール〔エジプト・シナイ半島の紅海に面した港町〕で亜硫酸の燻蒸による検疫処置を受けることになるが、亜硫酸の燻蒸についてはコッホがすでにその無効性を証明していた。呼吸器系に入る蒸気がどうして消化器系にたどり着けるというのか？

ドイツの調査隊は水道、ガス設備の整ったカルカッタ医科大学病院に迎え入れられる。コレラはボンベイからマドラス、カルカッタまであらゆるところで猖獗を極めていたから、研究のための条件は理想的である。コッホはそこで次のような正確なプログラムを定めた。つまり死体解剖とその鏡検、病原菌の生体分析、人工的環境での病原菌の行動研究、殺菌テスト、土・水・大気の調査、統計・地理・疫学研究である。到着の三週間後、彼は内務大臣宛にめざましい研究成果を初めて報告している。

コレラ患者にしか見いだされないコンマ菌はゼラチンで培養された。この細菌が伝播する際には水が決定的な役割を果たす。カルカッタではきれいな飲料水が供給されてから、コレラによる死亡率が一〇〇〇人あたり一〇人から三人に低下する。周囲の人々に感染するのはたいてい病人や死体の下着を介してである。ベンガル地方ではそれぞれの村に飲料水の貯蔵場、すなわちタンクがあるが、それは配水施設、水浴場、洗濯場としても利用される一種の沼であった。コンマ菌はそこで繁殖する。しかし細菌の動物移植をしても効果はない。なぜなら炭疽や結核と違って、動物はコレラに対する耐性があるから。

帰国時、ドイツは国を挙げての熱狂的な歓迎をコッホのために用意する。ドイツ皇帝は彼を引見し、ドイツ帝国議会の決定で彼は一〇万マルクの賞与を与えられ、プロイセン国家参事員にも任命される。しかし彼のコンマ菌は全員一致で受け容れられたわけではない。フランスではエリクール〔一八五〇生れ〕とマラセ〔一八四二―一九〇九〕がコンマ菌をありふれた病原菌だとしているし、ゲランとペテールは再度シデナムの唱える「医学上の体質」に訴えている。イギリスでは、コッホが動物に移植をせず病原菌を同定したとして自らの定式を否定した〔高名な「コッホの三原則」には分離された病原菌で元の病気が再現可能であることが含まれており、この条件が満たされていない。前出、三〇六ページ参照〕、とレイ・ランカスターが人々の注意を喚起している。ドイツではペテンコファーとその弟子エンメリヒが無害を証明しようとしてコレラ菌の培養液を呑み込むまでにいたるが、その後エンメリヒはかろうじてコレラによる死を免れられる始末で、彼らは自分たちの意図とは反対のことを証明してしまう。(37)

次第にコレラの特徴が明確にされてくる。再びフランス人は病原菌の探求競争で敗北を喫したのである。ドイツ人に炭疽菌、腸チフス菌、結核菌を発見する役割をゆだねてしまった後、フランス人はまたもコレラ菌の同定に無能力であることをさらけ出してしまった。

細菌が闇から駆り出されてきたが、誰もが免疫のことは二義的な問題とみなして真剣に考えることはなかった。ワクチンの完成が最優先されたからである。しかしこの分野でエリー・メチニコフが発見をするにいたり、それがやがて微生物学を一変させていくことになる。

■エリー・メチニコフと食細胞活動(一八八二)

メチニコフがオデッサ大学を一八八二年に辞職する際には、すでに名声をえた学者であった。彼が一八六七年に博士論文の対象にした頭足類の胚葉〔頭足類とは、イカ、タコなどの軟体動物の類。胚葉とは、多細胞動物の個体発生の際に出現する細胞層のこと〕に関する研究は、世界中に認められていた。彼は続いて下等動物陸生プラナリアの一種ゲオデスムス・ビリネアトゥスにおける細胞内消化の研究に没頭し、それを高等浸滴虫類の消化作用と比較したが、そのときはこの現象が将来食細胞理論につながるとはすこしも気付かなかった。

彼は辞表を出すと、妻とともに一八八二年にメッシナに出発する。彼が食細胞活動を明らかにしたのはこの町においてであった。食細胞活動の発見は細菌、毒素、弱毒化の処理法とともに、生まれたばかりの微生物学が成し遂げた最も重要な征服のひとつである。彼はこの出来事について話を残し、重要なアイデアの誕生のもようをみごとに描き出している。

オデッサ大学辞職にいたった、いくつかの出来事からくる精神的な動揺の疲れを癒していた頃、私はメッシナ海峡のすばらしい環境を背景にして仕事にも情熱的にいそしんでいた。

ある日家族のみんながしつけられた猿の芸を曲芸場へ見に行ったので、私はひとり残って顕微鏡を覗いていた。ヒトデの透明な幼虫の遊走細胞の生態を観察していると、私の頭に突然ある考えが閃いた。これと同じような細胞が有害な侵入者から人体を守るために働いているにちがいないと思ったのである。これにはまったく興味深いものがあると感じたから、私はたいそう興奮してしまい、大股で歩き出して、海辺まで歩いて行き、自分の考えをまとめようとした。

私は思った、私の考えている命題が正しいなら、ヒトデの幼虫の体内に入った刺は、ヒトデに血管も神経もないので、その遊走細胞にすぐに取り巻かれるにちがいない。これと同じことが人の指にとげが刺さった時観察される、と。言うが早いか、すぐ実行だ。

我が家の屋敷に小さな庭があるが、そこに何日か前われわれは子供たちのために小さなマンダリンの木でクリスマス・ツリーをこしらえてあった。その庭からバラの刺を何本か取ってきて、すぐそれを、水のように透明な、すばらしいヒトデの幼虫の皮膚下に差し込んだ。この実験の結果がどうなるかわくわくしてきて、当然にも私は夜も眠れなかった。翌日、まだ夜も明けない午前一時に、私はこの実験が完全に成功したことを確認して大喜びすることができた。

この実験は食細胞の理論に基礎として役だった。私はその理論の展開のために引き続き二五年の生涯を費やしたのである。[38]

しかし当時この発見は大胆すぎた。フィルヒョーとコッホは逆の免疫理論を支持する。白血球は人体を守る戦士であるどころか、細菌には培地として役立つ。細菌は白血球に自分たちのための隠れ家、住処、媒介物を見いだしている、というのである。このような状況下で、彼らはメチニコフを冷淡に扱うにとどめる。メチニコフがフィルヒョーに白血球は細菌を追い回し、破壊し、消化すると語ると、メチニコフは厳しい反応を招いてしまう。「病理学ではその反対だと考えられ、またそのように教えられています。細菌はまさしく白血球の中に潜み、そしてその細胞を移動や拡散の手段として利用している、とみんなが考えています」[39]と。バウムガルトナー〔一七九八—一八八六、ドイツ人〕、ツィーグラー〔一八四九—一九〇五、ドイツ人〕、ヴァイゲルトという微生物学者たちの反応はもっと攻撃的で、メチニコフは自分の考えを定着させるのにその後二〇年以上も闘っていかなければならない。

一八八六年に彼はオデッサの狂犬病研究所長を引き受ける。しかし二年後に自分の理論をパストゥールに提示してみようと決心する。これは賭であった。免疫の領域では、パストゥールは土壌枯渇の理論を信じていた。免疫を与えられた動物はみな病原体が成長するには不適な環境を産み出す。不毛な大地には植物が萌えだしてこないと同じで、微細な植物である細菌は最初の感染で体液が枯渇して繁殖できない、というのである。[40]

誰の予想にも反して、パストゥールは自らの確信を否定し、メチニコフの考えを取り上げる勇気を示す。「微生物間の生存競争」というすでに知られた現象を暗に示しながら、彼はメチニコフに対して明確に言う、「私はただちにあなたの考えに賛同いたします。なぜなら私はずっと以前から、微細なさまざまの有機体間の闘いに感銘を受けていたし、自分でもそのことを観察する機会があったからです。私はあなたが正しい方向に進んでいると思います」と。

そのときから、誕生して間もない研究所の扉がメチニコフに開かれ、彼は医療科長としてパストゥール研究所に入る。そのときパストゥールは狂犬病に対する闘いを交えている最中であった。

第18章　パストゥールと狂犬病（一八八〇—一八八五）

なぜ狂犬病なのか。

それというのも人々の精神に狂犬病が与える衝撃が非常に大きかったからである。デュクローはこう想起している、「みんなはこの観点を十分に認識しえていない、この病気がまさに選ばれたものであるということを。狂犬病の死亡率は低い。科学的な手段に頼らなくても、警察のやるような簡単な方法で、この病気から身を守ることができる［…］。だが狂犬病は人々の想像力に重くのしかかっている。狂犬病は荒れ狂う病人の伝説的な様子を喚起し、鎖につながれて、叫び声を発したり、あるいはマットに挟まれて息もたえだえになった姿で、周囲の人たちに恐怖を抱かせるからである」と。[41]

もうひとつ別の理由がある。パストゥールはいつも動物病に没頭した。それは動物実験がどのような良心の問題も惹起しないからである。ところがヒトの病気に取り組むときにはそれとは別の微妙な問題が生じる。ヒトにワクチンを試す前に、それが無害であることを確実にしておかなければならない。そこからモルモットで弱毒ワクチンの効果を判断するために人畜共通の病気に闘いを挑んで、動物から人への移行を準備する必要が出てくる。パストゥールはコレラや黄熱と闘うことを望んだかもしれない。だがこれらの病気を実験室で研究することやそれを動物に移すことが不可能だったので、彼は諦めなければならなかった。狂犬病の場合はそうではない。たしかに狂犬病の死亡率は取るに足りないものである。セーヌ県では一八七八年に一〇三人が狂犬病の動物に噛まれて二四人が死んでいる。一八七九年にはそれが七九人に対して一六人、一八八〇年は六八人に対して五人、一八八一年は一五六人に対して二三人、一八八二年は五七人に対して一一人、一八八三年には四五人に対して六人であった。(42) それでも病気にかかった人の相貌は大昔から人々の想像力を刺激してきたのである。

恐怖を振りまく狂犬病

この病気は感染した動物に噛まれると伝染するが、しかしその伝染は規則的に行われるわけではない。まったく兆候を示さない潜伏期間は五から六週間にわたるが、頭部が噛まれた場合には潜伏期間がもっと短く、また予後は重症である。人間の場合狂犬病は噛まれた個所の痛みとかゆみで始まる。続いて突然発熱があり、脈拍が早まり、喉頭と咽頭が水を飲んだり見たりすると痙攣する。病人は喉が渇いていても、水を飲むことができない。これは恐水症である。それに光恐怖症、恐気症〔通風やすきま風を異常に嫌うこと〕をともなう。光やちょっとした風、それから飛んでいる虫を見るだけで、病人は痙攣症状を引き起こす。前駆症状が出てから三、四日後には死が突然やってくる。病気が狂乱状態になると、聴覚や視覚の幻覚症状が現れて、精神を責め苛む。それで「狂犬病」ということばは日常語の中に悲劇的なニュアンスをともなって使われるのである〔狂犬病を意味するフランス語の《rage》は同時に「激高」や「狂乱」という意味をともなう〕。

狂犬病から触発されるイメージにはことばに言い表しない恐怖が表されている。(43) 一七一四年にある医師が次のように証言している。「彼らが言うには、頭の中で奔流があふれてどっと流れ出し、ぶつかり合ってひっくり返ったり、耳元に押し寄せて砕け散ったりするような物音が聞こえてくる。常に驚かされ、不安だし、いらいらしているので、休もうとしても無駄で、安心できない。心休まらず、眠れず、ただ極端な疲労感だけが残り、それで五官は縛りつけられ、あるいはむしろ服従させられていると言ってよく、穏やかになれない。」

狂犬病の患者から噛みつかれるのではないかという空想的な恐れから、人々は病人やそれと疑わしいものたちを殺害するにいたることもあった。鉄砲で撃ち殺したり、毒殺したり、絞殺したり、あるいはもっとよく見られたのは、マットに挟んで窒息させてしまうことであった。一七八〇年にアンドリー博士〔一七四一―一八二九、フランスの医者〕はベリー地方〔中部フランス〕の羊飼い女の例を紹介している。彼女はオオカミに噛まれた後、みんなから、さらには外科医からも見放されてしまう。彼女を倒すために人狩りの一隊が組織されたが、彼女は最後まで命、あるいはすくなくとも自分に残されたものを諦めようとしなかった。とうとう代官が仲介に入り、「温情によって」狂人用地下牢に彼女を閉じこめたという。

人々のこうした反応は第一帝政下でも存続する。一八一〇年にひとりの博愛家が政府に対してある法律を採用するよう提言している。それは「狂犬病、恐水症、あるいは発作を呈する他の何らかの病気に襲われた個人いずれに対しても、扼殺、窒息、四肢の切開、あるいは他の手段にて死に至らしめることを禁止し、違反者は死刑に処するものとする」と定めるものであった。

この災いには多数の迷信もくっついていた。噂では、オオカミ、イヌ、ネコに噛みつかれて、狂犬病にかかると、その人はオオカミやイヌのように吠えたり、ネコのように鳴くと言われた。不幸にもイヌに襲われた人々が、その後四つ足で歩いたり、ベンチやベッドの下に隠れたりするところを目撃されたという話もある。一八〇二年に高名なカバニス博士はこう主張していた、彼のいるコレーズ県〔フランス中部リムーザン地方〕では「狂犬病にかかったオオカミに噛まれた人、あるいはこのオオカミが最初に噛んだイヌ、牝ウシ、ブタから噛まれた人が六〇人に及ぶ。こうした人たちの大部分は荒々しい発作の際に自分を噛んだ動物の叫びや動作をまねし、またいくつかの点でその性行をあらわにした」[44]と。狂犬病の病因に月が一定の役割を果たしていると考えるものがいれば、また潜伏期間は一〇、二〇、三〇年間にも及ぶことがあると主張するものもいた。健康な状態すら病気が激化する要因になるとみなされた。

人々はまったく奇妙な診断法を用いていた。たとえば、動物に噛まれたとして、メンドリやイヌが噛まれた個所に置いたクルミやパンくずを食べるのは、噛んだ動物が狂犬病にかかっていないときだけに限られるとされた。一八〇五年でもひとりの医者がいまだに反論しなければならない信仰があった。それは健康な動物なら狂犬病のイヌの鼻にこすりつけた肉を食べようとしないというものだった。

一九世紀の初めには、カバニスを含む何人かの医者が、狂犬病は感染するのでなく「想像力の興奮」によって引き起こされると主張していた。彼らのひとりガスパール・ジラール〔一七五四―一八三〇、フランスの医者〕は『狂犬病病原体の不在に関する諸考察』の中で「ばかやうすのろ、それから二、三歳の子供については、狂犬病にかかっているのが見られた試しは一度もない」と書く。一八六六年にフォジェール＝デュブール博士が発表した著書には『狂犬病に関する偏見あるいは狂犬病病原体の人類に対する無害性について』という題名が冠されていた。

さらに、パストゥールが論戦に加わるまで、動物に噛まれなくてもヒトや動物には「自然発生的狂犬病」が突発することがあると主張する者がいたし、また狂犬病は性的本能を癒すことができないイヌしか襲わないと突っぱねる者もあった。これに影響されて、ひとりの獣医ルブラン博士が次のような奇妙な観察を導き出している。「無理矢理閉じこめられた、激しやすいほとんどのイヌにもっぱら狂犬病が自然発生してくることが認められる。血統にはほとんど左右されない。アパルトマンで飼われている小型犬に特に狂犬病が認められてきたのは、これらの動物が家に閉じこめられていて、外に出る時は鎖につながれているし、交尾の機会も奪われているからである。こうしたイヌの中には耐えがたい興奮に屈するものが出てくる〔…〕。ほとんどいつも雄は発情しているので、紛れもない欲情の証拠に、家具や人の脚に身をこすりつけてきて、さまざまな動作をする。同じ動物仲間に出会った時には、雌雄はあまり関係なく、発情の発作にとらわれるのが見かけられる。その結果最後に狂犬病を発症させるにいたる。」(45)

狂犬病に対する薬品も膨大な数に上った。動物はザリガニの眼や焼いて灰にした牡蠣まで含み、植物、鉱物まで全般にわたり、巴布剤、冷水浴、抗炎症剤、鎮痙剤、発汗剤、利尿剤、下剤として利用された。無数ある聖地巡礼のほかに、ディエップの海水浴は一七、一八世紀には狂犬病の恐れがある人に勧められた。

ある程度の効果をもった唯一の治療法と言えば、噛まれたばかりの真新しい傷口に焼きごてをあてるか、ある場合には硝酸、硫酸、塩酸、昇汞〔塩化第二水銀〕、硝酸銀のような腐食剤を用いた焼灼法にとどまっていた。これはパストゥールの時代にもまだ利用されている。アドリアン・プルースト（一八三四―一九〇三）のある統計によると、この方法によってめざましいとは言えないにしろ、評価できるような結果が得られていた。噛み傷が焼灼されない場合の死亡率は七八％、焼灼が遅れると六六％、早急に処理されると二〇％であった。この方法には宗教的な儀式が組み合わされることがあった。たとえば狂犬病の守護聖人（聖ペテロ、聖ロック、聖ユベール）を祭る教会から鍵を受け取り、それを赤く熱した後傷口に押しあてたのである。

大昔からイヌの放し飼いに対する取り締まりを目的とした警察令が発令されたし、特に狂犬病の症例が明らかになった地方ではそうだった。その中には、「イヌが野原を駆けること、自由に歩き回ることを防ぐため、首に棒や板を付けることを」厳命し、「それに違反する時は二〇リーヴルの罰金を科す」というものがあった。またすべて野良イヌは「何人も火器を除き、投石、棒、刀剣によって殺すこと、また殺させることを」許可するというものもあった。

しかしながら森から突然現れて動物や人間に襲いかかる狂犬病のオオカミに対してどのように対処することができただろうか？　オオカミによる噛み傷はもっとも危険だっただけに、オオカミはいっそう激しいパニックの発生源となった。一七三九年にはメーヌ地方〔ル・マンを中心とするフランス中西部地域〕で狂犬病にかかったオオカミが七〇人に噛みつき、そのうち五〇人が死亡した。

■先駆者たちの研究

パストゥールが狂犬病に関する研究を一八八〇年に始めた時、すでにいくつかの信頼できる研究がこの問題を取り上げていた。ツインケは一八〇四年にはやくも狂犬病のイヌの唾液を利用していろんな動物に病気感染させることに成功していたようだ。一八一三年にザルム＝ライファーシャイトは狂犬病のイヌの唾液に浸したメスを使って八匹のイヌに感染させている。同年にマジャンディとブレシェ（一七八四―一八四五、フランスの医者）は狂犬病で斃れた男の唾液からイヌに病気を伝染させている。しかしながら手術用のランセットやメスが感染源なので、実験病理学のほうはそのため一八五〇年のプラヴァによるピストン式注射器の考案まで遅々として進まない。一九世紀後半には一八七九年から開始されていたガルティエ（一八四六―一九〇八）の研究が興味深い結果にたどり着いたのだが、結局はパストゥールの業績の陰に隠れてしまう。

ピエール・ヴィクトール・ガルティエ[46]はリヨン獣医学校教授で、ジャン・テオドリデスの表現によるなら、「狂犬病史の中でひどく不遇で、ほとんど忘れられてしまった人物であり」、「彼の重要な研究がなければ、パストゥールとその共同研究者たちがあれほど迅速に問題の解決にいたれたか疑問である。」

ガルティエはウサギがイヌより狂犬病の接種を受け入れやすいという特性があることを証明する。一八七九年に彼は唾液に浸したランセットを利用したり、耳の噛み傷を通して一八匹のウサギにイヌの狂犬病を伝染させる（か伝染させたと信じる）。すべてのウサギがこの病気にかかり、その唾液で別のウサギに病気がうつる。一八八一年八月一日付の科学アカデミー宛て文書の中で、彼はヒツジの頸部に有毒唾液を接種することによってヒツジを免疫にしたと主張する。しかしながら実験はたった一頭の動物が対象だったので、決定的なものにはなりえなかったようだ。さらに彼は狂犬病の病原体の生息源を限局化して、それが骨髄や大脳でなく、口腔−咽頭部粘膜にあるとする。

後にパストゥールはガルティエの頸部内ワクチン接種法を試みるがけっして免疫性獲得にはいたらない。しかもガルティエとは別に、病原体の正確な生息源を見つけ出すにいたる。そこでガルティエはパストゥールの厳しい批判にさらされるだろう。それでも一九〇八年に歿する時には、ガルティエは狂犬病の研究によって医学・生理学部門でノーベル賞をもうすこしで受賞するところであった。

しかしすべてはパストゥールの研究でかき消されてしまう。

一八八〇年一二月のことである。パストゥールは、ブーレルに連れてこられた狂犬病の二匹のイヌに、初めて興味を抱いた。以前軍の獣医だったブーレルは、ヴァレリー＝ラドーの表現によれば、「パリおよびフランスで、もっとも多くのイヌ、特に狂犬病のイヌを病院で治療した人物」であった。この仕事は楽なものではなかった。なぜならイヌの頭数はフランスで二五〇万頭にまで上昇し、そのうちパリには一〇万頭いたからである。

ブーレルはイヌの歯を鑢《やすり》で削る方法を開発し、それで狂犬病の蔓延を防ごうとした。この方法の効果を確かめるために、この治療を施した狂犬病のイヌに自らを噛ませることすら厭わなかったが、それについて彼は次のような味わいのあることばを残している。「この手術が私の期待した結果をもたらすことができるのか、どのようにしたらきちんと確かめられようか？　私の頭にはたった一つの方法しか思い浮かばない。それは自分を噛ませることだ。しかし用心のために私はポケットから手袋を片方取りだした。それはスウェーデン製で、三五スーしたと思う。それを手に通した。そうして、私は手を狂犬病のイヌの前に差し出す。イヌは怒り狂って飛びかかってきて、私の指を噛んだ。」[47]それでも手術の方がまだもっと危険だった。狂犬病のイヌを檻から引き出し、それから歯に鑢をかけるために手術台に載せる時には、彼はいっそうの危険を冒した。

ブーレルはこの手術を野蛮だと判断した人たち全員から非難を浴びることになった。そこでパストゥールの研究を見て、ユルム通りに赴くのが賢明だと彼は確信したのである。

パストゥールとルーの業績

ブーレルのイヌを検査してから数日後、パストゥールはラヌロング教授〔一八四〇―一九一一、フランスの外科医〕からひとりの子供の枕元に呼ばれた。その子はトゥルソー病院〔パリ一三区〕で狂犬病のために苦悶し、口腔が粘液でいっぱいになって窒息しそうだった。パストゥールは粘液を採集して、それを二匹のウサギに接種した。するとウサギは三六時間足らずのあいだに病気で死んだ。その唾液を別のウサギに接種するとやはり急速に死んでいった。しかしながらその死の原因が狂犬病だとは断定できなかった。なぜなら病気の子供の唾液でも健康な子供の唾液でも、同じような死に方でウサギは死んでいったからである。そのうえ潜伏期間は三〇から四〇日にまで及ぶ。(48)

これが狂犬病研究における困難のひとつだった。ブーレルからイヌの狂犬病の症例をひとつでも知らされるや、パストゥールは何匹かのウサギを携え、すぐさま辻馬車に乗って、その犬小屋に駆けつける。しかしながら最初の症状が現れるまで何週間も待たなければならず、研究はついに延々と引き延ばされるはめになる。

そのうえ唾液はしばしば病原菌を含むにしても、狂犬病の病原体をいつも伝染させる媒体となるわけではない。しかし病人の呈する顔付きから、パストゥールは血液のことを考えたが、それからも満足できる結果は得られない。これがめざましい一連の実験の出発点となり、それに狂犬病の生息源は神経系、とりわけ延髄にあると確信する。

エミール・ルーが決定的な寄与をもたらすことになる。彼は狂犬病で斃れたイヌの延髄にランセットを差し入れる。そして採取した神経を殺菌したブイヨンの中に洗い落とし、そのブイヨンをプラヴァの注射器で何匹かのウサギに注射する。するとウサギは全部狂犬病に感染して死ぬ。(49)

これは大変な前進であったが、まだ先には踏破しなければならない膨大な道のりが残っている。潜伏期間のせいで研究が麻痺状態に陥るので、まずそれをなんとか短縮しなければならない。そこでパストゥールは狂犬病の病原体を本来の生息環境であるイヌの大脳に直接接種しようと考えた。だがここで予期しない障害が出てくる。ルー博士がそれについて生彩に富んだ描写を残した。彼は次のように書いている。

いつもはある実験を考えつくとそれを討議にかけ、その後即座にその実験の準備をしてきた。パストゥールはイヌが好きではなかった。しかしそのイヌが元気いっぱいなのを見ると、好奇心から体のあらゆるところを探り、まったく満足した様子をはっきり示すと、そのイヌに向かってこの上ないほど愛らしいことばを惜しみなくかけ始めた。このイヌが立派に穿頭術に耐えたこと、また将来行わなければならないすべての穿頭術に対して抱ルネ・ヴァルリー゠ラドーが記録しているように、手術は綿密な手順にしたがって進められた。「イヌは溝型手術台に固定された。生体解剖反対論の支持者たちよ、拷問だとすぐに叫ばないでいただきたい！ イヌはクロロフォルム麻酔をかけられていた。曲がり柄ドリルのような開頭用管錐には小さなハンドルで操作できる回転鋸がついており、それで頭蓋を円形に切り取ることができる。大脳を取り巻いている、硬膜と呼ばれるかなり強靱で丈夫な膜が現れる。接種用に狂犬病の病原体を少量あらかじめ含ませたプラヴァ注射器が硬膜に差し込まれ、注入が行われた。傷口が石炭酸で洗浄され、三点縫合が施されると、すべては数分で終わった。イヌは目覚めると、いつもの、見慣れた、元気な身振りを取り戻した。」(51)

二週間経過した後で、狂犬病が突発し、イヌは全身麻痺を呈して死んだ。潜伏期間は四〇日から二週間に短縮されたのである。この前進は評価しうるものであるが、パストゥールは狂犬病の病原体を観察すること、したがって培養することには成功していない。だがそれも無理ないことである！ なぜなら狂犬病ウイルスはそれから八〇年後、電子顕微鏡のおかげでやっと発見されることになるのだから。そして砲弾の形をしているそのウイルスという長さ一〇〇〇分の一ミクロン〔一ミクロン=一〇〇万分の一メートル〕の一二〇から一八〇倍、幅が一〇〇〇分の一ミクロンの六〇から八〇倍という微小さなのだ。

パストゥールは培養ブイヨンなしで問題を解決できると考え、ウサギの骨髄で病原体を培養するという思い切った策を取る。一匹のウサギに穿頭術をし、病原体を接種する。ウサギが死ぬとその骨髄の一部を別のウサギの大脳に注入し、そのようにして同じことを繰り返していく。一〇〇回ほど繰り返し伝染させると、病原体の毒力は大変強力になる。そのあいだに潜伏期間も七日に短縮された。実験室での狂犬病は制御に成功したのである。

第三部　微生物学の飛躍（1880-1920）

最終段階として、病原体の弱毒化とワクチンの製造が残っている。ルーによって明確にされたプロトコールに従って、パストゥールは密閉した瓶の中に感染したウサギの骨髄片を糸で吊るして吸収する。骨髄が乾燥するにしたがって毒力は弱まり、二週間後には消滅する。その骨髄を少量の蒸留水の中で砕いて溶き、それを何匹かのイヌに接種する。イヌは続いて一二日経過した骨髄を……と続けていき、一四日目に強力な毒力をもった、狂犬病に汚染された骨髄を注射する。このようにしてワクチン接種されたイヌにはさらに新たな試練に服する。漸増耐毒法が功を奏したのである。今度は抗狂犬病ワクチンを接種するが、それらが病気に感染することはない。(52) 今度は抗狂犬病ワクチンを接種するが、それらが病気に感染することはない。そのイヌたちを狂犬病にかかったイヌに噛みつかせ、それから穿頭術を施して狂犬病の病原体を接種するが、それらが病気に感染することはない。発病前に免疫性が展開される潜伏期間の長さは利点と変わる。なぜなら噛まれたすぐ後にワクチンが投与されるなら、以前は研究の妨げになっていた潜伏期間の時間的余裕が生じるからである。

このワクチンの効果と無害性を判定するために、パストゥールは検査委員会の会議開催を提案する。一八八四年五月に設けられたこの委員会は、医学部長ベクラール〔一八一八—八七、フランスの医者〕、農業省の事務次官ティスラン〔一八三〇—一九二五、フランス、ポール・ベール、ブーレー、ヴィルマン、ヴュルピアン〔一八二六—八七、フランスの医者〕、パストゥールによって構成される。数十匹のイヌやウサギを狂犬病のイヌに噛ませ、委員会の仕事は一年近く続くことになる。潜伏期間が長いためにゆだねられることはない。だが何事も偶然にゆだねられることはない。そのうちの何匹かはワクチン接種をされ、その他は対照用として接種をしない。

このような実験を多数のイヌやモルモットを用いて広い犬舎の建設を要求し、認められる。場所は最初ムードンの森〔パリ南西近郊にある森〕とされる。しかし近所の住民たちが狂犬の収容所と隣り合うことになると知って、一同憤激の叫びをあげる。イヌの群が吠えてあらゆるところから飛び出し、穏やかに散歩をしていた人が襲撃され、逃げまどうようになる、とみんなが想像したからである。

ムードンの森は諦めなければならない。委員の意見はリン゠クルー［パリ西方の近郊都市で、現在はパリに隣接するオー・ド・セーヌ県に属する］近くでマルヌの森の反対側にある、ヴィルヌーヴ゠レタン公園の敷地に変わる。それはかつてナポレオン三世の私有地だったところで、サン゠クルー城の続きをなしていた。そこには犬舎に改造することができる古い厩舎があるので、場所としていっそう適していた。

一八八五年三月に最初の収容犬が住みつく。パストゥールは息子に宛てて三一日に書いている、「こうしてイヌたちが住みついた。すでに四〇匹ほどが、誠実・丹念で、十分な知性をもった、まったく最高の管理人ペルナンから手厚い世話を受けている」と。それまでは一〇カ所くらいの場所でばらばらに実験用のイヌが飼われ、そのためパストゥールや他の委員が絶えず移動を強いられてきただけに、いっそうこの犬舎の必要性が感じられていた。しかし問題がすっかり解消されたわけではない。五月二九日、それについて彼は息子ジャン゠バティスト宛の手紙で、こう嘆いている。「私はこれほどの被験体をこれまでに抱えたことはなかった。ヴィルヌーヴ゠レタンに六〇匹、ロランに四〇匹、ブーレルのところに一五四、［もう一人の］ところに一〇匹だ。私の嘆きは新たに使える犬小屋がないこと」と。

ヴィルヌーヴ゠レタンに押し込められたイヌたちは、印象的であると同時に痛ましい光景を呈する。ルネ・ヴァルリー゠ラドーがそれについて次のような一幅の描写を残しており、それには「世紀末」犯罪人類学の概説書からわざわざ引き出してきたような感がある。

すべてのイヌが野犬収容所から連れてこられた。中には陰険で、獰猛なイヌがいる。それらはポントワーズ

第三部 微生物学の飛躍（1880–1920） 332

通りの収容所に入れられる前は、盗賊のように、自分の牙のもとに飛び込んでくるものなら何でも盗ってやろうと探し回り、いつも注意を怠らず、尻尾を低く、視線をはすかいにし、がぶりと噛みつこうと構えていたイヌだ。人がそれらのイヌの近くを通ろうものなら、即座に憎しみのこもった唸り声を吐く。それから所々に、優しい目つきをした、危険のなさそうな野良イヌが何匹かいる。警官が派出所に浮浪者を連行してくるように、きっとそれらのイヌも収容所に連れられてきたに違いない。ときに毛並みのよいイヌが見つかるが、冒険心に駆られて自分の家を飛び出してしまったのである。こうしたすべてのイヌが小部屋で隣り同士になり、吠え声や嘆き声をやみくもに上げていた。このイヌたちは数カ月から数年にわたって、この広い空間で囚われの身になったままだろう。[53]

そのあいだに、抗狂犬病ワクチン検査委員会はワクチンが有効でまったく無害であることを認めた。パストゥールの研究は一八八四年八月にコペンハーゲンで行われた医学会議を熱狂させた。フランスではその後も続くことになる「パストゥール通り」という最初の命名例が誕生し、彼の発見に対して敬意が捧げられる。

しかしパストゥールにとっては乗り越えなければならない基本的な段階がまだ残されている。それは実験室ワクチンのヒトに対する治験である。

医学の年代記中では同種の最初の試みになるので、ずっと前からこのテストの見込みのことが彼の脳裡から離れなかった。決着を付ける恐ろしい期日がいよいよ現実のものになり始めると、彼の不安は煽られる。今日ではこうした疑念は根拠のないものと苦もなく納得することができる。だが一九世紀の終わり頃には、狂犬病のように恐ろしい病気の病原体をヒトに接種することは、たとえそれが弱毒化されていようと、罪深い暴挙ではないまでも、前後の見境をつけない行為とみなされることがありえたのだ。

失敗すれば決定的な有罪判決がくだり、彼の業績全体も覆い隠されてしまうだろう、とパストゥールは承知していた。だが命の尽きる時まで彼を責め苛むであろう悔恨に比べればそれがなんであろう。このようにして彼は孤立無援の人として、自分の良心に、自分の疑念にたったひとりで立ち向かった。動物実験の際ならちょっとした勇気があれば受けつけられたのだが、人間の生死が賭けられている時にはそれは耐えがたいものだったのである。

弱気に陥った最中の一八八四年九月二二日に、彼はずっと前からパストゥールの心酔者だったブラジル皇帝ペドロ二世〔一八二五―九一、皇帝在位一八三一―八九〕に宛てて、次のような恐ろしい手紙を書くにいたった。

> けれども私が狂犬病予防のためにイヌの症例に対する経験をいくらたくさん重ねていたとしても、今度はヒトに移行しなければならないとしたら、私の手も震えるだろうと思います。
>
> このようなときこそ、国家元首が人類の最善のために尽くそうとする崇高で力強い積極性が、非常に有益な働きをしてくれるかもしれません。もしも私が王や皇帝、あるいは共和国の大統領だとしたら、以下のごとく私は死刑囚に恩赦の権利を行使することでしょう。すなわち囚人の死刑執行の前日に、死刑によるすぐさまの死を選ぶか、それとも狂犬病予防のワクチン接種を選んで、被験者として狂犬病に抵抗する体質にいたるか、罪人の弁護士に対して提案するのです。このテストと引き換えに、罪人の命は救われるかもしれません。救われるようになった場合には――実際にそうなるだろうという確信を私はもっています――、この罪人に死刑宣告をした社会の安全保証のために、罪人を一生監視下に置きます。
>
> 死刑囚はみなこれを受け入れるかもしれません。死刑宣告をされた者が抱く恐れは死に対してだけなのですから〔…〕。
>
> 私は上述した方策を大変重視しています。もしも閣下が私の見解に賛同していただけるなら、私は自らの年

齢や健康状態も厭わず、喜んでリオ・デ・ジャネイロに赴きます。そして狂犬病やコレラ伝染に対する予防とそれへの薬に関する研究に身を捧げたいと存じております。

パストゥールは、悲惨な結果を生じかねないと思ったので、人間のモルモットを送り込む裁判のことを述べたのだろうか？　裁判官たちに圧力をかけて、人類の幸福のために死刑判決を宣告するように鼓舞しようとしたのだろうか？　当時このように考えることは、現代のわれわれが思うほどショッキングなことではない。当時の人々は先例としてのナチの実験にも、まだつきまとわれていなかったのである。一七二一年にイギリス王ジョージ一世〔一六六〇—一七二七〕は、最初に何人かの罪人に接種するという条件を付けて、そのうえではじめて皇太子の子供たちに天然痘の接種を許可したではなかったか？　それでニューゲイト監獄の七人の死刑囚は抗天然痘ワクチンを接種され、それが首尾よく運んだので、彼らはそれと引き換えに命拾いをしたのである。

パストゥールは一時ワクチンのテストを自分自身にしようと考える。彼は友人のジュール・ヴェルセルに一八八五年三月二八日にこう告白している、「私はまだ狂犬病のイヌに噛まれた人を治療する勇気がもてないが、おそらくその時期は遠くないだろう。そこで私はまず自分から始める、すなわち自分の体に狂犬病を接種して、その影響をくい止めてみたいと大いに望んでいる。それくらい私は鍛えられてきているし、それに結果には確信をもち始めているから」と。

一八八五年の六月初め頃、風の便りでパストゥールの研究を知ったルヴィエ（ドゥー県〔フランス東部フランシュ＝コンテ地方〕）の市長が、狂犬病のイヌに噛まれた二人の住民のために彼に助けを求めてきた。パストゥールは一瞬迷った末にこれを拒否する。彼は六月一二日こう返事をしている、「大変残念なことですが、私はヒトの患者に対しては狂犬病に抵抗する状態を作り出すよう試みたことがいまだにないとお知らせしなければなりません。もちろん、イヌであればたとえ噛まれた後だとしても、そうすることが簡単にできます。ヒトに対してもやがてはそのようにあえてやってみることになるとは思いますが、現在の私の研究段階ではそれがまだ許されないのです」と。

だがその大変なときがついにやってくる。

■ジョゼフ・メステールとジュピーユ(一八八五)

一八八五年七月六日の午前に、シュレスタ〔シュレシュタト〕近くにあるメサンゴ〔マイセンゴット〕のアルザス人が三人、ユルム通りの研究所に現れる。テオドール・ヴォーヌという人物、一〇歳の少年ジョゼフ・メステール、それと少年の母親であった。母親がパストゥールに話をする。

一昨日息子のジョゼフが学校に行く途中に一匹のイヌに襲われた。防ぎようがなくて彼は顔を手でかばった。そこを通りかかった石工が鉄棒を手にもって彼を助けに駆けつけた。石工がイヌを叩くと、イヌは少年を放し、自分の主人である食料品屋のテオドール・ヴォーヌのところに逃げ帰った。だが、主人の腕にも噛みついたので、ヴォーヌがすぐに鉄砲で撃ち殺した。

ジョゼフ・メステールは涎と血で覆われていた。全身をひどく噛み裂かれ、一四個所に噛み傷を負った。死体解剖でイヌが狂犬病であると確認された。イヌの胃袋にはまぐさ、麦藁、木屑がみつかった。その日の晩にメステール少年の両親はヴェベール博士に見せて、石炭酸で傷口を灼いてもらった。幸いにもヴェベールはパストゥールの研究が話題になっているのを聞いたことがあった。

パストゥールは最初テオドール・ヴォーヌを調べた。彼の衣服には涎がしみこんでいたが、牙はシャツの袖を貫通していなかった。彼は帰ることができた。しかし、ジョゼフ・メステールを診断すると、彼のほうは傷が深くて痛みがひどいため、歩くのもやっとだったので、不安をおさえるのに苦労する。彼はその子をヴュルピアン、グランシェ両教授に紹介したが、二人もその子が絶望的な状態であると思った。それに加え、傷口が灼かれたのは一二時間後で、それも焼きごてでなく石炭酸だったので、ヴュルピアンの意見によれば、手当は効き目がなかった。そこで医者は二人とも、ワクチン接種をしなければならない、というはっきりした意見であった。

最初の日、パストゥールは古くて無害である一四日苗の骨髄を子供に注射させる。続く一〇日のあいだに、だんだん毒力の強くなっていく注射を新たに一一回行う。七月一六日、彼は一日苗の骨髄を最後に処置する。これこそ一週間後にイヌが突然発病する骨髄だった。

そのときからパストゥールにとっては不安で重苦しい時間が始まる。ルネ・ヴァルリー＝ラドーが述懐している、「彼はもはや研究が手に着かないし、毎夜発熱する。どうしても寝つけないでいると、庭で遊んでいるところを見かけた幼いメステールが突然病気の姿で現れ、かつてのトゥルソー病院での幼い患者のように、狂犬病でこと切れるように見えた」と。

七月一一日に、パストゥールは娘婿に宛ててこう書いた。「すべてが順調に運んでおり、子供はよく眠り、よく食べている。また接種した骨髄はわずかのあいだで吸収され、なんの痕跡も残さない。本当のところはまだこれから先に調整ワクチンの接種が火、水、木と行われる予定なのだが。」

七月一三日にマリー・パストゥールが言う、「あなたの父にはまだ不安な夜がひかえています。あの人は子供に最後の処置をするにはまったくおぼつかない状態です。でも今度はきちんと実行しなければなりません。子供は相変わらず非常に元気です」と。

一六日に最高に毒性の強い骨髄を注射した時、不安は最高潮に達する。夜、「愛するパストゥール先生」を抱擁した後、ジョゼフ・メステールはまったく安らかに眠りに落ちていく。しかしパストゥールにとってはそれは悪夢に苛まれる夜であった。治療が終わると、彼は患者をグランシェ博士に託し、ブルゴーニュそれからアルボワで何日かの休養を取る。そこでだんだんと勇気づけられる何通かの容態報告を受け取る。だが彼の不安が消え去ることはない。二五日にはグランシェに打ち明ける、「メステール坊やの世話という面倒をおかけして、どんなにかあなたに感謝していることか。私は今も幻に追いかけられています」と。二七日、子供は相変わらず申し分ない健康を保っているので、メサンゴに帰ることを許される。同日、パストゥールはその子の医者ヴェベール博士に対して一通の手紙を書いて、その中で次のような要請する、「ジョゼノ・メステール少年に同封した封筒をわたして、勉強の妨げにならないよう一語でもってすくなくとも元気かどうかだけでも二日ごとに私に知らせるように言ってください」と。

八月二〇日、彼はとうとう勝利の叫びをあげることができた。その日、狂犬病の征服者はエルネスト・ルグヴェ〔一八〇七—一九〇三、フランスの作家〕に対して告げる。「〔ジョゼフ・メステール〕は七月四日にイヌに噛まれています。私はこの子が狂犬病にかかるという恐れをもう抱いていません〔…〕。私には噛みつかれた人を誰でも治療することができるし、しかも失敗の恐れもなく、事故から数日後の治療であっても、その人を狂犬病に抵抗できる体にさせられる、と確信しております。」

狂犬病による死を最初に免れたのはアルザス人の少年であった。パストゥールの行動にはもともとナショナリスト的底意がなかったにもかかわらず、彼がそこから満足感を引き出すことになったのは、おそらくもっともなことであろう。彼自身がそのことを認めて、一八八五年八月二二日の手紙で述べている、「私が大変うれしく思っているのは、このたびの成功がフランスに帰されること、また狂犬に噛まれたにもかかわらず狂犬病を克服した最初の患者がアルザス出身だったことです」と〔背景には一八七〇年の普仏戦争の敗戦でフランスがアルザスをドイツに割譲しなければならなかった状況が控えている〕。

パストゥールはこの出来事を秘密のままにしておきたかった。なぜなら彼ひとりの手ではとてもワクチンの要請をすべて満たすことができないだろうから。九月には『デバ』紙の不用意さからこの出来事の噂が広まり、そのニュースがジャーナリズム全体に取り上げられた。その反響はすぐに起こる。一〇月七日にパストゥールはジャン＝バティストに次のように告げている。「私は狂犬病のイヌに噛まれた人から治療の要請を毎日受け取っている。彼らがパリから離れていたり、定期的治療の準備がまだ整っていなかったりして、彼らを運命に任せなければならないことが私には大変つらい。いまに準備が整うだろうが、まだ先の話だ！」

一〇月一七日にそれでもパストゥールはヴィレール＝ファルレー〔フランシュ＝コンテ地方ジュラ県の町〕の町長から一通の手紙を受け取ることになる。そこには壮烈な情況が語られ、ジャン＝バティスト・ジュピーユという一五歳の羊飼いが三日前に狂犬病のイヌに襲われたことが記されていた。彼はすぐに返事をする、「貴殿が狂犬病のイヌに噛まれたジュピーユ少年に関して記している詳細に私は憂慮しています。なぜなら彼が激しく噛まれ、アルカリ焼灼もおそらく不十分なことから、多分狂犬病は避けがたいからです」と。それに遅れればせの手術となると結果はおぼつかない。パストゥールは続ける。「その子がここに着くのは二〇日の午前になってしまいますね。噛まれてからすでに六日経過していることになります。メステール少年の場合はそれがまだ六〇時間しかたっていませんでした。私の経験から申し上げても、治療開始時期の限界が噛まれた瞬間から起算していつ頃になるのか、いまだに判らないのです。」

ヒツジの群を監視していたジュピーユは、一緒にいた五人の仲間が狂犬病のイヌに追いかけられて逃げるのを助けようとして、ひどく傷を負ったのである。彼は鞭を武器に、獰猛な獣に立ち向かって格闘をし、鞭で縛ってイヌの口を封じることに成功した。それから木靴で殴り倒して、近くの小川で溺死させたのである。

ところで二度目も、ワクチンは奇跡を起こす。

数カ月後、パストゥールは二人の奇跡的人物と愛情に満ちた手紙をやりとりする。一八八六年一月一四日、彼はジョゼフ・メステールにこう返事をしている。「筆跡、綴りの正しさ、考え方から、君が非常にすばらしい進歩をしたことが判ります。それから君のご両親の困窮状態を私に言ってくれたので、私はそれを取り除く手助けをするために、お年玉として些少の額を君に送りましょう。ほんの少しのあいだでもご両親が悩みから解放されるのに役立ちますよ。」

ジョゼフ・メステールは悲劇的な最期をとげることになる。パストゥール研究所の守衛になった彼は一九四〇年に自殺する。ドイツ人のパリ侵攻に耐えて生き残りたくなかったからである。

この間に、ヴュルピアン教授は医学アカデミーに対して宣言する。「今から即刻にパストゥール氏の方法によって狂犬病治療サービスの組織化に取りかかる必要がある。高名な我が同僚の栄光を確かなものにし、我が国にもっとも鮮やかな輝きを投げかけるこの偉大な発見の恩恵に、狂犬病のイヌに噛まれた人なら誰でもが浴せるようにしなければならない。」

それと同時期に、新方式のワクチン接種、「集中法」が完成する。それは回数の少ない、毒力を強化した注射を施すことで、それによって免疫化が加速される。

治療の希望者はひっきりなしに数を増していき、要請に応えることのできるサービスを組織することが緊急に必要となる。またパストゥールは、数々の批判や現れ始めた誹謗のキャンペーンにも対抗していかなければならない。

第19章　旧学派の崩壊（一八八四―一八八七）

一八八五年にはパストゥールとコッホの栄光は頂点に達する、だが反対派も武装を解くことはない。ドイツでそれを率いているのが、最初は偉大なフィルヒョー、続いてミュンヘンの衛生学教授マックス・フォン・ペテンコファーである。それよりもフランスではパストゥールに対する批判がもっと多数にのぼり、より辛辣であった。その批判はペテール教授の旗のもとに集まった不揃いな集団から発していた。彼は医学アカデミーという名の砦の中まで、古い医学の軍旗を高々と勢いよく振りかざした。

ペテールの背後にはナヴァール、シャサン〔一八五五―一九〇八〕、リュトー〔一八四七生れ〕という医学博士たちが動き回っていた。ワクチン反対連盟の幹事ボアン博士、生体解剖反対人民連盟の幹事ユオ夫人、『アントランシジャン』紙で激しい反パストゥール・キャンペーンを繰り広げている論争家のアンリ・ロシュフォールもいた。それは騒がしかったが、絶望していた。なぜなら病気の自然発生説やヒポクラテス的病因論に与する者たちは、降伏するか新しい学派の勝利を認めるかの二者択一しかなかったからである。ところが彼らの誰ひとりとして武器を手放さなかったのである。

コッホへの反論

当初フィルヒョーは細菌理論に不満を示し、コッホを拒否し、彼の発見した炭疽の芽胞や結核菌もはねつける。ドイツ帝国議会で、彼は「帝国保健所のあの年端の行かない連中」が公権力の支持を得ていることについて遺憾の意をあらわにすることさえあった。しかしコンマ菌〔コレラ菌〕が発見されてからは、彼は細菌学に与し、その勝利のために応援にかけつけ、細菌学を擁護した。

したがってマックス・フォン・ペテンコファーがコッホ理論に対する反対を一身に具体化し、パリのパストゥールに対するペテールの役割をベルリンで演じることになる。ただしパリと比べてコッホとペテンコファーの私的な関係ではすくなくとも最初のうちは気心が通じていたという違いがあった。一八八四年にインドから帰ると、コッホの調査隊はまずミュンヘンに向かう。そこでベルリンに赴く前に、コレラ調査隊を統括しているペテンコファーに対してコッホ自ら成し遂げた成果を報告したのである。一八八五年一一月三日の衛生学と細菌学の開講講演で、彼はまたペテンコファーがドイツにおける衛生学教授の第一人者であったとためらうことなく明言している。

二人の巨人が慇懃ではあるが初めて対峙することになったのが、一八八四年にベルリンで行われたコレラに関する第二回目の講演の際であった。コッホは証拠として実験上の論拠をあげながら、コンマ菌を同定したと主張する。しかしながら彼の理論体系は疫学レベルに欠陥が見られる。細菌病の病因論は初期段階から抜け出せず、コレラのそれも予期せぬ急展開があったりして、謎のままであった。コッホはモルモットに病気をうつすことができず、そのことを認める。そこでペテンコファーはコンマ菌の同定を疑問視し、自分の弟子エンメリヒが別に病原菌バチルス・ネアポリタヌス〔ナポリ菌〕を発見していたので、そちらを擁護する。それから自分の老齢を理由にして、細菌学の技術をいっさい理解できないと打ち明ける。コッホは年長者に対する尊敬を失わず、エンメリヒをハリアーと比べて皮肉るだけにとどめる。そのハリアーというのは一八六六年にコレラ患者の糞便を一冬中壜に閉じこめて、春になればそこにコレラの病原体が見いだせるものと期待した人物だった。

翌日ペテンコファーはこれまでの主張を繰り返して、彼の名高い「環境」論を展開する。コレラの病原菌はマラリアや腸チフスの病原菌と同じように、環境、つまり土地や気象条件に結びついている、と。この主張にいっそう説得力があったのは、災厄の周期性や汎流行の発生をコッホが説明できないと告白していたからである。どうしてそうなるのか？　今日でもまだその謎は解けないままである。ペテンコファーは自分のずた袋からもうひとつ別の理由を取り出す、インドの衛生局長カニンガム博士の報告では、コレラの伝染は否定されている、と。しかしコッホはそれにはだまされない。カニンガムやインドの国立機関の医者たちがこの説を主張するのは、大英帝国の真珠であるインドを世界市場から孤立させたくないからだ。

一八九二年になるとコッホは腹を立てる。からかいに飽き飽きして、彼は皮肉に対しては皮肉でもって報い、彼のことを「水の狂信者」や「バチルスの狩猟家」と揶揄する者たちと論戦を交えるようになる。こうした論戦はやがて彼の優勢に傾いていく。(54)

フランスでは、もっとずっと激しい論争が戦わされる。抗狂犬病ワクチンの接種は大規模に実施されたので、それで狂犬病が広がると非難する者たちが出る。こうした攻撃は勢力をもった日刊紙『アントランシジャン』に支持され、記者のロシュフォールがそこで巧みに過激な意見を操っていた。

抗狂犬病ワクチン、ジャーナリズムそして誹謗文書

一八八五年一一月になると、ロシュフォールは抗狂犬病ワクチン接種開発を説明するのに大変個性的なやり方を用いて人目を惹く。彼曰く、新たな下院ではパストゥールの「擁護者たちが地べたに打ちのめされたままとなり」、

深刻な予算節約が決定されたので、パストゥール先生は一万五〇〇〇フランの年金が心配になってきた。そこで魔法の杖をひと振りして、試験管からワクチンを出現させたのだ。ところがウサギでは大衆を納得させられないので、人の良いメステール坊やを見つけだしてくる。その子は焼灼の手当を受けていたので、ワクチン接種を受ける前にもう危機を脱していたのである、と（『アントランシジャン』、一八八五年一一月二日号）。

一八八七年一月七日号では、ペテールに触発されたロシュフォールが辛辣さを倍加させる。「パストゥール氏が成功を勝ち得たのは人間の臆病さに訴えたからである。おそらくそれと同じ感情のせいで、彼はまた完敗の憂き目にあうにちがいない〔…〕。予防ワクチンの接種医は最初の方式をやめてしまった。新しい方式〔集中法〕の効果はまったく確実である。人々は三六番目の注射の後で死んでしまうのだから。」

パストゥールはこの不吉なユーモアに不安を覚え、『アントランシジャン』の三〇万人の読者に破壊的な影響が出ることを恐れる。ボージョン病院〔パリ北西近郊のクリシーにある〕で馬車のさる御者がひどい狂犬病で死ぬと、パストゥールはためらいなくその責任を熱血漢の記者に帰している。彼は一八八七年四月一一日にグランシェに次のように訊ねている。「非妥協的な《アントランシジャン》新聞の講読やペテールとリュトーの攻撃が何らかのかたちで影響を及ぼしていなかったでしょうか？　あなたもご存知のように、若い女性が狂犬病のためにルールシーヌ病院〔現在はブロッカ病院へと変わりパリ一三区にある〕で死んだ時も、これと同じ情況でした。彼女の夫がロシュフォールの『アントランシジャン』の熱心な読者だったからです。」

「反パストゥール派」は時々公開講演会を組織し、そこでばかばかしい言辞を奔流のようにまくし立てる。そのひとつが一八八六年七月一六日にパリ四区の区役所で聴衆の喧噪に包まれて行われるが、それについて一八八六年七月二七日の『タン』紙〔自由主義を掲げて第三共和制期にもっとも影響力を持った日刊紙のひとつ〕が記事にしている。それには市会議員、医者、獣医、反ワクチン連盟幹事ボアン博士、また社交的メッセージを発しようとしてやってきて、後にさんざんやじり倒されるようになるルイーズ・ミッシェル〔一八三〇—一九〇五、フランスの教育・社会運動家〕が姿を見せている。

「反パストゥール派」の常套句を列挙すると、ワクチンの無効と危険、焼灼の有効性、ウサギに対する追悼、金銭問題、欺瞞……である。尊敬すべき獣医のブーイエ氏は、パストゥールが狂犬病をすこしもわかっていない、動物に噛まれないでも、恐怖、寒さ、恋の傷心で狂犬病にかかる人もいると主張する。

大地の引力、丸い地球、電話について語ってから、ボアン博士はいっそう微妙な説明をしている。彼は言う、「狂犬病は刺の傷から生じる。足の指にけがをすると、破傷風になると同時に、狂犬病にもかかる可能性がある。けがで生じる振動が大脳に届くと、それで狂犬病が発生する。狂犬病のイヌにあなたが噛まれたらどうするか？ 傷口を吸い、そこを焼灼しなさい。それからはげしくワルツを踊りなさい。そうすれば汗をかいて器官のつまりが除去されるのです。」

ルイーズ・ミッシェルは、科学に国境はないと喧噪のまっただ中で叫び、自分たちの務めの犠牲になって病院で死んだ学生たちの弁護をして、祭り騒ぎを終える。

パストゥールが「わめき屋の群れ」と呼んだワクチン反対を唱える一徹者たちに、何人かのオペレッタのへぼ作家たちが加勢をし、パストゥールを栄光の座から突き落とそうと、まったく突拍子もない議論に火をつける。彼らのひとりエルネスト・ボスク〔一八三七生れ〕は、『生体解剖について。生理学的、心理学的、哲学的研究。歴史、生体解剖と科学、恐るべき実験の数々、罪と破廉恥、パストゥールの諸発見、微生物培養』（一八九四）という分かりやすい表題のついた本を発表する。そこではパストゥールが実験室の一種の詐欺師で、彼が自分で主張するような発見者本人でないこと、その発見もまったく役立たないことが示される。抗狂犬病ワクチンの本当の開発者はトゥサンで、「彼こそパストゥールが要求し、それから数カ月後に受け取った二万五〇〇〇フランの手当に値する。それが決まったのはまさにヴァカンス前で、この時期には下院議員たちは避暑にできるだけ早く出かけようとして、求められればすべて賛成票を投じてしまうのだ。」(55)

■ペテン師ペテール

医学アカデミーで、ペテールは病気の自然発生説とヒポクラテスを強固に支持し、抗炭疽ワクチンのときと同じように抗狂犬病ワクチンに対しても熱心に反対を表明する。また彼は、ワクチンの集中接種法によってその当時動物だけがさらされていた麻痺性狂犬病が人間にもうつる、と主張する。かつてのプーシェと反対に、けっして実験を試みようとせず、しかもパストゥールの研究を検討もせず、彼は統計上の欺瞞的性質を非難する。パストゥールの患者たちは爪で数回引っかかれただけか、健康なイヌに噛まれただけなので、どのような危険も冒していない。また狂犬病の死亡率はワクチン接種の開始以来フランスで減少を見せていない、必要とあれば少女のルイーズ・ペルティエの死を引き合いに出して〔後出、三五九ページ参照〕、パストゥールは自分のワクチン接種患者を何人か殺したと非難する。彼女は実際は噛まれた傷があまりに古くて、助かる見込みがなかったのだ。それからさらに、ある人がユルム通りに行った後で狂犬病で死んでしまったと彼に知らせるものがあれば、ペテールにとっては事実をわざわざ調べるまでもなく、アカデミーを大騒ぎさせるには十分だったのである。

彼は正教授職の高みからパストゥールを一刀両断に処する。一八八六年九月六日にパストゥールはイギリス人の文通相手ヴィクター・ホーズリー〔一八五七—一九一六、イギリスの生理学者〕に次のように書き送る。「パリでわれわれが相手にしているのは得体の知れないひとりの医者なのではありません。というのも相手は医学部の教授だからです。医学部の若い聴衆を前に狂犬病の講義をした時、パストゥール氏は狂犬病が何であるかを知らない、パストゥール氏

第三部　微生物学の飛躍(1880−1920)　346

が狂犬病を大脳の表面に接種する際には、穿頭術の際に引き起こされた結果を狂犬病と呼んでいる、と彼は教えていました。批判が実験による裏付けを欠いていることはまた別の特徴からも認められます。この批判はやがて不正な臆測や皮肉に変わっていくのです。」

パストゥールはプーシェに対して皮肉たっぷりで、横柄な態度を示していたのだが、ペテールに対しては軽蔑を示しただけであった。パストゥールは批判の際に自分の地位、名声、能弁を濫用し、実験の労を取ることもなしに論敵を打ちのめそうとした。パストゥールはグランシェに、「あの男は傲慢と、無知と、軽薄とで出来ている」と書いている。ヴィクター・ホーズリーへのある手紙では、「生涯何らの実験も一度として行ったこともない、ねたみ深く、うぬぼれの強い、ひとりの医者によって、パリの医学アカデミーが煽られている」と描写している。そのうえ彼は、「リュトーやペテールたちのように、ねたみ深く、無能な人種の激しい恨みを」昂然と非難しているので、ペテールの長広舌の中できっと再現されるにちがいない。狂ったような、説明の付かない憎しみは、また今度の火曜日に医学アカデミーの会期に行われるペテールの長広舌の中できっと再現されるにちがいない。」

ペテールは新聞記者アドリアン・マルクスとの対談で自分が栄光の時を迎えていることを知る。彼の話は一八八七年一月二三日の『フィガロ』紙〔現在も発行されている日刊紙。第三共和政期当初は王党派の立場をとったが、次第に穏健な共和主義を標榜するようになった〕に美化されて語られる。

ペテールをパストゥールと同列に置いて、アドリアン・マルクスは前者について模範的な肖像を描写する。「彼は比類ない臨床医で、その学識と人柄によってフランス医学派の名誉をなすもののひとりである。地位と名誉とをことごとく備えたペテール博士は、おそらく同時代の治療医すべての中でももっとも多数で裕福な患者を抱える医者だ。彼をたよって地球のあらゆるところから人々が診察のために訪れてくるので、パリの医学部はその栄光の中に彼を数え入れることを当然誇りに思っている。したがってパストゥール氏と彼の確執は怪

347　第19章　旧学派の崩壊（1884–1887）

しむに足りないであろう。彼の誠実さは疑いようがなく、彼があえて数値や事実を攻撃してそれが間違いであると語るのであれば、何よりそれは彼の良心から発したものだと考えなければならない。」

アンブール通りにあるペテール教授の屋敷の豪華さ、それからひどく貧しい患者たちに対する寛大さを誉め称えた後、彼が「深遠な教養を持ち」、「読書と食事を語らせればその繊細な博識ぶりと食通ぶりを披露する」とアドリアン・マルクスは歌い上げる。それから最後にペテールに発言させているのだが、その内容も味わいに事欠かない。

 私がこれまで人から非難されたことがなかったとしても、私にはこれからどんなことで非難されるかよく分かっている！ 私が研究者たちの意気を阻喪させると咎められるのだ。治ってしまう人たちのこと、患者に不安を与える結果を隠して、彼らの悩みを軽減させてやることが話題にのぼる一方で、瀕死の人の断末魔の苦しみを和らげる作り話を台無しにしようとしている、私はひどく怨まれるだろう。その点では人は私に対して不公正だと思う。なぜならパストゥール氏のワクチン接種は効き目がないと最初から思っていたが、そのことを他人には一言も言わなかったからだ。それはその接種が無害で効き目がなくても、私が初めて抗議を行ったのは、もっぱら細菌法が集中的になった時期、つまり人には危険で、恐ろしい死を決定づけるようになった時期からである［…］。

 フランスは他のどの国にもまして軽率な熱狂に陥りやすい国である。これほど熱中して、前後の見境なく、お馬にまたがる人々はほかのどこを見渡してもみつからない。ものでも、人でも、突然わけも分からない熱中の対象となり、大衆はこうしたものや人を軽率に信じてしまい、ある発見が本当に価値を持っているかどうか確認するために、十分な時間をかけたり、もっとも事情に詳しい批評家の意見を聴いたりしようとしない。しか

第三部　微生物学の飛躍(1880–1920)　348

も私のように、良識と真理以外の武器を持たずに、こうした暴走やのぼせ上がりに正面から立ち向かおうとする者は、大きな危険を冒すことになる。というのも奔流をさかのぼろうとしてときには打ち倒されることもあるのだから。

ペテールは孤立無援ではない。イギリスのクラーク、ロシアのケスラー、ウィーンのフリッシュ〔一八四九―一九一七〕、イタリアのアモローソという医学博士たちが、競い合って抗狂犬病ワクチンを熱心に告発していた。そのワクチンを試しても功を奏しなかった、と言うのである。彼らの中ではフリッシュがもっとも手厳しい。ユルム通りに教えを受けにやってきてから、彼はウィーンに狂犬病にかかった何匹かのウサギを連れ帰り、そのウサギを悪用する。「この男は紳士的な振る舞いと誠実そうな外見によって私をだました……」、とパストゥールは嘆いている。デュクローが『パストゥール研究所年報』の中でフリッシュの研究の無効を証明したにもかかわらず、彼は一八八七年に『狂犬病概論』(56)と題された書物を発表し、その中でワクチン療法を開発した優先権を訴える。パストゥールが明確にしているが、それは「彼の滞在中にここで私〔パストゥール〕が彼に話した方法」である。彼は悪意をもっと高じさせて、自分自身の開発した方法は「肯定的な」結果をもたらすに対して、ユルム通りの方法はいつでも失敗している、と主張する。(57)パストゥールはフリッシュとあえて論争しようとせず、『新自由新聞』***Neue freie Presse*** 紙で同国人の彼を支持したウィーンの高名な外科医ビルロート〔一八二一―九四〕に返事を書くことになる。(58)

フランスでも、ペテールの敵意は、油のしみるようにじわじわと浸透することはけっしてなかったにしても、何人かに混乱を引き起こすにいたる。コンスタンタン・ジャム博士〔一八一三―八八、フランスの医者〕はどんな論争にも無縁であろうと望んでいたが、医学アカデミーの演壇や『パストゥール氏。彼が新たに開発したいわゆる「集中法」

は狂犬病を感染させうるか?』という明白なタイトルの小冊子の中では、人伝えのいわば懐疑的態度を繰り広げている。

ジャム博士の考えというのは根本的に単純である。抗狂犬病ワクチン接種に関する「危機」に責任があるのはひとりだけであり、それはパストゥール自身だ、と言う。彼は最初の章から並はずれた確信をもって次のように記している。「パストゥールの方法は今かなり深刻な危機に見舞われている。この危機は、みんなが考えているように、この方法に反対するために堰を切ったように荒れ狂う、急激な激しい攻撃のせいだ、と単純にみなしていいのだろうか？　私はそうは思わない。その張本人はむしろパストゥール氏自身だと思う。」

ペテールの考えを取り上げて、ジャムは抗狂犬病ワクチン接種が危険な集中法を採用するまでは明らかに無害だったと主張する。彼はこう記す、「否定しがたい唯一の事実というのは、新たな方法の導入以来、病に斃れたワクチン接種患者たちが凶暴性狂犬病の症状よりもむしろ麻痺性狂犬病の症状を呈していることであり、したがって彼らはウサギの骨髄を注射されたために狂犬病に感染させられて死んだということである」と。

もっと陰険なのは医学部産科学教授のパジョ〔一八一六—九六〕の反応である。数百名のワクチン接種患者を対象にしたユルム通りの統計でこの方法が無害でなおかつ有効だと確認されていたにもかかわらず、パジョは疑念に駆られて唖然とするような考えを述べる。彼は一通の手紙を『医学ジャーナル』*Journal de médecine* に宛て、それが一八八七年四月一四日付の日刊紙に再録される。その中で彼が主張しているのは、集中法に効果があるかどうかは重要でない、唯一の重大な問題はそれの無害性である、その保証を得るためにウサギだけでなく牢獄にうずくまっている死刑囚にも実験してみればよい、ということであった。パストゥールにも同じ考えがきざしたことがあったが、それはワクチン接種が一度もヒトを対象に実施されていない時期のことであった。

パジョは書いている、「この哀れな人たちにそれぞれ何が問題かを説明し、生き延びられた者には全員死刑を免除すると約束してやってほしい。それから集中法に対する二人の熱狂的な支持者と仮借ない反対者二人で委員会を作り、その四人全員で委員長を選んだうえで、この委員会の目の前で、一二人くらいの死刑囚に対して、彼らの同意を取り付けてから、集中法の接種をしてほしい。そうして、接種の回数とその量に関する調書を作成すれば、一年後には決定的な形で問題が解決される」と。

　これは非人道的で非常識なことである。フランスおよび世界を見渡すと、数千人を数える人がいまやワクチンを接種されている。この提案はジャーナリズムからは憤激を買うことになる。『パリ』紙の四月一四日号で、記者アルセーヌ・アレクサンドルは、この考えがパストゥール自身から由来していることを意地悪く想起する。パストゥールは、チュイリエの不幸な死〔前出、三二五ページ参照〕の後しばらくして、「科学は時にはエリートの命を犠牲にするが、無用ないし危険な人たちも、処刑でまったく無益に失われるよりも、彼らなりの貢献をすることは十分正当なことかもしれない」と告白していたではなかったか、と。

　アルセーヌ・アレクサンドルはこのような議論に満足せずに、その紙面を次のような皮肉に満ちた調子で終えている。「パジョ博士の実験のために善意のある一、二の学者をどうして頼めないのだろうか？　狭量な野蛮人の代わりをするような、教育のある、開けた人がわれわれのところには存在するだろうし、そのような人なら実験家の研究に対して適切な意見を付け加えることができるのに。」自分がはたして的を射たことを言っているのか、この新聞記者には分かっていない。ユルム通りの研究スタッフは二〇人ほどの研究者で構成され、医学者、教授助手、実験助手が常時病原体汚染の危険にさらされていたので、パストゥールを筆頭に彼らが自らワクチン接種をしていたことを、パジョもアレクサンドルも知らなかったのである。

■巨人たちの一騎打ち（一八八七）

パストゥールとペテールに代表される敵とのあいだに最終決戦が行われたのは医学アカデミーの席上である。一八八七年一月から、イタリアで休養していたパストゥールの留守中に、グランシェ博士とペテール教授のあいだで論争が始まった。ペテールが見事な魔術師のように自分の帽子から取り出してきたのは、パストゥールの手で接種された麻痺性狂犬病のために死んだという何人かの身元不明の人たちのことであった。

この論争で世論が沸き立つ。一月二〇日号の『フィガロ』紙が記すように、厳かな構内では満員札止め状態で芝居が演じられる。「物見高い人々の殺到する様子はかつてないほどである。群衆が構内に入りきれずにロビーにまで溢れかえり、その中には上品な婦人たちの姿もちらほら見られた。」

七月になるとパストゥールが登場し、決定的な闘いが開始される。

しかもうれしい知らせが彼の立場を強固にする。イギリス下院の要請によって、抗狂犬病ワクチンの効果を検証するためイギリス人学者の委員会が構成された。一四カ月間にわたってその委員会は一〇〇人くらいのワクチン接種患者を対象に効果を研究し、一八八七年七月初めに好意的な評価を下した。「パストゥール氏は抗天然痘のワクチン法に匹敵する狂犬病予防法を発見したと見なしうる」と、イギリス人たちは宣言したのである。

この勝利の報告書を携えて、パストゥールは七月六日に医学アカデミーに姿を現す。ただちにペテールは「今朝にも複数の政治新聞が死亡例を報告している」と彼に面と向かって言う。それだけでパストゥールの確信を揺るがすことはできない。誇りに満ちて、パストゥールはイギリスの学者たちの結論を引き、彼らが「自分たちの手で実験をし、実験によって検証をした」ことに言及する。彼はさらに軽蔑を込めて話を続け、ペテールの名を口にすることすら潔しとしない。

「今発言したばかりの人物とさらにこれからも長々と議論をしたいのですが、ところがそのひとは臨床学や実験に関してまったく発言する権利がないと私は思います。」

「事実を引用するのであれば発言権はあります」とペテールが反論する。

「この種の事実の引用については発言権はありません。なぜならその方はそれに関する実験をいささかも行ったことがないからです。狂犬病のワクチン接種に関するすべての手術には、フランス国内、国外から多数の医学博士たちが手伝いに来られました。この方たちは現在ヨーロッパ、アメリカで設立された一五にのぼる抗狂犬病研究機関の指導者や助手を務めております［…］。狂犬病を七、八年観察し続けた後でも、実施されたことが全部無意味で危険であると医学会の席上で発言するにいたる人物が出てきて、そのくせその人物はこのような主張を裏付けるようなどのような実験も学会に対して行わないということは少々不思議に思われます。あなたが私どものところにいくつかの実験結果を知らせてくれるようになったら、私は議論に参加したいと思います。ご安心ください、その日になったなら私はまっさきに議論をしようと思っておりますから。」

会議は終了し、論争は次の火曜日に持ち越された。その日はまるで裁判所にいるようであった。弁護をする者、反対をする者が次々と演壇に立ち、その演説は科学的議論そっちのけで、雄弁の競い合いとなった。検事の役割では、ペテールは一級であった。彼の論告をほんのすこし聞いただけでも、司法官としての名声は高まるにちがいない。

これは不思議な偶然によるものですので、みなさんは私がこの論争に必要だからわざわざそれを持ち出したと非難なさらないように。実は私はこの演壇に登る直前に、ある医者の署名入り至急便をエーヌ県〔フランス北部ピカルディー地方〕より受け取りました。この至急便によって私は知ったのですが、ブールジョという名の人物が四月二四日に動物に噛まれ、同月二八日からパストゥール研究所に入って治療を受けたのに、七月一一日狂犬病で死去したということです。

　しかし私にはこのことを語る権限がありません。私にこうした事件を知らせてくる医者も同じく権限がありません［…］。私に権限がないのは、私が実験をしたことがないからです。ただし私の話を聞いて、この論争に判断を下そうとしているあなた方、ご自分ではその権利があると思ってあえて発言しようとしていらっしゃるかもしれませんが、あなた方もまたその九九％は権限がありません。なぜならあなた方も実験をしたことがないからです。しかもたとえあなた方が実験をしていたとしても、やはり依然として権限はありません。と言うのもある培養ブイヨンは殺菌が不十分だったかもしれないし、またある骨髄は保存状態が悪かったり、用いられ方が悪かったと疑われるからです。あなたがたはフォン・フリッシュ、アブレン、アモローソと同じように権限はないのです。ところで彼らはパストゥール氏の研究所に教えを受けにやってきて、そこから何匹かのウサギを持ち帰り、実験をやってみました。だがその結果がパリで得られたのとは異なっている、ということが理由なのです。英国委員会の一員ホーズリー氏もまた実験を行いました。ところでその実験はパストゥール氏には有利なものでした。ホーズリー氏のほうは発言する権利があり、ただひとり彼だけが発言を許されるのです。私は発言権がないと認めましょう、そうすれば争わないですむのですから。」


医学部長ブルーアルデール教授、およびサルペトリエール病院の大家シャルコー教授〔一八二五―九三、フランスの医者。なお神経科医としてシャルコーが勤務していた前記サルペトリエール病院は現在ピティエ＝サルペトリエール病院としてパリ一三区にあり、神経疾患研究の拠点病院として知られる〕は被告側の弁護をした。彼らは弁論に叙情的な高揚をちりばめて、聴衆の心を揺さぶる。

　ブルーアルデールはペテールの主張をこきおろし、ついでに彼の主張を飾る方法論上の欠陥を非難する。「彼は死者の合計数を算出するために、ワクチン接種を受けた患者に接種を受けなかった患者も加えて、受けてもいない治療の失敗の中に数え上げている。」最後に彼は聴衆が動揺するのをみてこう結論づける、「みなさん、私は発言をこれで終えますが［…］、三〇年来科学の中であれほどめざましく有用な数々の発見をなしてきたひとりの人物が、まるで被告人のようにこの会場に召還されると聞いて痛ましい驚きを感じざるをえません。私なら、ある人物が私の精神にこのような数々の科学の地平を新たに切り開いてくれた時には、私はその方を尊敬し、その方に教えを請い、そうしてその方の恩をいつまでも忘れるようなことはありません。この会場にいるわれわれのうちで、パストゥールが自分たちの先覚者でなかったと言える方がどなたかおられるでしょうか？」と。

シャルコーのほうは弁護の最後に明言する、「いまなら抗狂犬病ワクチンの開発者はかつてないほど昂然と頭を高くして歩くことができるし、また今後も輝かしい自らの職務の完遂に励むことができる。組織的な反論の騒めきや陰険な難癖の噂で一瞬たりともそれを揺るがせにするようなことがあってはならない」と。[59]

公判が終わり、無罪放免となったパストゥールは自分の娘婿宛に手紙を書き送ることができた、「今の私は満足しています。これまではあの男が相応の罰を受けていないことに内心いらだっていたのです。グランシェ博士の仇はとれたし、[60]あの傲慢な男の尊大さは、彼の無知、無能ともども暴露されたのです」と。

ジャーナリズムはほぼ全体が一致してパストゥールの勝利を歓迎し、ペテールをからかいで圧倒する。『エコー・ド・パリ』〔一八八三年に創刊された保守派の日刊紙〕は大はしゃぎだった。「今しがた、狂犬病の新たな、特別な性質の症例が、医学アカデミーのまっただ中に生じたところである。その犠牲となったペテール博士は現代の偉大な医学者のひとりだ。この高名な学者は狂犬病の餌食となって、きわめて特殊な性格の荒々しさに否応なしに導かれた。一般的に狂犬病にかかった不幸な患者たちは誰にでも噛みつこうとする。だがペテール氏はパストゥール氏だけにしか噛みつこうとしない。」

ドイツ憎しのこの時期に、『ヴォルテール』紙〔一八七八年創刊の日刊新聞〕はあざけりを押し進め、この上ない侮辱としてペテールをドイツ人と並べるところまで行く。「ペテール教授が、パストゥールの方法に対する論駁の余地ない文書として、死んだ症例を知らせる彼宛の無署名の手紙を持ち出したと同じように、ドイツ人たちもまたわれわれフランス人の誉れ高き同胞に対していくつかの失敗例をでっちあげた。」

『アントランシジャン』紙、『ランテルヌ』紙、『医学週報』だけは懐疑的な態度を崩さなかった。一八八七年七月二三日号の『ランテルヌ』は「細菌学の陳腐な繰り返し」という表題のもとに誕生して間もない微生物学を貶めている。「この殺菌医学というのはまったく単純に殺人医学のことである。かつてガンベッタの尻尾〔ガンベッタ（一八三八—八二、フランスの高名な共和派政治家）追従者の列〕のことが話題になった。今同じことがパストゥールについても言える。それは群れをなす小人たちのことで、かつて彼らは細菌の彩色技術をならいにドイツに赴いたものだが、[61]今はわれわれの偉大なパストゥールの大変価値ある研究も痩せ細るほどあまりにも過剰な人の殺到ぶりだ。パニュルジュのヒツジのように〔ラブレー、『パンタグリュエル』第四の書、八章のエピソード〕、いつまでもぐずぐずして無益な方向にはまり込まないようわれわれは青年学者たちに切に望みたい。細菌は一般的な理論体系として今では時代遅れになってしまったのだ。」

辛辣で騒がしくとも、パストゥールの敵の数はあまり多くなかった。彼らの批判は、影響力が過大視された嫌いがあり、科学界の表面的な関心を集めはしたが、大衆を動揺させるにはいたらなかった。パストゥール研究所設立基金公募の成功がそのことを証明をしている。

第20章　パストゥール研究所の設立（一八八六―一八八八）

抗狂犬病ワクチンの成功によって大衆のあいだには熱狂と好奇心が湧きあがる。芸術家、政治家、遠方から来た学者が、奇跡を期待される魔法の地、ユルム通り詣でをし、パストゥールという伝説的人物の姿をなんとか自分の目で捉えようとする。しかし最初のパストゥール研究所員たちの野心に応えるには、この聖地はあまりにも貧弱なものとなってしまった。そこで、一八八六年になると、微生物研究とワクチン製造に特化した研究所の設立が構想される。その間にも、みんなはどうにか医療サービスを組織化して、できるかぎり多数の患者を治療しようと努める。ユルム通りの最後の時期は印象的な背景の中で過ぎていった。

■ユルム通りの最後の数カ月

大新聞は一般の人々の好奇心を伝えると同時に、ルポルタージュを何度も繰り返し、読者に場所やその指導者の生きた姿をスケッチして伝える。一八八六年三月一一日付『ジュルナル・デ・デバ』紙は、「文化」欄で、「パストゥール氏の研究室にて」という表題のもとに、ユルム通りの研究室をロマネスクな光を当てて紹介している。

最初の部屋の真ん中には、明るい光に照らされているパストゥール氏の姿がある。彼は朝の装いのまま頭に小さな黒い縁なし帽をかぶっている。彼を取り巻いているのは、指導者を称えることや今や歴史的になった研究室を見ることをしきりと望んでやって来た、二人の女性と上流の外国人男性である。離れたところにはテーブルや実験器具に身を傾けて仕事をしている数人の共同研究者の姿がある［…］。

テーブルの上にはいくつかに仕切って、金網を張った飼育箱が多数置かれている。仕切りのそれぞれに一匹ずつウサギが入れられている。ウサギは白、斑、灰、黄褐色と色とりどりだ。大部分のウサギは健康そうな姿で、穏やかにサラダ菜やキャベツの葉を齧っている。いくつかの箱の奥に、小さくてかわいらしいモルモットが遊んでいるのが見える。死がすぐそこに近づいているというのに、無頓着な動物たちが何と幸せそうなことか！

この地下動物飼育場、それは狂犬病の病原体を準備するのに使われる大事な素材である。実際このウサギたちはすべて狂犬病にかかるよう運命づけられている。だから地下室の入り口にはこう書いてもいいかもしれない、「当所では狂犬病の病原体を製造している」と。

二年前の一八八四年三月六日の「文化」欄で、『ジュルナル・デ・デバ』紙はすでに同じ研究室に読者を案内していた。そのときは狂犬病に関する先駆的研究によって死の危険があらゆるところにばらまかれているようだと然るべく紹介されていた。「ひとつの操作ミス、一瞬の不注意、いつの間にか付いたかすり傷、それらによって仮借ない、恐怖の死が諸君を捉えるかもしれない。狂犬病にかかった何匹かのイヌと相対しながら数カ月も過ごすのだ！それも手の中に致命的病原体を携えて！」

一八八五年一一月からは弱毒化された狂犬病骨髄の生産が通常の医療サービスを開始するのに十分になった。「私はすでに一カ月前から六八人を治療した。全員体調は万全で、ほんのわずかな不調も訴えなかった」とパストゥールは記す。一二月一八日にはアルボワの城主、デュ・パン男爵夫人にこう明言する、「私は今朝一〇四人目の治療を始めています。大部分はフランス人ですが、イギリス、ロシア、ハンガリー、イタリア、ドイツからもすでに来ています。できれば休みたいのですが、それもかないません！」と。

この情景の唯一の翳りである、恐怖のジレンマが人々に動揺を与える。弱毒化されたワクチンウイルスが有効であるためには、噛まれた後のわずか数日内に投与される必要がある。ところでワクチン接種希望者の中にまじって、潜伏期間が進んでしまい、見込みのない患者がいずれ現れる。彼らにワクチンを接種すれば、この治療法に不信を招く恐れが出てくるだろう。ワクチン接種を拒否すれば、彼らから最後の希望を奪ってしまうことになろう。そこでパストゥールは嘆く、「どんな理由を持ち出せばよいのか？　治療法のためを思えばそうすることが是非とも必要とされるだろうが、人間的な思いやりからはそうはできない」と。

一八八六年一一月九日、九歳の少女ルイーズ・ペルティエがやってくる。彼女は三七日も前に一匹の山イヌに噛まれていた。いまだに化膿している彼女の傷口を見てパストゥールは恐怖に縮み上がる。しかし最後の頼みの綱だと懇願する母親を前にして、彼はとうとうおれる。ひとたびワクチン接種を行うとルイーズはいつもの習慣を取り戻す。ところがその月の終わり頃になると狂犬病が突発して、痙攣の発作と息苦しさに襲われる。一二月二日、彼女が数時間の小康状態を示した時には、パストゥールは直ったと錯覚する。すべての希望が潰えてしまった時、パストゥールはその日一日を死に苦しむ少女のそばで過ごした。ルネ・ヴァルリー＝ラドーが記している、「その子の枕元に座ると、彼はその場から離れることができなかった。彼女の方も、あえぐような呼吸の合間に、切れ切れのことばでもって、優しさをいっぱいにして、彼に行かないで、そばにいてほしいと頼むのだった。痙攣の合間に彼女は彼の手を取った。パストゥールはその子の両親の悲しみを共有していた。すべての希望が失われてしまった時、彼は二人に向かって言った、『可哀そうなあなた方のいとしい子をどんなに救ってあげたかったことか！』と。そして階段を下りる際にはすすり泣きを漏らすのをこらえきれなかった。」[62]

それから一五年後のこと、ルイーズ・ペルティエの父親はルネ・ヴァルリー＝ラドーの『パストゥールの生涯』を読んだ後に、彼に宛てて書いている、「私が生涯を知りえた偉人たちの中で、あの人ほど偉大だった方はいないでしょう。彼がわれわれのいとしい娘にしてくれたように、率直に人間的な愛情に駆られて長年の研究生活を犠牲にし、学者としての世界的な名声を危険にさらし、恐ろしい蹉跌を承知の上で前進することのできる人に、私はひとりとして出会ったことはありません」[63]と。だがパストゥールの敵対者たちはルイーズ・ペルティエの死を利用せずにはおかないだろう。

こうしたことはともかく、抗狂犬病ワクチンの開発によってフランスの威光は頂点に達する。一八八六年一二月には、狂犬病犬の犠牲になったニューヨークの四人の子供がル・アーヴルに向かって船に乗る。『ニューヨーク・ヘラルド・トリビューン』紙は彼らのために募金活動を開始していたので、この出来事はジャーナリズムによってきわめて詳細に報じられる。ワクチンを接種された後、子供のひとりは次のように語って驚きをおさえることができない。「たったこれだけのために、ぼくらはこんなにも長い旅をしてきたの？」と。子供たちが帰還すると、英雄としてむかえられ、「かれらに非常に丁寧な治療をしてくれた高名な学者」[64]について質問攻めされることになる。

三月、スモレンスク地方〔モスクワ西方四〇〇キロに位置する古都スモレンスクを中心とする地方〕の一九人のロシア人がユルム通りに到着する。彼らは一匹のオオカミに襲われ、そのうちの何人かはひどいことに手足を噛み切られていたし、ひとりの司祭は上唇と右の頬を引きちぎられ、もう一人の男性は爪で額を引き裂かれていた。五人はパリ市立病院に移送することが必要なほど重態だった。

どうあっても悲観的な情況であった。オオカミに噛まれると潜伏期間が短いので、イヌの場合よりもいっそう危険で、そのため深刻な場合には手当がなおさら遅きに失する。それに加えて、頭部を噛まれていることから不吉な診断結果が出された。一九人中三人は助からない、だが一六人は生き延びて確実だとされた死を免れるであろう。

ワクチンの治療サービスはいまや順調にリズムを刻むようになった。朝からユルム通り付近には病人とその家族が押しかけてくる。人目を引く光景のせいで、野次馬や報道レポーターが集まり、『マタン』紙の記者は人の善さを示してその様子を次のように描写する。

> 歩道上にいくつかの人だかりがしている。鉄柵越しに見えるのは、庭のなかの風変わりな集団の姿である。それは、我が国の農家の女たちの被りものやら、ロシア農民が身につけているヒツジの毛皮、それからひとりのハンガリー人の肋骨飾りの上着、フランス人憲兵の制服と、実に奇妙な、国際色豊かな人々の集まりである。これらの善良な人たちは散歩をしながら会話を交わして、接種の時間を待っている。そのうちの何人かは非常に楽しげにすら見える。みんなの目は等しく希望に輝いている。しかしながらほかの何人かは意志よりも恐怖の方が勝って、顔が青ざめ、震えているように見える。子供の姿も混じり、赤ん坊は泣き叫んでいる［…］。
>
> パストゥール氏は人垣に取り巻かれ、右から、左から引っ張りだこだ。彼はみんなに返事をし、病人を安心させ、助手たちには自分の指示を伝え、連れられてきた人からもたらされる情報をノートに控える。それらは穏やかなうちに、一瞬のいらだちも示すことなく、魅力と才気に溢れた善良さを見せて遂行されていく。

当時学生だったイエルサンがこの光景を目撃していた。彼は自分の手紙のひとつに書いている、「この好々爺、それがパストゥール氏その人だった！　私は彼のことをそんな風には想像していなかった［…］。その場にできた人の列は尋常でなかった。ベルギー、オランダ、アメリカから来た何人かの人々がいて、チョコレート色の脚をむき出しにした、民族衣装に身を固めたひとりのアラブ人や、トルコ帽と半ズボン姿の何人かのトルコ人、パストゥール氏の前に出ると身をかがめて彼の手に口づけをする何人かのロシア人の姿もある。まったく奇妙な光景だ。退出する際、私はパストゥール氏の温かい歓迎に礼を言った。彼はわざわざ私の手を握ってくれた」と。(65)

診療は一一時に開始される。ワクチン接種の希望者は、噛み傷が狂犬病にかかった動物のものであると認める獣医の証明書を提示しなければならない。それから患者は待合室で待機してから、パストゥールの治療室に入ってワクチン接種をしてもらう。パストゥールは扉の近くに陣取って、患者リストを手に持ち、接種するワクチンの毒性の強度に基づいた分類にしたがって、患者を一人一人呼ぶ。患者たちにワクチン接種をするのはジョゼフ・グランシェ博士である。奇妙なことだが、パストゥールは医者でないため、注射をする権利をもたないからである。この治療術は長くかからないし痛みも生じない。暖かみのあるくつろいだ雰囲気の中で、一〇〇人を越す患者が小一時間で接種を終える。(66)

『イリュストラシオン』紙〔一八四〇年から一九四四年まで発行された挿絵入り新聞〕のシャルル・タランシエの記すところでは、「簡素でありながらも、これ以上に壮大で感動的な光景を想像するのは困難である。パストゥール氏はめいめいに励ましのことばをかけ、子供たちにはおじいさんのように愛撫をしてやる。この善良な人たちの多くは心温まる率直さでパストゥール氏の手に口づけを返す。」別の記者が指摘する、「パストゥール氏は患者たちに特別に優しい。彼は幼い子供たちを慰め、その子たちがおとなしくしていた時には手に小銭を握らせる。一〇歳くらいのハンガリーの少女がこの偉大な学者の手に心を込めて口づけし、それから手を差し出しているグランシェ博士のそばに行って身をかがめると、注射をしてもらう」と。

患者たちはユルム通りが費用を負担するホテルに滞在する。患者のワクチン接種には一回あたり五〇フランが費される。一八八六年八月二二日、接種者は一九八六人を数え、そのうち一三二四人がフランス人であった。六一〇人の外国人中一八六人はロシア、一三八人がイタリア、六八人がイギリス、五〇人がベルギー、四三人がオーストリア＝ハンガリー〔一八六七―一九一八年まで両国は二重帝国を形成していた〕、二〇人がルーマニア〔…〕から来ていた。一九人の患者が接種時機を失したため死亡している。(67) しかしワクチンの接種が行われなければ、死者は数百人にのぼったであろう。パリではこの年の初めから狂犬病の死者がひとりも記録されていない。

パストゥールはもっと効果を高めるために方法を改良し、注射の回数を減らす代わりに毒性を強くしたり、必要な場合には間隔を変えた一連の接種を一、二回にわたって実施した。このいわゆる「集中」法に対して、ペテールが目をむいたのである。

一八八七年一月には『パストゥール研究所年報』の第一号が出る。これはユルム通りで行われている研究に人々が接することができるようにと、エミール・デュクローが創刊した研究誌である。

何人かの学者がロンドン、ウィーン、オデッサ、イエナ、ニューヨーク、モスクワ、サンクト＝ペテルブルグからやってきて、接種法の手ほどきを受けている。彼らは自分たちの国に帰ると、ユルム通りをモデルに組織した抗狂犬病ワクチン接種の治療機関を設立する。こうして一八八六年からウィーン、ロンドン、イエナ、ニューヨークでいくつかの機関が機能し始めた。中でもロシアではたびたびオオカミに噛まれ、多くの死者を出していたので、それがもっとも多数にのぼった。サンクト＝ペテルブルグ、サマラ〔モスクワ南東九〇〇キロに位置するロシアの旧都。旧名はクイビシェフ〕、オデッサに設けられたし、モスクワには二個所もあった。一八八七年七月にガマレイア博士〔一八五九―一九四九〕はオデッサで二〇〇人の患者にワクチン接種を行い、一例の失敗も記録されていない。

パリではパストゥール研究所の建設が緊急の課題となり、一八八六年五月には寄付金募集も開始された。

■パストゥール研究所の開所

一八八七年三月に研究所はデュトー通り（現在はドクトゥール＝ルー通り）にある一一ヘクタールの地所を四三万フランで買収する。取引交渉は難航した。パリ市は抗狂犬病の業務に対する監督権を持つことができれば、地所を無償譲渡することに同意する意向であった。だがパストゥールはそれについて強固に反対したのである。メチニコフによると、市会議員たちはパストゥールに対して別の不満を抱いていた。彼らは自分たちが社会主義者であるのに対して、パストゥールが王政主義者で聖職権拡張論者であると見ていたからだ。(68) さらに参事会が研究所を農・商務省に所属させようとしていたので、彼は公教育省の管轄下に入れるよう闘う必要があった。

一八八八年一月この施設は公益性とともに、遺贈品を受け取る法的資格も認められる。募金は順調に進み、熱狂的で高潔な運動は驚くことに海外まで広がりを見せる。ミラノの新聞『ペルセヴェランツァ』は数日のうちに六〇〇〇フランを集める。ドイツでは、パストゥールがかつてストラスブールで教授職にあったことを覚えていた『アルザス新聞』が、四万三〇〇〇フランの拠金集めをする〔ストラスブールなどが位置するアルザス・ロレーヌ地方は、一八七〇年の普仏戦争によるフランスの敗戦で、当時ドイツ領になっていた〕。一八八六年五月一八日号には、同紙の主幹に宛てたパストゥールの次のような感動的な手紙が載せられたほどである。「新たな施設のための募金に紙面を割こうとしてくれた、これら一一の新聞の見出しを目にするに際して、私は激しい感動を覚えざるをえません。それから多くの募金者名の中に、年若い、小さな私の友、ジョゼフ・メステールの名を見いだした時、私はそれと劣らず嬉しく、感激にひたりました。懐かしいこの子は、数週間の長きにわたって、かつて私を大変不安にさせた患者だったので、私は心の中に今もその面影を宿しているのです。」

最初の寄付者はローベスパン伯爵で、彼は四万フランを寄付した。ロートシルド男爵、ブラジルのペドロ二世、ブシコー夫人は語りぐさとなるような寄付をもたらした。死神の手から一九人のロシア人の命を取り戻すために奮闘してくれたことに感謝して、ロシア皇帝は一〇万フランを提供する。フランスでは下院が二〇万フランの予算計上を決議する。

やがて上流社交界がそれに加わる。五月の「スキエンティア」という講演会には芸術家と軍人のエリートが集まり、未来の研究所のためにレセプションが組織される。この催しは六〇〇人が出席してトロカデロ・ホールで挙行された。収入金は四万六〇〇〇フランにも昇り、これにプログラムの売上代金が付け加わる。列席者の中にガブリエル・フォーレ〔一八四五―一九二四〕、レオ・デリーブ〔一八三六―九一〕、エルネスト・レイエ〔一八二七―一九〇九〕という作曲家たち、詩人のシュリ・プリュドム〔一八三九―一九〇七〕、サヴォルニャン・ド・ブラザ〔一八五二―一九〇五、イタリア系フランス人の探検家〕の姿が見受けられた。プログラムにはマスネ〔一八四二―一九一二、フランスの作曲家〕、グノー〔一八一八―九三、フランスの作曲家〕、レオ・デリーブ、サン＝サーンス〔一八三五―一九二一、フランスの作曲家〕の作品が記されており、それらはこの催しのために特にウィーンからやってきたソプラノ歌手ビアンカ・ビアンキによって歌われた。

催しものはパストゥールを称える叙事詩をフィナーレにして終わる。ウジェーヌ・マニュエルが制作し、コメディー・フランセーズのヴェベール嬢によって朗読されたこの詩は、アレクサンドラン〔一二音綴詩句〕にのせて、力強い要約でもって病原体の鎮静を称賛している。パストゥールと微生物学者たちは大笑いだった。狂犬病に関する一節はうっとりとさせる。

狂犬病！　その名を口にするだけでも噛まれたよう、
血と神経の中に、けっして過つことのない経路を選び、病原体は徐々に侵入する。

すると突如、喉をからし、魂を締め付け、胸に激しい苦しみを引き起こし、炎をたきつけておいて病原体は咆哮をあげて人を殺める……

この恐るべき怪物の毒をフラスコの中で調整しながら、奇妙な家畜小屋のある仕事場で、ゆっくりとその孤独の労苦を完遂して、変貌させてしまったのだ、至上の飼育者であるこの人は致命的な病原体を敵と対峙する酵素へと。

殺人的な病気を助かる病気へと！

いつかの日か人は語るであろう、手術台に身をかかめて吠えるたてるイヌから白い唾液を自らの手で採取し恐怖の病気を十分に研究したと。

発想豊かな芸術家であれば、この攻略を定着するために、恐怖に満ちた、神聖な闘いを、偉人と動物との一騎打ちを色鮮やかに描き出すであろう！ […]

にわかに、いたるところから駆けつけてきた、地獄の亡者の青白い群れに似た、あの死を宣告された人々が助けを求めて、黒い長い列を作ってぞろぞろと、行進する姿が目に映る……

口籠を義務化して狂犬病を抑制しようとしたドイツ人だけが不満で、このようにさんざん苦労してこの病気を克服しようとしているフランス人を嘲笑する。そこで『エヴェヌマン』紙は、一八八六年三月二一日号で、教訓を引き出している。「人にはもっと、もっと優しくあれ。病人を無料で手当してやることは正当なことだろう。病人をすべて受け入れることは義務であり、人道的な行いである。だがおめでたくはなるまい。すべての国がわずかでも寄付をしてくれたのだった。だがドイツはそれを差し控えているのだから、われわれは隣人たちを治療をせざるをえないにしても、無料でしてやる必要はない」と。

フランスでは、ロシュフォールが自分の考えに忠実に「パストゥール譫妄」と呼んでけなし、パストゥール研究所とバイエルンのルートヴィヒ二世（一八四五-八六、バイエルン王。精神病を疑われたこの王は自分の幻想を実現させるべくノイシュヴァンシュタイン城などを建てたことで有名）の建てた城を同列に扱う。

一五区デュトー通りの地所買収、および施設建築費は一二〇万フランにのぼった。募金で二六〇万フランが集まったので、パストゥール研究所員たちは活動費として一四〇万フランを自由にできた。だがそれで十分すぎるということではなかった。そこでパストゥールと、彼の共同研究者であるルー、シャンベルランは、ワクチンの外国への売却益を研究所に回し、それでまずまずの運転資金を確保しようと決めた。

開所式はまだ未完成だった建物で一八八八年一一月一四日に行われた。式には共和国大統領サディ・カルノー（一八三七-九四）、大臣数人、科学界の大立者が何人か列席して、盛大に催される。三色旗が飾り付けられ、共和国衛隊の音楽、国歌「ラ・マルセイエーズ」の演奏が興を添える。緑の植物で飾られた図書室において、ロシア皇帝アレクサンドル二世、ブシコー夫人、アルフォンス・ド・ロートシルド男爵、ブラジル皇帝ドン・ペドロ二世という主だった寄付者の胸像が見守る中で、儀式は挙行された。
人の群れはおびただしく、研究所の研究者たちが押し戻されてしまうほどであった。ルーとイエルサンは雑踏と社交行事を逃れて、引っ越し準備をするためにユルム通りの研究所に避難するほうを好んだ。三日後にイエルサンは母親宛に手紙を書いている、「私は共和国大統領と何人かの大臣に会いましたが、ひどい人出だったのでホールに居場所はありませんでした。ルー氏も同じでした。そこでお母さんと同じように、私もその日の模様を新聞で読んで満足した次第です」と。(69)

慣例通りの挨拶が雪崩のようにあった。パストゥールは大変疲れていたので自分で挨拶することができなかった。そこでクイリナーレ〔ローマの小丘で、現在は大統領官邸となった宮殿がある〕近くのフランス大使館で当時秘書をしていた彼の息子が挨拶の代読をする。それは心に訴える高揚感で始まる。「ついに建つことになりました、この大きな施設が！［…］。私はここに入る時、時間に屈した人のように胸を刺す憂鬱を覚えます。」その続きは晩年の気分を漂わせ、若い研究者たちに向けられた精神的遺言のような雰囲気を醸し出している。

> 批判的精神を尊重するように。ただしそれだけに切りつめられてしまったなら、アイデアの覚醒も、偉大な発見の興奮も起こってきません。またそれがなければ、どんなものでも朽ち果ててしまいます。批判的精神はいつでも最後の切り札なのです。私がこのことによってあなた方に求めていること、またあなた方が自ら養成しようとする教え子たちに求めていることほど、発見家にとって困難なことはありません。
>
> 重大な科学的発見をしたと思ってください。それを公表したいとしきりに思うのですが、何日も、何週間も、ときには何年もがまんして自分と闘い続けなければなりません。そして自分の実験を根底から崩そうと力を尽くし、反対の仮説をことごとく試してしまってから、初めて自分の発見を公開するのです。そうです、これは

困難な務めです。

しかしながらこのような大変な努力をして、最終的に確信にいたった時にこそ、われわれは人間の精神が感じとれるもっとも大きな喜びのひとつを経験できるのだし、自分の祖国の名誉に貢献できると考えることでこの喜びをもっと深いものにさせられるのです。

構造と機能

パストゥール研究所は珪質石灰岩と煉瓦で作られる。ルイ一三世様式で、二つの主棟が並行し、それを広い中央廊下が結ぶ。前面の棟はデュトー通りに面している。背後の棟はより広い。二棟は各々地階を備えた地上四階建てで、四階部分はマンサード屋根を具える。パストゥール一門はそこで働き、一部はそこに寄宿している。

パストゥールのすばらしい住居は南翼正面入り口上の二・三階部分を占め、管理事務所はその一階に置かれた。

北翼一階にはパストゥールの実験室とワクチン製造センターが入る。二階にある、格天井にした、方形の美しい部屋は図書室である。助手たちのために三階に部屋が設けられる。デュクローがそこに食堂を兼ねる集会場を設置すると、それは研究所員たちに「ミクロブ・ドール」〔黄金の微生物〕という別名で呼ばれる。

奥の建物には一階に抗狂犬病ワクチン接種のための医療サービス部門、それから五〇人の聴衆を収容することのできる講義室が設置される。そこでデュクローはそれまでソルボンヌで行っていた生化学の講義をすることになる。ルーもまた同じように専門的な細菌学を教えるだろう。ルーの実験室は二階にあり、それに対してデュクローは三階で研究をする。この建物の中央に方形の広間があり、そこに置かれた七台の仕事机にはヴォルヴィック〔マッシフ・サントラル〔中央山塊〕にある町。鉱泉水で知られる〕の分厚い溶岩石が天盤として使われている。三階にある一連の実験室はメチニコフとシャンベルランに託されている。研究所全体に、犬舎、鶏舎、鳥小屋、大きな厩舎も付設された。パストゥールはもっと狭い場所でも満足だったかもしれない。だが微生物学の大規模な拡大を見越していたデュクローとルーの助言に基づいて、彼は最終案を受け入れたのである。(70)

デュクローの所長時代には（一八九五—一九〇四）、新たな贈与金で施設の面積は倍になり、病院が一棟と新たに研究室がいくつか建て増しされる。

匿名のベールに隠れて、ルボーディー夫人はヴォージラール通りとデュトー通りのあいだに位置する一万四〇〇〇平方メートルの地所を買い与える。この空間の一画に一九〇〇年一〇月パストゥール病院が開設される。これには一二〇の病床、診察と放射線治療の二部門が設けられた。伝染病の治療にあてられたこの病院には、二つの病棟があり、たがいのあいだは温室庭園でつながっている。隔離病室による医療サービスは、病院の構造にも影響を与え、その後長いあいだモデルとして取り上げられる。

入院すると患者は、セラミック、エナメル加工をした溶岩石、およびガラスでできたボックスにすぐ入れられる。その中では消毒効果を高めるためにたっぷり水を使って洗浄することも可能である。患者がそこから出られるのは、伝染の恐れがなくなったとされた後からである。医療サービスはサン＝ジョゼフ・ド・クリュニー〔パリ一四区にある修道会〕の修道看護婦たちと、ヴェイヨン〔一八六四—一九二二〕、ダレの両医学博士が指揮する医師団によって確保される。そこでは隣接する研究所で開発された治療法が試される。梅毒やポリオ〔灰白髄炎〕に対する実験治療が行われたり、その後にはスルファミド〔抗菌作用をもつ化学療法剤〕（一九三七）やペニシリン（一九四六）も導入されるだろう。

二〇世紀の初め、もうひとつ別のイルシュ男爵夫人からの贈与によって、パストゥール研究所の向かいに生化学研究所が建設された。そこでは農業や醸造業（ビール、ワイン、シードル、酢……などの醸造）に応用される微生物学がデュクローによって教授される。[71]

当初から、パストゥール研究所は一八八六年に確立された計画の概略にしたがって稼動する。

狂犬病に冒された患者たちは奥の建物一階翼にある医療サービス部でグランシェ博士からワクチンを接種される。治療期間中、患者は研究所から遠くない、ホテルに寄宿する。そのホテルは持ち主からユーモアを込めて「狂犬病患者館」と呼ばれるようになった。毎年『研究所年報』はワクチン接種の模様を伝えている。たとえば一九〇〇年には、一四二〇人の患者が接種を受け、一一人の命が救われずに終わった。

同時期に、三階ではシャンベルランが狂犬病、炭疽、豚コレラに抗するワクチン製造に手を着けている。その後になると、破傷風やジフテリアに抗する血清、コレラや腸チフスに抗するワクチンの製造が加わる。

同じ建物では専門的な細菌学の講義が行われており、それらは最初「ルーの講義」とか「大講義」と呼ばれた。正教授が健康を損ねて代理が必要になった時でも、呼び名はそのまま変わらない。その助手たちの多くが微生物学の歴史の中に名を残している。ハフキン、シャルル・ニコール〔一八六六―一九三六〕、モーリス・ニコール〔一八六二―一九三二〕、ボレル、イエルサンである。その講義には、免疫学、土壌微生物学、菌学という一連の特別授業が付け加えられた。

第四の部局、「衛生学のための応用細菌学」は、加圧蒸気滅菌器と透過性磁器の濾過管の発明者であるシャルル・シャンベルランの指導下に置かれた。その後しばらくすると彼はまたその分野で、飲料水の浄化、塩素化合物による局部消毒、揮発油および過酸化水素水の殺菌性に関する新たな発見をすることになる。[72]

パストゥール研究所は閉鎖体制《アウタルキー》の中で生きていたのではない。当初から研究所は威光を四方に放っていた。最初はフランスで、続いて外国に向けて。

■パストゥール研究所の威光

パストゥール研究所の設立によってすべての問題が解消されるわけではない。動物に噛まれた地方の人たちにとって、パリへの旅は時間の危険な浪費となる。一八九四年一一月にリール市議会の代表団が、抗狂犬病ワクチンと抗ジフテリア新型血清を作るために彼らの市にも衛生研究所を設立するので、パストゥールに援助をするよう要請してきた。リールにおけるパストゥール研究所の礎石は一八九五年一一月二〇日に据えられ、一八九八年に竣工する。その研究所の指揮はアルベール・カルメットに託される。その後矢継ぎ早にマルセイユ、ボルドー、リヨン、モンペリエにも同様の研究所が備わる。

国外になると、旅行の問題はいっそう重大である。一八八六年以降、複数の国からパストゥールに対して支援の懇請が寄せられる。最初の研究センターは、ガマレイアの監督とオルデンブルグ大公の支援のもとに、ロシアのオデッサで設立される。もうひとつはブラジルのペルナンブコ〔ブラジル北東部の地方〕に建てられる。一八九二年に少壮のパストゥール研究所員モーリス・ニコールが、抗狂犬病ワクチンセンターを設立する目的で、コンスタンチノープルに向けて船に乗る。一九二〇年と一九二一年には、ギリシア、次いでイランが同種の施設を創設するためにパストゥール研究所の協力を依頼してくる。

先進諸国はパストゥール研究所を手本に自ら研究所を建てる。イギリスのリスター研究所、ドイツのコッホ研究所、アメリカ合衆国のロックフェラー研究所がそれである。

大規模な植民地征服の時期に、西欧人は感染症病理学と全面的に対峙することになり、細菌学だけがその制圧に成功する。ドイツ人のコッホは植民地への遠征を繰り返したし、パストゥール研究所はフランス帝国全体に研究所の出先機関を作った。一八九〇年にカルメットはサイゴン・パストゥール研究所を創設する。その五年後の一八九五年に、イエルサンはインドシナにおける第二のパストゥール研究所の基礎工事をニャチャン（安南）において開始する。そこでは狂犬病に抗するワクチンと、スイギュウから抗天然痘の痘苗が製造される。これらの施設には病気診断、化学分析、生化学、密造薬品検査、水質検査の諸研究室が備わっていた。その後ダラト〔ベトナム南部の都市〕とハノイにも研究所が誕生する。

北アフリカでは最初にチュニスの研究所が建設される。パストゥールの甥アドリアン・ロワールがチュニジア政府の要請で一八九三年に創設したこの研究所には、ワイン醸造法の実験室、それから抗狂犬病ワクチン接種と抗天然痘の痘苗生産のための医療センターが設けられた。

一年後には同種のセンターがアルジェにその扉を開く。北アフリカ三番目の研究所は一九一三年にタンジール〔ジブラルタル海峡に面するモロッコ北部の港湾都市〕に建設され、そのあいだに中央アフリカにも複数の研究所が創設された。

当時のこうした事業は細菌学の二大超大国であるフランスとドイツとの競争意識の枠内で捉えられる。コッホは何度も植民地への遠征を繰り返し、日本の北里〔一八五二―一九三一〕、ベルギーのヴァン・エルメンゲン〔一八五一―一九三二〕などの弟子たちは世界に彼の学問を普及させた。バベス〔一八五四―一九二六、ルーマニアの医者・細菌学者〕はドイツに滞在した後、パリに研究のために訪れ、それからブカレストに細菌学研究所を創設している。ハンブルクでは熱帯細菌学研究所が設立される。

ドイツ細菌学の威光については当時誰にも異論の余地がなかった。だがドイツの学者たちは細菌を発見する技術では名手として通っていても、ワクチンをいっこうに開発できないことに苦しんだ。ところが一八九〇年にコッホはある治療法を開発したと告げて世界を驚かせた。当時の最大の災厄である結核に対しては治療が大問題とされていたので、治療法だったら何でもよかったのだ！

かくして「コッホのリンパ液」つまり「ツベルクリン」に関する騒動が始まる。

第21章　微生物学における最大の錯覚（一八九〇）

一八九〇年八月四日は結核の歴史の中で記念すべき一日になったかもしれない。その日ベルリンではフィルヒョーの司会のもとに第一〇回国際医学会議が開かれる。開会の辞を述べたのはロベルト・コッホである。獅子の分け前を独り占めにし、パストゥールの研究は無視しながら、細菌学によって実現された進歩を数え上げたあと、彼はフィナーレにある文句を口にして、世界をいまにも地震で揺り動かさんとする。

私は実験で結核菌の成長を阻止できる物質をいくつか発見しました。それらは植物エッセンス、色素、銀塩、特に金塩です。生体中ではこれらの物質は作用しません。しかし最近のことですが、私はついに生体内でも効果を発揮するいくつかの物質を発見したのです。これを吸収した何匹かのモルモットは結核の接種に対して抵抗を示しました。他のモルモットでも、すでに先に感染していたにもかかわらず、この治療で病気を後退させることができました。生体内での結核の侵攻をくい止めることが可能な物質が存在すると確証されましたから、われわれは他の病気に関しても同じくそうした物質が発見されると期待できるのであります。

当時結核は人口の四分の一、いくつかの統計では三分の一もの人々の命を奪っていた。死亡の第一の原因を阻止することになれば、狂犬病や炭疽に対するパストゥールの功績をはるかにしのぐものになる。したがってロベルト・コッホは瞬く間に全面的な栄光を手にするのである。

幻想の時期

たしかに彼は万能薬の組成をまったく明かそうとはしなかった。それは彼の研究が未完成で、横取りを恐れたからである。だがそんなことは構いはしない！　彼は信用にたる人物である。彼は結核菌を発見したではなかったか？　ベルリン、クラウスタール、ヴォルシュタインから名誉市民の称号も授けられている。彼が学生時代に部屋を借りたゲッティンゲンの家には記念の文字盤が掲げられた。ドイツ皇帝は彼に赤鷲大十字勲章を授与し、彼の助手であるベルクマン博士〔一八三六―一九〇七〕が強調しているように、「玉座からもっとも質素な藁葺き家にいたるまで、ロベルト・コッホの大発見ほどに、誰からも話されたり、考えられたりしたものはなかった。」[73]企業が薬品の専売を条件に途方もない宝の山を提供しようと申し出るが、彼は自分の発見を皇帝に捧げるほうを好む。それでこの発見を普及するのは公教育・宗務・医事省の担当となる。

ウィーンではノートナゲル教授〔一八四一―一九〇五〕が、「コッホのリンパ液」ないし「コッホ液」とその後呼ばれるようになったこの液体のために、最初の講義を割いている。彼はこう言う、「われわれの研究を始めるに際して、人類の幸福にとって重大でかつ壮大な発見が誕生したことを、私は厳粛に指摘しておきたい。もう諸君にはおわかりのことと思うが、私が言いたいのは、災厄の中でももっとも恐ろしい結核菌と闘うためにコッホ博士が考えついた新たな方法のことです。コッホ氏はまことにすばらしいことをやってのけました。そこで彼が展開してきた考えをひとつひとつ跡づけていかなければなりません。それは徐々に熟してきた知恵の木の果実なのです」と。

ウィーンの医学会では、ビルロート、ディテル〔一八 五—九八〕の両教授が感動で身を震わせて現代の英雄を称え、その薬品をオーストリアに導入するためのいくつかの方策を明らかにする。市議会もまた結核患者を治療するための診療所を創設するよう国に働きかける。

パストゥールは同僚に対して祝電を送る。ドイツから帰国したリスターは治療の効果を確信していると言う。極端なドイツ嫌いを表明しているフランスのジャーナリズムは、その後「良き」ドイツ人と「悪しき」ドイツ人を対置するようになる。『フィガロ』紙では「現代の偉大なドイツ人はビスマルクやモルトケのことではない。偉大なドイツ人はロベルト・コッホという名である」と書き、『プティ・パリジャン』紙はもっと過激に「ドイツ人といえば戦いのことしか、人を殺すことしか考えないが、そうでないドイツ人が一人いる。まったく珍しいことだ」と言う。

やがて結核患者に対する最初の治療が始まる。一一月五日付『マタン』紙ははっきりと記す、「コッホ教授は仮診療所を設けた後、娘婿のプフュール博士〔一八五二—一九一七〕、およびリベルツ博士と共に研究を続けている。ワクチン接種の方法や効果について完全な秘密の厳守を約束した五〇人に対していくつかの実験が施された」と。骨結核に冒された、二三歳の若い女性アンナ・ティエレが初めて「コッホのリンパ液」による治療を受けて、成功する。彼女はすぐにジョゼフ・メステール〔前出、三三六ページ〕や、一七九六年にジェンナーから初めて抗天然痘の牛痘治療を受けたジェイムズ・フィップスと同じ立場に自らが立ったと想像した。

報道から誇張されたせいで、一一月の初め頃コッホは釈明をすることに決めた。彼は研究を完成してから公表したかったと明言した後で、その報告の決定的な点について言及する。自分の手になるリンパ液の中身については何も語ることはできないが、ただそれは「澄んだ、褐色の液体で、特別な注意を払わなくとも変質することはない。」ヒトに処方する前には、それを薄める必要がある、と。

彼が我が身を実験台にして、その液を二五立方センチメートル注射してみると、次のような反応が引き起こされた。「注射後三、四時間して、四肢の痙攣、咳があり、呼吸が困難になった。五時間すると、激しい震え、吐き気と嘔吐が生じ、体温が三九・六度まで上昇した。一二時間後にはこれらの症状が全部和らぐ。」同様の反応はコッホのリンパ液で処置した結核患者にも認められ、そこから何人かはロベルト・コッホ自身が肺を病んでいると結論づける。

このリンパ液はそのままでも結核を早期発見するためのすぐれた方法となり、それでヴィラレ博士（一八四七―一九一二）はフランスの若い新兵全員にそれを受けさせるよう提案までしている。(74) 治療上の観点からは、結核性狼瘡や結核の早期症例に対する完全な有効性をもっている。進行した結核の場合は、病気を阻止するだけにとどまる。(75)

コッホの報告は人々の好奇心を鎮静するどころか、想像をたくましくさせる一方だった。医療ジャーナリズムや巨大ジャーナリズムの通信員たちは奇跡に立ち会おうとベルリンに殺到する。『医学週報』の委任を受けたレモン博士は、病気のめざましい鎮静を目撃する。結核菌が痰や唾から消失するか減退し、喀血が止まり、患者の体重はもとのように回復し、熱が下がってくるのである。狼瘡に冒された患者はその傷口がかさぶたに変わり、それからきれいな傷跡を残すだけになる。同じ新聞の通信員を務めたヴィラレ博士はコッホのリンパ液が診断法として有効であることを強調している。そのリンパ液のおかげで、「軍隊は感染症の汚染源である代わりに、結核に関して公衆衛生の番兵となるであろう。」(76)

『フィガロ』紙に公表された、ベルリンからの外電の中で、シャフィエ博士は言明している、「私はコッホ、リベルツのところと、ベルクマンの診療所を訪問した。私が目にしたことはまったく常識では考えられないように思えたが、ベルクマンの権威あることばのおかげでかろうじて本当のことだと信じることができた。詳細は次の手紙で。」

「結核性狼瘡が直る！」とヴィラレ博士は驚きの声を上げている。「夢を見ているようだ。だが目の前にはなめらかで、健康になった、やけどの後よりもずっときれいに見える傷跡が残っているだけだ。」(77)

ベルリンから戻ると、『フィガロ』紙からインタビューを受けたフィロー博士は予告する、「このように医学は実際に不思議な物質を所有するようになった。それは未知の選択的親和性のおかげで、結核組織に強力に作用し、それに大変動を引き起こし、死滅させ、破壊する、しかも結核組織にだけしか作用しない。この発見でまったく感嘆するに値する奇跡と言えば、それしか考えられないのではないだろうか」と。

コッホの助手ベルクマン博士はもっと控え目に、三〇人の結核患者の治療に成功しただけだと明言する。彼の言うところでは、「コッホが予測した結果は数学的な正確さで生じた。」

フランスの日刊紙の熱狂ぶりはとどまるところを知らなかった。そこでは肺結核治療という特定性はその後問題にならずに、むしろ万能薬として取り上げられる。一一月九日号の『マタン』紙はそれがリューマチ、皮膚疾患、梅毒をも治せるかもしれないと知らせる。『タン』紙は一一月一四日号で「コッホが自らの発見をジフテリアにも試そうとしている」と主張する。『プティ・パリジャン』紙は顔面の癌が「確実で完全に」治癒すると語る。一二月二日付『フィガロ』紙は一二年間も顔にあった癌の症例が数日で直ってしまったようだと伝える。この通信員はその後にこう続けている、「コッホの治療法を試すために、同じケーラー博士の診療科によく知られたハンセン病患者が連れてこられるのを、私は見た。彼は名前をシューマッハーといい、ブラジルで機械技師をしていた男である。」

このようにコッホのリンパ液はドイツで国家的重大問題となる。

国家的重大問題

コッホが性急に自分の発見についてベールを外したのは、フランスとの競争に関心を示す宗務・公教育相ゴスラーから指示されたからであるらしい。『エコー・ド・パリ』紙の記者ジャン・ユレに対して、フィルヒョーが打ち明けている、「彼［コッホ］の話はあまりにも性急すぎたようだ。というのも彼は話すべきことの半分もきちんと話せなかったからだ。ベルリン医学会議に向けて準備中の彼に対して大臣から圧力がかかったのだと考えられる」と。この仮説はコッホの助手ライデン教授〔一八三二―一九一〇〕からも確認される。彼は『医学週報』の特派員にこう公言しているからだ、「彼は無理を強いられた。そして行政からの圧力に応えて、いまだに確信がいかないことを公表した」と。[78]

もうひとつ別の理由も公表を急がせたのかもしれない。彼の助手エミール・フォン・ベーリングが抗ジフテリア血清による治療で研究を進展させたことを意識して、コッホは自尊心にかられて、早々と冒険に打って出たと推測されるのだ。[79]

それに、法律の観点からすると、コッホのリンパ液は成分が秘密にされたままの薬品で、そのままであれば一般に普及させることは禁止される。『プティ・ジュルナル』紙が載せたおそらくは架空の逸話がこうした事情をはっきりと明らかにしてくれる。成分が未知の薬品の輸入を禁じる規則のせいで、フランスの税官吏はコッホ教授がコルニル教授〔一八三七―一九〇八、フランスの医者・政治家〕宛に送ってきた数本のガラス瓶を押収し、ベルリンへ送り返してしまったらしい、というのだ。

その成分は実際国家機密で、宗務・公教育相が偽造を防ぐ配慮からそれを正当化している。[80] そこでジャーナリストたちはあれこれ推測をたくましくする。『フィガロ』紙はシアン化金がリンパ液の主成分だと思った。『マタン』紙はコッホ菌〔結核菌〕の濾過液だと想像した。『エコー・ド・パリ』紙では「天然痘予防用に何年も前から利用されてきた、ワクチン用リンパ液を作るのと似た方法で入手された物質」だと伝える。『プティ・パリジャン』紙は「動物から取りだした活性物質」とシアン化金との調合剤を想起する。『マタン』紙にインタビューされたベルネーム博士〔一八三七―一九一九、フランスの医者〕は「細菌自体から分泌された有機性毒素」をそこに見ている。

何人かの医者はこの発見を覆う秘密と、それを取り巻く騒々しい宣伝とに憤慨する。パストゥール研究所のグランシエ教授とマルタン博士〔一八六四―一九四六、フランスの医者〕は、自分たちがウサギに対する実験で同一の結果に到達し、すでに九カ月前に、慎重を期して、医学アカデミーにその研究の現状を封書で届けたと明かす。(81) 同時期にリシェ〔一八五〇—一九三五、フランスの生理学者〕、エリクールの両教授は、生物学会での報告で、毒性を取り除いた結核菌から抗結核ワクチンを作り出すのに成功したと明らかにする。それをウサギに対して実験したところ、きわめて満足のゆく結果がえらたというのである。(82)

こうした慎重な態度はお構いなしに、ドイツ政府はこの出来事を自らで掌握するとともに扇動の強化に没頭する。一一月二九日、プロイセン下院の演壇は突然の質問に襲われる。その日、公教育・宗務・医事担当相ゴスラーは、コッホの薬についてグラフ博士〔一八二九—九五〕の質問に答えなければならなかった。彼が言明するところでは、困難な実験を六週間した後に、総額二四マルクの費用で五〇〇〇回の注射が可能なリンパ液五グラム入りの一瓶を供給することが可能になった。注射は一回で五ペニヒかかるだろう、と。これに彼は次のように付け加えている、「この薬が別の病気と闘うために使用することもできると期待されるいくつかの理由がある。これがきわめて貧しい病人にも問題なく入手できるようにいくつかの措置をすでにとった。この薬はやがて国家の財産となるだろう。」ゴスラーはなおも続けて言う、国家の保証を与えること、それはベルリンを世界の医療の首都にすることである。ベルリンにはやがて全世界の国々から医師が手ほどきを受けにやってくるであろう、と。コッホに対する称賛で演説は終わり、それは拍手のとどろきに包まれた。(83)

薬剤業者だけが渋い顔をする。彼らの顧客の半分は結核患者で、大量のシロップや強壮用ワインをがぶ飲みしてくれたからだ。また同業組合は声高にそのリンパ液の専売権を要求する。

政府筋は狂喜し、行政措置が相次いで取られる。あまり良心的でない実業家がこの発見を利用することを回避するために、ドイツ帝国議会には一〇〇万マルクの予算案が上程される。さまざまの方面の軍隊から軍医がベルリンに召集されて、新兵全員に対してこのリンパ液を投与する方法が決定される。二〇〇万マルクの予算が投票で可決されパストゥール研究所に似た研究施設の設立が決まる。コッホに指揮されるこの研究所は細菌学の実験施設と一五〇の病床を備えた診療病棟から構成される予定だ。何人かの建築家が、デュトー通りの施設を研究する役目を帯びて、パリに派遣されもした。かくしてベルリンについては微生物学分野でパリの王座を奪うという見通しがなされる。

実際にプロイセンの首都はやがて世界中からやってくる結核患者と医者の大群を吸い寄せることになった。

■ベルリン、奇跡の都

報道関係の通信員全員が、当時ベルリンを支配していた雰囲気を描写しようと、誇張もいとわず、生彩に富んだ表現を競い合う。『マタン』紙の通信員ピノー博士によると、「いつもは寒くて沈んだこの町が、すっかり面目を一新し、いまや巨大な病院のようだ。そこには世界からやってきた病人、主に南フランス、イタリア、さらにはアルジェリアといった避寒地におなじみの滞在客たちで溢れかえっている。ホテルは結核患者で満員だし、気候の厳しいプロイセンの首都は咳だらけだ。世界の隅々からやってきた数千人の医者たちもベルリンの街路という街路をさまざまな色に染める。奇妙なことは、彼らがみなフランス語で話していることである。しかし、招かれる者多けれど、選ばれる者少なし〔「マタイによる福音書」二二章、一四節〕。イタリア人、オーストリア人は明らかに厚遇を受け、他の人たちよりも歓迎されている。別に驚くことではない。彼らは三国同盟の患者なのだから。」(84)

医者たちの来訪がいっそう必要とされる理由があった。それはゴスラーが議会を前に次のように言明していたからである。「処置が非常に難しく、しかも多大の責任を負わなければならないので、これを修得したり、実行するところを監督したり、自ら実地にやってみようとすれば、コッホの考えでは、すくなくとも六カ月は経験を積んだ研究者が必要である。」(85)そこで公教育省には請願書が殺到する。医学界の何人かの大立者も新たな医療行為の手ほどきを受けるのは自分の義務だと考える。しかしながら思わせぶりなところが感じられないでもないが、ドイツ政府はもったいを付けて次のように決定を下している。つまり新たな指示が出るまで、「何人もフランスの医者にはベルリンにおいてコッホ博士の実験講義への出席を認める公式命令書は与えられない」（『フィガロ』紙、一一月二〇日号）。したがってフランス人たちは個人の資格でドイツの首都へ行脚に出かけることになる。

コッホとその助手たちの周囲では人々が押し合いへし合いの情況を呈する。『エコー・ド・パリ』紙のジャン・ユレは栄光に満ちた大混乱の様子を次のように語っている。「コッホが所長を務めるベルリン衛生研究所は毎日世界のあらゆるところからやってくる人の群れに悩まされている。ちょうど今朝のことだが、白い頬髭をはやし山岳帽をかぶった低ティロル地方のひとりの医者がフィロー博士と私に語ってくれたところによると、彼はコッホが最初の研究をしたブレスラウの恩師の近況を携えてきたというのに、自分の受付の番を待って五日になる。ロシア人の何人かの医者は、アジアとの国境地帯から四、五日かけて旅してきたのに、いまだに聖なる研究所の敷居を跨ぐことができない。ドイツの神様コッホの事務室に隣接する広い待合室では、足踏みを余儀なくされた群れをなす人々の中に混じって、スペイン、アメリカ、セルビア、ポーランド、イタリア、スウェーデンの学者たちが肘を付き合わせて、畏敬のことばを交わし合っている。」

研究所の事務局では通訳から発表がある。「コッホ氏はお会いできないか、あってもごく少数の人だけです。所長は忙しすぎて、お話しできません。書面でもって聴講願いを提出してください。お返事を差し上げますから。」それでもしつこく迫る人があると、容赦なくこうはねつけられる、「コッホ教授は宮殿のパーティーで皇帝と会見されることになっておりますから、今日は来ません。明日は皇后陛下が当研究所をご訪問になる予定です」と。

何回も請願をした後、珍しく特権を手にした数人の人たちが神様に会える。ただしそれはごく短時間のことである。助手が彼らにあらかじめ注意する、「会見は一、二分でお願いします。所長にお尋ねしたいことがおありの方はごく手短に、前もって質問を書いておいてください」と。

受付が扉を開ける。コッホ博士が立ち上がる。ジャン・ユレが摘記している、「彼は四七歳で、中背、黒服をまとっている。栗色の、長くて、濃い髭をたくわえ、眼鏡をかけている。端整な顔立ちで、額は広くて艶やか、鼻は大きく形が整い、口には穏やかで愛想の良い微笑を浮かべている。全体としてまったく率直できわめて穏やかな印象を与える」と。彼との会話は短いもので、コッホは大変残念だが二カ月たたないとリンパ液は十分に供給されないと明かすにとどめる。[86]

『フィガロ』紙はこの学者のことを「研究の終点にたどり着いて、荷を降ろし、報われた人」として描写する。記者は続けて「彼の顔に満足感が読みとられるにしても、衒学臭や気取りを表すものは何もない。彼は自分の発見についてきわめて簡単に語り、深入りしようとしないのだが、完全な自信をうかがわせる穏やかな様子を見せる」と述べる。

リンパ液の注射が行われているので、旅行者たちのもうひとつの基地となった、コッホ教授の助手たちの診療所にも、医者やジャーナリストの大群が吸い寄せられる。四〇人もの医者がコーネット博士（一八五八―一九一五）の小さな診療所に押し合いへし合いして、正体不明の薬品の投与に立ち会う。人々の視線は、医者が窓辺に並べているリンパ液の小瓶に集中する。この小瓶が立ち会う人々に魔法の効果を与え、ジャン・ユレはむずむずしだして、ついにそのうちのひとつを「くすねてしまおう」という気をおこしかける。

ベルリンのホテルにはもはや医者と病人だけしか滞在していない。それでコッホの助手たちはそこで注射を行うことに決め、自分たちの診療所には「満員」という貼り紙をだす。『フィガロ』紙はそれについて次のような注釈をしている。「病人の大群によるこの町の占領、いたるところにある急造の隔離療養所は、医学の歴史の中で、それと同様にベルリンの歴史の中で、時代を画することだろう。」

しかし手放しの喜びようもいくつかの人騒がせな暴露によっていささか熱気がさめる。一一月半ばから、ドイツの新聞は怒りをあらわにする。予算の執行が開始されたにもかかわらず、製品が貧しい人々にまだわたっていない。いくつかの仮収容所が貧しい人たちのために実際に整備されはしたのだが、それらは形ばかりの仮住まいでしかなかった。

もうひとつ不平の原因がある。それはリンパ液の極度の不足である。一方で結核患者たちの多数がもう少しで助かったのにとつらい思いを抱きながら死んでいき、他方では耐えがたいほどの期待を持ち続けて生きているのに、公教育相のスポークスマン、ゼナトーア博士〔一八三四―一九一一〕の報告では、リンパ液が極度に不足しているので、数を増してベルリンに押し寄せてきている結核患者の大群に対して、二カ月後でなければ医者は手当が出来ない、というのだ。

リンパ液を一瓶請うフィロー博士に対して、コッホは絶望的なため息を吐きながら次のように答える。「私自身の手元にももう二瓶しかないし、それをパストゥール氏にこれから送ろうと思っている。師と崇めるフランスの高名な学者に対して、私はこれくらいのことはしなければならない。」[87] 結局、当局は「この治療には何回もの注射と長い期間が必要とされる」と告知する。したがって「多くの患者のように、ベルリンに赴いて数回注射をうってもらえば、病気が治って帰ることができる、と考えるのは大きな間違い」である。

こうした異常な状態の中では投機が大いに盛んになっても不思議はない。政府は注射の価格を五ペニヒと定めたのに、何人かの医者は闇取引で大儲けをするだろうし、新聞は死を種に脅すびっくりするような例を挙げている。ある接種医は接種希望者一人につき三〇〇マルクの「保証金」を要求し、入院に際して一日あたり一六マルクの前払い金を強要しているというのである。またコッホの助手の一人はイギリス人の結核患者に対して三〇〇フランを請求したという。『ガゼッテ・デ・フォス』*Gazette de Voss* 紙は自分の患者のそれぞれから一日につき一万フラン強奪する医師の話をし、こう結論づける、「自分たちの同胞の苦しみにつけこむ医者たちは高利貸しやペテン師たちと同じ理由で罰しなければならない。」

このような混乱の渦中で、広告宣伝もこの出来事にとびつく。『フィガロ』紙はガンテール博士とかいう人物の名で、「コッホのリンパ液」と同じ成分と効き目をもっているという、ブーアン博士の「エラチン」の効能を誉めそやす。数日後に、同じ新聞が、今度はゴディノーの特効薬《エリクシール》を吹聴する。その効き目はコッホのリンパ液を上回るのでベルリン人も注文してくる位だという。ベルリンのある新聞が、「パラトロイド」という名で「コッホのリンパ液」が販売されると言って、その薬局の住所を公表する。しかしこのニュースは即座にコッホによって否定される。

しかし、目もくらむような花火が打ち上げられた後で、この万能薬の威光は数日のうちに崩れ去ることになる。

幻滅の日々

幻想の時期の後に突然幻滅の時期がやってくる。最初は大衆の目を大して引きつけなかったが、一一月から破滅を告げるようないくつかの兆候が現れてくる。一一月一八日、『医学週報』の特派員レモン博士はベルリンから電報で知らせてくる、「昨日クラウゼ博士の病院で公的に明らかにされたところによると、進行した結核患者の症例中にコッホ液注射後肺の浮腫によって死亡する例が出た。私が今朝きわめて権威のある筋から聞いたところでは、それは特殊なケースでないという。」

ついで人々の騒ぎの種をまいたのは「治癒した」患者たちである。一一月二五日、レモン博士は自分の新聞に対してまた不安を与えるような至急便を送る。「フォン・ベルクマン博士の診療科では現実に病気の再発があった。狼瘡に冒されていた患者が、完治したのでこれ以上注射をする必要がないと考えられていたのに、重篤な症状を再発させたのである。ケーラー博士の診療科で突発した、これと似たいくつかの症例と比較してみなければならない。」

ベルリンでは、フォン・ベルクマン博士がもはや恐れを隠そうとしない。それはコッホ液の注射後に結核組織が剥離することによって気管支や肺を閉塞させる恐れが出てきているからだ。(88)

一一月末には守勢に追いこまれて、コッホは留保と楽観を示す次のような宣言を連発する。彼の治療は時宜を得て検出された結核しか治せない、注射は効果が出てくるまでに数カ月続行されなければならない、リンパ液は依然として結核早期発見のこの上ない方法である、と。一一月二八日にフォン・ベルクマン、フレンツェルの両博士はジャーナリストたちに対して、病状の好転は見られても全快は望めないと打ち明ける。自分の意見を表明するには数カ月待たなければならないと、いまやみんなが認めるようになる。

大衆の熱狂を揺るがすようなことが起きるのはそれよりも後だった。一一月末頃にリンパ液が外国にも届けられると、その時はじめて破局が白日の下にさらけ出される。

オーストリアの学者たちから警鐘が鳴らされる。急激でしばしば致命的な反応が出るので、リンパ液の使用は慎重にするようにと、彼らは奨めた。ベルリンから戻ったカポジ教授〔一八三七—一九〇二、オーストリアの皮膚科医〕は「コッホのワクチンは一種の動物性毒素からなる劇薬」とまで論評する。(89)

エメリー〔鋼玉、磁鉄鉱あるいは赤鉄鉱、スピネルなどが複雑に混じり合ったもので、原石は黒色ないし灰黒色〕の栓をした、広口の、五グラム入りガラス瓶に容れられて、製品がフランスに届く。一一月二九日の土曜日に、コルニル教授はラエネック病院〔パリ七区にあり、外科学研究の拠点として知られる〕で注射を開始する。サン＝ルイ病院のペアン教授〔一八三〇—一八九八〕の診療科と同じように、彼のところもこの注射によって奇跡が起こることはいっさいない。一一月三〇日の『フィガロ』紙で、カルメット博士は自分の意見を保留にする、「これらの実験によって好ましい結果が得られるのか？　そうであることを期待したいのだが、今からすぐ確かな結論を出すのは不可能だ」と。一週間後になると大規模な瓦解が始まる。

毎週の金曜日に行われる会議のために、ドイツから戻ってきた三人のオブザーバーの話を聴きに、病院の医師たちが大挙してやってきた。彼らのうちの一人、キュフェール博士〔一八四九―一九〇六〕の報告は耐え難いものであった。彼の言うには、「ベルリンの病院で確認されたところによると、接種がしばしば鞭の役割を果たすので、病気が良性から奔馬性肺結核に変わってしまう。初期段階のある肺結核患者などは一週間で一種の窒息の犠牲になった。せっかく治療しようとした肺結核よりもずっと激しい蛋白尿にやられた患者もいた。」治癒するというのは幻想である。実際にそのリンパ液は、健康な組織を襲う一方で、細菌を殺すどころか人体に拡散させるのだ。[90]

一二月八日の『マタン』紙は、ベルリンで治療後に数人が突然死に襲われたことを報じる。同日ラエネック病院の医師団は自分たちの注射による悲劇的な結果を集計している。注射によって筋肉の毒素によるのと同じような結果が現れた。つまり失神、昏睡、蛋白尿、肺と声門の浮腫、心臓虚脱が生じたのである。

一二月一八日、コッホ自身が自分の万能薬を放棄し始める。彼の患者の一人がその薬のために死んだのである。もう一人、一〇回の注射をした後、視力を失いかけている別の患者もいた。この時期、ドイツ公教育・宗務省だけがいまだに楽観的で、大量の製品をあわてて作ったせいでこうした事件になったと見なした。

それ以来この問題は、軽率な医学上の暴走に対する係争を通じて、職業倫理の問題として提起される。ドゥボヴ教授〔一八四五―一九二〇、フランスの医者〕はこう明言する、「コッホ液を注射することでわれわれは治療でなく実験をしているのだ。正体不明の薬品を投与すれば、家族のために損害賠償の処罰を覚悟しなければならない」[91]と。『科学評論』*La Revue scientifique* の一八九一年一月一七日号は、不幸な結核患者に対して軽率に実験を行ったことを糾弾する、「彼らは一夜でモルモットになり下がり医者に反発を示せなかった」と。

希望と幻滅の交錯によって家族の中に引き起こされる大きな被害の模様が、個々のいくつかの例を通して明らかになる。リンパ液のこのような失敗から一年たって、コルニル教授は『マタン』紙に打ち明けることになる。「私は一五回ばかり実験を行った。それらは惨憺たるものだった。私が特に覚えているのは、研究所の同僚の一人が私のところに一八歳の青年である息子を連れてきて、ツベルクリンを接種するよう頼んだことである。父親の熱心な頼みに屈して、私はコッホの方法でその子の治療をした。すると三週間後にその若者は死去した。私は、彼がツベルクリンを受けなければもっと長く生きられただろう、と確信している。このリンパ液は身体に重大な障害を引き起こしただけでなく、薬のせいで生じた鬱血によって身体中で結核菌の繁殖が助長された」と。(92)

一夜にしてコッホは栄光の座から退位させられ、『エコー・ド・パリ』紙は「コッホの歌」を掲載して皮肉る。『マタン』紙だけはこの破滅を利用して、ナショナリスト的で、ドイツ嫌いの気運を盛り上げようとする。「正体を暴かれたコッホ。ベールを剥がれたドイツのリンパ液」というタイトルのもとで、記者は万能薬を取り巻いていた秘密を告発する。その記者が書いている、「このようにしてドイツ人というのは、愛国的な意味を天晴れにも過度に強調することを通して、自国のために常に働いている。それに対してフランス人は自分たちの発見の成果を人類全体に与えることに誉れを感じる。パストゥール氏も、またわれわれ国民も、人類の幸福のために働き、そのように行動してきた」(93)と。

一八九一年一月一五日にコッホは自分の薬液の成分を覆っていたベールを外す。「私が結核の治療法確立に役立てた薬品は、結核菌の純培養から抽出したグリセリン・エキスである。」(94)

無邪気からか、それとも軽薄からなのか？　国家理性と微生物学とは折り合いが良くなかった。また競争心も必ずしも良い働きをするとは限らない。

しかし「ツベルクリン」と命名されて、コッホの薬剤は後に有用さを発揮することになる。まだそれから長い時間をかけてこの薬剤の治療効果が探られることになるのだが、一八九五年からは、動物に対して適切に使われるようになると、それでもって結核に冒された動物を見つけだすことが可能になる。

一九〇七年ウィーン人フォン・ピルケー〔一八七四―一九二九〕がごく少量のツベルクリン〔結核菌の培養濾液を濃縮したもの〕を皮膚下に注入することによって現れる皮内反応を発見する。反応がなければ結核病変がないことの証明になる。反対の場合バラ色の軽い膨らみによって、そのひとはコッホ菌に感染したことがあり、その「初感染」によって保護されていることが示される。X線撮影と皮内反応の発見に助けられて、その後結核の早期発見は医療の一部をなすようになり、結核死亡率の顕著な低下をもたらす。

ところで、「コッホのリンパ液」が熱狂を独り占めしているあいだに、フランスのルーとドイツのベーリングという二人の学者がジフテリアに対する決定的な闘いを交えていた。コッホ自らが「リンパ液」に対する葬送のことばを述べた一週間後、彼の助手ベーリングはジフテリアにかかったひとりの子供を初めて死の手から奪い返したのである。

コッホには妬みの種があったのだ。

第22章　ジフテリア、破傷風、腸チフス、梅毒

死者は四万から五万人。これが一九世紀末フランスにおける毎年のジフテリアと腸チフスに関する死亡統計であった。ジフテリアは子供たちを、腸チフスは若者たちを好んで襲った。もうすこし殺傷力の弱い破傷風は神経系の傷害に起因すると見なされ、農民や兵士の頭上にダモクレスの剣となって永遠に漂っていた。彼らは医者と同様にこうした呪いがどうして降りかかるのか分からなかった。

一八九〇年から一九〇〇年のあいだに、微生物学はジフテリアと破傷風の死亡率を抑えることに成功したが、腸チフスについて死亡率を抑えることはいっそう困難であった。しかしあらゆる努力がむなしく終わった病気があった。それが梅毒である。梅毒は一般大衆の中にサーベルで切り込むことはないが、病人や社会を糜爛《びらん》のもとで徐々に押しひしいでいった。梅毒に関しては回り道を余儀なくされる。その後もまだ長いあいだ道徳と水銀だけが梅毒治療法として残って行くことになろう。

家庭の恐怖

「クループ」ないし「ジフテリア」という二つの語は一八九四年以前すべての家族に恐怖をふりまいていた。気道

入口の偽膜形成によって特徴づけられるこの病気は、電撃的な病状高進で何千人もの子供たちを窒息や中毒死へと追いやっていた。

これほど残酷で絶望的な病気はめったになかった。とりわけ一〇歳以下の子供たちに襲いかかってくるのだが、それがたいていは夜間に突如前兆もなしに突発するのだった。幼い犠牲者たちは呼吸が困難になったり、息が詰まるような感覚に襲われた。全身の不調、震え、発熱、扁桃腺と喉の腫脹がこの災厄の症候をなしていた。声が低くてうつろになり、呼吸する時はしゅーしゅーという音が聞こえる。しつこい咳が出るため、メンドリがくっくっと鳴いたり、若い雄鳥が叫んだりする時の声をどうしても思い出さずにはいられない。それで音のうえから「クループ」〔スコットランド方言で鳥などの鳴き声から来た擬音語〕というもうひとつの名が付けられたのである。

それまでこれは「仮性クループ」と言って、重態になるが一過性の喉頭炎の一種と考えられたこともあった。本来のクループ、つまり偽膜性喉頭炎であれば、典型的な症候として、咳や嘔吐によって羊皮様の膜がはき出されたからである。病気にかかると三日から一週間後には窒息から突然死ぬこともあった。

一八二一年にブルトノーはジフテリアの特殊性を認め、次いで弟子のトゥルソー〔一八〇一―六七、フランスの医者〕が記述を完全なものにして、多様性を信じるドイツ学派に対抗してジフテリア性アンギナ〔急性扁桃炎〕の単一性を主張していた。

一八九四年にいたるまで医学は無抵抗であった。窒息を回避するために、偽膜の吐き出しを容易にさせようと吐剤に助けを求めたり、気管切開に頼ったりした。献身的な治療のために、なんと多くの医者が犠牲になったことか！　何人かは犠牲的精神を極端に発揮すると、自分の口で致命的な嚢腫を吸い出そうとして病気に感染した。抗ジフテリア血清の発見後でさえも、数人の開業医が犠牲となってしまう。彼らは死の間際に診察を求めてきた患者に対して医者としての義務感から手当を行ったからだ。

一八九九年までの調査で合計八人もの職務上の死者を出して、パリ市小児病院〔一八〇二年に設立〕や児童福祉病院〔一八一四年設立〕の医師たちがこの災厄に対して大きな代価を払っていた。病院の外でも、何人かの町の開業医たちが自らの犠牲を顧みず献身的に診療を行う。一八九九年には彼らのひとりが自分の患者に対して口づけによる治療をしたために二九歳で亡くなり、メニルモンタンのラビュエル博士も同じ悲劇によって一九〇七年に死去する。彼はある母子の枕元に呼ばれて、二人が危機的状況にあることを発見する。最後の手段として、自分の口を彼らの口に押し当てると、二人の患者はその後快復するのだが、医者は二日後に、ジフテリアの突発で斃れてしまうのである。(95)

一九世紀の終わり頃、ジフテリアは麻疹とともに小児死亡の第一の要因であった。一八八四年にジフテリアによって二五九二人のパリ人が死去したが、その大部分が子供であった。(96) 一八六五年から一八八五年のあいだに、パリではジフテリアによる死亡率が最低は一八七一年の人口一〇万人当たり三〇人（死者の実数八四〇人）から最高は一八七七年の一〇万人当たり一二一人（死者の実数二三八八人）という振幅を見せ、この二一年間で死亡率は一〇万人当たり平均六四人（実数にして一七九二人）であることが明らかにされた。ただし一八六五年からはこの災厄が徐々に激しさを加えて首都に猛威をふるっていた。一八六五年から六九年までは一〇万人当たりの年間死者数四三人、一八七〇年から七四年までは四七人、一八七五年から七九年までは一一一人、一八八〇年から八四年までは九三人だったからである。一八八五年にアミアンは一〇万人当たり死者一一三人を数えてフランスでもっとも多くの危険にさらされた都市となった。その後に続くのはマルセイユ（九八人）、ナント（九七人）、ル・アーヴル（九一人）、パリ（七四人）、ランス（六〇人）であった。フランス全体では、ジフテリアは毎年二万から三万人の人を襲ったのである。

ドイツはジフテリアに対していっそう重い犠牲を払う。一八八五年ジフテリアの死亡率は一〇万人当たりベルリンで一五五人、ダンツィヒで一五〇人、ハンブルクで一〇二人にのぼる。一〇万人当たり一七六人の死者を出したケーニヒスベルクは突出していた。死亡率で九四人前後を推移していたニューヨークは、ベルリンとパリの半ばに位置している。理由はわからないがイギリスはジフテリアの被害がもっともすくない。一八八五年に一〇万人当たりロンドンでは二二人の死者を出し（ベルリンの七分の一である）、グラスゴウで二三人、マンチェスターで一七人、リーズ〔イングランド北部の都市〕で六人であった。[97]

一八九〇年の内務省宛報告の中で、グランシェ教授はジフテリアのための病院をパリの外に建設するよう勧告する。彼は記す、「ジフテリア患者のそばにいても伝染のおそれはないが、病人の周囲への消毒を怠れば感染する。それに対して病院は伝染が拡大する発生源とはならないが、安全にはほど遠い。ジフテリアが医療スタッフに対して頻発していることを考えればそれは明らかであろう。」

一八九〇年に入ってから九カ月のあいだに、七九七人のジフテリア患者がトゥルソー病院へ運び込まれた。そのうち三七五人は辻馬車、六七人は乗合馬車、一三人は自家用馬車、一九五人は徒歩、そしてわずか一四三人だけが救急隊に助けられた。グランシェは指摘している、乾燥したバチルスでも数年は毒性が存続するとわかっているだけに、住民が冒している危険のほどが推し測れる、と。[98]

衛生と予防が長いあいだ唯一の対応策であった。一八八九年に『パストゥール研究所年報』に発表した研究報告の中で、ルー博士は麻疹や猩紅熱の結果アンギナが引き起こされるので、油断せず石炭酸〔フェノールの旧称〕による口の洗浄を丹念に行うよう勧めている。しかし特効薬がなかったために、医学が窮地に陥ったままであることに変わりはなかった。

一八八八年にパストゥールは気も狂わんばかりになったひとりの母親から次のような数行の手紙を受け取っていた。「博士はこの世で人がなし得る善のすべてを実現して下さいました。博士が欲するなら、ジフテリアという名の恐ろしい病気に対する薬をもきっと発見されるでありましょう。われわれが人類の大恩人としてあなたの名を教え

込ませているわが子たちは、博士のおかげで生き続けられることになるでありましょう。〔母親より〕

この母親の願いはまもなく叶えられるようになる。一八八四年から細菌学者たちが研究を開始していたのだ。

■ ルーとイエルサン、ジフテリア毒素の発見（一八八八）

当時マールブルク〔ドイツ中部ヘッセン州の都市〕大学の若い教授であったクレープスは一八七三年に偽膜の中にバチルス〔桿菌〕があるのをはやくも発見し、それがジフテリアに関係していると見なす。しかし彼がそれに関する重大な描写したのは、ヴィースバーデン〔ドイツ中部ヘッセン州の都市〕における学会のときで、やっと一八八三年になってからだった。しかし喉にはあらゆる種類の病原菌が繁殖しており、それだけでは特定するための証拠にはなりえない。

一八八四年帝国保健所でコッホの助手であったフリードリッヒ・レフラーは『治療法』の中でこの問題に対する研究結果を報告する。彼は小児用ベッドが毎日空になる救急処置室で働きながら、殺菌したメスや赤熱させた白金の繊維を使って、遺体の喉から偽膜の断片を採取する。メチレンブルー〔メチルチオニンともいう。細菌学や病理学における染色剤として使用される〕で着色させた後、彼はそれを顕微鏡で観察して先太の棍棒様の形をしたバチルスを発見し、それを分離・培養して、数匹のモルモットに接種した。するとモルモットは一連の症状と共に発病する。ジフテリア菌、すなわちクレープス＝レフラー菌が同定されるにいたったのである。

しかしながらそれはまったく奇妙なバチルスであった。炭疽などよく知られた大部分の感染症では、病原菌は身体内のどこでも増殖するのだが、今回はそれが偽膜の中でしか発見されない。皮下注射をされたモルモットよりも早く、二、三日のうちに死ぬ。しかし病原菌が接種部位を越え出て繁殖することはなかった。

時々レフラーはその病原菌をふたたび見出せないことがあったり、また昆虫すら病気で殺せそうにないほどあまりにも微量なこともあった。もっと奇妙なことに、彼はてのバチルスがまったく健康な子供にも発見することがで

第三部　微生物学の飛躍（1880–1920）　　394

きたのだが、それと同じバチルスを接種するとモルモットは死んでしまったのである。そのため彼はバチルスから分泌されて個体を殺すにいたる毒素が存在するのではないかと怪しむようになる。しかしそれをアルコールに沈殿させようと試みたが、むなしい結果に終わる。

だがそこに謎を解く鍵があった。ジフテリア毒素を制御しうるものがジフテリアを制御できるようになるからだ。一八八八年一二月二人は『パストゥール研究所年報』に「ジフテリア研究への寄与」というタイトルで最初の調査結果を公表する。第二、第三の報告は同じタイトルのもとに一八八九年六月と一八九〇年七月に現れる。⑲

一八八六年頃にルーとイェルサンがこの問題に乗り出した時、状況はこのような具合だった。二人ともパリ市小児病院に赴いて、そこで一五人ほどの死者から偽膜を採取した。パストゥール方式に熟達した専門家として、二人は凝結血清から合成された媒質の中で、鳥や四足動物を殺す純培養菌を苦もなく入手することに成功する。レフラーが実験室で再現できなかった動物の脾臓、心臓、その他の器官の断片を培養しても甲斐がなく、だが謎はそのまま残った。なぜならジフテリアに感染した動物の典型的な麻痺を、彼らはウサギで観察した。クレープス＝レフラー菌はすこしも発生してこなかったからである。

レフラーと同様、ルーとイェルサンは「非常に強力な毒（プワゾン）」のことが念頭にあって、一八八五年以来ブリーガー〔一八四九―一九〇九、ドイツの細菌学者〕が考えていたような「毒素（トクシーヌ）」という用語はまだ使用していなかった。彼らはその毒を抽出しようとして、四日間ブイヨンを恒温器に入れておき、レフラーが試みたように化学物質を用いて沈殿させるのでなく、それを濾過してみた。まず水を通す単なる磁器筒である、シャンベランの濾過管の中に細菌を収めようと試みた。しかしブイヨンはあまりにも濃すぎるので、圧縮に訴えなければならなかった。大変な努力の結果、彼らはとうとう細菌のいない琥珀色の液体を得た。

しかしウサギやモルモットに接種しても、濾液のほうは無害のままであった。どうすべきか？ ルーとイェルサンはめざましい実験に訴えた。モルモットに対して三五立方センチメートルというとんでもない毒の量を、すなわち人間にとっては大きなバケツ一杯に相当する量を接種したのである！　この大量投与で、モルモットは五日後にジフテリアの症候を呈しながら死んだ。

しかしながらこの実験はたいした意味を持たない。毒の電撃的な威力を証明するためには、ごく少量の毒で一匹の動物を殺すことが求められるからである。今度は有益な結果を得ることになった。ルーとイエルサンは期間を四日でなく四二日間定温培養したブイヨンを濾過する。彼らは言う、「以前は無菌だった培養液中に数時間のうちに変化する過急性の有毒ジフテリアを生じさせることができた」と。このブイヨンのエキスが三〇グラムくらいあればなんと六〇万匹のモルモットか七万五〇〇〇匹のイヌを殺すことが可能なのだ！　二人はそこから予言的な考察を引き出す。「現在のところ明確に原因の分からない多くの器質的疾患はこうした緩慢な作用のせいであると、将来おそらく証明されるであろう。多数の原因不明の腎炎や神経の疾病も、おそらく見逃されている細菌感染の結果であろう。」

さしあたってはワクチンを作り出さなければならない。「動物をジフテリアの毒に慣らして、この方法でジフテリアに抗する免疫を作り出すことが可能だろうか？」これが一八八八年一二月における最初の報告の結論だった。

公表されるとすぐに大新聞が熱狂する。イエルサンは母親宛に手紙を書いている、「ジャーナリストが科学に口を挟もうとする。彼らはばかばかしいことしか言わない。今週も『フィガロ』はぼくたちが送り込んできて、詳細を聞きたがった。ぼくはそのうちこの記事のせいでパリのすべての新聞が取材記者を雪崩のように送り込んできて、詳細を発見したと言い立てた。ぼくはそのうち『マタン』と『リベルテ』の二つに応対した。彼らに『可能な限りの詳細はすべてここに載っている』と言って論文の別刷りを単に渡しただけだった。にもかかわらず『マタン』の翌日の紙面には、ジフテリアに抗するワクチン接種が完成されたも同然で、すでに動物に対してワクチン『マタン』が接種されたとぼくが

第三部　微生物学の飛躍(1880—1920)　396

言ったかのように、平気で書いてある。」[100]

一八八九年六月に発表した第二の研究報告で、ルーとイエルサンは毒の特徴を研究している。それは一〇〇度なら一〇分、五八度なら二時間で破壊されるが、湯の中では緩慢に作用する毒が大量に保存される。光や空気に当てるとさらに時間がかかるが毒性はなくなる。毒は気化法で濃縮できるし、リン酸塩沈殿物の中に吸収できる。精製するとごく少量で作用する。こうして毒は名人芸による研究対象として、ルーの手になる最高傑作になったのだが、本文では不備なところを確認して終わる。「動物をジフテリアの毒に慣れさせることは毒性がまさしく強力なので困難である。その毒は少量でもしばしば長期にわたる影響を引き起こす。」

一八九〇年七月の第三の報告は予防法に捧げられる。ルーとイエルサンは快復期の患者は発病力をもつバチルスの保有者となりうることを証明する。彼らはそこから重要な結論を引き出す。「伝染の危険は病気とともに消滅するのではない。ジフテリアにかかったばかりの人は、家族、仕事場ないし学校にあまりあわてて復帰するべきではない。もう病人に偽膜が見いだせないと言って病院から帰してはならないし、共同病室に彼らをとどめておくことにも不都合な点があるので、ジフテリアの診療科に快復期患者用の場所をもうけるほうが安全である。」

それからワクチンについては？　ルーとイエルサンは炭疽と狂犬病に対する闘いの中ですばらしい成果をもたらした弱毒化のことを考える。それから血清の開発についても考える。だがメチニコフは食細胞活動に頼ることしか考えなかったので、彼らをそれで説得する。ルーはその上いくつもの仕事を頼まれていた。彼の微生物学に関する講義は開設されたばかりだし、狂犬病に対する医療サービスではシャントメスの手助けをしていた。パストゥールの体力が衰えたので、彼の責任ある立場を引き継いだのはルーだった。一八九〇年にルーはまた喀血をして動けなくなり、何週間ものあいだすべての活動を停止しなければならなくなる。

幸いにもルーとイエルサンの努力は実を結んだ。後に「毒素」（toxine）と呼ばれるようになる「毒」（poison）の存在を突き止めて、彼らは血清療法に関するベーリングの輝かしい研究に道を開いたのであった。

■ベーリング、血清療法の開発（一八九〇）

エミール・ベーリングは一八五四年に東プロイセンに生まれた。軍の衛生部隊に勤務した後、一八八九年にコッホの率いるベルリン衛生研究所に入る。一八八八年にはやくも人々を唖然とさせるような発見をしていた。白ネズミの血清が炭疽バクテリディーを殺すことを証明したのである。そこで彼はある種の血清にはおそらく殺菌力が存在していると結論づけた。ルーとイエルサンによるジフテリア毒素の発見が彼に一条の光をもたらす。それは感染症に対する化学療法全体を要約する考察であった。つまり、動物の免疫反応を引きおこすと同時に毒素を消滅させられるような物質の発見が可能か、ということだった。[101]

少壮の日本人学者北里の助けを借りて、ベーリングはモルモットに致死量のジフテリア菌を接種する。数時間後、その毒を破壊する望みを託して、化学物質を注射する。塩化金、ナフチルアミン、過酸化水素水など、いくつかの物質を試したが、まったくむなしい結果に終わる。おびただしい数のモルモットを犠牲にしたのだ。今度はヨードの三塩化物の番であった。実験を終えた動物の状態は惨めだった。一方ではジフテリアで、他方ではヨードの三塩化物で死ぬものが出た。しかし数匹は、苦痛で身動きできなかったり、脚がふらつき、毛を逆立て、痂皮で全身を覆われたりしながらも、生き延びた。ベーリングは奇跡的に助かった動物たちに一〇匹も殺せるに十分な量の毒素とジフテリア菌を接種する。すると全部がこの試練に耐えることができた。ヨードの三塩化物で処理した血液は抗毒素性をもったのである。

しかし子供に関しては惨憺たるものであった。「私はヨードの三塩化物による実験をジフテリアにかかった赤ん坊に極力注意して行ったが、こちらの実験はあくまでも続行するよう勇気づけられることはほとんどなかった。」と何の注釈もなしにベーリングは告白している。
そこで彼は治癒した動物の血を採取し、赤い血塊から上澄みをすくって黄色の血清を取り出し、細菌に汚染されたブイヨンと混ぜ合わせた後、それを天竺ネズミに接種すると、天竺ネズミは死ななかった。抗ジフテリア血清は原理的に発見されたのである。

歓喜して彼はバチルス、ジフテリア毒素、ヨードの三塩化物の混合液をウサギ、ヒツジ、イヌに接種する。まもなくヒツジが完全に免疫を獲得し、それから相当な量の血清が採取されたので、それをモルモットに注射する。するとモルモットは毒性のあるバチルスの接種に抵抗して生き延び、対照実験動物のほうは病気で斃れた。

それでも獲得された免疫は数日間しか続かなかった。一、二週間後には治療を受けた動物がふたたび病気に感染する。そこでベーリングはジフテリア菌を天竺ネズミに接種し、ひとたび病気が発現してきたら、抗毒血清をそれらに投与して、危機を切り抜けさせる。血清はワクチンのように免疫を付与することはないが、しかし治療効果をあげることは可能になる。

一八九〇年一二月二四日、コッホが自らのツベルクリンに対する希望を断念したのに対して、ベルリンの診療所で苦しんでいた何人かのジフテリア患者がベーリングの血清による治療を受け、クリスマスの夜には彼らの中から初めてひとりが窒息死の苦しみから生還できた。薬品会社ヘーヒストがすぐに抗ジフテリア血清の工場生産に乗り出す。一八九二年から一八九四年のあいだに、二万人の子供がこうして治癒し、何人かは死から救われた。

その後のことはあまり教訓にならない。気むずかしくなり、激しい嫉妬にさいなまれて、コッホは助手の成功を堪え忍ぶことができなくなり、助手はベルリンを去ることを余儀なくされる。師匠のコッホがツベルクリンを大あわてで売り出してスターの座を弟子のベーリングから奪おうとしたと弟子が非難するのも理由なしとしない。後になって、コッホが常々自らの勢力圏と見ていた結核の領域でベーリングの発見があると、彼のとげとげしさは激化することになる。
ハレ〔ドイツ東部ザクセン＝アンハルト州の都市〕に短期間滞在し、そこで衛生学の教壇に立った後、ベーリングは一八九五年にマールブルク大学で教授職に着き、抗ジフテリア血清生産に決定的な弾みをつける。一八九四年にはパリに立ち寄り、そのとき彼と会見したパストゥールは賛辞を惜しまなかった。

今日では誰しも認めることだが、ベーリングと友情で結ばれていたルーの研究が存在しなければ、自分の抗ジフテリア血清療法はけっして発見できなかった、とベーリング自身が後に認めるようになる。しかし一九〇一年にノーベル賞を受けたのは彼一人だった。それでも二人はすばらしい交友関係を絶やさず、ルーはベーリングの息子の一人に対して名付け親になるほど友情の絆を強めている。貴族の称号を授けられ、名誉に包まれたベーリングは、一九一七年に六三歳で肺炎に斃れる。

ジフテリアは一九二三年にガストン・ラモン（一八八六―一九六三）の手によって決定的に征服される。アルフォールの獣医学校を卒業すると、ラモンは一九一一年にパストゥール研究所に入る。そこで彼は抗ジフテリア血清の生産に利用するウマの世話をガルシュ〔パリ西方近郊のナンテールにある町〕でする。しかし上司のプレヴォー教授は彼の学者としての天性を信じることができずに、研究をあきらめるよう助言した。したがって彼は孤独な研究者として抗ジフテリアワクチンの開発に努め、アナトキシン〔変性毒素とも言う。毒性はないが免疫性は残る〕を開発する。それは熱とホルマリンを加えて毒性を除去したジフテリアの毒素だった。数年後アナトキシンはジフテリアを消滅させることになる。

■抗破傷風血清（一八九〇）

抗ジフテリア血清は抗破傷風血清の開発にヒントを与えることになっただけに、いよいよめざましい発見であっ

⑩カルレ〔一八五四年生れ、イタリアの医者〕とラトネ〔一八五七年生れ、イタリアの医者〕が破傷風を実験的に伝染させることに成功したのは一八八四年のことだった。若い破傷風患者の遺体に身をかがめて、彼らは遺体の首に爪で掻いた小さな吹き出物があることを認めた。切除して少量の水の中に押しつぶしてみた。顕微鏡で見ると、それには細菌が含まれていた。それを接種すると一二匹のウサギは死ぬ。したがって破傷風も感染症だと思われるのだが、病原菌を同定するにはまだ多くのことが必要である。

同年ゲッティンゲン大学の少壮学者ニコライアー〔ドイツの医者・細菌学者、一八六二―一九四五〕は自分の庭の土をウサギ、モルモット、ハツカネズミの皮膚下に注入する。一八個の土見本のうち一二個から伝染性の致命的破傷風が発病した。そこで顕微鏡で調べると、土と注入個所から取った膿の中に桿菌が発見される。その細菌の膨らんだ先端には芽胞が宿っていた。これが破傷風の病原菌であった。だがそれはまだ「針状バチルス」とか「ニコライアーのバチルス」と呼ばれていた。

一八八九年にはベーリングとともに研究していた北里が破傷風菌の純培養に成功し、その嫌気性を証明する。したがって破傷風菌は土中に宿り、そこで芽胞状態で自らを永久保存している。その結果戦場における破傷風の謎、農民に対する呪いには新たな光が当てられる。土中からバチルスがウシやウマの消化器官に入り、そこで繁殖してその排泄物とともに排出される。菌は堆肥や土に戻ったり、厩舎、靴の泥、ウマの蹄鉄のなか、秣桶や馬具にまでその住処を穿つ。したがって昔から破傷風がウマのせいにされたことにも理由がなくもないのだ。破傷風患者の遺骸の体液や組織の中にはニコライアーのバチルスの痕跡をすこしも残さない。ではそれはジフテリアバチルスのように、毒を分泌することによって、離れて作用するのだろうか？

破傷風とジフテリアは似ていなくもない。

一八九〇年以来デンマーク人クヌード・フェーバー〔一八六二―一九五六、デンマークの医者〕はルーとイエルサンの手続きに従って培養ブイヨンを濾過してこの毒素を分離する。この濾過液が一〇〇〇分の一立方センチメートルあれば二日でモルモットは死ぬ。両者が致命的結果をもたらす点では、ジフテリアと破傷風の毒素は双生の姉妹である。双方が神経系を襲い、一方は麻痺を、他方は興奮を引き起こす。

北里はベーリングの方法に基づいてヨードの三塩化物で毒素を弱化し、血清を得た。この発見は『ドイツ医学週報』Deutsche Medizinische Wochenschrift に掲載された報告の中で、ジフテリアに対する勝利といっしょに告げられる。「破傷風に対して免疫を獲得したウサギの血清には破傷風を無毒化する性質がある。この性質はまた血管から採取した血液にも、この血液から取りだした血清にも同じく存在している。しかもこの性質は持続する。したがってこの血液や血清を輸血することによって治療効果をもたらすことができる。この血清は動物の体内でも効果を発揮する。したがってこの血液や血清を輸血することによって治療効果をもたらすことができる。この抗毒性は破傷風に対する免疫を獲得していない動物の血液中には存在しない。」

だが抗破傷風血清は重大な障害に突き当たる。この血清が破傷風を癒すことはないが、接種後には破傷風を確実に予防してくれる。ところで問題は、ジフテリアの場合は前駆症状によって早期治療が可能になるのだが、破傷風の場合は突発的に発病することである。顎が硬化しはじめた時には、もう手遅れである。したがって疑わしい傷を負った患者には誰でも血清を投与する必要が出てくるのだ。

それはまったく当たり障りのない擦り傷からも毒は入り込むので、教養のある農民や職人なら誰でもかかりつけの医者のところに姿を現すにちがいなかろう。それで第一次世界大戦中には「毛むくじゃらの兵士たち」が、普仏戦争時〔一八七〇年〕の兵士なら笑ってしまうような傷にもまさしくおびえて、衛生班のところに大挙して群がる。

『フィガロ』紙の募金

 鶏コレラ、炭疽、狂犬病に抗するワクチン接種が革命的なのは、学者が実験室内でのワクチン作製にはじめて成功したからであった。しかし個人や心理のレベルで凄いことだとしても、狂犬病や炭疽の死亡率は人類にとってわずかな数値を示すだけなので、人口学上の事件としては弱々しいものだった。それに対して抗ジフテリア血清療法は抗天然痘ワクチンと同じように幼児死亡率をめざましく後退させることができた。

 フランスでは熱狂が頂点に達して、驚くべき連帯感の激発が見られる。

 一八九四年には抗ジフテリア血清が完成する。さまざまな試行錯誤を繰り返した後、ベーリングはヨードの三塩化物の作用が二次的なものにすぎないと気づいた。彼は動物を健康なままで維持するために必要な期間を空けて、純粋な毒素をごく微量的に注射する方法を選択する。フランスではルーとヴァヤール〔一八五〇―一九三六、フランスの衛生学者〕がそれにヨードを加える。しかしモルモットからどのようにして大量の血清をえられるというのか？ そこで大きな動物の必要性が明らかになる。

 イヌは非常に効果の高い血清を与えるのだが、群れをなす性質が治療に利用するのには適さない。ヒツジやヤギはジフテリアの毒に抵抗するけれども、注射をするとカヘキシー〔重度の全身衰弱〕に陥る。牝ウシは抗毒素を回収できる牛乳があるためいっそう関心を持たれたが、毒のせいでこれもまた昏睡状態に陥ってしまった。あらゆる動物のうちでウマが最適であった。ウマの血清は人間には無害であり、また頸静脈は涸れることなく血液をもたらしてくれる泉だった。ルーとヴァヤールはウマについて、その頸静脈は二〇回以上試みても、第一日目と同じように柔軟性を保ち速やかに注射針を通すとも語っている。(103)

 一八九四年九月のブダペスト国際会議でエミール・ルーはウマの血清注射に関する最初の結果を報告する。ウマの血清注射は一八九四年二月一日からパリ市小児病院で始められた。状態がどうあろうと、すべての患者がその治療を受けた。これに先行する四年間で、この病院のジフテリア死亡率は五二％であった。二月一日から七月二四日まで、血清療法によって死亡率は二四・五％まで下がったが、その時トゥルソー病院では六〇％のままであった。[104] ルーはそれでもまだ控え目にして、絶望的な状態で病院に着いた子供の症例まで統計に入れていたのである。

彼の報告は大変な反響を引き起こす。何人かの医者や獣医がパリに新たな技術の手ほどきを受けにやってきて、血清を携えて帰っていった。しかしアルフォールの獣医学校はルーに限られた数のウマしか提供しないので、血清はほんのわずかずつしか配られなかったに相違ない。そこでカルメット博士は『フィガロ』紙の主幹である兄のガストン〔一八五八―一九一四〕を事業に引き込み、すぐに新聞で募金活動を開始してもらった。

一八九四年九月二〇日に寄付を募る最初の呼びかけが公表される。「ルー氏はパリ市小児病院とサント＝ウジェニー病院に対して十分な量の血清を供給できないでいる。医者の家族や子供たちまで、各方面でむなしい待機状態が続いている［…］。パストゥール研究所に三万フランほど資金が集められれば、ルーの治療法によってパリの両病院の子供たちだけでなく、パリのすべての子供たちに対して、手当が可能になるだろうし、おそらく生命を救うことができるだろう。」

この目標は一週間たたないうちに軽く達成される。最初の日から新聞には六〇〇〇フランが集まる。三日後に集まった総額は三万三三〇六フランにのぼる。九月三〇日には一一万フランに、一一月七日は四三万フランに達する。総額では一〇〇万フラン以上が集まることになる。

名望ある寄付者が大金を払い込む。「学士院の会員で、代議士のラファエル・ビショフシャン氏〔一八一三―一九〇六、オランダ系フランス人の政治家・銀行家〕一〇〇〇フラン（現在の価値で言うと五万から六万フラン）」、ギュスターヴ・ダマジュール氏二〇〇〇フラン、デューラフォワ教授五〇〇フラン、総理大臣カジミール＝ペリエ〔一八四七―一九〇七〕五〇〇〇フラン、エドモン・ド・ロートシルド男爵二万フラン。何人かの権威のある会社社長もこの運動に参加する。ルーヴル百貨店一〇〇〇フラン、ルボーディ精糖会社一〇〇〇フラン、プランタン百貨店五〇〇フラン。いくつかの同業者組合も運動の高揚に一役買う。パリ公証人会議所、パリ控訴院代訴人団体がそれぞれ二〇〇〇フラン送金する。文学者協会が五〇〇フラン、「総合保険会社社員有志」が四〇フラン集める。

もっと感動的なのは慎ましい額の寄付だった。何スー〔貨幣単位。一スーは二〇分の一フラン〕かの小銭が「二歳になるキキ嬢」から送られてきた。一フラン、二、三フランの送金には「貯金から」、「マリ＝ルイーズちゃんの代りに祖母から」、「アルベールとジャンの代わりに曾祖母から」という添え書きがあった。「ジャンの乳母」は一フランを、「質屋の店員有志」から二フラン。「雌鶏ちゃん」からは何日か続けて二フラン払い込まれる。そのほかに寄付者たちの評判になった表現には「いとしい亡き息子の貯金箱から二八フラン五〇」や「マルグリット・メーネの誕生日のために二フラン」……があった。

いくつかの市議会は予算を可決する。パリ市議会の予算は五万フランに上り、マルセイユ市議会は一万フラン、ドラギニャン〔南仏プロヴァンス地方のヴァール県にある旧都。一九七四年までは県庁があった〕とポー〔スペイン国境沿いのピレネー地方の旧都。現在ピレネー＝アトランティック県の県庁所在地〕は五〇〇フラン、オンフルール〔ノルマンディー地方カルヴァドス県の大西洋に臨む町。風光明媚な漁港で知られる〕は一〇〇フランだった。

いくつかの地方新聞も募金運動を始め、その成果を『フィガロ』に送った。その一〇月一九日号は『プティ・ニソワ』紙の募金について記している。「われわれに伝えられたところによると、いくつかの山村では人々が文字通りパン代を募金にまわしたという。たとえばヴェルナンソンで募金された二〇フランがどのような意味を持つのかわかったら、このような運動の高揚ぶりに心を打たれるであろう。」

最初に奇跡的に命拾いをした人たちはしばしば気軽に大金の寄付をする。ラザール・ヴェイエ夫人は、双子の孫がフランスで最初に抗ジフテリア血清療法を受けたので、五〇〇フランを送る。若い歩兵隊中尉は一〇〇フランを送金する。彼はブダペストにいた時にジフテリアに感染し、一八九四年九月の国際会議でそこにルーが来ていたために間一髪で救われたのである。『フィガロ』の一〇月九日号には感動的な証言が掲載される。「エフリュシ氏はムロンでジフテリアから治癒する人を目撃したので、五〇〇〇フランを送金して、血清をヴォー＝ル＝ペニル町やセーヌ＝エ＝マルヌ県の医師たちのところに保存して欲しいと表明する。」彼の願いは叶えられる。それに募金者なら誰でも必要な場合には電報で知らせるだけで血清を受け取ることが可能になる。

　感嘆したパストゥールは一〇月五日すぐ『フィガロ』に感謝の手紙を送る。「貴紙は私の親しい共同研究者ルー氏の大いなる貢献を広く世間に知らしめて、母親たちに多数の子供たちを死の手から取り戻させる治療法の普及に対して協力を仰いでくれました。貴紙の訴えは聞き届けられただけではありません。無限に感動的な思いによって、募金者たちの先頭に立ってくれたのはとくに子供たちでした。彼らは命の大切さを理解しながら人生に足を踏み入れようとしています。喪の悲しみに包まれた親たちは亡くした子供たちのことを思い出して他の子供の命を救おうとしています。あらゆる方面から人々は連帯感に、つまり善意に満ちあふれた感情に対して共鳴してくれましたし、それをジャーナリズムや公衆のあいだに喚起したのは貴紙なのです。感謝を申し述べます。」

　パストゥール研究所は、毎年フランスでジフテリアの犠牲になる三万六〇〇〇人の子供には一四〇頭のウマが必要だと算定した。したがって何人かの募金者はウマを提供する。一〇月二九日の『フィガロ』が記している。「一人が匿名で金曜日にパストゥール研究所にとても可愛い子ウマを送り届けた。また有名なスポーツマンのガストン・ドレフュス氏も、役立ててくれと、サラブレッド、サリノー号を弊社に提供した。それはいくつかの競馬場で出走して勝ったウマである。サラブレッドがパストゥール研究所の厩舎に入ったのははじめてのことだろう。」サン＝ラザール通りの貸し馬車屋は持ちウマの一頭を贈る。一〇歳の子供が調教時に事故にあったアングロアラブ種の雌ウマ、アルミド号を提供する。その子は手紙で書いてきた、「ぼくたちの可愛いアルミド号がはじめにフランスの子供たちを、それから他の人たちを救うために受け入れてもらえると知って嬉しいです。アルミド号が役目を終えてしまったら、研究所から売ったり、どこかにあげたりしないで、どうか死なせてやってください。」そこでカルメット自らその子を安心させる。「君のアルミド号はデュトー通り二五番に届けてくれるだけでいいですよ。アルミド号を歓迎します。ここにいればアルミド号はとても幸せです。最初の三、四日は熱が出ますが、その後はすこしも苦しむことはありませんから。」

ある企業家は必要な厩舎を無償で建てようと申し入れ、ある退役将校はモン＝ヴァレリアン〔パリ西方にある丘。一八七〇年のパリ攻囲や第二次大戦時のレジスタンス運動の記念の地〕に近い自分の厩舎を一年間ルーの自由な使用に供する。しかしウマは狂犬病のための医療サービス部門が近くにある、ヴィルヌーヴ＝レタンで世話されることになるだろう。

ところでめざましいやり方でこの運動に参加するのはサラ・ベルナール〔一八四四―一九二三、フランスの高名な女優〕である。彼女はヴィクトリアン・サルドゥー〔一八三一―一九〇八、フランスの戯曲作家〕の『ジスモンダ』初演に際して、パストゥール研究所のためにおよそ一〇〇座席に競り値を付けることに決めた。舞台横の桟敷席のひとつは五〇〇フラン（現在の価値で三万フラン）でオペラ座のロー嬢に売られ、一階正面席のいくつかは二五〇フランで、いくつかの補助席も一〇〇フランで買い手が現れた。

こうして集められた金でいくつかの命が奇跡的に救われる。トゥルソー病院へ行った『ジュール』紙の記者が語っている。「治療している最中から子供たちは急速に元気を取り戻し、それからは食べ物を欲しがったり、ベッドで遊んだりしている。彼らはすこしも怖がらずに血清治療を受けて、くつろいでいるようだ。自分で言うように、『ウマさんのシロップ』をまったく楽々と注入してもらっている。」

だがさしあたってのところ状況が困難であることに変わりはない。血清の大量生産はまだ結果となって現れていず、死の苦しみを味わう子供の枕元で何人かの親が奇跡のかすめるのを待つような苦しい思いをしているだけに、血清の欠乏はなおさら残酷であった。一〇月一九日付『ノイガロ』が報じている。「あらゆるところから血清の要請が研究所に届いている。悲嘆に暮れた母親が何人かやってきて、死にそうな我が子を治すことのできるワクチンをしきりにせがんでいる。ルー氏率いる研究所のスタッフは、こうした緊急患者のために必死の努力をして、今のところ病院に保存しておかなければならない血清のいくつかまで流用しようとしている。」

それから死に対抗するレースが始まり、パリがジフテリアの流行に襲われると、それはますます劇的なものとなる。毎日二七人の子供がパリの二つの病院に収容され、そこで血清療法を受ける。そのときの結果は想像も及ばないものだった。九月二一日には治療を受けた一一八人のジフテリア患者のうち一一六人が死を免れた。しかしながらウマに免疫を与えるには二カ月半は必要であり、一八九五年一月初めにならないと供給は需要に追いつかない。

みんなはまもなくジフテリアの死亡率がめざましく落下するのを目撃する。パリでは年間の死者数がめったに二〇〇〇人をくだらなかったのに、一八九六年頃には三二七人を、一九一〇年になると二二八人を数えるだけになる。この時点での調査ではフランスのジフテリアの死者は二八三〇人（一〇万人当たり七人）で、八〇％以上の低減を示した。しかし死亡率はベルギー（一〇万人当たり一五人）、とりわけドイツ（一〇万人当たり二五人）では依然として高いままにとどまった。[105]

感染症に対する闘いはいつでもこれほど急速な勝利によって解決されるとは限らない。そのうちのいくつかはもっとしぶとく、あらゆる対応策に抵抗を示す。そのような例が腸チフスであり、とりわけ梅毒であった。

■腸チフス

腸チフスは血清発見以前のジフテリアと同じくらい多くの犠牲者を出している。一八六五年から一八八五年のあいだ、パリでは腸チフスの死亡率は住人一〇万人当たり四〇から一四三人で推移し、戦争のあった一八七一には例外的にピークを極めた（一〇万人当たり二四三人）。その二一年間で年平均の死亡率は一〇万人当たり七四人だと算定される。しかしながら一八八〇年からは状況が悪化する。一八七五年から一八七九年までパリの住民一〇万人当たり六二人の死者が、一八八〇年から一八八四年では一〇万人当たり八九人に変わる。一八八六年にはふたたび六一人に下がっているが、しかしランスでは一〇万人当たり一五一人、マルセイユでは一四九人、ナンシーでは一二二人のままだった。それはアルジェ（四二人）、あるいはロンドンとベルリン（一七人）より多かった。

毎年二万から三万人のフランス人がこの災厄の犠牲になった。すべてのヨーロッパ諸国のうちで、スペインとイタリアの二国がもっとも不吉な数字を示した。オランダ、ドイツ、スカンディナヴィア諸国、それから特にイギリスでは、この病気の毒性はおそらく気候のせいで二から三分の一まで弱まっている。[106]

一八八三年にパリでは三三五二人が腸チフスでなくなる。伝染病の突発的流行は恐るべきものだったろう。一八八二年一〇月のわずか一カ月のうちに腸チフスは八八一人のパリ市民を殺す。[107] 国全体としては一〇万人当たり四〇人のフランス人が毎年死去する。一八九〇年に死者の合計数が領土全体では二万三〇〇〇人にのぼり、八〇％以上の犠牲者が三〇歳未満だった。[108] この死亡率は肺病、小児病、心臓病に続いて死亡原因の第四番目の要因である。[109]

腸チフス菌は一八八〇年にエベルスによって発見され、翌年ガフキーによって培養される。しかしその行動様式は謎に包まれたままだった。水に起因することが明確になっておらず、依然として土中の瘴気作用のせいにされた。一八八二年にはまだ何人かが、シャン＝ド＝マルスの土木工事が士官学校における猛烈な流行の原因だと主張する。[110]

エベルスのバチルス発見でもことは容易にならなかったと認めておかなければならない。腸チフス患者の排泄物によって菌の植え付けをしても、めったにコロニーは形成されないし、ときにはまったくコロニーが形成されないことすらある。反対にそこには形態のよく似た病原菌で、大腸菌つまりエシェリヒ〔一八五七—一九一一、ドイツの小児科医〕の発見したバクテリウム・コリの繁殖が観察される。水起源の流行病の場合、しばしば病原菌は観察の眼を逃れてしまうし、細菌検査はいつもほとんど手遅れで、その時点で汚染された水にはすでに細菌の姿が見出せない。最終的にガフキーは細菌を分離・培養することができたが、その後モルモットに伝染させることには失敗した。この細菌にまつわる謎とは一体どんなものであろうか？　やがてそれを見抜くのはパストゥール研究所員のフェルナン・ヴィダル〔一八六二—一九二九、フランスの医者〕である。

ヴィダルは科学者の仲間うちでは無名ではなかった。[111] 一八八九年に彼はパリの医学部における細菌学講座開設を先導する。彼は公開審査に付したばかりの輝かしい博士論文において、産褥熱と丹毒〔化膿性連鎖球菌の感染によって起こる、皮膚または粘膜表層の急性炎症。病名は皮膚病変の赤い色に由来する〕に関する連鎖球菌の同一性を証明したところであった。そこから現実的な結論が導かれる。産婦を産褥熱にさらすことと同様に、丹毒、それからアンギナや気管支肺炎にさらすことも危険ということだ。

一八九二年に彼は腸チフスに挑んで、エベルス菌〔腸チフス菌〕を連鎖球菌に接触させて毒性を活性化させた後、モルモットにそれを伝染させることに成功した。二五回伝染を試みた後、一立方センチメートルもあれば一五時間で動物一匹を殺せる培養液を手に入れる。これが出発点となって、血清診断と抗チフスワクチンという基本的な二つの発見が誕生するのである。

一八九六年六月二六日、ヴィダルはパリ市立病院医療学会のメンバーに対して、今後は彼の「血清診断」法によって腸チフス診断が可能になると告げている。彼はどのようにしてこの結果にたどり着いたのだろうか？

一八八九年にははやくもシャラン〔一八五七—一九〇七、フランスの医者〕とロジェ〔一八六〇—一九四六、フランスの医者・細菌学者〕が「バクテリオリーズ」すなわちいくつかのバチルスの凝集を観察している。それはこのバチルスが免疫を獲得した動物の血清と接触して形成されたものだった。ところで、一八八九年から一八九二年のあいだに、ヴィダルとシャントメスが発見したのは、腸チフスから癒えるか腸チフス罹患中であっても、その動物の血清をモルモットに注射すれば、モルモットはエベルス菌に対する免疫を獲得できることだった。これと同じような血清ならきっとヒトの感染の際にも特殊な凝集反応を示すのではないだろうか？　マルタ熱〔ブルセラ菌による人獣共通伝染病。地中海のマルタ島で発見された〕診断用にライト〔一八六一―一九四七、イギリスの細菌学者〕とスミス〔一八五九―一九五四、アメリカの細菌学者〕によって考案された凝集テストに依拠して、ヴィダルはエベルス菌の培養液一〇滴に腸チフス患者の血清一滴を混合してから顕微鏡で調べると、細菌の集合体が形成されているのを発見する。いっそう容積が増えたので、肉眼でも細菌の凝塊が観察できるほどであった。[112]

すぐにヴィダルを指導しているデューラフォワ教授が血清診断法に権威による重みをくわえてくれたので、三四歳という少壮の研究者は世界的な名声を得る。凝集原理はまもなく他の病気にも適用され、コレラ（アシャール〔一八六〇―一九四四、フランスの医者〕とバンソード〔一八六六―一九三八、フランスの医者〕）、細菌性赤痢（ドプテール〔一八七五―一九五〇、フランスの軍医〕とラヴォー〔一八七二―一九三四、フランスの医者〕）、とりわけ梅毒（ボルデ＝ワッセルマン反応〔ボルデ、一八七〇―一九六一、ベルギーの細菌学者。ワッセルマン、一八六六―一九二五、ドイツの細菌学者〕）に対する血清診断法として実現する。

同じ頃にまだ不確かな抗腸チフス血清が束の間完成の希望をもたらす。ドイツでシュテルンが快復期の患者の血清と殺菌処理した腸チフス菌の有毒培養液とを混合して白ネズミに接種すると、白ネズミは罹患せずテストを無事終える。残念ながらヒトへのテストでは何の成果もあがらない。[113]

たったひとつの望みとなった抗チフスワクチンについて見よう。一八九二年にはすでにヴィダルとシャントメスが一〇〇度以上の熱で殺菌したエベルス菌を実験動物に接種することで免疫を付与することに成功する。一八九六年にイギリス人アームロス・ライト〔一八六一―一九四七、細菌学者〕とドイツ人プファイファー〔一八五八―一九四五、細菌学者〕がそれぞれ別にアルコールで不活性化してフェノールの溶液に保存したエベルス菌からワクチンを開発する。同年にはそれがエジプトとインドに派遣されるイギリス兵と南部アフリカのヘレロ族と戦うために招集されたドイツ兵に試用される。結果は決定的だったので、抗チフスワクチンの接種はいくつかの軍隊に拡大される。

レオン・ラベ〔一八三二―一九一六、フランスの医者、政治家〕法のおかげでフランス軍は一九一四年にワクチン接種を受け、いまだ免疫のない予備隊を襲って六万六〇〇〇の症例に対して一万一〇〇〇の死者を出していた腸チフスの流行も簡単に食い止められてしまう。腸チフスの流行の後にはパラチフスA、B型の流行が続き、今度はそれが三種混合ワクチンの開発によって抑えられる。一九一八年にははるかに嘆かわしい衛生状態の中にもかかわらず、腸チフスは六一五の症例に対して五〇人の死者を出すだけにとどまるだろう。(114)

しかしこの方法の恩恵を一般市民にまで広げるのはいっそう困難であった。なぜなら免疫は絶えず接種を呼びかけることで維持されるが、その呼びかけが耳障りになることもあるからだ。

エベルス菌に対する闘いはまた飲料水の浄化や廃水の処理を通して行われる。腸チフスの問題はクロラムフェニコールが市場に出た一九四九年まで決定的に解消されることはない。しかし二〇世紀初めからワクチンや衛生管理によって病気は後退させられた。一九一〇年にはフランスではもう三一六五人（一〇万人あたり一〇人）の死者を出しただけであった。二〇年間のあいだに腸チフスによる死亡率は七〇％も下がったのである。(115)

梅毒については、力比べはまだもっと厳しいかもしれない。

■梅毒

一六世紀初頭にアメリカ大陸から運ばれてきた梅毒の病原体は、最初に鏡検で捕らえられたクレープス＝レフラー菌〔ジフテリア菌〕あるいはエベルス菌〔腸チフス菌〕よりもいっそうたちが悪かった。一九〇〇年頃には大部分の感染症の細菌が突き止められたのに、梅毒病原体だけがまだ依然として闇に包まれていた。しかしながらそれを発見したと信じた人々は多かった。一八七九年にクレープスはゆっくりと移動するある桿菌が梅毒病原体だと見なす。一八八一年にはアウフレヒト〔一八四四生れ〕が菌類のひとつを梅毒病原体と勘違いする。その後にも旋回運動をするバクテリアや動かないバチルス……と次々に登場してくる。

ふたたびドイツ人がこの分野で抜きん出た働きをする。一九〇六年帝国保健所のシャウディンとホフマンが梅毒病変の体液の中でスピロヘータを発見する。それはまったく半透明だったので見分けるには鋭敏な目が必要だった。この疑わしい生き物に対する追及が推し進められていき、梅毒の下疳とリンパ節にもふたたびそれが見いだされる。これこそが「青色トレポネーマ」であり、その名は内側に湾曲した形と色に由来する。

学者たちはこの発見を待たずに病気に挑み、考えつく限りのあらゆる方法を用いていた。『梅毒の歴史』という書物の中で、クロード・ケテルは何世紀も前から実行されてきた印象深い多数の治療法を調査している。[116] 軟膏の塗布、薫蒸、水薬とさまざまなものに頼るが、どれも一定の効果を持ったたったひとつの治療法である水銀の前では影が薄かった。最初は経口で投与され、次いで浣腸、マッサージ、薫蒸という方法で利用された後、水銀は一七世紀にヴァン・スウィーテン〔一七〇〇—一七七二、オランダの医者〕液として完成された。砒素、アンチモン、鉛にもそれぞれ擁護者がいたが、こうした治療法はすべて中毒の危険を伴った。

一九世紀後半になっても、この問題の大家であるフルニエ博士は、治療という名に値するような梅毒治療法が何ら存在しない、と認めなければならない。したがってあらゆる種類の言い逃れでもってこの病気と妥協し、治癒を望まないようにしなければならず、それは今日の糖尿病とまったく同じ状況であった。一八八六年、パリの医学アカデミーは、売春の管理、軍隊での医学検査、それから病人の——おそらくは実効性のない——隔離に依拠した防衛戦略を実施するに甘んじる。[117]

誕生しつつあった細菌学とともに期待の地平が開かれる。一九〇三年にオシリス賞を受賞したルーは、一〇万フランの大金を受け取ると、それを研究用のサルの購入に充てる。メチニコフに助けられて、彼はサルへこの病気を移すことに成功する。ワクチン開発へ向けた第一段階である。一九〇五年五月に、二人揃ってアカデミーでトレポネーマを弱毒化させるための手順を発表する。一二匹のサルがワクチン接種をされ、それから水銀軟膏を擦り込まれる。まだ実験がどのような結果になるかわからないので、二人の研究者は控え目であった。しかしそれをよそ目に、医学界や大新聞の反響は大きかった。熱狂に煽られて何人かの医学生や医者が弱毒化されたトレポネーマを自らに、また告知もせずに自分たちの患者に接種する。しかし幻想を捨てなければならない。誰もこの病気にかからなかったにしても、誰も免疫を獲得することもできなかったのである。

それから希望は化学療法に移る。熱帯地方から救済の手がさしのべられてきたようだ。一九〇五年に二人のイギリスの学者トーマスとブレインが「アトキシル」という名の薬品中に睡眠病に対して治療効果を発揮する砒素塩があることを発見する。ところで睡眠病のトリパノソーマ〔組織や血液に寄生する原虫の一種〕は青色トレポネーマと似ていなくもない。一九一〇年、フランクフルトのエールリッヒ〔一八五四―一九一五、ドイツの医者〕が六〇六回目の実験で砒素を主成分とする治療薬を開発し、それを「六〇六」あるいはサルヴァルサンと命名する。次いで九一四回目の実験で、「九一四」あるいはネオ＝サルヴァルサンを作り出す。一九二一年にはサズナックとレヴァディチ〔一八七四―一九五三、ルーマニアの医者〕がビスマス〔金属元素のひとつ〕にトレポネーマ殺菌作用を見出す。[118] しかし病気はビスマスと砒素によって単に抑えられているだけで、まだ克服されたわけではない。それには一九四七年からのペニシリンの普及を待たなければならない。

梅毒に抗する研究は足踏みをするにしても、ジフテリア、破傷風、腸チフスに対する勝利は学者たちにふたたび希望を与える。彼らはツベルクリンの失敗にもかかわらず、バチルスの中でももっともしぶといコッホ菌に対してツベルクリンで挑もうとあいかわらず夢見ていたのである。

第23章　コッホ菌、最大の敵――カルメットとBCG

一九世紀の終わりには結核がすべての災厄の中でもっとも多くの死者を出していた。医学部長のブルーアルデールによると、フランスでは年間七〇万人の死者のうち一五万人が死亡率の第一要因である結核に帰せられる。結核は腸チフスあるいはジフテリアの一〇倍近くもの死者を出し、国民の活力を奪い、好んで若年者に襲いかかり、諸個人を衰弱したまま置き去りにする。[119] 一九一二年にはミラン博士が書く、「二〇歳から二九歳で死んでゆく一〇〇人のフランス人のうち四二人あまりが結核で斃れている」[120] と。

一八八五年には人口一〇万人あたりパリでは四五三人が結核で死ぬ。マルセイユでは三七四人、ル・アーヴルでは四九四人、ニュールンベルクでは四七五人、ウィーンでは六七七人、それがロンドンではわずか二〇五人であった。二〇年間のうちにパリの住民が肺結核で死ぬ確率は一〇分の一、ウィーンの場合は七分の一であった。[121]

ツベルクリンの不幸なエピソード〔前出、三七四―三八九ページ参照〕にも研究者たちは意気阻喪しなかった。一八八二年のコッホ菌〔結核菌〕の発見から、彼らは猛然と抗結核ワクチンや血清を開発しようと試みる。いろんな治療法が試みられるが、大規模な研究の結果、コッホ菌は他と同じようなバチルスではないと認めざるをえない。

■もっともしぶといバチルス

結核はワクチン接種や血清療法で征服できる感染症とは似ていない。コッホ菌は炭疽菌のように血液中では増殖しない。ジフテリア菌や破傷風菌のように、人体のある場所にとどまって、そこから毒素を分泌するのでもない。それは閉鎖的な場所に潜伏する。たいていは肺に居ついて、食細胞を動員させる。食細胞はコッホ菌を攻囲し、閉じこめ、小結節を形成するので、その牢獄の中で生息する。そのときから長く、陰険な闘いが始まる。コッホ菌は白血球を殺す。しかし別の白血球が結節の表面で殺された白血球に入れ替わるので、結節は肥大化していき、中に空洞が形成されるようになる。一九〇七年にビュルネ博士〔一八六四―一九三七、フランスの医者〕が記しているように、「結核結節は病理的小世界で、それをとりまく正常な世界に対して閉じている。それで人体はそれに抵抗する。病気は慢性病である。」[122]

こうしてできた二つの世界は障壁で隔てられている。食細胞は監視をたてて、細菌の移動を阻止する。しかしコッホ菌にはねっとりした、蝋様の物質がしみ込んでいて、それで敵から身を守る。他のバチルスのように電撃的に人を殺すことはないが、攻囲された砦に閉じこもっている限りコッホ菌は難攻不落である。このようにして患者は多かれ少かれコッホ菌と折り合いをつけているのだ。長年のあいだ患者は病気で死ぬことも病気から治癒することもない。若いときから結核にかかっていたエミール・ルー博士は一九三四年に八〇歳で死去している。しかしみんなが必ずしもこうした幸運に恵まれるわけではない。結核患者が最終的に斃れるのは、食細胞とバチルスとのあいだの消耗戦にやむなく衰弱してしまうからである。

ヒトはバチルスを吸入するので、結核は好んで肺を襲うと長いあいだ信じられてきた。内臓の結核がめったに起こらないことから、コッホは消化管を通した細菌の侵入を否定する。痰や埃に対する戦闘宣言がなされたのはこのようなドグマの名においてであった。

一九〇二年にベーリングは革命的な博士論文を公開審査に付す。それによると、リンパ系を経由して肺にいたる結核菌にとって消化器系は王道だとされる。彼はモルモットでコッホ菌の呼吸気管からの接近を封じても肺結核を惹起させることが可能であることを証明する。フランスではカルメットとヴァレ〔一八七四—一九四七、フランスの獣医〕がバチルスをしみ込ませた食料をウシに取らせると、ウシはたった一回の摂取で結核病変を拡大させる。

とりわけ子供にあっては結核菌はまだ透過しやすい腸から、それも通過跡をすこしも残さず侵入する。一定期間腹部のリンパ節にとどまった後、細菌は最良の場合には吸収されるが、そうでなければ肺に達して、重症の結核を引き起こす。したがって、ベーリングによれば、大人の肺結核は乳児期の腸結核に原因があるとされる。[123]

リンパ節での潜伏期は「隠れ感染」と言われる。健康な外観を呈する個体は、「健康な保菌者」である。カルメットとゲランが証明したように、バチルスは腸や乳腺を通って排出されることもある。したがって母乳、汚物を散布した畑や庭の野菜に対して疑いの目が向けられる。しかしそれまでに表明された予防規則は変わらなかった。細菌を含んだ埃は依然危険であることに変わりはないが、それは人が信じているように呼吸器系から吸入されるからではなく、消化器系に呑みまれるからである。

これらの観察は解決の萌芽をはらんでいるにしても、すぐに新たな治療法をもたらすものではなかった。誕生したての細菌学が用いたどの方法によっても効果がないことが明らかになった。コッホ菌は抗毒素を生み出すどのような毒素も分泌しないし、蝋様の外皮は食細胞の攻撃を防御する盾である。それでも幻想を与えるワクチンや血清が多数生まれた。

■不可能なワクチン

一八八八年、つまり抗ジフテリア血清が発見される二年前から、リシェとエリクールはロバやイヌのようにコッホ菌に対して耐性があるとされた動物の血清を何人かの結核患者に対して注射する。彼らはそれに哺乳動物で無害にされたニワトリの結核菌を混ぜ、テストを続行した。しかし結果は期待はずれに終わる。

数ある中では二つの血清が一時的な栄光を知る。研究所員マルモレク〔一八六五年オーストリア生れ〕の血清である。マラリアーノ〔一八四九—一九四〇、イタリアの医者〕とパストゥールのマラリアーノの報告を読めば血清の効果には何の疑問もないのだが、それは実地テストに耐えられなかった。

他方でマルモレクはツベルクリンではなく本物の結核毒素を発見し、血清を作ると、それがヒトにも有効であることを証明した可能性がある。しかし別の学者が行ったモルモットに対する実験は否定的な結果に終わり、その血清は危険だと見なされる。

ツベルクリンの失敗の後、コッホは新たな万能薬を開発する。ツベルクリンのバチルスよりもすりつぶしたバチルスのほうがいっそう吸収しやすいと考えて、彼は瑪瑙の乳鉢でバチルスをすりつぶした粉末を作り出し、「ツベルクリンTR」と命名するが、まったく効果はなかった。(124)

そこで研究者たちはワクチン療法へと方向転換する。しかし手に負えない蝋様の外皮はどんな奸策をもことごとく挫折させる。病原菌の毒性を弱体化させようとしてそのまま古びるにまかせたり化学的あるいは物理的因子の作用にさらしてみるのだが、コッホ菌は数カ月の時が経過しても平気だった。それでも研究者たちはあきらめようとしない。

ドイツではロベルト・コッホとシュッツがヒトとウシのバチルスを混合し、グリセリンを加えたブイヨン中でそれを連続的に継代培養して弱毒化する。このワクチンはタオルーマンと名付けられる。同様に弱毒化は、カメ、ワニ、足なしトカゲ、コイ、サンショウウオという冷血動物の組織にもコッホ菌を移植して探求される。スペインではバルセロナのフェラン〔一八五二―一九二九、スペインの細菌学者〕がコッホ菌によく似た腸内細菌、「バクテリア・アルファ」〕を同定し、それからワクチンを作り出す。日本では志賀〔一八七〇―一九五七、細菌学者〕とそのグループが有毒のバチルスをトリパフラビン〔防腐・消毒薬〕、ニュートラル・レッド〔生体内色素の一種〕、サポニン……を含むブイヨンで培養する。[125] ベーリングは免疫のある牝ウシの牛乳には防毒物質が含まれていると想像する。そこでホルマリンを数滴加えれば、牛乳は滋養効果を変質させないで殺菌作用を授けられると考えた。マールブルク大学で実験をしたが、ホルマリンを加えた牛乳には何の効果もなかった。

もっとも研究を深化させたのはナントのパストゥール研究所長ラパン教授〔一八五一―一九四二、フランスの細菌学者〕である。率直に言うと、彼は一三〇年にわたる（一八九四―一九二四）研究の果てに、ヒトに奇跡を生ぜしめるような予防と同時に治療にも効果のある血清—ワクチンを開発していたかもしれない。腐生菌〔生物の死体や排泄物などで生育する菌。ヒトなどに寄生せずに生きられる〕と接触させてコッホ菌を弱毒化させる試みをするほど伝統的なすべての方法をすべてやり尽くしたところで、彼に天啓がひらめいた。

そこで彼はバチルスを「蝋様のべとつく」外皮から取り出すために粉砕・乳化を試み、それからフッ化ナトリウムを利用して毒性を取り除く。治療には濃度を徐々に高めた八回の注射を実施した。最後の注射は免疫をもたない患者に結核を伝染させるに十分な濃度だった。何人かの子供や大人、それから結核患者に結核を伝染させるに成功し、開業医からその血清—ワクチンが請われるようになる。[126] しかしそれが普及しだしたのが一九二三年で、その時にはカルメットとゲランによるBCGの成功の影に覆い隠されてしまうのである。

アペール博士が報告している奇妙で残酷な逸話の示すとおり、このような発見からは熱狂のあまりいくつかの錯覚が生まれた。古いアンドラール病院では、アルベール・マチュー教授が六〇人くらいの瀕死の結核患者を治療していた。肺は膿に満ち、空洞で穴だらけにされて、患者たちは食事することを受け付けず、痰を吐き、咳をして過ごしていた。ある日マチューが彼らにアメリカから奇跡の血清が届く予定だと知らせる。熱狂的な期待のうちにうとうそれが届く。患者たちはそれを是が非でも欲しがり、毎日進んで投与を受ける。落胆の後に幸福感が訪れたのである。

アペールは書いている、「かくして悲嘆に暮れた不幸な病室は活気づき、陽気さを取り戻す。夕方計る熱は低くなる。結核患者の体重が戻ってくる。病人や弟子たちは奇跡だと叫び、彼らはマチューに薬品の秘密を訊ねる。彼の答えはそれが濃度八％の食塩水アンプルで、つまらない人為的血清ということだった。そして彼は一方の患者に対してはたとえ一時的であれ病状の改善期間を与えたかったし、他方の弟子たちには抗結核薬の直接的な効果を判断する前に精神的な要素がいかに大切かを示しておきたかったと述べた。」(127) その教訓は残酷だった。生命の一瞬のきらめきを見いだしたと思ったら、その後で「プラシーボ効果」[薬品によらない、暗示的治癒効果のこと]という名でよく知られている心理的効果に対する反動のせいで、結核患者たちはカヘキシーに落ち込んだ。

何人かの学者たちはどうしようもなくなり、ジェンナーの種痘のことを夢にまで見る。実験室でワクチンができないときには、ひょっとして自然の万能薬が存在するのではないかと考えるのは力づけにならないだろうか？

■ ベーリングの牛ワクチン

一八世紀末にジェンナーはウシの天然痘ウイルス、すなわち牛痘ウイルスが持つ予防効果を発見している。それなら自然の中にコッホ菌と同一系統に属しながらもその毒性をもたないバチルスがどうして存在しないと言えようか？しかし何と多くの空しい試みだったことか！哺乳類、鳥類、爬虫類、両棲類、そしていくつかの植物も結核にかかる。マクファディンは鳥のバチルス、フリードマンは冷血動物（足なしトカゲ、カメ）のバチルスをそれぞれ利用してワクチン化を試みた。(128) グランシェとエリクールがウサギにヒトの結核に対する免疫を与える。一九〇四年にフリードマンはベルリン動物園のカメから採取したバチルスでウシにヒトの結核に対する免疫を接種して鳥の結核にかからなくすると、リシェとエリクールは鳥のバチルスによってイヌにヒトの結核に対する免疫を与える。一九〇四年にフリードマンはベルリン動物園のカメから採取したバチルスを自らに接種し、自らの免疫性をテストするために、その後ヒトの結核菌を接種してみると、結核菌を受け付けない。(129)

しかし一九〇一年一二月一二日ストックホルムで待ちに待った時が訪れる。ベーリングが、「ノーベル賞受賞講演」の中で、ヒトのバチルスをウシに接種して耐性を与え、結核に対する免疫を可能にしたと告げたのである。抗ジフテリア血清療法の創始者の口から洩れた新事実によって、世論は揺るがされる。

それからしばらくして、かつての助手の話に顔を引きつらせたコッホは、ロンドン会議の席上で、新たな爆弾を破裂させる。確かにベーリングの主張するようにウシはヒトの結核に対して耐性があることを確認できるが、付け加えてヒトも同様にウシの結核に対して耐性があると言ったのである。したがって彼の主張では、多大の費用をかけてウシと牛肉の健康調査を組織することは無用なことになる。だがこの断定は病因論や予防上の考え方と非常にはげしく衝突するので、反論の嵐を巻き起こさずにはいない。会議の議長であったリスター卿が抗議する。コペンハーゲンのバング教授は何人かの獣医の例を挙げて、彼らが結核のウシを死体解剖した時に感染したようだ。ヒトのバチルスを子ウシや牝ウシに接種することに成功し、しかもほんのわずかなウシの結核感染例は、牛乳やバターといっしょに人間に呑み込まれたウシのバチルスに由来したものだったからである。ところがウシのバチルスをヒトに接種しても無害だというコッホの断言を検証するためにイギリスで委員会が結成され、それに対しては否定的な結論が出る。委員会が調査した六〇人の結核患者のうち、一四例がウシ起源であった。

すぐベーリングは動物用ワクチンを開発する。それは生きた、有毒のヒトバチルスを乾燥させて作った、粉末の「牛ワクチン」であった。実験が繰り返されて、それらは牝ウシには無害であることが証明される。一二週の間隔をおいて二回の接種をすれば、免疫を付与するのに十分であった。(131)

この方式が世界中で採用されて同じように成功し、一九〇六年にはムロンでもヴァレとロシニョールによって実験が再現される。その結果、「ワクチン接種された子ウシは自然感染にも、実験感染にも耐性を示す。結核感染した仲間のウシがバチルスをまき散らしてワクチン未接種のウシに感染させても、ワクチン接種したウシは感染に対しても、変わらず耐性を示す。ウシはそのまま無事に食肉用解体の年齢に達し、人間に危険は生じない。」したがって、ウシ起源の培養病原菌に対しても、それをヒトに接種することはまだ話題にならないにしても、二人の医者がもう自分の身に自分で接種する。ガルノー博士はウシの結核を自分に接種する。それがヒトには危険であることを証明しようとしたのである。彼は局部の病変をいくつか進行させ、いそいでそれを摘出させているが、その病変部が結核に変質していたと断定することはまったくできない。

一九〇六年ドイツの学者クレンペラー博士〔一八六六年生れ〕が自分自身に対して同じ実験を試みる。今度はウシの

これと同時にみんなはある問題について口角に泡を飛ばす。ジェンナーの先例は人々の心中に渦巻いており、子供たちに接種することはまだ話題にならないにしても、

たが、しかしワクチン接種を受けたウシをウシを消費に回さないよう十分に注意が払われた。

コッホのロンドン会議における報告の後で、(130)

バチルスがヒトには無害であることを証明するためであった。接種個所に結核病変が形成されるが、六カ月たっても悪化することはなかった。結核についてもジェンナー方式の奇跡がいまにも実現されそうになっていたのだろうか？　不幸にもウシのバチルスで手当された数匹の類人猿が肺結核で斃れ、幻想には弔鐘が鳴らされる。使用に供されたベーリングの牛ワクチンそのものも大きな失望を引き起こす。ワクチンで免疫になったと思われた動物が、幻想を振りまいた潜伏期を終えると、結核でついに死んでしまったからである。それでヒトとウシのバチルスは混じり合うことがわかったし、ジェンナーの偉業が繰り返されることにはならなかった。

抗結核ワクチンの開発は息の長い仕事の成果として誕生してくるだろう。一九〇五年頃その仕事にパストゥール研究所のアルベール・カルメットが取りかかっている。

■カルメットとBCGの開発

カルメットが結核の研究に乗り出した時、彼にはすでに研究者としての長い経歴があった。サン＝ピエール＝エ＝ミクロンの医者だったカルメットが赤ダラの謎を見抜いた時から、エミール・ルーとパストゥールは彼に注目し、サイゴンのパストゥール研究所創設を彼に託す。そこで彼はコブラの毒に抗する血清を開発する。一八九四年一一月一四日にリールのパストゥール研究所の付属施設を創設することに決め、ルーはその指揮をカルメットに託す。カルメットはその職務を一九一九年まで務める。恵まれないノール地方で、彼は衛生のためにゆまない活動を展開する。しかしとりわけ彼の注意を引いたのが結核である。

二二万人の住民を数えるリールの町には、福祉事務所が担当する約六〇〇〇人の貧しい結核患者がいた。病気に苦しみ、病気をまき散らすこれらの患者たちに対して、緊急の対策が求められる。一九〇一年からはやくもカルメットは「エミール・ルー結核予防診療所」という名のもとに最初に結核無料診療所を創設する——この無料診療所はフランス国内や外国で「カルメット式無料診療所」という名で豊かな未来を約束されることになる。労働者に対する調査や衛生教育、結核患者の家族に対する衛生管理は、「衛生指導員」と呼ばれる教育を受けた何人かの労働者の手に託される。後に彼らは「訪問保健婦」に取って替わられ、両次大戦間には彼女たちの活動が重要性を帯びるだろう。

このような状況の中で、カルメットは抗結核治療の問題に自ら引かれていくのを意識するようになる。この病気に対する社会的な処置はすぐにでも取りうるにしても、ワクチン開発にはこれから何年も必要とされることを彼は理解した。彼の研究は明確な事実から出発する。

一八九一年にコッホは興味深い観察をしていた。それは後に「コッホ現象」という名で知られるようになるが、それまではその重要性が学者たちの目を逃れていた。その現象とは、健康なモルモットに結核菌の純培養液を接種すると、一〇日位してから小結節が形成され、それが致命的なしつこい潰瘍に変化するのに対して、すでに一度感染したモルモットでは注入個所にわずかに潰瘍が形成されるだけで、数日後にはそれも壊死する、というものである。

このコッホ現象の持つ重大さを理解するには、カルメット、ゲラン、ヴァレ（メゾン＝アルフォール獣医学校教授）が後年に行った実験を待たなければならない。ウシに対する自らの実験で、バチルスの隠れ感染をみた被験体は新たな感染に抵抗を示すことを三人がそろって確認している。しかしこうした感染が度重なると、コッホ現象と呼べる、結核菌に対する不耐性〔アレルギー〕が高まっていく。

カルメットとゲランはそのとき重大な発見をする。子ウシがたった一度だけ、たとえそれが大量であっても、バチルスに感染すると、その子ウシはその後しばらく新たな感染を免れるだけでなく、病変も後に快癒する良性のものしか生じないで、病気の伝染や培養病原体の接種に対して非常に強い抵抗を示すようになる。これが「初感染」という一種の自然のワクチン接種から生じた結果である。後に「皮膚反応」すなわちツベルクリン検査によって、一九〇七年にはヒトでもそのことが証明される。それに対して、最初に感染した後間もなく消化管を通して再感染したウシは、すべて肺結核にかかっている。

基本的な結論が引き出される。個体を重篤な進行性結核から守るには、新生児に腸内「初感染」を引き起こし、その後一定期間どのような再感染からも保護しておかなければならない。しかし新生児に有毒なバチルスを大量に接種して子ウシと同じように処理することはもってのほかだろう。

そうこうしているあいだに、カルメットとゲランは新たな発見をする。グリセリンを五％混ぜたウシの胆汁をジャガイモに浸し、その上でコッホ菌を成長させたところ変貌を見せたのである。二五日ごとに三〇回の継代培養を繰り返すと、コッホ菌は大部分の毒性を失う。一三年間で二三〇回の継代培養を経過させてからだと、大量にウサギやモルモットに接種しても、それは完全に無害になった。しかしながらコッホ菌は皮下反応では依然として感作能力を示す。こうして獲得されたバチルスがＢＣＧ（Bacille de Calmette-Guérin）と呼ばれるようになる。

リールで一九一二年から一九一九年のあいだにウシについて行われた研究によって、このワクチンの無害性と有効性が証明される。その後それを農場という枠内でフィールド実験をすることが求められる。この実験は長期にわたるであろうが、しかしそれはカルメットとゲランが始めた本当の挑戦であった。結核感染したウシを通常の飼育方法を変えないまま育てながら、子ウシには誕生から二週間後にワクチン接種して病気を征圧することが可能だろうか？　セーヌ＝マリティーム県の二つの農場で一一〇頭の子ウシがテストにかけられ、一カ月隔離される。一九一九年にゲランと共同研究者たちは勝利の報告を公表することができた。五八頭のウシがグリュヴィルの飼育場でＢＣＧ接種を受けた。大部分は結核を罹患した母ウシから生まれて、その乳房で育てられた子ウシだった。隔離や消毒という方策はすべて中断された。しかしすべての子ウシが健康体のまま「経済的生涯の終点」に、つまり食肉解体場にいたったのである。(133)

ウシに対するワクチンのテストをした後で、カルメットとゲランはヒトに移る前にサルで実験をする必要があると考える。一九二〇年にはフランス領ギニア（仏領西アフリカ）のキンディアでパストゥール研究所が業務を開始したところであった。サルへのテストがその所長ウィルバートに託される。一五匹のチンパンジーと五六匹のサルがワクチンを接種されてから、一方は感染した何匹かのサルと他方は対照験体の健康なサルと共生させて、いわゆる「家族」伝染のテストに付される。注射や経口によるワクチン接種は一〇〇ミリグラムにまでのぼっても無害であることが明らかになり、免疫が完全に獲得される。(134)

そこで決定的な段階であるヒトへの実験が開始される。

ＢＣＧの普及とリューベックの悲劇

二〇世紀はじめには結核のせいで乳児に恐ろしい間引きが生じた。病気に汚染された家庭では肺結核の母親から授乳される子供が生き延びる可能性は少ない。ベーリングがそれについて詩的なことばで語っている、「結核感染はたいていの場合母親と乳飲み子がゆりかごのそばで歌うロマンスの最後の歌詞になる」と。

病院では一歳未満の乳児の結核死亡率は二二・六％にのぼる。それはストックホルムの八％からオスロの四二・七％まで幅がある。パリでは二七・八、ウィーンでは一五・四、フィラデルフィアでは三四・六のパーセンテージを示す。パリの保健記録にある結核患者一四一〇家族のうちで、一九〇六年から一九一一年までの六八二〇の出生例について調査したところ、三四二九人の子供が生後一年内に結核で死去し、その率は五〇％に近い。生存者も多かれ少なかれ病気に感染している。(135)

ウシに対する実験と統計によって歩むべき方向は示された。つまり子供に生後すぐワクチン接種を行い、この後あらかじめどんな感染も生じないようにしておかなければならない。一カ月後に免疫ができても、母親が結核患者であれば母親も含めて、新たな感染を引き起こす可能性のあるどのような感染源からも、子供を引き離しておく必要がある。それに生後すぐの時期は腸壁がワクチンを透過しやすいので、ワクチンの経口投与は皮下接種よりもはるかに家族から同意を得やすい。

一九二一年にカルメットは懊悩の果てにはじめて子供にワクチン接種をしようと決心する。それはジョゼフ・メステールに対して抗狂犬病ワクチンを接種する前にパストゥールが動揺して苦しんだのと同じだった。彼は一九二七年に『結核予防のためのワクチン接種』の中で記している、「もしも病院医で保育学校の校長であったB・ヴェイユ＝アレ博士〔一八七五―一九五八、フランスの小児科医〕がわれわれのところを訪れて進言してくれなければ、われわれはこの実験を実行するのにまだ長いあいだ迷って、頭を悩ませていただろう」と。

一九二一年七月二一日、ひとりの子供が経口でBCG六ミリグラムを接種される。その子は結核に斃れたばかりの母親から生まれ、同じく肺結核の祖母に預けられることになっていた。その子が生き延びられるかどうかは不確実だった。しかし一九三一年になってもあいかわらず完全な健康であった。[136]

この接種から三年後の一九二四年六月二四日、カルメットは医学アカデミーで「結核感染に対する免疫化の試み」と題した報告の中で最初の結果を公表する。この時点で、二一七人の乳児がワクチンを接種されていた。そのうちの三九人は視力を失い、九人の死者についてはさまざまな死因が最初の一八カ月のあいだに観察された。その他の子供は一六九人おり、すこしも結核に感染した様子を見せなかった。

この功績を受けて、『フィガロ』紙の医学欄担当記者であるモーリス・ド・フルーリは六月二五日号に記している。「今われわれは新たな希望を、それも大きな希望を抱いたところで、それがいつか近いうちに揺るぎない確信に変わるだろう。この喜びはまたもパストゥール研究所から届けられた。この夜明けを熱烈かつ賢明に迎えよう。どんなものにも忍耐の要る検証が必要だから。実験の結果は否定しがたいように見えるが、人間に対して適用する際に安全を確かなものにするため、長い時間をかけて実験をして欲しいものである。」

ＢＣＧの発見にはコッホがリンパ液を発見した三四年前と同じような反響はなかった。この時はすこしも大騒ぎは起こらなかったし、奇跡の未来もすこしもうかがえなかった。しかしそれでもそこには何という相違があることか！　ツベルクリンは研究後数カ月で研究所から医療現場に移行し、ヒトは一足飛びにモルモットの後を引き継いだ。それに対してカルメットとゲランは二〇年間近く研究所で研究し、ツベルクリンのメカニズムを証明し、数百回の継代培養を遂行し、モルモット、すべての齧歯類、ウシ、サルで実験を行った。それでもはやワクチン接種の大々的キャンペーンに反対するものはなかった。

一九二四年七月一日から一九二六年の二月一日まで、五一八三人の新生児がフランスでワクチン接種を受け、事故は起こらなかった。最初結核患者の家族に生まれた子供のために振りあてられていたＢＣＧは、間もなく他の乳児にも拡大された。残る問題は大人に対するワクチン接種である。

最初の試みはマダガスカルの若い兵士たちに対して成功裡に行われた。彼らはフランスにいったん上陸するや結核に非常にかかりやすかったからである。大人の腸壁はワクチンをもはや透過しないので、投与は皮下経路で行われた。

同時期に、ハインベックがノルウェーで大変興味深い実験を実施している。彼の四五七人の看護学生のうち二一六人が皮膚反応で陽性を示すが、結核に感染するのは彼女たちのうちわずか二人だけである（〇・九％）。しかし陰性の皮膚反応を示した二四一人の看護学生では五五例の結核患者が観察される（二三％）。一九二七年に陰性反応を示した四四人の看護学生がワクチン接種を受け入れ、一二人がそれを拒否する。ワクチン接種を受けた四四人は後に結核を免れたが、拒否した学生のうち五人が結核を発病するだろう。(137)

一九二七年末にはＢＣＧは世界を征服する。製造、配布、投与を受け持つセンターが約三〇国で組織される。(138)

しかしいくつかの異論が持ち上がってくる。いくつかの併発症がＢＣＧのせいにされ、元の毒性がよみがえってくる可能性が常にあるのではと恐れられる。しかしこうした慎重な意見も明白な事実によって一掃される。

一九二八年にはパストゥール研究所に結核医療サービスにあてる六階建ての建物が増設され、その正面玄関は九〇メートルもあった。一〇月にはフランスでワクチン接種を受けた人の数が一一万六一八〇人にのぼる。そのときカルメットのファイルにはＢＣＧを接種され、肺結核の親と接して育てられている子供の観察例が三六〇七例記録されている。その中で結核の死亡率は〇・三％であり、[139] ワクチン接種された子供の死亡率は半分に激減した。

一九二七年にコルドバ（アルゼンチン）にて開催された第一回パンアメリカン結核会議で動議が出されて、カルメット、ゲラン及びその共同研究者たちに対して賛辞が送られた。一九三〇年八月にはオスロで抗結核国際連合会議が開催される予定になっていた。ＢＣＧの成功が以後全世界的になったので、そこでカルメットの評価が確定するはずだった。だがそのとき悲劇が準備されていたことに誰も気づいていなかった。

一九三〇年五月、恐ろしいニュースが導火用火薬のように世界中に広がる。リューベック〔バルト海に臨むドイツの港湾都市〕でワクチン接種を受けた何人かの子供が重篤の腸結核に感染したのである。四月二六日に最初の子供が死去すると、死者が続々と出る。ワクチンはパストゥール研究所から提供された培養液からその場で用意されたものであった。

被害の拡大が公になり、不安は頂点に達する。二五〇人の子供がワクチンを接種され、そのうち七一人が死亡、五人が重体で、二七人が軽度の感染を示した。そこで数千もの家族が不安に陥り、科学界ではそれまで抑えられていた反論が目を覚ます。カルメット＝ゲラン菌（ＢＣＧ）がふたたび毒性を取り戻したのだろうか？

パストゥール研究所が対処に乗り出す。研究所は一九二九年七月二七日にたしかに培養液をリューベックのダイケ博士宛てに送り、それが社会保険の保護下にある家族向けワクチンの調合に使用されたはずである。ところでこれと同じ培養液はモルモットに対する検査を受けたうえで、フランスでは九〇〇〇〇人以上の子供に対するワクチン接種に供されていた。それはまたメキシコやリガ〔バルト海に臨むラトビアの首都〕にも発送されたが、そこで事故が起きたとはまったく知らされてきていない。カルメットにとっては二つの説明しかなかった。論争の的となった菌株が偶発事故で病気に汚染されたか、培養器の中で培養液の取り違えが発生したかである。しかしリューベックのBCGは破壊されてしまっており、このまま疑惑が続くと二〇年間の研究も灰燼に帰すおそれがある。

ドイツ帝国保健所長、リューベック州政府、ドイツ政府は、パストゥール研究所を弁護する。全世界からカルメット宛に支持の発議が届けられる。しかし一九三二年二月六日にリューベック訴訟が開始されると、ドイツのジャーナリズムは「カルメット裁判」、「我が国の子供たちは実験動物か？」、「カルメット方式に対する科学的断罪」、「リューベックの死の舞踏」、「カルメット反対」と、激しい非難を浴びせる。

この事件では公判が七六回開かれる。公判では奇跡的に再発見された二つの培養液に基づいて、ダイケ博士がBCGと有毒な培養液のフラスコを培養器の中で現に取り違えてしまったことが立証される。判決によって裁判所は「リューベックの悲劇はBCGの毒性が蘇生したことによって引き起こされたのではないこと、パストゥール研究所から来た菌株はリューベックの研究所で汚染されて、そこでヒトの病原バチルスの菌株と混同されてしまったこと」[140]を確認する。リューベック事件はそれでもBCGに対する疑惑を引き続き投げかけていくことになる。

カルメットは自ら手がけたワクチンを救済するために力を使い果たし、力が衰えるのを感じる。一九三四年一〇月二四日に、胸膜炎の犠牲になっているルーを訪問するのだが、そのときは彼よりも五日早く墓にはいるとは夢にも思っていない。二七日肝臓障害に倒れて病床につくと、二日後に死去する。

ロベール・ドゥブレ教授〔一八八二―一九七八、フランスの小児科医〕は記すだろう、「生涯の最後の日々には自らの死を予感するように、彼は一連の研究の全貌をかいま見て、研究所員に対してそれに着手するよう要請する。彼は我々に研究の進路を示しながら、新発見を越えた先まで見ていたのであろう。自らには時間が限られていると分かっていたので、彼は残された最後の数カ月をあれほど重くのしかかる責務のために奮闘したのであり、骨身を惜しまない彼の熱意は誰も押しとどめることができなかった。彼の努力には限界というものが決してなかった。彼は自らをすり減らして力尽きたという印象をみんなに残していった」(141)と。

フランスから遠く離れたところで、カルメットは死に対するもうひとつの闘いを演じ、コブラの毒に抗する血清を開発したことがあった。この時期には微生物学者が地球を包囲して、赤道や熱帯の病気に対して闘いを挑んでいたのである。

第24章　熱帯の微生物学

微生物学の到来は植民地帝国による征服と時期が一致する。およそ二〇年間でヨーロッパ列強は地球規模で空間を呑み込む。それとともに健康問題が浮上し、それに挑むことができるのは誕生したばかりの微生物学しかないようだった。ヨーロッパから消えた病気（ペスト）、消えんとしている病気（コレラ）から、「ヨーロッパ植民者の」病気（マラリア）あるいは典型的に植民地の病気（黄熱、睡眠病）にいたるまで、いまや科学に対して問いかけている。それらの病気と闘うことが植民地の病気を拡大するための要件のひとつであるため、帝国主義とヒューマニズムがここで折り合うことになる。異国の病原菌と闘う闘技場に投じられて、微生物学者たちは裂けた深淵に呑み込まれていく。植民地化が原住民にとって恩恵になりえたとすれば、それは微生物学者の努力のたまものなのだ。しかし植民地医学の最初の偉大な発見は感染症にかかわるものではなかった。それでもその発見は微生物学的方法から生じたもっとも輝かしい応用的成果のひとつである。

■ カルメットとコブラの毒（一八九六）

一八九〇年にフランス植民省はコーチシナ〔現在のベトナム南部〕にパストゥール研究所の設立を決定する。サイゴンに最初の微生物研究所が設立され、パストゥールはその運営をカルメットに託す。到着するや、カルメットは抗狂犬病ワクチンや抗天然痘ワクチンの接種を地域の条件に適合させるよう努め、痘苗は子スイギュウによる培養法に改めた。腕から腕を経る以前のワクチンでは、子供から子供へ移す際、変質して無効でしかも危険になってしまうからだ。引き続いて彼はこの国で猛威をふるっている腸感染症の研究に取りかかる。だがある偶然の出来事によって彼の注意はコブラの毒に引きつけられた。⑭

一八九一年一〇月に一九六匹の毒ヘビが彼のもとに届いた。それは恐ろしいコブラで、それに噛まれた場合の対策を見出すことが与えられた任務だった。カルメットは注意深くコブラを研究する。コブラは体長二メートルで、首は最初の頸部肋骨を分離させてラケット様に開く。インドではコブラは神聖なものとして尊ばれており、そのために毎年二万人の人間と六〇〇〇頭の家畜が殺される。コブラに噛まれると二時間から一二時間のうちに突然死に襲われる。コブラの分泌腺には平均一二三五ミリグラムの毒が含まれており、乾燥させると三〇から四五ミリグラムの乾いた残留物が残される。それが一〇〇分の一グラムでもあれば一〇〇〇匹のウサギないし六五人のヒトを殺すことが可能である。⑭

カルメットはこの毒から神経毒素を分離する。それは細菌毒素と多くの類似点をもつ。ところでこの発見があったのはルーとイェルサンのジフテリア毒素に関する研究およびベーリングによる血清開発の数カ月後のことであった。もちろん同じ方式にのっとってコブラの毒に対する血清を作ろうとするのは当然ではないか？ 最初の問題は有毒物質を水中に沈殿させ、毒性を緩和させることが可能な、無害の化学物質を見出すことだろう。噛まれたところにそれを注射すると、その場に残った毒が破壊され、しかも急速に拡散するので、体内に拡散した毒に対しても効果を現す。生の毒がたとえ少量でもきわめて強力であるにもかかわらず、この次亜塩素酸カルシウムからはやがてワクチ

第三部 微生物学の飛躍(1880–1920) 434

ンや血清が開発可能になる。

カルメットはウサギに次亜鉛素酸カルシウムを混ぜたコブラの毒を注射する。これを何回か接種するにつれて、毒の量は増やすが、次亜鉛素酸のほうは減らす。四回弱い毒を注射してから、今度はだんだんと生の毒の投与量を増やす。半年後に彼は免疫をもたないウサギなら一〇〇匹は殺すことの出来る量を一匹のウサギに注射することに成功する。ワクチン接種の調整が功を奏し、カルメットは血清を産出できる大型動物に免疫を与えることができた。

そこで彼はこの発見を公表する。(14)

一八九六年七月、ロンドンの王立内科・外科医協会で彼は自らの治療法の有効性を成功裡に証明する。抗毒血清治療法はただちにコブラや他の毒ヘビに悩まされているすべての国々で採用される。抗毒血清治療の研究所がインド、オーストラリア、アメリカ合衆国に設立される。一九一四年までカルメットは一匹のコブラに自らを噛ませるまでに科学に対する愛を押し進めて、自らの治療法を完全なものにしようと努めた。

微生物学分野そのものにおいては学者たちが海外で原生病理学を開拓している。それはマラリア、睡眠病、黄熱という、原生動物によって引き起こされる病気全体を対象にした新たな感染病理学のことである。

■マラリア

大問題である「マラリア」(イタリア語で「瘴気 mala + aria」の意味) あるいは「パリュディズム」(ラテン語の「沼 palus」に由来) は、また間歇熱ないし沼地熱と呼ばれ、植民地、ヨーロッパのいくつかの地方 (スペイン、イタリア、フランス)、アメリカ (合衆国南部、ラテンアメリカ) の沼沢地帯にいる人々に襲いかかっていた。良性の場合であれば、この病気は頭痛や腸チフスに似た熱病として現れるが、悪性の場合には、脳、腸、肺の重篤な障害を引き起こした。

かつてこの病気は寒さ、暑さ、よどんだ水の摂取、それから特に沼から日中に蒸発し、夜間に露となって降下する瘴気のせいにされた。民間にもてはやされた万能薬は多数にのぼり、風変わりなものがあった。ブレス地方〔フランス東部でジュラ山脈とソーヌ川にはさまれた地方〕では水生植物で「フルーヴ」と呼ばれたハルガヤの類、それから他の水藻の類に治療効果があると見られていた。[145]一七世紀にヨーロッパに入ってきたペルー産キナ〔キンコナ〕の樹皮は、発熱発作には唯一効果のある薬だが、病気を治すものではなかった。

植民地時代はマラリアの歴史の中で転換点を成している。エミール・ラグランジュが強調しているように、「熱帯風土にどう適応するかという問題の中で、マラリアはすくなくともその五〇％を占める。」アフリカ歴訪を終えてドイツに戻ったコッホは、一八九八年に宣言している、「マラリアの征服は地球上のもっとも美しく、もっとも豊かな国の平和的な征服と同等の価値がある。極地を探検し、深海の自然条件や動物相を知るために、今日では何と多くの努力が費やされていることか。マラリアを知ることはそれよりもっと重要なことではないか」[146]と。

現在はハマダラカに寄生するマラリア原虫（マラリア住血原虫）の生命サイクルが知られるようになった。受精卵が蚊の腸壁に植え付けられ、やがて無数の紡錘状をした微生物となって放出される。それらは最終段階では唾液腺に大挙して生息し、蚊が人間を刺すときに血中に導き入れられる。それではどのようにして瘴気から蚊へと方向転換できたのだろうか？

マラリアの病原微生物《ジェルム》はフランスの軍医アルフォンス・ラヴラン（一八四五―一九二二）によって初めて観察された。彼の記すところによると、「一八八〇年マラリア患者の血中に色のついた球体があるのを発見した。体の周りには鞭毛に似た糸状のものがあって、それが大変活発に震動するので、そばの赤血球が動かされていた。それで私はマラリアの寄生性について確信をもった。」[147]

二年後に彼はローマ平野のマラリア患者の血中に同一の微生物を観察し、それが住血原虫であることを確認している。原生動物が感染症の起源にあると非難されるのははじめてのことではなかった。一八三二年、アルフレッド・ドネ〔一八〇一―一八七八、フランスの医者〕は膣粘液中に膣トリコモナスを発見しているし、一八五七年にはスウェーデン人マルムステン〔一八一一―一八三〕が二人の赤痢患者に新種の繊毛虫類を観察し、それをパラメシウム・コリ〔腸ゾウリムシ〕と名付けている。

何人かはマラリア患者の中に別の微生物がいると信じた。一八六六年、ソールズベリー〔一八二三―一九〇五、アメリカの医者〕は患者の尿や喀痰の中に植物性の小細胞、つまり藻から逃れて夜間に空気中に舞い上がる小胞子《スポリュール》を観察する。一八六九年にはローマ人バレストラが藻類から放出された発酵素のことを話題にしている。(148)

したがって住血原虫はこうしたリストの最後にやっと出てきたもので、それを取り巻く謎はまだ手つかずで残っていた。それはどこに隠れているのか、それはどのように人体に入り込むのか？　ラヴランは沼沢地帯の空気や水の中でそれを探しあぐねる。培養の試みをしてもほとんどそれと同様幸運には恵まれない。たった一つ直感があった。どうしてある種の昆虫、もっと正確には蚊が宿主になってはいけないのか？(149)

一八九四年に彼ははじめてこの考えをマラリアの病因論に関するブダペスト衛生国際会議の席上で展開する。「培養の試みが失敗したことによって、私はマラリアの細菌は外部環境に寄生して生息していると信じるにいたった。私が疑っているのは、すべての沼沢地域に多量にいる蚊である。」(150)

それはいまだに仮説でしかない。そして一八九五年九月二四日にマラリア予防の問題を扱った医学アカデミー会議で、ラヴランは昔ながらの決まり文句に戻る。「マラリアの寄生生物がどこから侵入するのかはわかっていない。我が国の兵士を守るためには、実験で認められた注意事項を遵守し、危険な地帯を特に夜間には避け、土に接触しないようにし、食料を監視し、飲料水は濾過し、予防にキニーネを与えることが必要だ。」(151)何人かのメンバーは蚊が媒介しているという仮説を取り上げたのだが、ラヴランは沈黙を守る。

一八九五年にはアモイ（中国）のイギリス税関に勤務する医師パトリック・マンソン〔一八四四―一九二二、イギリスの寄生虫学者〕の研究から蚊の役割が明らかにされる。彼はすでに暑い地域の風土病フィラリア症〔吸血昆虫を中間宿主とする糸状虫感染症〕が蚊を介して伝染することを研究して有名になっていた。しかしながら一八九八年に蚊に刺されることによってマラリアが鳥から鳥へと伝染する現象を実験で確証してみせたのはロナルド・ロス（一八五七―一九三二）〔イギリスの細菌学者〕である。[152]

こうした発見からは新たな治療法は何も生じなかったが、病気の早期発見は可能になった。実際、初期症状として現れる、震戦、発汗、熱覚をともなう高熱発作は、日射病、胆汁熱、回帰熱という暑い地方の別のいくつかの病気にも見られる。そこで血中の住血原虫を探し出すことによって即座の診断とキニーネの早期使用が可能になるからだ。

病因論の知識のおかげで、この災厄に対する社会的な闘いは沼沢地帯を乾燥させることによって開始されるようになり、またその間に「血を吸う蚊」に対する関心が学者のあいだで喚起される。唯一ハマダラカだけがこの病気を伝播させる。メスのほうが刺して血を吸い、オスは樹液を糧にしている。日中は沼からさして遠くない茂み、日陰の森、洞窟に隠れている。夜間に血に引き寄せられて飛来する。幼虫はよどんだ水の表面で成長し、気管を通じて呼吸する。

新たな予防法はこうした観察に基づいている。幼虫を窒息させるために沼の表面に石油がまかれる。沼には幼虫を好む魚とくにトゲウオを住まわせる。家は危険な地帯から離れて建て、蚊帳で身を包み、バルサムの臭いで蚊を追い払うユーカリ樹を植え、テレビン油やタール水〔主に気管支炎などの薬用飲料〕を手や顔にこすりつけ、臭いを発する木材で火をたき、ミントやペニローヤルミントの葉で囲って眠る。[153]

最後に中間宿主の発見によって一〇年のあいだに睡眠病と黄熱という他の二つの熱帯病の病因が見抜かれるよう

になる。

睡眠病

アフリカの西海岸で一九世紀の初めから知られることになった睡眠病は、植民地の拡大とともに熱帯地域全体に蔓延する。一九〇二年までその病因は謎のままで、まったく面食らうような仕方でとくに黒人に襲いかかり、いくつかの地域から人影をすっかり絶やしてしまった。

病気の進行具合は恐ろしいものである。最初の段階で患者は顔のむくみを呈し、それにリンパ節と激しい頭痛が伴う。やがてそれらの激しい症状は収まる。時には健康な人が突発的に恐ろしい譫妄状態を示して殺人衝動に駆られる。牢に閉じこめられると、そこで無気力状態に陥る。次の段階の特徴はだんだん明らかになる嗜眠状態である。患者は食べることができずに骸骨のようになる。半年後には最終段階にいたり、それが一〇日あまり続く。患者は非常に深い昏睡に陥り、一人きりのときは、アリの大群に襲われて生きたままむさぼり食われることも珍しくない。いくつかの集落では半数以上のアフリカ人がこのようにして命を奪い取られた。

病気はどこから由来するのだろうか？　以前はキャッサバ〔熱帯地方の低木。サツマイモに似た巨大な塊根は住民の最も重要な主食のひとつ〕のせいにされたり、マンシニール〔熱帯アメリカ産の有毒樹〕などのある種の樹木から出る瘴気のせいにされた。この病気が湖や川沿いの地域を襲ったので、泥の中から釣れるいくつかの魚が疑われたこともあった。原住民はコンゴからヴィクトリア湖とウガンダまで白人の進入路に沿って張られた電報線のせいでこの災厄が蔓延したと考えた。(154)

病原微生物《ジェルム》の仮説は古くからあった。一八四一年にはすでに鞭毛虫類に属する原生動物トリパノソーマの存在が知られていた。博物学者ヴァレンティン〔一八一〇―八三、ドイツ人〕が最初にトリパノソーマを鱒の血中で発見していたのである。しかしそれを睡眠病と結びつけて考えようとした者は誰ひとりとしてなかった。イギリス人グリフィス・エヴァンズ〔一八三五―一九三五〕が一八八〇年に「スーラ」、つまり牛馬の睡眠病によって苦しむウマ、ラバ、ラクダの血中にトリパノソーマが住みついているのをパンジャブ〔インドとパキスタンの北部にあるインダス川流域〕で発見する。それが後にトリパノソーマ・エヴェンシと命名され、[155]睡眠病はトリパノソーマ症のひとつになるのである。

残るは病気の伝播の仕方を見いだすことである。蚊がマラリアを蔓延させるとみなされて以来、中間宿主の問題は人々の脳裡から離れない。一八九五年にデヴィッド・ブルース〔一八五五―一九三一、イギリスの医師・細菌学者〕が南アフリカで新種のトリパノソーマを観察する。それは原住民から「ナガナ」と呼ばれる睡眠病にかかった哺乳動物の血液中で見いだされた。しかしハエや蚊の種類はアフリカには無数にある。ロスの例に基づいて、ブルースは数千の昆虫の腸を検査し、作業でくたくたになった末に、グロシナ・パルパリスすなわちツェツェバエ科に属するハエの一種の腸中で殺人的な病原微生物を発見する。[156]

一九〇一年にはロバート・フォードがヒトの脳―脊髄液の中ではじめてトリパノソーマの一種であるガンビア・トリパノソーマを見つけ出す。実際に症状の性格からして病原微生物が中枢神経系を襲っているとずっと前から想像されていたのである。そして一九〇三年に睡眠病におけるツェツェバエの役割がウガンダに赴いたブルース指揮下のイギリス調査隊によって確認される。

たしかに、この病気の動物伝染は失敗だったので、実験上の証明は存在しない。だがツェツェバエが大河沿い、湖の沿岸、森に覆われた地方に分布することと、とりわけ漁民の村落で大量殺人をするこの病気の地理学とがぴったり一致している。同一の村落内で、同一の家族内で、この病気に襲われるのは漁に出る男であり、それに対して村落にとどまっている女は病気を免れる。伝導団体でも、カヌーで水上をわたる伝道師がこの病気にかかるが、比較的住居にとどまっていることが多い修道女たちは病気を免れている。

一九〇五年コッホは六二歳で彼自身六回目の植民地調査を試みて、ヴィクトリア湖の北西隅にある、目立たないウガンダ領の小群島、セーセ諸島に滞在する。その地方の三万人の住人に対して、睡眠病は数カ月のうちに一万八〇〇〇人の命を奪い去った。コッホはそのとき血液や頸部リンパ液におけるトリパノソーマ調査法を明確にする。それと同時にハエの体内におけるトリパノソーマの成長サイクルを解明しようと試み、ツェツェバエを何匹か解剖して、消化管内で集めた寄生生物の塗抹標本を研究してみた。だが、ツェツェバエの胃の内容物でもって動物に病気を感染させるにはいたらない。

一九〇九年と一九一〇年に実験を実現させ、この病気の病因論を覆うベールを取り除くのはコッホの同国人クライネ〔一八六九―一九五二〕である。トリパノソーマ症にかかった動物を三日間連続で刺したツェツェバエは、その後どんな動物の血を吸わせても一七日間はそれらに対して病気を感染させられない。この期間を過ぎると、ツェツェバエが住まわせた病原微生物は唾液腺に到達するので、今度はどんな動物をも病気感染させられる。[157] 人間では潜伏期間は三カ月から半年間続くが、なかには数年にわたることもある。

ツェツェバエという原因が確認されたので、あらゆる手段でそれを殲滅しなければならなず、首尾よく退治しようとしてその習性が研究される。そこでそれが奇妙な生き物だと分かってくる。

ツェツェバエは、大部分の双翅目のように卵生ではなく、蛹生であり、幼虫は直接メスの体から出産される。幼虫はすぐに活発にはいだし、砂、腐植土、苔の中に身を隠す場所を見つける。地域によってはツェツェバエが非常に密集した群れをなして生息するので、原住民はそれを回避できる。空中を飛ぶときはうなり声をあげるので、そこから「ツェーツェ」という擬音的な呼称が与えられた。日中に捕獲するのは非常にむずかしい。というのもそのハエは光のようにすばやく移動するからである。宵闇が降りてはじめて力が衰え、捕獲できるようになる。

ツェツェバエは派手に血を吸う。刺されただけでは無害だが、ハエが睡眠病の患者と出会った時には不吉な使者に変わる。非常に発達した視覚と嗅覚を具え、刃、鉤、針を合成したような長さ四分の一センチメートルの吻管で武装し、それを筋肉の力で動かして、ゾウやカバの皮膚をも突き通す。遠くから猛スピードで獲物に襲いかかるので、避けることはできない。それに刺されると——二〇秒くらい続くが——すぐさまかゆみが起こる。黒い色をとかく好むので、そのせいでアフリカ人や僧服をまとった伝道師をよく襲う——この点は長いあいだ謎だった。(158) 黒いハエが排泄物の臭いを避けるので、彼らは家畜小屋に牛糞を塗る。これを人間にまで広げるのは困難だろう。ロベルト・コッホはハエが偏愛するワニを全滅させることによって、それから逃れようとした。ワニ類は固い甲皮に覆われていると思われるかもしれないが、ツェツェバエは鱗のあいだから刺すのだ。睡眠中の開いた口を襲うのだ。それにしてもどうして地図上からワニを抹消することができようか？(159)

草刈りはアフリカではまさしく巨人でもなければできないような大仕事であるうえ、そうしたからといってよい結果がもたらされるわけでもない。コッホとその調査団は数百ヘクタールにおよぶ森林を空しく焼き払った。人々をもっとも唖然とさせるものがプリンス島で試みられた。何人かの現地労働者に鳥もちを塗った黒い衣服を着せて正真正銘のハエ取り罠に仕立てたのだ。この試みがうまくいけば、たったひとつのプランテーションで一年間に一〇万匹のツェツェバエが捕獲できたかもしれない。(160)

ビュルネ博士が冗談めかしてこうしたことを指摘する。「ウイルスのタンク、それは黒人である。彼らを病気から守ると言って皆殺しにすることはできない」と。したがって伝道師たちは黒い僧服を白い僧服と取り替える。ヨーロッパ人は白い服を着て、蚊除けを身にまとう。危険な地域から離れて家を建て、金網で住居を覆い、船の上甲板には赤々と火を

第三部　微生物学の飛躍(1880-1920)

燃やす。

治療法は長いあいだ不確かなままだった。昔からイスラムの導師や呪術師が前駆症のリンパ節を早々に切除したり掻き削ったりしていた。そのような治療法を賢明なヨーロッパ人は採用しなかったが、そこから好結果が生まれていることは認めた。彼らは最初時間をかけて古びさせたり、熱処理したり、さまざまな種類の動物に移植したりして、病原微生物の弱毒化によるワクチン開発を進めようとする。しかし猿にテストをしてみると、潜伏期間が延びただけで満足しなければならず、免疫は与えられない。

一九〇五年からコッホは化学療法を採用する。「アトキシル」という名でよく知られている砒素塩は病気の初期には非常に効果が高いのだが、失明の症例をいくつか引き起こす。同種の他の薬品も利用されたが、やはり同じ危険を伴う。一九二〇年にドイツ人たちは毒性がなくて動物にすばらしい効き目を発揮したという「バイヤー二〇五」という名の製品を作る。しかしその成分は秘密にされる。四年後フランス人フルノー（一八七二—一九四九、フランスの薬学者）が「三〇五」を開発するが、むなしい希望をかきたてたにすぎない。脳—脊髄液検査による早期発見と組み合わせて使われた「ペンタミジン」の使用によってこの災厄が後退するようになるには、一九四〇—一九四五年を待たなければならない。

感染性の原生動物は温暖な地方にはなかなか順応しない。睡眠病は一度もヨーロッパに侵入しなかったし、マラリアはイタリアやスペインの周辺部に上陸するにとどまった。中央アメリカ起源の、もうひとつの外来病である黄熱は、世界の一部を征服しようと試みるだろう。

■ 黄熱——フィンライの業績

互いに懸け離れて生活していた住民同士が出会うと、そこからは爆発的な結果が生じる。それまで特殊な抗体をもたなかった中央アメリカの住民は、一六世紀にヨーロッパから流入してきた天然痘、麻疹、猩紅熱で大量に殺害されてしまう。それとひき換えに彼らはヨーロッパに梅毒を与えた。植民者のあるものはまたもうひとつの未知の熱病で犠牲にされる。それには頭痛、黄疸、脊柱の痛み、眼の充血、唇の出血が伴う。重症の場合には、肝臓肥大と黒胆汁の吐出によって死を宣告される。これが黄熱だった。

クリストファー・コロンブスの部下たちは一五〇二年にはやくもサント゠ドミンゴ（カリブ海のイスパニオラ島にあり、現在はドミニカ共和国の首都）で黄熱の最初の犠牲者となったのではないか？ 歴史家のエレラ（一五三九―一六二五、スペイン人）とラス・カサス（一四七四―一五六六、スペイン人）はその説を支持して、カリブ人たちに「ホマンハチナ」あるいは「クレンツラス」と呼ばれ、コロンブス自身もかかったという黄熱を引き合いに出している。他の年代記作者たちは、病人たちが活動を中断しなかったという理由で、これを否定している。それでもスペイン人たちにいまに「ヴオミト・ネグロ」（黒色吐物）、「フィエブレ・アマリーラ」あるいは「突発性疲労」とも呼ばれている黄熱によって、サント゠ドミンゴの最初の植民者たちのあいだで広範に死者が出たことに変わりない。[161]

一七世紀の終わり頃、黄熱の世界征服が始まる。災厄の中心地ハバナは長いあいだ特に病気の餌食にされていた。一六四八年から一七五五年のあいだに人口の三分の一が死ぬ。一七六一年から一七六四年にかけて流行の爆発があったが、統計は存在しない。一八八一年から一九〇一年にかけて起こった流行では、一万二〇〇〇人のキューバ島民が亡くなる。[162]

一七四〇年から一八六〇年にはそれが合衆国南部とメキシコの風土病となり、一〇万人以上もの死者を出す。六〇年間にニューオリンズで四八回、チャールストンで二八回の流行を数える。一八九七年のフィラデルフィアにおける流行では、人口の一〇分の一にあたる四〇〇〇人が殺される。

一六六八年にニューヨークが襲われる。フロリダからカナダまで北アメリカが最初の犠牲になる。一七〇一年にカナリア諸島〔大西洋上のモロッコ沖にあるスペイン領の群島〕に上陸したのが、黄熱によ砂糖船に運ばれてるアフリカ大陸征服の第一段階であった。マデイラ島〔大西洋上のモロッコ沖にあるポルトガル領の群島〕、カーポ・ヴェルデ〔大西洋上のセネガル沖にある群島。旧ポルトガル領〕、ガンビア〔大西洋に臨む西アフリカの国。シエラレオネ以下も同じ〕、シエラレオネ、黄金海岸〔ガーナの旧名〕、コートジボアールが汚染される。一七九二年にはセネガルで一〇名中九名の黄熱患者が死ぬ。

ヨーロッパではイベリア半島だけが深刻な汚染を蒙る。一八世紀には一七三〇年から一八三〇年のあいだにカディス〔大西洋に臨むスペイン南部の港湾都市。以下リスボンを除いていずれもスペインの都市〕では、この病気によって八万人の死者が出る。そしてジブラルタル、セヴィリヤ、コルドヴァ、マラガ、カルタヘナ、ヴァレンシアが汚染される。一八二一年にはバルセロナが襲われ、七万人の患者のうち二万人が死去する。一八五七年、リスボンでは一万八〇〇〇人の黄熱患者から六〇〇〇人の死者を出す。しかし黄熱はマドリードには根付かず、そこでは一八七〇年にわずか数人の患者が出ただけだった。残りのヨーロッパは一八〇四年に七一一人が死んだリヴォルノ〔イタリア中部トスカーナ地方の都市〕を除いて、難を免れている。[163]

一九〇一年までこの災厄の病因はまったく知られていなかった。病原菌――後に電子顕微鏡で観察可能になる濾過性病原体〔現在のウイルス〕――は衣服や商品に付着し、エベルス菌〔腸チフス菌〕やコレラ菌と同様に、糞便によって伝播すると思われていた。したがって物品の消毒や遺体の火葬が勧められていた。しかし一八八一年にすでにキューバ人のカルロス・ホアン・フィンライ博士〔一八三三―一九一五〕によって真相が突き止められていたのである。

フィンライは基本的な確認からスタートする。衣服、人間、商品は地域間の境界と無関係であるにもかかわらず、病原菌はある地域に固着してその他の地域は見逃す。それに病人が健康人と一緒に暮らしても何の影響もない。彼が中間宿主の介入があると結論づけた時、マラリアの伝播の仕方はまだ知られていなかった。そこで七〇〇種の蚊を調査した後、彼が疑いの目を向けたのは、病気に汚染された都市で大量繁殖しているが、そうでない地域には姿を見せない「キュレクス・ファシナトゥス」つまり熱帯シマカだった。

一八八一年六月二八日、フィンライはパストゥール研究所員を恐怖でおののかせるような実験を行う。彼は黄熱で死にそうな一人の患者を蚊にさらして刺させ、三日後にその蚊をある兵士の肌にとまらせる。一週間後不幸にもモルモットにされたこの兵士は明らかに黄熱に特徴的な症状を示すが、それは良性だった。フィンライはその実験を一〇四人に繰り返したのである！　そのうち一七人が病気に感染するが同じく軽症だった。そのことから彼はたった一回刺されるだけなら感染者は免疫を与えられ、発病力のある黄熱には感染しないと結論づける。彼は言うだろう、「未完成な技術であるにもかかわらず、私は免疫を与えることができたと思う。と言うのも一〇四例のうち、後に黄熱にかかったのはわずかに四例で、そのうちの二例が死去しただけだから」と。

一八八一年にフィンライはハバナの医学アカデミーで自らの考えを発表するが、「たわごとを話している」と非難される。その後ブラジル調査隊によってやっと彼の考えの的確さが認められるには一九〇一年を待たなければならない。調査隊がサンシマオという町から病気に感染した蚊を持ってきてサンパウロの住民に放つと、彼らが黄熱に感染したからである。[164]

蚊退治が始まる。ツェツェバエとは反対に、イエカ属の蚊は大気、森、泉水を好まない。家の中にいるのを喜び、町や家庭内のぬくもりに包まれて生息する昆虫である。したがって窓には蚊除けを付ける。病院では黄熱患者の病室を金網で閉ざす。蚊が幼虫を産む場所（井戸、沼、便壺）には灯油を撒布する。住居では蚊を窒息させるために除虫菊の粉末、タバコやユーカリ樹の葉を燃やす。ハバナではこうした対策を採ることによって、一九〇〇年以前に毎年三〇〇から五〇〇人のキューバ人を殺してきた黄熱を一年で絶やすことが可能になる。一九〇〇年から一九〇六年のあいだはキューバでわずか二二人の死者が記録されているだけである。[165]

多くのワクチンや血清が誕生する。一八八三年から一八八九年のあいだに、ドミンゴ・フレイレ（一八四二―一八九

九、ブラジルの医者〕は弱毒化した単球菌のブイヨンを一万人以上の人々に接種する。一九〇三年、パストゥール研究所員マルシュー〔一八六二—一九四三、フランスの医者〕とサリンベーニ〔一八六七—一九四二、イタリアの細菌学者〕は発病力のあるヒトの血清に五五度まで熱を加え、それを油で空気から保護して古びさせる。二人はまた快復期にあるヒトの血清には治療・予防効果があることをはじめて証明している。しかし免疫は三〇日以上は続かなかった。一九二八年にはロンドンのヒンドル〔一八六六年生れ〕が感染した肝臓と脾臓をホルマリン処理して弱毒化し、それをもとにはじめて効果のあるワクチンを開発する。

学者たちが黄熱を制圧する間に、別の外来病であるペストが彼らの心配の種になり始める。おそらくペストは一八世紀から元来の発生地に戻っていたのだが、交通手段の発達によって東洋からの商品量は絶えず増大し続け、また病人は潜伏期間が終了する前に目的地に着けるようになったので、検疫期間の効果も見せかけにすぎなかった。

一八九二年にヨーロッパに猛威をふるい、ハンブルクで一万人にのぼる死者を出したコレラの流行は、ペストに対する恐怖をかき立てる。コレラ流行もまた人的、商業的交流の加速化と結びついているのではないだろうか？

ペストとコレラ——イエルサンとハフキン

「ペストとコレラ」！　この表現は言語の中に根付いて、一九世紀末のヨーロッパで絶対的な病気を指し示すためのメタファーとなった。かつてはその侵攻の突発性と残酷さでトラウマ化したこれら二つの病気は、もはや巨大な死神ではなくなっている。たとえアジアのコレラがまた襲いかかることがあろうとも、結核や腸チフスが引き起こす荒廃に比べればその被害は少ない。

一八八三年にはやくもロベルト・コッホが、アレクサンドリア、次いでカルカッタで、コンマ菌すなわちコレラ菌を同定した。最初の抗コレラワクチンはバルセロナのハイメ・フェランによって開発されるが、一般には不信の目で迎えられる。一八八四年にスペインの東海岸でコレラが猛威をふるっている最中に、彼はそれをモルモット、自分自身、それから志願者に対して実験をしてみる。その後彼はワクチンを大規模に使用したため論争が巻き起こり、当局が当初ワクチンの使用禁止を考えるほどそれは激しかった。

一八八五年五月、パリの医学アカデミーはバルセロナでの調査のためにブルーアルデール、シャラン、アルバラン〔一八六〇―一九一二、フランスの外科医〕の三教授を派遣する。しかしながらフェランは奇妙な議論を口実に、彼らにワクチン製造の秘密を伝えることを拒む。彼の研究中には誰ひとり彼を支持しなかったのだから、誰にも話す必要はない。彼には家族があり、この発見を活用しないで自分が死ぬことになれば、家族は惨めな状態に陥るだろう。彼が「わが師」と呼ぶパストゥールは一度も彼に秘密を求めたことはなかった、と。

フランスの医師たちの報告は冷酷だった。そこではフェランの旧式な実験室、金銭ずくの性格、空しい効能が非難されている。「何も新しいことは見られなかったし、新しいと言われたことはすべて見たことのあるものばかりだった」、これが結論であった。この出来事は外交問題に発展しそうだったので、フェランは騒ぎを鎮静化させようとワクチンの見本をパストゥールに送る。するとパストゥールはそれをシャントメスに託す。分析の結果、シャントメスはそれがコレラ菌の入った不純な培養液だと結論する。[166]

それよりも誠実だったパストゥール研究所員のハフキンは、一八九二年にワクチンを開発する。それはコレラ菌をモルモットの腹腔に連続的に移植して毒性を昂進させ、その後に三九度で培養・弱毒化をしたものだった。最初一〇分の一立方センチメートルを注射した後、もっと毒力の強いワクチンを注射する。局部には強い反応が出たが、結果は満足のいくものだった。

しかし生きた病原菌からなるこのワクチンは恐怖を与える。ロシアとシャム〔タイの古名〕の両政府はそれを拒絶する。それと反対にイギリス人はそれを大歓迎し、ハフキンに対してインドで実験するよう要請する。一八九三年三月にカルカッタに到着すると、物質条件が乏しい中でワクチン接種作戦が開始される。住民は疑いを隠さず、イギリスの保健士たちは慎重な態度を崩さなかった。ハフキンがいっしょに携えていった、病気に感染したモルモットは、安心感を与えるにはふさわしくなかった。にもかかわらず四万人が好適な条件下で手当を受けた。

ロシア－ブルガリア戦争中には一五万人の兵士がワクチンを接種される。コレラの死亡率はワクチンの非接種患者で一〇〇〇人当たり九三人、接種患者では一〇〇〇人当たり七人であった。[167] 第一次大戦中にハフキンのワクチンはガリシア〔東ヨーロッパのカルパート山脈北方で旧オーストリア帝国に属した地方。現在はポーランドとウクライナにまたがる〕のオーストリア軍に投与される。コレラは非接種者では一万人当たり五〇の症例が観察され、それに対して接種者では一五例であった。そのうえコレラの死亡率は非接種者が接種者の三〇倍の数に上った。[168]

ハフキンのワクチンだけが存在したのではない。アジアではパウエルとコールのワクチンが使用されている。パストゥール研究所員のサリンベーニは五七度に暖めて弱毒化したコレラの培養菌を利用する。一九一二年にはチュニスのパストゥール研究所でシャルル・ニコールとコノール〔一八七〇生れ、フランスの細菌学者、医者〕が生きた細菌でワクチンを作る。第一次世界大戦中にはほとんどすべての軍隊でワクチンが接種されたが、どの国の軍隊も同じワクチンではなかった。フランスはヴァンサンの多価ワクチン（エーテル殺菌した五種の培養細菌）を選んだ。ダーダネルス〔黒海とエーゲ海を結ぶ海峡〕とサロニカ〔ギリシア北部のギリシア第二の都市〕で、フランス軍はコレラを免れるが、ワクチンを接種しなかったセルビア人は重い犠牲を強いられた。すべてのケースで免疫は四から六カ月の期間に限られていたが、それでも疫病の蔓延する戦場を征圧するには十分だった。

ハフキンが抗コレラワクチンを開発したのに対して、アレクサンドル・イエルサンはペストに攻撃を仕掛ける。一三四八年から一三五〇年までヨーロッパでは二五〇〇万人にのぼる死者が出たし、一六六五年には七万人のロンドン市民が、一七二〇年には四万人のマルセイユ市民がペストで斃れたのだ！　一九世紀末頃にはペストはヨーロッパを見限っていたが、それでもその思い出は依然人々の想像につきまとっていた。植民地の拡張と、商品や病原菌を運ぶ交通手段の加速化とともに、災厄の亡霊はふたたび水面に顔を出し、一八九四年に香港でペストが突発するや、ヨーロッパはパニック的な動揺に震撼する。イギリス、フランス、日本は現地に調査団を派遣して、皆目分からない病気の研究をする。そのとき舞台に登場するのがアレクサンドル・イエルサンである。

ルーの共同研究者として一八八八年にジフテリア毒素を発見したイエルサンは、外国旅行を夢に見ていた。パストゥールの甥であるアドリアン・ロワール博士が彼のためにフランス郵船会社の職を手に入れてくれたので、ルーの反対を押し切るために黙ってサイゴン－マニラ線の船に乗る。四年のあいだ大洋とインドシナ半島の内海を縦横に走り、命がけでたくさんの地理的情報や医療情報を蓄積する。一八九四年、彼はルーからの電報で、ペストが突発したばかりの香港に調査に赴くよう要請される。

彼は困難な状況の中で香港に無事到着する。(169) 町は隔離され、イギリス行政府は様々の障害を設け、北里に率いられた日本の調査団だけがあらゆる調査の便宜を一手に与えられていた。ペストに斃れた遺体を検査するために、イエルサンは数人の中国人を買収しなければならなかった。そうした状況にもかかわらず、彼は一瞬のうちにこの病気の病因を見抜いて、ネズミを問題にする。死体解剖すると、全員が横痃〔鼠径（そけい）リンパ節。通称で「横根」〕を呈し、また説得力のある証拠として、ネズミペストがいつでもヒトペストに先行していた。

イエルサンは三週間でなんとかやりくりして、彼の名前を冠することになるバチルスを分離・培養する。その伝播の仕方は単純である。彼は記している、「ヒトと動物は同じようにこの病気を皮膚の傷や消化管を通して取り込む。ペスト菌は糞便に顕著だった。それにペスト患者が腸炎の症状を示すのもまれではない」と。しかし彼の発見は北里から反論される。北里は肺炎双球菌を見て本物のペスト菌を発見したと思ったからである。

一八九五年四月にイエルサンはパリに戻る。鞄の中にはバチルスの入ったフラスコをいくつか携えてきた。すぐにパストゥール研究所でカルメットとボレルの協力を得て彼の研究が始まる。五八度の熱で殺菌された病原菌のワクチンによって、ウサギとモルモットに免疫ができる。抗ジフテリア血清をモデルにして免疫のあるウマの血液からただちに血清を作り、それをモルモットに試して成功する。電撃的な研究を終えると、ヒトに対する治療の開始が可能となる。[170]

一八九六年イエルサンは中国に戻る。ペストが突発したばかりの広東で、カトリック布教に携わる司祭ショース師から呼ばれると、弟子の一人で、みんなからもうだめだと思われたツェーという一八歳の青年を助けてくれと請われる。ジョセフ・メステール少年と直面した時のパストゥールと同じ不安を覚えずにはいられなかったが、イエルサンは自らの血清を試そうと決心する。この記憶すべき瞬間のことについて、彼が『パストゥール研究所年報』に話を書き残している。

> 五時（病気の開始から六時間後）に一〇立方センチメートルの血清を注射する。このとき患者は嘔吐を催し譫妄状態を呈していた。それは非常に緊急を要する、病気の急速な進行を表す兆候であった。夜の六時と九時にそれぞれ一〇立方センチメートルの血清注射をふたたび行う。九時から深夜まで患者の容態に何も変化はなく、患者はうとうとしたまま、身動きしたり、しばしばうめきを発したりする。深夜からはもっと静かになり、朝六時に院長である神父が患者の容態を見に来た時には、患者は目を覚まして病気が治ったように感じると言った。事実熱は完全に下がり、脱力感やその他の重篤症状も消えていた。脇の下に触れてももう痛がらず、口の粘つきもほとんどなくなっていた。快復は非常に急速だったので、私も面会を許可された数人の人々と同じように前夜に患者を目にしていなかったとしたら、ほんとにペストの症例を治療したのか自分自身でもほとんど疑問に思うほどだった。

初めて治療したペスト患者に付き添ってその夜を過ごし、私がどれほど不安でいっぱいになっていたか理解していただきたい。しかし、朝には、陽の光とともに治療の成功が明らかになると、すべてを、疲れさえも、忘れてしまった［…］。

私はもう二日間広東に滞在して、私の患者を見守った。快復が明白となり、体力が食欲とともに戻ってきたので、私はすっかり安心して発つことができた。フランス領事館に注射器と数本の血清を託して、新たな患者が神学校に出てきた場合に備えてもらった。

アモイでもふたたび奇跡が再現され、二一人のペスト患者が死神の手から取り戻される。(171)

イエルサンはペスト制圧の遠征中に、ニャチャンで、「ホワイトハウス」という名の魅力的な一隅を見つけ出した。それは小川が注ぎ込むうっとりするような入り江にあった。彼は血清製造のためにそこに実験室と厩舎を造る。しかし一八九六年九月にペストが突発したボンベイでは　ニャチャンの血清は限定的な効果しか発揮できず、アモイで九〇％の患者を治癒させたのに対し、そこでは五〇％の患者しか治癒させられない。実際には血清の注射は病気の初期にしか有効でないのに、患者が絶望的な状態で病院に収容されたからだ。それでもともかく、医者はその後確実な効果を持つ予防・治療の武器を手にしたから、ペストの問題は解決がついたと見なせるだろう。

その後微生物学はかつて感染症による死亡率を爆発的に燃え上がらせていた病原菌を部分的に征圧する。しかし細菌に対する恐怖はすべての人々の脳裡に巣喰う。日常的な風景の中に入ってきた新参者として、細菌は、水、土、空気、食べ物と、あらゆるところに存在する。ただ血液中の細菌と闘うだけでなく、攻撃される前にそれらを殲滅しなければならない。それが人々の行動や環境を急変させていくことになる闘い、つまり細菌汚染に対する闘いの開始である。

第II篇　細菌汚染との闘い

序

二〇世紀には環境保護論者が登場するが、一九世紀には汚染が登場した。すなわち、産業と細菌による汚染であるが、当時の汚染に比べれば今日の「ピーク時」でさえもベル・エポック時代〔「良き時代」を意味し、一九〇〇年前後の時代を指す〕の人間を微笑ませるかもしれない。何百万人もの人間を殺し、土地と河川を荒らし、毒された埃と腐敗臭で町々を包み込む汚染だったのである。

細菌学の時代とともに、公衆衛生の大事業の時代が始まる。一地域の住民に予防接種を施すには、数グラムの液体で十分である。細菌汚染と闘うためには、数十億立方メートルの水を処理し、数百万トンのセメントあるいはタールをかき回し、数百キロメートルに及ぶ導管、地下水路、水道を作らなければならない。細菌学者、技師、都市工学者といった人びとは、創意工夫を凝らして、いたる所にしみ込んでいる微生物に立ち向かったり、病原菌を食い尽くしてくれる「よい」細菌を利用しなければならない。

一九世紀末まで、細菌が幅を利かせる。急激な都市化の熱気の中で、気ままに繁殖し動き回るのである。水、空気、埃、ハエ、汚物、動物、人間といったすべてが細菌を仲介する。

学者たちにとって、細菌の数が初めて測定されるようになってから真の難問が始まる。当時発見されたのは、美しさは必ずしも清澄さと同義ではないこと、水は見かけの上では澄んでいても、エベルス菌〔腸チフス菌〕やコレラ菌が繁殖する培養ブイヨンであること、空気中に渦巻く埃は何十億もの肺炎双球菌やコッホ菌〔結核菌〕をかくまっているということである。

殺菌するだけではなく、細菌類の永続を保障する恐ろしい循環を断たなければならない。汚染された糞便は河川に行くか、あるいは飲用水を提供する帯水層の中に浸透する。見かけはすばらしくても人糞で施肥されたサラダ菜は、エベルス菌でいっぱいであり、そのエベルス菌は病気に感染した消費者の糞便とともに耕作地に再還流することになる。コッホ菌に汚染されたマカダム式舗装の泥は、靴底にくっついて家庭内に忍び込み、絨毯や床にこびりつく。住人を感染させたのち、その泥は、絨毯や壁掛けの埃をはたく際に街路に戻るのである。

したがって、細菌との闘いは社会的様相を帯びる。国家と市町村によって組織されたその闘いは、市民の教育と集団の規律を強いる。かつては礼儀作法の問題であった清潔さが、公衆衛生の問題となったのである。しかし、勝利への道は障害物に満ちている。習慣を改め、個々の利害と闘わなければならない。というのも、衛生を要請することは、贅沢や経済的繁栄に還元できないように思われるからである。リサイクル社会においては、肥料のなかでももっともすばらしい人糞を諦めなければならないということが、農学者たちには理解できない。繊維業界は、金になる古切れの売買が肺病の伝染を広めるということを認めようとしない。

結局、快適さと繁栄がいたるところで勝利を収めることになる。もともとは衛生上のものであった発明品が、どれほど日常生活のありがたい補助手段となったことか。道路のアスファルト舗装は、自動車の時代が到来する以前に着手されたが、自動者運転手の喜びのために考え出されたのではない。それは、マカダム式舗装から出る有毒な砂をなくすためだったのである。掃除機が発明されたのは主婦の仕事を快適にするためではなく、住居や公共の場所に付着した病原性の埃を除去するためである。艶出しワックスが初めて作られたのは寄せ木張りの床を豪華に見せるためではなく、細菌の混じった埃が立たないようにするためである。集団生活の中で初めて食器洗い機が用いられるようになったのはつらい仕事をなくすためではなく、結核菌に汚染された食器を殺菌するためである。

思いがけない複雑さと困難さをもって、細菌汚染との闘いは環境を作り世界を変えた。その闘いは、打ち勝ちがたく思われる三つの戦線で闘われた。すなわち、水、空気、および細菌の媒体となる物体あるいは動物と対峙する戦線である。

第四部　水の呪い

序　きれいな水を求めての闘い

一八八〇年から一八九〇年にかけての一〇年間にきれいな水を求めて戦いが始まった時、衛生学者たちにはこの闘いに加わる理由がいくつもあった。すなわち、腸チフス、コレラ、小児の下痢、および赤痢である。

パリでも他の都市でも、人口の集中と雑踏による影響を受けて、チフスによる死亡率が一八七〇年以来上昇し続ける。フランスでは、毎年二万ないし三万人が腸チフスで死亡しているが、これは、肺病、小児病、心臓疾患に次いで四番目の死因をなしている。(1)

コレラは風土病としての猛威は振るっていないものの、かつてのペストのように二〇年ないし三〇年ごとに突然思い出したように激しく襲ってくる。最後の大流行は一八九二年にヨーロッパを襲い、三万ないし四万人の犠牲者を出す。

エベルスが一八八〇年に腸チフス菌を、コッホが一八八三年にコレラ菌を発見する。この二つの微生物は、水中で繁殖するという共通点を持っている。しかしながら、諸々の瘴気説を受け継いだ病因論上の混乱が存続する。一八九〇年まで、さらにはその後にいたるまで、腐敗した発散気が被告席にとどまるのである。一八八〇年にサヴネー〔フランス大西洋岸のナント北西の町〕の師範学校の生徒二〇〇人を襲った流行が、「最初の症例が発生した教室と寄宿舎の寝室の上にあった便所から出る悪臭」(2)のせいにされる。一八八五年にランス〔フランスのシャンパーニュ地方の都市〕の近くにあるヴァソーニュで猛威を振るった流行の時には、村の上流で汲まれる飲用水は原因でないとされ、家畜の水飲み場から出る腐敗した空気を吸った人びとが感染したとされる。(3) 一八八二年には、ベルギーの平地サン＝ベルナールの兵舎で発生した腸チフスの原因として見いだされたのは、ただ、そこから二キロメートルのところにある三〇万立方メートルの塵埃の堆積から出る瘴気を、風が拡散させているということだけである。(4)

風が恐怖心を起こさせる。一八八二年にパリでは、西南の方向へ風が吹く時には一日に腸チフスで死亡する人数が五七人から一三四人に増加している。(5) 一八八三年に『ザ・ランセット』誌は、ロンドンで最近発生した流行の原因を暖かい気温のせいにしている。暖かいために住民が窓を開け、風で運ばれてくる「有毒成分」に身をさらしたというのである。

土木工事によって発散される地中の瘴気も忘れられていない。シャン＝ド＝マルス〔パリのエッフェル塔がある広場〕の土木工事が、一八八二年に士官学校で発生した流行の原因だとされる。しかし、周辺の住民は感染しなかったので、その仮説はあやふやなままである。(6) 一九〇九年になっても、ネグレスコ博士は、ヤシ〔ルーマニア東北部の町〕で観察された腸チフスの八〇例は運河建設のために掘られた溝から出た瘴気によるものであると主張している。(7) ペテンコファー教授は、雨期に流行が頻繁に繰り返されることを確認して、自由地下水〔地下浅所の不透地下水層にたまった地下水〕の上昇が地中の瘴気を追い出し、その瘴気が空気中に拡がるのだと主張している。(8)

たしかに、細菌は、瘴気説にはかなくもろい基礎を与えることによって、瘴気説に資するところがある。瘴気は、空気中に漂って強い悪臭を放つ病原菌の堆積なのかもしれない。したがって、ダストシュートの中に流れ込む有毒ガスによって引き起こされる「アパルトマンの流行病」が説明されうるかもしれないのである。いくつかの便所の空気を空気測定器で分析したところ、エベルス菌が発見されたとさえ言われる。(9) 臭気が汚染源となるという説はイギリスで非常に流行し、通気孔で都市の空気とつながる下水道の発達に対する消極的抵抗として大きく働くことになる。

同じ蒙昧が、コレラ菌が発見されるまで、さらにはそれ以後にまで、コレラの上に漂っている。コレラの動きは謎に包まれたままである。コレラはある地域を襲う一方で、他の地域を免除する。コレラが襲う時の唐突さが、空気による伝播という神話を維持させるのである。一八六五年、コレラがマドリッドの同じ通りにあるほとんどすべての家を襲う。霧、雨、雲が疑われる。雷雨の後災禍が出現するのではないか？　一八八五年七月二九日の午後六時には、マドリッドから六〇キロメートルのところに位置する人口一二二九人の小村オリアス・デル・レイを激しい雷雨とどしゃぶりの雨が襲う。夜中頃病気の最初の徴候が現われる。翌日、四〇人のコレラ患者が通報され、そのうち三人が死亡する。[10]

　コレラ菌の伝来を援用する人々もいれば、コレラの「自然発生」あるいは「土着発生」を援用する人々もいる。一八九三年に『衛生学ジャーナル』誌は、ナンテール保護院で最初の患者が報告された一八九二年のコレラは「フランスで、パリの市門界隈で生まれた」と主張している。サナレリ博士〔一八六四―一九四〇、イタリアの細菌学者〕は、「東洋からコレラを運んできたかもしれない伝統的な船を探してみても無駄である」[11]と書いている。また、パストゥールの偉大なライバルであるペテール教授は医学アカデミーで、「コレラの流行が出現した地点はすべてコレラの発生源であるとみなされなければならない」[12]と主張している。ドイツでは、ペテンコファーが「環境」論を華々しく展開する〔前出、第19章一一九ページ参照〕。

　徐々に、空気中あるいは地中の瘴気は空想上の敵の位に格下げされ、病気の人間が真の責任者であるという自覚が芽生える。人間は伝染病患者でなくても、伝染させうるのである。すべての調査結果がこの点について一致している。局地的な流行に際して、しばしばたんなる田舎医者たちによって現地でなされたそれらの調査は、推理小説の生みの親で当時書店のウインドウをにぎわしていたガボリオ〔一八三二―一八七三〕の素材の出所であるように思われる。

一八八八年五月、腸チフスがサン＝ブリュー〔ブルターニュ半島北岸の都市〕の師範学校を襲い、一七人が発症し五人が死ぬ。校医のグロヴァレ博士が、すご腕の刑事よろしく犯人の追跡に乗り出す。いったい誰が殺人の種を持ち込んだのか？　女教師ミロン嬢がまず疑われる。彼女は、復活祭の休暇中、後に死亡した親戚の人たちの看病をしていたのである。しかし、彼女は事件の前後関係によって無罪放免される。オリヴィエ嬢が被告席に座らされる。持ち出された理由は、彼女が最初に感染したから、ということである。しかし、潜伏期の長さはまちまちであるので、証拠は採用されなかった。細菌は、五月三日にイフィニアックとラングーの砂浜を散歩している途中で襲ったのであろうか？　照会をしても、腸チフスの症例は何も報告されなかった。そこで、すべての疑いは、学校の井戸から汲み出される飲み水に向けられる。ひとつのディテールがグロヴァレの注意を引く。片麻岩の中に掘られたその井戸は、地ならし工事の間、土で囲まれていたのである。学校の建築家オジエ氏が質問されて認めているところでは、その土は、ある家を建てる際に掘った穴から出たものである。その建設工事現場で、調査医は、糞便、ごみ、有機物がしみ込んだ泥土を見つける。よどんで腐った水の標本がパストゥール研究所に送られ、シャントメス教授によって分析される。鑑定結果はショッキングなもので、その標本はエベルス菌であふれていたのである。

その八年前に、プラングヌアル〔サン＝ブリュー近くの町〕の公立小学校が同じような事件の舞台となっていた。現場の衛生は申し分なかったが、井戸が、その村の時計職人でチフスにかかったコルニエ氏の便槽のすぐ隣にあった。一八九二年にはポルディック〔同じくサン＝ブリュー近くの町〕の小学校でも、女子修道院の果樹園の井戸が流行の原因となっている。おそらく、その井戸は便槽から離れてはいても、土に下肥が施されてバチルスが帯水層まで浸透しているのである。(13)

一八九三年に『公衆衛生年報』*Annales d'hygiène publique* に報告されたこれら三つの局地的流行は、特異なものでは決してない。いずれの場合にも、災禍の原因となっているのは水によって運ばれる排泄物である。したがって、伝染源となる雨の秘密が明らかになる。病気の人間によってあちこちに置かれたエベルス菌やコレラ菌が、雷雨の襲来の中で繁殖し、雷雨によって河川や帯水層に入り込むのである。

この現象は地方や都市の規模でも突発する。大きな被害を被った共同体の真ん中で、被害を免れた諸地区が汚染された水の地理的輪郭を描く。一八八八年、アングレーム〔フランス西部シャラント川沿いの都市〕は三キロメートル離れたトゥヴル川で生活用水を汲んでいる。揚水ポンプの川上では、人口三〇〇〇人の村リュエルの排泄物ですでに一杯になっている川に、さらに製紙工場と製粉所が廃水を流している。それゆえ、アングレームでは腸チフスが風土病となっており、ただひとつの駐屯部隊だけで一八八七年には四〇三人の患者が、一八八八年には一五〇人の患者が出ているのである。しかし、高等中学校とサクレ＝クール修道院は、沸かした湯を飲むようになった一八八七年からは大量の犠牲者を出していない。[14]

高等中学校、修道院、駐屯部隊は、水を濾過したり沸かしたりすることで、感染地域の中にあって衛生のオアシスとなる。年々、一都市全体のチフス患者に関する統計グラフが、水の供給体制が変わるとともに打ち砕かれる。レンヌ〔ブルターニュ地方の都市〕は一八八三年まで、濾過されていない井戸から水を汲み出している。その年、湧き水が四〇キロメートル離れた水源で集水されて町まで運ばれるようになり、その結果、町の罹患率は八〇％激減する。[15] シェルブール〔イギリス海峡に面するコタンタン半島先端の港湾都市〕は絵のように美しいディヴェット川とフォンテーヌ＝ローズの泉で水を汲んでいる。周辺住民が上流で汚物を川に流していなかったなら、これ以上魅力的なことはないであろう。それゆえ、周辺の村人たちが別の水を飲んで病気を免れる一方で、シェルブールは風土病に冒されるのである。[16]

コレラの蔓延も同じ法則に従っている。コレラ菌に汚染された排泄物、嘔吐物、汚れた下着が水を汚染するのである。一八九二年の流行がその明白な証拠を示している。コレラの流行がハンブルク〔ドイツ西北部の港湾都市〕を襲い一万人の住民を殺す一方で、隣りのアルトナは災禍を免れている。たしかに、二つの都市ともエルベ川の水を利用している。しかし、ハンブルクが川から直接水を汲んでいるのに対し、アルトナは砂のフィルターを使って水を浄化しているのである。[17]

一八九〇年頃、原因が理解される。一八九六年以降、坑チフスおよび坑コレラのワクチン接種が、軍隊のような特定の集団の範囲内では大いに貢献するものの、病気を制圧するには不十分である。水をこそ、無害なものにしなければならないのだ。

水との闘いが始まった。そして、水を汚染する微生物に対しては、学者、技師、コンクリートがもっとも重要な役割を果す超人的な闘いになるであろう。澄んだ水を住民に提供するだけでは十分でなく、汚水を処理することによって水質汚染の循環を断たなければならないであろう。巨大な濾過装置、下水道、汚水処理場、生物学的浄水場が利用されることになろう。しかし、結局のところ、顕微鏡と細菌測定による判定だけが権威を得ることになる。

第25章　飲用水の大汚染

大都市は人体を想起させる。大都市の動脈システムは生命と健康をもたらす澄んだ水の導管であり、静脈システムは汚れた水を排出する下水道である。肺は、不純な水を再生させ豊富な収穫を生み出す灌漑地である。ヴィクトール・ユゴー〔一八〇二―八五、フランスのロマン派詩人・作家〕とアレクサンドル・デュマ〔一八〇二―七〇、フランスのロマン派作家・劇作家〕がこの隠喩〔ユゴーとデュマは作品の中でパリを人体にたとえた〕を通して水の循環を表現した時、パリの人々とほとんどのフランス人は汚染された水を飲んでいた。しかし、彼らはそのことを知らない。細菌学的分析がまだ存在しなかったからである。すべての人にとって、かつてのヒポクラテスにとってと同様、水が良質であると見なされるには、水が澄んでいて冷たくて味が良ければそれで十分である。パリでもどの都市でも、流れている水は、味が良かろうとひどかろうと、天の恵みなのである。しかし、細菌学と同様に水源管理体制についてのよりよい理解が、錯覚の終焉を告げようとしている。

油断のならない澄んだ水

河川と井戸が長い間家庭での消費に必要な水を供給してきた。しかし、一八世紀末頃に、とくにイギリスにおける快適な生活の発展と、人口の都市集中化の登場が、都市に住む人々の需要を著しく増大させる。ヨーロッパのあちこちで、水が工業生産の対象になり始める。パリでは一七七八年に、水を供給する最初の営利会社であるパリ飲用水社がペリエ兄弟によって設立される。しかし、購入契約者は一九世紀初頭までわずかな数にすぎない。[18]

利用者に売られる水は、当時、川から汲み出されているが、経営者たちはすでにその清澄さに気を配っている。フランス大革命の少し前に濾過場がセーヌ河畔に設置され、一八〇六年には浄水場がセレスタン河岸〔パリ市内のセーヌ川沿いの通り〕に整備されている。しかし、砂利と石炭からなるフィルターは傷みが早く、危険にさえなりうる。実際、水は濾されるだけであり、ほっとさせる清澄さの陰で細菌の危険が存続しているのである。それゆえ、極微動物や「腐敗種細胞」がひしめいていると、予感にもとづいて非難される。したがって、一八五〇年になると、湧き水が衛生学者たちによって好まれる。[19]

一九世紀の中頃、裕福な消費者たちのほとんどは、一日二〇リットルで月に二・五〇フラン、あるいは一日三〇リットルで月に三フランの額で水運搬人と利用契約を結んでいる。しかし、水運搬人の多くがウルク運河〔パリ北部のセーヌ＝サン＝ドニ県からパリ北東部を経てセーヌ川に結ばれた運河〕あるいは街頭の給水栓から不純な水を汲んで、清澄な水として販売している。生活水準の低いパリの人々はといえば、無料の水を自由に使うために「汲水権」のある泉まで汲みに行かなければならない。[20]

近代の水の大量供給は、フランスで、一八五三年の水供給総合会社の設立とともに始まり、この会社は一世紀間にわたって君臨することになる。一八七二年には、デュイ用水路が、パリから一三〇キロメートル離れた地点で取水されるマルヌ川の支流の澄んだ水をパリの人々にもたらす。一八七五年には、ヴァンヌ用水路がパリの人々に味の良い湧き水を提供する。これらの水の供給は非常に大きな重要性を持ち、導水を利用できるパリの家々の八〇％に給水している。[21]

一八八〇年、水供給総合会社はパリに一日当たり三五万四〇〇〇立方メートルの水を供給している。一二万五〇〇〇立方メートルは個人によって有料で消費され、一二万九〇〇〇立方メートルは街路の散水、給水所、あるいは下水道の洗浄といった公共サービスに使われている。パリの九万軒の家のうち四万軒が総合会社と利用契約を結んでいるが、三万軒には水道がない。パリの人々は一人当たり毎日平均一七七リットルの水を使っている。二二四リットルを使えるロンドンの人々のほうがもっと恵まれてはいるけれども、彼らの水は清澄さで劣ると見なされていた。(22)

　パリの人々に供給される水はすべて、総合会社と衛生学者たちが誇りとしているデュイ用水路とヴァンヌ用水路の水である。湧き水は、有機物の性質によって濾過され純化されているうえ非常においしい。毎日、この清澄な水一二万立方メートルがパリの給水網のほとんどを満たしている。それゆえ、パリはロンドンよりも幸運だというわけで、一八八三年にヴァラン博士〔一八三三―一九二四、フランスの軍医〕が称賛して次のように証言しているのである。「パリは、申し分のない湧き水にいかに恵まれていることか。その広大で覆いのある貯水池群は、夏の猛暑の時にさえ摂氏一五度の冷水を提供してくれるのである。それも、蒸気機関の不調や労働者の失業に左右されることなく、いわば独力で動くサービスによってなのだ。」(23)

　この清澄さは、水が食生活に供されるだけにますます貴重なのであり、身体の衛生は依然として贅沢なままである。ジュリア・セルゴ〔現代フランスの歴史家〕によって精査された死後財産目録によると、浴室を備えたパリの住居の数は一八五〇年の〇・四％から一九〇〇年の二・六％に推移している。水道が引かれていず、体を洗うだけの化粧室はもっと多い。一九〇〇年に作成された二六九件の財産目録では、四九軒（一八％）の住居に備えられているのである。(24)

　ロンドンの水の不純さは、フランスの衛生学者たちによって喜びまじりに告発されている。バターシーとピムリコの広大な濾過池は塵埃集積所から五〇キロメートルほどのところにある。回収できるものを求めて大勢の貧民がその集積所を歩き回るために、風が腐った埃を散らすのである。鉄道の駅と交通量の多い大通りが近くにあるために、事態はいっそう悪くなる。(25)

しかし、ヴァンヌ用水路とデュイ用水路の水の見かけの清澄さにもとづくうわべの楽観主義にもかかわらず、パリの事態のほうがましなわけではない。一三万五〇〇〇立方メートルの吐き気を催させる水が、依然としてマルヌ川やウルク運河やセーヌ川で汲まれ、周辺の住民に供給されているのである。一八八三年には、二七八の街路がウルク運河につながれており、公道の散水によって水圧が下がる時には、ウルク運河の水が予告なしにいたるところで湧き水の代用にされている。ウルク運河はまた、いくつもの兵舎と病院にも水を供給している。ラリボワジエール〔パリの第一〇区にある病院〕では、煎じ薬があまりにもまずいので、病人の中には薬を拒否する者もいるほどである。この病院の貯水槽は腐敗臭を発散し、導管は黒っぽい石灰質に覆われている。(26) 一八九四年六月九日の『エクレール』*Éclair* 紙は、「われわれはいつも軟体動物を飲んでいるのであろうか？ 軟体動物を飲んでいて、非常にまずいといううわさだ」(27) と憤慨している。高級住宅街の水圧式エレベーターが湧き水で動いているだけに、衛生学者たちはいっそうそれを苦々しく思い、嘆いている。

しかし、別の心配の種が現われる。一九〇〇年、とくにヴァンヌ用水路の水が供給されている地区を腸チフスが襲うのである。腸チフスは、同時に、同じ水源の水を供給されているサンス〔シャンパーニュ地方南東部の都市〕の町をも襲う。地中奥深くから来る水もまた、不純なのであろうか？

一八五四年から一八七〇年にかけてヴァンヌ用水路が建設されたとき、伏流泉の状態がよく知られていなかった。洞窟学と細菌学の発達が問題のデータをまもなく覆すことになる。洞窟探検家マルテルが実施した地中探検と水の染色技術によって、石灰岩と白亜のひどい状態が明らかになるのである。泉のほとんどは互いにつながり、地表の水流ともつながっている。地表の水流は、しばしば、マルデル〔台地にみられる直径二〜三メートル、深さ一〜二メートルのくぼみ〕、天然井戸〔カルスト台地にある川が流れ落ちる穴〕、ビーム〔岩壁の裂け目〕、あるいはポノール〔石灰岩地域にみられる天然井戸〕の中に吸い込まれるからである。それゆえ、泉の多くは、石灰岩の割れ目の中に投げ込まれた汚染した水流の再湧出にほかならない。「泉」の名が値するのは無人の地域から漏れて来た水だけである。これに、すでに存在し根拠のある危惧、すなわち伐採による地殻の乾燥という危惧が付け加わる。[28]

一九〇一年には、ヴァンヌ用水路の水の九五%が大腸菌に汚染されていることを細菌学者ミケル〔一八五〇—一九二二、フランスの細菌学者〕が発見し、一九〇四年には、一連の割れ目によって汚染された土地とつながっている水がパリで湧き水の名で供給されていることを、モンスーリ地区〔パリ第一四区〕の委員会による調査が確認している。[29]共同洗濯場、病死した家畜の解体場、天然井戸、堆肥置き場、家畜小屋、それに石造りではない汲み取り式便槽が、土壌と帯水層を汚染している。水の中には、再湧出し消費に供される前に墓地の下にもぐり込んでいるものもある。[30]全体として、フランスにも他のどの国にも、一立方センチメートル当たり数千個の微生物を含んでいない公共の水は存在しない。ところで、水が無害であると見なされるのは病原菌が一立方センチメートル当たり一〇〇個以下の場合なのである！

したがって、泉の破綻は完全である。この破綻はパニック、すなわち公衆衛生上級審議会のボンジャン博士がその悲惨な結果を嘆く「石灰岩あるいは花崗岩の割れ目恐怖症」を引き起こす。たとえひびが入った帯水層から出ていようと、湧き水に頼るほうが、河川の水に頼るよりもましではないのか、とボンジャン博士は自問するのである。割れ目に対する強迫観念はあまりに強く、都市圏の一部は結局下水道の消毒した水のほうを好むほどである。[31]それゆえ、帯水層の汚染に対する闘いを組織することが緊急課題となる。

もっとも求められる帯水層がもっとも人口が密集した地域の下にあるだけに、作業はいっそう困難であることが明らかになる。それでもモンスーリ地区の委員会は、関係する地帯を厳しい監視下に置くことを勧告する。汲み取り式便槽と堆肥集積所の気密性に医者たちが気を配ることになる。チフス患者の大便や下着類は消毒されることになる。とはいえ、どうすればチフス患者の尿が土壌の中にしみ込まないようにできるのであろうか？

アメリカ合衆国で厳しい措置がとられる。イギリスはさらに綿密である。マンチェスター〔イングランド北西部ランカシャー州の都市〕、リバプール〔イングランド北西部マージーサイド州の都市〕およびバーミンガム〔イングランド中部地方の都市〕の各市は、給水地域の中に数千ヘクタールの土地を買って、それら地域の管理を確実なものにしている。それゆえ、マンチェスターに給水しているサーマール湖の水は、予め濾過することなく供給されうるのである。グラスゴー市〔スコットランド南西部の都市〕の求めに応じて、コトリヌ湖岸の地主たちはあらゆる建築を断念する。そしていたるところで、家畜の水飲み場、堆肥、さらには枯れ葉や浮浪者まで、汚染源狩りが組織される。[32]

この政策には限界がある。なぜなら、国全体に渡ってあらゆる形態の活動を禁じなければならないであろうからである。リール〔北フランスの都市〕に毎日二万立方メートルが運ばれるドゥール川の水は、工業廃棄物によって汚染されている。その水の安全性を保護するためには数千ヘクタールに渡ってすべての工場を閉鎖しなければならず、その地方を破産させることになるであろう。[33]パリに給水しているシャンパーニュ地方の湧き水は蒸溜酒工場、家畜の水飲み場あるいは汲み取り式便槽による害を受けており、それらを一五〇キロメートルに渡って取り除かなければならないであろう。[34]パリ地域では、五〇万ヘクタールが断罪されるであろう。したがって、衛生学者たちは大急ぎで飲用水の濾過と殺菌に向かうのである。

農村部は金のかかる導水の恩恵に浴していないからといって、水がより良いというわけではない。冷たくて、自然で、味の良い井戸水は農民にとって大きな喜びであるかもしれない。しかし、細菌の浸透がまったく知られていなかった時代に、井戸の掘削場所が実用的な見地から汲み取り式便槽、汚水溜、液肥溜、あるいは堆肥置き場の近くに選ばれていた。ところで、井戸の消毒は、効果があまり長続きしない微妙な作業である。それゆえ、衛生学者たちは井戸を石造りにするか汚染源を遠ざけることを勧める。掘削され「壁を保護強化された」井戸は完全な不透過性を持ち、一九一四年頃には、フランス以外のあちこちに普及している。(35) 保健行政に関する一九〇二年の法律が帯水層の保護のために多くの措置を規定しているにせよ、状況は第一次大戦前夜までゆっくりとしか改善されない。

汚染の呪いに欠陥管理の呪いが付け加わる。

欠陥のある管理

利益の上がるビジネスを行う大企業の発展と公社の発展にもかかわらず、導水事業は一九世紀末までほとんど増えていない。フランスで五〇〇〇人以上の人口を持つ六九一の都市のうち、一八世紀には八都市が水を供給されている。その数は、一八二〇年から一八四〇年までが二三　一八六〇年から一八七〇年までが九四である。一八八〇年から導水工事が急増し、全体で四五〇万人の人口となる二九〇の都市が加圧した水を供給する。しかし、一九〇六年になっても、人口五〇〇〇人以上の一四一都市が相変わらず導水を持っていない。さらに、住居への水道は少数の特権者にしかなく、上階や庭での水の使用は贅沢と見なされうる。大多数は街頭の給水栓で満足しなければならないのである。(36)

水道網の拡大にとって主な障害のひとつは設置費である。地形の関係で地域によって異なり、一人当たり一〇フランから二五フランの幅がある。しかし、とくにパリ、ナント〔フランス西部、ロワール川河口に近い都市〕、ニース〔地中海に面したイタリアとの国境に近いフランスの都市〕、リヨン〔フランス中央山地北東麓の都市〕を掌握している私企業にとって、水の収益性は卓越したものである。事例の八〇%以上において、利益率は三〇〇%、さらには六〇〇%でさえある。一九〇〇年頃、ヌヴェール〔フランス中央部の都市〕の業者の場合、経費が五サンチーム〔一サンチームは一フランの一〇〇分の二にすぎない一立方メートルの水が四〇サンチームの収入になっている。[37] 逆に、市町村によって公社化された公共サービスの場合、ぎりぎりの収入で満足しなければならない。

水代は、時には利用契約者によって支払われる家賃に応じて計算される。しかし、パリを含むいくつもの都市では各戸の人数によって決められる。J－P・グベール〔現代フランスの歴史家〕が力説しているように、このようなシステムは子供の少ない金持ちの家庭には有利であり、多人数のつつましい家庭を犠牲にしている。労働者の夫婦とその子供五人の世帯に対する年間の請求額は三二フランになり、独身の金持ち世帯の場合は一六フランである。[38] 水道メーターの使用が普及し始めるには、二〇世紀初頭を待たなければならない。

そのうえ、家主たちは水を嫌っており、衛生学者たちの表現によれば、排水設備の費用がかかるために「水戦争」を挑んでいる。

しかし、もっとも唖然とさせられるのは次のことである。多額の費用を使って引かれるこの水が、優先的に公共サービスに割り当てられているのだ。一八七七年にパリに来る三五万四〇〇〇立方メートルの水のうち、二二万八五〇〇立方メートル（六五％）が公共サービスに充てられ、一二万五五〇〇立方メートル（三五％）が個人に充てられている。街路の散水と洗浄だけで一〇万八〇〇〇立方メートルを使い果たし、散歩道と森に三万六〇〇〇立方メートル、噴水に四万立方メートル以上、街頭の給水栓に八〇〇〇立方メートルを使っている。六年後の一八八三年には、総消費量が三六万九〇〇〇立方メートルに達するが、個人の消費量が九万五〇〇〇立方メートル（二四％）まで落ちる一方で、街路は一三万九〇〇〇立方メートル（三七％）を使い果たしている。パリには数千の男子用公衆便所が存在し、そのそれぞれが一日に三〇立方メートルを使う。反対にロンドンには男子用公衆便所は少なく、一週間に一回しか洗われないので悪臭を放っている。しかし、水洗便所の使用が一般化し、水不足にあえいでいる。[39]

行政は個人を犠牲にして街路の清潔さを優先することによって、衛生重視の選択をしたのだと思われるかもしれない。ルーアンの例はその逆であることを証明している。

一八九四年、ルーアンの町は病気に苦しんでいる。死亡者数が出生者数を七六八人上回り、一〇〇〇人当たり三五人の死亡率によって、ヨーロッパでありがたくない記録をわが物としているのである（一〇〇〇人当たりパリで二三人、ロンドンとベルリンで二〇人）。水を透す一万の汲み取り式便槽が地下を汚染しており、まさにこの汚水溜の中から住民のほとんどが水を得ているのである。ルーアンは、すばらしいと評判の水を一日当たり一四〇〇立方メートルを受け入れている（一人当たり、パリの一三四リットルに対して一四リットル）。ところで、このわずかな滴りに等しい給水量の七五％が公共サービスに充てられる一方で、一〇万人のルーアン市民は一日に三五〇立方メートル（個人住宅あるいは集合住宅で一人当たり三・五リットル）で満足しなければならない。ノルマンディー地方の県庁所在地ルーアンにある六五の公衆便所は、一九五立方メートルの水を飲み込んでおり、より良い境遇にある。そのそれぞれは一日に三立方メートルの水を使えるのである！　いっそう悪いことに、その町の水はあまりにも高価なので、利用契約者の数はごくわずかにすぎない。ルーアン市民のほとんどは街頭の給水栓の水を好んで使っているからであるが、給水栓の水の一部は利用されないままセーヌ川に流れ込むことになる。(40)〔この段落で挙げられている数字は原著ではつじつまの合わないものであったので、著者に問い合わせ、その指示に従って修正した〕

ルーアンの例は特殊なものではなく、何人もの都市工学者が水の浪費に対する闘いに挑んでいる。すべての都市で、街頭の給水栓の水は下水道あるいは川に流れ込むだけなのである。四階や五階に住んでいる主婦たちは、くたくたに疲れたくないのでその水に不満である一方、子供たちや通行人たちは遠慮なくその水を流して気晴らしにするのである。(41)

他の都市と同様にパリでも、健康に良いと見なされている湧き水と、ウルク運河、マルヌ川およびセーヌ川の水とが、利用者が知らないうちに普段同じ導管を利用している。一八九〇年頃、衛生学者のうちのある人々が二重の導管を設置するよう主張する。すなわち、清澄な水と不純な水がそれぞれ別の蛇口を持つべきだというのである。

しかし、費用がかかることと混乱が予想されることからその計画は挫折する。(42)頃合いを見計らってビラと新聞によって取換えが告げられるには一九〇〇年を待たなければならない。(43)

当時、市当局は需要に応じて水を供給することに没頭しているが、危険は相変わらず存続している。子供たちが公園や広場で遊んだ後で公共の給水所やワッフル屋に水を飲みに行く時、彼らはウルク運河やセーヌ川の水の危険に身をさらすのである。それでもなお、市当局は自らが作った規程に違反することも躊躇せず、不純な水を提供するカフェや屋外レストランに営業許可を与えている。この事態は、一九〇〇年には憂慮すべき規模に達する。その年、大博覧会のために、即席のカフェやレストランがシャンド＝マルス、トロカデロ、アンヴァリッドの周辺で急増するのである。(44)

いっそう油断のならない汚染された水が消費者たちを脅かす。その水はみごとに透明であるが、冷たさからくる危険を振りまくのである。

■冷たさに由来する細菌

一九世紀末頃、カフェの倉庫、アイスボックス、テラスに氷があふれる。常温でジョッキのビールを味わうのは邪道になったのである。一八八二年、アメリカ合衆国では年に一二〇〇万トンの氷を消費している。咽喉の渇きをいやすために、ニューヨークは一八八四年に七〇万トンを飲み込み、その需要は年に一五％増加する。(45)一八九二年に五〇万トンを消費しているパリも、負けず劣らず食通の都市である。(46)

この氷は時には山岳部からやって来る。一八八二年に、アメリカ合衆国はインド、アフリカ、南アメリカに八〇〇万トンの氷を輸出している。ヨーロッパはスイスとノルウェーから氷を取り寄せている。しかし、冬があまりにも暖かくて氷不足になる時には、氷は現地で消費される。近隣の泉水で採取された氷はより安価である。真空の中で、あるいはアンモニアの気化によって得られる人工の氷がもっとも評価されない。

パリでは、輸入される氷の原価は一トン当たり三〇フランであるが、人工の氷の場合は一五フラン、地元で採取された氷の場合は五フランである。一八八二年以来完全な独占権を握るパリ氷会社によって氷の利用が確実なものとされる。この氷会社は、一トン当たり一〇〇フランで氷を小売商に転売することによって莫大な利益をあげる。消費者はといえば、その氷に二五〇フランを支払っている。ブリシュ湖沼での採取とパリ市民の咽喉との間で、流通業者たちが値段を五〇倍に釣り上げたのである。(47)

二種類の氷が存在する。すなわち、透明な氷と不透明な氷とである。透明な氷は自然の中に見いだされる。ゆっくりした結晶化作用が水の中に溶けていた空気を追い出し、正真正銘の蒸留を引き起こす。他方、不透明な氷は急激な人工的冷却によって得られるが、ガスが逃げる時間がない。透明な氷が溶けにくくたいていの場合不純であるのに対して、不透明な氷は良質の水で作られる場合淡くて純粋である。ところで、見かけに幻惑される消費者は自然の氷のほうを好む。溶けるのが遅いうえに、輝きが清澄さと風味を保証しているように思われるからである。たしかに、ノルウェーのフィヨルドから来る氷は清澄かもしれない。しかし、スイスから来る氷はアルプス山脈の万年雪を夢見させるけれども、ポンタルリエの湖沼〔スイスと国境を接するデゥー県〕から採取されるのである。

消費者たちは水の細菌汚染を危惧し始めてはいるが、真夏の苦しみを和らげてくれる氷の輝きの背後にあらゆる胃腸病の病原菌が眠っているとは思いもしない。冷たさは熱と同じようにすべてを純化すると思っているのである。ところで、細菌はマイナス二〇度の気温でも生き残り、エベルス菌はマイナス一〇度で四カ月を過してからでも毒性を完全に保っていることが証明されている。

それゆえ、衛生学者たちは激しい恐怖を感じることになる。パリの人々を幸せな気分にしてくれる自然の氷は、ほとんど、凍ったブリシュ湖沼とヴェルサイユのスイス人泉水から来ているが、さらにサン＝クルー公園にある池やブーローニュの森とヴァンセンヌの森にある湖からも来ている。一八九二年に、ドーメニル湖から来る一立方センチメートルの氷は二万五〇〇〇の細菌コロニーを植え付けさせている。ドラゴン通りで売られている氷の場合、市立研究所の調査によるとコロニーの数は一七万五〇〇〇にまで達している。一九〇六年八月六日付けの『医学通信』誌によると、ヴァンヌ用水路で採取された氷は一立方センチメートル当たり五万個のバクテリアを宿しており、ウルク運河の氷の場合はなんと数百万個のバクテリアを宿しているのだ！　標本の中には、溶解後に腐敗臭を放つ有機物を一リットル当たり八二〇ミリグラム含有しているものもある。(48)

しかし、悪臭記録はブリシュ湖沼で採取された氷に属する。エピネーとサンドニ〔両方ともパリの北に位置するセーヌ＝サン＝ドニ県の町〕の町境にあるブリシュ城の近くに位置するこの泉水は、田舎風の景観に包まれている。そこは目の保養にはなるが、健康には毒になる所である。というのも、アンギャン下水道とサン＝グラチヤン下水道がそこに流れ込んでいるからである。そこに蓄積される黒い泥が夏には臭気を放ち、散歩する人々を遠ざけてしまう。最初の雨が降った後、よどんで腐った薄い水の層がその泥を覆い、それがオパールの美しさを装いながらビールとレモネードを有害なものにするのである。(49)それゆえ、一八九三年一月三〇日の県条例がパリ氷会社によるこの沼地利用を終らせたのは驚くべきことではない。

このように、パリの人々に嫌悪感を抱かせるような水が、冷たさによって美化されるや喜んでむさぼり飲まれるのである。この氷が工業用にのみ用いられたのであれば害悪はそれほど大きなものではないかもしれない。しかし、行政当局はその用途をコントロールできないことが明らかになるのである。

それゆえ、衛生学者たちは清澄な水で人工的に作られる氷に頼ることを推奨している。寒剤〔二種類以上の物質の混合で低温を得る材料〕の中に浸けた容器の単純な回転運動によって、水が含んでいる空気を追い出して氷を透明にすることに技術者が成功していなかったとしたら、消費者たちは人工の氷を使おうとはしなかったかもしれない。しかし、氷結が予防効果を持っていると思われていたために良心の呵責が和らげられ、パリ氷会社は、品不足の時期にはどんな水を使っているのかも気にかけずに氷を製造している。同社は初めはウルク運河の水を処理していたが、機械を垢だらけにする不純物のためにその水をあきらめる。それゆえに、同社はヴァンヌ用水路とセーヌ川の濾過されていない水を利用するのである。(50) 公衆衛生評議会は氷の市場を清潔にしようと望むが、いくつもの利害関係と衝突する。

企業経営者たちにとって、スカンディナビアから輸入される氷と人工の氷は最後の手段にすぎず、氷が豊富にある時には、泉水から採取した安価な氷に対して競争力を持たないのである。それゆえ、衛生学者たちは、攻防戦にさらされているという思い込みもあって、パリの防衛陣地ヴィレットに巨大な冷却施設を整備することを夢想している。その施設は、パリ地域の氷の需要を満たしながら、一日に二〇トンの肉を冷凍にすることができるというものである。(51)

水道水と氷の出所が疑わしいのなら、衛生学者たちはミネラル・ウォーターに慰めを見いだすことになるのであろうか？

■ミネラル・ウォーターさえも……

ミネラル・ウォーターは、治療特性を持つ湧き水が瓶詰めされたものにほかならない。

一九〇〇年の大博覧会の際、フランスのミネラル・ウォーターがもてはやされる。専用展示室が初めてミネラル・ウォーターに割り当てられるのである。ある解説文は次のようにうぬぼれている。すなわち、「これらのミネラル・ウォーターは、いずれにせよ、わが国の富にとって最大の源泉のひとつとなっている。ヨーロッパのいかなる国も、これほど多くて、これほど多様なミネラル・ウォーターを持っていない。あらゆる種類の治療法がそこに見いだされ、わが国のすべての山岳部がそれに貢献している。ここでは、あらゆる利益を保護する法律が、厳格かつ法的に定められた境界線に従って、隣接するあらゆる汚染源から集水と開発を保護している」と。

残念ながら、真実はまったく別のところにある！

一九世紀末頃、汚染された水に対する恐怖心によってミネラル・ウォーターの商売が大きく飛躍する。一八九六年、総供給量九万立方メートルの水源一三〇〇個所で一九〇〇人が働き、毎年五〇〇〇万本を国中に出荷している。[52] しかし、細菌測定の技術が、ミネラル・ウォーターの清澄神話をまもなく粉々に砕くことになるのである。

すでに一八九四年には、純粋さでもっとも評判の高い水の検査が意外かつ恐ろしい結果を導き出している。エベルス菌は含まれていなくても、イエバエ亜科とあの大腸菌を含むいくつもの病原菌が大量に繁殖しているのである。最良の場合でも、飲む人はとんでもない下痢の危険にさらされているのだ。

一立方センチメートル当たり、バドワの水は一五万九〇〇〇個の微生物を含み、クザンの水は一八万四四〇〇個、コントレクセヴィルの水は四万八〇〇〇個の微生物を含んでいる。[53] ミネラル・ウォーターの女王であり、オーヴェルニュ地方〔フランス中央部〕の威信となっているヴィシー〔温泉地として有名〕の水は汚水番付で名誉ある位置を占めている。「グランド・グリーユ」は一一万四六〇〇のコロニーを提供し、温泉都市ヴィシーの他の水は四万から六万のコロニーを提供しているのである。したがって、水の精髄ミネラル・ウォーターはウルク運河やセーヌ川と不純さで競っているのだ。マルヌ川はサン＝モール〔パリ南東郊の都市〕で一九万八〇〇〇のコロニーを含み、セーヌ川はオーステルリッツ橋〔パリ市内の橋〕で一二万のコロニー（「グランド・グリーユ」と同程度）を含んでいるのである。[54]

山岳部の水はその源においては清澄かもしれない。不完全なのは集水と瓶詰めの方法なのである。労働者の手が清潔なことはめったになく、瓶は食料品屋や薬剤師に転売されたものが使われるにもかかわらず、消毒されることはまったくない。ところで、一九一〇年に『衛生学ジャーナル』が注意を促しているところによると、水源の瓶の中には、分析の対象となった尿や痰の残りで汚れたままで見いだされるものもあるのだ！[55]

不幸の極みは、薬剤師の専売であったミネラル・ウォーターの小売が、破棄院〔フランスの最高裁判所〕の判決によって食料品屋や牛乳屋に帰属することになったことである。密封された瓶による販売が事態を悪化させることはないかもしれない。しかし、小売はコップ一杯あるいは半杯単位でなされるのである。岩清水を巧みに利用することに熟達した炭焼き人の例さえ引かれている。[56]

川の水や汚染された水源の水、不純な氷や疑わしいミネラル・ウォーターの大量流入を前にして、すべての飲用水を全面的に消毒することを衛生学者たちは検討する。それは壮大な計画である。

清澄な水の勝利を目指して

したがって、清澄な水、すなわち一立方センチメートル当たり一〇〇個以下の病原菌しか含まない水を、消費者たちに供給できるようにする方法を見つけなければならない。処理方法の中でももっとも簡単で、もっとも有効で、もっとも費用のかからないものは化学的処理である。ヨード、過酸化水素水、酸化鉄、それに硫酸アルミニウムがためされる。しかし、その結果はぱっとしないものであり、細菌汚染を毒薬に置き換えることになるのではないかと衛生学者たちは心配する。一八九〇年頃、濾過が彼らの人気を得る。

濾過には二つのタイプがある。すなわち、いわゆる「機械的」濾過と砂濾過である。機械的濾過装置は多様であるが、いずれも、金属製タンクの中に硫酸アルミニウムあるいは酸化鉄という同じ濾過剤を入れている。要するに、姿を変えた化学的浄化なのである。一八八五年には、アントワッペン〔ベルギーの都市〕がアンデルソン回転浄化装置を備えている。水は、水力で動き軸を中心に回転する大きなシリンダーの中を通過する。内壁に付けられた羽根のおかげで、シリンダーが含んでいる金属粉が水の上に雨のように降り注いで浄化されるである。同様の方法が一八

九〇年にブーローニュ＝シュル＝セーヌ〔パリ西郊の都市。現在のブーローヌ＝ビヤンクール〕で採用されている。(57)

　機械的濾過装置は水を素早く処理し浄化するが、病原菌を九〇％しか除去しない。機械的濾過装置では腸チフスも、コレラも、小児の下痢も防ぐことができないのである。それゆえ、一八九五年からは濾過池、より正確には砂床が選ばれている。

　これは、自然におけるように水が浄化される人口の土地である。水は、四メートルの厚さの砂と小石の層を通るのであるが、砂と小石は排水路に近づくにつれてしだいに密度を増すようになっている。(58) その浄化能力は、砂そのものにではなく、微生物が形成する膜にあるとされている。砂の表面に付着した微生物の膜がゼラチン状の覆いを形成し、それが有機物とバクテリアの通過をはばむのである。しかし、この膜はもろい。敵がたくさん存在しており、ボウフラが膜を穴だらけにしたり、イトヨ〔トゲウオ科の淡水魚〕やウナギが砂の中に自分の通路を開けたりするのである。また、雷雨が一回あれば、それだけで膜は壊されてしまう。それゆえ、施設は常に監視されていなければならない。(59)

　このような不都合があるにもかかわらず、一八九〇年にはその原理が知られていた砂濾過の有効性は明らかに驚異的である。攻防戦の思い出が脅迫観念になっていたフランスでは、一八九〇年には衛生学者たちが、あらゆる断水に対する唯一の防戦として、パリの防衛陣地〔ヴィレット〕の中に砂濾過の設備を設置するために闘っている。(60) 一八九二年のコレラによってひどい目に遭ったハンブルクは、一八九三年には、隣りのアルトナに次いで砂濾過を利用する二番目の都市となっている。チフスによる死亡率はたちまち一〇万人当たり五人にまで下がる。一九〇二年には、一〇万人以上の人口を持つドイツの都市のほとんどが、濾過した水を消費している。フランスの場合、最初の砂濾過場が登場するのは一九〇〇年であり、ドイツほど整備されていない。

　結果は教訓的である。合計五〇〇〇万人の人口を数えるドイツで最大の一一都市において、チフスによる死亡率が一八九六年から一九〇二年にかけて一〇万人当たり六・五人まで下がっている。それに対して、一〇万人以上の人口をもつフランスの一二の都市においては、その死亡率は二三・六人にとどまっている。(61) シュワジ＝ル＝ロワ〔パリ南郊の町〕とヌイイ＝シュル＝マルヌ〔パリ東郊の町〕にフランスで初めて二つの濾過池が設置されるのは、一九〇〇年のことである。これらの濾過場によって給水されている自治体は全体で八四万六〇〇〇人の人口を持つが、そこでのチフスによる死亡率はわずか一年で一〇万人当たり二九・七人から一二・二人に急減している。(62)

イヴリー〔パリ南東郊の町〕とナンテール〔パリ西郊の町〕の施設では、機械的濾過と砂濾過の組み合わせがさらに注目すべき成果をあげている。ニューヨークでは、二つのシステムの組み合わせが一八九九年に実現し、一立方センチメートル当たりのバクテリア数が二二七〇から多くても一五まで下がっている。(63) ところで、さらに驚くべき処理法が一九世紀と二〇世紀の境目に登場する。すなわち、オゾン処理である。

オゾンは、一九〇〇年頃には「帯電空気」と呼ばれていたが、酸素に勝る酸化作用力を持つ強い臭気のガスである。その発生源である紫外線によってオゾンが殺菌性の化合物を形成し、これが山頂を清澄にしているのであり、また山間での療養の根拠となっているのである。

一八九一年に、ベルリンのジーメンス〔一八一五—九二、ドイツの電気技術者、電気機器製造家〕を含む何人もの学者がオゾン処理法を開発する。一年後には、フランスの電気技師フォヴォー・ド・クールメルがエーヌ県〔フランス北東部ピカルディー地方の県〕の工場でフルーツ・ジュースの殺菌にそれを用いている。(64) 一八九五年にパリのシャン・ド・マルスで開催された衛生博覧会では、ティンダル装置が作動するのを見ることができた。これは、ベルテロ型のオゾン発生器で作られたものであるが、このオゾン発生器の放電が気泡となって、毎時二立方メートルの割合で浄化される水の中をくぐるのである。その結果は注目すべきものである。水は新鮮さと味わいを保つうえに、とりわけ、殺菌が完全なのだ。しかし、この処理法を産業に応用することについては、多くの衛生学者が疑いを抱いたままである。とはいえ、オゾン処理によるフランス初の浄化施設が一八九五年にリールに設置され、エムラン〔リール郊外の町〕の廃水を殺菌する。この施設は、四万ボルトの発電能力を持つ発電所とオゾン発生器、それに水が通過する柱状タンクからできている。[65]

それ以来、この処理法があちこちに広まる。ベルリンでは、一立方センチメートル当たり一〇万個もの病原菌を含むシュプレー川の水が、完全に殺菌されるまでジーメンス＝ハルスケ装置によって処理される。ニースでは、浄化施設設置の専門会社となったフランス・オゾン会社と市当局が契約を結ぶ。[66] もうひとつの施設がサン＝モール〔パリ南東郊の町〕に設置される。

処理の原理は単純で、紫外線に満ちた非常に強い電流が、砂濾過された水の中に加圧して注入された空気をオゾン化するのである。この処理法の支持者たちは、これによって実現される経費節約は施設によって一立方メートル当たり五ないし一五サンチームになると強調している。しかし、問題は、高度な技術にもかかわらず常に技師の監視が必要であるという生産性の低さである。どの大都市もいまだオゾン処理の設備を備えていない。オゾン処理は今日でもなお用いられている未来の方法であるとしても、砂濾過が長い間独占権を持ち続けることになる。

紫外線による殺菌が登場するのは一九一〇年頃である。水中に沈められた水晶水銀灯が一分以内にすべての細菌を殺す光を三〇センチメートルにわたって放つ。[67] しかし、生産性が非常に低く、水の産業的処理にこれを使うことは断念しなければならない。しかしながら、牛乳はじめ様々な栄養飲料の殺菌においては大いに役立つことになる。

第一次大戦前夜、飲用水は毒性の大部分を失ったが、だからといって問題が解決されたわけではない。一立方センチメートル当たり一〇〇の病原菌という乗り越え難かった壁は崩されたにしても、危険は存続しているのである。たしかに、病原菌は少ない。しかし、運が悪ければ、たったひとつの病原菌が命にかかわる事故を引き起こすかもしれないのだ。ところで、わずかな技術的な事故が計り知れない結果をもたらすかもしれないので、浄化施設を常に監視している必要がある。さらに、処理された水は、消費地に運ばれるまでに数多くの汚染要因にさらされている。沸騰させる必要があるだろうが、沸かされてガスを抜かれた水は飲みにくく、味も耐え難いものである。したがって、何人もの医者が個人的に濾過することを勧めている。

様々な方式の濾過器が存在している。シャンベルランとガロの濾過器はすぐれたものではあるが、耐え難いほど遅く、輸送に弱い。メニャン濾過器あるいはマエ濾過器は澄ませることにはすぐれているが、こし器にほかならない。ラペレール濾過器がもっとも効果があり、もっとも普及している。

水一リットル当たり〇・二五グラムの割合で、過マンガン酸カリウム、明礬《みょうばん》ナトリウム、炭酸ナトリウムからなる粉末を注ぐのである。こうして殺菌された水が、浄化された泥炭のフィルターを通り、おいしそうに澄んで出てくる。海軍の薬剤師でこの方法の考案者であるラペレールは、いくつもの型を開発した。もっとも小さなものは「個人濾過器」あるいは「ポケット濾過器」であり、その大きさは針ケースの大きさを超えず、一時間に一・五リットルの供給能力を備えている。戦場での軍隊用として考案された「分隊濾過器」は、一時間に八〇リットルの処理効率を持つ。もっとも大きなものは「リセ濾過器」で、一時間に二〇〇リットルを供給する。「家庭濾過器」は「分隊濾過器」を家庭の蛇口に適合させたものである。[68]

いかなる統計も濾過器の使用頻度を提示していない。おそらく、その使用頻度はたいしたものではなかったのであろう。たしかに殺菌はされるが、いかに障害が多いことか！　溶液を準備し、泥炭を換え、濾過器を掃除し、水が流れるのを待つこと、このようなことは大衆の興奮を引き起こすことのできない煩わしい仕事の領域に属しているのである。それゆえ、水の問題は大戦前夜まで存続する。ところで、まさしくその戦争から光が射すことになるのである。

一九一四年には、一八七〇年の戦争〔普仏戦争〕の記憶がすべての人々の頭の中に残っていた。死は、銃弾よりも病気によってはるかに多くの命を奪ったのである。前線でも銃後でも、天然痘が二〇万人以上、腸チフスが一〇万人以上のフランス人を殺したのだ！　たしかに、一九一四年の軍隊はワクチン接種を受けてはいる。しかし、坑チフス・ワクチンは効果のある期間が限られており、状況に見合うものになるだろうか？

限られた空間にあれほどの人間が集中したことはかつてなかった。兵士と民間人が飲み水を汲み出す帯水層の中で、彼らの排泄物と腐敗した死体が病原菌の繁殖を引き起こすことになりはしないか？　ラペレールは、戦場の軍隊が利用できる「分隊濾過器」をすでに開発していた。しかし、害虫がひしめき砲弾の雨にさらされる塹壕の中に紛れ込んだ、微妙な操作が必要でサロンにでもふさわしいこの濾過器は、兵隊たちの哄笑を買ったかもしれない。

銃後の状況もそれよりましなわけではない。民間人はチフスに対するワクチン接種を受けていなかったし、動員のために浄化施設から技師も技手も労働者もいなくなっていたのである。エネルギー不足が機械のリズムを狂わせる。浄化に多くの努力を要する水は放りっぱなしにされ、細菌の悪魔に逆戻りし、苦痛によって衰弱した住民を大量に殺すことになりはしないか？

守勢に追い込まれた衛生学者たちは、自分たちが常に嫌悪していた解決策をとる決心をする。すなわち、ジャベル水と塩素による水の殺菌である。

ずっと以前から知られていたこの処理法は、特別な場合にしか利用されていなかった。ジャベル水すなわち次亜塩素酸カルシウムは、一八五四年にイギリスで下水の消毒に用いられ、一八九七年にはメードストン〔イギリス・イングランド南東部の都市〕で腸チフス流行の間水道管を浄化するために用いられた。一九一一年にはパリが、一時的な湧き水の不足をジャベル水で殺菌した川の水を部分的に利用して補い、抗議の叫びを引き起こしている。塩素による消毒はどうかといえば、一九一一年にフィラデルフィア〔米国ペンシルベニア州の都市〕で一度用いられただけである。[69]

ところで、誰もがびっくり仰天したことに、前線でも銃後でも、チフスと、水が原因の病気による死亡率が戦争の数年間に最低の水準にまで下がっているのである。初めは大量に用いられたジャベル水と塩素の使用量をしだいに減らすことで奇跡が起きたのだ。一立方メートルの水に含まれる細菌叢をわずか一グラムで、臭いを残すことも健康を害することもなく絶滅させることができるとは、誰が想像し得たであろうか？　一九一八年には、かつては敵よりも多くの人命を奪った戦時の流行病は、ワクチン接種と水の浄化によって制圧され、もはや遠い思い出でしかない。

一九一八年、飲用水の呪いはジャベル水、塩素、濾過、それにオゾンによって打ち破られたのである。すべてがあっという間に変わるわけではなくても、解決法は存在するのだ。あとは時間の問題である。

しかし、水の循環に打ち勝つには、飲用水を殺菌するだけでは十分でなく、廃水も無害なものにしなければならない。ところで、糞便の危険と産業腐敗物の危険にさらされている廃水は、衛生学者たちにとって絶えざる悪夢の種なのである。

第26章　人間の排泄物は災害か、それとも国の富か？

家庭や産業から出る廃水、および糞便からなる屎尿水は、それらの浄化と農業利用という二重の問題を一九世紀末の衛生学者たちに突きつけている。利益を引き出しながらその問題を片づけようと誰もが思っている。というのは、有機廃棄物の回収と「リサイクル」はあまりにも習慣の中に根を下ろしているので、衛生上の要請だけに従わせることができないからである。要するに、権利上土に帰するものを土に返すこと以外に、有機廃棄物を処分するすべがあるか、ということである。農業技師たちの影響下で、衛生学者たちは自然の循環を前に屈服する。採取地から利用地までの糞便の衛生的な輸送と貯蔵を組織することが彼らの仕事の中心となる。

農民のほとんどはこの問題を知らない。というのも、彼らの便槽の中身は、「フランドルの肥料」という慎み深い名称のもとにその場で利用されるからである。都市部から来る下肥とともに、それは国の富をなし、その富の大きさを技術者たちはフラン金貨で評価したのである。

■フランドルの肥料

ロジェ＝アンリ・ゲラン〔現代フランスの歴史家〕の表現によれば、下肥は当時「ほとんど神話的と言っていいほどの評判」を得ている。一八四八年に、ある農学者が『プレス』*La Presse* 紙に次のように書いている。「共和国は市民の不注意によって少しでも人糞が失われた場合、この市民は極めて厳しい刑に処せられるよう法を定めるべきである。人糞はまさに植物界の死活を支配する鍵であり、ということは動物界の死活の鍵でもある。つまり、それは公共の富と安全の基礎なのである」と。空想的社会主義者のピエール・ルルー〔一七九七―一八七一、フランスの哲学者、評論家、政治家〕は大まじめに、「各人が敬虔に自らの肥料を拾い上げ、国家、つまり徴収官にそれを租税あるいは個人の喜捨として渡すべきであろう」とつけ加えている。[70]

尿も同じ魅惑を与えている。一八五〇年に、農学者のジラルダン〔一八〇三―八四、フランスの農学者〕とデュ・ブルーイ〔一八一一―九〇、フランスの農学者〕が、尿は一リットル当たり、一キロの小麦を生産するのに必要な窒素量を含んでいると計算している。したがって、蒸発乾燥させることによって肥料成分を得る方法を開発すべきであると、彼らは主張するのである。[71]

一九一二年、フランス人は一人当たり一日に八〇ないし九〇グラムの大便と一リットルないし一・五リットルの尿を排泄しており、年間では三三キログラムの大便と五〇〇キログラムの尿を産出していることになる。これは、当時われわれの祖先たちの食物摂取量がわれわれの半分であったことの証拠である。今日、平均的な消費者は一年間に自分の体重分の大便を排泄するからだ。二〇世紀初め、三九〇〇万人のフランス人が、シャスヴァン博士〔一八六五―? フランスの衛生学者〕の表現によれば、「毎日四万トン以上の大河のごとき大便を」供給し、「それがわれわれの地面を包み込んでいる。」これは、年間一四六〇万トンに達する産出量である。[72]

一八七五年、パリとその近郊は一〇〇万立方メートルの大便を産出し、そこから「乾燥人糞」と呼ばれて好評を得た三〇万ヘクトリットルの肥料を得ている。尿から抽出される六〇〇万キロの硫酸アンモニウムが六〇〇万フランをもたらす。[73]一八八〇年までは、首都パリの「糞便の輪」をなす二二の糞尿溜で排泄物が処理されている。そのうち一四の糞尿溜は風が通る場所にさらされており、八つは処理工場を備えている。糞尿溜を持たない処理工場が二つ存在する。

生産が手仕事的な性格を持つので、糞尿の一部は利用されないまま残る。一八七二年以来、ボンディ〔パリ北東郊の町〕の廃棄場は、利用の試みがすべて失敗したためにうち捨てられている。貯蔵量があまりにも多くなったので、汚物をセーヌ川に流さなければならないほどであった。しかし、一八八〇年からは、ルザージュ社がいくつかの小企業を吸収してから採取と商品化の独占権を拡大する。家畜市場の近くにあったボンディの廃棄場は、それ以来、荷車やウルク運河の川船で運ばれてくるパリの汚物のほとんどを受け入れている。そこに着いた汚物は、金持ちの実業家ビランジュ氏によって処理される。(74)

利益は魅力的なものであるようだ。一人当たり一年に三・五キロの窒素と二キロのリン酸塩を生産するのであるから、一九一二年におけるそれらの相場にもとづけば、フランス人全員の排泄行為は二〇〇万フランに値すると計算された。(75) 農民はこのことをよく知っている。肥料なしなら種を三倍蒔かなければならない土地が、尿を用いれば収穫高を三倍にし、糞便を用いれば四倍にしてくれるのである。

下肥の利用がもっとも盛んなのは北部地方であることから、「フランドルの肥料」という表現が由来している。そこでは、汲み取りは「杓と小さな樽で」なされる一方で、施肥は「長い柄のついた鍋で」なされる。商売は、朝八時前に樽を積んだ荷車で町々を回る「ベルナティエ」あるいは「ベルヌー」の仕事である。「樽一杯四スー」という彼らの叫び声に集まった主婦たちが家庭の汚物を流し込む。野菜栽培者の中には、畑での生産物と下肥を自宅で物々交換し、自然の循環を簡略化する者もいる。(76)

ヴァラン博士が記しているところによると、リール地方では「壁の内側、公共あるいは個人の庭園――もっとも豪華なものについて言っているのであるが――では、ほぼ一年間に一度、定期的に一定量の糞便を施されない地面はほとんどない。人が食べる野菜、人がにおいをかぐバラはすべて糞便で養われるのだ。数カ月後には、みごとに美しくすばらしい香りがするイチゴを、われわれはフランドルの肥料のおかげで得ることになるのである。」(77)リールのパストゥール研究所長カルメット教授は、「リールとその周辺で食べられるラディッシュやサラダ菜で、多かれ少なかれ糞便の分け前にあずからなかったようなものはひとつとしてない。このやり方で得られたイチゴは美しく、味も香りもよい」(78)と裏付けている。

ところで、糞便はその源で一立方ミリメートル当たり八万個の病原菌を含んでおり、その中にはコレラ、腸チフス、下痢、細菌性赤痢の病原菌が含まれている。寄生虫も潜んでいる。コウチュウ、肝臓ジストマ、ベンチュウ、ジョウチュウ、カイチュウ、ギョウチュウである。たしかに細菌が樹液で増加することはない。しかし、農民たちは、野菜や果物は肥料を施せば施すほど味がよくなると確信しているので、薄めた尿と糞便をサラダ菜の葉やトマトにためらうことなくまき散らす。衛生学者たちが声をそろえてこのやり方を嘆くのは、彼ら自身もフランドルの肥料の危険にさらされているからである。

ブルーアルデール教授が確認しているところによると、この人糞堆肥の使用をやめた北部の駐屯地の町では兵営でのチフスによる死亡率が下がっているが、これは他の都市では見られないことである。(79)天賦の才に恵まれた観察者で、地中の炭疽菌の毒性を明らかにしたパストゥールは、フランドルの肥料を非難している。しかし、カルメット教授は、フランスの他の地方以上にリールで腸チフスが広がっているわけではないということを観察して、危険が由来するのは施肥された土地よりも糞便様の水をかけられた生野菜からであると主張している。(80)それゆえ、下肥は平穏な道を歩み続け、エベルス菌は地中で三カ月間生き続きうることをすべての人が無視しようと努めるのである。蒸留塔の中で下肥を浄化するさまざまな方法が開発されるが、病原菌はどんな策略にも抵抗する。

この回収は金儲けのためではまったくなく、ましてや自殺的企てでもなければ気まぐれなものでもない。化学肥料あるいは石油化学肥料と農学の進歩によって不快な義務を免れた時代にいるわれわれにはそのように推測できるかもしれないが、そうではないのである。二〇世紀初頭には、この回収は生き延びるための際立った闘いなのだ。糞便がなく、堆肥がなく、ごみがなければ、土地は疲弊を余儀なくされるのである。感染の危険と窮乏の間で、選択を行わなければならない。南アメリカから輸入されるグアノ〔熱帯の海岸などで海鳥の糞などが堆積硬化したもの〕は法外な値段である。骨から取り出される過リン酸石灰は家畜と同様に少ない。さらに、糞便は土地よりも川の中でのほうが危険かもしれない。

したがって、人糞の真の問題はその貯蔵と取扱いと輸送の次元で生じるのである。

便槽の変遷

糞便に関する長い伝説は、慎み深く糞便を厄介払いする必要性から始まる。古代においては、モーセがイスラエル人に、宿営地の清潔さを汚さないように宿営地から離れて自然の欲求を満たすよう命じていた。さもなければ神の怒りが下ると脅していたのである（「申命記」、二三）。しかし、自分の排泄物を活用していた農民たちとは違って、都市の住民たちは「何でも川に《トゥ・ト・リュイッソー》」方式に頼るしかなかった。それゆえ、一五三三年の高等法院裁決によってパリで義務化された便槽の設置はひとつの進歩であった。しかし、それは、あらゆる種類の変遷を経ながら二〇世紀初頭まで存続することになる間に合わせの解決策にすぎなかった。

家主の中には、経済的理由のために糞便を地下貯蔵庫や庭に埋めるほうを選ぶ者がいた。彼らが諦めて便槽を受け入れる時には、汲み取りや補修を怠るのである。いずれの場合も、汚水が土にしみ込み、地下貯蔵庫のワインを損ない、井戸を毒するのであった。汲み取り作業は骨の折れるもので、シャベルや鍬で内壁面をさらわなければならなかった。屎尿汲み取り人は悪臭の地獄に閉じこめられて、アンモニアの蒸気によって引き起こされる一時的な失明状態である「ミット」や、硫化水素によって引き起こされしばしば命取りとなる疾患である「プロン〔急性失神〕」の危険にさらされていた。それゆえ、建築家ジローは大革命前夜に、満杯になれば引き出して空のものに取換えることのできる桶からなる「可動式便槽」システムを開発していたのである。

糞便で満たされた樽の輸送は骨の折れるものだった。モンフォーコンやフォブール・サン＝ジェルマンやフォブール・サン＝マルソー〔いずれもパリ〕の廃棄場へ行く途中で、疲れ果てた人糞運搬人はしばしばセーヌ川に重荷を降ろすのであった。廃棄場は不吉で危険な場所だった。表面にできた層が命取りの罠になっていたのである。夜、暗闇の中でさまよい歩いた人々がどれだけその罠に飲み込まれたことか！　しかし、その利用は実り多いものであった。一七八八年、モンフォーコンはブリデという人物が請け負っていたが、彼はすでにルーアンとカーンの乾燥人糞すなわち「植物用粉末」を商品化していた人物である。(81)

一九世紀末頃になっても、状況は変わっていなかった。一八八五年に、パリには平均容量一九立方メートルの固定便槽が六万四九〇〇あり、そこから毎年、五万六五〇〇回の汲み取りで九七万立方メートルの糞便が取り出されている。それに、六万三〇〇〇立方メートルを提供する可動式便槽が加わる。(82)

地方では、ルーアンが不衛生の栄冠を獲得している。漏れない便槽を備えた住居は、一万六〇〇〇軒のうち四〇〇〇軒しかないからである。他の住居は、井戸、すなわち自由地下水の上にうがたれた底なしの単なる穴で満足しなければならない。(83) ル・アーヴル〔北仏、セーヌ川河口の港湾都市〕では、石工事を施されていない五五〇の小井戸すなわち穴が地下を汚染している。(84) 一八九四年、一八〇〇の穴しかないトゥーロン〔南仏、地中海に面した港湾都市〕では「何でも路上へ《トゥ・タ・ラ・リュー》」方式が存続しており、それを改善するために市当局は「巡回樽」制度を発足させた。これは、町を巡回して、主婦たちが様々な容器に入れて運んでくる排泄物を集めるというものである。少しでも遅れると、主婦たちは排泄物を水路に捨ててしまう。マルセイユ〔南仏、地中海に面した港湾都市〕では、一万四〇〇〇軒の家が排泄用設備を持っておらず、糞便は通りに捨てられている。[85]

便槽は、都市住民たちの生活を害する公害の発生源なのである。発酵する糞便から出るガスが、屋根まで伸びている排気管を通って漏れる。これら悪臭を放つ八万本の煙突がパリの上に腐った雲を漂わせる。そもそも、それら煙突の有用性からして疑わしい。煙突は、便槽のガスを戸外に放出せずに、住居内に押し返す逆流を引き起こすことも往々にしてあるからである。とはいえ、煙突に亀裂さえ生じなければ、たとえ吐き気を催させるような臭いが家を包み込んでいても、人々は自分が幸せであると感じることができるのである。[86] それにしても、悪臭激化の危険を弱める方法が他にあるだろうか？

圧縮空気ポンプによる汲み取りは騒々しい上に悪臭を放つ。一八三〇年には、吸い込みと送り出しを行う最初のポンプが六分間に一〇〇〇リットルを処理している。[87] 糞便樽の乾燥人糞工場への輸送は美的であるどころではない。多くの樽が荷車の揺れで車道にひっくり返るのである。汲み取り費は高く、家主にとっては便槽に亀裂が入るままに放っておくほうが得になる。糞便を地中に厄介払いできるからであるが、そうすることによって、固くしまった糞便を尊重する乾燥人糞製造者の役に立っているのである。汲み取りにかかる税金が汲み出される糞便の量によって計算されるのであるから、なおさらである。

このシステムは、衛生学者たちが「水戦争」と呼ぶものを助長する。パリで、蛇口で使う時には一立方メートル当たり三五サンチームであるにもかかわらず、汲み取りで使う時には税抜きで四ないし八フランもする水を、家主は家に入れようとは思わないのである。[88] 一八八六年、便槽の透過性が伝説となっているルーアンの市長は、改修費用が七五〇万フランにのぼり、汲み取り費用が年間五〇万フランに達すると計算している。[89]

下水道への排出はフランスでは稀であるが、イギリスでは一般的である。便器が下水道とつながっているロンドンでは、固定便槽は廃止されていた。[90] ロンドンのすべての住居が水洗便所《ウォーター・クロゼット》を備えており、一回分の糞便を下水道に流すのに必要な水の使用量は平均一八リットルである。他方フランスでは、下水道直結式水洗便所《トゥ・タ・レグ》〔「何でも下水道へ」方式〕の原理はまだ激しい論争の対象でしかない。(91) それゆえ、イギリス人のフランス人に対する批判は手厳しいものである。

『ザ・ランセット』紙のある記事は、パリをひとつの巨大な便槽として描いている。もっとも豪奢な界隈の家やホテルの中にガスが逆流しており、病気の場合でさえも糞便はまったく消毒されていない。「したがって」と記者は結論づけている。「パリが腸チフスの温床であっても驚くに値しない。パリの人々は毒に順応していても、外国人、とくにイギリス人とアメリカ人は母国でそのような悪臭に慣れていないので、伝染病のえじきになりやすいのである。ロンドンのいたる所でなされたように固定便槽をなくすことが議論されている。しかし、そのためには、パリの人々が持ち合わせていない清潔と公衆衛生の基礎知識が必要である。イギリス人は、パリに住んでもまったく安全でありたいという希望を捨て去らなければならない。」(92)

フランスの衛生学者たちには言い返す言葉がない。パリの病院によっては、便所の中で、トルコ式便器〔便座のないしゃがみ式の便器〕の開口部を取り巻く糞便のぬかるみを患者たちが裸足で歩いている。一八八六年、ビセートル〔パリ南郊の病院〕の便槽は一八年前から汲み取りをされていなかった。しゃれた界隈も容赦されていない。豪華な集合住宅の中で、ある衛生学者は信じ難い光景を目にして、次のように書いている。「建物の外壁が中の住居と豪華さを競っているようなその住居の中に入ったら、使用人用の便所に入ってみるようにお勧めする。どの便所でも必ず、見るも恐ろしい不潔さをご覧になれるだろう。床にじかに開けられ、最後に用を足した者の糞便で半分詰まった穴が、次に用を足すものが尿の噴射でその糞便を吹き飛ばしてくれるのを待っているのだ。尿が、そこでなされる唯一の放水なのである。」(93)

便槽の呪いを改善するために、二〇世紀初頭まで二つの方式が競い合っている。すなわち、下水道直結式水洗便所の方式と「分離方式」である。後者の場合、家事で使用された水は下水道に送られ、排泄物は別の排水網に送られる。この方式は、馬鹿げていて、恐ろしく、途方もないアイデア、人々の頭を完全に魅惑し、オランダで幻覚を引き起こしたアイデアに由来している。

信じ難いリニュル方式

　便槽の汲み取りをするのに、蒸気式圧縮空気ポンプがいたるところで用いられていた。ポンプの吸い込み口、すなわち「吸管」が排泄物のなかにもぐり込むのである。ここで、次のようなことを想像してみよう。四方八方に張り巡らされた排水網がひとつの都市のすべての便所につながれるとともに、圧縮空気の巨大な処理工場と結ばれている。そして、その処理工場では、日に四回、住民の糞便が吸い込まれ、新鮮な状態で農民に供給されるのである！　こうすれば、土地も衛生も利益を得ることになりはしないだろうか？　これが、オランダの技師リニュルの頭の中に芽生えた考えなのである。

　シャルル・T・リニュルは、アメリカ南北戦争に連邦側の工兵大尉として参戦した。砲弾で片脚がもぎ取られた彼は、療養中、残り物がエレガントに除去された都市を夢想する。こうして「空気便所」が生まれたのである。これは、一年に一人当たり一トンの水と、蒸発乾燥させてから乾燥人糞を集めるために一〇〇キログラムの石炭を浪費する水洗便所よりも、ずっと安上がりである。ヨーロッパに戻ると、リニュルはフランクフルト＝ユーバー＝マインに居を定め、そこから自分のアイデアをヨーロッパに広げようと考える。

　彼の方式は、二つの地下導管網からなっている。そのひとつは、鋳鉄で作られ完全に防水加工されたもので、排泄物の排出を保障する。もうひとつは陶製で、その中を生活廃水、雨水、産業廃水が流れるのである。いつでも、汲み取りポンプが都市中の糞便を一挙に吸い込みことができ、発酵によって商品価値が損なわれないうちにじかに集めることができる。各人は毎年八ないし九フラン分の肥料を生産するのであり、リニュルは複雑な会計計算の結果、「空気便所」は衛生の仕事であるだけでなく、有利な取引でもあると断言している。[94] 実際にはどうなるであろうか？

地面が海面の高さであるオランダでは、汚水排水が厄介な問題となっている。それゆえに、リニュルの圧縮空気方式を試すにはおあつらえ向きの場所なのである。一八七二年には、ライデン、アムステルダム、ドールトレヒトがいくつかの界隈でこの方式を採用している。これが、オランダ人にとって忘れることのできない悪夢の始まりとなるのだ。

水洗便所のものと似た便器が信頼感を抱かせる。しかし、使用者は自分の意のままにそれを空にすることができない。除去の時期を決めるのは数キロメートルも離れたところにいる技師なのである。ところで、他よりも住人の多い家によっては、使用頻度が高いので、住人の呆然とした目の前で溢れ出してしまうこともある。溜まった糞便から出る臭いに、「圧縮空気による汲み取り」の悪臭が付け加わる。空気便所を配水管網から切り離している弁が糞便を吸い込むために開くたびに、むかつくような臭気が家中を満たすのである。

どのレベルにおいても、リニュル方式はとてつもなく複雑である。人的なものであれ機械的なものであれ、ごくささいな不調が一地域を地獄に落としうる。アムステルダムでは六五〇〇人が圧縮空気のご機嫌に合わせて暮らしているが、公共土木事業の局長が苦々しく記しているところによると、「街の管がしばしば詰まり、場合によっては、詰まったものを取り除くために管を分解しなければならなかった。この工事には三日を要した。」導管から肉切れ、ナプキン、髪の毛が取り出される。「空気便所」は『水戦争』をも引き起こす。水を一滴でも流し入れることが禁じられ、それが守られない場合にはポンプ全体の調子を狂わせるのである。リニュルは、規則を守らない使用者を罰するために、便器の氾濫を引き起こすシステムを考えることまでした。

設置経費と維持経費が急騰し、リニュルによって予言された有利な取引は惨憺たる結果に終る。一八七九年にアムステルダムの技師長が見積もっているところでは、毎年、市にかかる経費六万七二〇〇フランに対し、収入は五五八六フランにすぎない。事実、ポンプで集められた肥料は、農民の食指をかき立てていないのである。問題なのは、小売に買い手のつかない尿の液体肥料である。樽に詰めて田舎へ発送しなければならないが、これは骨が折れるうえに経費がかかる仕事なのだ。排出は絶え間なくおこなわれる。しかし、土地は、四季を通じてそれを吸い込むことはできない。過剰分をどこに貯蔵すればよいのか？　冬には凍った樽が破裂し、他の時期には発酵するのである。

　アムステルダム市と契約を結んだバドヘーベのある農場経営者は、自分の苦難を次のように語っている。「液体肥料は船で送られてきた。私は、日曜日も含めて毎日、容量が約一六〇リットルの石油缶一〇〇個分ほどを受け取っていた。バドヘーベに届くと、石油缶は地面に降ろされる。液体肥料用の荷車一台に五缶分の中身が空けられ、灌漑すべき牧草地まで引っ張って行った。この方法は、天気が良い時には非常にうまくいった。しかし、雨が降った後では、牧場の表面が柔らかくて、荷車を引いて回るのは難しかった。」

　そのうえ、リニュル肥料の品質は不十分なものである。窒素の含有率が、市は〇・九％を約束していたにもかかわらず、〇・三ないし〇・四％なのである。バドヘーベの農場経営者は、髪の毛、靴、台所道具の破片、瓶の栓が石油缶の中に混じっているのを見つけている。きわめつけは、彼の牝ウシたちから下水臭いバターができることである。一五カ月間に二万フランで四〇〇〇トンの肥料を受け取った後、一八七四年八月に彼は新たな受け取りを拒否する。もはや誰もその肥料を欲しがらないので、市は彼に無料で提供する。彼は、それが配達されることを条件に同意する。四カ月後、彼は最終的にその肥料の使用を放棄し、こうして圧縮空気というとんでもない回り道の末に、糞便は再び海に直接捨てられることになった。

一八七九年、空気便所を備えたオランダの家一五〇〇軒の住民二万三三〇〇人は失望した。リニュルは駆けずり回り、市当局と家長たちを投げやりであると非難し、サボタージュだと糾弾し、固形物や生活廃水を便器の中に投げ入れることを禁止せよと要求する。[95] 無駄であった。衛生学者の中には二〇世紀初頭まで彼を擁護する者がいるにしても、彼の方式の評判はもはや失墜していたのである。

しかし、新しい二つの方法が注意を引いている。すなわち、濾過桶と腐敗槽である。

下水道直結式水洗便所に向かって——濾過桶とムラ便槽

汲取産業は糞便の総量を減らそうと、液体を下水道に簡単に流すことのできる装置を開発する。すなわち、濾過桶である。これは、高さ九五センチメートル、直径三五センチメートルの鉄でできた防水性の円筒で、その内部には穴があいた仕切り用の円筒がもうひとつあり、これによって固体から分離された液体がゴム製の管によって下水道に導かれる。汲み取りはもはや必要ではない。というのも、満杯になった桶は空の桶に取り替えればよいからである。

一八八五年、パリにあった三万一五三〇の濾過桶は、一週間ごとに一回の取り替え作業の割合で八〇万個近くの桶の回収を必要とした。このようにして集められた糞便は六万三〇〇〇立方メートルに達している。[96] 一九〇〇年、この分野では先駆的な都市であるチューリッヒ〔スイスの都市〕では、平均容量三七リットルの桶が八一二五に及んでいる。一六日ごとに実施される桶の回収は夜間に行われる。桶は車に乗せられて屎尿処理場に運ばれ、そこで空にされ、洗われる。[97] 桶は「水戦争」を挑まない。桶は家庭内を自由に移動でき、家主たちはもはや汲み取りを気にしなくてよいからである。しかし、なんと不快なことか！

糞便は容器の中で分解し、尿とともに下水道に流され、その場に残るのは、ごみ、ぼろ切れ、紙の堆積だけである。桶はしばしば詰まり、ついには溢れてしまう。昔の便槽の真ん中に濾過桶を据えたパリのある大病院では、ある証人が害の広がりを次のように評価している。

> 前に進むにつれて、われわれはいったい何の上を歩いているのか、われわれが横切っている空気がなぜひどい悪臭を放っているのか、いぶかしく思うのであった。まもなくこの二つの疑問に対する答が分かった。桶の蓋が持ち上がり、汚い液体と汚物が漏れて仕切り壁に沿って流れていたのである。[…]したがって、いわゆる個液分離方式は下水道へ汲み出しを行っているにすぎない。考案された本来の目的を果さないこの方式の介入によって、速度が落ちた汲み出しを行っているにすぎないのである。(98)

集められた肥料はどうかといえば、理論上は一トン当たり九フランになるが、実際には二フランにしかなっていない。それにもかかわらず、最後の濾過桶が姿を消すのは第一次大戦が終わってからなのである。「腐敗槽」と呼ばれる便槽はもっと興味深い。

一八八〇年頃、モワニョ神父と謎の人物ルイ・ムラが、人間の排泄物を嫌気性細菌の破壊力に委ねることによって問題を解決することを提案していた。このモワニョ神父というのは奇妙な人物である。一八五二年に、彼はイエズス会を離れて科学的通俗誌『コスモス』を創刊している。三〇年ほど後になって、「自動汲み取り機」という驚くべき装置を開発し、ただちに特許を取得する。彼はその活用をルイ・ムラに託すが、この人物はモワニョ神父自身の偽名にすぎないかもしれない。また、彼は商品化をバルバ・エ・コンパニー社に託し、この会社は、トタン板でできた一〇人用の容器を四〇〇フランで売り出すのである。

これほど高価な装置の内部でいったい何が起こっているのであろうか？　一八八二年一月、モワニョは自分の雑誌の読者に「自動汲み取り機」を紹介している。「この装置を採用することによって、諸都市を害している悪臭を解消するとともに、糞便を均質でほとんど無臭の液状にできるであろう。この装置の中では、空気から保護されて、分解にいたる発酵と固形糞便の液化が行われる。これは、パストゥール氏の嫌気性細菌の作用によるものである。」汲み取り機の原理は、たちまち便槽に適用され、「ムラ便槽」と名付けられた後に「腐敗槽」と呼ばれることになる。これは、沈められた管によって汚物が送り込まれる石造りの便槽でできている。糞便と家庭廃水が液体の下に導き入れられ、嫌気性細菌によって液化される。糞便や家庭廃水が供給される度に、こうして浄化された水が便槽の上部に作られた口を通って下水道に流れ出る。分解作用は空気から保護されて行われ、ガスの逆流は不可能である。糞便、消化されなかった食べ物のくず、紙、ぼろ切れは二五時間後に溶解される。蓋を持ち上げても、わずかな臭いしかしない。排出される水自体、無臭である。[99]

一八八二年に初めてパリに設置されたムラ便槽は悪い印象を与えている。こそげ取らなければならない垢の膜が容器の底にできる。便槽を開けても臭いはまったくしないが、一部を抜き取るために表面にできた膜に穴を開けると、ひどい悪臭が出る。排出された液体は、下水掃除夫にとって危険な硫化水素を含んでいる。[100] さらに、発酵は有機分子を分解しても、細菌を殺しはしない。無数のエベルス菌とコッホ菌が下水道に流れるのである。それゆえ、セーヌ県上級委員会はこの方式の普及に反対する意見を表明している。[101]

衛生学者たちには、ムラ便槽の利点が容易に理解できない。そのひとりは次のように指摘している。「糞便を直接下水道に送らず便槽の中に留めておくことにどんな利点があるのか、よく分からない。どのみち糞便は下水道に流れるのであるから。[…] 結局のところ、これらの便槽はサイホンなのであり、どうしようもないサイホンであるとさえ言いうる。」さらにヴァラン博士は、「これらの自動汲み取り装置は、下水道直結式水洗便所を偽ったものにすぎない」と誇張している。[102]

建物の下に維持されたこの細菌ブイヨンと、このブイヨンが持つ浸透の危険が、衛生学者たちを動転させる。細菌の排出が下水道と河川を汚染する。マコン〔フランス、ソーヌ川沿いにあるブルゴーニュ地方の都市〕では、公衆衛生諮問委員会の否定的意見にもかかわらず一九〇四年に腐敗槽が採用され、ソーヌ川がひどく汚染される。[103] さらに、この方式は「水戦争」をも挑んでいる。というのも、この方式は原則として導水なしに働くのであり、これが家主たちを魅了するからである。しかし、これはまやかしである。発酵が起こるのは、糞便の体積を一〇倍も上回る水の中でなのだから。

それにもかかわらず、家主たちが汲み取りの経済性を評価する都市部でムラ便槽は勝利する。しかし、これは、下水道直結式水洗便所が登場するまでの一時しのぎの解決策にすぎない。いつまでたっても下水道直結式水洗便所の使用が不可能な農村部で、腐敗槽は真の発展をとげ、排出は、飽和状態になる恐れのない地面の浄化力に委ねられる。今日でもなお、農村部では腐敗槽が人糞の問題に対する唯一の衛生的解決策なのである。

濾過桶とムラ便槽は、下水道直結式水洗便所の問題を提示するというメリットも持っている。WC、男子用公衆便所、「用足し小屋《シャレ・ド・ネセシテ》」も同じ問題を提示する。

水洗便所と男子用公衆便所

イギリス人は解決策を見つけていた。一八八〇年以来、ロンドンの住居はすべて水洗便所《ウォーター・クロゼット》を備えており、糞便は一回一八リットルの放水によって下水道に送られている。水洗便所の王であり、後にエドワード七世〔一八四一―一九一〇〕とジョージ五世〔一八六五―一九三六〕の公衆衛生技師となるトマス・クラッパー〔一八三六―一九一〇〕が、チェルシー〔ロンドンの一地区〕の作業場で一大飛躍を遂げさせたのである。[104] 一八八四年、国際衛生博覧会で一二〇の製造業者が最新型の放水式便器を紹介する特典を得ようと競い合っている。どのようなやり方であったかは分からないが、選抜の結果それらのうち七〇の業者が選ばれている。[105]

フランス人は遅れている。いかなる統計も都市圏で使用されているＷＣの数を示してはいないので、それを備えた建物の割合は五％以下であると見積もることができる。便座が、快適ではあるものの、真剣な批判の対象となっている。便座は梅毒を移し、座った姿勢のために腸管障害を引き起こすと非難されるのである。また農学者たちは、途方もない量の水を無駄遣いして多くの富が下水道に流されるのを見て憤慨する。節約を気にかけるガド氏という技師はその対応策として、尿用の二リットルの放水装置と大便用の八リットルの放水装置を持つ二重の水洗装置を開発した。[106]

たしかに、「水洗便所」や「イギリス式便所」はフランスで新しいものではない。ヴェルサイユで、ルイ一六世〔一七三四―九三〕とマリー＝アントワネット〔一七五五―九三〕は洗練された装飾を施したものを使っていた。大理石でできた便器が、スプーンの形をした壁龕《へきがん》の中にはめ込まれていたのである。護民院館〔パレ＝ロワイヤル内のエガリテ館のこと。総督政治および第一帝政時代の議会が置かれた〕は水洗便所を備えていたが、それはおそらく、一九世紀初頭にパレ＝ロワイヤル〔パリ第二区にある城館〕に設置された最初の公衆便所である。

一九世紀末頃になってようやく個人が水洗便所に関心を持ち始める。一八八三年、家具付き貸部屋に関する法律が、二〇人にひとつの割合でＷＣを設置するよう規定している。しかし、一八八四年にそれが最初に姿を見せるのはパリの兵営においてである。一〇年後、一八九四年八月八日の県条例が、建設中のアパルトマン各戸ごとにひとつのＷＣを義務づける。[107] しかしながら、都市圏でそれらの利用が普及するには、四半世紀以上待たなければならない。

それに反して、男子用公衆便所はたやすく頭角を現わしている。一八三二年から、パリの歩道に「ランビュトー」と呼ばれる円柱〔内部に小便所を設けた広告円柱〕が出現する。これはランビュトー知事〔一七八一―一八六九、セーヌ県知事を務め、パリの浄化と土木工事を行った行政官〕によって発明されたのではない。彼はそれを普及させたのであり、彼の同僚プベル〔一八三一―一九〇七、セーヌ県知事を務め、一八八四年一月一五日の政令でごみ箱の使用を命じた。その結果、彼の名前が「ごみ箱」を意味する普通名詞となった〕と同様に、別の道で後世に名を残したかったのかもしれない。

男子用公衆便所の世界的首都であるパリは、一八四三年には四六八、一八八四年には三四二二、そして一九〇〇年頃には約四〇〇〇の小便所を持っている。パリの公園はランビュトー円柱だけで構成されているのではない。ほとんどが多数の区切りを持つあらゆる種類の小建築物がマカダム式舗装上に登場しているのである。「用足し小屋」が一八六五年に登場し、ある証人の言い方によると、パリを新種の「小スイス」にする。この便所は放水装置を備えた完全な施設である。新古典アルプス風の奇妙な建築物であるこの便所は、市議会から土地利用権を得た実業家たちによって開設されている。

このおびただしい数の小建築物は、緊急の人々やかつて尿が滴っていた壁にとっては好都合であるが、耽美主義者や周辺の住民には歓迎されない。レストランやカフェの経営者たちはもっと不満である。彼らのテラスに隣接する便所が無粋な往来の光景を提供し、飲食する気をほとんど起こさせないような臭いがそこから漂ってくるからである。

街路の品位を守る同盟団体の議長であるベランジェ上院議員の指導下に、モラリストたちもまた不安になっている。通路の狭い大小便兼用公衆便所と男性用小便所は売春と孤独な快楽〔自慰のこと〕の聖地になりはしないだろうか？　彼らを安心させるために、むき出しで、大事な部分だけを覆い隠し頭と足は見える小便所が増加する。さらには、これらの小建築物は女性差別であり民主主義に反するとして非難される。男性の場合と同じ緊急事態に陥った女性のためには、いったい何がなされているのか？　ブルジョワの女性たちだけが「一五サンチーム便所」（今日の八ないし九フラン）を利用できる。貧乏人は我慢を強いられるのである。

美的問題と臭いの問題を解決するために、二〇世紀初頭頃、公衆便所は地下に作られ始める。その手本は、一八八九年以来ロンドンのいくつかの界隈に設置された円形地下室から来ている。パリでは、パリ便所会社によって飛躍的に普及する。この会社は、一九〇五年にマドレーヌ広場〔パリ第八区〕に豪華な「地下公衆ギャラリー」を開設している。贅沢な排便の勝利である。二一四平方メートルの面積に、女性用に一八基と男性用に一三基のWC、それに二二基の小便器がビザンティン宮殿風の装飾の中に設置された。床は精せっ器〔素地が焼け締まっていて、吸水性のほとんどない焼物。普通の陶器に比べて気孔性がない〕のタイルで覆われ、壁は釉薬《うわぐすり》を施された白いれんがで覆われている。陶製タイルを張った天井から日光が差し込んでくる。木造部分は純マホガニー製で、金具はニッケルメッキした銅でできている。豪華なボックス内の便器、洗面台、ビデは、金の網目模様で飾られたクリーム色の磁器製で、「二等級」の衛生設備は白いせっ器製である。小便器の使用は無料であっても、ボックスの利用料金は一〇ないし二〇サンチーム（今日の六ないし一二フラン）と幅がある。とはいえ、女性についても男性についても無料の慈善ボックスが存在する。しかし、待つ人々の行列については誰も一言も言っていない。[108]

小便器には水が絶えず流れている。パリでは一八八四年に、三四四二の「仕切り付小便所」が日に八三一三立方メートルの水を飲み込んでいるが、[109]それでも沈殿とアンモニア発酵を防いではいない。それを改善するために大胆な手法が用いられる。すなわち、塩酸溶液に浸したブラシでこするというものである。しかし、沈殿物は結局スレートや鉄にこびりつくことになる。[110]この不都合に対して、グリースを塗ることが考え出された。

一八九〇年にあるオーストリア人技師によって開発された方式は、消毒作用があると見なされていたある秘密の鉱油を小便器に塗るというものである。すると、尿はしみ込むことも腐食することもなく滑り落ちる。洗浄がなされないにもなかわらず、いかなる臭いも出ない。ウィーンでは一〇四基の小便器で実験され、成功を収めている。[111]一八九三年から、この処理法はヨーロッパ中はおろかエジプトにまでも普及する。ベーツの油は謎めいたものではまったくなく、どんな鉱油あるいは植物油でもよい。コールタールオイルがもっとも安価ではあるが、強い臭いを発する。それゆえ、石油や無煙炭オイルのほうが好んで用いられている。週に一回か二回塗れば十分であるが、パリやウィーンやベルリンのように小便器がひっきりなしに利用されるところでは、塗布作業は毎日行われなければならない。[112] あらゆる面倒を避けるために、利用者の体重で油を噴射する台秤方式が開発される。水の節約と汚染の軽減は評価しうるものであり、最後のオイル式小便器が姿を消すのは、第二次世界大戦後になってからのことである。

だからといって水の問題が解決されたわけではない。家庭で流れる水の量は常に増加し、排水が下水道直結式水洗便所の問題を提起する。

しかし、下水道直結式水洗便所は人々を怖がらせるのである。

第27章　下水道直結式水洗便所の一大恐怖

　表面をすっかり包み込む糞便の氾濫に対して、ひとつのアイデアが少なくともひそかに広がっている。すなわち、暗闇と沈黙の中で都市の下を流れているあの神秘的な川に糞便を廃棄するというものである。一八〇〇年、二六キロメートルの下水道がパリの深部を走っている。一八三〇年頃には、中央が盛り上がった車道が、中央が凹んだ車道に取って代わり始める。この凹んだ車道の中央を汚物の流れが貫いていたが、流れはあちこちで勢いを失い、ついに都市に沼地を点在させるようになっていたのだった。歩道が登場し、雨水は側溝を流れて下水道の口に達し、そこで生活廃水と合流する。地下の下水道網が拡大し、バルザックやヴィクトール・ユゴーのような作家たちやパラン＝デュシャトレのような医者たちをいわば魅了している。

　一八五二年、パリには一四〇キロメートルの地下運河がある。第二帝政〔ナポレオン三世による帝政。一八五二―七〇〕が「各街路にそれぞれの下水道を」という合言葉を発するのは、まさにこの頃のことである。土木局技師ベルグラン〔一八一〇―七八〕が剣の威嚇を用いてこの仕事を主導し、パリの下水道網をタコの足のように張り巡らせ、一八六九年にはそのタコ足を五六〇キロメートルに広げることになる。しかし、この頃には糞便をそこに流そうとは誰も思っていなかったようである。

ここでもまた、手本はイギリスから来ている。イギリスでは、水洗便所の採用によって下水道直結方式が普及していたのである。フランスでは一八五二年の政令が、新しく建設する建物は下水道につながる導管を備えるように規定する。しかし、一大契機となるのは一八六七年七月二日の県条例である。この県条例は、「家主は、便槽の屎尿を直接町の下水道に流すことができる」と定めている。これは下水道直結方式であり、土木局技師アルフレッド・デュラン＝クレイ〔一八四一―八八〕がやがてこの唱道者となる。しかし、彼は、家主、医者、農学者、市民といった雑多な人々の連合と対立する。

悪臭の途方もない温床

一八八二年、八七〇キロメートルの通りに対して六二〇キロメートルの下水道が首都パリの地下を縦横に走っている。「各街路にそれぞれの下水道を」の目標が実現しつつあるように思われ、下水道への屎尿処理が現実のものになった。下水道に毎日流れ込む二六万立方メートルの汚水が、一万五〇〇〇の個液分離装置から出る排泄物、すなわち排泄物の二〇分の一を受け取る。(113)しかし、その初めから、この方式はある重大な不都合によってパリの人々に注意を促している。この方式が発展するにつれて、汚水の最終到達地であるセーヌ川が汚水溜めに変貌するのである。

ベルグランによって建設された長さ四八七七メートル、高さ四・四〇メートル、幅五・六〇メートルのみごとな地下道である大排水路が、コンコルド広場〔パリ第八区〕から来てアニエール〔パリ北西郊の町〕でセーヌ川に注ぐ。この地点で、サン＝ドニ〔パリ北郊の町〕の二つの幹線渠から来る汚物をすでに受け取っているセーヌ川に、この大排水路が汚水を流すのである。どうすべきか？　解決策が一八六九年に見つけられる。窒素に富む汚水がジェヌヴィリエ〔パリ北西郊の町〕に運ばれて散布式下水処理場《シャン・デパンダージュ》に流れ込み、そこで汚水は浄化力のある土にゆだねられて収穫をもたらすというものである。実験の成功が一八七二年には確認されるが、しかしジェヌヴィリエですべての問題を解消することはできないということが明らかになる。それゆえ、不平の声が広がるのである。

一八八〇年には闘いが始まり、一八九四年に、パリとセーヌ川の浄化に関する一八九四年七月一〇日の法案の可決とともに最高潮に達する。プベル知事とベシュマン技師〔一八四八―一九二七〕によって考え出されたこの法律は、「公共下水道を備えた街路にある建物の所有者は、建物から出る固形物も液体も地下に、直接下水道に流さなければならない」と規定しているのである。しかし、効率的に排出するためには水道が必要であるために、水道を引く費用と使用料が家主たちを不安にする。それゆえ、不動産組合の組合員数が、下水道直結式水洗便所に反対するキャンペーン開始時の二〇〇〇人から、一九〇〇年には一万人に増加する。

われわれの足の下に掘られた致命的な河川に反対して、家主たちは衛生学者を自任する。一八九六年一〇月の『フランス・エコノミスト』*L'Economiste français* 誌の中で、ポール・ルロワ＝ボーリュー〔一八四三―一九一六、フランスの経済学者で『フランス・エコノミスト』の創刊者〕が次のように主張している。「下水道直結水洗方式はパリのわき腹にぱっくりと開いた傷口のようなものだ。この傷口から、パリの名誉、財政、住民の健康、汚染された泥水で汚される沿道住民の健康が、腸のせいでどっとあふれ出るのだ。」一八九七年、家主の年次会議で、九万軒の家の臭気が二〇〇〇の下水道口から吐き出されて、首都を窒息させることになるのではないかと、ある発言者が問いかけている。[114]

農学者たちは浪費だと叫ぶ。下水道直結式水洗便所が毎日飲み込んでいるのは金塊なのだ。衛生学者たちの間では意見が分けれる。ヴァラン博士とトレラ博士〔一八二一―一九〇七、フランスの衛生建築家、代議士〕、それに公衆医学協会の医者たちは賛成派であり、パストゥールとブルーアルデール教授は反対派である。市民はといえば、不信感に満ちている。瘴気に対する恐怖が論争の中心にあり、下水道直結式水洗便所は悪臭を放ち、その悪臭が人を殺すかもしれないというのである。

ところで、一八八〇年の夏の間、際立って吐き気を催させるような悪臭がパリを包み込む。時間や風の具合によっては空気が息苦しいものになることもある。ある証人が次のように思い出を書いている。「人々が最初に交わすのはもっぱら『臭うでしょう？　何という悪臭でしょう！』という挨拶だった。まるで国家的災禍のようだった。パリ市民は取り乱し、知事は苦悩し、大臣はいらだっていた。」(115) 工場と、とくに下水道が槍玉に上げられる。農業通商大臣によって委員会が設置され、パストゥール、サント＝クレール＝ドゥヴィル、ブルーアルデールのような傑出した人々が委員になる。しかし、下水道はあらゆる責任から免れる。「われわれが確認したところでは、パリの下水道はきちんと換気されており、われわれが踏査した下水道の大部分において悪臭はほとんど感じられず、下水道の口で悪臭を探し求めても無駄であった場合も少なくない」(116) と委員たちは記しているのである。

有毒蒸気の神話に対して、一八七五年にはイギリス人ブキャナンが科学的裏付けによって、下水道内の空気は正圧を受けて町の高台にあふれ、そこから家の中に入り込むことを明らかにしていた。そうすれば、クロイドン、エジンバラ、バーデン・バーデン、ジブラルタルでの腸チフス流行の説明がつくかもしれない。一八七九年に、屋内の空気を下水道に吸い込む負の気圧についてリッサウアーが語っている。しかし、にわか雨が導管内の流量を増大させるだけで、逆流を引き起こし、丹毒、腸チフス、ジフテリア、コレラといった病気の病原菌を伴って気化しやすい成分を家庭内にさかのぼらせるのである。(117) 悪臭に関する調査を任務とする一八八〇年の委員会は下水道を無罪としながらも、「すべての国の医者にとって、空気によって腸チフスが伝播することには今のところ異論がない」(118) と明言している。

嗅覚を襲撃されて、世論は下水道直結式水洗便所のアイデアによって恐怖に陥れられる。一八八三年四月二日の『タン』紙は、パリの人々の一大恐怖を次のように伝えているのである。「一〇万の便槽を取り壊して糞便を下水道に流すことは、彼らには、個々の小さな便槽を放棄してパリ全体を包み込むひとつの大きな便槽を作ることであるようにいつも思われてきたのである。ああ嫌だ。そのことを考えてみるだけでも、彼らにとっては絶え難いのだ。［…］一方では悪臭に、他方では流行病に、身震いするのだ。下水道を改善して、汚物を下水道に投げ入れてもこういったすべてのことからわれわれを守ってくれるようにすることが、いったいできるのだろうか？　これはきわめて疑わしい。というのも、パリの地形を変えることはできないであろうから。」

ドロール博士〔一八二八―一九一七、フランスの医者〕によると、一九〇一年に、下水道直結水洗方式の悪臭は議員たちに対する有権者たちの思いがけない態度豹変の原因となったらしい。ドロール博士は次のように明言しているのである。「議員たちは有権者たちの財布に損害を与えようとしただけでなく、すべての感覚の中でもっとも融通の利かない嗅覚にまで危害を加えようとした、と有権者たちから非難されていた。［…］下水道直結水洗方式は真の災厄であり、パリをも、その近郊をも、衛生的にしていない。それはセーヌ＝エ＝オワーズ県〔パリ盆地にあった旧県名。一九六四年にエソンヌ、ヴァル＝ドワーズ、イヴリーヌの三県に分割〕を汚染している。衛生学者たちやフランス農業協会の公平な意見に耳を傾けようとしなかった技術者たちの失敗である。」[119]

一八八一年、ロシュシュアール通り〔パリの通り〕の下水道での事故が不安をあおる。五人の労働者が死体で見つかるのである。あまり良心的でない屎尿汲み取り人たちによって流された屎尿による窒息死であった。細菌による事故ではないにしても、その印象は厄介なものである。もうひとつ別の危険が下水掃除夫たちを脅かしている。すなわち「屎尿汲み取り人の目やに」であるが、これはアンモニアの臭気によるもので、呼吸器と目の粘膜を侵し、失明さえ引き起こすこともある。ほとんどの場合、衰弱、痩せ、知的能力の低下をもたらす。しかし、この点では便槽のほうが下水道直結水洗方式よりも危険なのではないか？　リッサウアーが、この一連の不吉な事態に「下水道のマラリア」という空想上の病気をさらにつけ加えている。発熱の特徴を持つこの病気は、裂け目が入った導管を持つ家の中で観察され、裂け目がふさがれさえすれば、硫酸キニーネ〔マラリアの特効薬〕で治療すれば治るというのである。[120]

技術者たちは対応策を重ねるが、意見が分裂したままである。下水道を換気すべきか、それともロンドンのように防水塗膜の中に下水道を封じ込めるべきか？　議論は紛糾をきわめ、衛生学者の中には、パリの下水道に換気がないことを嘆きながら下水道が大気とつながっていると非難する人々がいるほどである。ジュネーヴ衛生学会で、途方に暮れたある衛生学者は、腐りやすいガスを工業的に焼却し、町の中心に煙突を林立させてその煙を排気するよう勧告するまでにいたる。[121]

この学会では、フランスの下水道直結水洗方式がイギリス人のスミス博士によって被告席に座らされている。スミス博士は次のように表明しているのである。「しかしフランスでは、私が見た下水道はどれも換気装置を備えていません。家々には遮断装置がなく、サイホンさえありません。あなた方の家は私には巨大な肺のように見えます。気管支たる排水管が、高い位置と気温の変化のおかげで下水道の瘴気と細菌を吸い込み、それらをあなた方の寝室に導き、窓から外へ吐き出すのです。大量の酸素で細菌を破壊しなければなりません。要するに、酸素が、さらに酸素が、常に酸素が、必要なのです。」[122]

一八八三年一月六日の『ザ・ランセット』紙も批判的である。「フランスのどこでも、下水道のガスが台所の排水管や便所の管を通って屋内に逆流するのを妨げることができない。家々は、まともな遮断装置をまったく持っていないのである。ガスの圧力が栓内の薄い水の層を突破するのであるが、排水管は換気されていないのだ。」[123]

イギリス人たちは、フランスの下水道を批判するのに有利な立場にあるわけではなく、自分たちの下水道の気密性については自ら諦めなければならない。下水掃除夫たちは、窒息死する危険を冒さずにはもはや仕事をすることができない一方で、酸素の欠乏のために汚水の表面で沸騰が起こり、泡と黒ずんだ沈殿物が形成されるのである。[124]逆に、フランスの下水道は無臭であるが、完全であることからはほど遠い。

■パリのはらわた

大都市の下水道は無数に枝分かれした複雑な下水道網を形成する。水路の中には、清掃と浚渫《しゅんせつ》を担当する労働者たちがボートで行き来できるものもある。透水性のある区間が地面からの排水を保障し、他の区間、すなわちセメントあるいはイギリス陶器で建設された小型の半円筒形の区間が主要水路に合流する。主要水路は幹線渠に合流し、幹線渠から幹線渠へと、下流に行くにつれて水かさが増す川の中を流れるように、汚水は大下水渠と大河の中に集まるのである。この地下世界には雑多な網が張り巡らされている。すなわち、水道管、気送管網〔パリで使用されていた郵便伝達装置〕、電話線、電信線である。

一八八六年、パリには八三四キロメートルの下水道、四七キロメートルの排水口分岐管、三六キロメートルのマンホール用分枝管、二五七キロメートルの個別分岐管があり、これが一二〇〇キロメートル近くに及ぶ下水網を形成し、その年間維持費は三六万五〇〇〇フランに達している。重装備の下水掃除夫九四〇人が浚渫を行う。二〇艘の巡回船と五六台の巡回軌条車が幹線渠の清掃を担当する。五九基の放水タンクが排水を強化し、二〇〇基の濾過装置がごみをせき止めるのである。[125] 原理においては完全であるが、このシステムに欠陥がないわけではない。

一八八二年に下水道の技師長アンボル氏が認めているところによると、勾配があまりにも緩やかであり、パリの小高い地域から出る汚物が大幹線渠に達するまでに一八口間もかかることがある。「それは違う！」と、下水道直結式水洗便所の支持者トレラ博士が反論する。良好な流れには一キロメートルに二〇センチメートルの勾配で充分であるが、パリの下水道の勾配はしばしば六〇センチメートル、さらには一メートルあるいは二メートルにも達している。いくつかの古い導管を除けば、下水は六時間で人幹線渠に到達するのである。[126] しかし、現実はそれほど理想的ではない。

決定的な問題は、流量が不十分であることと不規則であることから由来するのである。パリの下水道は毎日三〇万から三七万立方メートルを運ぶ。雨期や住民が洗面する時には排水は充分である。しかし、乾燥期や住民が眠っている時には水位が下がる。流量が減るたびに、ごみ、とくに糞便が水路の内壁面の上部に泥状の沈殿物となってくっつくのである。したがって、場所によっては堰が設けられ、流量の不足時には堰板が持ち上げられるようになっている。こうして放流された多量の水が腐敗した泥を取り除くのであるが、六五基の「放水装置」が作動しても充分ではない。

下水網の欠陥は平たい底を持つ水路の構造によってさらにひどくなる。その構造がごみの排出を妨げるのである。ベルリンやロンドンでは、楕円形の構造が排水を容易にしている。しかし、パリではマカダム式舗装から出る砂が下水道の中に堆積し、下水掃除夫たちの悪夢となっている。毎年四万立方メートル近い砂が取り出されるが、これは、幹線渠の出口で集められる量を二倍も上回るものである。(127) 一部の水路の底に蓄積されたごみと砂は、ラボ〔底を平らに均す道具〕でさらわれるか、もっともよく灌漑された部分までシャベルで押しやられる。それゆえ、下水掃除夫たちは、どの下水道をも糞便の沼に変える下水道直結式水洗便所の到来におびえて、ストライキをするぞと脅すのである。

砂の堆積は時には水路を詰まらせることになり、一八八三年冬の増水の間、一〇〇キロメートルの下水道が限界に達して下水をパリの街路に逆流させている。(128) この災禍に河川の汚染が加わる。

■最大の下水道――セーヌ川

下水道直結式水洗便所に反対するパリの人々にとって、下水道直結方式《トゥ・タ・レグ》〔何でも下水道へ〕は「セーヌ川直結方式《トゥ・タ・ラ・セーヌ》〔何でもセーヌ川へ〕」と同義である。一八八〇年、セーヌ川の汚染は目新しいことではなかった。ずっと以前から、人糞の一部がこっそりとセーヌ川に流されていたのである。しかし、一八世紀末までは川の浄化力によって無害化されていた。一九世紀における人口の都市集中化とともに自然は限界に達する。一八七四年のある報告は、クリシー〔パリ北西郊の町〕から七五キロメートル離れたマントまでの幹線渠によって、セーヌ川が汚染されていると指摘している。たしかに、パリ近郊にある二七カ所の屎尿処理場が腐敗物を肥料に変えており、一八七一年以来、ジェヌヴィリエの下水処理場が汚水の一部を飲み込んでいる。しかし、下水の流量は絶えず増え続け、肥料工場は未処理の糞便の大部分を川に投げ捨てる。ナンテールの屎尿処理場ひとつだけでセーヌ＝エ＝オワーズ県を汚染するのに充分である。

一八八〇年三月には、セーヌ川はシャトゥー〔パリ西郊の住宅地で国立水力学研究所がある〕の位置で水生動物の墓場となった。動物相〔ある地域に生息する動物の全種類〕が生き延びるには一リットル当たり二立方センチメートルの酸素が必要である。ところで、腐敗中の糞便はそれ以上の空気を吸い込む。魚は、最後の反射運動で水面に浮上し、空気を吸おうともがき、気が遠くなり、窒息死するのである。[129]セーヌ川は、パリの上流では一立方メートル当たり一ないし二グラムの窒素を含んでいるが、下流では三〇グラムの窒素を含んでいる。マントでは、セーヌ川は一立方メートル当たり三ないし四グラムの尿素を運んでいる。[130]一立方センチメートル当たりの細菌数は、ショワジーで三〇〇個、ノワジー〔パリ東郊の町〕で一五万個、サン＝ドニで二〇万個である。

泥の層が川底を覆っている。クリシーで、その層の厚さは二ないし三メートルである。サン＝トゥアン〔パリ北郊の町〕では、六〇センチメートルにすぎない。しかし、サン＝ドニでは県の幹線渠がアンモニア臭を放つ黒ずんだ水を吐き出す。屎尿水に住みつくあの赤みがかった虫がひしめくこのねばねばした泥が、時には幹線渠の付近に出現するので、浚渫して取り除かなければならない。[131]クリシーの大排出管の下流わずか二キロメートルのところに、毎日六〇〇〇立方メートルの水をサン＝トゥアン、サン＝ドニ、エピネー〔パリ北郊の町〕、アルジャントゥイユ〔パリ北西郊の町〕の家庭に供給する取水口があることを思い出して、人々は震え上がるのである。[132]

一九〇一年、セーヌ＝エ＝オワーズ県は忌まわしい事態に陥っている。いくつの市町村に、一日に住人一人当たりバケツ一杯分の飲用水をパリが供給してやらなければならない。ある医者によると、ポントワーズ〔パリ北西郊の町〕の住人は腸チフスの脅迫観念のなかで暮らしていた。「夕方には人々は急いで窓を閉める。魚は食べることができない。水位が低い時には糞便が河岸を縁どる。別荘はもはや賃貸され得ない。パリ近郊のこの町にとって破滅だ」[133]と、その医者は書いているのである。

一八八〇年一月三日の急流のような増水と、解氷によって何トンもの泥水があふれた。数時間のうちにクリシーとセーヌ川の間で、どのような浚渫機を使ってもできないような「浚渫現象が古い川底と古い川べりで」生じた。しかし、数カ月の間、水の流れによってもたらされた汚物の飾りが木の枝にぶらさがっていたり、レース飾りのように土手に堆積していた。水の猛威はマントにいたるまで汚染をまき散らしさえした。マントでは、川底が厚さ三〇センチメートルの泥の下に消えたのであった。[134]

今日バトー＝ムッシュ〔セーヌ川の遊覧船〕でセーヌ川を行き来したり、アルジャントゥイユやシャトゥーやヴェジネ〔いずれもパリ北西郊の町〕でセーヌ川の土手を散歩する観光客は、一世紀前に戻ったなら自分たちがどこにいるか分からないであろう。一八八三年に身を置くことにしよう。

コルベイユ〔パリ南郊の町〕までは問題がない。しかし、コルベイユとサン＝ドニの間で、パリの大幹線渠と県の大幹線渠を含む七五の下水道がセーヌ川と合流するのである。街路のごみ、家庭廃水、濾過便所の糞便、あるいは三〇〇〇の男子用公衆便所の廃水が静かに流れている。それにもかかわらず、水はかなり澄んでおり、釣り人たちの姿が生命、あるいは水生動物の存在を示唆している。

真の悪夢がクリシーとサン＝ドニではじまる。そこでは二つの巨大な口が、パリのはらわたからやって来る水を年に一億立方メートル吐き出し、一二万五〇〇〇トンの固形物を押し流しているのである。この排泄物は放物線状に広がっており、風がそれを岸の一方から他方へと移動させ、雨期にはその表面が膨れ上がる。野菜、毛くず、コルク栓、家畜やネズミの死骸が表面に浮かんでいる。それらは、泡だらけでべとべとしたゼリー状のものによって凝集されており、泡は発酵したガスをぶくぶくと放出している。暑い時には、直径が一・五メートルに達する泡まであるのだ！　一艘の船が通ると大量の泡が立ち、沸騰効果が生じる。

一八七〇年頃、これらの現象は右岸で起こっていたが、一〇年後には、流れの全体がむしばまれている。水性の動物相がそれらの場所を捨て、植物が岸辺から消えてしまっている。事態はアルジャントゥイユから改善されるように思われるが、ブゾン〔パリ北西郊の町〕の堰で再び廃棄物が現われる。水はサン＝ジェルマン＝アン＝レイ〔パリ西郊の町〕ではまだ濁っており、ムラン〔サン＝ジェルマン＝アン＝レイの西北に位置する町〕にいたるまではもとの清澄さを取り戻すことがない。[135]

この災禍に産業廃棄物が付け加わる。食品産業（製糖業、でんぷん製造業、蒸留業、ビール醸造業）の廃水は、非常に腐りやすい有機物を含んでいる。毎日四〇〇〇キンタル〔一キンタルは一〇〇キログラム〕のテンサイを処理するひとつの工場から、人口五万人の都市から出る廃水と同じ量の廃水が出る。[136]パリだけで、二四の洗濯船〔川岸に設けられたはしけ形の共同洗濯場〕が毎年一七六トンの苛性ソーダと一三二トンの石鹸をセーヌ川に流している。さらに皮革製造業、染色業、化学工業が被害を大きくする。

都市化された地域を流れるすべての河川は、流れが激しくて自然の浄化が容易なローヌ川やライン川のような川を除いて、同じ困難に直面しているのである。ランスはヴェール川〔シャンパーニュ地方北部を流れるエーヌ川の支流〕を青天井の下水道に変え、リールはドゥール川〔北仏リール市を貫流し、ベルギー国境付近を流れるリス川の支流〕を汚し、ルーベーはエスピエール川とエスコー川〔北仏からベルギー、オランダを流れ北海に注ぐ〕を、ボルドーはジロンド川〔フランス南西部、ガロンヌ川下流部の三角江〕を汚し……。

イギリスも例外ではない。一八八六年、テムズ川〔英国、イングランド南東部を流れ、ロンドンなどを東流して北海に注ぐ〕の臭いは、何千もの水洗便所から出される屎尿水が気密性の下水道内で発酵するだけに、ますます耐え難いものになった。一等席にいるにもかかわらず、国会議員たちは何度も議会を中断しなければならなかった。汚染はイアリス〔ロンドンの東はずれ〕や、排出管のかなたで頂点に達している。そこでは漁師の網が汚れ、二五キロメートルにわたって魚が姿を消した。テムズ川近くの井戸は汚染されているか、あるいは汚染の疑いがあった。[137]

すべての人が危険に気づいている。イギリスでも、ドイツでも、フランスでも、法律が制定される。一八五八年にはすでに、イギリス議会の法令が廃物を川に流すことを禁止している。しかし、汚水をどうすればよいのであろうか？

どうすべきか？

一八八一年、下水道問題に関するパリの委員会が視察を繰り返した後、「健康な人々あるいは伝染病に冒された人々から排泄される糞便が下水道内に入り込み、循環したりよどんだりすることは、公衆衛生にとって危険であると認めざるをえない」と明言している。したがって、委員会は気密性のある導管に好意的である。気密性のある導管は「一方では糞便と空気の接触を、他方では糞便と周囲の土との接触を、すべて排除できるであろう」からである。[138]

同じ年に、パストゥールとブルーアルデールが、無数の下水口によって悪臭をパリの空気に加える巨大な屎尿処理場の持つ危険を指摘している。「下水道の壁にたまった埃と病原菌がはがれて、公道上や屋内に運ばれるかもしれない。各下水道内の水位はさまざまに変化するために、内面壁は乾燥した沈殿物で覆われている。下水道の空気が街路の空気とつながっているので、街路や屋内に運ばれるという危険が絶えずあることになるのだ」[139]と、ブルーアルデールが書いているのである。

一八八〇年頃、衛生医たちに気に入られているのは土木技師たちの悪夢である「分離方式」〔下水道と屎尿処理を分離する方式〕である。アムステルダムやドルドレヒトで機能しているようなリニュルの「空気便所」をフランスで見ることになるのであろうか？　ブルーアルデール教授は、吸い上げポンプに連結された気密性導管の建設を奨励している。さらに、オランダの例がリヨンで模倣される。リヨンでは、一八八二年にベルリエ技師〔一八四三―一九一一、フランスの技術者〕が、四キロメートルにわたって糞便を市外に押し出す強制水路を実験しているのである。パリでは、コンコルド広場からアニエールの排出管まで実験を広げることが大まじめに検討されている。

　別のタイプの分離方式も存在する。テネシー州〔アメリカ合衆国の州〕の人口六万人の都市メンフィスでは、屎尿水は、自動的に調節される放水圧力によって専用の排水網に運ばれている。一八九一年、イギリスの四〇ほどの都市が同様の設備の建設に着手するために、資金借入れの許可を地方自治局から得る。ロンドンの新しい周辺地域もその設備を備えている。一九〇〇年、イギリスの人口五万人の保養地イーストボーン〔イングランド南東部の港湾都市で保養地〕は観光客の殺到に対処するために、海岸から二マイルのところに通じる導管に観光客の糞便を委ねなければならない。(140)しかし、分離方式の建設はあまりに多くの工事を必要とするので、その拡大は限られたものにとどまることになる。

　一八八〇年頃、デュベルティ技師によって推奨されたもう一つ別のタイプの計画が専門家たちの注意を引いている。すなわち、「海への排水路」である。パリからノルマンディー地方の海岸まで野原を突っ切って青天井の排水路を引き、パリ市民の排泄物を英仏海峡に流すというものである。しかし、これは巨大な事業であり、一〇〇メートル以上の揚水、八〇〇〇馬力の力、一二キロメートルのトンネルの掘削を必要とするであろう。その経費は法外なもので、建設に一億フラン、運転には年に五ないし六〇〇〇万フランかかるであろう。一〇年の間、この計画は話題の種となる。一八八五年に下院議会で話題となり、一八八八年には上院議会で取り上げられ却下されている。もしこの詩情に満ちた排水路が陽の目を見ていたなら、ノルマンディー地方の香気漂う浜辺にいるバカンス客たちの喜ぶ様を容易に想像できる。そのうえ、川や地面が持っている浄化力を海は持っていないので、イギリス人たちの鼻孔が享受しているすばらしい孤高さをパリ市民の排泄物がぶち壊すことになったであろう。また、ある衛生学者が指摘しているように、「海への排水路」は遅かれ早かれ海船運河となり、パリは「うんこ港」となったかもしれない。(141)

　分離方式に対する反対が組織される。デュラン＝クレイの指導下にある土木技師たちと衛生学者のヴァランとトレラが反撃に転じ、下水道直結式水洗便所にのしかかっている悪魔でもあるかのような評判を払拭するために、次のような主張を展開する。下水道直結式水洗便所が有機物の割合を増加させるのは取るに足りない程度にすぎず、川の汚染はそれよりも前にすでにある。下水道直結式水洗便所は、導水建設を促進し、便槽方式のために点在する排泄物を集中する。下水道直結式水洗便所に対して非難される公害は、欠陥のある一二〇キロメートルの導管に関するものでしかない。また、導管口からのバクテリア侵入は存在しない。

　一八八二年、モンスーリ公園の研究所長ミケル博士が調査した細菌数は、リボリ通り〔パリの第一区〕の空気一立方メートル中に六八〇個、同じ通りの下水道中には八八〇個、モンジュ通り〔パリ第五区〕にある風通しのよい彼自身の部屋で五二〇〇個、ピティエ病院〔パリ第一三区〕の一病室では一万一〇〇〇個である。(142)そもそも、ほとんどの下水道内の空気は街路の空気ほど汚染されていないのである。下水道から出る腐敗臭はといえば、それは人々の空想の中に取りついているだけである。下水道直結式水洗便所に対するもっとも卓越した敵対者であるブルーアルデール教授自身、それを認めざるをえず、次のように書いている。「われわれが見て回った下水道の大部分で、臭いはほとんど感じられない。臭いは、アンモニアであるともアンモニア硫化水素であるとも知覚できない。鉛塩をしみ込ませた湿った紙を三時間続いた視察の間手にしていたが、紙の色にごくわずかな変化があっただけである。」(143)さらに、下水道直結式水洗便所が成功を収めているところでは、のきなみ腸チフスが後退しているのである。

一八八〇年、ベルリン、ウィーン、ロンドン、ブリュッセル、ローマは屎尿水を下水道に送っているが、パリではまだ議論中である。一八六〇年から一八七〇年にかけて、イギリス人たちがスーワー・フィーヴァー（下水熱）と呼ぶ腸チフスによる死亡率は、イギリスで一〇万人当たり九〇人であった。一八八〇年からは下水道直結式水洗便所がいくつもの都市で受け入れられ、その死亡率を一〇万人当たり二七人まで下げている。[144] 一八七五年から一八七九年にかけて腸チフスが毎年奪っている人命は、住民一〇万人当たりロンドンで三〇人、ブリュッセルとフランクフルトで二〇人であるのに対し、パリでは一〇万人当たり六一・四人となっており、この数は一八八〇年から一八八四年にかけて一〇一人に増加する。[145] フランクフルトでは、屎尿水を下水道に流す以前には一〇万人当たり八〇・五人の腸チフスによる犠牲者を出していたが、以後は一一人しか出していない。さらに、ダンツィヒやグラスゴーを引き合いに出せば、もっと多くの例を示すことができるであろう。

たしかに、統計は統計以上のものではなく、他のいろいろな要因が働いていたかもしれない。すなわち、飲用水の消毒、チフス患者の排泄物の廃棄、殺菌といった要因である。しかし、下水道直結式水洗便所が危険を増すとなぜ主張できるのであろうか？　下水道直結式水洗便所の支持者のひとりが書いているように、「危険なのは下水道に紛れ込む糞便ではなく、下水道に入らない糞便なのである。」

それにもかかわらず、フランスでは下水道直結式水洗便所がなかなか受け入れられない。一九〇六年、五〇〇〇人以上の人口を持つ六一六の都市のうち、二九四都市が下水道を持たず、二五五都市は雨水用の下水道しか持っていない。[146] 一九一四年、統計が懐疑論者を納得させる。しかし、都市のほとんどでは、汲み取り式便槽、腐敗槽、濾過桶が大多数を占めたままである。因習、偏見、および、水代と設置費に尻込みする家主たちのやる気の無さが、一八九四年の法律の施行を妨げたのである。平和時には、不都合な面が気づかれずにやり過ごされるのかもしれない。戦争時にはどうなのであろうか？

一九一八年、事態はパリで危機的なものとなり、流行病の突発が憂慮される。汲み取り会社の作業員が徴用のために少なくなり、酷使と食料不足で疲れ切り、もはや仕事に十分対応できないのである。従業員の一部が軍に招集されても容易に補充されず、女性の労働力に頼ることもできない。いくつもの便槽があふれて、その中身が通りにまでまき散らされる。

マリエ＝ダヴィ博士は、自分が住んでいる地区の建物のひとつで嘆かわしい光景に出会っている。「一階の便所の床が糞便の層で覆われ、トルコ式便所（便座が無く、しゃがんで用を足す形式の便所）の足置き台まで完全に隠されてしまっていた。そして、ドアからは、悪臭を放つ液体の幅広い流れが中庭へ、さらに建物の廊下を経て、ついには通りの歩道と溝にまで伸びていた。当然ながら、こうしたすべての中で、ハエの幼虫がうごめいており、羽のある虫が遠くまで悪臭と、おそらくは伝染病をも運ぶのだ。」

家主の中には、家賃の滞納にいらだち、借家人をうんざりさせて立ち退かせることをひそかに願って汲み取りを怠る者もいる。さらには、疲れ果てた屎尿汲み取り人たちが、途中で非合法に自分たちの重い荷物を空き地やセーヌ川に捨てるのである。[147]

衛生学の発達によって、かつてはありふれたものであった光景が耐え難いものとなった。しかし、下水道直結式水洗便所が大都市圏を征服し終えるのは第二次世界大戦後にすぎない。一八八〇年にはまだ、この方式の反対者たちは、問題ははぐらかされているだけだと正当に主張できたのである。河川に死刑宣告を下すのでないかぎり、いつかは有機廃棄物を除去しなければならない。水洗便所と下水道直結方式にもかかわらずテムズ川を汚水だめに変えたロンドンの例が、そのことをよく示している。

汚水を浄化するために、イギリス人たちはあらゆることを試みた。沈殿池は何も解決しなかった。水は澄んで出てきはするが、汚染されているのである。それに沈殿物をどうすればよいのか？　化学的方法は経費がかかるはかない望みであるうえに、先と同じ欠陥がある。硫酸アルミニウムや酸化鉄や石灰は、ごみを凝結させて沈殿させる。水を澄ませはするが、沈殿物の堆積を引き起こすのである。病原菌を殺さなければ、この処理は河川の汚染を悪化させ、魚だけでなく、自然の浄化現象に関与する微生物にも害を与える。

土地に収穫をもたらしながら下水を浄化するほとんど奇跡のような方法を専門家たちが見つけていなかったなら、人々は絶望に陥っていたかもしれない。こうして散布式下水処理場が生まれたのである。

第28章　散布式下水処理場――救いの神か悪臭か？

下水、暗闇の中を流れて市民をいらだたせるあの汚水は、しかしながら、糞便にならって国の富となる。下水は一立方メートル当たり五〇ないし八〇グラムの窒素を含んでいる。一〇〇立方メートルで一トンの堆肥に相当するのであるから、毎日三〇〇〇トンの堆肥がパリの人々の足の下を流れているに等しいのである。[148] 首都パリだけで、下水は年間一五〇〇万ないし二〇〇〇万フランの富になる。[149] この宝を捨てるのであろうか？　南アメリカのグアノ〔動物の糞や死骸で作る肥料〕やチリの硝石を輸入し続けて破産するのであろうか？　土地が与えてくれたものを土地に返すのが利口なのではないだろうか？

浪費に対して、散布式下水処理場《シャン・デパンダージュ》〔地面の濾過作用を利用した下水処理場〕が夢に見られた解決をもたらす。汚水は、大幹線渠から出ると広大な農地に導かれることになる。衛生と農業がともに利益を得ることになるのである。というのも、地面は、屎尿水を浄化して湧き水のように清澄な水を河川に返すという、奇跡のような能力を持っているからである。有機物のかすを処理するのに、どうしてこのエレガントなやり方を無視できようか？　未耕作地を地上の楽園に変えるのであるから。少なくとも、人々はそう思うのである。

下水道からエデンの園へ

一九〇〇年七月三日の火曜日、パリ国際農学会に招かれた二五〇人の人々が遠足で「アシェール農園」に出かけていた。さんさんと輝く太陽のもと、心地よい雰囲気の中で散歩が行われ、学会参加者たちが一〇〇〇ヘクタールほどの農園で見いだしたのはエデンの園であった。

『衛生学誌』*Revue d'hygiène* が次のようにコメントしている。「農園のすばらしい手入れと市から運営権を与えられた農場主ボン氏のさまざまな作物に、全員が感嘆した。穀草、ジャガイモ、テンサイ、苗木、牧草地に草地、果樹園、野菜栽培、キャベツ、セイヨウネギ、チョウセンアザミ、等々。露天の排水溝がイギリス風の川に改造されており、浄化されて冷たく透明に澄んだ味の良い水が流れ、いつもの成功を収めていた。」[150]

パリの大勢の人々にとって、この牧歌的な場所は日曜日の憩いの場となっていた。そこでは、「散歩する人々は、繰り返し聞かされていたような広大な屎尿処理場があるのだろうと予想していた場所で、緑がいっぱいの庭園が造られているのを見た驚きを必ず大きな声で表明するのだった。」[151]

無粋な人々によって告げられていたような悪臭を放つ湿地などではないのである。そして、この奇跡はいくつかの好ましい細菌のおかげなのだ。それゆえに、デュクローの次のような断言が正当化されるのである。「人間がまだ存在しているのは、この世界に人間が住んで何百世紀たってもまだ生命が続いているのは、細菌のおかげなのだ。」

地面は濾過器なのである。もっとも粗雑なごみを取り除かれた汚水が土中にしみ込み、燃焼に喩えた人もいる浄化現象が土中奥深くで起こる。土は、水とともにしみ込む酸素と接触して、有機物と窒素を含む物質を無機物、とりわけ植物に非常に必要な硝酸塩に変えるのである。

一八七九年、二人のフランス人学者シュレージングとミュンツが、この現象を引き起こす硝化作用を持つ細菌、すなわちニトロマニアスと硝酸細菌を発見する。これらの細菌は、一八九〇年にヴィノグラドスキー〔一八五六—一九五三、ロシアの細菌学者〕とオメリアンスキーによって分離される。[152]

下水の農業目的の利用は非常に古くからあり、いくつかの例は一六世紀まで遡る。ドイツの小都市ブンツラウは一五五九年から、エジンバラは一七五〇年から散布を行っている。しかし、ジェヌヴィリエで初めて大規模な実験が試みられるのは一八六九年になってである。完全な成功を収めたので、一八七三年にはフィルヒョーが同様の処理場をベルリンの近くに設置することを勧めている。

けれども、実行にはいくつかの条件を必要とする。土質が柔らかく、水はけがよく、砂地で、透水性が均質でなくてはならない。さもなければ、灌漑が帯水層や川を汚染の危険にさらすかもしれないのである。[153] あまりにも都市の近くに場所を選ぶことは、不動産にかかる経費のために問題にならないであろう。おもしろいことに、処理場の設置にもっとも向いているのはもっとも不毛な土地なのである。しかし、これらの条件がそろうのは稀であるから、役に立つ面積は限られている。

一九世紀末頃、フランスで設置された処理場はジェヌヴィリエ、アシェール、ランスの三カ所しか存在していない。散布式下水処理場がもっとも多いのはイギリスである。一八七八年には、六四都市の近郊に設置されている。すなわち、ノッティンガム、バーミンガム、プレストン、クロイドン、エディンバラ等である。ドイツでは、下水による灌漑が四一都市の周辺地域で実施されている（ベルリン、ブレスラウ、シャルロッテンブルク、リックスドルフ、ブルンスウィック、フライブルク＝イム＝ブライスガウなど）。しかし、アメリカ合衆国では土地の価格が高く、散布が見られるのはもっとも乾燥した地域の小さな面積だけである（ロサンゼルス、ソルトレーク、ヘースチングスの周辺）。[154]

規模の大きな処理場に、共同体の施設から出る下水で灌漑される数多くの小さな処理場が加わる。かくして、モワッセル（セーヌ＝エ＝オワーズ県）の精神病院から毎日排出される二六八立方メートルの下水が、在院者たち自身によって耕作される小さな土地を潤しているのである。[155]

ベルリンから二キロメートルのところにあるプレーテン湖の監獄は二〇〇〇人の囚人を収容している。その屎尿水の量は毎日六〇〇立方メートルであるが、この屎尿水がそこから五〇メートルのところにある農場を灌漑してくれるので、農場主は大喜びである。農場主の「熟練した園芸家」たるティエレ氏はイチゴ、フランボワーズ〔木イチゴ〕、グリンピース、アスパラガス、サラダ菜、ニンジン、ジャガイモ、それに花々を栽培している。[156]

そして、いたるところで同じ歌がわき上がる。牧歌である。

処理場の牧歌

奇跡は、奇跡があるとすればだが、まず衛生に関係している。ひどい悪臭を放つ水が、魔法にでもかかったかのように湧き水に変身するのである。ジェヌヴィリエの処理場は、クリシーとサン＝トゥアンの大幹線渠の集結所である。下水がそこについた時には、細菌の大群を含んでいる。けれども、アニエールの排水路に出る時には、ヴァンヌ用水路の水のように澄んでいると言われ、もし硝酸塩の含有量がなかったなら、その水はパリの人々に供給されていたかもしれない。[157]

日曜日に散歩する人々は欺かれてはいない。「ジェヌヴィリエで、上等のワインででもあるかのような繊細な味を持ついくつかの排水路の水を試飲する人々の姿が見られはしないだろうか」[158]と、ドロール博士が書き留めている。ベルリンの散布式下水処理場への遠足の後で、デュラン＝クレイが次のように書いている。「排水によって供給される水を私たちは飲んだ。その水は、わが国のジェヌヴィリエの排水路から出る水と同じくらい透明に澄んでいて冷たい。下水道に屎尿を流れ込ませることによる影響をいささかも認めることができない。」[159]

けれども、これらの水は黄ばんでいて、時には「ある種の臭い」を放っている。かまうものか！　多くの効能を持っているので、ためらうことなく養魚にも利用される。

一八九〇年、マルヒョー湖の近くに位置し、ベルリンの散布式下水処理場の排水路によって水を供給される一〇ほどの人工池に、稚魚、ラバレ〔北・中央ヨーロッパの湖にすむコクチマス属の魚〕、マス、コイ、ルシオパーチ〔パーチ科の淡水魚〕の卵が放たれている。一年後、フィルヒョーに敬意を表するパーティーの際に、会食者たちはこれらの池で育てられた七〇リーヴル〔一リーヴルは五〇〇グラム〕のマスとラバレを味わうことができた。コイは一八カ月で一リーヴルの重さに達する。一八九一年一一月、これらの池はサケ一〇五一匹を含む二五八八匹の魚を供給している。生後五カ月で体長二二センチメートルのマスが一匹、メビウス教授に提供される。「その身の色も味もすばらしい」と彼は書いている。このフランス人医学者の結論は、「したがって、灌漑地の排水路の水の中で高級魚が生きることができ、育てられうるということが証明される」というものである。(160)

農民たちもまた、もみ手している。

一八八一年五月のある日曜日、ジェヌヴィリエは祭の雰囲気に包まれていた。その日、パリとの和解が確認されていたのである。この和解の象徴として、小さな町ジェヌヴィリエに隣りの強大な都市パリからひとつの噴水が贈られた。噴水の台座には、友情の印しに二本の手を組んだ像が描かれていた。「妹、かわいい妹の手を握っているのがパリだ。パリ市を代表して市長、ポミエ氏、デュラン＝クレイ氏による祝辞が述べられた。白い服を着た娘たちが花束を差し出した。互いが満足し、もう少しで、下水万歳と叫びそうだった」と、ある証人が書き留めている。

紛争は一〇年ほど前に遡る。下水がまもなくやって来ることに農民たちは大喜びしても、沿道の住民たちはひどく脅えたのであった。それゆえ、町は首都パリに対して損害賠償訴訟を起こしたのである。しかし、よい結果を見てあらゆる偏見が消え去り、ジェヌヴィリエは、パリが灌漑を一二年間延長することを契約書によって約束することを求めさえしたのであった。不毛な地域で、土地の価格が急騰した。いまや、土地は一ヘクタール当たり一万一〇〇〇フランで売れ、賃貸料は一五〇ないし三五〇フランに達していたのである。

散布式下水処理場の中傷者たちは、あらゆる種類の不幸を予言していたのであった。冬には下水が凍って浄化作用を妨げ、一帯をスケート場に変えると彼らは言っていた。ところで、この水は五度以下には決して下がらず、一八七九年一二月には零下二三度になっても三二万立方メートルの水が浄化され得たのである。一八八四年一二月には、一日当たり一八〇万立方メートルが処理されている。(161)

チョウセンアザミは、藁《わら》で覆わなくても寒さから守られる。下水は、一方でセイヨウネギに霜の害を免れさせ、チョウセンアザミの収穫を容易にし、他方では草地の灌漑が続けられる。(162) 更地はといえば、濾過作用を地面のひび割れから守るあらゆる種類の廃物によって改良されるのである。

一八七八年、パリに集まった国際学会の参加者たちがジェヌヴィリエの散布式下水処理場を訪れた時、異議を申し立てる騒々しい一団が、汚染のために野菜が腐ってくばんだものになると強く抗議する。これに対して、人々は、すばらしい質の巨大なキャベツをのこぎりで切って見せることで応えている。(163)

生産高は想像を絶するほどである。一八九五年の一月と二月、ジェヌヴィリエの野菜栽培者たちは約三万束のセイヨウネギと四万五〇〇〇株のキャベツを野菜果物市に送り出し、通常の相場の二倍ないし三倍の値段で売っている。(164) それゆえ、小作料の相場が一ヘクタール当たり三〇〇フランと五〇〇フランの間で変動する一方、町の人口が一八七六年の二三八九人から一八八六年の四四四八人へと増加するのである。(165)

その他いたるところで、奇跡だと叫ばれる。フライブルク＝イム＝ブライスガウでは、住民七万四〇〇〇人の汚水がノルマンディー地方の広さに匹敵する牧草地の維持に使用され、そこの牝ウシが病院に売られる牛乳を供給している。(166)

ベルリンの下水処理場の訪問に満足したデュラン＝クレイは、次のように思い出を語っている。「私たちはライグラス〔ドクムギ属の多年性牧草〕のすばらしい牧草地をいくつも見た。牧草は年に六回から一〇回刈り取られ、六万ないし一二万キログラムの新鮮な草を提供している。チリメンカンランと普通の白いキャベツの成育が非常によい。五ないし六個の葉球で五〇キログラムにもなるのである。紫キャベツも同様である。セロリ、テンサイ、ニンジンが注目すべき力強さで成長する。セイヨウアブラナ、マカラス麦、タバコ、コーヒー用チコリ〔チコリの根の粉末をコーヒーの代用にする〕を加えると、オスドルフで盛んに成育しているのを私たちが見た植物のカテゴリーが完全なものになる。オスドルフの農場が飼育している七〇頭の牝ウシの群れは、一頭当たり一日に七五キログラムの新鮮な草を消費し、平均八リットルの牛乳を生産する。」[167]オアシスを横切って切り開かれる道は土地の喪失をもたらすが、その喪失は沿道のリンゴの木によって埋め合わされる。用水路は、たっぷり水を吸い込みすばらしい生産性を持つ柳の林によって縁取られている。[168]このエデンの園は、世界最大の散布式下水処理場をなす一万五七二二ヘクタールの面積を持ち、毎日二四万立方メートルの水を浄化するのである。[169]

あまりにもすばらしすぎて、本当のことだとは思えないかもしれない。それに、この天の賜物は悪臭の源を隠していないのであろうか？

■安心させる公衆衛生の総括

灌漑地に対しては、パリにもベルリンにも反対者がおり、彼らによって投げ掛けられる非難はセーヌ川の周辺でもシュプレー川の周辺でも同じである。すなわち、下水が伝染病を蔓延させる、というのである。下水は、飽和状態に達した地面を沼地に変え、伝染病の伝播に一役買う。このような論法に対して、衛生学者たちは数字を援用する。一八七九年には、『サニタリー・レコード』*Sanitary Record* 誌が、クロイドンの農場では、処理場が整備される前の一〇年間とその後の一〇年間の間で、腸チフスによる死亡率が一〇万人当たり九五人から三二人に下がり、伝染病の全体についてみれば一七〇〇人から一五〇〇人に下がったことを示している。同じ時期に、地区の死亡率は一〇万人当たり一七二・四人から一三六・二人に変化している。腸チフスの流行がクロイドン市に襲いかかっている間も、農場はそれを免れていた。たとえ何人かの地主が自分の家から瀕死の人々を追い出していたとしても、このような総括が懐疑的態度をすっかり打ち砕くのである。[170] 衛生学者リシャール博士は、ジェヌヴィリエでの死亡率にも同じ低下が見られることを確認して、「腸チフスを作る代わりにおいしい野菜を作っている」という言葉で状況を要約している。

しかしながら、一八九一年の夏と秋の間に、ベルリン北部にある散布式下水処理場で働く七人の労働者が、排水路の水を飲んだ後腸チフスにかかっている。衛生学者たちは慌てなかった。これはその処理場で発生した最初の例であり、しかも病気は地域全体を襲っていたのである。問題の水の分析を担当した二人の医者がエベルス菌は含まれていないことを確認している。

同じ頃、ルメルスブルク監獄〔ベルリン近郊の監獄〕の散布式下水処理場で働く二一人の囚人に欧州コレラ〔急性吐瀉症〕が発生している。衛生学者たちの平静さはやはり乱されない。同様の症例が別の場所でも報告されていたからだ。根が下水の中にもぐっている草が問題にされたが、ウィルヒョーがその水を数カ月間動物に飲ませてみても、動物はいかなる病気にもかからない。[171] 腸チフスが他の散布式下水処理場で突発すると、粗忽者が灌漑用水路の浄化されていない水を飲んだせいにして人々は満足している。下水処理場が都市の衛生と河川の美しさに貢献しているだけに、いくつかの疑惑だけでは混乱を引き起こすことはできないのである。

毎年、一ヘクタールの散布式下水処理場が四万立方メートルの水を浄化する。一八八五年、セーヌ県衛生委員会の報告は、ジェヌヴィリエの六〇〇ヘクタールに、予定されている八〇〇ヘクタールが加われば、パリが毎日捨てている三〇万立方メートルのうち二七万立方メートルを浄化することができると指摘している。三万立方メートルだけがセーヌ川に流されることになる。[172]

農業技師たちは幸福感に浸りながら、パリ近郊の五万三〇〇〇ヘクタールが下水散布に適していると計算している。それだけでフランスのすべての都市を衛生的にできるのだ！[173] 一〇年後、ジェヌヴィリエの下水処理場と一八九五年七月七日に新設されたアシェールの下水処理場が毎日二〇万立方メートルを浄化している。しかし、その当時には、一日当たりの廃水量はもはや三〇万立方メートルではなく四〇万立方メートルになっている。毎年排出される一億四〇〇〇万立方メートルのうち、半分がセーヌ川に流される。この増加に直面して、技師や衛生医学者たちはメリー〔パリ北方ヴァル＝ドワーズ県の町〕、ピエルレイ〔同上〕、カリエール＝ス＝ポワシー〔パリ西方イヴリーヌ県の町〕に新しい処理場を開く。[174]

一八九八年、散布式下水処理場は四三〇〇ヘクタールを覆っている。しかし、汚水の量はいまや一日当たり四三万立方メートルに上昇している。公衆医学協会のメンバーたちはそれでもなお挑戦する。一九〇〇年、国際博覧会の際にはセーヌ川に一滴の汚水も流されないようになるだろう。「したがって、われわれはわが国の美しい川を外国人に見せることができるだろう。大都市の排泄物によって汚染されたセーヌ川を見ることなく、外国人たちはサン＝ジェルマンへ行くことができるだろう」[175] と、ペリセ博士が叫んでいる。

一年後、下水道直結方式の拡大のおかげで、一日当たりの汚水の量は六〇万立方メートルに達している！　五〇〇〇ヘクタールの散布場でもその汚水を吸収することができないのである。[176] 一九〇八年には、五五〇〇ヘクタールでも幹線渠から来る七五万立方メートルを吸収できない。[177] そして一九一二年には、六〇〇〇ヘクタールをもってしても、排出される八〇万立方メートルの半分しか受け入れることができず、残りは相変わらずセーヌ川行きである。[178]

ところで、散布式下水処理場の整備は予想されるほど簡単ではないことが明らかになり、また、下水道直結方式も完成されるどころではない。排水量の増加に先を越された技師たちは、解決不能の問題に直面する。セーヌ川は完全な汚染の脅威にさらされるのであろうか？　システムの限界と欠点が気づかれるにつれて、そう思われるのであった。

メダルの裏側

事業の経費が最初の消極的抵抗を引き起こす。いくつかの狭い土地の灌漑が途方もない工事を必要とするのである。三五〇〇万立方メートルの下水が、クリシーの揚水機によって送り出されてジェヌヴィリエに注ぎ込む。アシェールの一〇〇〇ヘクタールほどを灌漑するために水路を建設しなければならなかったが、その建設は一八八六年にはじまり、一八八九年には公益事業に指定され、一八九五年に完了している。

フランスの大都市のほとんどは、散布式下水処理場に適した環境をあまり持たない。大都市の膨張と産業の発達が不動産の相場を高騰させるのである。カルメット教授の計算によると、毎日平均二万立方メートルを排出するリールのような都市は、一五〇万フランもする二五〇ヘクタールの面積を所有しなければならない。[179] さらに、すべての都市が均質で水をよく吸う土地を近くに所有しているわけではない。ますます長くなり経費もかかる水路が着工されなければならなくなるであろう。

灌漑される土地が市の所有であるベルリンとは逆に、フランスの散布式下水処理場は個人の耕作地あるいは「行政地」であり、市町村の役割は水の供給に限られる。もし農業上の利益が充実したものであったなら、事業の経費は二義的なものであるかもしれないのだが。ところで、最初の数年間の幸福感が過ぎ去り、人々は幻想を捨てるのである。

たしかに、浄化の要請は農業の要請と一致しない。栽培にはそれぞれの適期があるが、下水は一年中流れている。必要量は植物によって異なる。牧草地は腹いっぱい「飲む」ことができても、野菜栽培はそれほどがぶ飲みしないのである。フランスでは、一ヘクタールが一年間に受け取る水の量は四万ないし四万五〇〇〇立方メートルである。この量はチョウセンアザミには適当であるが、二万三〇〇〇立方メートルしか必要としないキャベツにとっては有害であり、まして、九五〇〇立方メートルですむアスパラガスにとってはさらに有害である。(180) 穀草は作付けの間灌漑はまったく必要でなく、工業用テンサイはわずかに必要なだけである。

流量は外国ではもっとよく調整されている。ベルリンの処理場は一ヘクタールにつき年間一万三〇〇〇立方メートルを受け取る。蒸発が激しいグラナダ〔スペイン南部の都市〕やミラノ〔北イタリアの都市〕やカルカッタ〔インド北東部の都市〕の処理場は一万ないし二万立方メートルを受け取り、イギリスの処理場は四〇〇〇ないし一万立方メートルを受け取っている。それゆえ、フランス農業協会は配給量を八〇〇〇立方メートルに減らすことを要求するが、実現はしない。

結局、生産高は並以下であることが明らかになる。工業用テンサイが植えられた土地一ヘクタールあたりの収穫量は、ブリー地方〔パリ盆地の東部、セーヌ川とマルヌ川に挟まれた肥沃な地方〕やボース地方〔パリ盆地南部の平原〕の農場の四万五〇〇〇キログラムに対して、散布式下水処理場の場合は三万キログラムなのである。経営者の中には、水の含有量が多すぎるために下水処理場を望みさえしない人々もいる。ジャガイモの収穫量は他のところではどこでも二万五〇〇〇キログラムあるのに、処理場では一万七〇〇〇キログラムしかない。(181) このような難点はボナ技師の災難によって例証される。彼は、一八九七年に、年間一六万フランの賃貸料を払ってアシェールの土地を借りたが、一九〇〇年には破産し、高額の賠償金を町に要求している。町の技師たちがあまりにも多量の栄養に富んだ水で彼のテンサイとウマゴヤシを損なったというのである。(182)

結局、散布式下水処理場は乾燥した暑い地方にしか適さないのである。そのうえ、散布式下水処理場が危険なものでありうることに、年々人々は気づいてきている。たしかに、流行病による異常な死亡率、とくに腸チフスによる死亡率は灌漑地ではまったく徴候が見られず、あらゆる統計が、周辺住民の衛生状態は申し分がないことを示している。しかし、消費者たちについてはどうなのであろうか？

屎尿水にエベルス菌が含まれていることをどうして否定できようか？　一八七〇年にイギリスの散布式下水処理場を創設したパーシ・フランクランド博士が、一八八四年に次のように明言している。「この処理法が有害な物質の除去を何ら保証していないと考えることには、確かな理由がある。シュトゥットガルト〔ドイツ西部の都市〕とウィンタートゥール〔スイス北部の都市〕では、腸チフスの流行が下水処理場からの排出水による飲用水の汚染によって引き起こされたことが証明されたのである。」(183)

一九〇七年、モスクワの散布式下水処理場の野菜には腸チフス菌がないことを、三人のロシア人学者が確認している。(184)しかし、バチルスは野菜の中に入り込まなくても、その表面に付着しているのである。汚染されるにはあまりにも高い位置にある果物や、煮炊き用の野菜については、危険はあまり大きくない。しかし、生野菜の場合はそうではない。それゆえ、一八九四年に国の衛生審議会が生食用の野菜に散布することを禁じる。しかし、その命令は法の強制力を持たないので、下水で灌漑されたラディッシュ、ニンジン、サラダ菜、イチゴが流通し続ける。そのうえ、汚染拡散の恐るべき媒体であるハエの群れが灌漑用の溝に襲いかかる。「ランスの下水処理場のいくつかの地域で私はそれに気づいた。溝のそばを一歩歩くたびにハエの群れが舞い上がるのだ」(185)と、ディディエ博士が回想している。

下水による灌漑は、さらに、自由地下水の汚染の原因ともなる。また下水は、その場で伝染病による死をなんら引き起こさなくても、汚染された産物を市場に広めたりハエを喜ばせたりすることによって、広範囲な死、とりわけ腸チフスによる死に関与する。それゆえ、パストゥールとパリ大学の傑出した医学部長ブルーアルデールが散布式下水処理場を断罪したのも、驚くべきことではないのである。

それ以上に散布式下水処理場は、パリとジェヌヴィリエの両市のあいだで結ばれた幸せな取り決めにもかかわらず、周辺住民の好評を得ていない。細菌、ハエ、臭いと共生することはできないのである。ベルリン近くのブランケンブルクの処理場が放つ悪臭のせいで、周辺住民は窓を閉め、アンハルト地方からやって来る鉄道旅客たちはゴスベーレンの地を通過する時窓ガラスを引き上げる。(186)

反対がもっとも激しいのはアシェールにおいてであり、まもなく引かれる下水道に対して抗議の叫びが引き起こされる。一八八五年には、反対委員会がサン＝ジェルマン＝アン＝レイに設立される。翌年、ブジヴァル〔イヴリーヌ県の都市〕地域が沸き立つ。スローガンがドアや叢林や鳥打ち帽にべたべた張られる。「現行計画に抗議しよう。海への運河を要求しよう。」(187) 一八九七年まで、セーヌ＝エ＝オワーズ県の土地収用審査委員会が妨害行為をし、二〇万フランにしか値しない土地に対する補償金として一〇〇〇万フランを決定している。(188) 一八九七年四月にパリで開催された建物付き地所所有者の会議が、騒がしいデモを組織する。隣家の芝生の上に、その芝生がよく育つようにしてやろうという甘美な意図を持って、用便をすましに行く律義な人がいるとすれば、その人のことをどう思うのか、と異議申立人たちは言うのである。下水道直結方式《トゥ・タ・レグ》あるいはセーヌ川直結方式《トゥ・タ・ラ・セーヌ》に対して、すべての人が空想的な海直結方式《トゥ・タ・ラ・メール》〔何でも海へ〕を要求する。このような状況の中で、散布式下水処理場の諸計画がニーム〔南仏の都市〕とルーアンで挫折する。それにもかかわらず、今日でも、アシェールの散布式下水処理場は四四〇〇ヘクタールにわたって平穏な歩みを続けているのだ！

一九世紀末の衛生学者たちは、幻影によってこれほどまでに盲目になっていたのであろうか？ 実際は、彼らにとって選択の余地がなかったのである。下水道直結式水洗便所を諦めなければならなかったのであろうか？ 諸都市に固定便槽を強いなければならなかったのであろうか？　糞便の危険な輸送と、手仕事的あるいは工業的な糞便処理を甘受しなければならなかったのであろうか？　散布式下水処理場は最少悪だったのである。ルーアンの事例がそのことを証明している。

一〇〇〇人当たり三五人という記録的な死亡率によって、ルーアンは汚染された帯水層のおかげで病んでいた。[189]それゆえ、散布式下水処理場を伴う下水道直結方式の計画を捨てたことが、後になって、有害な不合理として現われたのである。

それでも、この方式は役に立つ土地が少ないために限界がある。一九世紀末に、衛生学者たちは絶望的な状況に直面していたように思われる。汚水の増大がすべてを水没させ、地面の処理能力は飽和状態に達する。セーヌ川直結方式に戻らなければならないのだろうか？　そう信じた人もいる。

非常に幸いなことに一八九二年には、あるイギリス人技師が今日でもまだ用いられているほど実用的で有効な下水の浄化方法を開発している。

第29章　飼いならされる細菌——生物学的浄水場

散布式下水処理場は地面が持つ驚くべき浄化能力を明らかにした。しかし、農業の要請は事柄を容易にするどころか不利な条件となる。土とは違って、植物は浄化に役立たないのである。植物は、腐りやすい有機物ばかりでなく無害な無機化合物をも吸収する。農業の横暴を知らず植物が生えていない地面は、最少の面積で最大の効果を上げるのではないだろうか？

実際、カルメット教授によると、植物が生えていない土地の浄化容量は一ヘクタール当たり年間二〇万ないし四〇万立方メートルであるのに対して、耕作された土地の場合、その一〇分の一しか処理しないのである。これが、生物学的浄水場を誕生させることになる大前提である。

■最初の生物学的浄水場

一八七一年には、イギリス人技師ベイリー・デントンが、住民三〇〇〇人の集落から出る下水を植物が生えていない一ヘクタールの土地で浄化することに成功する。しかし、散布式下水処理場が人の目を欺いている時に突然実験が行われたために、人々は浪費であると叫ぶ。しかしながら、この実験は一八八八年にローレンス（米国マサチューセッツ州）の研究施設で再開される。三〇〇〇人分の汚水が、有機物の九〇％の無機物化と細菌の九〇％の除去によって浄化されるのである。それゆえ、この技術はその地方の人口が多い一一都市に広げられる。

それ以来、ロンドンの化学者ディビンが、硝化作用を持つ細菌の発育にもっとも適した基盤の研究に乗り出し、価値のない材料、すなわち細かい砂で覆われたコークスがすばらしい効果を上げることを発見する。こうして、一八九二年にバーキング〔ロンドン北東部の一行政区〕で最初の「散水濾床」〔微生物に下水を浄化させる設備〕が誕生したのである。ディビンは、石灰と硫酸鉄で澄ませた下水を散水濾床に張り、しばらくの間濾過作用を持つ塊と接触させておいてから排水する。システムを空気にさらして有機物の酸化を引き起こさせてから、作業が再び始められる。これが「生物学的浄水場」であり、これが「ディビン方式」の名で後世に伝わることになる処理法である。

この方法が初めて機能するのはロンドン近くのサットンにおいてである。ディビンはコークスの代わりにクルミ大の大きさに砕かれたテラコッタを用いた。その結果は申し分のないものであったので、ある大病院の汚水を処理するための施設をダンバー技師がハンブルクの近くに設置している。

同じ頃、イギリス人カメロンが発酵による汚水と屎尿水の処理システムを開発している。アイデアは一八六九年に遡る。その年、ドイツ人ミュラーが下水をひとつの貯水槽に集めることを提案していた。貯水槽の中で、空気から保護された下水が、当時はまだ細菌によるものであることが知られていなかった還元プロセスに委ねられる、というものである。これは、要するに、都市の規模での腐敗槽であった。二〇年ほど後になって、カメロンは最初の腐敗槽を使ってこのシステムを実際に稼働させている。しかし、そこから流れ出る液体は澄んでいても浄化されてはいない。それゆえ、固体の微粒子を破壊する腐敗槽が散水濾床と組み合わされるのであり、散水濾床は腐敗槽のおかげで汚れがこびりつく恐れがなくなる。生物学的浄水場に現代の構造を与えるこの組み合わせは、一八九六年にエクセター〔英国イングランド南西部の都市〕で初めて実際に稼働される。この複合施設はどのように働くのであろうか？[190]

水は幹線渠から出る時、格子によって大きな物体が取り除かれる。次いで、水は沈殿池に入り、そこでは、組積されたあらゆる種類の障害物によって、流れの速さが毎秒数ミリメートルに減速される。重い物体は沈殿溜の中に沈殿し、圧力あるいは吸い上げによってそこから取り出される。その時、水は水中の落下管によって腐敗槽に流れ込む。この腐敗槽は常に満水であるが、一方の端で水を抜かれながら他方の端で水を満たされるようになっている。腐敗の悪臭と光景から近所の人々を守るために、腐敗槽は覆いを外したり覆ったりできる。水は細菌によって二四時間で「溶解される」。細菌が、メタンガス、窒素、炭酸ガスが激しく泡立つ中で有機微粒子を分解するのである。この作用によって、「詰まり」、すなわち散水濾床が汚れで覆われて水を透さなくなることが回避される。予備処理が終ると、第二段階が始まる。

　硝化作用を持つバクテリアを支える諸要素からなる人口濾床に水が引き渡される。より効果的にするために、施設の中には連続する二つの濾床を備えているものもある。価値のないいくつもの素材が組み合わされうる。すなわち、コークス、ポゾラン（小孔のある石）、石炭殻の小さなかけら、花崗岩の砂利、細かく砕かれた煉瓦、鉱滓である。腐敗しやすい物質は「接触」（散水濾床は「接触濾床」とも呼ばれる）の間そこに沈殿しており、水が引く時に硝化作用を持つ細菌に引き渡される。細菌は空気と接触して急激に繁殖し、それら物質をむさぼり食って硝酸塩に変えるのである。

　浄化作業は数分間でなされる。したがって、長時間の冠水は無駄であり、有害でさえある。それゆえ、接触濾床の代わりに、連続的に濾過を行う散水濾床すなわち「浸透濾床」が用いられることになる。水はより短い間隔でそこに流れ込み、流量が少ないおかげで、酸化作業に必要な通風がよくなる。こうして得られる排出水は接触濾床から得られる水よりも澄んでいるのである。

　水は規則的かつ断続的に雨のようにまき散らされなければならないので、技師たちは自動給水装置を開発する。

あるものは固定式であり、あるものは可動式である。カルメット教授はもっとも単純な装置を好んでいる。固定式装置のほうが監視が少なくてすみ、消耗も遅い。散水濾床の表面に平行に配置された管によって給水される「噴霧器」〔反対方向に曲げられた二つの排出口からの水圧によって回転運動する装置〕あるいは「噴水」システムが、もっとも実用的である。[191]「反動水車」の原理に基づく、水圧によって回転運動に導かれるスプリンクラーが、円形の浸透濾床の上に細かい霧をまき散らす。[192]二〇世紀初めには、技師と衛生学者たちが最初の総括をすることができるまでになっている。

最初の総括

散布式下水処理場に比べて生物学的浄水場が持つ利点は、地質の偶然的条件と農業の束縛を免れるということである。技師と衛生学者たちが思い通りにできるのである。彼らが施設の場所を選び、必要に応じて流量を調整することができるのだ。

効率がすばらしい。毎日一〇万立方メートルを浄化するのに、二六ヘクタールの面積が必要である。ところが、同じ量の浄化に、散布式下水処理場の場合は九〇〇ヘクタールが必要であろう。それゆえ、同じ面積では散水濾床のほうが三六倍の容量を持っているのである。[193]

経費の面でも有利である。生物学的浄水場は散布式下水処理場よりも都市の近くに設置できるが、このことによって、導水のための工事の規模が抑えられる。面積が少なくすむおかげで、土地収用が簡単になるとともに土地の買収費用が抑えられる。イギリスでは、設置費用は一立方メートル当たり四〇フランになり、運転費用は一年につき住民一人当たり三五サンチームになる。住民一万人の都市は毎年一〇万立方メートルを排出するので、四万フランを投資し、維持に三五〇〇フランを使わなければならない。使っているうちに、この方式は散布式下水処理場よりも実用的であるだけでなく、費用も三分の一ですむことが明らかになる。[194]
それでも、下水道直結方式の中傷者をはじめとする反対者がいる。一九一二年、ブレショ博士が浄水場によって放たれる悪臭、ハエ、有機物がいっぱいの排出水を告発している。[195] 初めのうちは、たしかに散布式下水処理場の浄化容量のほうが生物学的浄水場の浄化容量を上回っているように見える。それに、一九〇二年にアニエールにあったパリ市のモデル園――そこでは三つの接触濾床をもってしても病原菌の半分を除去できない――の失敗が、反感を強めさせている。[196] 一九〇七年に、ジェヌヴィリエの散布式下水処理場から出る排水路の水は病原菌の九七・五%が除去されている。ところで、散水濾床で二度の接触を受けた水については三八%しか除去されず、浸透濾床で処理された水についても八〇%しか除去されていないのである。[197] しかし、浄水場は、無菌の水を排出することを使命にしているのではない。自然が浄化を仕上げられるような水を排出することで十分なのである。

技師たちの永遠の悪夢である沈殿物〔汚泥〕の問題が残っている。沈殿池と腐敗槽の底にたまった沈殿物をどうすればよいのか？　窒素を取り去られているので肥料には役立たない。汚染源となることはないが、貯蔵するには大きな場所が必要である。輸送を容易にするために乾燥させることは根気のいる作業である。イギリスでは、水の含有量を七〇%減らすのに六カ月間の通風を必要としている。圧濾器を使用すると、作業を短縮するという利点と、腐敗せず臭いもほとんどない軽い「ケーク」〔脱水された汚泥〕を作り出すという利点がある。沈殿物を危険なく海に委ねることのできる沿岸都市の場合支障は少ない。他のところでは、問題は解決不能に思われるのである。[198]

手も足も出なくなった技師の中には空想にふける人々もいる。そのひとりリュシアン・カヴェルは、一九一二年に『土木工学』*Génie civil* 誌に発表した論文の中で、脱水した後コークスを添加することによって都市用のガスを取り出せないかと考えている。乾燥した三〇〇トンの沈殿物から、年に四四万七〇〇〇フランに値する二万四五〇〇立方メートルのガスが得られるだろうというのである！

さしあたって、土地を肥沃にできるかもしれないという根拠のない希望を持って、耕作可能な土地に沈殿物を埋めることで人々は満足する。[199]イギリスのいくつかの都市では、海まで運んでいる。他のところでは、高さ六メートルの壁に囲まれた空間に貯蔵し、そこで、何人かの理想主義者が商品化しうる潤滑油を抽出しようと努めている。時には、圧縮し、乾かし、家庭ごみや支燃性物質と混ぜて、あるいは混ぜずに、焼却されている。より燃えやすくするために、ガス化し、電気分解し、埃や泥炭が加えられる。[200]支障は生物学的浄水場に特有のものではない。散布式下水処理場に送られる水もまた沈殿物を除去されているのであり、それをどうすればよいのか分からないのである。それに、再生利用に支配された世界では、この役に立たない残りかすは見るに忍びないものである。

この再生利用の強迫観念が浄水場の発展にとって障害となる。なんと多くの富が硝化作用を持つ細菌に提供されるのか！　ある人々にとって、農業のために回収されるのが、下水が含む窒素の一〇分の一であるというだけで、浪費は容認し難いのである。パリ衛生局の技師長であるノエリクス・ローネーは、その有効性のために下水散布が優先されるべきであると主張している。地質が下水散布に向かない場合に限って、散水濾床が補助的手段として利用されうるというのである。[201]

農学者たちは、生物学的浄水場のかわりに養魚場の利用を提案する。水肥や汚い水が流れ込む池でコイがよく育つことに着目したのである。窒素を含む物質は、魚が餌とする植物や極微動物や幼虫に好まれる。[202]実験が一九一三年頃にベルリン、ミュンヘン、ストラスブールで試みられている。池は、病院、ビール醸造所、修道院に付属したものさえある。クルツェンベルク精神病院は二〇〇アールの池に廃水を流しているが、その池では、不純物の除去後、コイの年間生産高が七キンタル〔一キンタルは一〇〇キログラム〕に達している。

ストラスブールの池を訪れたゴールドスミス博士は、そこで感動した思い出を持ち続けていた。彼が断言しているところでは、同じ面積で比べると、池の浄化力は生物学的浄水場の浄化力よりも一〇倍高いのである。四月に池に放された一リーヴル〔五〇〇グラム〕のコイが秋には三倍の重さになった。糞便によってではなく極微動物によって育った加熱調理用のこれらの魚は、何の心配もなく食べることができる。一九一二年には、一キロ当たり一・九〇フランで買い手がつき、しかも需要に追いついていない。[203]

しかし、生物学的浄水場はコイとの競争にたやすく打ち勝つのである。

生物学的浄化法の普及

この処理法がもっとも普及するのはイギリスにおいてである。行政が河川の保護にかけては妥協せず、すべての都市が汚水の清浄に気を配る義務を持つ国では、ほとんどどこでも、経費がかかるうえにあまり実用的ではない化学的浄化に頼らなければならなかった。それゆえ、生物学的技術が天恵のように受け入れられたのである。

最初の浄水場が一八九六年から一八九八年にかけて、ギルフォード（ロンドンの近く）、ハンプトン〔現在、ロンドン市内〕、サットン〔同〕、サルフォード〔イングランド北部、マンチェスター近くの都市〕で陽の目を見る。一九〇一年には、一〇〇カ所ほどの施設が稼働し、五〇万人の人口を数えるマンチェスターのような都市が人工濾床ですべての水を浄化している。[204]一九一一年、イギリスの三〇〇都市がこの方法に頼っている。その中に、バーミンガム（人口七九万人）、リーズ（四五万人）、ダービー、ヨーク、バーンレーが含まれる。いくつもの浄水場が浸透濾床とスプリンクラーを備えている。小都市アクリントン〔イングランド北西部の町〕の浄水場は三二四〇平方メートルの面積を持っている。[205]

一九一〇年、ドイツでは四一都市が散布式下水処理場で、三八都市（ミュルーズ、ウィルマースドルフ、ゾーリンゲン）が人工濾床で浄化している。[206]しかし、ドイツは、五〇〇メートル流れると下水を浄化する流れの激しい川が縦横に走っているので、機械的な浄化がもっとも効果的でもっとも経費のかからない方法としてとどまっている。ケルン、フランクフルト・アム・マイン、デュッセルドルフ、ストラスブール、マンハイムはそのようにして汚染の危険なしに汚水を処理しているのである。[207]

アメリカ合衆国では、西部の諸州を除いて散布式下水処理場はほとんど発達せず、化学的浄化方法が衛生学者たちの信頼を得ている。しかし、その処理法はバルティモア、ボストン、コロンブス、レディングで少しずつ生物学的技術によって取って代わられる。[208]

散布式下水処理場に固執するフランスは、この動きから取り残される。一九一一年、五一の浄水場があるが、そのほとんどはわずかな容量のものである。カルメット教授の指導の元に考案され、もっとも完成された浄水場がリールの食肉解体場の地区で稼働している。その浄化率は八〇%を超えないが、そこから出た水は自然の作用によって容易に純化される。もっとも重要な浄水場のひとつがトゥーロン〔地中海に面した港湾都市〕近くのラグルダンにある。それは必要不可欠なもので、一日に八〇〇〇立方メートルを処理する。しかし、腐敗槽の臭いに不快になった近隣の人々の不満を引き起こしている。[209] クレテイユ〔パリ南東郊の町〕近くのモン＝メリーの浄水場は一九一一年に二万二〇〇〇立方メートルの容量を持ち、パリ郊外の汚水の一部を浄化している。[210] もっとも重要な浄水場がカリエール＝トリエル〔パリ西方イヴリーヌ県〕にある。この施設は、一万立方メートルの容量を持つ調整池、いくつもの沈殿槽、計一〇ヘクタール以上の面積を持つ浸透濾床一〇床を備えている。[211]

一九一八年になって、沈殿物の問題がようやく解決する。不純な水の中へ空気を送入するアメリカの技術「活性汚泥」のおかげである。そのようにして集められた沈殿物は、農業に多いに役立つ。この方法の発案者であるナスミスとマック・ケイはさまざまな野菜で実験した結果、望外の成功を収めた。通常の堆肥を施された野菜と比べて、活性汚泥は、ホースラディッシュで四〇%、レタスで一〇三%、インゲンマメで七七%、トマトで二九一%、タマネギで五五四%も上回る収穫量をもたらすのだ！[212]

一九一四年には、清澄な水を求めての闘いが勝利する。たしかに、蛇口から出るすべての水が飲み水として適しているわけではないし、すべての排出水が浄化されて自然に返されるわけでもない。しかし、飲用水と汚水の浄化方法は説得力のある結果をもって完成したのである。一八八〇年と一九一八年の間に、腸チフスによる死亡率は国や地方によって違いがあるものの五〇ないし八〇％下がった。

きれいな水を求めての闘いが事実上勝利したと見なされうるにしても、きれいな空気を求めての闘いについてはそう言えないであろう。

序

ヒポクラテス以来、衛生学者たちは瘴気の侵入に対する換気の効力を絶えず誉めそやしてきた。しかし、臭気を問題にすることを除けば、空気の質を気にする者はまったくいなかった。一八八〇年以来、微生物学者たちが先入見を覆す。すなわち、臭気は危険なものではなく、逆に無臭の空気が命にかかわる病原菌を含みうる、ということである。たとえば、便所の空気は、人の往来が目に見えない細菌の渦を引き起こす廊下の空気よりもきれいなのである。換気は、送り込まれる空気が病原菌をまったく含まない時を除けば、すすめられるものではない。伝統的な都市工学者たちが大騒ぎする一方で、医者たちは統計を援用する。

空気は水よりもはるかに大きな脅威となる。一八八五年、感染症による死亡率がストックホルムとマドリッドの中間にあるパリのような都市では、空気による感染が水による感染よりも四倍近くの人命を奪っている。四万三四一七人の総死亡者数のうち、腸チフスと小児の下痢が命を奪った患者は五五三六人（一二・七％）である。これに対して、肺結核、肺炎、気管支炎、ジフテリアは二万一一二二人（四八・六％）を死にいたらせている。肺結核だけで、一万一六三三人（二三・四％）の死因となっているのである。⑴

空気と人間にとっての大敵は埃である。埃は細菌の恐るべき媒介物であり、いたるところに忍び込んで死をもたらす。埃に対して人はなすすべが、少なくともほとんど、ないのである。ある人々にとっては、水の処理に成功したように空気を処理するべきである。しかし、水の道程は濾過装置と浄水場で終わらせることができるのに対し、

第五部　きれいな空気を求めての闘い　548

空気の流れはあらゆる制御を免れる。たとえ、都市に濾過した空気をあふれさせるという考えがいく人かの人々の頭に芽生えたとしても、衛生学者たちはむしろ埃の源に立ち向かうことを選ぶ。というのも、ひとたび乾燥した感染性の痰で埃が汚染されると、その埃から逃れるいかなる手段もないからである。いくつもの戦略が立てられる。すなわち、痰との闘い、マカダム式舗装との闘い、掃き掃除との闘い、埃の住み処（絨毯、壁掛け、床）との闘いである。

大気汚染のもうひとつ別の形態が都市を脅かす。産業公害である。過去になく、その後にも見られないほど危険なものとなったこの汚染は、気管支に炎症を起こさせ、細菌の共犯となって感染への道を開くのである。

第30章　産業による大気汚染

一九世紀末、都市の空気は、嗅覚と粘膜を襲う産業汚染と細菌の温床となった。バカンスから戻ると、パリ市民は咽を襲われる。すぐに息苦しさを感じ、汚い空気が皮膚にまとわりつくのである。「われわれが生活しているところは、いくつかの点で空気がよどんだ奥底、沼地そのものなのだ。だから、空気がこもっているような印象を持つのであり、雨が降って大気を洗った後や嵐が来て大気を吹き払った後で呼吸が回復するように感じるのだ」(2) と、ある証人が書いている。

水を浄化するように、空気も浄化しなければならないのであろうか？　どうすればよいのか？　水のように浄化施設で処理すべきなのだろうか？　衛生学者たちはそう思っている。しかし、それは不可能だ、と言われるだろう。けれども、ある医者がもっとよいやり方を見つけたのである。リチャードソン〔一八六九—一七六一、イギリスの小説家〕の計画「衛生都市〈ビジオポリス〉」は、リニュル方式を誕生させた幻想の系譜に属する。そのユートピア的な性格が問題の大きさを示しているのである。

第五部　きれいな空気を求めての闘い　550

リヨンのドロール博士が、「都市のマラリアに由来する貧血」と彼が呼ぶものとの闘いを宣言するのは一八八四年のことである。彼の目標は、都市の空気を浄化し空調することである。彼は四方八方に張り巡らされた地下導管網を空想する。その導管網は巨大な排気ポンプにつながっている。この排気ポンプは住居の糞便を集めるのではなく、田舎のきれいな空気を集め、市民一人当たり一時間に三〇〇立方メートルの割合で、たくさんの排出口からその空気を吐き出して都市にあふれさせるというのである。導管は、夏には空気の涼しさを、冬には温和さを保ってくれるであろう。空気の取り入れ口は、壁で囲まれた木の多い野原に設けられる。「取り入れ口の周囲には、空気を浄化し埃を取り除くために、モミの木やその他いろいろなかぐわしい樹木が植えられるだろう。周囲には、花や芳香性の植物さえ栽培されるだろう」[3]とドロールは説明している。

夢の世界にとどまろう。今度のものは正夢である。というのも、細菌学者ファン・デル・ヘイデン〔オランダ人の医者。一八七二年に来日、一八八三年から横浜の万治病院（一九九一年に廃院）に勤務〕が横浜の「無菌の家」で夢をかなえたらしいからである。長さ一四メートル、幅七メートル、高さ五・五メートルの全体がガラス張りの家で、明礬《みょうばん》と炭酸ナトリウムの溶液で外部から隔絶され、温度が一定に保たれている。窓は開かない。屋根には弁を備えたいくつもの小さな孔が作られているだけで、その孔によって、外気を入れることなく中の空気を外に出すことができる。きれいな空気が、地下の導管を通って田舎からやって来る。その空気は綿の層を通して濾過された後、最後まで残った病原菌を捕らえるグリセリンの板と接触させられる。「無菌の家」に入るには、都市の汚染された空気がこっそりと入り込むのを防ぐ風除室を通らなければならない。この家の空気は非常にきれいなので、牛乳とバターが想像できないほど長くもつということである。[4]

もうひとつの正夢が、セーヌ県の公害規制企業視察官ジェラルダン氏の場合である。彼は空気の悪臭にさいなまれて、「悪臭の原因となる動植物の発する臭気を空気から抽出してわずかな量に凝結させようと」決心した。彼が言うところによれば、彼の仕事はコルドバ〔スペインの都市〕のカリフのアラブ人化学者たちから着想を得たもので、水が満たされていて首が湾曲し、底に小さな栓を備えた風変わりなフラスコを開発することにある。臭気は凝結によってフラスコに集められ重さが量られる。五月八日、パリの臭気は一リットル当たり〇・一五ミリグラムのシュウ酸を含んでいる。二八日、ひき肉が発する臭気は〇・五八ミリグラムの数値を示す。翌日、傷んだその肉は〇・七四ミリグラムの重さの臭気を発散している。

気まぐれ詩人のジェラルダンは、五月に空中に漂うリフ、スズラン、アヤメ、セイヨウサンザシの匂いを集めて重さを量っている。彼はまた、産業の悪臭を集めてありふれたごみのように貯蔵することも企てる。彼の結論は次のようなものである。「現在、パリの悪臭問題は深刻である。これらの悪臭の分類、時々刻々変わる悪臭の変化、悪臭が町の中に入る地点、日なたでの悪臭の消滅、工場や便槽の通気孔や台所の流しの影響といったものを、やる気のある若者たちができるだけ早く測定するのがよいだろう。」(5)

すべての悪臭が死をもたらすものではないにしても、汚染源が近くにあることを示して警鐘を鳴らしているのである。この荒廃した世紀末に、パリの悪臭とすべての大都市の悪臭は耐え難いものになったのだ。

パリの悪臭

「数週間前から、パリの町は興奮状態にある。ある芝居が失敗したとか、ある小説が成功したとか、ある社交婦人が一悶着引き起こしているとかといったことではない。下水、汲み取り、悪臭、ひと言で言えばパリの衛生に関することなのだ。まるでイギリスにいるみたいだ！」ヴァアン博士が一八八〇年にこの文章を書いた時、パリは吐き気を催すような悪臭に包み込まれていた。新しい現象ではない。しかし、大新聞によってあおられた意識が嗅覚の感受性を倍加させたのである。

悪臭源は数多くあり、古くからのものであったり、最近のものであったり、偶発的なものであったりする。下水道は無罪放免される。人々は、屎尿汲み取り人たちに責任を負わせることで満足するのがせいぜいである。汲み取り人たちは、便槽一立方メートル当たりいくらで仕事を請け負っていながら、排水口があるとすぐに荷を捨ててしまうというわけである。

泥と有機廃物で汚れたマカダム舗装が一時注意を引く。しかし、これも化学者サント＝クレール＝ドゥヴィルによって無罪とされる。サント＝クレール＝ドゥヴィルは奇妙な理屈を使った末に、地下の導管のひびから漏れた照明用ガスが街路の空気を清潔にしていることを明らかにするのである。

もっとひどい悪臭を放つのはアンモニウム塩の製造所である。ボンディの市立廃棄場は一八七二年以来放置されていたので、屎尿処理場がパリのまわりに分散して作られ、ルザージュ社によって再編成されるまで排泄物がアンモニア水になっていた。一八七九年の初夏、ナンテールの工場は苦情が殺到して閉鎖に追い込まれたが、同じ種類の他の製造所はそれぞれが相応の悪臭を出し続けている。[6]

衛生学者たちは自分の嗅覚を頼りに、パリの悪臭の地形図を作成する。一八九三年一二月、そのひとりが来る日も来る日もラファイエット通り、リシュリュー通り、マルゼルブ大通りの空気を吸い込んでいる。その結果、北西から東に吹く風によって運ばれてくる悪臭は、パンタン〔パリ北東郊の町〕とヌイイ〔ヌイイ＝シュル＝セーヌ。パリ北西郊の町〕の間にある工場によって発散されていることがわかる。東では、ビュット＝ショーモン公園や、ペール＝ラシェーズとメニルモンタンの高台が防御壁をなし、西ではブローニュの森が防御壁をなしている。

朝晩に揮発性の産物が凝結して露になる時、とくに春と夏に、悪臭を放つ膜が地面を覆う。もっともひどい悪臭は、化学物質、石鹸、ロウソク、肥料、過リン酸石灰を製造するパリ周辺の二二〇の工場から発している。それに加えて、八万本のガス抜き用煙突から出る有毒ガスと、いくつかの「個人食肉解体場」やパリ北部で盛んな釣り餌用ウジのもぐりの養殖場から放たれる悪臭がある。(7) 細かく見れば、腐敗源はもっと多様である。ジェヌヴィリエで、苦情を受けて市当局が行った調査は下水処理場の嫌疑を晴らし、くず屋、シロップ製造所、ごみ置き場を槍玉に上げている。

これらの悪臭はいかに不快であっても、健康に害はない。悪臭を放つ工場だらけの地区であるオベルヴィリエ〔パリ大都市圏北部の町〕でも、労働者たちは健康であり、近隣の人々からの苦情も稀である。とはいえ、一八八五年に警視庁に出された苦情五二三件のうち一一四件が悪臭に関するものである。パリは郊外を非難し、郊外はパリがごみを郊外に厄介払いしていると非難する。

パリの悪臭のひとつが他のすべての悪臭を圧倒している。それは「パリの悪臭」と呼ばれる。幽霊のような悪臭で、夕方やって来て朝まで首都の上に漂うのである。それはどこから来るのであろうか? 誰も知らない。その悪臭が思い出させる臭いは、「ワックスや熱せられた有機物の臭いであるがひどくはなく、屎尿処理、動物性素材の加熱調理、エナメル靴製造から来る出所がはっきりした臭いとはまったく異なるもの」である。

その悪臭の源を特定しようとしても無駄である。オベルヴィリエから来るようにも思われる。しかし、オベルヴィリエに近づくにつれてその臭いは消えて、屎尿と溶けた油脂の臭いに代わってしまう。パリの人々の鈍くなった嗅覚ではその臭いを追えないことが明らかになる。「新しい嗅覚」あるいは「うぶな鼻」でなければ嗅ぎつけることはできない。地方出身であるために必要な資質を備えた公害規制企業主任視察官ヴェルヌイユ氏が、ついにオベルヴィリエの過リン酸石灰工場に責任を帰する。工場の内部では、臭いが立ちこめているために嗅覚システムが「麻痺」して、臭いは知覚されない。臭いが感じ取られるようになるのは空気中に薄められた後なのである。(8)

実際はこうである。パリの上に張り出している広大なるつぼの中で、あらゆる発生源から来る臭いが日中は暖かい空気の流れに運ばれて数百メートルの高さまで昇る。それから、日が沈むと冷たい空気の流れによってかき回されて重い鉛のように落下し、「パリの悪臭」を生むのである。

煙によって引き起こされる公害が臭いに付け加わる。

■煙が充満した世界

大都市は遠くからでも旅行者の目を引く。最初の家並みが見えてこないうちからでさえ、田野の澄んだ空気と対照的な半球形の黒ずんだかさが地平線上にあるのを旅行者は見つける。それは、工場や家庭から排出される都市の煙である。黒くて濃い煙であり、年々、産業の発展、輸送手段の拡張、家庭の消費拡大とともに濃度を増していく。大きな汚染源である「天然炭《シャルボン・ド・テール》」、石炭、無煙炭がいたるところで木炭に取って代わる。一九〇三年にパリでは、炭坑夫たちのストライキのために質の悪い石炭に頼らざるを得なくなり、汚染が悪化する。美しい地区もそれを免れていない。というのも、シャンゼリゼ通り沿いの住民たちが、工場のように煙を出すホテルに対して苦情を申し立てているからである。最良のグリルでも熱を二五％しか火床の中に留めず、残りの熱は空気の中に散って近所に大きな迷惑をかけるだけに、事態はますます嘆かわしいものになる。イギリスである技師が計算したところによると、これは国民にとって二五〇〇万フランの浪費である。(9)

パリは、八〇〇〇ヘクタールの面積に対して毎年三〇〇〇万トンの燃料を燃やしている。家や記念建造物の上に積もっているのは一万六〇〇〇トンの固体である。エッフェル塔やモンマルトルの丘の上からは、建築物の輪郭が不透明な塊の中に埋もれてほとんど見分けられない。家主たちは金のかかる「磨き」を余儀なくされて、企業経営者たちを恨む。しかし、家庭の暖炉やストーブから出る煙と比べれば、工場の煙はほとんど取るに足りないのである。

一九〇〇年の国際衛生学会で、ある参加者がパリは「ロンドン化しつつある」と指摘している。「かつては、たしかに不快ではなく芳香があり少しきつい木の煙の臭いがしていた。今では煙がすべてを支配している」と彼は言うのである。(10)

たしかに、イギリスは煙に包まれている。ロンドンの記念建造物の上から見ると、晴れ渡った空の下に黄色っぽい綿のような厚い雲、すなわちかの有名な「豆粒大の霧《ピー・フォッグズ》」が足下に見える。高いところにいれば陽光を浴びられるが、通りに降りると夜も同然となる。これは、毎日一八〇万の家庭で燃やされる三万トンの石炭の燃焼から出る膨大な量の水蒸気が、黒い埃の殻の中に閉じこめられてできるものである。空気中に漂う石炭の微粒子は非常に軽いので、露や霧や雨がなければ浮遊したままであろう。

これは、陰気で汚い錆の下に消えてしまう建築物にとって災禍である。ロンドンは、毎年、ウェストミンスター寺院と国会議事堂の磨きのために六二万五〇〇〇フランを使っている。(11) 一ヘクタール当たり一年に三ないし五・五トンの煤がイギリスの工業地帯に積もる。

フランスでは、パリの人々によって吸い込まれる炭塵が極度の毒性を持っている。炭塵は遊離炭素を四一%、固体および液体の炭化水素を一三%、硫酸を四・六%、塩酸を一・四%含んでいる。毎年九トンの硫酸と塩酸がパリの上に積もって、屋根、石灰質、刳《く》り形〔建築の仕上げ面につける装飾的な輪郭〕を損ない、呼吸粘膜や気管支を弱くし、風通しのよくない街路や、建物に囲まれ「毒ガスの死の海」と化した小さな庭からきれいな空気を追い出すのである。(12) すべての市民が、気管支を硬直させ感染症への道を開く炭粉症〔炭素粒子が肺組織に沈着する塵肺症〕に多かれ少なかれ冒されている。

さらに悪いことに、これらの煙は水蒸気を凝結させて霧を作り、殺菌力を持つ青色光線、紫光線、紫外線を含む太陽光をその霧が遮断する。(13) 一八九一年に、肺疾患による週当たりの死亡者数が霧のたびにマンチェスターでは六〇人から二〇〇人に、ロンドンでは三〇〇人から一〇〇〇人に変化している。(14) 一八八二年初頭、ロンドンで異例の濃霧が記録的な災禍を引き起こし、一万人当たりの死亡率がイギリスの他の都市では二四人にとどまるのに対して、ロンドンでは三五・三人に達している。一八八〇年には、一週間の間に死亡したロンドン市民九九四人のうち七八一人の命を気管支炎と肺炎が奪っている。(15)

煙が含む酸類が家庭内に侵入する。より貴重なものになり続ける都市空間を節約するために、煙道の代わりに直径が一六から二五センチメートルの管が、それ自身狭くされた仕切り壁の中に埋め込まれる。それゆえ、管を掃除することはもはやできない。おまけに、壁と管は住人が知らない間にひびが入る。ひびは、壁布、寄せ木張りの床、あるいは上張りによって覆い隠されているからである。

危険な事態にあることをある医者が指摘している。「私は高級アパルトマンに住んでいる。私が賃借した時、寝室を五、六本の管が通っているとは思いもしなかった。これらの管は隣りの建物から来ているのであるが、その建物の各階にはすべて不衛生な工場が入っていて、わずかなひびで私を窒息させるか私の健康を害するかもしれない有毒な蒸気でそれらの管をいっぱいにしているのである。私とその管を隔てているものは厚さ数センチメートルの薄い隔壁でしかないのだ。」(16)

産業汚染は動植物をむしばむ。イギリスでは、都市圏の植物が罹災している。一八八二年、ロンドンに一八八〇年以降に植えられた五七八本の木のうち二〇三本がしおれた。ケンジントン・ガーデン〔ロンドンの公園〕では、最後の針葉樹が三月に枯死している。ランカシャー州では、植物や花が非常に少なく育ちも悪いので、奇跡的に花で覆われたシャクナゲを珍奇なものでも見るかのように鑑賞しにはるばる遠くから人々がやって来る。マンチェスターはじめすべての工業都市では、樹木は骸骨のような姿で、広場は炭のように黒い埃の層の下に姿を消している。(17)

これらの煙はさまざまな成分から成っているが、そのうちでもっとも危険なものは、発生源から四キロメートル離れたところまで広がる硫酸である。三日間霧がかかった後、一ヘクタールの面積に雪とともに落ちる硫酸の量はマンチェスター病院の近隣で七五キログラム以上に達し、オーエン・カレッジの地域では一トン以上に達している。(18)ドイツでは、シュレーダーとロイスが計算しているところによると、工業施設の周囲一〇〇から一二〇〇メートルの地域内でできる露は一リットル当たり二一センチグラムの硫酸を含んでおり、四キロメートル離れたところでは七センチグラムの硫酸を含んでいる。

ところで、硫酸は腐食と酸素除去によって葉緑素を破壊し、葉身と葉をむしばむ。桜桃の木やプラムの木のような果樹は消滅するか白く虚弱になり、草花は発育不全になり、小麦畑は斑点ができて枯れ、動物は草原の枯れた草に見向きもしない。さらに、硫酸は土壌から苛性カリを追い出して土壌をやせさせる。

「煙の害にさらされた農場では、家畜が激しい咳に苦しめられて、目がとろんとし、虚弱でやせ細っており、歩き方は弱々しくのろのろしている」とある証人が書き留めている。リン酸塩の欠乏によって打ちのめされた動物は、大量の硫酸を吸い込むだけでなく、湿った草をなめて口からも摂取するのである。一頭のウシが一日に六グラム以上の硫酸をまぐさとともに食べる。それゆえ、牝ウシは薄くて酸っぱい牛乳しか出さない。(19)

このような災禍を前にして、ひとつの合言葉が流布しはじめる。すなわち、「無煙」である。

不可能な無煙

フランスでは、煙を燃焼させることを企業経営者に義務づける最初の法律は一八五四年に遡る。しかし、適切な手段がないためにその法律は死文となっていた。せいぜい、瀝青炭の都市での使用を禁止し、外海の蒸気船での使用に限定しているだけである。イギリスにおいて、「有毒烝気禁止連合」という連合組織の結成とともに運動がもっとも大きな規模になる。

一八八〇年頃、煙と闘う最初の技術が登場する。二年後にイギリスで、専門家からなる委員会がサウス＝ケンジントン〔ロンドン市内〕に展示されたさまざまな「無煙」装置を調査する任務を負わされる。もっとも精巧なものはチャンドラー＝ロバーツ教授〔一八四三―一九〇二、イギリスの冶金学者〕の装置である。煙はガスタンクに吸い込まれて放水を受ける。次に、煙はいくつもの管からなるシステムを通るが、それらの管は煤、水、炭酸を取り出し、酸化炭素と炭化水素を白熱した酸化銅と接触させて燃やすためのものである。[20]

一八九三年、ロンドンのドゥリエ大佐の無煙装置が同じ原理から着想を得ている。ガスは水蒸気にさらされるが、水蒸気が凝結して石炭の微粒子を防水容器の中に導き入れるのである。[21] フランスでは、アントネーのシステムが衛生学者たちの人気を得ている。このシステムは、動力によって作動する洗浄システムの中に煙を吸い込む遠心送風機でできている。[22] しかし、これらの処理法は企業では限られた成功しか収めていない。複雑で経費がかかり、一トンの石炭を一度処理するだけで四・五トンの水を必要とするからである。

やむを得ず、一八三九年以来知られているガス発生装置を利用することによって、被害を最小限に食い止めることが試みられる。ドイツでは、石炭そのものよりも煙を出さない石炭粉が試される。しかし、坑内ガス爆発に似た爆発の危険があるためにこの処理法は放棄されている。

そこで、煙から抽出される副産物を回収して利用することに望みが託される。すなわち、ガスそのものよりも廃物のほうが価値のある都市ガスの製造で用いられている技術をまねようというのである。一八九一年、イギリスの会社ザ・ファーニス・ガス・カンパニーがスコットランドの四つの冶金工場に、それら工場の溶鉱炉から出る煙とガスを処理するために高額の利用料を支払っている。同社は、大きな産業的価値を持つ油の混合物を集めるのである。こうしてグラスゴーでは、冶金工場のひとつだけで、鉄道の枕木への注入に利用される油が一万一〇〇〇リットル以上回収されている。[23] しかし、この処理法は思ったほど収益が上がらなかったようで、普及していない。

それに反して、一九〇五年、アメリカ合衆国とヨーロッパを征服することになる電気集塵機による処理法がアメリカ人のコットレル〔一八七七―一九四八、化学者〕によって開発される。三万ないし八万ボルトという高電圧の電流の作用によって、コットレルは浮遊している埃の九五％を落下させることに成功するのである。こうして集められた廃物は硫酸、カリ肥料、塩素の製造に使用される。ピッツバーグでは、コットレルの装置が蒸気機関車用車庫の煙まで回収している。このシステムの管理運営を行うのはリサーチ・コーポレーション社である。フランスでは、ガスの浄化会社が一九一八年に設立される。[24] しかし、煙による公害が部分的にであれなくなるためには、電気あるいは石炭のようなよりきれいなエネルギー源の利用を待たなければならない。

汚染の温床となる煙塵とは別に、さらに有害な埃が空中に漂っている。

第31章　痰を吐くことを禁ずる！

一八八九年、パリ国際衛生学会は大騒動の舞台であった。参加者のひとりリシャール博士が、瘴気と悪臭に対する闘いの伝統的な戦略に逆らって換気と闘うと宣言したのである。大容量の換気システムを開発したばかりであった技師チャールズ・ヘルシャーが言語道断だと叫んだ。リシャールの考えは独創的な前提に依拠していた。すなわち、病原菌と埃でいっぱいの空気をなぜ大量に部屋の中へ入れなければならないのか、というものである。病原菌や埃を舞い上げずに拭き掃除で除去するほうが好ましいのではないか？

病人の部屋を消毒する時、それは時には病人の死後に行われるが、まずドアや窓を開け、家具、壁掛け、絨毯を移動させることから始められる。これは邪道であり、確実に病原菌をまき散らしてしまう。逆に、すべての窓とドアを閉めたまま二四時間そのままにしておけば、埃の一〇分の九が家具や床の上に積もるので、簡単に埃を取り除くことができる。[25] 空気測定器や細菌測定による判定は決定的である。三つの窓から空気を取り入れる部屋では一立方メートルに一八万個の細菌が見いだされる。しかし、窓を閉めて二四時間後には二万個しか残っていないのである。[26]

結論はこうである。問題なのは空気ではなく、長い間知られざる敵であった埃なのだ。

有毒な埃

問題を初めて科学的に研究するのはパストゥールである。綿屑を入れた円筒内に一定量の空気を通すと、綿屑に埃が付着する。この綿屑をエーテルに浸けると埃を集めることができ、顕微鏡で調べることができる。すると、顕微鏡の中にあらゆる種類の病原微生物、すなわち、芽胞、菌類、バチルス、酵素といったものが姿を見せるのである。

プーシェが初めて空気測定器を作り、この技術を改良する。それは円筒状の透明な一本の管でできており、管の端にあるゼラチンを塗られたガラス板の上で埃が捕らえられるのである。一九世紀の終わり頃、この装置はミケル博士によって完成の域に達するが、その間に、播種〔培養基の中に細胞、芽胞を入れること〕技術によって空気中の細菌含有量を計算できるようになっている。

こうして、埃の世界は驚くほど複雑な世界であることが明らかになる。あるものは「有機塵埃」と呼ばれ、植物界あるいは動物界から由来している。すなわち、紙、木、羊毛、石炭、絹といったものである。またあるものは細菌性のもので、「有機化された塵埃」と呼ばれる。無機物の埃が敷石の摩滅、マカダム式舗装の砂、壁、屋根から出る。これらの粉砕物は珪石、花崗岩、あるいは石灰岩からなるが、鋭利でとがっている。これらは呼吸器官の粘膜内に付着して細菌の入り口を作る。[27] 埃は細かくて軽いだけにいっそう気管支内に入り込みやすい。それに対しては、異物と接触した時の排出反応である咳も何の役にも立たない。それゆえ、石工、旋盤工、研磨工のようなある種の労働者はとくに呼吸器官の感染の危険にさらされているのである。

埃はまた、細菌の恐るべき媒介物でもある。埃がなければ空気は完全にきれいであろう。細菌の密度は場所によって異なる。一グラムの埃が含んでいる細菌の数は、モンスーリの天文台で七五万個、レンヌ通りの寝室で一三〇万個、モンジュ通りのもうひとつの部屋では二一〇万個、パリ市衛生試験所の床で三九〇万個である〔以上、いずれもパ

リ市内の場所〕。(28)

街頭では、乾燥して空気を汚染するごみがあるために事態は悪化する。ミュンヘンでは、乾燥していないごみ〔生ごみ〕一グラム当たりの病原菌の数は、時間や日によって一八万六〇〇〇個から一三〇〇万個の間を揺れ動いている。これは、ナポリのごみと比べれば取るに足りない。ナポリのごみは一グラム当たり六六億個、すなわち糞便の六倍もの病原菌を含んでいるのである。(29)

乾燥した後、これらの病原菌は空気中に漂い、埃によって運ばれる。ある学者の計算によると、一立方センチメートルの空気中に数えられる埃の微粒子は、イギリスの都市の周辺地域で二万個、空気が動かない部屋の中で四万個、中庭で三〇万個、屋根の上で五〇万個である。(30) パリとロンドンの空気の分析結果は、一立方センチメートル当たりそれぞれ一五万個と二〇万個を示している。

細菌の密度は埃の密度とともに増加する。もっともきれいな空気は外海の空気である。大西洋岸の沖一〇〇キロメートル以上のところでは、一立方メートル当たり〇・六個の病原菌しか見いだされない。一〇〇キロメートル以下になると、その数は二個になる。山頂で漂っている細菌は一立方メートル当たり二ないし三個である。それゆえ、パストゥールは山頂で培養ブイヨンに細菌を植え付けることができなかったのであり、同時に自然発生説を打破したのである。一八九一年、クリスティアーニが気球に乗ってジュネーヴの上空に舞い上がり、パストゥールの観察を確認し、最後の細菌が消える高度を一七〇〇メートルに確定する。このことから、身体から感染性病原菌を取り除く高地療養の流行が生まれるのである。(31)

モンスーリ公園で、ミケルが一立方メートル当たり八二個の病原菌を見つける。パンテオン〔偉人たちを合祀しているパリの霊廟〕のてっぺんで彼はすでに二〇〇個を数えていた。リヴォリ通りで三四〇〇個、パリの新しい家の中で四五〇〇個、古い家の中で三万個が記録されている。(32) 埃は水蒸気の凝結核〔水蒸気の凝結の中心となる微粒子〕となるが、細菌が増殖する場である都市の霧の原因でもある。

細菌の密度は時間によって変化する。この変化は住居の中では小さい。バスティーユ地区の食堂〔レストランではなく家庭内の食堂〕は、一立方メートル当たり午前九時に一万三〇〇〇個、正午に八〇〇〇個の細菌を含んでいる。しかし、兵舎の大部屋では午前四時に四万一〇〇〇個、兵士の起床時に二二万個の細菌が見つかっている。ダンスホールは舞踏会がはじまる前の一九時に四〇〇〇個、午前〇時に五三万個を数えている。日曜日の朝には二万五〇〇〇個しかない美術館で、一五時には細菌の数が一二〇万個にまで達する。要するに、細菌の密度は人の行き来に応じて変化するのである。(33)

田舎では埃が少なく空気はすばらしくきれいである。それゆえ、田舎では感染症が都会よりも少なく、傷も治りやすい。逆にパリでは、一八八一年にベルティヨンとミケルが、空気中の病原菌の数と流行病のぶり返しとの間に一致があると想像する。(34)

おそらく、乾燥、光、酸素が細菌の毒性をかき立てるのであろう。しかし、乾燥した芽胞は床のひびや絨毯や壁掛けの中に住まい、そこで何年も毒性を保つのである。腸チフス菌のようなある種のバチルスは三日ないし四日以上空気に耐えられない。それに反して、肺炎球菌、ジフテリア菌、ブドウ球菌、あるいはコッホ菌は二年以上活力を保つのである。

「街路の細菌」は太陽の作用に耐えて生き延びるので、とくにしぶとい。肺病の原因になるのはこの「街路の細菌」であるが、すべてに共通の源がある。それは痰である。それゆえ、結核と肺炎を減少させるためには痰を吐く人々を責めることで十分だと、衛生学者たちは思ったのである。

■痰吐きの一世紀

ベル・エポック〔「良き時代」を意味し、一九〇〇年前後の時代を指す〕は、痰を吐く人にとっての良き時代《ベル・エポック》でもあり、「肺を吐く」という表現はまだ隠喩〔「多量の痰を吐く、ひどくせき込む」の意味〕ではなく文字通りの意味である。工業粉塵と細菌塵による気道の慢性的な炎症が、どんな肺疾患にも苦しんでいない人々においてさえ粘液の分泌、咳・くしゃみ、痰を刺激する。一九〇一年、就業中のフランス人一人ひとりが毎日三四回ほども痰を吐いているのである。

その年、北部鉄道会社が北駅〔パリにある駅のひとつ〕の各プラットホームの入り口に痰壺を設置している。痰壺の利用頻度を知るために調査が行われ、調査員が痰壺一つひとつの前に配置された。観察された三〇一〇人の利用者のうち、四一人が痰を吐き、そのうち六人が痰壺に吐いている。[35] これらの人々は同じ調査員の視界に二〇秒以上はとどまることがなかったので、次のように結論づけることができる。午前八時から二二時までの一四時間に、三〇一〇人のフランス人が一〇万三三二〇回、すなわち一日に三四回、一時間に二回、痰を吐いているのであると。これはひとつの傾向を示すものである。蒸気機関車の煙が痰を刺激するのかもしれないが、人込みの中では、痰を吐く多くの人々が調査員に見逃されたかもしれない。調査からもうひとつ別の確実な事実が引き出される。すなわち、夕方に吐かれる痰は、睡眠中に蓄積された粘液を排出する早朝の半分だということである。

咳・くしゃみを一回するだけで一メートル以上先まで微粒子をほとばしらせ、微粒子は空気中に浮遊したままとなる。液状の痰は粘度が病原菌の拡散を妨げるので、無害である。しかし、いったん乾燥すれば、埃がそれを捕まえていたるところにまき散らすのである。地面を覆う痰は時限爆弾なのだ。痰はマカダム式舗装にしみ込み、マカダム式舗装が毒を含んだ何トンもの砂や泥を解き放つ。痰は靴底にくっついたり、衣服に振りかかるなどして、ともかく家庭内に入り込む。家庭では、床、寝具、絨毯、壁掛けが痰に堅固な住み処を提供する。

肺病の人間が汚染の唯一の温床である。彼は動物に結核を移すが、動物は痰を吐かないのでそれほど危険ではない。しかしながら、コッホ菌が発見されてからも、痰と結核の間にある因果関係という観念は、遺伝的で器質的な原因を結核に割り当てる古い病因論に容易に打ち勝つことができない。発疹熱やジフテリアの場合、病人あるいは病人の分泌物と接触してから数日後に発病するので、病気の源は明らかである。

反対に結核はこっそりと進行し、診断が下される時には、感染の瞬間は時の流れの中に埋もれてしまっている。コッホ菌発見の四年後、リシャール博士が次のように嘆いている。「結核の伝染可能性は、今日いかに確かなものとして明らかにされていようと、それを信じない多くの人々と、さらにそれ以上に多くの無関心な人々に出会っている。この懐疑的態度とこの不信は公衆衛生にとって危険である。というのも、予防や必要な措置を講ずることを妨げるからである。」[36]

しかしながら、実験は絶対的である。四八匹のモルモットを住まわせた部屋の絨毯の上に結核患者の痰をまき、時々掃き掃除をする。その結果、モルモット四八匹のうち四六匹が結核にかかっている。[37] それゆえ、衛生学者たちは掃き掃除ではなく「拭き掃除」することを推奨する。掃き掃除では、埃が空気中に拡散された後、数分後に再び落下するのである。この埃を除去することの困難、さらには不可能が、結核患者がよく出る家や工房やオフィスといったある特定の場所で災禍がなぜ永続するのかを説明する。

フランスでは、この認識は一九〇一年に実質的なものとなる。この年、痰吐きに対する反対同盟が結成され、パンフレット、ちらし、絵はがき、あるいはメンバーに配付されるバッジといった手段を用いて活動するのである。年額五フランで会員たちは月報『痰吐き反対』*L'Anticracheur* を受け取り、また、もっと高額の会費を支払うことによって賛助会員の地位に就くことができる。[38]

ドイツでは、「痰を吐くことを禁ず」と書かれた掲示板が一八九六年には登場している。この掲示板のおかげで、結核による死亡率がいくつかの都市で一〇万人当たり七〇〇人から四八〇人に下がったという。(39) もちろん、要求は過酷なまでに押し進められてはいない。吐く人々は痰をこらえなければならないのではなく、地面に吐いてはならないのである。そこで、ハンカチや痰壺が彼らを助けることになる。

これが成功の秘訣なのであろうか？　人々は成功すると思ったが、考えを捨てなければならなくなるのである。

■ハンカチ——病気よりも悪い打開策

ハンカチの中に痰を吐く習慣は古くからある。社交界では、自分の絨毯の上にもホストの絨毯の上にも痰を吐きはしなかった。しかし、外では心ゆくまで痰を吐き出したのである。

一七世紀には、ハンカチは多彩な配色の大きな布でできており、熱湯洗いされるまで何週間もポケットの中に入れられていた。一九世紀になっても、やむを得ずこの習慣が続いていた。ずっと以前に使い捨てハンカチ（鼻紙）を発明していた日本人が、鼻水を後生大事に身につけて保存しているヨーロッパ人を見たら馬鹿にしたかもしれない、と言われる。実際、ハンカチはおびただしい汚染源なのである。ハンカチは鼻をかむのに使われ、痰を受けるのに使われ、埃で汚れたり汗びっしょりになったりした顔を拭くのに使われ、唾液で湿らせて服の染みを取るのに使われる。喜びや別れや感嘆の印としてハンカチが振られるが、それはつまるところ、そばにいる人々の頭越しに自分の細菌を自分の近親者や感嘆の対象となっている人々に送ることなのである。

一九〇〇年に、ハンカチは『ペルシャ人の手紙』（フランスの哲学者モンテスキュー（一六八九—一七五六）の書簡体風刺小説で当時の社会政治を批判した）ばりの描写の着想をジョリセンヌ博士に与えている。

あなたはご自分のポケットのひとつに汚いハンカチを押し込みになります。いつも同じポケットではないか

> もしれませんが、他の日用品といっしょに突っ込まれます。そしてご婦人方はといえば、ドレスにはたいていひとつのポケットしかありませんので、ご自身が必要とされている小物のコレクションの間にハンカチを押し込んでいらっしゃいます。このようなことが、この上なく注意深い人々、この上なく繊細な人々、この上なく思慮深い人々によっても、愚かな人々によっても行われています。それから、そうしなければならないとお思いになった時には、汚れたハンカチを、よく洗ってアイロンがけしたきれいな別のハンカチとお取り換えになりますが、それまで使っていたすべてのハンカチがすでに汚してしまったポケットの中に、その新しいハンカチを大急ぎですべり込ませておしまいになります。それでも、あなたはまだそれをハンカチとお呼びになり、ハンカチを持っていない人がいればそれが誰であれ相手かまわずにそれをお貸しになりかねないのです。［…］ああ！　ありふれた症例の広がりの中で病気の原因が見つかりにくいのは驚くべきことではありません。往々にして、家具、ベッドの隅、洗面台、テーブルの上にハンカチが放置されていることについては申し上げますまい。[40]

なるほど。ギヨー博士はある結核患者の家を訪れて、粘液がしみ込んだハンカチが食卓上のパンのそばに置かれているのを見ている。そのハンカチは汚れた下着類に混じって乾き、下着入れの箱や部屋を汚染した後に洗濯女の手に渡ることになる。洗濯女は汚れた下着類を一生懸命手で洗うので結核で死ぬ可能性は五分五分である。[41]衛生学者たちはさまざまな対応策を考えている。ある者は、汚れたハンカチを入れるためにゴム製の消毒袋を使うことを提案し、またある者は、特殊なポケットを付けた衣服を考える。ポケット用や住居用の「ハンカチ入れ」も多くの支持者を持つ。しかし、これらすべてのアイデアの中で、一時将来の解決策と見なされたのは紙製の使い捨てハンカチである。

一八九〇年頃、中国や日本に存在するものに似た薄葉紙製のハンカチをイギリスの業者たちがすでに商品化していた。しかし、試みは失敗に終っていた。このアイデアは一〇年ほど後にフランスの衛生学者たちによって復活される。そのひとりギヨー博士は、よく目に付いて用心しやすいように赤、緑、黄という派手な色にしたハンカチを貧しい人々に配ることを提案している。殺菌剤がパルプに混ぜられる一方で、メモ帳の形やミシン目の入った巻紙の形をした特別な包装方法がそれを使う気にさせるというのである。しかし、汚れたハンカチはどうするのか。「いったん集めて」から火に投じるのである。[42] しかし、どこで集め、どのように焼却すればよいのか？ 誰にも分からない。

この不完全さを取り繕うために、最初の痰壺が一八九六年頃に登場するのである。

耐え難い痰壺

あちこちの壁が、「地面に痰を吐くことを禁ずる」と書かれたポスターで覆われる。フランスではすべてがシャンソンで終るので、寄席芸人《シャンソニエ》〔物まねなどの合間に皮肉で愉快な歌を聞かせる芸人〕たちはそこに着想の源泉を見いだす。しかし、利用者にとっては悪夢が始まるのである。

最初の共用痰壺が公共の場に設置される。それらは地面に置かれた何の変哲もない木の箱で、最良の場合には内側が亜鉛張りになっている。それらはまもなく鋳鉄製の容器に取り代えられる。その底は、乾燥を早めるために砂や鋸屑《のこくず》で覆われている。時には、凝りに凝って鋸屑の中に主人の頭文字や建物の番地が書き込まれさえする。

この試みは危険であることが明らかになる。痰壺は人目を避けて地面の隅に置かれたので、正確にねらいを定める才能を要求するのである。ところで、痰を吐く人々はこの種のスポーツにあまり慣れていないので、正確にねらいを定めることができない。まもなく、痰壺はねばねばの粘液で縁取られ、縁から鍾乳飾りが垂れ下がる。うまくねらいが定まった時には、高いところから吐き出された痰が痰壺の中身を跳ね返らせて周囲に散らばらせる。わずかな空気の流れで汚れた粉末化物質[43]がまき散らされ、運悪く蹴飛ばしてしまうと中身がすっかり飛び出す。露天では、雨によって中身があふれる。さらには、痰壺はハエや蚊やスズメバチの大群を引き寄せ、それらが粘液を満喫して食べ物の上に運んだり、針を持った動物種が肉の中に粘液を接種することになる。[44]

これらの障害を避けるために、新しい痰壺は特定の場所で地面から一メートルの高さに置かれる。これらは蓋を備え、消毒液が入れられている。しかし、蓋が膿状の分泌物で汚れていれば、感染することなく蓋を持ち上げることができるであろうか？　それをあえてする利用者は多くないにしても、蓋を持ち上げる人は、顔まで立ち上ってくる吐き気を催すような臭いによって窒息させられ、また、消毒液のために息苦しくなって二回余分に痰を吐かせられるのである。

衛生学者たちはあらゆる障害にもかかわらず耐え抜く。そのひとりギヨー博士は、痰壺を置くと慎みに欠けるレストラン、カフェ、劇場では、ウェイターや案内嬢が痰壺係りの役を担うことを提案する。「ボーイや案内嬢が客の求めに応じて痰壺を使わせることは、小長椅子、クッション、その他の日用品を客のところへ持って行くこと以上に奇妙なことであろうか？」と彼は考えるのである。

痰壺が駅、美術館、郵便局にあふれる。ベルリンでは、学校の教室と廊下に痰壺が備えられる。フランスでは、学校での痰壺の問題が一八九七年にパリ検査医協会で議事日程に入っている。しかし、何人もの衛生学者がそれに反対する。子供は痰の吐き方を知らないし、結核患者は学校から締め出されているからである。[45]

痰壺は徐々に改良されていく。エミール＝ルーベ無料診断所では、蓋を持ち上げると水を流す蓋付き「水洗痰壺」が一九〇一年から使われている。しかし、費用がかかるために普及しない。[46]

パストゥール研究所の学者フルニエ教授が一九〇三年に「自動開閉式殺菌痰壺」を考案する。開閉は、金属の棒

で蓋とつながったペダルによって操作される。消毒する時には二本の取っ手で容器を枠から取り出すことができる。(47)

一九〇九年、フルニエ教授は再び仕事に取りかかり、パラフィンを塗ったボール紙でできていて使用後に焼却できる「ルテチア抗菌性痰壺」〔ルテチアは古代におけるパリの呼称で、ここでは単に痰壺の製品名〕を作る。直径が数センチメートルのポケット型のものから共用型まで、あらゆる大きさのものがある。消毒液が入っていないので使いやすい器具である。中にはホルマリンをしみ込ませた泥炭が詰めてあり、ポケット型痰壺を使っても、もはやいかなる流出も心配する必要がない。痰は泥炭に吸収されのみ込まれるからである。容器を開けても、不快な光景は何も目に入らない。危険で吐き気を催させる清掃作業はもはや必要ではなく、痰壺とバチルスは火に投じられて最期を遂げるのである。(48)

しかしながら、痰壺は好評を得られない。公共の場では顔をしかめられる。絨毯や床を汚すことが嫌われる家庭では、社会的地位に応じて磁器製、錫製、あるいはほうろう引きされた鋳鉄製の痰壺が用いられる。よりいっそう嫌悪感を起こさせないように、芸術家たちは痰壺を花瓶や装飾鉢の形にする。しかし、たいていの場合、ずっと以前から痰壺の役を果しているのは椀《ボール》であり、その清掃は主婦にとって悪夢である。

病床にある病人の傍らに置かれる「手持ち痰壺」は使いにくいうえ、しまいには耐え難い悪臭を放ち、本や新聞紙で覆わなければならない。パリ慈善事務所はそれを貧しい結核患者に配っている。しかし、それは陶製の重い容器で、衰弱した病人は絶えずナイトテーブルの上から持ち上げなければならない。それゆえ、痰と消毒液からなる中身をこぼすことも稀ではなく、それがフェノールの息が詰まるような臭いを放つのである。(49)

衛生学者たちがハンカチの代わりに携帯痰壺を使わせようと努めても、もはやほとんど成功しない。一八九六年にこれらの道具の最初のものが医師会で紹介された時、ラングロワ博士は次のように書き得たのである。「この道具が出席者を納得させるとは思われない。口が狭すぎて、痰を吐く時に外側を汚さずにすますことは難しいのである。

さらに、実際はとても使いにくいこの道具を常に携帯するように病人を説得することは、いつまでたっても非常に難しいであろう。」[50]

職人たちは携帯痰壺を魅力的な形にしようと努めている。すなわち、塩入れ、女性向けにボンボン入れあるいは巾着、男性向けに葉巻入れのような形である。しかし、技巧だけでは不十分である。痰壺を口に持っていって痰を吐き、悪臭の中に鼻を突っ込んで消毒薬の臭いを吸い込まなくてはならない。「自宅にいる結核患者には、携帯痰壺はまず絶対に使ってもらえない。つまるところ、それを使うごくわずかな病人も、その使用が周囲の人々には不快であることが分かってすぐにそれを使うのをやめ、ハンカチを再び使うようになるのだ」[51]と、ある医者が書き留めている。

したがって、衛生学者たちは痰に対する闘いを続けながら、痰が汚染する埃に対して宣戦布告し、その発生源まで埃を追い詰めることになるのである。

第32章　街角での危険

一八六〇年頃、オスマン知事〔フランスの行政官。一九五三年から一九七〇年までセーヌ県知事を務め、パリの都市計画を遂行した〕が、新しい災禍に直面した衛生学者たちをパニックの嵐に巻き込んでいた。新しい災禍とは「オスマン熱」である。パリが腹をえぐられ、車道が掘り返され、土が掘られていた。広大な割れ目から、何世紀にもわたって蓄積されてきた瘴気が地中奥深くから再び立ち昇って都市を押し包んでいたのである。ごくわずかな発熱でもそのせいにされた。もちろん、衛生学者たちは風通しのよい都市になることを願っていたが、その代価ときたら！

二〇年後、「オスマン熱」はもはや人々の頭につきまとってはいない。しかし、街路は相変わらず衛生学者たちに不安を抱かせている。今度彼らの苦悩の源となっているのはマカダム式舗装〔砕石舗装〕である。

■マカダム式舗装の王たる細菌

早くも一八世紀には、二人のフランス人技師ペロネとトレザジェが、細かく砕いた石と砂を混ぜ、ロードローラーを使って固める道路の舗装システムを考案し、実際に用いていた。しかし、それまではもうもうと立つ砂埃によって視野を遮られていた御者や騎手たちから好評を得たこの舗装法の名前のもとになるのは、一九世紀初頭のスコットランド人技術者マカダム〔一七五六―一八三六〕である。ところで、一九世紀終わり頃、マカダム式舗装は細菌拡散の最良の協力者であることを衛生学者たちが発見する。

フォンサグリヴ〔一八二三―八四、フランスの医者〕が早くも一八七四年に問題点を数え上げたマカダム式舗装の街路は、凍結と解氷、雨と乾燥によって悪化する浸食作用のせいで、風化した材料から出る何トンもの砂と埃を発散するのである。この砂は、鋭利な構造であるためにそれだけでも危険であるが、痰、ごみ、ウマの糞尿と接触して細菌がしみ込んでいる。イギリスでは、子供たちが農民に売る馬糞を集めるために街路に畝溝のような筋を刻む。フランスでは、散水によって馬糞を下水道に送り、農学者たちに大損害を与える。一八九二年、この浪費に心を動かされたある技術者が、マカダム式舗装を衛生的にするために、ウマが脱糞する時にしっぽの動きで蓋が開く容器からなり、馬車の梶棒に取り付けられる装置の特許を得ている。(52)

乾燥している時には、マカダム式舗装は、あらゆるもの、金さえも見つかると言われる、あの「空中の泥」の原因となる。マカダム式舗装の街路は、砂床の上に石を敷き悪いモルタルですき間を詰めた――それだけでも危険である――車道の八〇倍もの埃を出す。朝、道路清掃人の集団がこの埃を飛び散らかせるが、何の役にも立たない。雨の時には、埃は泥となって地下にもぐり込み、自由地下水に合流する。埃は靴底や裾の長いドレスにくっついて家庭内に入り込む。それゆえ、衛生学者たちは靴底についてはお手上げでも、裾の長いドレスに対しては激怒するのである。ウイーンでは市当局がその種のドレスを禁止することさえ考えたが、モードの専横に抗することなどできようはずもない。一九〇〇年、ひとりの医者グルレッツィ博士〔一八四七―?　フランスの医者〕がこのテーマについてある光景を描いているが、それは風俗描写と衛生学上の言説という二つの領域に同時に属するものである。

どれほど多くの病気があの女性たちの引き裾によって広められていることか。そして、とくに庶民の女たちがそのようにして街路を掃くのを見ることはいかに耐え難いことか。同様に、社交界のご婦人方はマフ〔両手を入れる筒形の防寒具〕の中に両手を突っ込んでいるので、スカートを持ち上げることさえできない。彼女らが何を拾い集めては家庭に持ち込むのかを考えるとぞっとする。翌日には、すべてがブラシをかけられたり窓辺で振り払われたりして、大量の病原菌がアパルトマン内や通行人の上にまき散らされるのだ。地域によっては、朝の散歩は危険なものとなった。

裕福で病気の遺伝もない良家で、若い子女が結核にかかっている。その仲介役となり周囲に死をまき散らしたのは母親のスカートなのだ。

少なくとも外出用のスカートが二〇センチメートルばかり短くなった暁には、多くの命が救われるだろうと私は確信している。自転車に乗る女性たちによって示される手本が広まるだろうと、私は期待していた。しかし、解放の鐘はまだ鳴らず、衛生学者たちはモードの専横を嘆き、人類愛に富むか私利私欲に満ちたデザイナーが現われて、完全な改革を引き起こしてくれることを願う羽目に陥ったのである。(53)

街路の埃は家庭内に押し入った後、床の隙間に潜り込んだり、絨毯や壁掛けに付着する。これは絶望的な事態である。細菌は、乾燥した天気の時には空気中に飛び、雨が降れば靴底にくっついて住居に侵入する。道路の放水清掃は、街路をきれいに見せかけるために街路を水浸しにすることによって、泥の形成を促進するだけである。泥が家庭内に入らない場合でも、それは下水道に流れ込み、そこで糞便がしみ込んで下水道の浚渫を行う下水掃除夫の悪夢となる。パリでは、清掃作業が防水性のあまりよくない放下車〔後部を傾けて荷をあける馬車〕を使って行われるので、やっと集められた泥が再び車道上に戻ることになる。ある衛生学者が強調しているように、「したがって、いつも同じ泥と同じ埃がかき回され、掃かれ、積み上げられ、放下車で輸送され、半永久的な循環運動に委ねられるので、泥や埃が効果的に消滅させられることはない」(54)のである。

マカダム式舗装の埃は、食料品の陳列台の上に細菌を運ぶ。縁日の興行の時には、旅芸人の大型馬車から投げ捨てられるごみと混ざる。祭の日には、紙吹雪や紙テープとともに飛び回る。グルレッティ博士が次のように粗描しているごとくである。「四旬節前と四旬節中日に行われる謝肉祭やその他の大衆の乱痴気騒ぎでは、伝統的に紙くずやあらゆる種類の不潔な物が頭に投げつけられるが、これには同様の不都合がある。それらのお祭り騒ぎの後には、クループ〔呼吸困難を伴うジフテリア性の喉頭炎〕や麻疹や猩紅熱《しょうこうねつ》の患者がたくさん出るのである。木に害を与える紙テープを当局はすでに禁止している。ましてや、若い世代の命を奪う恐れのある紙吹雪を当局は禁ずるべきである。」(55)

数は多くないとはいえ、最初の自動車が事態を悪化させる。おびえたある証人が次のように強調している。

> 埃だらけの道路で自動車を全速力で走らせれば、後ろに一種の上昇渦巻きができ、強い風のように、地面に密着していないものをすべて巻き上げる。セーヌ県行政局長のドゥフランス氏が私に語ったところによると、自動車一台による埃は辻馬車二〇台による埃に相当すると見積もられても、驚くべきことではまったくない。付け加えておかなければならないが、多くの自動車の排気口から出る排気ガスは、水平に噴き出されずに地面に垂直に噴き出されるので、正真正銘の埃の渦を巻き上げる。しかもこの埃は、自動車が登場する前は歩行者の膝あるいは馬車の車輪の上まではほとんど上がらなかったのに、いまや何メートルもの高さから雨のように降ってくるのだ。一台の車が通ってから数分の間、われわれが吸うのは空気ではなくて大量の埃なのだ。雨がちな春の三週間後、ようやく三日間晴れると、世界でも比類のない通りであるシャンゼリゼ通りとブローニュの森の通りは埃ですっかり灰色になっている。目も鼻の穴も口も埃でいっぱいだ。(56)

この現象は、マカダム式舗装された道路が縦横に走っているすべての地方に広がる。紺碧海岸《コート・ダジュール》〔ニース・カンヌなどのあるフランスの地中海沿岸地方〕、「この地上の楽園は、ぞっとするような灰色海岸《コート・グリーズ》になってしまった。医者の中には、患者を沿岸都市の街路の中で危険にさらすよりも、雪に包まれたスイスの療養所に送るほうを選ぶ人々がいるほどである。」[57]ウィーンの『新自由新聞』によると、ついに外国人たちさえコート・ダジュールを避けているという。「ニースは恐ろしい埃で知られているが、さらに南仏のすべての都市も同様である。それも、繰り返し行われる散水にもかかわらず、そうなのである。大量の埃が広場や大通りをどうしようもない砂漠に変えているのだ。」[58]

踏み固めた地面の上に置かれた細かい砂の層の中に舗石を敷くほうがましなわけではない。埃、ごみ、騒音、地面の汚染、清掃の難しさのために、舗石は嘆かわしい舗装材となるのである。[59]

マカダム式舗装の危険は数字で読み取れる。マカダム式舗装が君臨するブダペストでは、結核による年間の死者数が一八九三年に一〇万人当たり六〇〇人に上っているのに対し、ロンドンの木で舗装された地区では、一八〇人にまで減っている。[60]それゆえ、衛生学者たちは木による舗装が理想的な解決策であると、一瞬思ったのである。

■木で舗装した街路

木による最初の舗装が一八七一年頃ロンドンの街路に登場する。一八八二年、板張りされた道路の面積は六〇万平方メートルに達し、シティ〔ロンドンの商業・金融の中心地〕、ピカデリー街〔クラブなどが多いロンドンの繁華街〕、ペルメル街〔同〕を包含している。当初、技術者と行政機関が気にかけていたのは衛生よりも騒音の問題である。商取引や議論の中心地であるシティ内やクラブの近隣で、静けさのためにすべてが犠牲にされた。木で舗装された街路はひっそりした雰囲気の中に浸っている。学校や教会や劇場の中で、人々はついに内省にふけることができるのだ。車の揺れる音が弱まる。神経にとってこれは思いもよらない幸運である。石やマカダム式舗装のカタカタ鳴る音は神経系のよく知られていない変質の原因になると、医者たちが主張していたではないか？　脳脊髄にかかわる諸々の病気が大都市で頻発する理由がこのように理解されていたらしいのである。

乗り物の中では、妊婦や子宮の病気にかかっている女性にとってもはや危険な振動がない。街路では、人々はようやく、夏には埃の渦に視界を遮られることなく、冬には泥に足を取られることなく散歩できるのである。

木の舗装はアメリカ合衆国で価値を認められる。石がなく森林で覆われた土だけの地面の上に建設されたシカゴのような都市では、木の舗装は思いがけない頼みの綱に見えるのである。(61)

パリでは、もっとも往来の激しい幹線道路と交差点が木で覆われる。すなわち、モンマルトル通り、サン＝ジョルジュ通り、ポワソニエール大通り、シャンゼリゼ通り　リヴォリ通り、シャトー＝ドからマドレーヌまでのグラン・ブールヴァールである。シャンゼリゼ通りの一部分の舗装がこの種の典型と見なされうる。舗装材は、クレオソート〔木タールを乾留して得られる防腐剤〕とコールタールオイルに浸けて腐敗しないようにされたスウェーデンの赤樅である。舗装材は厚さ一五センチメートルのコンクリートの上に置かれているが、コンクリート自体、厚さ五センチメートルの瀝青〔天然に産する炭化水素含有の鉱物〕の層で覆われている。継ぎ目は、主としてポルトランドセメントから成るモルタルで満たされている。(62)

木の舗装は、一平方メートル当たり平均二四フランかかり、五年ごとに取り替えなければならない。これは普通の舗装よりも五〇％高くつくが、維持費は少なくてすむ。泥さらいはもう必要でなく、散水の頻度も少なくてすみ、道路清掃人の仕事は下水掃除夫の仕事と同じく軽減されるのである。

しかしながら、使っているうちにこの方式は期待されたほど魅力的なものでないことが明らかになる。その魅力となっていたあの静けさは危険でもあるのだ。歩行者はもう車の音が聞こえないので簡単にひかれる。一八八一年の一月一日から三月三〇日までの間に、まだマカダム式舗装で覆われていたモンパルナス大通り〔パリの通り〕の一部二五〇メートルの区間で歩行者の事故が六件記録されている。一年後の同じ時期に、木で舗装された同じ区間でその数は一九件（三〇〇%増）に達しているのである。同時に接触事故は二五件から三一件に推移している。しかしながら、乗合馬車の御者たちは、マカダム式舗装よりも「ウマの引き」がよいので木の舗装のほうを好んでいる。[63]

衛生学の視点から見ると、木の舗装には思いがけない不都合がある。木は、ウマの糞尿や汚物などの有機物がしみ込む多孔質の資材なのである。アメリカ合衆国で、ある衛生学者が次のようにいまいましく指摘している。「戸外で日差しをいっぱい浴びている時にさえ、腐敗と同時に白い隠花植物が舗装の表面に発育して、やがて舗装の表面をぬるぬるにしてしまうのが見られる。」すでに一八七四年に、フォンサグリヴが著書『都市の保健衛生』の中で、「湿潤な気候のもとでは、すっかり木で舗装された都市はマラリアの都市になるかもしれないと、私は確信している」[64]と予言していたのである。

石で舗装された街路やマカダム式舗装で覆われた街路では、水が隙間を通してしみ込み、土台の役割をしている防水層の上によどんで腐り、汚物と糞の窒素物質や尿のアンモニアを発散する。[65]夏には、とくに辻馬車や乗合馬車の乗り場付近で悪臭が耐え難いものになる。しかし、木の腐敗はもっと目立つ。

一八九五年にパリで行われた調査によると、新しい木の舗装材は表面から三ミリメートルのところに木屑一グラム当たり一〇〇〇個余りのバクテリアを含んでいる。古い舗装材の場合、表層を削り取ると一グラム当たり一〇〇万ないし一四〇万個のバクテリアが取り出される。街路によっては、細菌学者ミケルが四五〇〇万個まで数え上げている。[66]

見かけとは逆に、木の舗装は、目に見えずかつ鋭利であるだけにいっそう危険な埃を出す。ウマが踏みつけた部分の表面には、尖っていて汚れた木質繊維が立ち並ぶことになる。この木質繊維がはがれると、それらは住居の中に入り込み、呼吸器官の中にこびりつき、目を襲ってアンモニアの発散物で炎症を起こさせる。それゆえ、眼炎にかかる例が、木で舗装された街路で高まる。

木の舗装の失敗を前にして、イギリスのコルク産業は「コルク舗装」で競争に参入する。このコルク舗装は、差込み広告によると、あらゆる長所を持っているというのである。「泥も埃も騒音も車の揺れも生じさせない。すべらず、足に心地よく、人間にもウマにもよい。コルクによる舗装、これは道路管理官の不安や御者の苦情を終らせる救世主なのである。」(67) しかし、コルク舗装は幅を利かすまでにいたらない。

粉にした蛇紋石《じゃもんせき》と接着剤を混ぜて水圧で圧縮した人工石による舗装が、ドイツですっかり満足感を与えたようで、一八九四年以来、ミュンヘン、ハンブルク、ニュールンベルク、ベルリンで試みられている。その磨滅は花崗岩よりも少なく、ざらつきがウマの制御と一定した走行を保障する。その費用は一平方メートル当たり三四フランかかるが、磨滅に強いので安上がりな資材である。(68)

ガラスによる舗装も同じ利点を持っている。早くも一七二七年に、レオーミュール〔一六八三―一七五七、フランスの物理学者、生物学者〕がペースト状に熱したガラスを圧縮することによってその舗装材を製造していた。得られる産物は不透明で耐久性がある。この試みが、一九世紀の終わり頃、カルモー、リヨン、ポン＝サン＝テスプリ、クレイユ〔いずれもフランスの都市〕のガラス工場で再び着手される。舗装の試みは、一八九八年にジュネーヴとニースで実施されている。(69)

木の舗装にはいくつもの不都合があるにもかかわらず、場所によっては半世紀以上もその場にとどまることになる。一九四〇年から一九五〇年までの一〇年間の終わり頃になっても、それはまだエトワール広場〔パリの凱旋門がある広場。現在のシャルル・ドゴール広場〕にあり、自転車乗りの大きな楽しみとなっていた。すべらないように非凡な腕前を発揮しなければならないからである。しかし、人工石やガラスによる舗装について語られることは完全になくなる。それらが登場すると同時に、舗装の王者タールによって取って代わられるからである。

道路の救いの神タール

マカダム式舗装の散水はすがすがしくて清潔だという錯覚をつかの間与えはするが、それは車道を泥で覆ってしまう。そして、街路はとくに乾燥している時に散水されるだけにますます短時間に水が蒸発した後、マカダム式舗装は埃まみれの悪魔に戻るのである。そこで、埃を密着させることのできる油脂を水の代わりに用いるというアイデアが思いつかれる。

一九〇〇年には、カリフォルニア州の道路が年に二、三回重油を散布されている。埃が重油にくっつき、雨水はしみ込まずに流れ、いかなる泥もできない。おもしろいことに、一八九八年にオラン〔アルジェリア北西部の港湾都市〕の道路課管理官タルディ氏がアロエ油と原油を道路に流すことを思いついていた。

最初は、臭いと、油脂が自動車のゴムタイヤや衣服と接触することによる影響とが心配された。しかし、臭いは三、四時間で消えるので、心配はなくなる。「油がまかれた道路を時速六〇キロメートルで走るのは楽しいことだ」(70)と、あるドライバーが書き留めている。

石油を八〇度に熱すると、水のように流れやすくなる。道路工夫は、加熱システムと内燃機関で動くポンプを備えた散布用タンクを用いる。ポンプが油を圧縮して、穴があいた管を通して車道にまくのである。幅五メートルの道路を五キロメートルにわたって処理するには三〇〇フランかかるが、これは、水と維持費の節約によって大幅に相殺される金額である。

フランス人技師エミール・ゴーティエが、この方式の利点を即座に認め、感嘆して次のように書いている。「余りにも早く蒸発したり泥になる水よりも、石油のほうが、接着力と粘着性のおかげで埃を静め凝固させるだけでなく、車道を強くさせると同時に、いっそう粘着力のあるものにし、保守もいっそう簡単になるという長所がある。」(71) 数カ月のうちに、道路の油布きはアメリカ合衆国で広まり、とっぴなことに中国でも広まっている。ヨーロッパでは、石油の価格が一〇倍も高いので（一トン当たり、アメリカ合衆国の二〇フランに対して二〇〇フラン）、試みは限られている。

最初の企ては期待外れに終る。ドイツの企業の提案で、一九〇二年八月、サン＝ジェルマン＝アン＝レー〔パリ西郊イヴリーヌ県の都市〕の道路が数百メートルにわたって油布きされる。用いられた油は、車両の注油に用いられ雨に強くない「マズト」あるいは「アスタキ」と呼ばれるロシア産石油の残滓である。別のいくつかの試みがセーヌ＝エ＝オワーズ県で企てられるが、結果は様々である。マズトは埃を捕らえても、泥の形成を妨げることはない。ジュネーヴでも、利用された油の品質が悪いためにどの結果もかんばしくない。

イギリスでは、テキサス産の石油が一トンにつき四五フランしかしないので、道路の油布きが成功している。すべてのイギリス人が自分は満足していると言うのである。暗い色が目を休ませる。質問を受けた一五〇人のうちひとりだけが、他の人々には樅の木あるいはイタリアの香辛料の香りを思い出させる匂いが、自分には不快であると答えている。(72)

フランスでは、具合の悪いロシアのマズトも、関税のために価格が高すぎるテキサスの石油も諦めざるを得ず、やむなくタールを利用することが考えられる。

石炭の分解蒸留によって得られ、「コールタール」とも呼ばれるタールは、灯火用ガスを製造する時の副産物である。ずっと以前から、ガス製造所の周囲にできるタール板の防水性と堅固さが人々に強い印象を与えていた。南フランス鉄道会社は、タールが一トン当たり一〇フランしかしない地方を営業範囲にしているので、すでにナルボンヌ駅をはじめとする駅のステップにタールを見事に塗っていた。兵舎でも、大量の水で埃を洗い流すために大部屋の「コールタール塗り」が行われていた。

一八八〇年、フランス人技師クリストフ氏が、自分が働いているサント＝フォワ＝ラ＝グランド（ジロンド県〔大西洋に面するフランス南西部の県〕）のガス工場の周辺で初めて道路にタールを塗る。しかし、彼は、処理された表面の強さを試すために、一〇メートル左側に塗っては一〇メートル右側に塗るという、交互塗装のやり方を取っている。この市松模様がウマを怖がらせ、試みは挫折する。

もうひとりのフランス人グリエルミネッティ博士が、テキサス産石油の不足を取り繕うやむを得ない手段として、このアイデアを再び取り上げる。たしかに、タールは地方によって一トン当たり一二から五〇フランでしかない。彼は、あるイタリア人技師の研究から着想を得て、より早く乾燥するように、タールに乾燥剤としてテレビン油を加える。最初の試みは一九〇一年一〇月にニースのイギリス人通りで企てられる。これは失敗であった。散布して五日経っても、湿気のために表層が固まらないので、大通りは依然として通行できるようにならないのである。

試みは、一九〇二年八月、乾燥期にノジャン＝シュル＝マルヌとシャンピニー〔ともにパリの東南郊ヴァル＝ド＝マルヌ県の都市〕の間で二〇〇メートルの区間に限って再び企てられる。この時は、期待以上の結果が得られている。数週間しかもたないと予想されていたにもかかわらず、五カ月経っても、タールは太陽、雨、凍結、解凍に耐えていたのである。とはいえ、人々は被覆物が何年ももつとはまだすこしも思っていない。水はしみ込まずに車道を洗いながら下水口に向かって流れる。ひと晩雨が降った後でも、日が照るとすぐに乾く。タールを塗られた地面から一メートル上の空気が含む病原菌数は、穏やかな天候の時には、マカダム式舗装された道路上の空気が含む病原菌数の三から五分の一である。その表面はなめらかであるが滑らない。しかし、最初の数日間は、ニースで起ったように輝きに動転したウマが互いの上に倒れ込むのを防ぐために、砂をまかなければならない。

作業の経費は、幅六メートルの道路で一キロメートル当たり五〇〇フランに上る。しかし、この投資は、散水、掃き掃除、泥さらい、下水道の浚渫《しゅんせつ》、修復が節約されるために、すぐ元が取れるのである。[73]

タール塗布は、隆盛をきわめる産業を誕生させる。手で運ばれたり牽引されて運ばれる多くの装置が工場から出荷される。すなわち、オドゥワン社のタンク、ルザイ社の馬車、ヴァンソノー社のシステムといったものであるが、このヴァンソノー社のシステムは、一台の馬車で、タールを加熱しながら一日に五〇〇〇平方メートルの面積に塗布することができるものである。[74]

運命の皮肉で、近代的なアメリカは後れを取ったままであった。自国の石油の使い道がなく、一九一〇年になってもまだ道路の油布きが大規模に行われていたのである。他方、古いヨーロッパのほうはタール塗装で覆われていた。

マカダム式舗装の失墜に関して言えば、その失墜は結核に対する大きな勝利のひとつとなる。街路を衛生的にすることによって、家庭が浄化されるのだ。

第33章　住居における細菌の危険

家庭は、あらゆる危険が集中する場所である。長期間にわたって、靴底の泥が家庭内に堆積し、床、絨毯、壁掛け、寝具に住み処を見いだす。絶えず揺り動かされて「浮遊」と「休眠」を繰り返す家庭内の埃は、時には、バルコニーで毛布が揺すられたり絨毯がはたかれたりして追い出される。すると、埃はマカダム式舗道、通行人、陳列台の食料品の上に降りかかり、新たな循環の元になる。

埃を要塞のような砦から追い払うのは非常に難しい。古い劇場や床板の根太間《ねだま》のような閉ざされた場所は埃を一〇〇年も保護することができる。そのような埃は毒性を失っているではあろうが、それが場所を占領してしまっているので、新しい埃は表面に漂うことを余儀なくされる。ちょっと人が通ったり、空気がわずかに流れたり、少し掃除したりするだけで、無数の病原菌が舞い上がる。逆説的ではあるが、絶えず人の行き来がある廊下の床よりも、便所の床のほうが四五分の一しか汚染されていない。このようにしてまき散らされる病原菌の四五%がコッホ菌である。(75)

一九世紀末に、床は衛生学者たちの強迫観念となった。

細菌の巣である床

床を見る時、人々には表面すなわち寄せ木張りしか見えず、内側の骨組みは目に入らない。ところが、病気が隠れているのはそこなのである。寄せ木張りの床は、根太《ねだ》〔床板を支える横木〕を介して下の階の天井の上に、より正確には梁の上に、のっている。この天井と床の間には隙間、すなわち根太間があり、継ぎ目や寄せ木張りの細木や裂け目を通して潜り込む埃と細菌の天国である。人が歩いたり、家具を動かしたり、子供が跳ねたりすると、根太間にかかる圧力のために、埃と細菌があらゆる隙間から表面に跳ね返る。固くしまって平らなコナラの寄せ木張りとは違って、モミの木の寄せ木張りは、空洞、出っ張り、裂け目、節が多くあり、それらが昆虫の住み処となるので、もっとも危険である。

埃の発生源は、乾いた痰や汚物のように家庭内部のものでありうるが、たいていは、マカダム式舗装の砂が靴底や裾の長いドレスによって運ばれて住居内に入り込んだものである。

もし存在するとすれば、理想的な寄せ木張りの床は表面が平らで空気と液体を通さず、継ぎ目も裂け目もなく、損耗しにくく、軽くて安価な断熱性の素材で作られたものであろう。衛生上のあらゆる長所を備えた板石やタイルは地中海沿岸地方で用いられているだけである。

ベルネーム博士〔一八五五―？　フランスの医者〕によると、床は学校での罹病の主要な要因であり、病気になる生徒がもっとも多いのは寄せ木張りがはがれた教室であるという。[76] 病院では、大掃除の翌日に感染症の増加することが確認されている。大掃除の日には、寄せ木張りの床が金たわしで磨かれた後、箒で掃かれて大量の細菌が舞い上がるのである。[77]

それゆえ、衛生学者たちは、タイル張りの部屋でも、いっそう有害な羽根帚を使うような掃き掃除を禁じるのである。台所では、一立方メートル当たり、掃除前に二二〇〇個、掃除の五分後に七万五〇〇〇個、一〇分後には一三万五〇〇〇個のバクテリアが数えられる。石の階段では、その数は九四〇個から一四万個に変化する。[78] しかし、拭き掃除は煩わしいので、主婦たちはやりたがらない。そもそも、水を吸う寄せ木張りの床は拭き掃除にはほとんど向かないのである。

寄せ木張りの呪いと闘うために、あらゆる解決策が考え出される。根太間の掃除と消毒を可能にする取り外しのできる寄せ木張りが開発されている。しかし、取り外し作業は難しくて手間がかかるばかりか、大量の埃が揺り動かされるために危険でさえあることが明らかになる。煉瓦、瀝青、あるいは鉄筋コンクリートの充填材で根太間を埋めて、根太間を無害化することも試みられるが、成功はしていない。[79] 継ぎ目が詰め物でふさがれる。しかし、槙皮《まいはだ》〔槙の木の皮を柔らかくしてゆるい縄状にしたもの〕の詰め物は長くて難しく、石膏の詰め物はぼろぼろになる。セメント、粘土、マスチック〔瀝青物質にアマニ油などを混ぜた粘質物の総称。パテ〕はくっつきにくい。[80] 同様に、継ぎ目が離れた床板の隙間にさねを打ち込んでふさぐことも試みられたが、成功していない。[81]

このような修繕は役に立たないことが明らかになったので、寄せ木張りの床を防水加工して拭き掃除ができるようにするという優先目標の前に消え去る。

最初のワックス

集団生活、とりわけ埃の堆積が巨大な規模に達する兵舎において、この防水加工は至上命令である。一八三〇年まで、大部屋は衛生的であるが冷たいモルタルのタイルで覆われていた。その後、兵士の快適さのために床板に取り換えられたのであるが、そのために非常に不衛生な場所になったのである。

一八九〇年頃、ヴァラン博士が床の「コールタール加工」すなわちタール塗布を命じる。石炭の分解蒸留物であるタールは、ガス工場によって安価に売られている材料であるが、一〇年後に道路の理想的な舗装材になるとは当時誰も思っていなかった。しかし、兵舎でタール塗布を正規に採用することは、兵士たちにとって新しい雑役となる。

まず、金たわしで寄せ木張りの床を磨き、継ぎ目の垢を取り除かなければならない。「コールタール加工」はめんどうな作業である。タールは、冷たいと濃すぎて薄くのばせないので、熱しなければならないうえに、高価で引火性のあるテレビン油を使って薄めさえしなければならない。それゆえ、タールよりも石炭の重油のほうが好まれる。塗布は、筆と刷毛《はけ》を使って表面ができるだけ平らで薄くなるようになされる。

コールタールは床の摩耗と分解を減らすが、手入れが難しい。大量の水で洗うことはコールタールをはがれやすくするので避けて、稲やトウモロコシで作った特製の箒を使わなければならない。毎日、部屋と廊下をまず一度掃いてから、わずかに濡らした雑巾で拭いたうえで、もう一度たわしを使って掃く。週に一度、石油をしみ込ませたウールの布でタールをこすって作業の仕上がりとなる。(82)

この処理法が兵士や集団生活者たちの喜びをかき立てなかったことはよく分かる。タールが陰気な雰囲気を醸し出すだけに、なおさらである。タールは灰色がかった色から黒に変わって不潔な印象を与え、やる気をなくさせる。したがって、一九〇三年、軍の衛生局はタイル、アスファルト、あるいはセメントを使う石造りの床に戻すことを命じる羽目になるのである。(83) 幸いなことに、最初の「埃防止塗布材」すなわちワックスが救援にやって来る。

一八八三年にヴァラン博士によって開発されたワックスは、湯煎鍋で溶かした石油とパラフィンでできていた。スコットランドから伝来したもうひとつ別の方法は、すり砕いたパラフィンをばらまいてから、その上で熱源を移動させて溶かすというものである。しかし、火災の危険がある曲芸技を披露しなければならない。結局、注ぎ口のある片手鍋を使って二ないし三ミリメートルの層になるようにこぼすやり方が選ばれる。冷えた後、ガラスの研磨屑でこすって、ツゲ材の輝きと緻密さを持つ外観を寄せ木張りの床に与えるのである。(84)

まもなく、フォランファン博士の手の込んだワックスが後を継ぐ。すなわち、「コパンの埃防止ワックス」あるいは「ロイヤル松のバルサム」であるが、二つともパラフィン、木蝋、テレビン油、石炭、防腐剤からできている。これらは、あまりにも高価であるがほとんど役に立たない蝋に取って代わる。ワックスで処理された寄せ木張りの床は手入れも簡単に思われる。毎日、埃防止塗布材をしみ込ませたウールの雑巾で拭いて、小さなロール状に固まった埃を掃くだけでよいのである。空気はきれいになり、木は誇らしげである。

ヴァラン博士の言葉を信じれば、一八九八年、ワックスはルーヴル美術館ですばらしい効果を上げ、衛生学者たちを幻惑させたという。

　こうして、ルーヴル美術館の入館者がみな石の階段を上ってから必ず通らなければならないラカーズの間では、一週間ごとに塗布が繰り返される。方形サロンは二週間ごとに、アポロンの間は一カ月ごとに塗布される。われわれが集めた個人的情報は、一年前からはるかに絵画が埃で損なわれにくくなっていることを証明しているように思われる。警備員たちは、かつては展示室の定期的な掃除のために慢性の呼吸困難と鼻炎に苦しみ、時には早く退職せざるを得なかったが、今ではもう気分は悪くないとわれわれに語ったのである。彼らは、かつては一日中かかった仕事を今日では二時間でやってしまう。[85]

現実はそれほど喜ばしいものではないのである。初期ののワックスは強いフェノール臭を放つ。寄せ木張りの床はねっとりと湿っている。紙が床に落ちると汚くなり、それを拾うと指紋が紙につく。靴底の汚れがワックスに染みつき、そのおかげで人を尾行できるほどである。万全を期すには、塗布と雑巾での拭き掃除をしょっちゅう繰り返さなければならないであろう。[86]したがって、これは理想的な解決策ではないが、目的は達せられている。たとえぬかるみに足を取られることになろうと、埃は取り押さえられているのであるから。

もうひとつ別の処理法が一九〇〇年頃にドイツで採用されている。それは、鉱油を寄せ木張りの床にたらすというものである。これはワックスの塗布よりも簡単ではあるが、やはり同じ不都合を持っている。ごみは飛ばないが、床にくっついて汚らしいペーストのようになるのである。それゆえ、学校では油の塗布が放棄され、結局、この処理法が用いられるのはほとんど商工業用の建物の中だけになる。そのような場所では、掃除によって舞い上がった埃が商品に損害を与えるからである。たとえば、パリの大書店と、活字が汚れやすいライノタイプ〔活字母型を一行分ずつ集合させて、まとめて鋳込む型式の鋳植機〕を備えた印刷所の例がそうである。

一九一〇年頃、衛生学者たちは、一八八〇年頃に試されてたちまち放棄されたある技術の使用を推奨する羽目に陥っている。その技術とは、湿らせたおが屑をまいてから掃くというもので、コペンハーゲンとハンブルクの学校で用いられただけである。(87) これらの解決策は不完全なので、合成材から成る理想的な寄せ木張りの床が夢見られるようになる。すなわち、「鉱物性床材」である。

合成材

一九〇三年、新しい産物が衛生的建築の世界で熱狂を呼び起こす。おが屑をベースにしたものでありながら、それは「鉱物性床材」という総称名を得ている。これは、熱の不良導体なので、せっ器あるいは陶器を敷いた床面の長所を持っている。さらに、古い寄せ木張りの床の上に置いてもよくくっつく。以上が、「ステュコリット」「キシロリット」「ポルフィオリット」という産物の特徴であるが、これらの成分は企業秘密にされている。しかし、おが屑と無機塩《セル・ミネラル》（これから「鉱物性床材《エール・ミネラル》」という名が由来している）を混合したものに塩化マグネシウム、塩化亜鉛、石綿、苦土を加えたものであることは、誰もが知っている。

細かくすりつぶされたこの混合物は、水を加えるとペースト状になる。それを手で塗布し、七ないし八ミリメートルの厚さの層になるように鏝《こて》でならす。鉱物性床材は四八時間のうちに乾く。それはしなやかで、丸みのある壁にぴったりと合い、そこには埃が堆積できない。石ほど冷たくなく、かといって木ほど熱くない。しかも、手入れが非常に簡単なのである。[88]

「キシロジェーヌ」と「リトジェーヌ」が一年後の一九〇四年に登場する。一方は、おが屑、石屑、砂からできている。他方も同じ原料で作られているが、おが屑の代わりに石灰岩の屑が使われているので、正真正銘の「模造石」[89]となっている。これらすべての処理法は、一九〇〇年頃に発明され輝かしい将来を約束された内装材リノリウムの背後に消え去る。

リノリウムは、アマニ油、樹脂、コルク粉の混合物で覆われたジュート〔熱帯原産の一年草ツナソからとった繊維で、南京袋などを作るのに用いられる〕の布でできた合成絨毯である。これは水を通さず、物理的要因や消毒剤に対して強い耐性を示す。ドイツとスイスでは、一九〇七年にはいくつもの学校で備えられている。病院によっては、それで床を覆っている。しかし、衛生学者たちは、経費はかかるが申し分なく病院に適した陶器の内装材ができるまでの過度的な解決策であると見なしている。それでもなお、衛生や蝋の経費を無視し、「長時間にわたって刷毛を放すことのできない正真正銘の苦役」[90]である「床磨き少年」の犠牲的行為をも無視して、蝋でよく磨かれてぴかぴか輝きつるつるした寄せ木張りの床が、ほとんどの病院で面目を保っている。

ワックス、鉱物性床材、リノリウムは、ある種の集団生活の場で部分的な解決策をもたらすが、家庭の中には入り込まず、埃が根太間に付着し続ける。埃は、壁掛け、絨毯、ひじ掛け椅子、寝具に別の隠れ場を見いだす。

■絨毯、壁掛け、寝具

ベル・エポック時代の室内装飾は、すべてが細菌の安らぎのために考え出されたようなものである。学者たちが細菌の存在を発見する一方で、住居は、埃の堆積に非常に適した絨毯、壁掛け、布地のついたて、詰め物をしてふっくらとしたひじ掛け椅子で覆われる。寄せ木張りの床がチボード〔絨毯の下に敷く麻やモヘアの厚手の織物〕で二重にされた絨毯で覆われ、壁にはトルコ赤の綿布が張られ、ドアはスポンジ状の羊毛で覆われる。「埃はいたるところに住みついていて、病原性のものであろうとなかろうと、離れ去る機会はまったくない。埃は確実に冬を過すことができる」と、一八八六年にある医者が書いている。

人が歩いたり、壁掛けに触ったり、ひじ掛け椅子に座るといったわずかなことで、ごく細かい埃が舞い上がる。夏の初めに絨毯をはがすと、寄せ木張りの床の上に埃が厚い層をなしている。壁掛けを替えると、年々堆積した埃が壁にはりついている。そして、長期間にわたって埃は布を通してふるい分けられ、すべてを包み込む。

ジフテリア、百日咳、猩紅熱の第一の犠牲者は、裕福で、安っぽい装飾品やごてごてした飾りが大好きな家庭である。この「金持ちの埃」が高級住宅街に結核を広める。「夫婦の一方が他方に病気を移すのは、親密な共同生活によるよりも埃によるのである」と、ある医者が言っている。肺結核症が壁にはりついているあの住居は、「結核を移されたウサギが何世代にもわたって住み、そこではすべてのウサギが結核にかかるあのウサギ小屋に似ている。」

寝具は、不可欠なものであるからいっそう憂慮される。ウールの毛布は埃のスポンジである。日光の下で毛布を揺さぶると、厚い雲のように埃が舞い上がるのが見られる。ベッドを調えた後の空気は病原菌を三〇倍も多く含んでいることを、いくつもの分析が示している。寝具は、肺結核患者が吐くバチルスの最初の隠れ場所である。バチルスは、咳あるいは痰によってシーツ、毛布、羽根布団、マットレスの上に投げ出され、そこに蓄積してから床、絨毯、壁掛けを汚染する。こうして、肺結核患者の世代が続くあの結核の家ができ上がるのである。

この現象は病院で憂慮すべき規模に広がる。インフルエンザや百日咳で病院へやって来た患者が、病院から出る時には結核患者になっているからである。ひとりの肺結核患者が死んだり退院したりすると、彼の寝具は倉庫に戻される。その前に、はたかれて日光に当てられはするが、あらかじめ消毒されることはない。毎週行われる埃たたきはさらに危険なやり方でなされる。毛布が、表示もなしにごちゃごちゃに取り払われ、はたかれてから行き当たりばったりに配り直されるので、インフルエンザの患者が結核患者の使った毛布を受け継ぐこともありうるのである。[91]

このようなやり方は、医者たちが危険の大きさを意識するにつれてあまり行われなくなっても、災禍を払いのけるのに有効な手段は何も存在しない。埃は雑巾の中で勝ち誇っている。危険を増大させることなく雑巾から埃を追い出すことは難しいからである。

埃に対する恐怖はついには細菌に対する恐怖と混同される。調度品のすべてが細菌を引き留めるために考え出されたようなものであることを思えば、これは逆説的な態度である。しかしながら、この恐怖は存在するのであり、文学がその記憶を書き留めている。ジュール・ルナール〔一八六四―一九一〇、フランスの小説家、劇作家。『にんじん』などの作品がある〕の『日記』の一登場人物である老教師の妻が、「食事を忘れるほど」埃を追い払うことに没頭するのである。ボワレーヴ〔一八六七―一九二六、地方風俗を描いたフランスの小説家〕のある小説に登場する公証人ナドーは、たくさんの羽根箒を使って埃を追い払っている。[92]

この災厄に対して、さまざまな発明が陽の目を見る。たとえば、ある製作所で「自動はらい機」が開発されている。毛布や絨毯や壁掛けが密閉した円筒形容器の中に閉じこめられ、その容器の中で、分銅〔短い柄の先に鉄玉を鎖でつけたもの〕のついた軸が回転する。ひとたび作業が終わると、埃は放下車で回収されて肥料の製造業者に売られるのである。この奇妙な機械は、一八八五年に存在したことが報告されているが、モーターの騒音に悩まされた近所の

人々の苦情のために長続きせずに終ることになる。(93)

アメリカ伝来のさらに奇妙な機械が、一八八九年の博覧会で初めてフランスに紹介されている。この機械は芝刈り機に似ており、絨毯の上でほとんど同じように用いられるのである。本体の中で、それぞれが逆向きに回転する二つの円筒形の刷毛が埃をひとつのタンクの中に導き入れ、そこから埃を危険なく取り出すことができる。今日でも相変わらず使われている絨毯掃除機〔回転ブラシがついたもの〕が陽の目を見たのである。一八九〇年には、絨毯掃除機のモデルが非常にたくさんあり、競争が独占を消滅させている。(94) しかし、取り除かれる埃の量は見せかけにすぎず、壁掛けや寝具の埃取りにその機械を使うことはできないのである。

実際は、主婦たちは相変わらず伝統的なたわしを用いて絨毯に挑んでいる。もしひとりのイギリス人技師が真空掃除機を発明していなかったならば、人々は絶望に陥っていたであろう。

真空掃除機

真空掃除機の原理は、埃を出す工場でずっと以前から推奨されていた。一九〇二年、ヒッチンズ・アンド・ブース社のイギリス人技師セシル・ブースが、「ヴァキューム・クリーナー」の名で、どこでも危険なく埃を除去することのできる機械の特許を取る。

初期の真空掃除機は巨大なエンジンを持ち、一九二五年から家庭を制覇しはじめる家庭用掃除機とは似ていない。セシル・ブースのヴァキューム・クリーナーは、電気あるいはガスで動く吸い込みポンプと、埃タンクとからできている。埃タンクには長いゴム管がつながれており、その管の端に、「吸入器」「吸器」あるいは「口」と呼ばれ、ひじ掛け椅子、壁掛け、絨毯、置物といった多様な表面に合う形をした部品がついている。この吸入口は交換可能で、絨毯に合う平たい吸入口を、隅々の埃を吸い出すことのできる尖った吸入口に取り替えることができる。薄手の織物を処理する時には、吸入口がビロードで覆われる。

この機械一式は二立方メートルの体積を占めるので、すべての住居に入れることはできない。それゆえ、外あるいは階段の踊り場に置かれ、そこから吸入口のついた管が戸口や窓を通して引き入れられるのである。原理は単純である。毎分二五〇回転まですることができ、一時間に一六五立方メートルの吸入量を持つポンプが、埃まみれの空気を吸い込み、吸い込まれた空気はフィルターにぶつかり浄化されて排出される。[95]

小型化された真空掃除機が「アトム」の名で開発される。これは真空ポンプが手動のシリンダーであるが、その結果は惨憺たるものである。家庭用の真空掃除機が存在しないので、一九〇三年にはいくつかのヴァキューム・クリーナー会社が設立されている。掃除機の使用は時間も経費もかかるので、裕福な家庭、企業、公共の場所にしか受け入れられない。

結果は模範的である。埃はついに奥深い隠れ場所から追い出され、絨毯や壁掛けの色が、埃まみれのもとではまったく見たこともないようなすばらしい輝きを見せる。掃除機の使用はまた、埃の堆積を数量で表すことを可能にし、その結果は目覚ましいものである。

シャルリエ博士は、タピスリー、壁掛け、ひじ掛け椅子、絵画のある面積三七平方メートルの二部屋の埃を掃除機に取らせる。作業は三時間続き、処理された七〇平方メートルから三二キログラムの埃が取り出されている。すなわち、一平方メートル当たり四五七グラムである。「私はあまり恥ずかしくなかった。というのも、医学部の教授のひとりが二日前にホテルで取った埃の割合はもっと多かった、と聞いていたからである」[96]とシャルリエが明言している。

公共の場所によっては、埃が少ないところもある。パリ市議会の会議室五一〇平方メートルの面積から一四四キログラムの埃が取り除かれている。すなわち、一平方メートル当たり二八二グラムである。その一方、劇場での結果は驚くべきものである。フォリー＝ベルジェール〔パリのミュージックホール。以下の劇場等はいずれもパリにある施設〕の絨毯から一平方メートル当たり一一〇〇グラムの埃が出ている。パレ＝ロワイヤル劇場からは一七〇キログラム、アンビギュ劇場からは二七三キログラムの埃が除去されている。プロテスタント歴史図書館では、五万冊の書籍から一八二キログラムの埃が出ている。鉄道のコンパートメント一室は四・二キログラム、カフェ・アメリカンの絨毯一枚は五・三キログラムの埃を含んでいる。[97] 真空掃除機は箒が取り除く五〇倍の埃を床から取り除くのである。

パリの埃は精密に分析されて、ついにその秘密がさらけ出される。それは、有機物を三五・三％、無機物を五九・四％、水分を五・三％含んでいる。予想どおり、あらゆる種類の細菌がその中に姿を見せている。そして、多くの無機物の標本がそれに加わる。すなわち、カリウム、リチウム、アルミニウム、鉄、粘土、硝酸塩、硫酸塩である。

家庭用の真空掃除機が家庭を制覇するにはあと数年待たなければならない。しかし、勝利の大前提はすでに獲得されている。道路のタール塗布と真空による埃の除去は、それまでに考えられたどの治療法よりも、空気によって伝染する病気に対していっそう効果を持つことになる。

第34章　危険度の高い場所

街路や家庭の危険から誰も逃れられない。しかし、場所によっては、罹患率と死亡率を大幅に上げる諸要因によって病気の危険性がはなはだしく高くなる。ごみ置き場や屑屋のぼろ切れ倉庫が近くにあると空気が汚染され、閉じられた場所に群衆がいると感染の危険が増し、埃を出す職業は労働者を肺病による死に追いやる。いたるところで衛生学者たちが問題に取り組もうとするが、惰性による無気力と多くの個別利害にぶつかる。ここに、メンタリティーの改革を含む息の長い仕事が始まるのである。

■ごみ捨て場と屑屋のぼろ切れ倉庫

近隣の人々にとって恐怖であるごみ捨て場は、長い間都市から規定どおり離れた場所にあったが、一九世紀末には都市に組み込まれ、都市に取り囲まれる。ごみ捨て場から出る発散物は、ごみが六カ月の間発酵させられてから農業利用のために運び出される時最大になる。その時の悪臭は糞便の臭いを上回るものになるのである。

たしかに、悪臭が人命を奪うことはないが、発酵する時に出るガス、炭化水素、硫化水素、アンモニアは健康に非常に悪く、抵抗力をなくさせる。乾燥時には、ごみが埃となって風にまき散らされるので、細菌汚染の危険が決定的となる。

周辺の住民は無防備である。習慣の重み、公的および私的利害関係、廃物を遠ざける技術の不可能性が、抗議の意思をすっかり打ち砕くのである。一八八五年、ルザージュ社が開設しているボンディーの廃棄場から出る発散物によって引き起こされた損害の賠償を、ある個人が民事裁判所に請求している。しかし、この訴えは却下される。ルザージュ社は市の管理下にある公企業なので、訴訟は県参事会の管轄に属すのである。[98] 訴訟手続きで汚染場所が公益企業に変えられるとすれば、衛生学者や個人に何ができるであろうか?

ぼろ切れ倉庫も同じ面倒といっそう大きな危険を持っている。それは、不衛生な仕事場の第三のカテゴリーに入るが、都市の中に設置することができ、時には下町の真ん中に設置されることさえあったのである。悪臭から逃れるために、周辺の人々は窓を閉めて身を守らなければならないが、このために不動産の相場が下がることになる。屑屋には何でもある。しかし、もっとも吐気を催すような悪臭を発散するのは、家畜解体場や食肉解体場から来る骨である。アンジェ〔ロワール川下流域にあるフランスの商工業都市〕の衛生学者オリヴィエ博士がパリの屑屋の倉庫を訪れた後、ひどい中毒にかかったらしいことが語られている。[99]

ぼろ切れはいっそう危険な埃をまき散らす。ぼろ切れは捨てられる前に痰、膿、糞便で汚れているかもしれないのである。それゆえ、屑屋によって汚染された地域では死亡率が平均を上回る。ニースの汚染された地区では、一八八五年から一八八七年にかけて、天然痘、麻疹、ジフテリアが他の地区の三倍の人命を奪っている。すなわち、天然痘による死者は七三人に対して一八六人、麻疹による死者は四六人に対して一三九人、ジフテリアによる死者は二九人に対して一〇九人という割合である。結核も、屑屋の倉庫の近隣でいっそう広まっている。モンペリエ〔南仏ラングドック地方の中心都市〕で、市衛生局長のブレーズ博士が一八九四年に明らかにしたところによると、屑屋の倉庫に隣接するラフィヌリー通りとパリサド通りで、一〇万人当たりの死亡率は一一年間にわたって他の地区の二八

七人に対して三二六人である。(100)

衛生学者たちはこれらの施設を閉鎖させようと務めるが、ぼろ切れの再生利用は繊維業界と非常に勢力のある屑屋業者にとって大きな重要性を持つので、彼らはそれを諦めざるを得ない。

■閉じられた場所での群衆

かつては、閉鎖された場所で群衆が有毒な瘴気を発散すると認められていた。一八八〇年以後、細菌学に照らして衛生学者たちが雑多な集団が持つ危険を確認する。劇場、デパート、教会が多くの病気のるつぼであるとして槍玉に上げられる。これらの場所で人々が呼吸する空気は腐っているが、その解決策が前提とするのは場所の改革であり、これはモードと経済的利害関係に抵触する。フランスではこの利害関係は、劇場の衛生に関する一九〇〇年の審議が証明しているように、下院議会〔一九四六年からは国民議会〕でも保護されているのである。

ヴァラン博士の表現によると、劇場は太陽の殺菌光線を受けない「正真正銘の地下倉」である。それは細菌の繁殖場所なのだ。固定されたひじ掛け椅子で占められている寄せ木張りの床を、いったいどうして掃除できようか? そもそも臭くて汚い防塵塗料で、いったいどうして床を処理できようか?

窓がないので昼間は空気がこもり、光沢のあるマントルピースは、その下でガスが燃えていない時には空気をまったく吸い込まない。晩には、観客の熱気と息が空気を汚染するが、空気が軽くなって排気が容易になる。観客が帰った後、夜の間に水蒸気が結露して織物、壁掛け、紙、床にしみ込み、むっとする臭いや吐気を催させる悪臭を放つ。いっそう悪いことに、一九〇〇年頃ほとんどの劇場が「昼の部《マチネ》」を採用したが、夜の部との間の三時間では、一〇〇〇人以上の観客によって汚された空気を入れ換えることができないのである。

晩には、上演が八時から夜中まで続く。観客たちは満足感や不満、いらだちといったものを足やステッキを打ち鳴らして表明するが、そのために大量の埃が巻き上がる。ヴァラン博士が次のように書いている。「どこでもそうであるように、自分の気管支、時には肺の空洞を空にするために床を使う人々が劇場にもいる。肩と胸をあらわにした豪華な装いと、フランス座〔コメディー＝フランセーズ〕やオペラ座でさえあなた方の喉を詰まらせる埃とが、なんとひどい対照をなしていることか！　私はあえて断言するが、そこ以上に、多くの感染症の病原菌にさらされる場所はないのだ。」

二〇世紀初め、劇場ホールの装飾は一八世紀の装飾のままであった。いたるところに重い織物がぶらさがり、微に入り細をうがった装飾がことごとく埃の温床となっている。舞台は、端役、合唱隊員、道具方、人夫たちが横切る沼地のようなものであり、彼らがそこで飲食し、タバコを吸い、痰を吐いた後、女優の引き裾のドレスがそれをすっかり掃除するのである。(101)

一九〇〇年に、フランス座が火事になった数日後、衛生学者の下院議員ラショー博士が議会で良識に訴える言葉を用いて劇場を衛生的にするよう要請している。しかし　彼の言葉は怒号で迎えられる。

> 垂れ布は無駄で、不健康であります。巧みにたっぷりと取られた襞の中に埃と細菌の温床が包み込まれ、それが空気を汚染して不健康なものにし、こうして感染症を移すことになるのです（野次）。〔…〕同じように、私が求めるのは、絨毯を完全に取り除いて（叫び声）リノリウム張りかゴム張りにすることであります。たしかに、絨毯に痰を吐くことは禁じられており、礼儀はよく守られてはいます。しかし、観客が我を忘れて床に痰を吐くことがたびたび起っています（再び野次、騒ぎ）。〔…〕ひじ掛け椅子に詰め物をすることもいけません（叫び声、騒ぎ）。重要なことは、ひじ掛け椅子にスプリングを備えつけることによって、快適で、かつ燃えるものが何もないようにすることなのです。

これらの提案は爆笑を引き起こしているが、その爆笑は、美術大臣が「劇場の整備を療養所の整備と同じように扱うことを約束することは」[102]自分にはできないと表明した時、倍加している。

　商店とくにデパートも同じ不衛生ぶりを示している。商品が、客の立てる埃の下に消えるのである。グランシェ博士〔一八四三—一九〇七、フランスの医者〕が、自分の患者のひとりについて辛い気持ちで語っている。その患者は、自分自身と何人もの同僚に襲いかかった運命を前に驚いたというのである。みな結核にかかったり結核で死んだりしているのだ。経済の領域に対して、モードに対して、グランシェの努力は無力である。彼は、拭き掃除、換気、あるいは痰壷の設置についていくつかの助言を店長に与えた後も、その場所は「元のままで、ずっと変わっておらず、非常に有害な感染の場である」ことを確認できたのであった。[103]

　一般向けの言説において、衛生と倫理の混同が衛生学者たちの仕事を紛糾させる。何人もの医者たちにとって、細菌の急激な繁殖と風俗の頽廃は一致している。三〇ページほどの小冊子の中で、グルレッティ博士の衛生説教は次のごとく想像の領域を反映したものになっている。

> パリにあるほとんどのデパートの空気は、まったくひどいものである。しばらくデパートにいてから外に出ると、喉と鼻の穴は、球菌、双球菌、ブドウ球菌、肺炎双球菌といった細菌や有形成分の群れで満たされている。人から押されたり人と接触したりするこの過熱気味の場所は、悪疫の温床である。さらに言えば、ご婦人方のうちに見られるほとんど熱に浮かされたような状態、すなわち、目の前に並べられた心をそそる品々に魅了された状態と、数時間立ちっ放しでほとんど知らぬ間に受けている疲労とのために、ご婦人方は病気にかかりやすい非常に有害な条件の中に身を置いているのである。どんなに丈夫な人でも、少なくとも、時々は激しい

頭痛や長く続くいらだちがそのような悪所にいたことの代償となるのだ。このような不都合の侵入から、夫の財布と妻の健康が得るところは何もないのである。[104]

グルレッティは女性だけでなく、健康および良俗の敵である群衆をも警戒している。「ある限定された地点に人々が大勢集まるたびに、肉体的および精神的な健康に対して危険があると言いうる。軍隊が長期間交戦地にいると、たいてい流行病による大量の死者が出る。ばらばらでは従順で性癖の悪くない労働者、中学生、従業員を思い描いていただきたい。密集した塊になるや、彼らは隣人の病気にかかるのと同じように、悪い手本、悪い助言によって悪影響を受けるがままになるのである。」

グルレッティは会議、美術館、レストランも好きではない。彼の女嫌いと広場恐怖症は、彼が一九〇〇年の博覧会に言及する時外国人嫌いの調子を帯びる。彼にとって博覧会は「哀れな人類のあらゆる道徳的頽廃とあらゆる寄生者が仲良くし、むやみに繁殖し、四方八方に広がる機会として利用する国際的ごたまぜ」なのである。彼は、下院あるいは上院での「激しい審議」がもたらす荒廃について語る時には反議会主義者であり、「宗教儀式が持つ不健康な人間の得体のしれない臭い」をこき下ろす時には反教権主義者である。

たしかに、衛生学者たちは礼拝の場所を公然と非難している。劇場やカフェに通う人々は一般的に体の調子が良い人々であるが、教会は礼拝時以外にも乞食、貧民、病人の集団を保護するのである。冬には、彼らはストーブの回りに群がって咳をし、痰を吐き、敷石を粘液の沼に変え、まるで公衆痰壺の傍にいるような具合である。

「聖週間〔復活祭に先立つ一週間〕のある晩、私たちはローマのサン＝ピエトロ寺院に入った。寺院が一日中たくさんの巡礼者を迎え入れた後だった。広大な身廊は雲のような埃で一杯になっており、建築の細部が正真正銘の霧に遮られてほとんど見えないほどであった」[105]と、ある証人が書いている。

この埃は、夜になって建物の張出し部分に積もった後、翌朝になると箒あるいは羽根箒、それに信者らの往来によっていたるところに、聖水盤の上にさえも、飛び散らされるのである。

告解場は魂にとってはすばらしくよいが、健康にとっては最悪である。彫刻の山積みの中で、告解場は司祭の室と告解者が跪く横の二つの室とからできており、すべての人が顔に唾を飛ばし合って話し、格子を汚すのだ。問題を自覚したファノのイタリア人司教ヴィンチェント・フランチェスキーニ猊下が、一九〇〇年に、衛生学から影響を受けた次のような通達を司教区の主任司祭たちに送っている。「一、すべての教会において、祝祭日の後ただちに昇汞《しょうこう》の一〇〇〇分の一溶液を浸したおが屑で掃除しなければならない。普段は、膨大な埃を巻き上げないために敷石に水をかけてから頻繁に掃除しなければならない。二、毎週、必要があればもっと頻繁に、きれいな水で濡らしたスポンジあるいは雑巾でベンチと告解場の埃を取ること。三、毎週、必要があればもっと頻繁に、告解場の格子を洗剤で洗ってから磨くこと。」[106]

衛生学者たちは鉄道も同じ激しさで槍玉に上げている。コンパートメントのこもった空気が、クッション、壁掛け、絨毯の寄せ集めにゆだねられる。ブルジョワの住居の場合と同様に、コンパートメントの豪華さは不衛生と同義になるのである。一九〇二年、公共事業省の通達が絨毯の代わりにリノリウムを使用し、ひじ掛け椅子を防水性のカバーで覆うことを鉄道会社に勧告している。しかし、商売上の理由のためにこの勧告は死文のまま終ることになる。[107]

警察署は、はるかに思わしくない不衛生な状態にある。狭くて、換気が悪く、じめじめしており、暖房もよくない「交番」は、「豚箱」から出る有毒な悪臭がぷんぷんする細菌の温床である。この「豚箱」は言語に絶するひどさなのだ。小さな中庭に面した四平方メートルの面積に、あらゆる用途に供されるひとつの桶の周りに五、六人もの人がまとめて収容されることもある。[108]

信じ難いかもしれないが、不衛生のチャンピオンは医者の待合室である。あらゆる病苦の合流点であり、医者とその家族の居間としても用いられるその場所に、細菌が住みついているのだ。床は絨毯で覆われ、窓は部屋を暗くするカーテンで覆われている。テーブルの上では、本や定期刊行物が伝染の仲介をする。多くの詰め物をした椅子、家具、置物が痰や唾を受ける。結核専門医のところでさえ目立つのは痰壷だけがないということである。イギリスやアメリカ合衆国では、医者の住居は診察室と区別されている。フランスでは、事情がまったく異なる！　しかし、雨に濡れることを恐れて水に飛び込んだ大ばか者の愚かさは誰もが知っている。それなのに、再び病気になることを恐れて診察室を敬遠する者は誰もいないのである。

不衛生な住居

集団の場に加えて不衛生な住居様式があり、これについての調査が一九〇六年から始まる。瘴気の失墜と細菌の到来によって、衛生に関する建築上の考え方が一変する。ゴダン〔一八一七―八八、フランスの工業家、フーリエ主義の社会改革家〕によってオワーズ川沿道の彼の家具工場の近くに作られたアパルトマンの広大な集合体であるギーズ〔フランス北部エーヌ県の町〕のファミリステール〔フーリエのファランステールに基づいて組織された多数の家族の共住労働共同体〕が、一八六〇年に衛生のモデルと見なされ、「社会宮殿」という異名を付けられていた。一八〇メートルの正面《ファサード》と一二〇〇のドアと窓を持っており、瘴気から保護されていると思われていたのである。しかし、細菌学の教えに照らされて、一八九一年にそれは「衛生の点で嘆かわしい」ものであると判定される。衛生設備の場所がアパルトマンから離れており、配管が不十分なのである。「便所の混雑、建物の隅に作られた階段の下にあるという便所の位置が、不衛生の明らかな原因である。」[109]

デュ・メニルとナドーが一八八三年に訪れたパリの家具付き貸部屋は、もっと重大な不都合を持っている。「排水管や便所がわずかしか」なかったり、「糞便が窓の縁や踊り場に」あったりするのである。[110]

一九〇六年、低家賃住宅上級評議会の調査がフランスにおける居住条件の深刻な不十分さを明らかにしている。コンカルノー〔ブルターニュ半島南西部の町〕では、住民の六〇%が一部屋の住居に住んでおり、ボルドーでは、一部屋だけの住居七四三戸に窓がないのである。一九〇六年から一九〇八年にかけて作成されたベルティヨンの統計は、フランス人の四分の一以上が過密で不衛生な住居に住んでいることを示している。まともな居住条件に恵まれているのは人口の六分の一にすぎないのである。[111]

コッホ菌についての知識が深まることによって、それまで水の問題にばかり向けられていた衛生学者たちの注意が光と空気の重要さに向けられる。一九〇六年からベルティヨンによって創設されたパリの家々についての衛生記録簿が、どのようなタイプの居住条件が肺病に影響を与えるかを明らかにする。

一八九四年から一九〇四年にかけて、結核は毎年九二二六人のパリ市民の命を奪っている。ところで、三四五五人の死亡が、パリにある五万軒の家のうち五二六三軒で生じている。したがって、パリ全体で五・四軒にひとりの割合で死亡が記録されているのであるが、地域によっては一・五軒にひとりの割合なのである。そのような地域では、住居は風通しの悪い部屋からなっており、中には窓もなく廊下に面しているものもある。一九〇九年、市の行政機関が空気も光も入らない部屋を一万五二七部屋数えている。六八六四部屋が衛生改善工事の対象となり、三八六四部屋が使用禁止にされる。結果は成功を収める。一九〇九年には、結核による死亡率が一〇%減少し、かつて不衛生であった家で七倍も著しい改善をみているのである。[112]

この病気の地理学において、衛生学者たちは危険を伴う職業があることをも発見する。

危険を伴う職業

道具や処理する材料から出る埃にまみれる職業がいくつもある。

何よりもまず、建築業界で圧倒的な重要性を持つ石工《いしく》が肺結核のひどい犠牲となっている。一八九四年に研究対象となったドイツの二一都市で、石工の肺結核による死亡率は八〇%にのぼっている。結果があまりに恐ろしいものなので、毎年一三人にひとりの割合で働き手を失うこの職業には死刑の判決がのしかかっているのではないかと思われるほどである。四〇歳を越す石工はめったにいないのだ。[113]

一八九〇年にナピア博士によって作成された統計によると、フランス人の石工も同じ苦難に直面しており、肺結核によって死亡するのは人口全体では二五%であるのに対し、彼らの場合は八〇%なのである。

金属を扱う労働者の状況もあまり望ましいものではない。結核による死亡率は、研削工の場合六八%に達する。やすりの目立て工の場合は五四%、石版工の場合は四八%である。[114] ウィーンの王立印刷所では、一八八一年と一八八九年の間にあった死亡の三分の二が肺病に起因している。[115]

木材を扱う仕事では、密度の低い木質の埃が大量に飛び散るが、埃は細かくて鋭利であるだけにいっそうよく気道の中に付着する。ウィーンでは、指物師の死亡の四四%が肺結核によるものである。バクテリアを多く含む動物繊維がさらに恐ろしい災禍の原因になっており、ブラシ製造者の九六%、タピスリー織工の七五%、鞍製造者と毛皮職人の六七%が呼吸器の疾患で死亡している。[116]

埃は知識人自身にも襲いかかる。閉じこもって本の上にかがみこんでいる座業の人々は、容易にコッホ菌の餌食となるのである。イタリアでは、神学者たちが数多くコッホ菌の犠牲となり、彼らの半数が肺病で死んでいる。

田舎にいてこの災禍を免れている人々は幸いである。イタリアでは、農民と羊飼いの結核による死亡率は五%で

あるが、山野の恩恵のほどが分かるのはスイスで、農民と植林者の結核による死亡率は二％に下がるのである。(117)

第一次世界大戦まで、工業粉塵に対する社会的闘いはほとんどないに等しい。製陶所では、粉砕したペグマタイト〔各鉱物の結晶が大きく発達した火成岩。巨晶花崗岩〕の埃の犠牲となる釉薬《うわぐすり》かけ職人の平均寿命が短く、リモージュ〔リモージュ焼で有名なフランス中西部の都市〕のある工場主の家族主義的経営による思いやりが珍しい例として引かれる。「たとえばリモージュのL・サズラ氏の工場のように、経営者が慈善家でもある工場では、若い修正係の女性がその工場の工員と結婚すると、経営者はその工員にできるだけ早く妻を職場から身を引かせるように助言するのである。」(118) フランスの法制はどうなっているかといえば、一八九四年に、一〇歳以下の子供が埃まみれの職業に就くことを禁じているだけである。

換気が大いに役立つであろうが、強制力を持った法律がないので工場主たちは設置経費のために二の足を踏む。しかしながら、その方法はドイツのいくつかの都市で真価を発揮している。ゾーリンゲンとヘーヒザイトの研削工の結核による死亡率は一八七四年に五五％なのに対して、一九〇九年にはもはや一六％にすぎないのである。一八九五年から一九〇九年にかけて、ゾーリンゲンの研削工五〇〇〇人の結核による死亡率は半減している。(119) しかし、適切な法制の影響を受けて工場の換気が普及するには第一次大戦後を待たなければならない。

さしあたって、工場主たちが選んでいるのは労働者には窮屈だが安上がりな「防塵マスク」である。一八九五年、フランス工業協会が、一八九二年に発明された防塵眼鏡の好結果に動かされて、埃から守るいっそう効果的なマスクの開発をコンクールで競わせている。三つのマスクが選ばれる。それらは、ゴムで覆われたアルミニウム製で、綿を詰めた漏斗状のフィルターを備えている。しかし、試着の結果はあまりかんばしいものではない。ひとつは、「吸気用と呼気用の二つの弁を備えている。［…］とてもよく考えられており、好結果を示した。しかし、顔を熱くし、呼吸を少し妨げるし、装着の仕方が複雑である」と、ある観察者が書き留めている。二つ目のものは、「埃を通し、中で蒸気を凝結させる。」三つ目のものは、「遠目には潜水服のかぶとを連想させる」もので、重さが五〇〇グラムもある！　全体的に見て、「どのマスクにも共通する欠点は、顔を熱くし、呼吸を妨げ、人を少しばかり不器用にすることである。さらにつけ加えれば、少し滑稽でもある。」[120]

したがって、労働者は窒息死するか、さもなければ結核で死ぬほかないのだ。

水と空気だけが細菌の媒体なのではない。衛生学者たちは、物品、動物、人間をも考慮に入れなければならないのである。

序

流体である空気と水に比べれば、物であれ動物であれ細菌の単発的な媒体は、決定的に無力化することが容易であるように思われる。

原理的には、ごみや古いぼろ切れの処理には実際上の問題は何もない。ここでは、再生利用の習慣と、作業に適した手段がないことが主な消極的抵抗となるかもしれない。焼却、熱殺菌、消毒が単純で根本的な作業ではないのであろうか？　実際には、ごみを燃やすには限りなく創意工夫を尽くさなければならない。熱殺菌はどうかと言えば、これは一連の厄介な仕事を作り出し衣服を傷めるので、日常的に行われるようになることは決してないであろう。そもそも、マットレスを火に投じることなく、マットレスの奥深くに住みついた病原菌を厄介払いできるのであろうか？　結局、問題を解決することになるのは消費社会の到来なのである。

動物と人間にかかわる時、問題はいっそう微妙である。

生きている家畜はあまり危険ではない。ひとたび消費に供されるや恐ろしいものになるのである。肉が結核を移しうると、いったい誰に予想できたであろうか？　腸チフスが牛乳やカキをえり抜きの媒介手段にすると、いったい誰に予想できたであろうか？　病原菌に汚染された食料品の問題が初めて提示されるのである。自分が飲む牛乳を沸かしたりカキを食べないようにするだけでは十分でない。細菌に対しては、個人の力では無力なのだ。科学と社会こそが、食肉用動物の検疫と牛乳の「低温殺菌」を命じることによって、個人の保護を保障するのである。

さらに、動物の危険はネズミとともに地下に、そしてハエとともに空中にも存在している。ただ一匹のハエが何千個、何百万個、何十億個もの病原菌をかくまいうるのである。ところで、一九世紀末には天文学的な数のハエがおり、もしそれをすべて殺そうとすれば、すべてのウマを殺さなければならないであろう。堆肥がなければハエはいないのだ！　ここでも、消費社会と自動車が人々を救いにやって来てハエの天下を終らせることになるのである。あらゆる細菌汚染の源泉である人間の問題に関しては、新しいタイプの嫌われ者すなわち「健康な保菌者」の出現が確認されるだけにいっそう過酷である。「健康な保菌者」によってすべての個人が疑わしくなる。そのせいで外国人嫌いと排他主義が新しい糧を見いだすのである。

それでも、激しく揺れ動かされた恐怖心は、細菌との闘いの原動力のひとつとしてとどまり続ける。

第35章　ごみ

ごみは排泄物といくつかの共通点を持っている。ごみは、農業従事者や農学者にとって富の源泉であるが、病原となるために衛生学者たちによって告発される。糞便の場合と同様に、回収、輸送、保管の問題を引き起こす。さらに、再生利用のシステムにおいて衛生と経済的要請とが両立しない。ごみの焼却を要求する衛生学者たちに対して、農学者たちは恐ろしい脅しを振りかざす。すなわち、都市に食料の一部を供給する都市部の野菜栽培地帯が砂漠化するという脅しである。

ごみ捨て場がごみの循環においてもっとも人目を引く一要素をなすとすれば、すべては街路で始まる。

ごみの回収

家庭ごみの問題は都市とともに古くからある。長い間、無力な市町村が規則を決めても無駄であった。一六〇八年にはアンリ四世〔フランス王、在位一五六九—一六一〇〕が次のように命じていた。「パリのすべての館の長、家の所有者、借家人は、上記ごみを屑かごまたは手かごに入れて住居に留め置き、それを放下車に運び、捨てること。違犯すれば上記（罰金六リーヴル）と同じ罰金を科する。放下車は毎日街路を通りごみを受け取り、上記都市〔パリ〕郊

外の、これに充てられた場所に運ぶこととする。」(1)

一六二一年、パリのごみ回収業務の最初の特許が、放下車でごみを集めるという条件でサロモン・ド・コーに年額八万リーヴルの報酬で与えらている。特許の条項は一八七〇年にいたるまで死文のままとなり、ごみは街路に捨てられ、「巡回」の許可を与えられた屑屋、小企業主あるいは農夫の集団に委ねられることになる。オスマンさえ改革の試みに失敗する。その名に値する回収業務がついに組織されるには、一八七一年のパリ攻囲〔パリ・コミューン〕を待たなければならないことになるのである。

一八八〇年頃、パリの特許保持者は一六人である。掃除とごみの回収が組み合わされたひとつの作業をなしており、放下車の後からついて行く掃除夫たちはパリ市によって報酬を支払われる。(2) この頃、街路に点々とあった泥だらけの汚水溜めが姿を消したが、細菌の発見によってシステムの不備を判定できるようになった。

作業は、毎日午前四時から六時までの間に、一八〇人の職工長に指揮された三二九〇人の作業員集団によって行われる。一八七〇年からは、沿道住民がごみを放下車に運んでいる。放下車の通過は鈴の音によって知らされるのである。回収時間までに住居を出なければならない労働者たちは、日曜日まで自分の家にごみをためておくことを余儀なくされる。したがって、街路のごみ置き場は夜遅くに捨てることができるという利点があるが、問題は単純な方程式に還元される。すなわち、街路を汚したほうがよいのか、それとも家を汚したほうがよいのか、という方程式である。それゆえ、一八八三年一〇月二日の県条例は家庭ごみの責任を家主、すなわち管理人に帰するのである。(3)

回収は見物である。受注条件明細書の中に、放下車の頑丈さと防水性に留意することを請負業者に命じる一項目がまさに存在している。ところで、放下車はまったく清掃されないので腐敗物がしみ込んでおり、それが車置き場の近所の人々を不快にする。車の容量を増やすために、堰板を使って荷台が高くされるが、堰板の隙間からごみの一部とマカダム式舗装の砂がこぼれるので、その跡をたどって放下車を追うことができるほどである。清掃作業員がごみ箱の中身を車にぶちまける時周囲に埃をまき散らすので、学童や仕事に出かける大人たちが埃まみれになる。荷を積みすぎたそれら放下車はまったく危険で、毎年、作業員が不安定な状態で荷降ろし作業をしていて転落死するという事故が何件も記録されている。(4)

屑屋や野良イヌを喜ばせる無許可のごみ置き場と闘うために、パリ知事プベルが、一八八四年二月から、輸送と保全が容易な亜鉛メッキした鉄製の容器の使用を義務づける。この容器は一二〇リットルの容量と、一五キロの重さを持っていなければならない。その中身を車道にぶちまけることは、車道を蝋引きの布で覆ったうえでないかぎり、屑屋に禁じられることになる。(5) 一八八六年にメニール博士が指摘しているように、「すべての衛生学者が、ごみ箱、すなわち知事の名で呼べば『プベル』〔プベル知事の名前はごみ箱を意味する普通名詞になった〕はすばらしい発明、とりわけ貧しい家庭にとってすばらしい発明であると見なした」のである。

実際は、ごみ箱《プベル》は新しいものではない。不潔さが語り草になっているマルセイユを除いて、ごみ箱《ボワト・ア・オルデュール》はヨーロッパとフランスですでに使用されていたのである。リヨンでは、知事ベルジェが早くも一八七二年に同じような形と大きさを持つ防水性の容器の使用を命じているが、その容器を「ベルジェ」と呼ぶことを誰も思いつかなかっただけである。

ごみ箱《プベル》の使用にもかかわらず、問題は解消しない。一九〇二年、衛生学者ケルン博士が「ごみ袋《サック・プベル》」の採用を提案している。これは一二五リットルの容量を持つ布で、ごみの量だけの体積しか占めない利点を持つとされる。回収はより迅速に行われ、中身が溢れ出ることもない。使用後は消毒して、満杯の袋と引き換えに持ち主に返すというのである。(6)

ごみの回収は市町村にとってもっとも費用がかかる事業のひとつである。一八八二年、九一万立方メートルの汚泥とごみの回収にパリ市は一六〇万フランの出費を強いられている。一九〇〇年には、一トン当たりの回収費が三・

八六フランから五・二〇フランに高騰し、このために支出は三一五万フランに達している。[7]

ごみの管理業務はフランスよりも外国のほうがよく組織されていると、すべての専門家が一致して認めている。イギリスでは、収集車は荷積みが簡単で申し分なく清潔であり、ごみ捨て場に到着するとすぐに清掃されるのである。ドイツ、オーストリア、ロシアのいくつもの都市では、蓋で覆われたごみ箱を置くための場所を整備することが家主たちに義務づけられている。時には、液体が流れ込むように下水道とつながっている格子の上にごみ箱が置かれる。歩道上に放置されたごみ箱はひとつもなく、清掃作業員たちは屋内へごみ箱を取りに行くのである。場合によっては、彼らは回収した容器を消毒した容器に取り替えるほど熱意を傾けている。[8]

回収で作業が終るのではない。付近の住民にとって悪夢であるごみ捨て場にごみが着いた時、ごみの経済活動が始まるのである。

■厄介な富

一八九七年、農学者ポール・ヴァンセーが『パリの塵芥肥料』と題した小冊子の中で危惧の念を表明している。ごみの焼却論者たちの主張とは違って、パリ地方では肥料が飽和状態にあるわけではない、と彼は言うのである。それどころか、家畜がおらず、また骨の折れる農作業をしなければならないので、耕作適地はやせ、腐植土の形成が妨げられている。都市部の唯一の厩肥であるウマの厩肥が促成栽培に充てられる一方で、馬糞が下水の中に失われている。

だからごみが有用なのだ。ごみは農場の堆肥と同じくらい養分に富む肥料となるのである。それは「生の塵芥肥料」あるいは黒っぽい「熟成した塵芥肥料」の形をとる。前者は生ごみからなる。後者は何週間もの発酵によって分解されたごみからなり、腐植土の外観を呈し、場合によってはさらに腐植土の臭いをも発する。両方とも同じ価値と同じ肥料成分を持っている。すなわち、窒素〇・四%、リン酸〇・五%、カリ〇・三%、石灰三・一%を含んでいるのである。しかし、衛生とは相反する便宜的理由で、農業経営者たちは、腐敗によってもろい腐植土となった黒い塵芥肥料のほうを好む。

かつては河川に捨てられていたごみが、今や商業上の問題となるのである。市町村は予算を増やし、受注条件明細書に示された条件で回収を請け負わせ、化学肥料よりも安い金額で農業経営者たちが回収を請け負う。(9) しかし、塵芥肥料の置き場は利用場所から多かれ少なかれ離れている。それゆえ、置き場に近い農業経営者たちがもっとも有利である。実際、ドルイノー博士が強調しているように、「三ないし四メートルの放下車一台に、二頭のウマと二人の男、あるいはひとりの男とひとりの女がしばしば必要である。」(10)

不都合はこれだけではない。もし、農学者たちによってたたえられる効能をごみが持っていたとしたら、都市のごみ問題はなかったであろう。パリのごみ五〇万トンは理論上五〇〇万フランの価値を持っている。ところで、回収請負人たちは需要が一定しないためにその一〇分の一しか利益を得ていない。農業の需要は季節によって変わり、また、人間や動物に傷を負わせるかもしれない物、すなわち食器の破片、ガラス片、六カ月経つと腐る缶詰容器といったものがいっぱい混じった肥料を農民たちは警戒するからである。(11) それにもかかわらず、パリのごみは、パリ市民向けの野菜を栽培する七〇〇〇ヘクタールの肥料になっており、これが焼却に対する農学者たちの敵意を正当化しているのである。

七〇〇〇ヘクタール、しかしいかなる代価を払ってのことか！　ごみ捨て場は常に付近の住民にとって悪夢であった。すでに一八二五年に、メニルモンタン〔パリ二〇区の一区域で、労働者街〕住民の暴動の後でセーヌ県衛生審議会が、「ごみ捨て場はできる限り住宅から離れた場所に設置し、ペヤン氏の消毒粉あるいは吸収剤で処理すること」を定めていた。同じ年、これらのごみ捨て場は不衛生な施設の筆頭に分類され、ごみは田畑に直接送られていた。

タルディユー〔一八一八―七九、フランスの医者〕によると、「この幸運な分散は最良の結果をもたらした。あらゆる苦情がなくなり、パリ近郊の砂が多い平野のような丘陵斜面が、この改善のおかげで、驚くほど収穫量を増やした」のである。

一八三九年、ジェヌヴィリエ住民の苦情で、ごみ捨て場の設置はパリの城壁跡から二〇〇〇メートル以上離れた場所にすることを、新しい行政命令が規定していた。(12)

この行政命令は一九世紀末になっても相変わらず有効であったが、都市の膨張が古いごみ捨て場を吸収するだけに違反が絶えることはなかった。ブルーアルデール教授が一八八二年に次のように書き留めている。「二〇年前には用地を適切に選ばれたごみ捨て場が、今日ではまったく異なる条件の中にある。それはかつては孤絶していたが、今では人口密集地域の真ん中にあるのだ。ごみ捨て場を移動させ、遠くへ追い払わなければならない。」(13)

かつては農地の真ん中にあった近郊の村々が、ごみばかり作り出す工業地域あるいは住宅地域に飲み込まれた。そのうえ、市町村はごみ捨て場を遠くに移すことを望んでいなかった。移せばごみの回収費用が膨らむからである。それゆえ、「闇の」ごみ捨て場が増加しても行政は見て見ぬふりをするのである。(14)

■悪夢の一大絵巻

このような公害の温床に対してどうすればよいのか？　バニョレ、イヴリー、コロンブ〔いずれもパリ近郊の町〕のごみ捨て場は法律によって定められた衛生条件とは常に無縁である。請負人たちを強制するいかなる手段もなく、彼らは規定を守るのに必要な経費よりも三フランの罰金のほうを選ぶからである。彼らに対しては司法も無力なのだ。工場であればドアに封印することもできる。しかし、囲いさえないごみ捨て場に対してはお手上げなのである。それゆえ、衛生学者たちは三〇〇フランの罰金を取るよう要求するが、司法は事態を悪化させることを恐れてその

要求を受け付けない。(15)

農村部で事態はいっそう悲惨である。農村部では請負の落札者が農民たちなので、彼らは衛生を無視してごみ捨て場をもっとも便利な場所に設置するからである。その結果、道路や農地に沿って、管理のしようがない容量一五ないし三〇立方メートルの小さなごみ捨て場が散在することになる。(16)

都市の近郊では、ごみ捨て場が悪夢の一大絵巻を描いている。「生の塵芥肥料」から「熟成した塵芥肥料」への変化は、六カ月間にわたる腐敗作用の結果である。発酵の初めから発生する悪臭が、「熟成した塵芥肥料」を搬出する際に最大の強さに達する。しばしば価値を高めるために屎尿が注がれることによってさらに強くなった悪臭が、風に吹かれてパリに侵入し、幹線道路に流れ込むことも珍しくはない。(17)

城壁跡から数メートルのところでごみ捨て場がパリを取り巻いている。モントルイユ門から出ると、クロワ＝ドゥセット通りとルナール通りに沿ってごみ捨て場が見渡すかぎり広がっている。そこの空気は息苦しい。轍《わだち》によってえぐられてくぼんだ道路が沼地に変わっている。クロワ＝ドゥセットのごみ捨て場だけで四〇〇〇平方メートルの面積を占めている。一八八〇年頃、モントルイユとヴァンセンヌの間に位置する地域が飛躍的発展を遂げる一方で、ごみ捨て場の地域が荒廃した光景を呈する。

イヴリー住民の苦情に関して、執行官の報告書が作成されている。

> イヴリーに設置されているD氏のごみ捨て場、通称「ジャンティイ伐採地」にわれわれは赴いた。そこでは、さらに嘆かわしい光景がわれわれを待っていた。ショワジー門から約八〇メートルのところに、八〇〇〇から一万平方メートルほどの面積を持つ広大な汚水溜めがあったのである。この汚水溜めは、道端から始まってずっと遠くまで地面に延びている。腐敗した液体の溜まったぬかるみが点在し、その上に、動物性および植物性の

残滓、使われなくなった車両といったあらゆる種類の廃物が行き当たりばったりに置かれている。[…]屑屋たちがこの汚染された地面をひっきりなしにかき回し、掘り返している。

この腐敗の温床から腐敗臭が発散し、付近に広がっている。ショワジー門の税関吏がわれわれに明言したところでは、日によってはとくに不快だということである。また、イヴリーの市長がわれわれに次にように書いてきた。「この汚染の温床は、当該地区住民の非常に激しい苦情を絶えず引き起こしている。D氏は認可状の文面にほとんど従っていないにもかかわらず、このごみ捨て場に関して差止め命令を受けても意に介さないのである。」(18)


かつては瘴気のためにひどく恐れられたこれらのごみ捨て場は、今や、腸チフスやジフテリアの病原菌にとってすばらしい培養ブイヨンであると見なされる。乾燥期には、ごみはぼろぼろに砕けて埃を出し、風がその埃をいたるところにまき散らす。腐敗物に群がるハエの大群やごみの中で餌をあさる動物が細菌の媒体となる。農村部では、ジフテリアの特権的な仲介者である家畜がしばしばごみをつつきに行く。

これらの公害に、病原菌をたっぷり含んだ雨水が地中に流れ込むことによる帯水層の汚染と、炭化水素、硫化水素、アンモニアといった腐敗ガスの発散が付け加わる。(19)

すべての衛生学者がごみ捨て場を遠ざけるように要求する。しかし、それは問題を先送りすることではないのだろうか？

■遠ざけること、利益を上げること

一八九七年、パリの人々によって毎年捨てられる五七万トンのごみの半分が馬車によって運ばれているが、その輸送距離は、周辺部に悪臭をまき散らすごみ捨て場まで一二から一五キロメートルを超えない。二二％（一二万五〇〇〇トン）はジャヴェル河岸で川船に積まれ、そこから四五キロメートル離れたところまで水上輸送されて捨てられている。残り（二八％、すなわち一六万一〇〇〇トン）はパリから一〇〇キロメートルのところまで鉄道で送られるのである。

ごみを遠ざけることは、周辺の人々にとって支障となることなく農業利用が可能になるので、理想的な解決策に思われる。

水路による輸送は安上がりに大量のごみを運ぶことができるが、乾燥期や凍結期には当てにならない搬出手段となる。効果的な水上輸送を可能にする条件に恵まれているのは、ボルドーやブリュッセルのような都市だけである。[20]鉄道はもっと便利であるが、経費が高くつく。鉄道会社は、場所ふさぎで収益性があまりないこの貨物を嫌がる。受注条件明細書に従って鉄道会社は肥料と堆肥を輸送しなければならないが、ごみはその範疇に入るのであろうか？　行政は強引に、支障がないわけではない輸送のためにいくつかの特別運賃を別に設定している。猛暑の時期に、ごみを積んだ貨車が利用者の多い駅で何時間も停車する。ごみはプラットホームから遠くない場所に置かれ、農民たちが必要に応じてそこへ取りに来るのである。[21]塵芥肥料をいっそう魅力的に、いっそう利用しやすくするために、粉砕工場がサン＝トゥアン〔パリ北郊の町〕に設置される。工場は一時間に二五トンのペースト状塵芥肥料を生産するが、これは一日当たり、一〇トンの貨車二一台分に相当する。[22]しかし、説得によって鉄道会社が乗り気になったようには思われない。

一時、農学者たちは土地を豊かにすることを期待して、シャンパーニュ地方とブルゴーニュ地方の農地にパリのごみを送る計画を温めている。この利用形態は、散布式下水処理場の原理を思い出させないわけではないが、ベルリンで採用され、穴を埋めたり、沼地を乾燥させたり、草地を高くするためにごみが利用される。ウィーンでは、ドナウ川の昔の川筋を埋めるのに使用される。イギリスでは、都市の周辺部を地ならしするために長い間利用された。

　このアイデアは南フランスで興味深い応用がなされている。マルセイユのごみは市門に置かれたごみ捨て場に集められていた。このごみ捨て場は、一八八四年に、コレラの流行の拡大を助長したと非難されて撤去され、ごみは艀《はしけ》に積まれてポメグ島〔マルセイユ沖の島〕沖の海に捨てられることになる。その年間経費は七万八〇〇〇フランであるが、波がごみを海岸に押し戻すので、結果は疑わしいものである。

　ところで、マルセイユから七〇キロメートルのところに、砂漠のような地域すなわちクロ地方〔南仏、ローヌ川下流のデルタ地帯〕があり、そこをマルセイユ＝リヨン鉄道の路線が横切っている。石ころだらけの地面の上をわずかなヒツジがうろつき、五万ヘクタールの未耕作地の所々に人家がまばらに点在している。一八八七年、技師ド・モンリシェ氏がマルセイユ市当局に壮大な計画を提案する。すなわち、ごみの散布によってクロ地方を肥沃にするというものである。市はすぐに五万四〇〇〇フランの補助金を彼に与え、ＰＬＭ社〔鉄道会社〕から、七〇キロメートルの距離に対して一トン当たり三・四〇フランの固定特別運賃の約束を取りつけている。[23]帰路には、荒れ地から取り出された石がマルセイユに運ばれ、マカダム式舗装に役立てられることになる。一〇年後には、こうして八〇〇ヘクタールが肥沃になっている。[24]

　時には、合理化の努力によってごみ利用の収益化が試みられている。シャルロッテンブルクとベルリンで、直径の異なる穴が底に開けられた三つのごみ箱を積み重ねたシステムが、灰と埃、動物性および植物性の残滓、壊れた物品の破片という三種類にごみを分別している。それぞれの要素はできる限りその商品価値に合わせて利用されるのである。アメリカ合衆国のいくつもの都市では、それらの様々な要素は歩道上に置かれた三つの異なる容器の中に捨てられている。しかし、ニューヨークでは、だからといって請負人たちに利用を任されたごみ捨て場がなくなったわけではない。一九〇〇年に、年額九八万フランの権利金を市に支払っているハーバート・テイルなる人物の例が挙げられている。分別作業の後、ごみは一トン当たり二・八四フランの割合で、落札者によって蒸気で処理されるのである。(25)

一八九三年、ロンドンでは、女性たちが歩道上でごみを分別するために雇用されている。「これは、女性労働者たちにとって危険であると同時に不快な作業である。これほど屈辱的な協力を人間から得なければならないとは悲しむべきことだ」と、ある衛生学者が書き留めている。一八九三年から、分別作業はチェルシー〔ロンドンの一地域〕で機械化される。ごみは三つの円筒容器を通過する。それぞれの円筒容器は広さの異なる網目を備えており、これらが最初の分別を行った後、ベルトコンベヤの上で人手による分別を行うのである。有機物の残滓から肥料を得る。灰と埃は煉瓦工場に売られたり、石炭の七分の一の発熱量を持つ燃料の製造に利用される（エクスブレヤ法）。マンチェスターとリヴァプールでは、ごみと糞便からなる乾燥肥料を得る試みがなされている。(26)

フランスでは一八九五年にボンヴィラン技師が、水に浸されたごみを比重によって分別する水力装置を開発している。動物性の残滓と植物性の残滓が瞬く間に収集され、乾燥炉の熱にかけられて乾燥肥料に変わるのである。(27)しかし、この発明が実用化された様子はない。

再生利用のすべての方法のうちで衛生学者と農学者の全員一致の支持を獲得するのは、一八九五年にアメリカ合衆国で開発された「アーノルド法」である。農民やウマを傷つけるかもしれない瓶の破片、ガラスや陶器のかけら、ブリキ片が分別されて取り除かれる。こうして純化された生の塵芥肥料が、一〇立方メートルの容量を持ち、摂氏一五五度の温度で加圧される鋼製の密封「蒸煮がま」の中に注ぎ込まれる。七時間の加熱後、容量二五〇トンの容器の中に「煮汁」が集められる。液体の表面に脂肪質の乳濁液ができるが、これは石鹸の製造に用いられることになる。乾燥した塊が粉砕されて篩にかけられ、一トン当たり四三フランの価値を持つ肥料になる。途中で取り出されたぼろ切れと紙は燃料になる。ブルックリン、ニューヨーク、フィラデルフィアがアーノルド・システムを設置している。[28]しかし、アメリカはすでに「浪費」の国になっていた。その場で消費されないものはすべて捨てられるので、ごみはヨーロッパにはない豊かさを持っているのである。それゆえ、アーノルド法はヨーロッパに導入されるにいたらない。さらに、アーノルド法は強烈な臭いを発する。この臭いはアメリカの広大な国土の中に消えていくが、すべての地方にたっぷりとしみ込んでいるかもしれない。

実のところ、ごみの再生利用はその場しのぎにすぎない。わずかな有効利用ができるにしても、衛生と財政がいつも損失を被るのである。それゆえ、将来性のある解決策が考慮される。すなわち、焼却である。

■焼却

焼却の最初の試みがパディントン（ロンドン）で一八七〇年に実施されるが、燃焼に必要な通風がなく、失敗に終っている。六年後、リーズ〔英国イングランド、ヨークシャー州の都市〕で実験が再び行われる。この時の焼却炉は非常に高性能で、イギリスのいくつもの都市で採用される。一八八〇年、一〇〇基ほどの焼却炉が、計一七〇万人の人口を持つ七つの都市圏から出るごみを受け入れている。一八九三年には、計六九〇万人の人口を持つ五五都市が焼却炉を備えるにいたる。[29]しかし逆説的なことに、ある地区がごみを焼却する一方で、その隣りの地区では非衛生的であると同時に時代遅れな人手によるごみの分別が行われている。

一八九二年、当時人口が七〇万人であったハンブルクをコレラの流行が襲っている期間に、ドイツで最初の焼却炉が稼働している。ハンブルクの近隣地域の住民が、汚染された都市のごみを力づくで追い返したからである。焼却はドイツとベルギーで広まるが、フランスとオーストリアはこの動きの外側にとどまっている。[30]

ごみは、火を消す細かな埃と灰を篩にかけて取り除きさえすれば、自然燃焼するものである。ごみの灰はカリとリンに富み、肥料の製造や、車道と歩道用のモルタルの製造、さらに、ベルリンで行われているように道路舗装用の人工石の製造に利用できる。今日でも、焼却された家庭ごみのかすは、もし法律がその再生利用を禁止していなければ、変質しない道路舗装材の製造に利用されうるであろう。ついに一九世紀末頃、ごみ焼却炉の熱で動く最初の発電所が開発される。[31]

フランスでは、焼却に対する抵抗が非常に強い。焼却経費が引き合いに出され、パリのような都市ではごみの処理費が一五〇万フラン増加するだろうというのである。悪臭と空気の汚染も危惧される。「熟成した塵芥肥料」に固執する農学者たちは、パリ地方の土地はカリもリンも不足していないが、火による破壊によって腐植土と窒素が不足すると強調する。[32]それゆえ、焼却の実験施設はジャヴェル〔パリの一五区〕に設置するにとどめられ、この施設は六カ月間なんとか存続するのである。

第一次大戦中、塵芥肥料の輸送に鉄道や川船を用いることはもはや問題になっていない。同時に、ごみ収集用のウマがわずかな頭数に減り、仕事に間に合わなくなっている。そこで、ごみの焼却が広まり始めるのである。

ごみ問題に関係したもうひとつ別の問題が衛生学者たちを悩ましている。すなわち、古いぼろ切れの毒性をどのようにして無毒化し、いたるところに汚染をまき散らす屑屋をどうすればよいのか、という問題である。

第36章　ぼろ切れの地獄のような循環

一八九七年八月二一日、日刊紙『エヴェヌマン』の読者、とくに女性読者は、「詰め綿と細菌」と題した記事を読んでおそらく恐怖に襲われたことであろう。話は魅力的に始まっていた。「綿の入ったイブニングラップ〔イブニングドレスの上にはおる外衣〕をあなたの白い肩に優雅にかける時、夜、ふっくらした足掛け布団に寒そうにもぐり込む時、奥様、あなたはどんな危険に身をさらしているか気づいていらっしゃいますか？　気づいていらっしゃらないでしょう！　実際、あなたの織物に入っているあれほど白く、あれほど柔らかくて光沢のある詰め綿の中に恐ろしい敵がいて、この上なく危険な病気の脅威を与え続けうるなどと、どうして考えられるでしょうか？」

実際、服飾業者は高い価格で繊維を買うことには関心がなく、古いぼろ切れの山を屑屋から手に入れ、それを前もって消毒することなく再生利用するのである。これがぼろ切れの循環であり、長い間公衆に知られていなかった危険が、以後苦渋に満ちた屑屋の問題を引き起こす。

■屑屋たちの名誉ある同業組合

一八八三年、パリには五五〇〇人、郊外には二〇〇〇〇人の屑屋が数えられている。屑屋の同業組合に関する最初の公的文書はルイ一四世〔在位、一六四三―一七一五〕の治世に遡る。それは、警視総監ヴォワイエ・ダルジャンソンによって署名された一七〇一年の命令で、次のように屑屋に言及しているのである。屑屋たちは「イヌの不正取引に加担し、餌用に馬肉を備蓄しており、これが［ヌーヴ＝サン＝マルタン通りの］地区を汚染している。そのイヌの数は二〇〇匹以上であるが、夜も昼も街路に放されるので、通行人らがかまれた。」以後、「上記屑屋およびイヌその他の動物の皮剥ぎ人に、ウマ、イヌ、ネコ、およびその他の動物のいかなる脂肪をも自宅で溶かしたり、溶かさせたりすること」が禁止されるとともに、「夜明け前に街路で休むこともぼろ切れを集めることも」禁止される。命令はさらに、屑屋を装って通行人から強奪する無頼漢にそれとなく言及している。これらの条項は一七五六年と一七七七年の命令でも繰り返されることになる。

一八一〇年、警視庁はぼろ切れ置き場を不衛生な施設の第二級に分類している。

一八二八年の命令は次のことを明らかにしている。すなわち、屑屋たちは法律を無視して公道での夜間の活動を続けていること、爪竿でごみを散乱させて餌あさりをしていること、悪人たちが屑屋のふりをして、爪竿を武器にし、背負いかごの中に盗品を隠していること、である。さらに、その命令は「どぶをさらって屑鉄を集める『荒らし人』あるいは『ひっかけ人』と呼ばれる人々の仕事は、彼らが通行人に泥水を跳ねかけ、舗石を傷め、穴を作ってそこに水が溜まり腐るので、有益であるよりも有害である」と指摘している。[33]

このような法律は危険、不潔さ、悪臭にこだわったもので、衛生条件への考慮からきているのではない。細菌の伝播と伝染病の問題がついに言及されるには、一八八三年の命令を待たなければならない。こうして、公道上でのごみの滞留時間を制限し、ごみを公道にまき散らすことを屑屋に禁止しようと、命令は務めるのである。しかし、命令は経済上の立場と要請を考慮して、「屑屋は布を敷いた上で分別してよいが、その後でごみを容器に戻さなければならない」と明示している。

当時、屑屋たちは、風変わりであると同時によく組織化されたひとつの同業組合を結成している。文学作品や俗語の中で、彼らは「ベック＝サレ」〔文字通りには「塩漬けの口」を意味するが、俗語で「喉が渇いている」ことを意味する「塩漬けの口を持つ」という表現がある〕「メトセラ」〔聖書に登場するイスラエル人の族長で九六九年生きたといわれる〕あるいは「ジャン親父」と呼ばれている。彼らは空想世界の中で非常に大きな位置を占めているので、一部の新聞記者たちによるとパリ地方で五万ないし六万人の屑屋が数えられるほどである。

彼らの序列の頂点に「差配人」たちが君臨している。総勢三九〇〇人の彼らは、ごみ箱の貴族である。彼らの一人ひとりが一二棟ほどの建物を縄張りにする。彼らは建物の管理人たちから目をかけられており、朝の四時にはドアを開けてもらう。ごみ箱を外に出して引っかき回し、骨、ぼろ切れ、紙、金属を別々の袋に入れる。そして、放下車の通過を待ってから空になったごみ箱を元の場所に戻すのであるが、これによって建物の管理人たちの仕事が楽になるのである。屑屋たちは背負いかごは持たず、ロバあるいは小さな車を持っている。車は妻や子供たちに押させる。彼らの誠実さには定評があり、うっかり捨てられた銀製の食器を建物の管理人に返さないのは恥ずべきことだと思っている。彼らの中には金持ちの繊維業者になる者も現われる。

総勢三四〇〇人の「渡り者」と「走り回り」が屑回収業のプロレタリアをなす。彼らは、「ボヘミアン」とか「自由業者」と呼ばれる。彼らは、差配人によって無視されたり、あるいはすでに調べられたごみ箱のおこぼれを求めて、一日に二〇キロメートルほども駆けずり回る。放下車が通るまで時間がない。そこから「走り回り」の名が由来しているのである。どん底には「恥ずべき人」たちがいる。彼らは失業中の労働者で、彼らの渡り者に対する関係は、渡り者の差配人に対する関係と同じである。彼らの人数は経済的危機の時期に増加する。[34]

一九一六年、屑屋の仕事は一世紀前からほとんど変化していない。一日のうち六時間を収集に使い、四時間を自宅での分別に使う。ある者は夜の一一時に仕事を始め、またある者は朝の四時に仕事を始める。商品は、いったん分別されると、屑屋の親方のところへ運ばれた後、ワイン商人の店へ行き着く。屑屋のある者、すなわち「古物商」たちは古着の商売もしている。(35)

一八八三年の命令は、車道でのごみの滞留時間を一時間ないし二時間に短縮することによって、ごみ箱を支配する差配人には損害を与えはしないが、「走り回り」たちをいっそう速く走らせることになる。それゆえ、その命令はパリ住民の間に同情心をかき立て、憤激の叫び声を引き起こしたのである。ある衛生学者が次のように証言している。

> これらの善良な渡り者たちの境遇がどれほどまでに世論を動かしたか、想像できないほどである。火事、ストライキ、あるいは失業のために二万人の労働者が工業都市で路頭に迷わされたという朝刊の記事を読んでも人々は無関心なのに、子ウシの髄骨、古いぼろ切れ、瓶の破片が渡り者たちの爪竿から奪われるのは差配人たちを最大限利するためだと考えて、心を痛めるのであった。二週間の間、各政党はこの哀れな人々を奪い合った。街頭では、早朝にもかかわらず、子供たちから「機甲部隊」「寸胴鍋」と呼ばれる清掃作業員とその容器の周囲に群衆が集まるのだった。屑屋たちを守るという口実で、突然恐るべき同盟ができ上がるのであるが、その中では料理女、地主、弁護士といった人々が隣り合わせていた。(36)

実際、屑屋たちの同業組合は富を生み出すのである。回収された物は製紙工場、紡績工場、肥料製造業者に売られる。多くの場合、買い手は金持ちの工場経営者たちである。パリ地方では、屑屋たちは彼らを取り巻く三万人の生活費を賄い、一万五〇〇〇人の雇用の源になっているかもしれない。したがって、六万人以上が屑屋の仕事で生計を立てていることになるかもしれないのである。

一八五四年に、ある都市計画専門家が次のように書いている。「もっとも重要な多くの産業の原料を苦労して集めているあの男女たちは、したがってなくてはならない仲介者、富の相当量を生み出すことにおいて序列第一位の仲介者であるにもかかわらず、まったくひどい汚辱の中で暮らすことを強いられているように思われる。」[37]

実際、屑屋たちは経済の繁栄に貢献していても、保健行政にとっては具合が悪いのである。

屑屋と衛生

一八八四年、パリには、第三のカテゴリーに分類される施設として認可されたぼろ切れ倉庫が一二七箇所ある。これらは悪臭と有毒な埃の温床であり、景観と近隣の人々の健康を害している。それに加えて、行政が目をつぶり数が不明な闇の倉庫が存在する。一八八三年、エロー県〔南仏ラングドック地方の地中海に面した県〕の知事が、業者ロジーに本部倉庫の支部をモンペリエに開設する許可を拒否する。しかし、ロジーはそれを無視し、彼自身の告白によると、リゴー通りの「闇の」倉庫に二五〇トン以上の廃物を山積みするのである。[38]

一八九四年、エロー県の衛生審議会は危険に気づき、「行政は、今後ぼろ切れ倉庫に利用しうる境界を入市税関から五〇メートルのところに定める」ことを表明している。「いわゆる乾燥したぼろ切れと骨の倉庫は瘴気の貯蔵庫であり、伝染病の媒介物となりうる昆虫、ネズミその他の動物を引き寄せる」からである。[39]

屑屋たちとその家族は、腐った骨や、病人の分泌物、膿、糞便で汚れたぼろ切れとぴったり接して暮らしている。時には数家族がひとつの同じ部屋に、それぞれが自分のごみの山の周りに集まって住んでいる。同時代の証言がなければその住環境は想像することさえできない。一八五四年にトランソンとデュブランによって粗描された情景は、五〇年後になっても相変わらず現実なのである。

倉庫として使われているのはベッドの下であり、そのためにベッドは高さが非常に高いものが常に使われている。あるいは、高さが一メートルから一メートル二〇センチの台によって支えられた数枚の板がベッドになっているのである。このようにして作られた空間はほとんどいつも満杯であり、訪問者は、屑屋たちの寝床とその下にあふれているあの廃物の山とを見分けるのに、ある程度の注意を払う必要がある。それとは別に、袋に入れられた膨大な廃物が壁と天井につるされている。数えきれないほどのウサギの皮が、剪毛《せんもう》業者に引き渡す前に適当な乾燥状態になるようにいたるところでぶらさげられている。(40)

一九一六年、古びた倉庫がパリ、とくに一五区に存続している。しかし、屑屋たちのほとんどはサン=トゥアン、イヴリー、ナンテール、アニエールに移ってしまっている。サン=トゥアンだけで一〇〇〇人ほどに達し、彼らの家族と合わせると三〇〇〇人の人口をなしているのである。彼らは三つの地域に分かれて住んでいるが、それは荒涼たる景観をなし、ヴルツ博士とロラドゥール博士が次のようなすさまじい描写を行っている。

> それは、板あるいは石膏ボードでできた胸の悪くなるような掘っ立て小屋で、必要な容積を持つものはひとつもない。照明といえばドアから入る光だけで、七月の朝の間でさえ薄暗く、悪臭は筆舌に尽くし難い。骨の山が日なたで干されているが、動物の腐った肉がそれにくっついており、ウジがおびただしく繁殖している。[…]あちこちで、ハエの大群がたかっている。寝具は垢と埃で黒ずんでいる。シーツは一組も見たことがない。
>
> このような悲惨な小屋の中には、水もなければ水道管も下水管もない。その代わりネズミがたくさんいる。衛生局の医者が、ごく最近、これらの掘っ立て小屋の中で見たところによると、腐った肉の残骸がぶらさがった骨を三歳か四歳になる子供がしゃぶっており、その子のそばでは、同じ箱の上で一匹のネズミが別の骨をかじっていた。イヌやネコがたくさんいる。どのイヌも例外なく皮膚病にかかっている。(41)

屑屋たちはあらゆる病気の餌食である。一九一三年頃、他のどこよりも二倍の死が彼らの住居を襲っている。彼らの半数の命を奪っているのは結核である。二〇歳以下の子供たちはシラミだらけで、気管支肺炎や結核性髄膜炎、両親のアルコール中毒と関係した先天性虚弱、扶養放棄に由来する無栄養症〔乳幼児の極度の栄養失調状態〕によって命を奪われる。屑屋たちが住む街区では、結核による死亡者の年間の割合は、一〇〇〇人当たり、他の場所では三・九五人なのに対し一〇人である。(42)

一九二〇年、パリでペストが突発し、三四人の命を奪う。いわゆる「屑屋のペスト」である。こう言われるのは、ほとんどすべての患者がぼろ切れ倉庫の近隣で報告されたからである。次々にとられた対策が屑屋業の衰退を確実なものにする。歩道上でのごみ箱の滞留時間は三〇分に短縮され、廃品回収が繁栄していた城壁跡地域はHBM（低家賃住宅）団地で占められることになる。その時から、成長中の二つの産業分野が屑屋たちを受け入れることになる。すなわち、建設産業と自動車産業である。(43)

屑屋たちの衛生状態は、衛生学者たちが絶えず告発している危険のもっとも人目を引く表層にすぎない。危険は、あらゆるぼろ切れと、たとえ粋なものであっても、衣服から来ているのである。

■ぼろ切れと衣服

ダンディーな男性やエレガントな女性が高級既製服店《プレタポルテ》や行きつけの仕立屋の店に入る時、彼らには、古着屋を利用する貧しい人々と同じ危険を冒しているという意識がない。ところが！

一八七九年三月一五日の命令が憂慮すべき問題を次のように示唆している。「保健管理に関する一八二二年三月三日の法律の第一条に従って、海上輸送によるぼろ切れのフランスへの輸入は、新しい命令が出るまで暫定的に、地中海岸ではマルセイユ港、大西洋岸ではポヤック港とサン＝ナゼール港、英仏海峡岸ではシェルブール港でのみ行いうるものとする。」

一八七七年、フランスは、一一〇〇万フランに相当する二万六〇〇〇トンのぼろ切れを輸入している。[44] ぼろ切れは、水圧によって圧縮し木材のように固いボール状にして運ばれてくる。そのほとんどは、あらゆる悪疫の温床である東洋からやって来る。ドイツからは、一九一〇年に、病院の出口で集められた膿まみれの脱脂綿、吸水性のガーゼ、湿布用の布が輸入されている。これらの廃物は工場主たちによって回収され、パリ地方に送られる。そして、女性や子供たちによって分別されてから商取引に出されるのである。『現代内科・外科誌』*Revue moderne de médecine et de chirurgie* がこの言語道断な行為を告発している。それによると病院自らが買い手に安売りを行っており、記者がはっきり述べているところでは、「わが国のけが人や病人たちが、ドイツの治療用品の廃物を使って手当てされていることは間違いない。」[45]

屑屋たちのぼろ切れとごちゃまぜになって輸入されるこれらの切れ端は、専用の機械の中でずたずたにされ、糊で処理されるが、あまりにも汚い場合には染色される。こうして新品の布地に生まれ変わり、前もって消毒することなく顧客たちに売られるのである。さらに悪いことに、病原菌は他のどこよりも布地の中で長く毒性を保つのだ。

既製服製造が汚染を追加する要因となる。既製服製造はただ一部屋からなる数百の作業場に分散しており、各作業場では、一〇人ほどの女性と子供が雑然と詰め込まれて、わずかな賃金で一日に一二時間以上働いている。衣服が手から手へと渡って、床の上に雑然と置かれている間に、結核、ジフテリア、発疹熱の病原菌が染み込む。

イギリス人たちが「苦汗制度」〔労働搾取制度〕と呼ぶこのシステムは、衛生学者たちと英国上院の調査委員会によって告発されるが、工場主たちからは好評を得たままである。委員会のメンバーのひとりは、天然痘にかかった子供のベッドの上に、引き渡すばかりになった新しい衣服があるのを見ている。別の委員によると、ニューヨークから輸入される衣服の七〇％が結核患者の住居で製造されたものであるという。

フランスでは、『消費者社会同盟会報』*Bulletin de la Ligue sociale des acheteurs* が会員に次のように知らせている。「価値も、仕立て方も、原産地も知らずに既製服を買うことは、常に、男女労働者の内職を助けることではあるが、時には、結核、ジフテリア、麻疹、猩紅熱《しょうこうねつ》といったものを買ってそれらを自宅に持ち帰ることでもある。」(46)

「苦汗制度」はいくつかの国では違法である。ニューヨークでは、一八九一年のある法令が商業目的の衣服、造花、葉巻の家庭内での製造を禁止している。(47) しかし、法律は絶えず違反され、裁判所は形ばかりの刑を科すだけである。一八七九年、イギリスのあるお針子が見せしめのために二〇シリングの罰金と一週間の禁固を科せられている。彼女は、猩紅熱にかかった姉妹の枕元を訪れた時に着ていた衣服を消毒せずに、街路を歩き周ったからである。(48)

新品の衣服が危険であるなら古着については言葉を失う。古着は古着屋や古物商の露店、あるいは公営質屋の倉庫に散乱しているのである！　一八九七年、フィレンツェのマジャンティ博士が古着から取り出した埃を五七匹のモルモットとマウスに注射したところ、二七匹が死んでいる。しかし、軍服から出た埃は病原性が弱く、この原因をマジャンティ博士は、「軍医と管理委員会の道徳上および財政上の二重の責任下に置かれた倉庫の清潔さ」に帰している。(49)

ところで、一九〇〇年頃、衣服は使い古されても捨てられていず、毒性を弱めることができるとすれば、まだほとんど普及していなかった消毒だけであろう。古着の商売は都市部でも農村部でも繁盛しているが、規制を受けていない。誰かが感染症で死ぬと、その家族は死者の衣服を行商人に売り払うか、使用人や貧乏人に与える。都市部では、市場と衣服倉庫の中に感染症の発生源となっているものがある。

いっそう油断のならない汚染形態が、衣服を手でいじくる税関吏や、ブラシかけをする使用人、女性クローク係、何度も使われた衣装を身に着ける踊り子や合唱隊員を襲う。病院では、いわゆる「病み上がりの人」の衣服が前もって消毒されることなく、結核患者からリウマチ患者へ、チノス患者から心臓病患者へ、赤痢患者から片麻痺〔全身性または局所性の半身の麻痺〕患者へと渡ることも珍しくはない。しばしば、伝染病から回復した子供たちに新しい服を着せることが習慣になっている。子供たちは既製服店へ行っていろいろな「三つ揃い」を試着するのであるが、その三つ揃いは別の子供たちによって試着され、着られることになるのである。(50)

　結核、肺炎、ジフテリア、天然痘、その他あらゆる種類の発疹性疾患が衣服によって伝染されることはありふれた現象である。黄癬〔主に男児の頭部がおかされ、毛髪が抜け落ちる慢性の皮膚疾患〕、頭部白癬〔しらくもなど頭皮にできる皮膚疾患〕、膿痂疹〔とびひ。ブドウ球菌・連鎖球菌などの感染により皮膚に化膿性病変を起こしたもの〕は帽子によって移される。一八七九年頃、オーストリアの医者たちが新種の病気「ハーデンクランクハイト」(ぼろ切れの病気)に直面している。これは、炭疽菌による敗血症の一形態で、白いぼろ切れ——染色されたぼろ切れは無害であるが——を分別する仕事をしている女性たちに襲いかかる。(51) 一八八五年、労働者たちが「フロックフィーヴァー」〔ぼろ屑熱〕と呼ぶ別の病気をパーソンズが観察している。これは、不安と黒い痰を伴う気管支炎となって現われるもので、質の悪い布地の製造に利用されるウールのぼろ切れを「ディアーブル」〔ぼろ裂断機〕を用いて引き裂く工場で突発する。(52)

　あげくの果てに、空想的な様々な伝染形態が考え出されている。医学文献の中に、ズボンによって移される梅毒や膿漏症〔主として淋菌による泌尿生殖器の伝染性疾患〕の例が見いだされる。マラリアや黄熱病は蚊だけが感染させうるにもかかわらず、病原菌がしみ込んだ衣服の入った行李の穴がそれらをまき散らしたという話もある。エベルス菌は水の中で毒性を維持するにもかかわらず、自らある種の衣服の中に隠れ場を見いだしたとしか思えないような例もある。ある医者は、別々の地区に住む二人のロンドン女性が、病気の息子を看病しているお針子の店で二週間前に舞踏会用ドレスを試着したがために、腸チフスの犠牲になったという例を引き合いに出してさえいる。ヨーク公が同じように病気にかかったのも、腸チフス患者の子供たちを持つ仕立屋によって彼の背広の一着が仕立てられたからだというのである。[53]

洗濯の消毒効果は多くの場合現実的根拠のないものであるにしても、洗濯女たちは現実の危険にさらされているのである。

洗濯女であることの不幸

一九世紀末、クリーニング業は成長中の業界である。一九〇五年、パリ地方では二万人がクリーニング業界で働いている。しかし、河川の岸沿いに置かれた洗濯船や、都市の洗濯場、田舎の池は、衛生的であるというよりも風情のある職人仕事としての洗濯が存続していることを示している。

冷水での洗濯は汚染をもたらすが、だからといって消毒されることはない。共同洗濯場の水の細菌分析は、好気性細菌が少ないことを示している。逆に、腐敗の原因となる嫌気性細菌がおびただしく繁殖している。石鹸は信頼できる消毒剤ではなく病原菌の多くを殺さないので、河川の汚染をいっそう重大なものにし、パリのセーヌ川に点在する一〇〇箇所ほどの洗濯船がいずれも汚染源となるのである。[54]

クリーニング業の成長は、もし洗濯物が常に苛性ソーダを加えた水で煮沸されていたなら恩恵となったであろう。実際は、染料が熱に耐えないので、白い洗濯物だけがこの処理を施されている。汚れたものを手で扱うことに関して言えば、それはもっとも危険な作業である。[55]

ご用聞きがやって来る前に主婦あるいは女中が洗濯物を準備する住居で、すべてが始まるのである。彼女らは洗濯物を点検し、揺さぶり、選り分ける。次いで、洗濯物はクリーニング店まで運ばれるが、配送車の中では清潔なものの横に載せられる。目的地に着くと、シーツはシーツ、ハンカチはハンカチ、白物は白物、色物は色物と、分けて山積みにされる。赤い糸で顧客の頭文字を縫って目印にされる。これらの作業は、呼吸器の粘膜と手を冒す。誤って針を指に刺すとひょう疽〔指の蜂巣炎〕の原因になるのである。赤い糸で目印をつけることは女工たちを感染の危険にさらす。彼女らは作業を短縮するために糸を歯で切るからである。

次に、洗濯物は「予備洗い」、すなわち冷水で洗われ、これによって血痕が取り除かれる。最後に、洗濯桶あるいは「アメリカ式」洗濯機で「煮洗い」、すなわち灰汁《あく》洗いがなされる。

洗濯桶は、汚れ具合に応じて積み重ねられた白い洗濯物が、炭酸ナトリウムと苛性ソーダを加えた水に浸けられて煮沸される容器である。中の動きは二重底の上に取り付けられた管によってなされる。水が管を上り、表面に広がるのである。

今日の洗濯機の元祖である「アメリカ式」洗濯機は、イギリスとアメリカ合衆国でもっとも普及している。自動装置が、沸騰している水の中の洗濯物を揺するのである。フランスでは、この洗濯機は洗濯物を痛めると非難され、もっとも粗末なシーツの洗濯以外にはほとんど用いられていない。

洗濯桶から出ると、洗濯物は洗われ、すすがれ、漂白され、乾かされ、アイロンがけされる。しかし、一九〇五年の法律が禁じているにもかかわらず、洗濯済みの洗濯物は配送されるまで汚れたものと接触したままである。

これらの作業は、不衛生のあらゆる要因を合わせ持っている。洗濯女六五〇人を対象に実施された調査が、彼女らのうち一六二人、すなわち二五%が結核患者であることを示している。半数以上が肺結核で死んでいるのである。

洗濯物の問題が複雑微妙であるとすれば、寝具の問題は解決不能である。

寝具と東洋の絨毯

マットレスの製造は見ものである。東洋のウール、羽毛、ぼろ切れが利用されているのだ。

ヒツジの毛が刈られてから市場に出るまでに、東洋のウールは遊牧民とその家族の寝具としてすでに使われている。動物も人間も十分に咽喉の渇きをいやせるほど水がなく、体を洗うことが差し控えられるために皮膚病が絶えない。鳥小屋の動物からむしり取られる羽毛はといえば、血と皮膚のかすがついているので、これらが人間の熱と触れることによって、枕の中で、呼吸器粘膜を冒す感染症の発生源となる。

もともと病原菌のついている寝具が、ホテルや、家具付きアパルトマン、養護施設、病院でそれを利用する感染症患者たちによってもさらに汚染される。公営質屋に置かれているマットレスについては言うべき言葉もない！マットレスは、質流れすると古物商に売られるが、古物商はそれをざっとカーディング〔マットレスを梳毛機にかけて解きほぐす工程〕したり「再生」させたりする。この「再生」というのは、ボタンや留め金その他の金属物を取り除く機械の中でずたずたにされた古着や汚れたぼろ切れを中に詰めて、マットレスを修復するという処理のことである。(56)一八八四年にパリを襲ったコレラの大流行の間に、乾燥炉でマットレスの消毒を行うことを公営質屋の責任者が検討するが、悪用してただで消毒する者が現われることを心配して実施に移すことを諦めている。(57)

マットレスのカーディングは盛んであると同時に不健康な仕事である。どの地区でも梳毛工《そもうこう》たちが縦横に巡回し、週に何回も歩道上や中庭に架台を置いてその上でマットレスをはたき、大量の埃を巻き上げるのである。ヴァラン博士の証言には説得力がある。

> 貧しく人口の多いある地区にある病院の側面のひとつは、ずっと前から、巡回梳毛工たちの不快な仕事にさらされている。一階の窓の前にある歩道上に架台が置かれているのだ。その数メートル上には物置部屋の大きな窓があり、その部屋の中に洗濯された下着類や寝具が干されている。もう少し遠くには無蓋のタンクがあり、病人たちの食事に使う水を集めるのに用いられている。これらの開口部から、週に何度も大量の埃が病院内に

入り込むのである。マットレスがはたかれ、解きほぐされる様子をわれわれはしばしば間近で見た。ほとんどの場合、マットレスはみすぼらしく、極貧の家庭から出たものである。ウールは汚れており、時には液体の乾いたものがこびりついている。腸チフス、天然痘、猩紅熱、ジフテリアによって死んだ人々とは言わないまでも、これらの病気にかかった人々によって使われたものではないのかという疑問を禁じ得ない。［…］この埃は、マットレスに入り込んで乾いた大便や悪露《おろ》、血液、膿に由来するものではないのだろうか？(58)

エキゾチックな絨毯も同様の恐怖を吹き込む。ヨーロッパで製造された絨毯や壁掛けはそれほど危険ではない。しかし、安価であるが傷みも色あせも早く、売買の対象になるのは稀で、相続によって譲渡されることもない。東洋産の絨毯については、事情がまったく異なる。上質で、時の流れが持つ破壊力にも負けず、古くなることによって値打ちが上がるのである。しかし、口外できないような過去を持つので、買った時から汚染している疑いがある。東洋では、行商人が村々を回って、死んだ人々あるいは窮乏している人々の絨毯を安価で買い集める。ところで、貧しい人々は睡眠中絨毯を体に巻き付ける。経年による変色と見せかけるために、口にできないような方法で絨毯が「傷め」られる。ウマ、ヒツジ、人間の乾燥した大便からなる厚い層と一緒に埋められるのである。数日間そのままにしておくと、絨毯は新品の輝きを失い、悪臭を発する茶色の埃がしみ込んでいる。大きな施設内で商人たちはそれに埃を振りかけ、足で踏みつけ、修繕係の女工たちをその上に座らせて「艶消し」をする。

卸売商の店では、すべてが病原菌の毒性の維持に貢献する。絨毯は薄暗い部屋の中に山積みされ、ひとつずつ大量の埃にさらされるのである。それゆえ、気道の病気がこの職業で繁殖する。すなわち、肺炎、気管支肺炎、気管支喘息、結核である。

裕福なブルジョワの家庭では、東洋の固定便槽から掘り出されたこれらの絨毯が、これ見よがしの贅沢の主要な品となる。最高の粋はそれらを重ねて敷くことにある。壁では、カラマンやジディム、キリムの壁掛け〔いずれも中近東産〕が壁紙の代りをする。絵の代わりに、シネやティブリス、モジュールの別の絨毯が壁に掛けられる。もともと含まれている病原菌に、マカダム式舗装から出る現地の埃が加わる。こうして、ブルジョワ家庭の和気あいあいの中に細菌が包み込まれ、貧しい人々がかかる病気がその家庭の中に現われるのを見て人々は驚くのである。[59]

古紙

ぼろ切れと同様に、古紙も庶民を幸せにする商品価値を持っている。古紙は絶えず再利用され、最後には食料品屋や市場で食料品を包むのに用いられるのである。一八九二年、モンペリエ〔南仏ラングドック地方の中心都市〕の市立衛生試験所がその用途に充てられた何枚もの紙を調べた結果、驚くべきことに、古新聞だけでなく商業記録簿の古くなったものや、税関、入市税関、税務署の古い帳簿も使われていることを発見している。あらゆる病原菌の群れが姿を見せているのである。

イギリス人たちは、古新聞やその他本屋の売れ残りを食品関係の商売で用いることを禁止しているが、それらを喜んで輸出するので、フランスの市場にはそれら古紙が氾濫している。

結核患者が指をなめてページをめくることによって記録文書や帳簿がコッホ菌に汚染され、その結果、特定の事務所や特定の行政機関で結核が永続することになるのである。一平方センチメートル当たり、本の中のページには三個、表紙には三四個の病原菌が見いだされる。ある古い解剖学の本の場合、各ページが二〇〇〇から三五〇〇個の病原菌を宿している。コレラ菌と腸チフス菌はないが、ブドウ球菌、炭疽菌、結核菌がはびこっているのである。[60]

しばしば病人の枕元に置かれる貸本屋の本はもっとも危険である。一八九二年には、イギリス人たちは伝染病患者に貸すことを禁止し、違反すれば起訴される法律を作っている。[61]大きな図書館の本はそれほど閲覧されないので、もっとも汚染されていない。古い埃の中で仕事をしている書庫係だけがアレルギー性徴候（鼻炎、目の炎症、気管支漏）の犠牲となっているが、当時は活発なビブリオ〔グラム陰性桿菌の一属。コレラ菌・腸炎ビブリオなど〕のせいにされている。(62)

紙幣は驚きべき細菌群の住み処である。紙幣の一枚一枚が、モルモットなら死んでしまう二万個以上の微生物を保護しているのだ。タラマン博士という医者は紙幣に特有な病原菌を分離できたと思い込み、それに「腐敗性金バチルス《バチルス・セプチクス・アウレウス》」という当意即妙の名前を付けている。(63)

不可能な消毒

一九〇二年二月一五日の公衆衛生に関する法律によって、感染症にかかったすべての人の衣服、寝具、住居を消毒することが義務づけられても、その要求に応えることのできる方法は何も存在していない。

細菌の発見以来、衛生学者たちはそれでも理想的な装置の開発に務めている。寝具と衣服の消毒には、乾熱滅菌器内あるいは蒸気滅菌器内の熱気と加圧された蒸気が非常に有効であるが、それに耐えられるのは亜麻布と寝具だけである。滅菌器から出る時に、フランネルとウールは変色して縮み、革製品は壊れており、服地には血とアルブミン〔生体細胞や体液中に含まれる単純たんぱく質の総称〕の染みがついているのである。(64)

さらに、マットレスの病原菌は要塞に守られているようなものである。万全を期そうとすれば、感染する危険を冒してウールをマットレスから取り出さなければならないであろう。洗濯物と寝具を消毒場所まで運ぶこと自体が危険である。それゆえ、衛生学者たちは、汚れ物を日光に当てたり、消毒液や沸騰した湯に浸けたりすることを勧めている。

一八九〇年頃、病原菌に汚染された場所を消毒する問題は、殺菌作用のある物質やガス、蒸気を噴霧する装置のおかげで解決したように思われる。「将来性のある市場」に刺激されて諸々の処理法が相次いで登場する。一九〇二年の法律の後、五八の製造業者が各自の装置を保健所によって設置された委員会に持ち込んでいる。試された製品は数多いが、家具調度類を壊さずに細菌を殺すものはめったにない。一九〇〇年頃、ホルムアルデヒドが細菌学者たちの人気を集めている。しかし、数日の間家を空け、食料品を空にしなければならない。しかも、消毒は表面的で、消毒剤とガスはアルコーブを消毒せず、絨毯や、壁掛け、寝具といったものの深部までは届かないのである。[65]

本の消毒はさらに難しく、不可能でさえある。滅菌器は本をぼろぼろにしてしまうし、有効性を配慮すれば一ページずつ消毒しなければならない。創意工夫に富んではいるが使い勝手のよくないシステムがいくつか陽の目を見ている。一九〇七年、モントルイユ＝ス＝ボワ〔パリ東郊の町〕の障害者施設で、ページを扇状に広げるようにして開けられた本の表紙をクリップで挟んで本をぶら下げてから、密閉した収納庫の中で、塩化カルシウムの結晶をしみ込ませた布類から出る発散物にさらすという処理がなされている。[66]

その一年後、フルニエ博士が「工業」消毒の方法を開発している。これは、摂氏八〇度まで温度を上げた空気の中でホルムアセトンの蒸気に本をさらすというものである。しかし、本にしみ込んだホルマリンの臭いを取り除くためには、本をもう一度アンモニア水の蒸気にさらさなければならない。しかし、繊維を主成分とする昔の本しかこの拷問に耐えることができず、砕木パルプでできた最近の本はぼろぼろになってしまう。[67]

一九世紀の終わり頃、消毒の問題は解決されるどころではないように思われる。実は、効果が比較的不十分であることと、個人にも行政当局にも嫌気を起こさせる作業の複雑さのために、消毒の問題は以後も決して解決されることがないのである。消費社会だけが、ぼろ切れを不用とすることによって解決をもたらすことになる。

ところで、処理がさらに難しい別の細菌媒体が公衆衛生を脅かす。それは、動物である。

第37章　動物の危険

一九八五年、パリの複数の産院で突発した乳幼児四人の「謎の」死をフランスのマスコミが大きく取り上げていた。相次いで起こったこの悲劇には異常な点が何もなかったが、メディアによって中継された医者たちはイヌのせいにしたのである。

二〇世紀は、糞に対する強迫観念に取りつかれる。『トイレの文化史』の中で、ロジェ＝アンリ・ゲランは便槽とごみ捨て場について長々と論じているが、イヌの糞の問題に触れる時には、恐怖にとらわれながら「新たな糞の危険」を告発している。このような反応は奢侈に対する強迫観念に属する。比較的新しいこの強迫観念は、人糞の問題が解決されたことを物語っている。一九二八年に、『公衆、産業、社会衛生年報』*Annales d'hygiène publique, industrielle et sociale* に発表された「パリでのイヌの排泄物」に関する論文の中で、クレール博士が初めてそれに触れている。[68]

今日でも同様であるが、奇怪なことにパリの人々はひとつの糞にも卒倒しそうになりながら、アシェールの散布式下水処理場で彼ら自身の大便を肥やしにした野菜を毎日喜んで食べていることに気づきもしないのである。

一九世紀にはもっと重要な問題があった。一九〇五年に、「我が住居のいつものお客たち」によってもたらされる危険について論じた博士論文の中で、アンリ・ルトゥルヌール博士は糞の問題についてまったく触れていない。一九一〇年になってようやく、エベルス菌がイヌの腸内を増殖することなく通って、糞とともに排出され、野菜や飲用水を汚染しうることを医者のクールモン博士〔一八六五―一九一七、フランスの医者〕が明らかにする。しかし、伝染病原菌の媒体は目につかないままである。(69) イヌの排泄物が見苦しいだけで無害なものだとしても、家畜が衛生状態を良くすることはない。

一九〇〇年頃、パリのイヌの数は五万匹以上に達し、いたるところで、「今日ほど動物に対する愛が激しい時代はなかった」という、いつの時代にも見られる轟々たる非難が起こっている。このように動物の危険に関するルトゥルヌールの論文は始まっているのであるが、彼は次のように続けている。「愛犬癖はとりわけ今日的である。イヌの展示会が開催され、イヌのための洋品店が開店し、イヌの墓地まで作られている。あちらのアニエールの近くには、仰々しい碑文を刻んだ墓碑の下にイヌが埋葬される広い土地がある。」

ルトゥルヌールの文章の中に動物と女性に対する正真正銘の「差別」を読み取ることができる。「しばしば軍隊の遠征に参加した軍用犬は、エジンバラの城塞に墓地を持っている。危険を共にしたものに対するこの敬意は理解することができる。しかし、いつまでも独身でいることを嘆き悲しむオールド・ミスのためにイヌの墓地を作るとは！」(70)

動物を通して表面に出てくるのは墓地に対する恐怖心である。一八九九年、『寄生虫学アーカイブ』*Archives de parasitologie* 誌で「イヌの墓地」について論じた二編の論文の中で、ブランシャール教授〔一八五七―一九一九、フランスの医者・寄生虫学者〕は、イヌの墓地を作ることは不道徳であると告発し、地面から出る病原性の瘴気という昔ながらの妄

想をよみがえらせている。(71)

もっと深刻なことに、イヌとネコは狂犬病や、疥癬あるいは白癬のような皮膚病を移しうる。しかし、動物の病気で人間に移りうるものはほとんどない。それでも家畜は、ぼろ切れと同様に伝染病原体の受動的な媒体であることに変わりない。細菌を植え付けたイヌやネコの毛から、結核菌、腸チフス菌、ジフテリア菌を分離することができたのである。(72) コンスタンチノープルのパストゥール研究所長ランランジェ教授〔一八七一―一九六四、フランスの医者〕が、さらに、アンゴラ猫によって移された猩紅熱《しょうこうねつ》の例を引いている。その贅沢な毛皮が「感染性病原体の猫かぶりの媒体」となったのである。

家庭で飼われている鳥はもっと危険かもしれない。七一歳の女性がかごの中のスズメに嘴《くちばし》でつつかれて親指が狼瘡〔黄赤色から紅褐色の小斑に始まり、円形、楕円形の赤褐色斑となる皮膚結核〕にかかった例が挙げられている。インコは腸炎にかかかりやすく、それが、オウム病〔オウム病菌による鳥の伝染病で、人間にも感染する〕の名で知られる気管支肺炎を人間に起こさせる原因になりうる。メンドリやハトはジフテリアに似たクループ〔呼吸困難を伴う喉頭炎〕の一種を広める。

野生の動物は、管理することがいっそう難しい細菌媒介者である。コウモリはたくさんのノミを宿しており、ペストの伝播に一役買う。ロシニョール博士は、ムクドリが羊痘〔感染力の強い綿羊の発疹性疾患〕をまき散らすと主張している。ムクドリは、ヒツジの毛や反芻動物の毛に繁殖する害虫を食べ、感染した群れから健康な群れへと飛び回るのである。(73) ゲガン博士は、渡り鳥がコレラを運ぶと推測している。渡り鳥は、危険を感じるとコレラに襲われた場所を離れて、コレラ菌を運ぶのである。さらに、鳥が汚れた沼で水浴びをしてから飲用水用の貯水池に遊びに行くことを、何ものも妨げることはできない。(74)

トカゲは塵芥の中で餌をあさるので、その移動の速さに応じて非常に遠くまでコレラ菌を運ぶことができる。(75) ミミズはもっと危険かもしれない。死体が眠っている地中奥深くからやって来て、コッホ菌やエベルス菌を地表に運び出すかもしれないのである。

ナメクジは、夏に、集水室の壁や飲用水用貯水槽の壁におびただしく繁殖する。それらの壁を排泄物で汚染したり、ナメクジ自身がそこで腐敗することもありうるのである。パリの水道管内にはセーヌ川やマルヌ川で養われているものよりも多くの軟体動物がおり、稚貝が緩やかな水流の中で繁殖している。時にはそれらの繁殖が導管網を詰まらせる原因となるうえに、それらの体内から大腸菌やカイチュウの卵が見つかっているのである。諸々の実験の結果、軟体動物や稚貝の消化管の中に餌と混じって結核菌がいることさえ明らかにされた。(76)

ひとたび食用に供されると、動物はさらに恐ろしいものになりうる。

食品の細菌汚染

むなしい幻想をかき立てた後、コッホのツベルクリンがウシの結核の検診に方向転換された結果、一八九四年以降、汚染された肉に対する強迫観念を引き起こす。たしかに、結核はとりわけコッホ菌がしみ込んだ空気の中で感染し、また腸の結核が稀なために惑わされて、ロベルト・コッホは消化管による感染を否定している。その現象の事実を明らかにするのはベーリングであり、コッホ菌は飲み込まれた後にリンパ管を通って肺に達するのである。数量化するのは難しいが、牛乳や肉による食品が原因となった結核は、症例の五%で起っているらしい。

一八九六年、汚染された動物の割合は、公式にはフランスで一%であると見積もられている。しかし、保健所によって検査されたいくつかの食肉解体場は実際よりも低いデータを提供している。畜産業者たちは、押収されることを恐れてもっとも健康な動物を食肉解体場に連れて行き、疑わしい動物はあらゆる監視の目を逃れて「個人食肉解体場」に送られるからである。

したがって、事実は驚くべきものである。サン＝テティエンヌ〔フランスの中央山地東部の都市〕では、ウシ一〇〇頭のうち一頭しか結核にかかっていないとされているが、感染率は牛小屋によって三〇から六〇％なのである。ヴォージュ県〔フランス北東部〕では、この率は四〇％に達する。南東部ではその率はもっと高く、ピレネー山脈のいくつかの谷間では半分が結核にかかっている。しかも、パストゥール研究所員ノカール〔一八五〇—一九〇三、フランスの獣医・生物学者〕は、感染を免れているとの評判を得ている牛小屋のすべてで感染率が五〇％を超えていることを明らかにしている。

このような現象は他の国々でも一般的である。ベルギーでは、一八九五年の法律によって家畜はツベルクリン検査を受けているが、ウシの六〇％が感染している。ドイツ、オランダ、アメリカ合衆国ではこの率は一〇から三〇％である。イギリスでもまったく同様であるが、エアシャー〔スコットランド南西部の州〕では八〇％に達する。アフリカは感染を免れており、アルジェリアで感染しているのは一万頭のうち一頭だけであることが明らかにされている。

一八九六年、ルクランシュ博士〔一八六一—一九五三、フランスの獣医〕が『結核誌』*Revue de la tuberculose* の中で、「ウシの結核がはびこっている。恐るべき早さで進行している」と警戒を呼びかけている。一九世紀前半には牛の結核は稀であり、その急激な広がりは一八五〇年に始まったらしい。イギリスで、もっともすぐれた種が大量に死に、生き残った種が絶滅の危機に陥っているというのである。

悪疫の発生時には、しばしば外国が後ろ指を指されるものである。したがって、外国産種ウシの輸入を可能にしている鉄道に大きな罪がきせられる。すべてが不実なアルビオン〔フランス人がイギリスをけなす言葉。アルビオンはイギリスの古名〕から始まったのかもしれないという説明は、イギリスでの人間の結核感染率が他のどこよりも低いだけにますます奇妙なことである。ルクランシュ博士が次のように書いている。「イギリスはダラム牛〔英国ダラム州原産の角の短い肉牛〕を非常な高値で売りながら、同時に細菌汚染を世界中にばらまいていたのだ。結核をデンマーク、スウェーデン、ロシア、日本、アメリカ合衆国、チリ、オーストラリアに持ち込んだのはイギリスの家畜なのだ。わが国のニヴェルネ種〔ニヴェルネ地方原産のウシの優良品種〕が現在大量死しているのはイギリスの家畜のせいなのである。」(77)

実際は、ウシの結核は新しいものではなく、不安はもっぱら最近の認識に由来しているのである。ウシの結核は人間から移されたものであり、人間の結核の増加と結びついている。牛小屋では感染したウシを隔離できないので、伝染を免れる子ウシは稀である。

獣医たちは保健衛生法規の制定を絶えず要請しているが、食肉解体場に関する一九〇五年一月八日の法律は形だけのものにすぎない。万全を期すためには、病気にかかったウシや疑わしいウシをすべて解体しなければならないであろうが、これは家畜すべてを殺しかねない。それゆえ、見せしめの制裁にとどめられているのである。一八九四年、ある肉屋が、ガップ〔フランス南東部グルノーブル南東方の町〕に駐屯している第九九歩兵連隊に不純な肉を納入したために、一カ月間の禁固刑に処せられている。その肉屋は、やせ細った一頭の牝ウシを三一フランで買い、その肝臓を取り出し背肉をこそげ取って結核を隠したのである。(78)

ではどうすればよいのか。感染したすべての動物を解体することが不可能であれば、あらゆる防疫検査がむなしいものとなる。ビフテキを長々と加熱することは細菌学の観点からは有効な解決法であるが、栄養面では悲惨である。結局のところ、個人ではどうしようもなく、問題は人間の結核に対する社会的闘いとワクチン療法に属しているのである。

一八九四年以後槍玉に上げられている結核にかかった牝ウシの牛乳も、同じ困難に陥っている。一八八一年、「病原菌による牛乳汚染」を論じた論文の中で、ヴァラン博士はまだその問題に触れてはいなかった。しかし、腸チフス菌を含むあらゆる病原菌にとって牛乳がすばらしい培養ブイヨンであると、彼はすでに考えていた。

牛乳中での細菌の繁殖は途方もないものである。搾乳の二時間後に牛乳一立方センチメートルが含んでいる病原菌は九〇〇〇個である。その数は一〇時間後に六万七〇〇〇個になり、一日後には五六〇万個に達する。この汚染は牝ウシからではなく、その乳房や搾る人の手、容器から来ている。この現象は、空気に当てないと牛乳は保存できないという先入見によっていっそう悪化される。この先入見のために、農家、牛小屋、農民の寝室、共同施設、病院といった場所で牛乳が埃にさらされるのである。[79] その反面、農村部では、月経期間中の女たちは生乳置場に入ることができず、もし入れば牛乳をかき回す罰を受ける。これは、ヴァラン博士が一八八一年にもっともな信仰だとしているものであり、彼の考えでは月経血が「腐敗した病原菌」を出すからである。[80]

　腸チフスのいくつもの症例が牛乳に由来しているが、この感染形態を結核についても明らかにすることは依然としていっそう難しい。たとえ、一カ月以上前に製造されたチーズや四カ月以上前に攪拌されたバターの中にコッホ菌が見つかったにしても、依然として難しいのである。パリ地方では、乳牛の四四%が結核にかかっており、牛乳の五%が細菌に汚染されている。[81]

　しかし、牛乳が重大な脅威となるのは乳幼児に対してである。フランスでは二〇世紀初頭、毎年一一万人の子供（七人に一人）が生後数カ月で死んでいるが、そのほとんどが、乳酸酵母の増殖によって引き起こされる胃腸炎の犠牲者である。この現象はプロシアでいっそう憂慮すべき事態になっており、乳幼児の四分の一が災禍の犠牲となっている。

　この現象は、女性労働力の重要性が増すにつれて人工栄養に頼ることが多くなることによって、また、製品素材の不適応によって、いっそう悪化する。医者たちが病原菌のたまり場として告発する首の長い哺乳瓶と、ゴム製乳首の不潔さが危険を養うのである。

　しかしながら、牛乳を浄化するのに有効な技術がひとつ存在している。三五分間摂氏六八度の温度に加熱し急速に冷ましてから、一定時間摂氏一〇度に保つと、牛乳は風の通る場所で二ないし三日間保存できるのである。これが牛乳の殺菌、すなわち「低温殺菌」である。一八九〇年にこの殺菌法は初めてコペンハーゲンで義務づけられている。

　殺菌は、家庭で行うにはあまりにも難しい作業なので、沸騰させることが依然として家庭でできる唯一の手段である。しかし、母親たち、さらに医者たち自身さえ、栄養価がより高いと認められている生の牛乳のほうを好んでいる。摂氏七〇度以上に熱すると、牛乳は風味が無くなり、カゼイン〔乳汁に含まれるたんぱく質の主成分〕の変質によって褐色がかった色になるが、そのうえ消化が悪くなると言われるのである。しかも、いつも完全に沸騰させられず、ほとんどの場合牛乳が吹き上がる時に中断されるので、安全性に不安がある。ところで、牛乳が摂氏七〇度に上がっても細菌が死ぬのは摂氏一〇二度である。正しく処理された牛乳自体、危険がないわけではない。細菌が除かれても、牛乳は熱に耐えた芽胞をまだ含んでおり、そのためにすぐに飲まないと危険なのである。

　しかしながら、技術は少しずつ解決策をもたらす。搾乳の機械化が源において病原菌を除去し、衛生的な哺乳瓶が首の長い哺乳瓶に取って代わり、煮沸に耐える加硫ゴム製の乳首が開発される。さらに、いたるところで規制が課せられる。ドイツ、デンマーク、ベルギー、スイス、アメリカ合衆国で牛乳の販売が法制化され、牛乳店の検査が義務化されている。しかし、フランスでは、八〇〇〇万頭の乳牛を数え毎年七九〇〇万ヘクトリットルの牛乳を生産しているにもかかわらず、いかなる法制も存在していない。[82]

　万全を期せば、ベル・エポック時代の人間は餓死に追い込まれそうである。野菜は下水によって汚染され、果物は陳列台の上で細菌まみれの埃にさらされ、肉は結核にかかり、牛乳は細菌の培養ブイヨンと化しているのだ。こうして、美食家の喜びとなっている料理は、同時に、人間を死の危険にさらしているのかもしれないのである。

　一八九六年、フランスのカキ養殖は成長さなかの産業部門である。八年間で、カキの生産量が三倍になる一方、その価格は半分に下落している。一八八八年の漁獲量は六億個で漁獲高は一三〇〇万フランであったが、一八九六年には漁獲量が一五億個を超え、漁獲高は一七五〇万フランになっているのである。同じ時に、カキの消費者価格は二三サンチームから一一サンチームへと推移している。ところで、この繁栄は突然崩壊の危機に見舞われるのである。(83)

一八九二年、二人のイギリス人学者ハードマン教授とバザー教授がある警告を発する。すなわち、カキが重大な胃病の感染を引き起こしうるというのである。一八九六年六月二日には、腸チフスの大家であるシャントメス教授が、医学アカデミーで、セット〔地中海沿岸のフランス第一の漁港セートの旧名〕養殖場のカキを食べた何人もの人々に起った非常に激しい胃腸炎の流行に言及している。何人かの女性は腸チフスにかかりさえしており、そのために二人が死んだのである。

日刊紙や非常にまじめな大衆誌『ナチュール』*Nature* によって大きく取り上げられた結果、事件は大反響を呼ぶ。(84) いたるところで証言があふれる。カキがメニューに入っている食事をしに様々な所からやって来た人々が、二日後に腸チフスを広げる。『腸チフスのカキ起源』についての博士論文のなかで、ル・メニャン博士は、同じテーブルに集まった五人の会食者の例を挙げ、三人が腸チフスにかかったが、他の二人はカキに手を出さなかったので腸チフスを免れたと述べている。(85)

さらに、「カキによる」腸チフスは食品や水が原因となる腸チフスよりも危険である。カキはまた、コレラあるいは赤痢に似た障害を引き起こしうる。カキはそれ自体では無害であり、その細菌汚染は排水口近くにある養殖場の不衛生状態に由来している。逆説的であるが、新鮮なカキがもっとも恐ろしい。ひとたび養殖場から出ると、カキは貝殻から水を排出し、もはや危険ではなくなるのである。(86)

カキによる細菌汚染は別の形態も取りうる。相場の下落によってこの軟体動物が庶民の贅沢になって以来、庶民の町では一個単位で売られている。行商人であることの多い商人たちは、カキの「冷却」に用いる水のきれいさには無頓着で、その水を船渠《ドック》どころか排水溝から汲んでいるのである。ところで、モスニー博士〔一八六一－一九一八、フランスの医者〕によるとカキの消費量がもっとも多いのは庶民の町なのである。[87]

「カキ養殖者」たちはスキャンダルだと叫び、衛生学者たちのせいで売上不振に陥ったと非難する。彼らの要求に応えて、海軍大臣が調査を命じる。理学部教授アルフレッド・ジアール〔一八四六－一九〇八、フランスの生物学者〕の報告が事態を鎮静化させる。一九〇四年七月二八日付けの『官報』に「カキのいわゆる有害性について」と題して発表されたその報告書は、カキは腸チフスに何の関係もないとし、天候によって引き起こされる傷みと、氷を盛った盆の上にカキを乗せて出すというレストラン経営者たちのひどい奇癖とのせいにすることで満足しているのである。カキは冷たさに麻痺してレモンに反応しなくなる。このために死んだカキを見つけ出すことができないのである。融けた氷がもうひとつ別の不都合となる。すなわち、貝殻に付着している不純物を溶かし、この不純物がついには身まで汚すことになるのである。[88]

実のところ、売上不振は「カキ養殖者」たちが言うほどひどいものではない。一九〇一年を除くと、フランスで売られたカキの量は毎年一〇億個を超えているのである。それに反して、カキによる細菌汚染はまさに現実である。一九一一年、パリ地方で「カキによる」腸チフスの症例が三八五件、六六人の死亡が調査報告されている。[89] 衛生的な養殖場を整備すれば問題を解決することができるかもしれないが、一九一九年になっても、マルセイユで売られているカキは依然として排水口のすぐそばで育てられており、そこの水は一立方センチメートル当たり二八〇万個の病原菌を含み、そのうち一五〇個が大腸菌である。これらの菌の五分の四を取り除くには、簡単で快い方法がある。すなわち、食べる八分前に、よく知られた滅菌作用のあるレモン汁をカキにかけるのである。[90] しかし、もっとも慎重な人々にとっては、依然としてタンタロスの罰〔タンタロスはギリシア神話中の人物で、地獄に落ちて永劫の飢餓と渇きの罰を受けた〕が唯一の選択肢である。

すべての細菌汚染源がカキのように食欲をそそるものであったなら、衛生学者たちは敗北するしかなかったであろう。動物の危険はもうひとつ別の要素を含んでいる。その要素とは、危険を誇張したくなるほど嫌悪感を抱かせるもの、すなわちネズミである。ネズミに対する全面戦争が始まる。

ぞっとする動物

一九世紀末の想像世界の中で、ネズミはペストの同義語となった。ペスト流行の病因におけるネズミの役割が発見されて以来、その強迫観念は広く行き渡り、海運手段の発展によってさらに強くなっている。ところで、ペストがヨーロッパからなくなっても、極東では相変わらず恐るべき災禍である。一八九六年から一九〇七年にかけて、ペストはインドで五〇〇万人以上の人命を奪っている。インドでは、保健機関がヨーロッパ人以外にまでワクチンと血清の使用を広げることができないでいるのである。(91)

感染地域から来る船はどれも、昔のようなペストの突発を引き起こす危険はないのだろうか？　一九〇三年、マルセイユのある医者は次のようにおびえている。「ペストがわれわれの領土に入り込んで居着く危険があるようになって以来、それから身を守るためにあらゆる努力が惜しみなくなされてきた。感染国から来る船舶の隔離と、港内検疫所への停泊延長という根本的な手段が強化されなければならなかった。」(92)

一八九九年と一九〇〇年に、東方からやって来てマルセイユへ向かう船舶ニジェール号とエカトゥール号の船上で数人のペスト患者が見つかったと通報されている。これだけで一七二〇年のペストを思い出させるのに十分である。この半世紀後にアルベール・カミュ〔一九一三―六〇、『異邦人』『ペスト』などで知られるフランスの作家〕が、中世にあったようなペストによって一九四七年に荒廃したオラン〔アルジェリアの北西部で地中海に面した港湾都市〕の空想上の年代記を書くことになる。当時、何人もの読者がそれを実話と信じるほど、ペストはまだ想像世界のなかで大きな位置を占めているのである。

ところで、オランは実際にペストに襲われている。しかし、それは一九〇七年のことである。感染した人は一〇人ほどであるが、全員がイエルサンの血清のおかげで治っており、抗ペストワクチンの接種が流行の拡大をすっかり断ち切ったのであった。[93] このことは、この種のパニックがわれわれの風土下で起る場合の古風な側面をよく示している。それでもなお、ネズミの問題は国際海運会議の参加者たちを非常に不安がらせていたので、ネズミを撲滅するための国際協会が設立される。たしかに、この動物には人々を悩ませるものがある。

古代には黒ネズミすなわちイエネズミ (mus ratus) が家の中で人間に飼われていた。一五世紀初頭、シュルミュロすなわち東洋伝来のネズミで、褐色ネズミあるいはドブネズミの名で知られるネズミがヨーロッパに登場し、三世紀後にはヨーロッパを制覇し終える。このネズミは、下水渠、市場、地下倉、船渠を占拠し、愛すべきイエネズミに農村部へ避難することを余儀なくさせる。それ以来、二種類のネズミがテリトリーを分け合っている。すなわち、都市のネズミと田舎のネズミである。

都市のネズミは〇・五メートルの大きさで、頭と胴体が三一センチメートル、しっぽが一九センチメートルを占める。その繁殖力はものすごく、雌は一度に七から九匹の子を産む。中には一四匹も産むものもおり、その子ネズミたちが三カ月後には生殖しうるのである。[94]

ネズミの適応力もそれに劣らず驚異的である。冷凍船の中でも、ネズミは毛皮に覆われており、冷凍された動物の枝肉の中に子ネズミたちとともに巣を作る。その貪欲さに抵抗できるものは何もない。ネズミは収穫物や家禽に大被害を与え、店や倉庫の中に入り込む。デンマークで見積もられたところによると、一匹のネズミは毎日一四サンチーム分の商品を食べている。したがって、ひと月当たり、平均して一匹につき四・三五フラン（今日の二五〇フランに相当）の費用がかかることになろう。一艘の船によって輸送されるコーヒー豆八万袋のうち一万袋がネズミに穴を開けられる。コーヒー豆は船倉内に散らばり、種類の異なるものが混ざり合う。散らばったコーヒー豆の収拾と選別だけで一万フラン（今日の六〇万フランに相当）の出費を引き起こすのである。[95] しかし、ネズミはとくにごみを食べる。

一八九八年、ボンベイ〔インド西部の国際貿易港〕に派遣されていたパストゥール研究所員シモン博士〔一八五八―一九四七、フランスの医者・生物学者〕が、ネズミは、ネズミ自身は死ななくても、人間に伝染し死をもたらすペストに慢性的にかかっている場合があることを発見する。ネズミはまた、旋毛虫症〔寄生虫病の一種〕の病因にも介入する。ネズミの死体を食べて旋毛虫症を移されたブタが人間の食物として供されるのである。一九一〇年頃、ネズミにかまれて狂犬病を移された症例をランランジェが報告している。[96] それゆえ、ネズミを絶滅させるためならどんな手段をとってもよいのである。

■ネズミに対する戦争

二〇世紀の初め頃、学者たちは空の船倉を硫黄処理することによってネズミに対する化学戦争を宣言する。この処理法は一九〇一年一〇月に初めて用いられたが、ネズミが商品の中に身をすくめて船を離れてしまったために期待外れに終わる。一五カ月の間に五五五隻で一万五四四匹のネズミが硫黄の蒸気で窒息させられるが、その同じ船で航海中に捕獲されたネズミは一年間に三万八二〇七匹なのである。

そこで行政は、有毒ガスの影響による商品の破損と濡れた鉄板の損傷を心配する海運会社の意見に反して、荷を積んだままの船倉での硫黄処理を義務づけようと試みる。[97]

イギリスで行われた研究によると、三％の亜硫酸ガス〔空気中で硫黄が燃える際にできる〕による燻蒸は、荷を積んだままで密閉した船倉内のすべての病原菌、すべてのネズミ、すべてのノミを一〇時間で殺す。しかし、袋の中の小麦が損なわれ、小麦粉はふくれず、パンは硫黄の味がする。それに対して、船倉の底にばら積みされた小麦は一二センチメートルの厚さにわたってわずかしか変質せず、上質のパンを作ることができる。大麦は袋の中のものももっとよく耐える。生肉や果物、生野菜はひどい味になる。冷凍肉だけが試練に耐える。(98)

したがって、船主たちは自分の船を硫黄の蒸気にさらすことを嫌うのである。炭酸ガスは悪影響なしに窒息させるのでよりよい結果をもたらすように思えるが、受け入れられるにいたらない。

地上でも問題はやはり重大である。ネズミは地下倉や床の根太間《ねだま》にわが物顔で住みつく。この現象はパリのいくつもの病院で恐ろしい規模に達している。サルペトリエール病院とコシャン病院のネズミはあまりにも有名で、『パリ医学雑誌』がふざけて「パリ諸病院のネズミ取りインターン」のポスト創設を民生委員会に提案しているほどである。一九〇二年にヴィダル教授が内務省に送付した報告書を信じなければならないとすれば、問題のインターンはコシャン病院で大変な苦労をしているという。

この病院はまさに「死体置場」であるとヴィダルが書き記している。虫に食われた床の下にはひどい悪臭を放つ泥が堆積しており、そこでネズミの王国が始まるのである。洗濯に使った水によって運ばれてきた病原菌がそこに蓄積されて、春になると吐気を催すような悪臭が発散する。一九〇一年、行政は毒薬を武器にして齧歯《げっし》類に対する戦争を宣言した。しかし、薬は病気よりも有害であることが明らかになる。腐った死骸から腐敗臭が発散し、この腐敗臭のために患者たちは今にも窒息死しそうになったのである。それゆえ、ネズミを生かしておくほうがましだと見なされる。以後、再びネズミが急激に繁殖するが、人々はそれを生かしたままにし、ネズミと和解するのである。(99)

その当時、パストゥール研究所はネズミに対する細菌戦を宣言している。一九〇〇年、チフス菌に似た球桿菌〔短桿菌に近い球菌〕で、ネズミにとっては致命的であるが人間およびその他の動物には無害な菌をダニス博士〔一八六〇—一九二八、ポーランド生れの生物学者〕が分離する。この病原菌をしみ込ませたパンを一切れ与えるだけで、齧歯類を数日のうちに敗血症で死なせることができるのである。

ボージョン病院〔パリ北郊クリシーの病院〕のネズミが二週間で皆殺しにされ、死体解剖の結果ダニスの球桿菌の有効性が明らかになる。仮綴工場と製本工場のある国立印刷局三階がおびただしい数のネズミによって荒らされていた。そのネズミが、有毒物摂取の一〇日後に一気に死滅する。アルマ広場〔パリの第八区と第一六区にまたがり、セーヌ川に接した広場〕の下にある下水道の一区間が格子で区切られ、毒をしみ込ませたパンがそこにばらまかれる。二週間後に、八〇匹のネズミの死骸がそこから取り出される。こうして、ダニス博士は、近い将来灰色ネズミ類が根絶されるであろうと予言するのである。[100]

しかし、数カ月後には期待を捨てざるをえなくなる。人間よりもずる賢いネズミは病原菌のしみ込んだパンに手を出さなくなったのである。最初は猛毒の食べ物を喜んで食べても、その後は食べようとしないのだ。[101]

一九一二年、ルーアンのいくつかの建物で再び実験が行われている。ネズミが捕獲され、食べ物を与えられ、バチルスをかけられてから放される。この作業は、自分たちの住居になぜネズミを放すのか理解できない住民たちの不評を買う。死ぬ前に熱のせいでぞっとするほどネズミが暴れるので、なおさらである。[102]しかし、結果が長続きしないので細菌戦はこれ以後行われないことになる。

あちこちで最善の結果をもたらしたように思われるのは、古くからある奨励金制度である。一九〇七年、デンマーク議会は、ネズミ一匹の捕獲に対して七から一四サンチームの奨励金を出すために一万クローネ（一万四〇〇〇フラン）の年間予算を割り当てている。この制度には危険がないわけではない。実際、ネズミの撲滅に関する三月二二日の法律の第五条は次のように定めているのである。「奨励金を得るために、あるいは他の者に奨励金を得させるために、ネズミを保有、飼育、あるいは外国から輸入したと認められる者はすべて一〇〇から五〇〇クローネの罰金刑を科せられる。奨励金を得るために保有、飼育、あるいは外国から輸入されたネズミを届けた者にもすべてこの同じ罰金刑が適用される。」

しかしながら、このやり方は成功を収める。コペンハーゲンとフレゼリクスボーの「受け入れ所」では、猟師が一度に五〇匹ものネズミを持ち込むことも稀ではない。身なりでそれと分かる「スポーツマン」が、金目当てではない楽しみを広げて貧しい人々に自分の奨励金を配ったりもしている。(103)

一九一二年、ルーアンの保健所が奨励金制度を創設する。ネズミ狩りの情景は魅力的である。数週間で一万五〇〇〇匹のネズミの死体が集められるが、このために生きたネズミの相場が高騰する。ネズミ取り用のイヌの競技会主催者が、闇市でネズミを手に入れざるを得なくなったからである。

ネズミ狩りはそれ自体不快であるが、ペストの時には危険なものになりうる。さらに、獲物の一部は屑屋がごみ箱で見つけた死んだネズミである。そのうえ、小細工を弄せばきりがない。しばらくするとネズミの減少が人々の熱意に水を差し、生き残ったネズミは気ままに繁殖することができる。(104)

一九一九年、小規模な「屑屋のペスト」が再びネズミ狩りの検討に市町村議会をつき動かす。ル・アーヴル市は不確かな結果のために予算をつけることには関心がなく、病原菌を持ち込む外国人という昔ながらの神話をネズミに当てはめる。「市は金を出すつもりがない。市の言い分は、危険なネズミは外国のネズミであり、したがって市内に住みついているネズミに対して予防策をとる必要はないというものである」(105)とロワール博士が嘆いている。それに対して、パリ市議会は三〇万フランの予算を奨励金に割り当てている。これによって、総数が数百万匹と見積もられるネズミのうち一八万匹の死体を集めることができたのである。(106)

ネズミの問題は、ごみの適切な管理によって解決されることになる。第一次世界大戦直後に、マルシュー博士〔一八六二―一九四三、フランスの医者・生物学者〕が次のように注意を促している。「イギリスの兵舎ではごみが注意深く処分され、餌になりうる物は何も地面に散らばっていなかったのでネズミはいなかった。フランスの兵舎はまったく違っていて、あらゆるところに散らばっているごみから餌を見つけることができたので、ネズミ類がおびただしく繁殖していた。」(107)

ネズミがヨーロッパでは実害よりも恐怖を起こさせるほうが大きかったとすれば、ハエについてはそのように言うわけにはいかない。ハエは恐怖よりも実害を与えたのである。

第38章　第三の災厄――ハエ

ハエがよい評判を得たことはまったくない。古代には東洋人が、ハエを皆殺しにする「ハエの神」ことベルゼブル〔旧約聖書で「ハエの神」と蔑称化され、新約聖書で悪魔の頭とされた〕を崇拝していた。ギリシア人はアポニモスのゼウス、すなわち「ハエ払いのゼウス」を礼拝していた。聖書の中では神がファラオをハエの大群で脅かしている。中世には聖ベルナルドゥス〔一二世紀フランスの神秘家、聖人〕がハエを破門し、魔女たちがハエと仲良くしているとして告発されている。

近代の学者の中には、メルクリアリス〔一五三〇―一六〇六、イタリアの医学者〕、パレ〔一五一〇頃―九〇、「フランス外科学の父」と呼ばれる外科医〕、シデナムのようにペストや流行病の伝播における役割をハエに帰している者もいるが、彼らは例外である。最初の顕微鏡観察家たちは一六世紀に解剖学を前に感嘆しても警戒心を抱かず、ハエはとりわけ死体の腐敗の象徴として、あるいはうるさい昆虫として嫌われている。ハエが細菌を伝播させる大きな能力を持っていることが発見されるのは、ようやく一九世紀の末頃になってからのことなのである。その他の「家庭の」昆虫もまた、細菌学者たちの注意を引きつける。

■ナンキンムシ、シラミ、蚊

熱帯の病気が「中間宿主」の問題に光を当てた。蚊はマラリアや黄熱病を移し、ツェツェバエは睡眠病を移す。それゆえ、細菌学者たちはヨーロッパではまず人を刺す昆虫に目を向けるのである。

ナンキンムシ〔ユカジラミ〕は衛生学者たちが思った通りである。昔からナンキンムシは健康に良いと噂されていたが、これは、四日熱にかかったりヘビに噛まれた場合にナンキンムシを推奨していたディオスコリデス〔一世紀のローマの植物学者で、軍医としてネロ帝などに仕えた〕の学説の名残である。しかし、一八九二年には、結核の病因におけるナンキンムシの役割がドゥエーヴル博士によって明らかにされる。彼は、肺病患者のベッドの中から三〇匹ほどのナンキンムシを集め、それを三匹のモルモットにたからせたところ、そのモルモットは結核で死んだのである。しかも、ナンキンムシを養殖すると、六〇%がコッホ菌を保菌していることが明らかになる。[108]

ナンキンムシがもっとも好んで吸うのは人間の血であるが、ネズミやハツカネズミの血を嫌うわけではない。結核のほかにも、天然痘やいくつかの外来の病気を移しうる。

病院のナンキンムシがもっとも危険である。コシャン病院〔パリの第一四区〕のナンキンムシはヴィダル教授の叙事詩的才気を刺激している。「初夏になると、血を好むナンキンムシが進軍するのを見ていただきたい。その数はおびただしく、不吉な大群をなし、齧歯《げっし》類よりも有害で凶暴だ。地面から躍り出し、屋根から雨のように降り注ぎ、われわれを包み込む。患者のスープの中に落ちる。夜は、ナンキンムシが患者をむさぼり吸い、朝は、シーツの上にいる満腹した何百匹ものナンキンムシを患者が集めるのだ。それは患者にとって悪夢であり、拷問である。」[109]

一九二五年、ピエトリン〔ジョチュウギクの花に含まれる物質で、殺虫薬や除虫薬として用いられる〕の二万五〇〇〇分の一の噴霧、すなわち「噴霧式殺虫剤」のおかげで、ついにナンキンムシと効果的に闘えるようになる。

シラミは、遠征中の軍隊、放浪者、簡易宿泊所や貧者収容所の常連にとって疫病神である。しかし、衣類をよく着替える富裕層にはうまく適応できない。シラミは、腸チフス、敗血症、そしてとりわけ発疹チフスを移すと非難される。それゆえ、衛生学者たちは浮浪者を避けるように勧めるのである。(110)

マラリアの伝染における蚊の役割が発見されて以来、それまでは単にうるさい昆虫として恐れられていた蚊、とりわけハマダラカが衛生学者たちを不安にする。たしかに、ランド地方〔ボルドーの南にあるフランス最大の森林地帯〕、ソローニュ地方〔パリ盆地南部のロワール川とシュール川に挟まれた地域〕、ドンブ地方〔ブルゴーニュ地方の沼沢の多い小地方〕、クロ地方〔南仏ローヌ川下流のデルタ地帯〕の干拓のおかげで、いくつかの抵抗地域（コルシカ、サント地方〔フランス西部、シャラント川沿いの町サントを中心とする地方〕、ポンティーノ湿地帯〔ローマ周辺の地帯〕を除いて、マラリアはヨーロッパのほとんどすべての地域と同様にフランスから事実上姿を消した。

パリでは、一七世紀に風土病であったマラリア熱が一八世紀には稀になっていた。しかしながら、ビエーヴル川〔パリ南郊部サン＝カンタンに源を発する川〕の流域、セーヌ川沿岸、沖積平野は相変わらず蚊の巣であり、一九世紀に何度か起ったマラリアの悪性発作が人々の記憶の中に痕跡を留めていた。たとえば、ウルク運河の掘削の結果起った一八一〇年から一八一一年にかけての流行、城壁跡工事によって引き起こされた一八四〇年の流行がある。一八八六年にはさらにメゾン＝ブランシュ地区〔パリ第一三区〕で一三一人のマラリア患者が記録されている。マラリアの最後の発生は一九〇〇年の博覧会中に観察されたものである。(111)

蚊を駆逐するためには、よどんだ水の上に石油を散布してボウフラを窒息死させることによって、孵化地帯を衰退させなければならない。池や貯水池、あるいは非常に広い沼の場合は、ボウフラを好んで食べる魚を住まわせることですむ。すなわち、テンチ、トゲウオ、それにとりわけフナといった魚である。

苦情が日常的に出されるパリのような大都市では、消防士たちが加わって探しても、孵化地を見つけることはいっそう難しい。孵化地は、時にはレストラパッド通りやジュシュー通り〔いずれもパリ第五区〕の場合のような使われなくなった貯水池である。しかし、ほとんどは中庭、馬小屋、樋、さらには缶詰めの缶の中に溜まったごくわずかな水なのである。(112) 下水道直結式水洗便所《トゥ・タ・レグ》の普及とともに蚊の群れが逆説的に増加し、昔ながらの汲み取り式便槽や空家の水洗便所《ウォーター・クロゼット》のタンクが孵化地帯となる。

マラリアに対する恐怖心が、他のあらゆる伝染病に対する恐怖心と同様に、一九一四年の状況によって激化される。アフリカからやって来る部隊がマラリア原虫を再びフランスに持ち込むのではないか？　一九一五年、ロレーヌ地方〔フランス北東部のドイツと国境を接する地方〕で発生した小さな流行は、悪い前兆のように思われたが、単発で終ることになる。

実のところ、ハマダラカは、シラミやナンキンムシと同様に死亡率の真の要因ではないのである。しかし、ハエについてはそのように言えそうにない。ハエはいたる所を飛び回り、死の種をまき散らすのである。

人殺しのハエ

細菌を捕らえるすべての罠のうちで、ハエの脚がもっとも完璧である。ハエの脚は、毛が逆立っているうえに、先端が平らなへら状になっていてその下の表面もさらに細かな毛で覆われているので、あらゆる病原菌を引き留める極微のブラシになっている。ところで、ハエはごみ、痰、糞便の上をうろついてから食べ物の上に止まる。こうして、ハエは結核、腸チフス、コレラ、丹毒、伝染性の下痢、赤痢、眼炎の媒介者になるのである。

蒸留水を満たしたガラス瓶の中にハエを一匹入れて揺すり、一滴の水を培養してみよう。すると、形成されたコロニーの数から、ハエの体表に繁殖した細菌の総数を簡単に数えることができる。しかし、空気と水が一八八〇年以来細菌研究の対象になっていたのに対し、細菌学者たちがハエに関心を持つのは一九〇〇年以降にすぎない。その結果は唖然とさせられるものである。
九月に住居内で捕獲される一匹のイエバエが、平均二五万から九〇万個の病原菌を媒介しているのである。その毒性は地域や時期によって異なる。高級住宅街のほうが貧民街よりも毒性は小さい。非衛生的な地域での結果は想像を絶するものである。ごみの廃棄サービスを行っている場所で捕獲されたハエは一匹が五億個のバクテリアを含んでおり、牛馬解体業者の解体部屋で捕獲されたハエの場合には、その数は一〇〇〇億個に達する。(113) 七月よりも九月にハエが病気の原因になりやすい。九月は、もっとも食欲をそそる場所をハエがうろついた後の時期だからである。

一九〇〇年頃、ハエがおびただしく繁殖し、ウマの厩肥、ごみ、糞便をお気に入りの住み処とする。それに「飼育された」ハエが加わる。パリ近郊、とくにセーヌ＝エ＝オワーズ県に闇の飼育場があり、釣人に餌として供給するためのウジを集めるために小職人たちが肉片を腐るに任せていたのである。(114)

ハエはすさまじい繁殖力を持っている。肉にたかった三匹のハエは、その繁殖力のために一頭のライオンが食べるよりも早くウマ一頭の死体をたいらげるとは、一八世紀にリンネが断言したところである。(115)

二〇世紀初頭の学者たちは、ハエ一匹が一日足らずで一〇〇から一五〇個の卵を産みうると計算している。暑い時期には八時間で十分である。卵が孵化して幼虫、すなわちウジになる。ウジは五日で若虫になり、その三、四日後には成虫になる。こうして、週ごとにハエ一匹一匹が一〇〇倍に増殖するのである。これは、四カ月間の生を終える時には、一匹のハエが数百京〔京は兆の一万倍〕匹の子孫を持っていることを意味する。(116)

四月一五日に産まれた一二〇個の卵が、九月一〇日には六兆匹のハエとなっている。一九三五年にある学者が次のように断言している。「五月一日から九月二一日にかけて産まれたすべての卵が成虫になるとしたら、ハエの総数は四垓〔垓は京の一万倍〕匹に達し、それらを繋げば地球から太陽までの距離を二六六倍した長さのリボンを作れるで

あろう。」(117)

善き母たる自然は、ハエの大部分を取り除いてくれる。それでも、生き残るハエの数はものすごい。ハエ取りの際に得られる結果に照らせば、事の重大さが分かろうというものである。

軍医ドラマール博士は、「ハエと蚊の正真正銘の墓場」である一〇%のホルマリン水溶液を用いている。彼はそれをいくつもの皿に入れ、兵舎の中にある五二一平方メートルのホールに置く。彼が書いているところによると、「八月の一週間の間、二人の軍人に羽の生えた昆虫の死体を数えさせた。彼らはこの種の競技に興味を持ち、与えられた任務を誠実に遂行したのである。こうして、八月一日から七日にかけてわれわれが殺したハエは一日平均四〇〇〇匹であると計算できた。」「ハエのように落ちる」〔大量に死ぬことを意味する成句〕という表現は、必ずしも隠喩ではなかったのである。

植民地部隊の医者ルジャンドル博士は捕虫網を使って、自分の台所で一五分の間に六八六匹のハエを捕獲している。彼は、一九一二年九月七日の『ナチュール』誌に次のように書いている。「ハエ取りの終わりにハエの尾部を熱湯に浸けると、ハエは一瞬のうちに死ぬ。あるいは冷水に浸けて羽をぬらす。背嚢をひっくり返し、ハエを取り出し、押しつぶす。」

ウースター〔米国マサチューセッツ州の都市〕では、「ハエ取り」コンクールを市が企画し、一等賞の五〇〇フランが一二歳の子供に与えられている。この子供は、自分で考案した罠を使って二週間で一二一万九〇〇〇匹のハエを捕獲したのである。しかし、記録を作ったのはワシントンの青年レイトン・バーデットで、マーマレードを詰めた罠を使って二週間で七〇〇万匹のハエを殺すのに成功している。(118)

このような現象は戦場で途方もない規模に達する。兵士たちの便所として使われる畝溝のような仮設便所は、ハエにとって天国である。これらの穴が土で覆われずに放置されると、ウジと囲蛹《いよう》〔幼虫と成虫の中間段階〕がうごめく塊に姿を変え、そこから無数のハエが絶えず飛び立つことになる。ボーア戦争〔一八九九—一九〇二。イギリスと南アフリカのボーア人共和国トランスヴァールおよびオレンジ自由国との間の戦争。この戦争の結果、両共和国が消滅し一九一〇年に自治領南アメリカ連邦が成立〕の間、わずかな物音でハエが無数に飛び立ち、大砲の音にも似た轟音をとどろかせていた。

第一次世界大戦時の恐怖は筆舌に尽くし難いであろう。ハエが塹壕の悪夢を引き起こしていたのである。一九一四年の秋には、何千もの人間とウマの死体が腐るに任されていたフランドル地方とマルヌ川流域でハエがはびこっている。それに続く数カ月間、事態は絶えず悪化し続ける。塹壕が、埋葬されも運び出されもしない死体で満たされる。胸土〔敵の攻撃から身を守るための塹壕前部の盛り土〕そのものが土と死体でできている。しかし、もっとも恐ろしい光景を呈するのは敵対する戦線間の「無人地帯」である。同時代人の証言だけが恐怖の大きさを明らかにすることができる。

〔この空間は〕救う手だてがないのでその場で死ぬままに放っておかれざるを得ない負傷者と、埋葬もされ得ずに何週間もあるいは何カ月間も横たわっている死体とで覆われている。戦線間に姿を見せる者は誰もが砲火に倒れる。これを免れるのは、生者の目の前で死者を食いちぎりにやって来るカラスの群れだけなのだ。〔…〕

腐敗しつつあるこれらの肉が、想像を絶するほど密集したハエの群れを引きつける。あちこちでハエの来襲を嘆く声と、この来襲が塹壕や宿営地の兵士たちにひっきりなしに与える苦痛を訴える声が発せられる。〔…〕

それだけではない。戦線間で死者たちの間に放置された負傷者たちは、ハエの攻撃を受け、傷口や鼻、耳、目の中に卵やウジを産み付けられるのだ。負傷者たちは、残忍なウジによって生きたまま貪り食われるのである。このような苦痛にさいなまれる前に負傷者を救い出すことができても、もはやウジがうごめく肉体しか野戦病院に運ぶことができない。多くの場合、血液の汚染による死から負傷者を救うには手遅れなのである。(119)

それゆえ、ブランシャール教授は、死体を生石灰で処理するか、死体に手が届かない場合には農業で用いられている噴霧器を使って硫酸を死体にかけることを提案している。炭酸の圧力で作動し、一〇メートル先まで噴霧できる装置を考え出した人々さえいる。[120] とんでもないことに、負傷者にも同じ処理を施さなければならなかったかもしれないのである！

ハエとの闘い

ハエとの闘いはしばしば期待を裏切られるものであり、ハエから住居を守る最善の方法はハエが住居に入るのを妨げることである。農村部での居住形態は効果的な保護に適している。窓に、網目が幅二ないし三センチメートルもある網が張られている。ハエは、とりわけ内部が薄暗い時には危険を冒して入り込もうとはしないのである。ドアにはガラスの紐でできたカーテンが取り付けられており、これは住人が通る時にだけ開く。金網を張った取り外しのできるサッシも非常に有効である。

都市部では、窓が大きいためにこのような設備はできないので、ハエが大嫌いな色である明るい青で、寝室、病院のホール、カフェ、レストランといったものの壁と天井を塗ることが推奨されている。[121] 窓に青いガラスをはめ、かつ、その窓のひとつはうっかり入り込んだハエが逃げ出せるように取り外し可能なものにするということまで考えられた。

ベル・エポック時代の人間はハエと同じように明るい青を嫌い、商店で売られている鳥もち紙に頼るほうを選ぶ。鳥もちと蜂蜜を混ぜて塗り付けただけのロープも同じ役割を果しうる。しかし、これはすぐにハエでいっぱいになるので、しばしば取り替えなければならないが、その作業は快いものでもなければ衛生的なものでもない。

ハエ取り紙のおかげで解決策が準備される。ハエ取り紙は皿の上に置いて用いられるのであるが、中に含まれているヒ素のために危険である。そのうえ、その場で死なかったハエは別の場所に飛んで行って死ぬ。その場所は往々にして食べ物の上であり、その食べ物を細菌や有毒物質で汚染するのである。

ホルマリンを加えて皿に入れた牛乳も非常に有効であるが、扱いにくく見た目も悪い。ジョチュウギクの粉末や、石油、ベンジン、キシロールの噴霧はハエをふらふらにさせるだけであり、噴霧の後、掃き集めて捨てなければならない。

砂糖あるいはジャムを入れた金網の籠からなる様々なタイプのハエ取りの罠が存在している。底に穴があり石鹸水を入れた水差しは非常に普及する。さらに、精密な動きをする機械仕掛けの罠さえ考案されている。これは、水平の円盤の上にコップを付けたもので、そのコップの中にはジャムあるいはシロップが入れられる。円盤が回転すると、コップが網の下を通り、ハエが網によって一網打尽にされる。このようにして、一日で数千匹のハエを捕獲できる。ついで、網は熱湯あるいは家庭の炉の中に入れられる。[122]

たとえ実り多いものであっても、家庭でのハエ取りでは問題を解決することはできない。部屋からハエを一掃することができても、すべての窓を閉め切ったままにしておかないかぎり、別のハエがまた部屋を占領するからである。したがって、衛生学者たちは、ハエの社会的処理と大量破壊兵器に再び望みを託すのであった。

ハエの社会的処理

学者たちがまず企てたのは、ハエに細菌戦を挑むことである。ある種の致命的な感染症は昆虫に災禍をもたらしたではないか？　病原菌を分離し、それを培養して昆虫に移すことは魅力的な目標である。エレル教授〔一八七三―一九四九、カナダの生物学者〕が「ココバチルス・アクリディオルム」〔バッタ球桿菌〕を培養して農民に提供し、バッタとキリギリスを皆殺しにすることに成功する。別の二人のパストゥール研究所員ピカールとブラン〔一八八四—一九六三、フランスの医者・生物学者〕は毛虫の細菌性敗血症の病原菌を分離することに成功し、そのおかげで南フランスのブドウ畑から毛虫が除去される。

ほとんどの病原菌に対して耐性を持つハエも、菌類の「エムプスカ・ムスカエ」〔ハエカビ〕にだけは弱く、この菌のためにハエは秋に大打撃を被る。しかし、残念ながら学者たちはこの菌の分離に成功しない。(123)

それゆえ、孵化の一大温床である堆肥の山が攻撃対象にされるのである。「他のすべての環境は副次的な役割しか果していないので、取るに足りないと見なされうる」とブランシャール博士が書いている。パリだけで、ウマの厩肥が年に八万トン作られており、ただひとつの堆積から毎日数千匹の羽虫が飛び出している。それゆえ、セーヌ県衛生審議会は一九一三年六月にいくつかの対策を講じる。すなわち、クレゾールの薫蒸によって家畜小屋内の巣を破壊すること、三週間ごとに液肥を回収すること、石灰乳で処理すること、である。しかし、これらの規定は死文に終ることになる。

タールの重油や、硫酸鉄、ケロシン〔殺虫剤の原料〕、灯油を振りかけることによって堆肥を消毒することが試みられる。しかし、この方法は効果がないか、さもなければバクテリアを殺して堆肥から農業上の効用を奪うので、堆肥にとって有害である。

ヒ素は卓越した殺虫剤でバクテリアに悪影響を与えないが、有毒である。さらし粉〔消石灰に塩素ガスを吸収させて得られる粉末〕はウジを殺すが、塩素の刺激臭を発する。アニリン〔ベンゼンから誘導されるアミンのひとつで染料などの原料〕とピリジン〔複素環式化合物のひとつで溶剤として多用される〕は好結果をもたらすが、価格が高すぎる。

化学的消毒法の失敗を前にして、衛生学者たちは、アメリカ合衆国で証明された「堆肥の改善」をヨーロッパに導入しようとする。それは、水を満たした貯水槽の上に格子の床を据え、その上に堆肥の山を置くというもので、ウジが水の中に落ちておぼれ死ぬというわけである。あるアメリカ人衛生学者が計算したところによると、六月二五日から一〇月一日までの間に、これによってただひとつの堆肥の山から一一万二〇〇〇匹のウジが取り除かれている。それでも現実からはほど遠い。というのも、その衛生学者が明言しているように、「この時期には若い七面鳥の群れが畑に放たれ、絶えず貯水槽に来てウジを食べていた」からである。同じ時期に、周囲の家の台所ひとつで毎日捕獲されるハエの数は二一三二匹から六九二匹に減少していた。しかし、よどんだ水が蚊を引きつけるので、石油を散布しなければならない。[124]

アメリカ合衆国では、ハエとの社会的闘いが二〇世紀初頭から大規模に展開されている。ひとつの重要な法律が施行され、医者、昆虫学者、保健衛生の責任者、その他あらゆる職種の人々からなるいくつもの団体が組織されているのである。これらの団体は、回状、ポスター、ビラを公衆に配付し、いくつもの講演会がジャーナリズムの協力を得て開催される。

マサチューセッツ州のウースターでハエに対する最初のキャンペーンが実施され、「ハエ取り」コンクールが二三二人の参加者を集めている。一九一〇年、動物園長の主導でニューヨークにひとつの団体が設立される。この団体は教師たちの支援を得て、小学生にハエ取りをさせている。小学生の一人ひとりは、ハエの頭を市の保健所に届けると、一〇〇個につき二〇セントを受け取るのである。ブランシャールによると、「A－L・マレー博士は、一九一〇年の夏の大部分をこの風変わりな獲物の数を数え、重さを量って過した。」一九一四年、フィラデルフィアのボーイスカウトはハエを地域から一掃することを自らの任務としている。[125]

フランスでは、一九〇五年一〇月一九日に『マタン』紙が、ハエを撲滅する最良の方法を見つけた人への褒賞として一万フランの賞金を設定している。二六五編の論文が編集部に届き、ブルーアルデール、シャントメス、エミール・ルーという医学界の最高権威からなる審査委員会に委ねられる。賞金はある匿名の応募者に与えられたが、この受賞者はボルダス教授〔一八六〇―一九三六、フランスの衛生学者〕にほかならない。『ハエの絶滅』と題した論文で、教授はシェール油〔油頁岩《けつがん》を乾留して得られる油〕によるハエの撲滅を推奨している。

一九一三年から、行政当局が仕事を引き受ける。六月に、セーヌ県警察が小学生と行政機関の長に五〇万部印刷された短い説明書を配付させている。そのわずか後には国立社会衛生研究所が、「国民への助言」というタイトルの下に挿し絵入りの大きなポスターを作成する。いくつかの県議会が予算を議決する。セーヌ県の場合、「ハエ撲滅のための市町村への補助金」という名目で三〇万フランを計上している。[126]

大騒ぎしても効果はない。いくつかの指示を出しても、無数のハエに対してはどうしようもないのである。ハエを絶滅させようとすることは際限のない労苦なのだ。しかしながら、一九二〇年からハエの数は減少し続けることになる。これは、自動車の恩恵のひとつなのである。

第39章　汚染源としての人間

瘴気はなぜ恐怖を引き起こしたのであろうか？　地球の奥深くから、あるいは各個人の体内からやって来て、いたる所にあると同時にどこにもないと知覚される抽象的成分から逃れられると、いったい誰が考えたであろうか？　細菌も恐怖を引き起こす。しかし、この恐怖は新しい諸理論の通俗的な成功をもたらすことになるので、有益であると同時にゆがんだ影響を与えることになる。

水、空気、ごみ、動物は細菌の媒介物以外の何ものでもない。あらゆる細菌汚染の源は人間なのであり、埃やハエをコッホ菌で汚し、水や野菜をエベルス菌で汚染するのは人間なのである。もっとも耐え難い様態においては、伝染に対する恐怖がまず病人に対する恐怖と混同される。

広義には、健康であっても病人と接触した人間はみな感染の疑いがある者となる。見知らぬ人々の上にも同じ疑惑が漂い、浮浪者や外国人がつまはじきされる。恐怖症は、健康な人間に対する恐怖とともに頂点に達する。健康な人間は、自分自身には無害であるが周囲の人々には病気の元となる病原菌を宿しているからである。こうして、健康な保菌者の不幸が始まる。

病気を伝染させる人間

一八九一年に、「伝染妄想について、その危険と処置」と題して『臨床・治療総合誌』*Revue générale de clinique et de thérapeutique* に発表した論文の中で、ドシェ博士は実例を挙げて細菌の強迫観念が持つ有害な影響を告発している。トゥールノン通り〔パリ第六区〕のあるダンス教室は、教室に通うひとりの女性が猩紅熱《しょうこうねつ》にかかった娘を毎日見舞っていることが分かるや、生徒たちから見放されてしまう。サン＝シュルピス通り〔パリ第六区〕のある宿舎に寄宿しているひとりの医学生は、彼が腸チフスにかかっているので退去して欲しいと懇願されている。「このまま行くと、病人の治療をする人が誰もいなくなるだろう」と、ある医者が叫んでいる。

伝染病患者の家族自体が腸チフスの医学生と同じ立場に置かれ、町からその家族を追い出せという声が上がる。「ひとりの子供が猩紅熱にかかっているからといって、一家の父親が工場や、事務所や、教会に行ったり、市電に乗ったりすることを禁じなければならないのであろうか？」[127]とドシェ博士が抗議している。また別の医者は、「もし現代の諸学説の実践結果を文字通りに受け取らなければならないのなら、あらゆる予防策が社会生活の中に深い混乱を投げ入れることになろう」[128]と明言している。

その通りだ。しかし、火に油を注いでいるのは衛生学者たちなのである。細菌学は初期段階にあり、必ずしもすべての伝染形態が分かっていない中で、彼らが提唱したものの中にはパニックをまき散らすために考え出されたと思われるようなものもあるのだ。

あちこちで、ヨーロッパの諸都市はアントワッペン〔ベルギーの都市〕を模範にしている。アントワッペンは、一八七八年以来、伝染病患者を輸送するための馬車を備えていたのである。それ以前は、患者たちは乗合馬車で病院へ行っていた。患者輸送用の馬車の内部はニスを塗った木でできており、隅は掃除をしやすくするために丸くなっている。看護婦と患者の親族が四つの補助席に座って、ハンモックに寝た患者に付き添えるようになっている。賢明な用心ではある。しかし、内部が悪疫に感染していると見なされる以上、いったい誰が喜んで乗るであろうか？

ある人々が伝染病に対する強迫観念を持っているからといって、救急車で患者に付き添う役割を負ったパリの看護婦の服装からしてもっともだと思われるだけに、どうしてそれを非難できようか？　看護婦は細菌から身を守るために、素地の綿ででき、首の部分がしまり、裾がかかとまで届く長い上っ張りをまとい、ウールのマンティーラ〔頭・肩を覆うスカーフ〕をかぶっているのである。一度用いられるとこの防御物は消毒される。

一部の衛生学者たちの先入見ははなはだしく、このような防御でも不十分だと見なすほどである。彼らのひとりの論評が周囲の恐怖症を立証している。「上っ張りは、十分に下のほうまでボタンがかけられていないように思われた。馬車の中で看護婦が患者の正面に座るや、両方の裾が開いて、看護婦が着ている通常の消毒されないガウンが伝染病の病原菌にさらされるのではないかと心配になる。モヘヤのマンティーラはエレガントであり、上っ張りの地味さを補っているが、今のままでよいわけではない。それは、マンティーラがスポンジ状の布でできていて埃がたまりやすいからではなく、頭髪をまったく保護していないからである。ところで、忙しい時には、看護婦は髪の毛にブラシをかけ消毒する時間がないままに、再び出かけざるを得ない場合がある。」そのうえ、看護婦たちは自宅に帰る前にシャワーを浴び、ヴァン・スウィーテン液とチモール〔シソ科植物などの精油の主成分〕で体を消毒することが義務づけられている。[129]

強迫観念はさらに強くなり、病院の空気が近隣の人々に病原菌を移すのではないかと医者たちが恐れるまでにいたる。医者の一部は空気を熱で浄化することまで検討しており、このアイデアはイギリスで実際に適用される。一八九五年、熱病患者を収容するロンドンの病院が、一二人の患者によって吸われる三五万立方メートルの空気を毎日処理しているのである。空気は、患者のベッドの下に備えられた口から吸い込まれ、焼却炉の熱にさらされる。

年間で、患者一人当たり一二〇トンの石炭が必要で、その経費は六六ポンドである。[130]

医者がこの強迫観念の第一の犠牲者である。医者は伝染病患者と絶えず接触しているので、格好の中間宿主となる。一九〇七年、パストゥール研究所員ランランジェがそのことを心配している。看護婦、付添人、医者は、百日咳、風疹、ジフテリア、天然痘、発疹チフスといった多くの病気の理想的な仲介者なのである。彼らのほとんどは、ひとりの伝染病患者を診た後、石鹸で手を洗っているだけである。伝染病患者を回診の最後に回す臨床医はほとんどいない。彼らの衣装は限られているので、彼らはいつも同じ病原菌を一方から他方へと持ち運んでいる。彼らのあごひげと口ひげは患者から吐き出される有毒なしずくの自然なたまり場であり、もっとも危険である。ひげは洗って消毒されることがめったにないので、病原菌にとって快適な住み処となる。[131] しかし、診察が終る度に完全な消毒を医者にさせることができるであろうか？

大衆は、長期間にわたる慣れのおかげで医者は病原菌に対して抵抗力があると思っているので、このような恐怖症にはとらえられていない。その反面、大衆は衛生学者たちと同様に外国人を恐れるのである。

外国人に対する恐怖心

感染症の伝播を外国人のせいにすることは、よくある現象である。外国人がいない場合には隣人が槍玉に挙げられる。フランスでもっとも非衛生的な都市であるルーアンでの伝染病による死亡率に関する報告の中で、ルヴィヤン博士が次のように書いている。「伝染病は我が都市の内部で発生するのでは決してない。病院の中でもない。それは常に近隣の市町村から、病人や、汚染された工業廃水と生活廃水が流れ込む水路によって、我が都市に持ち込まれるのである。」[132]

二〇世紀初頭、交通手段の急速な発達と東洋からの移民の到来がコレラに対する恐怖心を目覚めさせる。「インドとヨーロッパを結ぶ鉄道の建設は、近い将来、ヨーロッパにコレラが侵入するという結果をもたらすだろう」とシャントメス教授が予言している。ところで、一八九二年の大流行の後、コレラは、東洋と西洋の間の交流が多くなるにつれて減少し続けることになるのである。

しかしながら、最古参者ブルーアルデールを筆頭に医師団は一致して外来の危険を告発している。アメリカ合衆国へ向かう移民の到着とメッカからの巡礼者の帰国は、ヨーロッパの上にダモクレスの剣をのしかからせることになる。一八七〇年までは、帆船とキャラバンが有効な防波堤となっていた。砂漠を横切る巡礼者のグループは、砂原の中で隔離されているに等しい状態にあった。伝染病患者の死体はその場に残され、生き残った者は長期間風に当たることで浄化され、伝染病の病原菌をすっかり後に残してくるのだった。海上では、伝染病にかかった死体は船から投げ捨てられていた。しかし一八八五年には、移住と巡礼の帰国は汽船や鉄道によってなされ、ブルーアルデールが強調しているように、「エジプトはヨーロッパのすぐそばにある」ようになる。(133)

ところで、アメリカ合衆国への移住の動きは巨大な規模になっている。一九〇四年、ロシア人一四万五〇〇〇人、イタリア人一九万三〇〇〇人、オーストリア人とハンガリー人一七万七〇〇〇人、「東洋人」あるいは「レバント人」〔レバントは地中海東岸一帯の古称〕七万人が大西洋を渡って移住しているのである。ロシア人はハンブルクを、東洋人はル・アーヴルを経由する。前者はドイツ人を、後者はフランス人をおびえさせる。ある衛生学者が次のように書き留めている。「サン＝ラザール駅やリヨン駅〔ともにパリ市内の国鉄駅〕のホールで、奇妙ないでたちをして、耳障りな言葉を話し、雑多な荷物を持ったあの人々の集団を、誰でも見たことがある。彼らは、マルセイユまで連れてきてくれた大型船から鉄道のリヨン線〔リヨン駅がターミナル〕に、次いで西部線〔サン＝ラザール駅がターミナル〕に乗り継ぐ。こうしてパリを横切ってから、夜中にル・アーヴルの桟橋に行き着くのである。」(134)

保健業務は支離滅裂である。移民たちが診察を受けワクチン接種されるのはマルセイユではなく、ル・アーヴルでなのだ。健康上の理由でアメリカ合衆国から退去させられたと疑われる人々は、海運会社が彼らの帰国に責任を負っているので、自国に送り返される。治る見込みのある病人は病院に送られるか、移民の医者の監視下にホテルへ送られる。したがって、フランスの行政がアメリカの保健所に従属しているかのように、すべてが行われているのである。「アメリカ人によって伝染病の疑いがあると見なされた人々が街中をさまよい、伝染を広げようとしている」[135]と、ある証人が書き留めている。

一万人の「レバント人」、シリア人、アルメニア人、ギリシア人が毎年ベイルートからマルセイユにやって来るが、彼らは、「汚く、旅行でへとへとになり、六日から八日間ほど過すことになる大都市の喧騒にめんくらって」いる。彼らは、航海に八〇フランを払って「家畜ででもあるかのように運ばれて」来る。上陸すると、「客引き」に声をかけられる。「客引き」は彼らを小部屋に集め、一〇人を一部屋に詰め込む。そこではござの上に寝なければならず、また、体を洗ったり洗濯したりする手段もまったくないのである。一九〇四年、マルセイユのある仲買業者が、ジョリエット河岸とドックの近所に移民ホテル《オテル・デ・ゼミグラン》を設立する。この発意は、保健衛生管理を良くするものであるにもかかわらず、損害を受けた宿屋の主人たちやホテルの近所の人々の間に抗議の叫びを引き起こす。しかし、衛生学者たちには歓迎されている。[136]

ドイツのシステムも支離滅裂で、フランスよりひどいかもしれない。ロシアあるいはドイツからの全移民は、ハンブルクにおいて陸上で二週間検疫隔離される。これは、船主たちにとって、何年も前から独占してきた顧客を保持する唯一の手段である。こうして、一〇〇〇人から二〇〇〇人が「隔離施設」に留置されるが、『ブリティッシュ・メディカル・ジャーナル』*British Medical Journal* 誌によると、そこでは一日に一マルクの金額を払って、イギリスやドイツのどの監獄よりも厳しく拘置されなければならない。

ル・アーヴルの場合と同様に、アメリカ国土からのあらゆる退去を避けることが問題なのである。しかし、衛生に利するところは何もない。これらの不幸な人々は驚くべき雑居状態と不潔さの中で生活するので、ごみと糞便で広がる汚染の温床になるのではないかと恐れられている。[137]

したがって、感染症が発生する原因は外国人にあるのではなく、すし詰め状態にあるのだ。それに反して、外国人とは無関係な唾液による伝染は日常的現実としてある。

死をもたらすキス

口を通しての伝染はキスで始まる。フェレ博士〔一八五二―一九〇七、フランスの医者〕が次のように指摘しているとおりである。「キスの特性と、キスが繰り返しなされる数多くの条件は、様々な危険、とりわけ寄生虫病や感染症を広める危険を持っている。とくに子供においては、ジフテリア、発疹熱、皮膚病、結核のために危険である。キスは外性器の下疳〔陰部の伝染性潰瘍〕の歴史において大きな位置を占めている。キスはまた、フェティシズムの衝動による吸引のメカニズムによって外傷性病変を引き起こしうる。」[138]

医学の言説の領域に落ち込んだキスのエロティシズムは、いくつものこっけいな喜劇的文章に着想を与えている。非常にまじめな雑誌『医学評論』*Revue médicale* 誌の中に、フェレ博士の筆による次のような文章を読むことができる。

> キスは愛情を外に表現するだけでなく、愛情を引き出しかき立てもする。外皮の刺激だけで生理的な興奮を引き起こしうるのである。洗練された感覚を持つ唇と舌がキスに介入する。それら部位の動きがいっそう活発であればあるほど、また、類似した器官同士の接触回数が多くなればなるほど、興奮はいっそう濃密になる。このことは、テイブルス〔前四八頃―後一九、ローマのアウグストゥス帝時代の詩人〕によって賛えられたカタグロティズム〔舌を口の中に差し入れてするキス〕に見られるとおりである。

> この行為において、モンゴル人では嗅覚が介入する。東洋人にあっては、吸引が実践の幅を広げるために用いられており、時にはかみさえする。別の感覚的刺激である視覚と嗅覚が皮膚および粘膜の刺激と組み合わされる。それゆえ、キスには特異体質、フェティシズム、倒錯が見られるのである。キスは、正常な器官、歯によって支えられる唇、空気を通す咽頭鼻部の管を必要とする。アルコールやタバコの味と臭いがする息は、呼吸器官あるいは消化器官の障害と結びついた自発性の味と同様、有利に作用しない。キスの発達と口の衛生の発達との間には関係があるように思われる。[…]
>
> 大人はキスが持つ危険を知っているので、キスを避けたりキスから身を守ったりすることができる。しかし、子供の場合は、周囲の人々、近親者、友達の愛情表現を絶えず受けるので、伝染の危険にさらされている。嫌悪感によって、キスは変性者においては癲癇の発作にまでいたる精神的ショックを引き起こす。婚姻年齢にある人々においては、キスはある種の性的倒錯などをもたらす。[139]

医学を口実にした道徳的意図があると推察される。グルレッティ博士の文章はどちらかといえば一六世紀の説教師に依拠しているように見えるが、『細菌戦争』と題して一九〇〇年に出版された小冊子の中で、彼は道徳的意図をもはや隠してさえいない。

キス、とりわけ情熱的でむさぼるような長いキスを追放しようと試みられたが、アメリカでも他のところでも成功しなかった。当事者たちは、もし口が世俗的な用途しか持たなくなったなら、もし口が食べ物や飲み物をむさぼったり嘘を言ったりする以外の役割を持たなくなったなら、恥ずかしい傷口ででもあるかのように口を隠すしかなくなると、慌てて言うのだった。

この「反キス」キャンペーンは、どんなに魅力的な唇でも梅毒のような恐ろしい病気を移しうることを教えたのであり、若者たち自身、彼らの無意識にもかかわらず、この恐るべき病気を心配している。彼らは、もっとも健康な歯が何を隠しているかに気づけば、いっそう臆病でなくなり、他人の粘膜と交わろうとしなくなるであろう。一部の人々の口は正真正銘の汚水溜めであり、ごみ溜めであり、幹線下水渠なのである。皆さん、これが喜びなのですぞ。ほどほどに！　嗅覚だけでいつもこの部位の不潔さを見つけ出すことができるわけではなく、動き回ろうとする舌が危険を冒すのは慎重にしたほうがよいだろう。やはり毒性を隠し持っている他の場所に舌を用いることもまた危険で、人類と個人を犠牲にして夜も昼も耽溺するいわゆるもてる幸せの罰となるのである。[140]

それ以来、良俗の監督は医学の懐に入るのである。原因が明らかすぎるほど明らかな梅毒を越えて、他の諸々の病気がビーナスに貢ぎ物を捧げる。病人の私生活に関する調査権を持つ医者が警察の捜査を主導し、それによって罪の源まで遡っている。

ある青年は病気の遺伝も結核の疾病素質も持っていないのに、咽喉に結核性の膿瘍ができている。尋問によって、彼の仲間の数人が肺結核で死んでいることをプティ博士は突き止める。ところで、その全員が同じ女性を愛人にしていたのであった。なんたる女か！　病気の青年が告白するには、「彼女と関係を持った後で肺病にかかったのは彼らだけではありません。私は驚きません。彼女は飽くことを知らず、時には疲れることがあっても決して満たされることはなかったからです。恋人たちは力が尽きると口に頼らざるを得ないほどでした。」その後、この女性は結節だらけになった生殖器を切除されることとなる。[141]

性的口唇愛のみが口による伝染の要因なのではない。病気にかかったユダヤ教司祭によって割礼の傷口が吸われている間に乳飲み子に移される結核性潰瘍や梅毒の潰瘍の例を医学文献は挙げている。

これらの直接的伝染形態は原理的には避け得るとしても、汚染された物品を媒介にした口による間接的伝染を見つけ出すことはもっと難しい。

■口による間接的伝染

細菌の測定テストを免れるものは何もない。ありふれた事柄、無邪気な習慣、取るに足りない身振りが重大な影響を与えることが明らかにされる。なめてコッホ菌が植え付けられた切手はコッホ菌のコロニーを産む。切手収集家はご用心！　多くは結核患者あるいはその予備軍である貧しい人々によって配られるちらしは、より楽につまめるように指を唾液で湿らせてめくられるので、病原菌で汚染されている。路面電車の中では、車掌が同じようにして乗車券を扱う。すなわち、検札の際に乗車券を唇ではさむという慣習が往々にして見られるのである。細菌分析によって、これらの乗車券に連鎖球菌やブドウ球菌が付着していることが明らかにされている。[142]
イタリアでは、カーニバルの際に貸し出される布製あるいは厚紙製の仮面四二個について試みられた細菌学的研究によって、モルモットに接種すると結核病変を引き起こす病原菌の分離に成功している。ある軍楽隊のミュージシャンが肺結核患者のトランペットを吹いて結核にかかる。軍医は、たとえ木製のものであれすべての楽器を熱湯で消毒するように厳命している。[143]
学校では、生徒たちがかむペンホルダーや鉛筆がジフテリアを移す。カフェでは、縁の欠けたコップがわずかな擦り傷のある唇と接触するだけで梅毒を移す。「身持ちの悪い夫の言い訳」と言われるかもしれないが、今日でも、梅毒トレポネーマに汚染された刃物と接触して危険に身をさらすことになるかもしれないのである。フォヴォー・ド・クールメル博士〔一八六二―一九四三、フランスの医者〕が、一九〇〇年の博覧会の間にそのようにして生じた「損傷」〔梅毒〕の例を引いている。時には、ひとりの梅毒患者の歯ブラシによって、彼の妻、姉妹、甥が梅毒に感染するのである。[144]

医者は警察捜査の言葉を使って、犯人、武器、犯罪状況を割り出している。結核が突然ひとりの健康な女性を襲う。プティ博士は彼女の周囲の人々をふるいにかけ、病気の源に遡る。彼は次にように書いているのである。「会計係が帳簿を整理する時に、ペンホルダーを横にして口にくわえて帳簿をめくらなければならなかった。晩には、この会計係の雇用者であるその女性が会計を確かめるために帳簿をめくる時、彼女もまた、ペンホルダーを横にして口にくわえていたのである。」[145]

タバコの吸い殻も恐ろしい媒体となる。しけもくは「もく拾い」たちによって集められる。彼らは「安酒場」で合流し、そこで「さばき人」たちがタバコを受け取って箱に詰めるのである。吸った人の口や、マカダム式舗装、もく拾いやさばき人たちの手に由来する細菌をまぶされたしけもくは、モベール広場〔パリの第五区〕の専門市場で労働者たちに二〇から二五サンチームの格安の値段で売られる。それは一部のたばこ屋にも置かれる。[146]

口による伝染には格好の場所がある。それはカフェで、いつも同じ水で洗われるコップに由来する危険があるのだ。カフェ内のたばこ売り場では衛生上の諸規則が無視されている。切手〔タバコ売り場で売られる〕は散らばって置かれており、手から手へと渡ってから舌にあてられる。保健所によって命じられている湿らせたスポンジの使用はまったく実行されていないのである。伝統的な葉巻切り〔葉巻の吸い口を切る道具〕を愛煙家たちは代々手元に置いて使用してきたが、彼らは「切り」を容易にするために「プロ」〔同じ原産地のタバコで作られた葉巻〕の先端を唾で湿らせる。

伝染のもうひとつの場所は郵便局である。女子局員たちは唾の標的となり、結核による高い死亡率を示している。郵便局内に設置された電話は、絶えず汚染される「振動板」によって激しい不安を引き起こす。医者たちは多くの勧告を繰り返している。すなわち、消毒液で消毒すること、使い捨ての紙を貼ること、といったものである。イギリスとアメリカ合衆国では、電話機を使う前に「振動板」に振りかける粉末の消毒剤を公衆が自由に利用できるようにされている。しかし、衛生学者たちは、受話器とまったく接触しなくてすむ「拡声器式電話機」を夢見る。(147)

教会がもうひとつの細菌培養ブイヨンとなっている。教会の中には、とくにイタリアで、信者たちが習慣的に接吻する彫像や聖遺物を蔵しているものがある。二人のイタリア人学者カッサグランディとマッツアが、ローマとトリノで唇と接触する部分を調査し、コッホ菌とレフラー菌〔ジフテリア菌〕、肺炎双球菌を見つけている。

聖水はと言えば、細菌にとって天の恵みである。埃と病人たちの指にさらされて、病原菌でいっぱいなのだ。一八九八年、アッバ博士〔一八六二—？　イタリアの医者〕がトリノにある教会の聖水から三四の標本を採取し、下水中よりも多くの細菌を見つけ出している。これらの細菌をモルモットに接種すると、モルモットは数日で死ぬ。ジフテリアの流行中に、ある細菌学者がサルデーニャ島にあるいくつかの教会の聖水を分析している。すべての聖水がレフラー菌とブドウ球菌でいっぱいなのである。聖十字架教会（チュニス〔チュニジア共和国の首都〕）の聖水は、不純さでイタリアの最悪の水と競い合っている。聖水盤の底に卵白状の沈殿物が溜まっており、ランランジェ博士はその中に一立方センチメートル当たり六万三〇〇〇個のバクテリアを見つけ出しているのである。さらに、次のような民間信仰については何と言うべきか。その民間信仰とは、一部の地方にかなり広がっているもので、聖水を飲むと早く病気が治るというのである！(148)

衛生学者たちは消毒薬を混ぜた聖水を推奨したり、指の圧力が加わるだけできれいな水が出る装置を司祭たちに提案したりしている。さらに、衛生学者たちは、聖体皿に接吻する慣習や、すべての信者が同じひとつの杯を使うプロテスタントの聖餐を告発している。

しかし、口による伝染のもっとも恐ろしい形態はレストランや集団生活（学校、兵営、病院）の中で生じている。これらの場所では、食器は同じ水の中にざっと浸けられるだけなので、細菌で汚染されたままなのである。この問題を解決するために、ケルンのシュタインメッツ社が一九〇四年に食器洗い機を開発する。「コロンブス」と呼ばれる最初のモデルはたちまちドイツとフランスで普及している。これは縦方向に配置された二つの円筒でできている。最初の円筒の中には、食器と食卓用具を入れた針金製の籠が沈められる。苛性ソーダと石鹸を加えた摂氏五〇度の湯が三〇秒間ほど電動で高速に回転運動し、この回転運動によって脂肪性物質が取り除かれる。次いで、熱湯が動いている二つ目の円筒の中で籠が一分間すすぎ洗いされる。素早く乾燥され、滅菌は完全である。[149]

一九〇六年、細菌学者たちはびっくりするような発見をする。健康であっても、病原菌を宿し、しかも本人は平然としているような人々が存在するのである。この人々は公衆の敵であり、陰でこっそりと何の処罰も受けずに病気を広げかねないのだ。彼らの自由、彼らの潔白を侵害することなくこの感染の源をどうすれば排除できるのか？こうして、「健康な保菌者」の悲痛な歴史が始まる。

■健康な保菌者の悲痛な歴史

すべての人間が健康な保菌者であるが、その程度は様々である。一八九五年、ロシア人のヴィグラが四〇人ほどを対象に細菌検査を行っている。興味深いことに、彼の調査は職業別基準と教育水準に基礎を置いている。標本採取は看護士一六人、御者八人、職工八人、それに「教育のある人」八人からなされているのである。その結果は「危険な階級」が存在することを確証する。教育のある人よりも無学の人のほうに多くの細菌が見られるのである。御者と工員の半数が、黄色ブドウ球菌〔ブドウ球菌のうちでもっとも病原性が強い〕、白色ブドウ球菌、黄色ミクロコッカス〔人間や動物の皮膚に常在する好気性グラム陽性球菌〕、化膿を起こすブドウ球菌を宿している。ところが、「教育のある人」については、ヴィグラが同じ細菌叢を見いだしたのはひとりだけなのである。[150]教育は細菌に対する免疫を与えるのであろうか？　教養のない人々を隔離しなければならないのであろうか？　「健康な保菌者」の問題は一段と厄介である。

ある種の病気の病原菌は治癒した人体の中に何カ月も、何年も、時には生涯末長く存続しうるのである。「潜在的感染者」あるいは「健康な保菌者」という表現で指し示される細菌の宿主は、「一時的」あるいは「慢性的」保菌者でありうる。ドイツではダウエラウスシャイダー（「永続的排泄者」）というもっとありがたくないラベルが保菌者に張られている。

この現象は腸チフスとジフテリアにおいては明白であるが、脳‐脊髄膜炎やコレラ、赤痢においても観察される。健康な保菌者たちは何の症状も示さずに自分の周りに病気の種を蒔く。ひとたび見つけ出されるや、彼らはのけ者になり、時には職を失い、医者の監視下に置かれ、治療を課せられ、さらには感染源と推定された部位を取り除くために外科的手術さえ強制されるのである。[151]

わけもなく腸チフスによって攻め立てられていたいくつもの家族の中で、ひとりの健康な保菌者が発見されている。一八七七年から一九〇七年にかけて、それら家族のひとつで起源の分からない腸チフスが一三件発生していた。ある医者が「チフスにかかりやすい家」という仮説を提起したので、その家族は住居を引っ越す。それも無駄であった。エベルス菌が家族の構成員たちにくっついて来たのである。一九〇六年、祖母が一八七七年に腸チフスにかかって以来病原巣になっていたことが発見された！

一九〇六年にソパーによって見つけ出された女性は、もっと危険である。腸チフスがめったに発生しない小都市オスター＝ベイ〔ニューヨーク州に属するロング・アイランド島の町〕で、呪われた七家族だけが腸チフスに冒されていた。ある家庭医が「犯人」を発見する。それはひとりの家政婦で、彼女が仕事に就いてから数週間の間に犠牲者たちに病気を移していたのである。その結果、二七人が病気になり、二人が死亡している。別の家政婦は一八八九年から一八九六年にかけて二四人に移し、ある「素人下宿」の主人は一九〇五年から一九〇八年にかけて七人に移している。

症例の八〇%で、エベルス菌の慢性的保菌者は料理人、家政婦、主婦として共同生活者たちと接触する女性である。彼女らが病気を移すのは大便あるいは尿によってであり、このために、性交中にも彼女らは病気をばらまきうると推測する医者も一部にいる。[152]

この現象はジフテリアの伝染においても同様に重要な役割を果している。病み上がりの人もその周辺の人々も健康な保菌者になりうるのである。一九一二年にサケペ博士が見積もっているところによると、その割合はジフテリアが風土病となっている国で六%、小児病院で一二%、ジフテリアが流行中の学校で二五%となっている。ストックホルムのある兵営では、一八九四年一二月一二日から一八九五年二月末にかけて二五人の兵士をジフテリアが襲っている。ヘルストリョーム博士が全兵士の咽喉から採取された粘液を検査し、総数七八二人に対して一五一人の健康な保菌者(二〇%)を発見している。病気の発生源は兵士のひとりの姉妹だという。[153]

健康な保菌者の現象は、時には強迫観念的な雰囲気を作り出している。食品を扱うすべての労働者の大便を検査して、保菌者の疑いがある者を締め出せと要求する人々まで現われることになる。アメリカ合衆国で、ある家政婦は一六カ月間隔離されている。この方策を広めることができるのであろうか? サケペ博士は次のように計算している。「元チフス患者の四%を少なくとも一年間隔離しなければならないかもしれない。年間の患者数は約八万人であるから、隔離されるのは三二〇〇人となり、一日当たり九六〇〇フランの費用がかかることになろう。」[154]

それゆえ、人々は健康な保菌者を「治癒」させようとするのである。消毒薬の局所的使用が「潜在的」ジフテリア患者に対して推奨される。パストゥール研究所が血清トローチを開発するが、普及には二の足が踏まれる。血清そのものと混同する人々が少なくなかったからである。「潜在的」腸チフスの領域では、治療法のほとんどが有効でないことが判明する。その治療法とは、塩類と胆汁エキスの投与、食餌療法、緩下薬、大量のサリチル酸ナトリウムといったものである。

万策尽きると、ドイツの外科医たちがとんでもない考えを携えて論戦に加わる。健康な人でも、「犯人」と宣告されたり、あるいはエベルス菌を持っていると疑われるだけで、感染源と推定される胆嚢の切除を余儀なくされることになるのである。デーラー、グリム、カムはたしかに善良なブルジョワ女性たちを攻撃してはいないが、保護施設の在院者たちには襲いかかっている。取るに足りない成果の代償に、手術された女性たちは試練による外傷を負って退院するのである。そのような女性たちのひとりで、五人の腸チフスに責任があると宣告された女性は、手術の一カ月後に肺炎で死ぬことになる。ところで、エベルス菌は除去されるどころか胆汁、肝臓、一二指腸の中に移動していたことが死体解剖によって明らかにされるのである。[155]

過大視された健康な保菌者の問題は有益な結果をもたらすことになる。以後、病み上がりの人々は集団生活に戻る前に二ないし三週間の間家に引きこもるよう促されることになるのである。こうして、長い間知られていなかった伝染要因のひとつが取り除かれることになる。

一九二三年に初めてＢＣＧが成功したことによって、細菌の危険は大部分制圧されたように思われる。その危険がまだ痛々しく残存しているにしても、解決策が存在するのであり、その危険を消し去るためのあらゆる予防対策が整っているのである。

二〇年後、抗生物質が発見されたおかげで最終目標が手の届くところまで来たように思われる。しかし、それは細菌の並外れた適応力を無視してのことなのである。

〈エピローグ〉新しい問題か、永遠の問題か？

一九四六年。ペニシリンが薬局で自由に売られる。ペニシリンとともに細菌学の現代が始まる。ワクチン、血清、抗生物質があらゆる感染症に勝利する。当時の幸福感の中で、新しい諸問題が起こってもほとんど重視されない。

抗生物質の歩みはずっと以前に始まっていた。何世紀もの間、アフリカのアラブ人たちは馬具から採取したカビを使って傷の手当てをしてきた。アメリカ・インディアンのいくつもの部族は腐った木で傷を覆うことによって化膿を抑えていた。二〇世紀初頭、中央ヨーロッパの住民たちはカビの生えたパンを保存し、それをペースト状にして傷口に塗っていたのである。[156]

この点で不可能なことは何もない。一九世紀末頃、デスプレ教授はびっくり仰天している同僚たちに囲まれて汚れた包帯を使い続けた。こうすることで、どのみち災難をこうむるなら軽いほうを選べという民衆の知恵に従って、既存の病気を「介入疾患」に置き換えていたのである。残念ながら、デスプレはしばしば運に見放されて患者を何人も殺していた。しかし、「ペニシリウム・グラウクム」〔アオカビ〕と呼ばれるカビをしみ込ませたアラブ人やインディアンの包帯は、その効果が今日の抗生物質と何ら共通することのない局部的な治療であるにしても、ある種の傷の治癒を早めることができたのである。

一八七七年には、進化論的発想で当時「微生物の生存競争」とか「抗生作用」とか呼ばれていた現象の重要性を、パストゥールとジュベールが予感している。二人が、炭疽菌のブイヨンの中に好気性の微生物を入れると、それが我が物顔に居座って他の病原菌を追い出したのである。彼らの結論は予言的である。「これらすべての事実は、治療の観点から見てこの上なく大きな希望を与えてくれるかもしれない。」

これが、抗生物質開発の根拠となる原理である。それ以来観察された「微生物の生存競争」という現象の数は数百に上る。

一八八五年、丹毒の連鎖球菌が動物を炭疽に対して免疫にし、また炭疽から治すらしいことを、エンメリヒが確認する。そのわずか後に、緑膿菌がウサギに対して同じ効果を持っているらしいことを、ブシャールが明らかにしている。一九〇四年、コッホ菌の成長を抑制することのできる物質を作るバクテリアが何種類もあることを、シャルル・ニコールが証明する。一九〇九年には、ありふれた急性扁桃炎に冒された病人はたとえジフテリア患者と接触しても決してジフテリアにかからないことを、デンマーク人のシオツが観察している。それゆえ、シオツは、レフラー菌〔ジフテリア菌〕の保菌者に急性扁桃炎のブドウ球菌を接種して成功する。彼の結論は次の通りである。「実験はすべて成功した。将来、私はこれを繰り返すことによって、患者がいつまでも病原菌の保菌者であり続けることを阻止するつもりである。」二年後、マニラの医者パージュ博士は、ためらうことなく自分の息子の咽喉にフルンケルのブドウ球菌を入れている。[157]

しかしながら、感染性病原菌の接種は、むしろ天然痘の接種を参考にしたかのような粗野なやり方にとどまる。

ところで、一八九七年、二七歳〔ママ。二三歳?〕の医学生エルネスト・デュシェーヌ〔一八七四―一九一二、フランスの医者〕がペニシリンの持つ予防効果を発見する。

『微生物間での生存競争に関する研究への寄与。カビと細菌間の敵対関係』と題してリヨンで審査を受けた博士論文の中で、デュシェーヌは一連の厳密な実験に依拠して、ペニシリウム・グラウクムと呼ばれ、古くなったパンや湿った革の上にも繁殖するカビであるオーヴェルニュ〔フランス中央部の地方〕産ブルーチーズのカビが細菌叢を全滅させうることを、明らかにする。それだけではない！ 彼は、ペニシリウムと病原菌の培養液を混ぜたものをモルモットに注射する一方、モルモットの別の一群には病原菌だけを与える。すると、後者のモルモットは死に、ペニシリウムの処置を受けた方のモルモットは死を免れるのである。

デュシェーヌはこの時、雌鶏コレラの病原菌の古くなったブイヨンが免疫を与える特性を持っていることを一八年前に発見したパストゥールの立場にいるのである。彼は自分の発見をどうするであろうか？ 論文審査の審査員たちはどうするであろうか？ 何もしないのだ！ 彼はパストゥールではないのである。

一九一二年、パストゥール研究所員アルベール・ヴォドルメールが再びペニシリウム・グラウクムに取り組み、ある種の感染性病原菌の繁殖に対してそのカビが「阻害作用」を持っていることを確認する。一年後、ナントのパストゥール研究所長ラパン教授がある種のカビのコッホ菌に対する作用を明らかにする。一九二一年、土壌中のある種の微生物、すなわち「放線菌」〔土壌中に分布し、人間や動物に感染し放線菌症などを起こすものもあるが、抗生物質を生産する〕が抗感染性の成分を含んでいることを、リースケ〔一八八六―？ ドイツの細菌学者〕が発見する。一九二三年頃には、ベルギー人のグラシアとダト、ロシア人のヅーケルマンとミンケヴィッチが、五年後のフレミングと同じ正確さで「ペニシリウム・ノタートゥム」〔アオカビの一種〕の治療能力を明らかにしている。一九二八年には、リヨンのパストゥール研究所員パパコスタ博士とガテ博士が、彼らの著書『細菌の連携、細菌の治療への適用』の中で、同じような発見を一〇例ほど挙げている。

この一九二八年に、微生物の生存競争という現象を決定的な手段へと方向づけることになる出来事が起こる。

それまでは小売店主であったアレクサンダー・フレミング〔一八八一—一九五五、スコットランド生れの細菌学者〕が、思いがけない遺産相続のおかげで医学研究の道に入ることができたのである。腸チフスに対する予防ワクチンの生みの親のひとりであるアームロス・ライト卿〔一八六一—一九四七、イギリスの病理学者、細菌学者〕の活発な指導下に、フレミングはいまやロンドンのセント・メアリ病院の小さな実験室でブドウ球菌に関する研究を行っている。実験室は老朽化しており、あらゆる種類のカビが空気中に漂っている。ある日、培養器に入れ忘れたブドウ球菌の培養液が奇妙な現象を示しているのに気づいて、びっくりする。あるカビ、すなわちあのデュシェーヌのペニシリウム・グラウクムが細菌を犠牲にして繁殖していたのである。[158]

フレミングは、さらに抗菌作用の強いカビであるペニシリウム・ノタートゥムを分離するのに成功し、それをペニシリンと呼び、表面の傷に対していかなる毒作用も持たないことを確かめる。しかし、もっと重大な感染症に打ち勝つためには、ペニシリンを大量に製造するとともにその純度を高めなければならない。とりわけ、ペニシリンは非常に不安定であるために、フレミングはその研究を諦めてしまう。再び、雌鶏コレラの病原菌の古くなったブイヨンをどう利用すればよいのか分からない事態に陥ったのである！　ジャン・ベルナール教授〔一九〇七—、フランスの医者〕が二〇年後に次のように悲しんでいる。「こうして一〇年以上の間、人間が敗血症や髄膜炎で死に続ける一方で、ロンドンの実験室にある試験管の中には人間を救いうるかもしれないカビが存在しているのである。この忘却の理由は謎めいている。」

フレミングは何編もの論文を書く。しかし、一九三五年、感染症に対する新しい特効薬がフレミングのペニシリンを葬り去るかに思われた。その特効薬とは、イエナ〔旧東独ザール川沿いの都市〕の学者ゲルハルト・ドーマク〔一八九五—一九六四、ドイツの生化学者〕によって開発された最初のスルホンアミド剤〔サルファ剤。細菌感染の治療と予防のために開発された化学療法材〕プロントジルである。二年後にパストゥール研究所のトレフエル、ニッテイ、ボヴェがスルホンアミド型化合物に誘導された核の作用を発見する。

当時、スルホンアミドに耐えるものは何もないように思われた。数錠で、丹毒、脳脊髄膜炎、淋病のようなかつては不治であった病気の進行を食い止めるのに十分なのである。しかし、期待を捨てなければならない。スルホンアミド剤の抗菌スペクトル〔各種細菌に対する有効性の範囲〕は限られており、ブドウ球菌を破壊できないのである。そのうえ、「スルホンアミド耐性」の例が増加し、特効薬は予想外の毒性を持つことが明らかになる。学者たちは敗北を認めず、他の殺菌剤を探し求める。しかし、多くの人々が古ぼけた幻想とみなしたこの細菌の敵対関係からまさに光が射してくることになるのである。

一九三八年、「抗生物質」という単語が、一九二七年以来アメリカに移住していたひとりのフランス人のおかげで、医学用語の中に登場する。国立パリ農学院の卒業者ルネ・デュボスは土壌中の細菌研究を専門とした。フレミングの業績が過大評価されたように見えるとすれば、デュボスの業績は、少なくともフランスでは、過小評価された。「バチルス・ブレヴィス」と呼ばれる微生物から、彼はチロトリシンを取り出す。これは、強い殺菌力と動物に対する有望な効果を持つ二種類の抗生物質の混合物である。しかし、その毒性はすさまじく、デュボスが自分の妻を殺したという噂まで立って非難されたほどだった。

その一方で、チロトリシンの局部的適用はすばらしい効果を見せる。小火器〔ピストルなど〕による傷の化膿を予防し、ブドウ球菌や連鎖球菌に感染した傷口をふさぐのである。チロトリシンはまた、鼻や咽喉の感染症に効き、あるいは、軟膏として用いれば皮膚病にも効くことが明らかになる。第二次世界大戦が勃発した時に抗生物質が現実のものとなったのは、ルネ・デュボスのおかげなのである。

一九三九年、ハワード・フローリ（一八九八—一九六八）とエルンスト・ボリス・チェーン（一九〇六—一九七九）が率いるオクスフォード大学のイギリス人研究チームが、凄惨な戦争になるだろうという予想のもとに、ペニシリウム・ノタートゥムの特性を活用する決心をして仕事にとりかかる。チェーンはフレミングの業績を知り、フレミングの名はチェーンのおかげで後世まで伝わることになるのである。

ペニシリンを治療分野に入らせるためには、三つの課題を克服しなければならない。すなわち、大量生産、製品の純化、それに安定化という課題である。

たしかに、ペニシリウムをひとつのパン切れの上で発生させることほど簡単なことはない。しかし、これで作り出される量だけでは、かすり傷をふさぎやすくすることさえできない。相当の成果を上げるためには何百万ものパン切れが必要になろう。最初は牛乳缶からカビの濾液が集められるが、後にはビールの醸造槽が利用されることになる。この微妙な作業は無菌の環境下で行われなければならない。さもなければ貴重なカビの効能が無に帰するのである。それでも、得られた量は評価しうるものになった。

大量に用いると、ペニシリンは、含有している不純物に応じて有毒なものとなる。しかし、いったん純化されれば、ペニシリンが持つ予防能力は一〇〇倍にもなるのである。

一九四一年二月の初め頃、ついにチェーンとフローリは実用に供しうるペニシリンを数グラム手にする。ロンドンのある病院で、四三歳の警察官アルバート・アレクサンダーがバラのトゲを刺した傷のために敗血症で死にかけている。外科もサルファ剤も、顔の一部に壊疽《えそ》を生じさせ肺まで達した感染症に打ち勝てなかったのである。二月一二日、その警察官はペニシリンを二〇〇ミリグラム投与されてから、三時間ごとに一〇〇ミリグラムずつ注射される。二四時間後、病状が目覚ましく改善している。一七日、治癒したように思われ、注射はやめられた。二月二二日、やはり敗血症にかかった一五歳の少年の治療が始まり、成功裏に終る。しかし、警察官アレクサンダーの病状が突然悪化する。ところが、ペニシリンの在庫は空になっている。三月一五日に彼は死ぬが、他方、一五歳の少年の方は確実視されていた死を免れることになるのである。

その後、いっそう大量のペニシリンが二〇〇人の患者に投与され、望外の成果を収めている。当時、研究はアメリカ合衆国まで広がり、ピオリア（イリノイ州）の研究所が大偉業を成し遂げている。ここで、抗生物質の歴史における面白いエピソードが突発するのである。

より効力の強いペニシリウムの株を見つけようと、アメリカ人学者たちは世界中のあらゆる地域からカビを送らせていた。ところが、ピオリアの研究助手でモウルディ＝メアリ（カビのメアリ）というあだ名を持つメアリが、ある日、腐ったメロンを近所の市場から持って来る。そのメロンから「ペニシリウム・クリゾゲヌム」が抽出されるのである。今日でもなお、メアリのカビはあらゆるペニシリンの主成分である。

一九四三年夏、シチリア島上陸作戦の最中、ペニシリンが初めて大量に投与され驚くべき成果を上げる。一九四四年、ペニシリンの製造量は西部戦線のすべての兵士を治療するに足るものであり、その秘伝の製法がソ連人に提供される。連合軍側では負傷による死亡率が劇的に下がったのに対し、愚かにも一九三三年にエルンスト・チェーンを追い出した〔チェーンはドイツ生れで、一九三〇年からベルリン公衆衛生病院研究員であったが、三三年にイギリスに亡命した〕ドイツ側は何トンものサルファ剤を使い尽くし、負傷による死亡率をかろうじて一九一四年の水準に保つのがやっとであった。抗生物質の歴史はそれゆえあるサスペンスを伴っている。

フランスでは、パストゥール研究所のフレデリック・ニッティ教授〔一九〇三―一九四七、イタリア生れのフランスの医者・生物学者〕がペニシリウム・ノタートゥムを一株分離するのに成功し、それから数デシグラムのペニシリンを作り出した。肺双球菌の髄膜炎にかかったある子供に投与し、目覚ましい症状の回復をもたらすが、十分な量がなかったためにロンドンでの例のように病気がぶり返して子供は死んでしまう。

ところで、占領軍によって買収された情報提供者がいたるところにおり、パストゥール研究所も例外ではない。ある日、平服を着たひとりのドイツ人が研究所に姿を見せ、ペニシリウムの株をもらいたいと非常に丁寧にニッティに頼む。ニッテイはどこかに忘れてしまったと答える。一カ月後、今度は大変である。株を要求しに来たのは粗野な軍人であり、渡さなければ研究員たちは投獄され、研究所は閉鎖されることになろう。ニッテイは逆らうふりをしてから屈服する。ドイツ人は鼻高々、株を持って帰って行く。しかし、自分のために特別に培養された特性のないペニシリウムを提供されたとは、彼に分かろうはずもなかった。

第二次大戦直後、ペニシリンは希少で、軍の病院だけに割り当てられている。グレアム・グリーン〔一九〇四―一九九一、イギリスの小説家〕の小説でキャロル・リードによって映画化された『第三の男』（一九四九）は、このペニシリン不足を感動的に描いている。あまり良心的でない実験助手によって盗まれたペニシリンの瓶が、闇市の密売人に法外な値段で売られるのである。ジャン・ベルナール教授によると、一〇万単位のペニシリン一瓶の値段が当時一〇万フランにも達していたらしい。しかも、混ぜ物をし、色のついた液体で薄め、致命的な毒薬に変質したペニシリンを譲り受けたのでなければ、幸せであると思わなければならなかったのである。

一九四六年には、驚くべきカビは薬局で売られるに足る十分な量が生産されている。肺炎、髄膜炎、梅毒、慢性淋疾の場合には驚くべき成果を上げているが、結核、胃腸病、ウイルスによる病気（天然痘、ポリオ、流行性感冒）に対しては依然として効果がない。

幸いなことに、新しい諸々のカビが救援にやって来る。一九四四年、土壌菌から作り出されたストレプトマイシン〔抗結核剤として用いられる抗生物質〕、すなわち「灰色放線菌」がワクスマン〔一八八八―一九七三、アメリカの細菌学者。一九五二年にノーベル生理・医学賞〕、ビュジー、シャッツによってニュージャージーの研究所で発見される。ストレプトマイシンとともに、結核、連鎖球菌、小児下痢に対する闘いの最終幕が切って落とされるのである。クロラムフェニコールが一九四九年から使えるようになり、腸チフスの問題に決着をつける。さらに、アクチノマイシン、オーレオマイシン、テラマイシン等々と続く。

一九四五年、チェーン、フローリ、フレミングがノーベル賞を受賞する。どうしてなのか理由はよく分からないが、一般的にはフレミングがペニシリンの生みの親とされている。しかし、抗生物質の父ルネ・デュボスは歴史から忘れ去られたままになる。

とりあえずはお祭り騒ぎである。このような熱狂を見いだすにはパストゥール革命まで遡らなければならない。全能の医学に対して、諸々の病気が引き延ばし作戦に出る。一九五五年、アメリカ人ソーク〔一九一四年生れの米国のウイルス学者、細菌学者。一九五五年にポリオの予防ワクチンであるソークワクチンを開発〕とフランス人レピーヌ〔一九〇一年生れのフランスの医学者、細菌学者。筋肉注射によるポリオのワクチンを開発〕のワクチンが、家庭内に恐怖をまき散らしていたあの「ポリオ」に打ち勝つ。一九六〇年頃、ガンさえも消え去ろうとしていることは疑いがないように思われ、専門医たちは二つのグループに分かれる。すなわち、ガンはあと一〇年しか生き残らないとする楽観論者のグループと、二〇年間は生き残るとする悲観論者のグループである。

一九七〇年以降、新しい抗ガン物質インターフェロンが科学研究の地平で輝きを放つ。これこそが、破滅を招く細胞に決定的打撃を浴びせるであろう。ところが、一九七〇年から一九八〇年までの一〇年間の終わり頃には大量に生産されたインターフェロンも、その約束を守らず、はかない希望の終焉を告げるのである。それだけではない！　当時、エイズの影がペストの再来でもあるかのように人類の上に漂い始めている。今となっては神話的になった言葉「バラ色のペスト」の名で呼ばれるのである。

細菌とともに地上に現われた生命は、細菌とともに消滅するであろう。つまり、感染症の問題に終わりはないということである。微生物の世界は永続運動をしているのであり、三〇年、五〇年、あるいは一〇〇年の勝利は、それがいかに有益であろうと、長期的に見れば相対的な意義しか持たないのだ。

本書の目的は、今日の感染病理学の一覧表を作成することではなく、今日の感染病理学が明らかにしているいくつかの側面を過去の光で照らし出すことである。エイズは「新しい」病気だと言われる。だが、どの時代にも「新しい」感染症があったのであり、それらの病原菌はたぶん世界と同様に古いのである。

すべては体質の「転換」によるものかもしれない。麻薬と、より大きくなった性的自由が、エイズの温床となったのであろう。エイズのウイルスはかつては限定的にしか襲わなかったので病気は気づかれないままだったのであり、死因は、免疫システムの不全によって引き起こされた最後の感染症に帰せられていたのである。

通常は高齢の人しかかからないクロイツフェルト＝ヤコブ病〔狂牛病〕の病原体はと言えば、ウシの配合飼料の中で新しい毒性を見いだしたのかもしれない。

ところで、天然痘とポリオも歴史的に見れば「新しい」病気であると見なされうるのである。

一八世紀に人口の一〇％の人命を奪っていた天然痘の起源ははっきりしていない。古代にはほとんど話題にされていないのである。ローマ人たちは肉体的な特徴や奇形から派生する異名を好んでいたが、「あばた面」も「ぶつぶつ顔」も見当たらない。トゥリウス・キケロ〔前一〇六―四三、ローマの政治家、雄弁家、哲学者。キケロの名はエジプト豆のような疣《いぼ》が頭にあることから由来〕、カリウス・デンタトゥス〔？―前二七〇頃、ローマの将軍。デンタトゥスは「出っ歯の」の意味〕ホラティウス・コクレス〔前六五―八、ローマの詩人。コクレスは「一眼の」の意味〕のように、実に多様な奇抜さで異名を彩っているにもかかわらずなのである。

「ヴァリ」（結節、吹き出物）あるいは「ヴァリウス」（まだらの、斑点のある）に由来する「ヴァリオラエ」という名で著者たちによって呼ばれる病気〔天然痘〕がテキストで言及され始めるのは、一二世紀からである。この病気をイギリス人たちは「スモールポクス」の名で、ドイツ人たちは「ポケン」の名で指し示している。フランスで「ピコット」（キツツキ科の鳥ピック・ヴェール〔ヨーロッパアオゲラ〕あるいは穴を掘る道具のピック〔つるはし〕に由来）と初めて命名したのは、アルノー・ド・ヴィルヌーヴ〔一二三五頃—一三一二頃、占星学者、錬金術師、医者〕であるように思われる。一六世紀に、この病気はアメリカで突然発生する。一六五二年、オランダ人たちはこの病気を南アフリカに持ち込み、一七三三年、デンマーク人たちはグリーンランドを汚染する。

それにしても、この天然痘はどこらか来たのであろうか？　はるか昔からこの病気が存在していたアジアからであると、一部の著者は主張している。しかし、その可能性はあまりない。極東との通商関係は古代にまで遡るのであり、その主張が正しければ、この病気のずば抜けた伝染力によってずっと以前からヨーロッパで出現していたであろう。ここでもやはり、体質の転換の仮説と、よく解明されていない理由のために病原体が突然恐ろしい毒性を持って増殖し始めるという仮説が残っている。

二〇世紀初頭からのポリオの衝撃的な征服については、もっとよく理解できる。かつては「脊髄性小児麻痺」と呼ばれていたポリオは、一七七四年（アンダウッド〔一七三六—一八二〇、イギリスの医者〕および一八四〇年（ハイネ〔一八〇〇—一八七九、ドイツの医者〕）以来臨床記述の対象になっている。一八五五年、デュシェーヌ・ド・ブローニュ〔一八〇六—七五、フランスの医者、神経病学者〕が、子供の他の麻痺性疾患とポリオを区別する臨床上の特徴を描き出している。そして、一八七〇年には、シャルコー〔一八二五—九三、フランスの神経病学者〕がポリオの病理解剖学を確立し、脊髄前角の細胞が漸進的に破壊されることによってポリオが起ることを明らかにする。

ポリオがファラオ時代のエジプトに存在していたらしいことは、いくつもの墓から発見された萎縮した骸骨が示している。一九世紀の大部分を通してこの病気は個別に襲っており、集団的発病についての最初の言及が見られるのは一八八五年のことである。この年、リヨン地方の人口一四〇〇人の村サント＝フォワ＝ラルジャンティエールで、一三件の小児麻痺が発生したことをコルディエ博士が報告している。⑮おそらくその時までに同種の小さな流行が何回も気づかれないままに起っていたのであろう。しかし、災禍が突然拡大したために、流行現象が新しいものであるということにいかなる疑いも湧かなかったのである。

北欧諸国とアメリカ合衆国は、まともに不意打ちを食らっているのである。スウェーデンで一九一一年と一九一二年に八〇〇〇人が発病する。アメリカ合衆国では、この病気は一九一六年に恐ろしい流行を引き起こし国の災禍となる。すなわち、二万九〇〇〇人が襲われ、ニューヨークだけでその内の九〇〇〇人を占めているのである。ニューヨークで一九〇七年に二〇〇〇人、一八九〇年に二五〇人、ノルウェーでは一八九五年に九五五人、一八八八人に五〇人、一〇年間ほどの小休止の後、この現象は突然急激な進展を見せる。やっつけ消毒、隔離、通行遮断がペスト時代のようなパニック状態を表している。

これは、その後じわじわと広がる風土病の始まりであり、一九四三年からその発病力が倍加することになる。ヨーロッパも免れてはいない。スペインとイタリアは大きな被害を受けていないにしても、フランスでは一九三〇年から流行の発生区域が現われているのである（一五七〇人、うち四〇〇人はバ゠ラン県〔フランス東部アルザス地方北部〕とモーゼル県〔バ゠ラン県と県境を接する県〕）。北欧諸国がもっとも被害を被っている。デンマークは一九三四年に一〇万人当たり一二六人の罹患率で、痛ましい記録を保持するのである。そして、この病気は絶えず災禍を広げ続けて一九五二年には頂点に達し、ヨーロッパ全体で一〇万人を襲っている。⑯一九五五年、ソークとレピーヌのワクチンのおかげでようやく人々は安堵の吐息を漏らすのである。

それにしても、このような突発はなぜ起こったのであろうか？ ここでも、衛生の発達が体質の「転換」の原因なのである。そしてまた、なぜ北欧諸国がもっとも打撃を被ったのであろうか？ ポリオのウイルスは、一九五二年に電子顕微鏡のおかげで見ることができるようになるが、衛生状態が悪い場合にはどこにでも繁殖し、一種の初感染（病原体が初めて宿主に進入し、宿主の全身的あるいは局所的反応がみられるもの）のおかげで免疫を付与する。しかし、衛生の発達がウイルスを四散させ、個体はわずかな汚染にも影響を受けやすくなる。それゆえ、衛生の進展から取り残されたアフリカとアジアが流行を免れたのである。

細菌学者たちの不意をつく理由のために、休眠状態の病原菌の一部が、一時的にではあるが増大した毒性を局地的に取り戻す。これが、二〇世紀には在郷軍人病の原因となり、一六世紀には驚くべき多汗熱の原因となったのである。

一九七六年の夏、ある衝撃的な病気が突然世界中の日刊紙の「トップ」を飾る。「在郷軍人病」と呼ばれるこの病気は、感染病理学の目まぐるしい変化と細菌学者たちの対応能力を例証している。この病気が突発した時、優れたサスペンス劇のあらゆる要素が整っていた。

フィラデルフィアの祝祭の雰囲気の中ですべてが始まる。独立二〇〇周年の祝典によってペンシルバニア州の州都は観光の中心となり、また多くの大会が開かれていた。そのひとつ在郷軍人会は、第二次世界大戦と朝鮮戦争の参戦者で七月二一日から二四日までの祝宴に参加しにやって来た退役軍人四五〇〇人を集めていた。背景ではいくつかの陰が景観を曇らせていた。すなわち、ごみ収集人たちのストライキが町を不衛生の巣にし、在郷軍人会はテロリストによる脅しの対象となり、ささいなことではあるがベルヴュ・ストラトフォードホテルの空調装置はうまく動かなかったのである。

大会が終わって二日後、二人の在郷軍人（レジオネール）が頭痛と胸の疼痛、激しい発熱に襲われた後に死亡する。ありふれた肺炎であると診断されるが、その後三週間の内に一一人の在郷軍人が同様の死に方をする。「レジオネローズ」すなわち在郷軍人病が伝説の中に入ったのである。その年の終わり頃には、二二四人の発症と三四人の死亡が数えられる

699 〈エピローグ〉新しい問題か、永遠の問題か？

ことになる。

ただちに、アトランタ疫学センターに調査が託され、三五歳のプレーボーイたるデヴィッド・フレーザー博士がその指揮をとる。埃、水、空気、ネズミとハトの糞といったものの標本が注意深く検査される。病気の鑑定は厄介で、様々な疾患が検討される。すなわち、豚インフルエンザ、オウム病、ペスト、おたふくかぜ、インフルエンザ、食中毒、暴飲、性的放縦である。

一瞬、人々は膿漏症〔主として淋菌による泌尿生殖器の伝染性疾患〕の新しい形態かもしれないと信じる。また、事件を刺激的なものにするために、吸引すると同じような症状を引きおこしうるニッケルカルボニル〔高純度ニッケル製造過程に用いられ、揮発性の油状物で毒性が強い〕を使った自分たちのテロであるとテロリストたちが犯行声明を出す。実際、一部の犠牲者の肝臓はニッケルの微粒子だらけになっていたのである。ただちにFBIが事件を担当する。しかし、問題のニッケルはメスに由来するもので、プラスチック製の器具を用いて解剖された死体にはニッケルの痕跡が何もないことがわかり、捜査は放棄される。

病因の研究はもっと実り多い。すべての在郷軍人に対してなされた質問調査の結果、犠牲者はほとんどが五〇歳以上であり、彼らのうちの多くが喫煙者であることが分かる。これは驚くべきことではない。年齢とタバコが免疫システムを侵食するからである。とりわけ、難を免れた在郷軍人の中には感染した同僚と同じ部屋を使った人々もいるのであるから、病気は伝染病ではない。したがって、空気と水に疑惑の焦点が絞られるのである。

ところで、もっとも驚くべきことは、犠牲者の全員がベルヴュ・ストラトフォードホテルに投宿していたことである！ さらに、ホテルに沿った歩道を通っただけの歩行者たちも在郷軍人病に襲われていたことが判明する。あるバスの運転手は、ミュージシャンたちをホテルに運んだ後その病気で死んだ。呪われた場所、呪われた家の強迫観念が再び頭をもたげる。不吉な歩道を通ることは避んど誰も参列していない。

けられる。ホテルは、若い人々からなる従業員が病気を免れているにもかかわらず閑古鳥が鳴いている。

それにしても、病気の媒体は何なのであろうか？　細菌学者たちがそれを追及しても徒労に終わっている。その年の終わり頃、悪疫は消え、不吉な現場で原因を見つける可能性は非常に低くなる。厚生省長官レオナルド・バックマン博士が、「われわれは解答を決して見つけることができないかもしれない」と告白しなければならないほどであった。

しかしながら、クリスマスの夜、ひとりの研究者マックロード博士がアトランタの研究所でクリスマスを祝うことにした。彼が観察を始めて一〇〇回目にもなる、伝染病に感染したテンジクネズミの血液から、彼は新しいバクテリアを発見する。しかし、生き残ったネズミの血清と接触すると、そのバクテリアは抗体に反応して緑色になるのである。「レジオネラ・フィラデルフィア」と名付けた後、悪疫は終息しているのでその増殖様式を再構成しなければならない。ジグゾーパズルを組み立てるように少しずつ解明が進められる。

レジオネラは水中に生息する。空調設備の不調のおかげで毒性を取り戻したレジオネラが、ベルヴュ・ストラトフォードホテルの上に設置され、まさに培養ブイヨンと化した冷却タンクの中で繁殖し始める。ついで、レジオネラは換気扇によって空中に散布された細かな水滴とともにレジオネラが通りに落ちる。換気装置によって屋内に吸い込まれたのである。

実をいえば、在郷軍人病は新しいものではない。この病気はずっと以前から時たま人命を奪っており、学者たちは、同様の条件のもとで死亡した人々の血液の中にレジオネラを発見していたのである。悪疫は一九五七年にオースチンで、一九六五年にはワシントンで猛威を振るい、ワシントンでは一六人の死亡が記録されていたのだ。今や、学者たちはレジオネラの急襲に対して有効な抗生物質を持ち、産業界の注意が空調設備の故障に向けられるようになった。しかし、事態は急を告げていたのであり、問題は依然として今日まで残っている。もし、今度は多汗熱の

701　〈エピローグ〉新しい問題か、永遠の問題か？

病原菌が目覚めたとしたら、これほどたやすく切り抜けることができるであろうか？

一四八五年から一五五一年にかけて、ヨーロッパのもっとも西に位置する地域、とくにイギリスが、「ペスティス・ブリタニカ」「エフェメラ・ブリタニカ」「スドル・アングリカ」（多汗熱あるいはイギリス多汗熱）と次々に呼ばれ方が変ったひとつの病気に五回にわたって襲われている。(61)

この病気は、一四八五年に突然現われ、ヘンリ八世〔イングランド王、在位一五〇九―四七〕の治下に非常に限定された地域内で猛威を振るう。ある村で大量に死者が出る。その隣りの村は被害を免れているのである。この病気は既知の病気と何ら似たところがない。その進行は急速で、悪臭を発する大量の汗（ここから多汗熱の名が来ている）、頭痛、半睡状態、呼吸困難、心臓性失神と続く。犠牲者たちは五時間以内、場合によっては数分あるいは数秒で打ちのめされる。ジョン・ケイが書いているところによると、「ある人々は歩いている最中に襲われ、またある人々はドアや窓を閉めている最中に死ぬのだった。多くの人々が遊びや祭の最中に死んだ。眠っていて急死した人々もいる。」死体はすぐに腐敗するのであった。

イギリス多汗熱は、社会的および民族的基準による奇妙な選別を行っている。良家のたくましい若者を好んで襲っているのであるが、とくに、もっぱらイギリス人しか襲っていないのである。北ヨーロッパを襲うのは流行の五分の一にすぎず、それ以外の流行の最中にあえて大陸に入り込むことがあっても、それはイギリス人だけを攻撃するのである。

イギリス自体においても、スコットランド人たちやアイルランドのケルト人たちは病気を免れている。「この病気はわれわれの影のようにどの国までもわれわれに付いてくる」と、ジョン・ケイが嘆いている。また、年代記作家J・ルグランは次のように書いている。「それは、神がイギリス人たちだけを罰しようとお望みになった災禍であった。イギリス人たちはどこにいようとその病気にかかるが、彼らがいっしょに生活している外国人たちは具合が悪くなることがないのだった。」[162]

ある著者たちは昔の文書を調べて、ガレノスとカエリウス・アウレリウス〔紀元前二世紀の古代ローマの医者〕によって叙述された「心臓病」を通してイギリス多汗熱を見いだしたように思った。またある著者たちは、イギリス人たちの不信心とヘンリ八世の離婚〔ヘンリ八世はカサリンとの離婚問題で教皇と争い、英国教会の首長となった〕にいらだった神の怒りにその原因を帰した。風土、湿気、沼地、彗星が引き合いに出された。

一五五一年、イギリス多汗熱は現われた時と同様に突然姿を消す。一七一八年、「粟粒《ぞくりゅう》」あるいは「ピカルディ」〔北フランスの地方名〕と形容される多汗熱が初めて北フランスで報告される。しかし、諸々の症状の違い、すなわち、汗の多さだけでなく粟の粒状の皮膚発疹ができるという症状の違いがあるため、イギリスの多汗熱と類似点はあっても別ものである。ある時には軽症で、またある時には致命的であるが多汗熱ほど深刻なものではない粟粒熱は、重大な流行が発生した最後の年である一九〇六年まで単発的に襲っている。

現在では闇の中に潜んでいるイギリス多汗熱と粟粒熱の病原菌は、その毒性を取り戻させてくれる思いがけない体質の転換を待っているのであろうか？　その時、抗生物質、ワクチン、あるいは適切な血清が発見されるのであろうか？　細菌学に予言者はいないのである。

新しい病気の観念が人々を恐怖に陥れる一方で、世界とともに古くからある病気は人々の関心を引かない。その病気とはインフルエンザである。家庭での代表的な病気であり、寒い季節の伝統的な同伴者であるインフルエンザは、好んで老人たちを餌食にし、その死を早めるかもしれない。ところで、インフルエンザは基本的には型通りで共生的であるが、もっとも破壊力のある病気の属性を持つことがある。果てしない突然変異体であるインフルエンザウイルスは、細菌学者たちにとって頭の痛い問題である。このウイルスは一五八〇年から今日まで、A、B、Cという文字で形容されるもっとも毒性の強い形態で二五回ほども出現した。[163]

しかしながら、このウイルスはそれ自体では危険なものではないらしい。一九世紀末の学者の中にはその存在を否定さえし、肺の体質を揺るがしうる物理的要因や気象上の要因にすら言及している人々がいるほどである。実際には、他のものを介して、すなわちその仲間である肺双球菌の毒性を高めたり、やはり凶悪な他のバチルスを犯罪へと駆り立てることによって人の命を奪う。人が死ぬのはインフルエンザによってではなく、その合併症によってなのである。

一五八〇年、一六五八年、一七三三年、一七七五年、一八〇三年、一八五九年、一八八九年、一九一八年、一九五七年の大流行は医学の歴史において今なお有名である。かつては眼や腸に関係する合併症が多かった。空気中の細菌の急増と肺内の気管の糜爛《びらん》とともに、もっぱら気管支肺炎と急性あるいは慢性の気管支炎が一九世紀におけるインフルエンザを構成している。

正確な統計が一八八九年の大流行の際に初めて登場する。一八八九年一二月一日から一八九〇年二月一一日までの間に、パリで一万九五六人の死亡が記録されているのである。ところで、一年前の同じ時期における死者は五八六〇人であった。したがって、死亡率は二倍になったのであるが、まったく意外なことに、若い人々のほうが打撃を免れているというわけではない。子供たちは免れているにしても、二〇歳から六〇歳までの大人の死亡率が三倍になっているのに対し、六〇歳以上の層の死亡率は二倍にしかなっていないのである。ベルティヨンによると、このインフルエンザの激発はコレラのどの流行よりも不幸なものであったという。しかしながら、その激発は人々の記憶のなかに刻み込まれてはいない。だが、一九一八年の「スペインかぜ」については事情が異なる。

死者数二〇〇〇万人！　戦争による死者数の二倍。これが、あるイギリスの情報源によると、一九一八年三月にイギリス軍の塹壕で最初の症例が記録されたこのインフルエンザ〔スペインかぜ〕の被害状況だというのである。夏の間小休止した後、九月から毒性を倍化させ、休戦〔第一次世界大戦は一九一八年一一月一一日に休戦〕の祝祭の間にパリで頂点に達する。なんと残酷な皮肉であることか！　回復期にある戦傷者たちが一日で殺されるのである。若くてたくましい人々さえもが胸膜炎で倒れ、肺が粘液でいっぱいになって窒息死する。犠牲者の中にはギヨーム・アポリネール〔一八八〇―一九一八、フランスの詩人、小説家〕やエドモン・ロスタン〔一八六八―一九一八、フランスの劇作家〕の名も見られる。様々な消毒薬が薬剤師たちに唯一役立ち、お手上げ状態になった医者たちは「防毒マスク」の着用を推奨するしかなくなるが、マスクは鼻孔を細菌の温床に変えてしまうのである。

　スペインかぜのほかに、一九五七年に人類の四分の一を床に就かせることになるアジアかぜが、その無害さのゆえに、休養中の病人たちにとって望外の幸せとなる。しかし、細菌学者たちは、一九一八年の大流行の時に匹敵する窮地に陥りはしないかという強迫観念に襲われる。たしかに、毎年特効ワクチンが時間との競争の末に研究所から出されている。ワクチンの開発には三カ月必要なので、新しいウイルスをできる限り早く分離しなければならない。三カ月という期間は、インフルエンザが穏やかな場合には平穏である。しかし、並外れて激しい場合はどうなるのであろうか？

　天然痘はインフルエンザよりもはるかに恐怖を与えない。その理由というのは、ＷＨＯが一九八〇年五月八日に天然痘の完全撲滅を宣言したからである。一九六七年にはまだ、天然痘は低開発国で二〇〇〇万人の人命を奪っていた。その年、完全撲滅の世界的キャンペーンが始まっている。その目標は、大規模なワクチン接種によって天然痘を一〇年間で消滅させるというものである。ＷＨＯの責任者六八七人と風土病になっている諸国の医療スタッフ二〇万人が、仕事にとりかかる。健康を守るための巨大な闘いが始まったのである。この闘いは、最後につきとめられた天然痘患者であるソマリア人アリ・マオウ・マーリの治癒によって、一九七七年一〇月に終ることになる。したがって、天然痘ウイルスは人間という媒体をなくして存在しなくなったというのだ。これは世界の歴史における一大快挙である。しかし、クジラやゾウのように複雑な種を簡単に滅びさせることができても、ウイルスは、すべての単細胞生物と同様、永遠に存在しうるのである。勝利の直後、WHOは種痘の完全な廃止を勧告した。種痘には年間一〇億ドルの費用を要したではないか、種痘はたしかにわずかな危険を含んでいて、その危険はもはや正当化され得ないではないか、というわけである。

賭けに勝ったように見える。二〇年以上、天然痘の症例がひとつも報告されていないからである。しかしながら、ひとつの疑念が存続している。サルはまったく種痘を接種されなかったからである。ところで、つかの間撲滅したと思われた黄熱が、動物という宿主の中に逃げ場を見いだした後に逆襲に出た。

すべてのポックスウイルス〔動物ウイルス中最大のウイルスで、動物の皮膚に痘をつくる〕（ラットポックス、カメルポックス、ジェルビルポックス）のうちで、コペンハーゲン国立血清研究所のプレーベン・フォン・マグヌス博士によって一九五八年に分離されたモンキーポックスウイルスは、もっとも多くの不安を引き起こしているものである。これは人間に伝染しうるものであり、一九六〇年から一九六八年にかけてたびたび人間を感染させ、その死亡率は一二・六％に達した。⑯一九七〇年から一九七八年にかけて六三人がサル天然痘にかかっているが、これは公式の数字であり、実際にはそれ以上であろう。一九八〇年と一九八三年の間には九九例が報告されている。最後の症例のひとつは生後二カ月の女の子で、チンパンジーと遊んで感染したのである。問題は解決したと思われたが、一九九七年に、サル天然痘が人間に移った新しい症例がチャド共和国で報告された。

モンキーポックスウイルスは、天然痘ウイルスによって空席になった「生態的地位」〔それぞれの生物が生態系の中で占める地位や役割で同じ生態的地位を持つ二種は共存できない〕をいつか埋めるのに良い位置にあるように思われる。WHOはこの可能性をしりぞけて、人間に伝染したサル天然痘に「ヒトにも移るサル・オルソポックスウイルス」という遠慮深い名前を付けることでよしとしている。このウイルスはあまり伝染せず非定形なので、科学者たちを不安がらせてはいない。しかしながら、このウイルスは一九六〇年から一九六八年にかけての症例のうち一二・六％を死にいたらせているのである。親友の死に動転した後、彼が単なるインフルエンザで死んだのだと知って安堵の吐息を漏らすあのお人よしの「馬鹿」話を、誰もが知っている。この話は、天然痘患者の死体を見て恐怖に凍りつくが、不幸な患者はヒト天然痘ではなくサル天然痘で死んだのだと指摘して安心する細菌学者の話でもありうるだろう。

ヒト天然痘あるいはサル天然痘の当然な逆襲は、一連の種痘によって素早く無力化され、集団のレベルでは重大でないかもしれない。しかし、特効のある抗体を持たない何千人もの人々が突然ポックスウイルスと接触したなら、その人々はいったいどうなるのであろうか？

細菌戦は新しいものではまったくない。一一五五年、フリードリヒ赤髯王〔一一二三│九〇、神聖ローマ皇帝〕が水を汚染させることによってトルトナ〔北イタリアの町〕を占領していた。また一三四三年には、タタール人がペスト患者の死体をカファ〔クリミア半島にあったジェノバの植民地。現在のフェオドシヤ〕の城壁越しに投げ込んでいた。これが、ジェノバを経由してヨーロッパの人口を減らすことになる黒死病の原因になったのである。敵の飲み水を汚染させるために死体を井戸の中に投げ込まれたことも、ことごとく細菌戦のエピソードをなしている。一九九〇年には、サダム・フセインが生物兵器を振りかざして世界を震え上がらせた。

細菌によるテロの脅威が存在している。一九七八年、フランクフルト警察は、マイン川〔ドイツのフランクフルトを流れる川〕に腺ペストの病原菌ブイヨンを流そうとしていた恐喝者をぎりぎりの瞬間に制圧した。一九九八年三月には、イギリスの警察が、炭疽菌を輸送中の過激主義者を取り押さえている。いずれの場合も、事件は過小評価された。

707 〈エピローグ〉新しい問題か、永遠の問題か？

しかし……。

種痘をやめて以来、人類は特効となる抗体の蓄えを持たなくなったのである。やがて人類は、一六世紀に九〇％が天然痘によって命を失った中央アメリカの住民がそうであったのと同じように、天然痘に対して無抵抗になるであろう。たしかに、天然痘ウイルスは、アメリカ合衆国とロシアで鍵をかけて保管されている二つのガラス瓶内のものを除けば、原則としてもはや存在しない。しかし、センキーポックスはその歩みを続けているのである。小瓶数本分のサルの膿を適当な場所に撒けば、何千人もの人々に感染させることができる。その場合、大急ぎでワクチンを製造して接種するまでに、災禍はどれほど広がっていることであろうか？ 恐ろしくて想像すらできない。(165)

国家テロの時代に、核兵器を奪われた国の代替武器になるかもしれないのである。

最後の懸念が、抗生物質によって阻止された病気、インフルエンザや天然痘以上に恐ろしい諸々の病気の上に漂っている。しかしながら、学者たちは突然変異体の強迫観念の中で生きている。ペニシリンやストレプトマイシンの後まで生き続けるいくつかの病原菌は、回復期の病人にとってはまったく危険ではない。しかし、他のものよりも強いそれらの病原菌は抗生物質の効かない新しい細菌を生み出すのである。五〇年来、細菌学者たちはきわめて有能で、あらゆる種類の策略を繰り広げてきた。すなわち、新しい抗生物質の開発、いくつかの抗生物質の組合せである。しかし、一九八八年三月、どんな抗生物質も効かないブドウ球菌をイギリスの学者たちが分離している。抗生物質が半世紀来感染症の分野に君臨してきた一方で、サルファ剤に対する耐性がわずか一年で現われたのである。二〇年後、三〇年後、一〇〇年後にはどうなるのであろうか？

二〇世紀最後の疫学上の厄介事である狂牛病、すなわちウシ海綿状脳症が一九八六年にイギリスで登場し、既存のあらゆる生物学上の観点を逆転させる。人間においては、きわめて珍しい同様の病気であるクロイツフェルト・ヤコブ病が五万人に一人の割合で老人を冒している。何年もの間に脳内に蓄積された感染病原体が脳を海綿状（スポンジ状）にし、致命的な変質を引き起こすのである。ところで、この病原体には既知のものと似たところが何もない。

数千度の熱、紫外線、マイクロ波、あらゆる殺菌剤に耐える感染病原体を想像してみよう。以前であれば、そのような怪物はフィクションに属すると学者たちは断言したであろう。今日では、そのような怪物が実際に存在し不滅であることを学者たちは認めるしかないのである。これが、とくにイギリスの牝ウシに襲いかかってその神経系を冒し、ウシを確実に死に追いやる「プリオン」〔カリフォルニア大学のスタンリー・プルジナー博士が発表した仮説的な病原体で、スクレイピーやクロイツフェルト・ヤコブ病の病原体とされる〕なのだ。

この病原体が人間に移り得ると信じる人々は最初はほとんどいなかった。二世紀前からヒツジの群れを襲っている「スクレイピー」〔ヒツジの痒疹〕という先例は安心感を与える。すなわち、消費者が感染したことはまったくないので、「種の障壁」は乗り越えられないと見なされているからである。しかしながら、スクレイピーはヒツジから牝ウシへと移ったのであり、もっとも炯眼な人々は、二〇世紀初頭にパパアニューギニアの一山岳部族を大量に殺し始めた謎の病気を思い出して、不安に襲われるのである。

現地人はこの病気を「クールー」、すなわち「恐怖に震える」という名で呼んでいた。病気は平衡感覚の障害で始まって全身の麻痺にいたり、九カ月の間に命を奪うのであった。奇妙なことに、この病気は女性と低年齢の子供しか襲わなかった。一九五七年、科学派遣隊が謎を解明したのである。病気に汚染された部族は食人種であり、愛の最後の印として、死者を食べることによってたたえていたのであった。男たちが他の部位よりも美味な筋肉を独占する一方で、女や子供たちは内臓や脳で満足していたのである。

709 〈エピローグ〉新しい問題か、永遠の問題か？

そこには長年の間に「クールー」の病原菌が蓄積していたのである。「クールー」は、感染した死体を食べることによって悪化した慣行的結果であった。食人をやめることで病気は弱められたが、潜伏期間はしばしば非常に長く、今なお犠牲者が出ている。

イギリスのウシの群れに被害を与えているのも共食い、ただしウシの共食いなのである。一九八〇年以来、ヒツジの骨、次いで感染した牝ウシの骨をもとにした安価な成分がウシの飼料を補完していた。これが牧畜の中に「クールー」を再出現させたのだ。それでも一九八八年、イギリスの学者たちによる委員会であるサウスウッド委員会が、安心感を与える結論を発表している。すなわち、原理としてはあり得るとしても、人間に移る可能性は低いというものである。それゆえ、委員会はいくつかの予防対策を勧告することで満足し、しかもこの勧告が、人間への最初の伝染例が登場する一九九六年までそのまま続くことになるのだ。

たしかに、この現象は二〇例ほどに限られているので、依然として例外的なものであり続け、さらに一部の人々にとっては疑わしいものでさえある。しかし、もっとも悲観的な人々あるいはもっとも炯眼な人々も、潜伏期間の長さを理由に、不幸が準備されている可能性が大いにあると指摘することがせいぜいである。治療法の研究に乗り出した学者たちがたちまち感染病原体の謎にぶつかっただけに、ますますそうである。

いかなる細菌も、いかなるウイルスも、熱、光、殺菌剤に耐えられない。それゆえ、ある人々は他のところに原因を探したのである。狂牛病が登場するずっと以前に、海綿状脳症の問題が研究対象として押し進められていた。早くも一九六七年には、数学者のJ—S・グリフイス〔一八九九—?アメリカ生れのイギリスの数学者〕が大胆で予言的な理論を発表し、「伝染性のたんぱく質」を槍玉に上げている。その一四年後の一九八一年に、TRPあるいはプリオンの名で知られる問題のたんぱく質が、電子顕微鏡で一万倍に拡大されてついに観察されることになるのである。

しかし、この問題は科学上の異端に属している。DNAを持たないたんぱく質は複製することさえできないのに、どうして感染性になりうるのであろうか？　一九八五年、実際には二種類のたんぱく質が存在することが発見される。ひとつは健全なもので、もうひとつは驚くべき化学的安定性を持ち、病原性で破壊不可能なものである。これが悪魔のようなプリオンなのだ。これは複製しないが、健全なたんぱく質を病原性のたんぱく質に変えるのである。

異論は多いが唯一論戦の的になっているこの仮説がもし実証されれば、生物学上の革命になるかもしれない。いずれにせよ、ひとつのことだけは確かである。すなわち、「種の障壁」という神話は覆されたということである。一九九〇年にこの病気はネコに発生し、その後、研究所であらゆる種類の動物に移された。

イギリスの全家畜の解体と、海綿状脳症が一例でも報告された家畜群すべての解体が、今のところ唯一の対応策である。

このように、感染症と細菌に対してはまったくお手上げなのである。かつてボードロック、ラ・ピティエ、トノン〔いずれもパリの病院〕に突然起った三例の「謎の」感染症について、一九七九年にある歴史家が次のように書いたのであった。「これらの偶発事は、その例外的性格からして、ヨーロッパにおいて集団的レベルではその細菌による危険がほぼ完全に消滅していたことをはっきりと示している。しかし、忘れ去られたウイルスがもし再出現したなら、どうなるのであろうか？」と。その直後に〔一九八一年〕、「忘れ去られたウイルス」がカリフォルニアで最初の犠牲者を襲った。エイズとともに、学者たちが常に恐れながらも実際に起こるとは信じる勇気のなかったシナリオのひとつが始まったのである。

それにもかかわらず、二〇世紀の総括は肯定的である。感染症による死亡率は、今日、かつてのものとは似たところが何もない。少なくともヨーロッパにおいてはそうである。というのも、腸チフスと結核はいまだに貧しい国々で恐ろしい災禍をもたらしているからである。また、三療法〔逆転写酵素阻害薬を中心とした抗ＨＩＶ薬、免疫機能を回復させる免疫増強薬、日和見感染や悪性腫瘍に対する化学療法薬の三種」のおかげで今後はエイズを抑制する望みが十分あるにしても、エイズは、もっとも貧しい人々においては二一世紀のペストであることにかわりない。

一九世紀の細菌汚染は、汚染された水、ごみ、有毒な埃、無数のハエを持つ別の時代のことだと思われがちであるが、貧しい諸国民の大半にとっては今後もずっと日常的現実であり続けるであろう。

豊かな国々では、人間と細菌が一世紀以上にわたって闘ってきており、細菌学が闘いに勝つかもしれない。しかし、人間の持つあらゆる問題が解決されることなしに、この困難な闘いで細菌学が勝利を収めることはできるのであろうか？

年代記（一七—二〇世紀）

＊**太明朝体**の出来事は微生物学史に、ゴシック体の出来事は衛生と微生物汚染の問題に関することをそれぞれ表している。〔誤記その他本文との異同は他の文献も参照して可能な限り修正を施した〕

一三世紀末　最初の矯正鏡〔近眼鏡、老眼鏡〕が登場する。

一五四六　フラカストーロが『病気伝染に関する三篇』と題した著作の中で、いくつかの病原微生物は感染症の原因であると主張する。これはまだ直観に過ぎない。

一五九〇—一六〇〇　**最初の複式顕微鏡がイタリアとオランダで開発される。同じ頃、高解像度をもった一枚のレンズからなる単式顕微鏡も登場する。**

一七世紀

一六一〇　ガリレイが複式顕微鏡を開発し、それを「ペルスピキルス」と名付ける。

一六三〇　**フランチェスコ・ステルーティがローマで『アピアルム』という書物を発行する。それは顕微鏡で観察された昆虫の版画を掲載した最初の書物であった。その中にミツバチとゾウムシが肉眼で見られない細部を含めて描かれている。**

一六三二　顕微鏡観察家アントニー・ファン・レーウェンフックがデルフトで生まれる。

一六四五　顕微鏡観察家ルイ・ジョブロがバール＝ル＝デュックで生まれる。

一六五八　アタナシウス・キルヒャーがさまざまな浸出液の中で極微動物、すなわち浸滴虫類を発見するが、観察を続行しなかったために、注目されずに終わる。

一六六五　ロバート・フックの『ミクログラフィア』という最初の顕微鏡観察の概論書がイギリスで発行される。肉眼では観察不可能ないくつかの対象が電子顕微鏡写真に匹敵する精度で表現されている。

一六六八　**フランチェスコ・レーディは腐敗した肉にウジが自然発生するのでなく、ハエの産み付けた卵から生じると実験で初めて証明する。彼の弟子のヴァリスニエリが彼の実験を補って完成させる。**

一六七二　オランダ人デ・グラーフが『新編生殖器概説』を発刊し、その中で胎生動物の胎児は卵生動物の胎児と同じく卵の中で形成されることを証明する。

一六七四　**レーウェンフックが極微動物に関する最初の記述を英王立協会に送付する。**

一六七五　裁断技術を駆使して縦断面、横断面を示し、レーウェンフックがウシの視神経と大脳皮質の構造を記述する。

一六七七　オランダ人デ・ハムが精液中に極微動物（精子）を発見する。レーウェンフックはそれに関する最初の記述をすぐ王立協会に送付する。

一六七八　レーウェンフックは生殖において精液中の動物が果たしている役割に初めて言及する。

一六八〇　レーウェンフックは粉ダニとハエの初めての顕微解剖を実現する。

一六八五　ボナーニの複式顕微鏡。解像力は三〇〇を具えるが、映像は識別不能。
グリンドル・ヴォン・アシュの六枚の平凸レンズからなる複式顕微鏡。

一六八八　ディヴィーニの複式顕微鏡。長さ四五センチメートルで、倍率一四〇倍。

一八世紀

一七〇〇　ニコラ・アンドリーが『人体における蠕虫の発生について』を刊行する。そこでは性病を含むいくつかの感染症が肉眼で感取されない「小さな蠕虫」に帰せられる。

一七一〇　ヴァリスニエリがペストを引き起こすのは「ヴェルミクーリ・ペスティフェリ」つまり小さなウジだと想定する。

一七一一　**顕微鏡観察家ルイ・ジョブロが浸滴虫類は空気中の種細胞から発生することを初めて実験で証明する。彼**

の発見は注目されずに終わり、彼自身もこの発見の重要性が分からない。

一七一四　ミラノのカルロ・フランチェスコ・コグロッシが感染症に関する「細菌」理論を明らかにする。実験を欠いたこの理論は思弁的見方にとどまる。

一七一五　ハーテルとハレーが傾きを変えられる鏡筒、ステージ、マイクロメートルの動きをするビス、透過照明装置を同一顕微鏡上で実現する。近代的様式の顕微鏡の誕生だが、映像はまだ色反射と球面収差で乱れている。

一七一八　ジョブロがパリで『新型顕微鏡に関する明細と使用法』という概論書を発行する。

一七二一　バティスト・グワフォンがマルセイユのペストを肉眼では見えない小さな昆虫に帰す。

トルコから帰還したワートレイ・モンタギュー夫人によってイギリスに天然痘の接種が持ち込まれる。手術で良性の天然痘にかかることと引き替えに天然痘に対する免疫が与えられる。一七九六年のジェンナーの種痘発見まで、接種の手術は危険と裏腹にいくつかの成功例を生み出す。

一七二三　顕微鏡観察家レーウェンフックがデルフトで死去する。

一七二六　顕微鏡観察家ルイ・ジョブロがパリで死去する。

顕微鏡によるぺてん。ロベール・ボワールは自分の患者に対して病気の原因だとして肉眼で見えない昆虫を示す。二重焦点の顕微鏡によるトリックが使われる。作戦は功を奏して、感染症の極微動物説は大衆的な成功をかちえる。

一七二九　スパランツァーニの誕生。彼は一七四七年には自然発生が存在しないことを実験によって証明することになる。

一七四一　ジョヴァンニ・バティスタ・ビアンキは、感染症が飛んだり、跳ねたり、よじ登ったりできる、肉眼では見えない昆虫のせいだと想定する。

一七四四　トランブレーが淡水ポリプの生態を記述する。彼の観察によって顕微鏡観察の世界に形而上学的次元が付与される。

一七四七—四八　**スパランツァーニは実験によって種細胞が空気中に実際に散在していることを証明する。彼は論争でビュフォン、モーペルチュイを含む自然発生論者やニーダムと対立する。この論争は一一〇年後のパス**

トゥールとプーシェの論争を先取りしている。

一七九六 **ジェンナーが牛痘、すなわちウシ天然痘にはヒトに天然痘の免疫を与える予防的特徴があることに気づく。同年彼は初めてジェイムズ・フィップスという子供に牛痘を接種する。このワクチンは一八〇一年より世界に普及し、天然痘死亡率のめざましい低下が公に認められる。**

一七九九 ミラノのジョヴァンニ・ラソーリが感染症の原因は「生物伝染」だと主張する。

スパランツァーニ死去。

一八〇〇—一八五五

一八一〇 アペールが保存食品の製造法を開発する。彼は微生物殺菌のことをまったく知らず、空気の生命力を無化したと考える。

一八一三 実験法の創設者クロード・ベルナール誕生。

一八一六 アゴスティーノ・バッシがカイコの微粒子病の原因は極微の寄生体〔寄生菌類〕だと証明する。彼は予防規則を提案するが、だれも耳を傾けない。

一八一八 ブルトノーが腸チフスの疾病単位としての「特異性」を認める。

一八二〇 バルトロメオ・ビッツィオはポレンタ〔トウモロコシ粉〕が微生物の影響で変質し赤い色に変わることを証明する。

一八二一 ブルトノーがアンギナやいくつかの咽頭の病気と混同されていたジフテリアの「特異性」を認める。

一八二二 **ドールでルイ・パストゥール誕生。彼は子供時代をアルボワ（フランシュ＝コンテ地方）で過ごす。父親のジャン＝ジョゼフはそこに皮革工場を所有していた。**

クリスチャン・ペールソンはビールが微小な菌類の刺激で醗酵すると想定し、その菌類をミコデルマ・セルヴィジエと呼んだ。

一八二三—一八三〇 **最初の色消し《アクロマティック》顕微鏡が眼鏡業者ユエとシュヴァリエによって開発される。それによって後に細菌の発見が可能になる。**

一八二七 **ジョセフ・リスターがエセクスのアップトンで誕生。彼は一八六七年に消毒法を開発することになる。**

一八三四 レヌッチが疥癬は極微なダニが原因だと確認する。ボノモとチェストージは一六八七年にすでに同様の観察をしていた。

一八三七 カニャール・ド・ラ・トゥールが色消し顕微鏡で初めて発酵素《フェルマン》を観察し、砂糖のアルコールへの変化は彼がセミニュルと呼ぶ種細胞の働きによると想定する。

一八三九 ドイツ人シュヴァンが醗酵の原因である酵母は菌類だと主張する。彼は嘲笑を招いただけであった。

一八四〇 ヘンレが『病理学研究』を刊行する。その中では微生物伝染説《コンタジウム・アニマトゥム》が展開される。

一八四二 二〇歳のパストゥールはブザンソン中学校で補助教員のポストをえる。

一八四三 **クラウスタール（ハノーヴァー）でロベルト・コッホの誕生。**

一八四五 ラヴランの誕生。

一八四六 パストゥールは物理学と化学の大学教授資格を得る。トゥールノン高等中学校の教師に任命される。

一八四七 **ゼンメルワイスは衛生対策をすれば産褥熱の死亡率が降下させられることを確証する。しかし彼は嘲笑と非難を呼び寄せただけだった。**

パストゥールは高等師範学校の一介の助手だったとき、酒石酸とパラ酒石酸のナトリウム塩が同一の分子構造を持ちながら異なった光学特性を示す理由を明らかにしてミチャーリヒの謎を解き明かす。この結論にいたるために、彼は結晶の内部構造を探り、立体化学の基礎を築いた。

一八四八 パストゥールはストラスブールの理学部助手に任命される。大学総長の娘マリー・ローランと結婚する。

フィルヒョーがコレラ患者の大便中でビブリオを初めて観察するが、そこから何の結論も引き出さない。

一八四九 アロイス・ポレンダーが炭疽にかかった動物の血中に微小な「糸状桿菌」を発見するが、それを炭疽の原因だとは見なすまでにはいたらない。

一八五〇 レイエとダヴェーヌがそれぞれ別個に炭疽にかかった動物の血中にポレンダーの語る微小な「糸状桿菌」を観察する。彼らもまたそれを炭疽の病因だと考えない。

ヴァヤールがモントーバンに誕生。

一八五二　ベルギー人ルイ・ウィレムスがウシ胸膜肺炎に対する予防接種法を開発する。

フランスで新たな建築物には下水への導下管を備えることという先見的な政令が出される。

一八五三　パストゥールは実験室で酒石酸ナトリウムとパラ酒石酸ナトリウムに換えることに成功する。彼の化学者としての業績は国際的な関心を引く。

エミール・ルーがコンフォラン（シャラント県）で誕生。彼は一八八八年にイエルサンとジフテリア毒素を分離することになる。

一八五四　**エミール・フォン・ベーリングが東プロイセンに誕生。彼は一八九〇年に抗ジフテリア血清を開発することになる。**

パストゥールは新設されたリールの理学部教授兼学部長に任命される。

パストゥール革命（一八五五―一八八一）

一八五五　パストゥールは発酵の研究に乗り出す。これはそれまでリービヒとベルゼリウスによって化学的起源を持つ現象と考えられていた。

ブルトノーは証拠を示さなかったが、感染症はどれも特殊な種細胞によって引き起こされると主張する。

ドイツ人アロイス・ポレンダーは炭疽にかかった動物の血中で桿菌を発見し、それが病気の原因であると予感する。

一八五七　**パストゥールは乳酸酵素を分離し、それによって発酵が化学的でなく微生物的《ヴィラル》な起源を持つことを証明する。彼は同時にそれによって種細胞の純培養を初めて実現する。**

パストゥールは高等師範学校の理学研究科長に任命される。

一八五九　パストゥールは自然発生の問題に乗り出す。これが大論争の開始で、彼はやがて自然発生論者プーシェと対立する。

一八六〇　**パストゥールは酪酸の発酵素を同定・分離し、それが好気性微生物と異なって、酸素を避けて生きる嫌気性の微生物であることを発見する。**

一八六一　**パストゥールは酢の発酵素であるミコデルマ・アセティを分離する。これによって酢の合理的な製造法が開発可能になる。**

一八六三　パストゥールはアルボワに居を構え、当時世界中のブドウ栽培地を荒廃させていたワインの変質に関する研究に乗り出す。

パストゥールによる酪酸菌発見に影響されて、ダヴェーヌは炭疽バクテリディーが炭疽を牧畜に伝染させていると初めて宣言する。彼はまた瀕死動物における敗血症の役割を明らかにする。

アルベール・カルメットがニースで誕生。彼は後一九〇二年から一九二一年にかけてＢＣＧを開発する。

アレクサンドル・イエルサンがモルグ（スイス）で誕生。彼は後一八九五年にペスト菌を発見し、それに抗するワクチンと血清を開発する。

一八六四　**パストゥールはメール・ド・グラース**〔アルプスの氷河〕**まで赴く一連の実験を行って、培養ブイヨンが空気中の種細胞に汚染され、自然発生は存在しないということを証明する。この証明に対して科学アカデミーが賞を授与する。それから彼はすべての感染症が空気や水の中に散在する種細胞に由来すると予感する。**

一八六五　**クロード・ベルナールが『実験医学序説』の中で科学研究の基本原則を定義する。**

パストゥールはワインの変質が寄生微生物によって引き起こされること、それを防ぐには一分間五五度Ｃの熱をワインに加えれば十分であることを証明する。

パストゥールはマイヨー、ゲルネ、ローランという三人の助手とともにアレスに居を定め、世界の養蚕業を荒廃させていた、微粒子病というカイコ病の研究に乗り出す。

カジミール・ダヴェーヌが炭疽という感染症の発生に、ある「バクテリディー」が病原となっていると初めて記述する。

一八六六　コッホがゲッティンゲン大学で医師試験に合格する。

一八六七　**パストゥールは微粒子病というカイコ病が展開するのを阻止する早期選別法を開発する。彼はまた養蚕業に大きな被害を与えている軟化病のビブリオを発見し、病気のカイコを排除することでその病気の根絶に**

成功する。

グラスゴウ病院の外科医リスターは、ゼンメルワイスの後から、八〇％という術後の死亡率を低下させるための方法をふたたび発見する。しかし彼の研究は最初人から注目されなかった。

オーベルマイアー〔一八四三—七三、ドイツの医者、細菌学者〕は回帰熱スピロヘータを初めて観察する。

コッホが精神薄弱児施設の医療科長に就任する。

先見的な県命令によって、パリの不動産所有者に便所の屎尿水を下水に流すことができるようにする。これが下水道直結式水洗便所の開始である。

一八六八 **コッホ菌**〔結核菌〕**の発見より一七年前に、ヴィルマンが接種によってウサギへ結核伝染させ、その感染性を明らかにするとともに、予防対策の必要性を説く。彼の研究は当座人から注目されない。**

パストゥールが脳卒中に襲われ、左半身麻痺がその後残る。

一八六九 ロベルト・コッホがポーランド、シレジア地方の小さな町ラクヴィッツに地方医として落ち着く。

ジュスト・リュカ＝シャンピオニエールがリスターの消毒法をフランスに普及させようと試みるが、むなしい結果に終わる。

ジェヌヴィリエ散布式下水処理場の整備。窒素を多量に含んだ廃水は浄化されると同時に地味を豊かにすると期待される。イギリスでは数世紀前からそれが実行されている。

一八七〇 パストゥールが『カイコ病研究。カイコ病の防除と再発防止に関する確実な方法』を公表する。

一八七一 **パストゥールがビール酵母を分離し、それによって安定したビール製造法を開発する。**

パストゥールの学説に帰依したアルフォンス・ゲランが「綿入り包帯」を考案し、それによって病原種細胞に汚染された環境から傷口を保護する。パリ・コミューンの負傷者に試したところ、この方法は成功を博す。

イギリス人技師、ベイリー・デントンが二〇〇〇人の町の廃水を表面積一ヘクタールの何もない土地で浄化することに成功する。しかしこのやり方も散布式下水処理場の成功で普及するにはいたらない。

一八七二 コッホがヴォルシュタインの地区保健医に任命される。

一八七三 **クレープスが偽膜中でジフテリア菌を同定する。**

パストゥールがたった一票の差で過半数を得て医学アカデミーの無所属部門会員として迎えられる。彼の唯一の目的は感染症の起源が寄生体にあるという考えを証明・普及させることであった。

フィルヒョーの後押しで、ドイツ最初の散布式下水処理場がベルリン近郊に整備される。

一八七四 **リスターが『外科手術に適用された消毒原理に関する研究報告』を発表する。消毒法が七年間の冷遇に出会っただけで勝利する。**

一八七五 **コッホがヴォルシュタインに医師として居を構え、たったひとりで炭疽研究を開始する。**

ベルギー人ヴァン・ベネデンが胎児は雄性細胞（精子）と雌性細胞（卵）の二核の融合から生じることを発見する。

ベルリンにドイツ帝国保健所創設。後にこの保健所はコッホの後押しで感染症研究に向かう。

清いと評判の泉水がヴァンヌから引かれて、パリを潤す。この水が便所、堆肥の山、食肉解体場に通じる多数の大地の亀裂を介して、病原微生物に汚染されていることはまだ知られていない。

イギリス人ブキャナンが「下水ガス理論」を普及させる。下水の悪臭は伝染病の原因かもしれない。こうした考え方が不幸な結果を生むことになる。ロンドンのすべての下水口が閉め切られ、腐敗は加速され、テームズ川の汚染が深刻化する。

一八七六 **コッホは炭疽バクテリディーについての研究結果を公表し、炭疽バクテリディーを分離した後それが炭疽の原因であると証明する。これは病原種細胞の最初の培養であった。**

パストゥールは自費で『ビール研究』を出版する。

一八七七 農業大臣の要請で、パストゥールは炭疽問題に傾倒する。彼は炭疽バクテリディーに関するコッホの研究を確証し、一八六三年にダヴェーヌがすでに発見していた敗血症の役割を証明することによって、炭疽の病因論に関する考察を深める。

コッホは塗抹標本と着色に関する顕微鏡技術の分野における発見を公表する。彼はヴォルシュタインの自宅の台所で、安定した培地における細菌培養技術を開発する。最初の培地はジャガイモの輪切りであった。

パストゥールとジュベールは当時「微生物間の生存競争」あるいは「抗生作用」と呼ばれ、後の抗生物質の起源となった現象の重要性を予感する。それからいくつかの細菌の拮抗作用が観察されるようになり、一九四〇年のチェーンとフローリによるペニシリンの開発へといたる。

一八七八　**クロード・ベルナール死去。**

ルーのパストゥール研究所への入所。貧しい境遇の町医者から、彼は数週間後にはパストゥールの重要な共同研究者となる。

パストゥールが二人の助手ルーとシャンベルランの協力を得て、動物流行病の中心シャルトル地方で炭疽研究を開始する。彼は炭疽菌が消化管から動物に侵入することを証明し、最初の予防策を講ずる。

一八七九　**パストゥールは鶏コレラの病原菌、パストゥレラ・ミュルトシダの古い培養液を数匹のメンドリに接種することで、実験室ワクチンの原理を発見する。その培養病原菌は毒性を失っても、免疫力は保持している。**

セディヨーが初めて細菌《ミクローブ》という語をパリの医学アカデミーで公けにする。

パチーニはコレラ患者に観察されたビブリオがその病気の病原体であると断言するが、その証拠はもたらさない。

ガルティエはウサギが狂犬病をもっとも伝染させやすい動物であることを示す。

二人のフランス人学者シュレージングとミュンツがニトロバクター〔硝酸菌〕とニトロマニアスの二つの硝化細菌を発見する。これらの細菌は廃水の窒素酸化物を硝酸に変えて、地味を豊かにし水を浄化する働きをする。こうして散布式下水処理場のメカニズムが明らかになる。ヴィノグラドスキーとオメリアンスキーが一八九〇年にこれらの有益な細菌を分離するのに成功する。

一八八〇　**エベルスが「エベルス菌」すなわち腸チフス菌を発見する。**

パストゥールが狂犬病の問題に挑む。

コッホがベルリンの帝国保健所長に任命される。レフラーとガフキーが彼の助手になる。彼らは帝国保健所の研究を細菌学の方へ導く。

ラヴランはマラリアを住血原虫に帰し、その媒介者として蚊に疑いを向ける。

グリフィス・エヴァンズがパンジャブ地方で「スーラ」、すなわちウマ睡眠病にかかったウマの血中にトリパノソーマが含まれていることを発見する。この原虫はトリパノソーマ・エヴァンシと命名される。

獣医トゥサンが炭疽に対するワクチンを開発するが、欠陥のあることが明らかになる。しかし重クロム酸カリウムでバクテリディーを弱毒化するというアイデアはパストゥール、ルー、シャンベルランによって後でふたたび取り上げられる。

「パリの悪臭」事件。ブルーアルデールやパストゥールを含む調査団によって、下水が原因でないことが証明される。悪臭は実際にはパリ周辺の工場から出ていた。

一八八一

パストゥール、ルー、シャンベルランによる抗炭疽ワクチンの開発。これはプーイ＝ル＝フォールの有名な実験の際有効であることが証明される（五月五日）。

パストゥールは産褥熱の問題に傾倒し、パリの産院で滅菌対策を強化させる。それによって後に産婦の大量死亡の原因が除去されるだろう。彼はゼンメルワイスの発見は知らなかったようである。

パストゥールは黄熱患者を診察できると期待してボルドーに赴く。しかしセネガル発の船からは快復期の患者しか下船しなかった。

ガフキーは「エベルス菌」、すなわち腸チフス菌を分離・培養する。

ガルティエはヒツジの頸静脈に有毒な唾液を接種して狂犬病に対する免疫を与えたと主張する。

キューバ人カルロス・ホアン・フィンライは熱帯シマカが黄熱病原菌を運ぶと主張するが、彼の発見が重視されるには一九〇一年を待たなければならない。

細菌学の飛躍

一八八二

コッホが結核菌を発見する。それは痰・唾や埃で拡散する。

メチニコフが食細胞活動という現象を発見する。

ジュネーヴの国際衛生会議でコッホ－パストゥールが激論を戦わせる。コッホはパストゥールの抗炭疽ワクチンが効果を持たないと主張する。

モワニョ神父が後に腐敗槽という名で知られる「自動汲み取り機」を開発する。家庭排水と屎尿が、空気を避けて、嫌気性細菌の働きで流れやすくされる。

最初の「無煙装置」がイギリスで設置される。すぐに方式は多様になっていくがたいした成果はなかった。

一八八三 **低地エジプトでコレラが突発する。コッホが率いたドイツ調査団とパストゥールが組織したフランス調査団がこの病気の病原菌を同定するためにエジプトに赴く。コッホが「コンマ菌」、すなわちコレラ菌の役割を明らかにする。しかしこの病気を動物に伝染させられないので、疑問を解消しきれない。チュイリエが調査中にコレラで死去する。**

パストゥールとボレルはブタの群れに猛威をふるっていた豚コレラに抗するワクチンを開発する。

カルメットは二〇歳の時ラ・トリオンファント号の海軍医副官に任命される。東洋への旅で彼は異国のいくつかの感染症に興味を喚起される。

家具付き貸家に関するフランス法で二〇人に一個の割合で水洗便所の設置が計画される。しかしフランスで最初の水洗便所はパリの兵舎の中に整備された。すでにイギリスで広く普及していたこの方式はフランスでは汲み取り式便槽と競うところまでなかなかいたらない。

ヴァラン博士が最初の埃防止塗布剤すなわちワックスを開発する。床面に塗れば埃の有毒性を消すことができる。

パリでは警察令によって公道における塵芥の放置期間が制限され、廃品処理業者に対しては公道上でくず物を広げることが禁止される。これによって規則で定められたゴミ箱《プベール》の利用が制度化される。

一八八四 **パストゥール、ルー、シャンベルランが狂犬病に感染したウサギの骨髄を真空下で弱毒化して抗狂犬病ワクチンを開発する。コペンハーゲンの医学会議でその有効性が認められる。フランスで最初の「パストゥール通り」が登場。**

レフラーがジフテリア菌を着色・分離・培養する。

ニコライアーが土中で破傷風の「針状バチルス」つまり「ニコライアーのバチルス」を発見する。

カルレとラトネが破傷風の実験的転移に成功する。

ガフキーがエベルス菌〔腸チフス菌〕の純培養に関する研究を発表する。

最初の衛生博覧会がベルリンで開催される。ドイツは細菌学の分野におけるフランスのリーダーシップを奪おうと努める。

シャンベルランは細菌の濾過液を収集できる濾過管と細菌培養液を温度調整して滅菌することが可能な滅菌器を開発する。

一八八五 **パストゥールがジョゼフ・メステールという一〇歳の子供に対して抗狂犬病ワクチンを初めて実験する（七月）。**

コッホが寒天製の培地を開発する。

ブリーガーが「毒素」ということばを作り出す。

パストゥール研究所付属の抗狂犬病実験施設がヴィルヌーヴ＝レタンに開設される。

一八八六 **ガストン・ラモンの誕生。彼は後の一九二三年にジフテリアと破傷風に抗するワクチンを開発することになる。**

抗狂犬病センターがウィーン、ロンドン、イエナ、ニューヨーク、サンクト＝ペテルブルグ、オデッサに設立される。

一八八七 ロバート・フィリップ〔一八五七―一九三九、イギリスの医者〕が結核の早期発見と生活保護を目的に最初の抗結核相談所をエディンバラに設立する。

サン＝ピエール＝エ＝ミクロンの医師カルメットが独学で微生物学を修得し、消費に向かないタラをもたらす「赤ダラ」菌の分離に成功する。そのすぐ後、彼は「赤ダラ」の防止法を開発する。

医学アカデミーにおけるパストゥール－ペテール論争。ペテール教授はパストゥールの抗狂犬病ワクチンを失墜させる試みに失敗し、結果的に微生物学の勝利を公に認めさせてしまう。

一八八八 **デュトー通りにパストゥール研究所開所。**

ルーとイエルサンがジフテリア毒素《トクシーヌ》を分離する（彼らは「ジフテリア毒《ブワゾン》」ということばで表現する）。ベーリングがそれを利用して二年後に血清を製造する。

シャントメスとヴィダルが流行性赤痢のバチルスを記述する。

ベーリングは白ネズミの血清が炭疽バクテリディーを殺すことを発見し、そこからある種の血清には殺菌能力が備わっていると結論づける。それから二年後に彼はジフテリアと破傷風に抗する血清を開発する。

メチニコフが医療科長の肩書きでパストゥール研究所に入る。パストゥールは彼の食細胞理論を重要視した最初の学者だった。

ヴァヤールがヴァル＝ド＝グラースに最初のフランス軍細菌学研究所を創設する。

リシェとエリクールがコッホ菌に耐性があるとされた動物の血清（ロバ、イヌ）を何人かの結核患者に試験的に接種して失敗する。

一八八九

テリエがビシャ病院の医療サービス部門で滅菌法を確立する。

シャランとロジェが免疫化された動物の血清に触れると「バクテリオリーズ」という現象すなわち同じバチルスの凝集が生起することを発見する。後に細菌性疾患に対する血清診断法はすべてこの原理に依拠することになる。

北里とベーリングが破傷風菌の純培養に成功する。

ヴィダルが医学博士論文の中で産褥熱の連鎖球菌と丹毒の連鎖球菌が唯一で同一の病原菌であることを証明する。

軍医だったベーリングが当時コッホの率いていたベルリン衛生研究所に出向になる。

細菌学の講座が初めてパリの医学部に創設される。その教授にはコルニルが就任する。

一八九〇

ベーリングと北里はヨードの三塩化物を利用してジフテリア毒素の毒性を緩和するのに成功し、抗ジフテリア血清の製造を可能にする。またそれと同一の処方に依拠して彼らはデンマーク人クヌード・フェーバーの分離した毒素から抗破傷風血清を開発する。

コッホは結核の進行を阻む物質（ツベルクリン）の発見を公表する。しかしそれに対する後の幻滅は残酷だった。それでもツベルクリンはウシの結核発見を可能にし、後の一九〇七年にはツベルクリン反応の開発に役立つ。

一二月二五日ベーリングが子供に対して抗ジフテリア血清の実験を初めて行って成功する。

カルメットがサイゴン・パストゥール研究所を創立する。

ヴィノグラドスキーとオメリアンスキーが廃水の窒素酸化物を硝酸に変えるニトロバスター〔硝酸菌〕**とニトロマニアスという細菌を分離する。**

ウィーンに最初の油性男子トイレが設置される。尿がオイルをしいた便器の上を流れるので、腐敗も腐食も起こらない。

兵舎の埃を抑えるためにヴァラン博士が「コールタリゼイション」つまり床のタール塗布を強制する。この方法はその後も長く続く。

牛乳の殺菌がコペンハーゲンで初めて義務化される。

一八九一　コッホが自らの名を冠することになる現象、すなわち結核感染した動物は健康な動物と反対にコッホ菌〔結核菌〕の新たな接種に反応しないという現象を記述する。

ヴァヤール、ヴァンサン〔一八六二—一九五〇、フランスの軍医〕、ルージェが破傷風毒素の分泌に関する論文を発表する。

ジーメンスを含む数人のドイツの学者たちがオゾン処理による飲用水浄化法を開発する。

一八九二　**ヴィダルが腸チフス菌の毒性を昂進させてからモルモットに腸チフスを伝染させることに成功する。彼は腸チフスの血清診断法を開発する。後にシャントメスと共同で、抗チフスワクチンを製造する。**

パストゥール研究所員ハフキンは、毒性を強化させた後三九度で弱毒化させたコレラ菌から、抗コレラワクチンを開発する。彼はそれをインドで使用して好結果をえる。

抗ジフテリア血清の産業化がヘーヒストの工場〔フランクフルト郊外。ドイツ最初の化学工場〕で着手される。

ロンドンの化学者ディビンがバーキング〔ロンドン自治区のひとつ〕**で初めて廃水用の生物学的浄水場を開発する。コークスで作られた「散水濾床」が硝化菌の媒体として役立つ。この方法によって廃水問題を根本的に解決することが可能になる。**

カキが病因となりうることが発見される。カキは腸チフスを含む重篤な胃−腸感染症の原因になる可能性がある。

一八九三 **カルメットがコブラの毒に対する血清を開発し、それがすべての毒ヘビの咬傷に応用される。**

ルーとヴァヤールが抗破傷風血清を研究する。

ラヴランがマラリアを伝染させるのは蚊だと主張する。

パストゥールの甥アドリアン・ロワールがチュニスにアフリカ最初のパストゥール研究所を設立する。数カ月後に同種のセンターがアルジェにも開設される。

一八九二年にコレラで痛めつけられたハンブルクでは、飲用水を浄化するために砂の濾過装置が整備される。その方式の効果が腸チフス死亡率の低下で裏付けられたので、ドイツの他の諸都市はやがてその例にならう。

一八九四 『フィガロ』紙が抗ジフテリア血清の大量生産のために募金活動を開始する。一〇〇万フラン以上が集まり、結果は期待をはるかに凌駕した。

プベル知事とベシュマン技師に鼓吹されてパリおよびセーヌ川浄化法が提出され、家主は便所の屎尿水を下水道に流すことを義務づけられる。パストゥールとブルーアルデールの発した慎重にという意見にもかかわらず、下水道直結式水洗便所の有用性が公的に認められる。廃水用浄水場がないため、下水道直結式水洗便所は実際にセーヌ川を致命的汚染に陥れる。

人工石舗装がミュンヘン、ハンブルク、ニュールンベルク、ベルリンで試みられる。この舗装法は病因となる埃対策の一環であった。

フランスでは立法化によって一〇歳以下の子供がいくつかの「埃まみれの」労働につくことが禁止される。

食肉用家畜に対して行われたツベルクリン検査で、ヨーロッパ全土の三〇から六〇％におよぶ動物が結核感染していることが明らかにされる。

一八九五 **パストゥール死去。**

デュクローがパストゥール研究所の第二代所長に就任する。

イエルサンが香港に滞在中、ペストに関する病因論でネズミの果たす役割を証明し、この病気のバチルス、すなわちイエルサン菌を分離・培養する。そしてパリに帰還し、カルメットとボレルの協力をえて、ワク

チンと血清を開発する。

パストゥール研究所がリール、マルセイユ、リヨン、ボルドー、モンペリエに創立される。

パトリック・マンソンがマラリアの病因論で蚊の果たす役割を明らかにする。

デヴィッド・ブルースはグロシナ・パルパリスすなわちツェツェバエに注目し、睡眠病のトリパノソーマがそのハエから人間に伝播することを明らかにする。

フランスで最初の衛生博覧会がパリのシャン＝ド＝マルスで開かれる。

フランスで最初のオゾン殺菌浄水場がリールで整備され、そこでエムラン〔リール近郊の町〕**の廃水が処理される。**

一八九六 **アシェールに散布式下水処理場が開設される。新たな下水処理場がメリー、ピエールレー、カリエール＝スー＝ポワシーに開かれるが、それでも排出量の増加がとまらないパリ地方の下水を処理しきれなくなる。**

ペトリ〔一八五二―一九二二、ドイツの細菌学者〕とコッホが牛乳とバターの中にパラ結核菌の存在を確認する。

ライトとコールが、五六度の熱で殺菌した培養エベルス菌を利用した、抗チフスワクチンをイギリス兵に接種する。ドイツではプファイファーが同じ発想に基づいて別の抗チフスワクチンを開発する。

カルメットによって有効性を証明された抗毒血清が、毒ヘビに汚染されたすべての国々に普及する。

イエルサンがニャチャンにパストゥール研究所を創設する。それからしばらくして、ダラト〔ベトナム南部の都市〕とハノイにも同じ研究所が創設される。

エクセター〔イギリス南西部の都市〕**で近代的構造をした最初の廃水用生物学的浄水場が稼働する。それは、腐敗槽、つまり水の汚濁を取り除くキャメロン巨大浄化溝と、水を浄化する散水濾床によって構成されている。このシステムはイギリス、ドイツ、アメリカ合衆国で普及するが、最初の大規模なフランス式生物学的浄水場が誕生するには一九一〇年を待たなければならない。**

最初の公衆痰壺設置。

一八九七 リヨンで公開審査に付された『微生物間での生存競争に関する研究への寄与』と題された博士論文の中で、二七歳〔ママ。二三歳？〕の医師エルネスト・デュシェーヌは、オーヴェルニュ産ブルーチーズに発生するペニシリウム・グラウクムと呼ばれるカビ〔青カビの一種〕の病気予防効果を証明する。しかし彼はそれを何ら実際的に応用することはない。

一八九八　ロナルド・ロスが蚊に刺させて鳥マラリアを鳥から鳥へと実験的に伝染させることに成功する。

ペニシリンの開発者のひとりであるハワード・フローリがアデライドに誕生する。

圧縮ガラスによる舗装がジュネーヴとニースで試みられる。

一九〇〇　フランスで最初の砂の濾過池がショワジー＝ル＝ロワとヌイイ＝シュール＝マルヌに整備される。この浄水場から飲用水を供給された市町村では死亡率が半減する。

カリフォルニアで道路にオイルを塗布。埃対策に有効なこの方式は、重油が安価なアメリカ合衆国やイギリスに普及する。しかし大陸ヨーロッパではすこしも成功をかちえるにはいたらない。

リノリウム、すなわち不透過性の合成床が考案され、病因となる埃の効果的な除去が可能になる〔リノリウムの製造原理は、一八六〇年にイギリス人フレデリック・ウォルトンによって考案されていた〕。

パストゥール研究所のダニス博士がラットには致命的でヒトや他の動物には無害な球桿菌を分離する。しかしラットはバクテリア戦争の罠の裏をかくことをすぐに学習するようになる。

ハエに対する闘いの開始。機械的、化学的な方法はすべて完全な失敗に終わる。ハエは堆肥の中に繁殖のための理想的な住処を見いだすので、その後の自動車の発展だけがハエの氾濫を阻止することになろう。

一九〇一　ベーリングがノーベル賞を受賞。受賞講演の中で、彼はヒトの結核菌がウシに免疫を与えると主張する。彼はそれからしばらくしてヒトの結核菌を生きたまま乾燥させて、獣医学用の牛ワクチンを開発する。いくつかの実験で彼の正しさが示されたように見えるのだが、結局はこの企ても失敗に終わる。

コッホはウシの結核菌はヒトに伝染しないと過った主張をするが、懐疑的態度で迎えられただけであった。

カルメットが結核研究に乗り出す。そしてリールで「エミール・ルー結核予防診療所《プレヴァントリウム》」という、後に組織的に拡大していく無料診療所を創設する。

ショーモン＝アン＝ヴェクサンにルネ・デュボスが誕生。後の一九三八年に彼は最初の抗生物質チロトリシンを開発する。

亜硫酸ガスの燻蒸によって船倉のネズミを撲滅しようと試みるが失敗に終わる。

一九〇二　**ベーリングがコッホ菌は消化管から侵入した後リンパ系を通って肺にいたるという革命的な主張をする。**

フランスで公衆衛生に関する法律が制定され、衛生学者の発案による多数の方策が課される。

道路のアスファルト舗装の有効性がノジャン＝シュール＝マルヌとシャンピニーのあいだの二〇〇メートルの区間で初めて証明される。このアスファルト舗装はコッホ菌や肺炎双球菌でいっぱいの埃が舞い散るマカダム舗装に代わって次第に取り入れられていく。

一九〇三　イギリス人セシル・ブースが最初の真空掃除機を開発する。二立方メートルの体積からなる、もっぱら集団の共有に適した機械であった。これによって建物内の埃の問題が効果的に解決されるようになる。

ルーが一〇万フランのオシリス大賞を受賞する。彼はこの賞金をサルの購入にあて、後にメチニコフの協力をえて、サルに対して梅毒ワクチンを試みるが、空しい結果に終わる。

埃の衛生的な除去を可能にするために、初めて合成寄せ木床が開発される。表面はステュリコット、シロリット、ポルフィオリットという「鉱物性床材」で、おがくず、無機塩、砂、石灰屑の合成である。

一九〇四　デュクロー死去。ルーが彼の後を継いでパストゥール研究所を率いる。

一九〇五　ロベルト・コッホがノーベル賞を受賞。

第六回目の植民地調査で、ロベルト・コッホは睡眠病患者に砒素塩を主成分とする薬品「アトキシル」で治療をする。それによって病気の進行は遅らせることができたが、いくつかの失明の症例も発生させた。

アメリカ人コットレルが静電気式集塵法を開発する。

一九〇六　**シャウディンとホフマンが梅毒の青色トレポネーマを発見する。**

ペニシリンの開発者の一人エルンスト・チェーンがベルリンで誕生。

「健康な保菌者」という強迫観念が生じる。人によっては腸チフスやジフテリアを発病せずにその細菌をまき散らすことがある。

一九〇七　ラヴランがノーベル賞を受賞。

一九〇八　シャンベルランが死去。

メチニコフが免疫研究によってノーベル賞を受賞。

一九〇九　ドイツ人クライネがツェツェバエは睡眠病患者を刺してから一七日後に初めて危険になることを証明する。なぜならトリパノソーマがハエの唾液腺に到達するためにこれだけの期間を必要とするからである。

紫外線による飲用水の殺菌技術が開発される。

一九一〇　エールリッヒが砒素塩から合成された抗梅毒薬「六〇六」、別名サルヴァルサンを開発する。いくつかの副作用が恐れられる（失明など）。

一九一二　**カルメットとゲランが二三〇回の継代培養の後に、最初のBCG（カルメット＝ゲラン菌）、つまり弱毒化したコッホ菌を誕生させる。このBCGが初めて子供に試みられるのはそれから九年後のことである。**

エルネスト・デュシェーヌから一五年後に、パストゥール研究所員アルベール・ヴォドルメールがペニシリウム・グラウクムの研究に傾倒し、いくつかの感染症病原菌の成長に対する「阻害作用」を確認する。

一九一四　**いくつかの事件に押されて、飲用水が次亜鉛素酸ナトリウムや塩素で殺菌される。この殺菌法は好結果を産み、その後存続し続ける。**

一九一六　**メチニコフ死去。**

一九一七　アルベール・カルメットがパストゥール研究所の副所長となる。

エミール・フォン・ベーリングが死去。

一九一九　**BCGがセーヌ＝マリチーム県の二つの農場で飼育された一一〇頭の子ウシで実験され、成功する。**

一九二〇　キンディア〔西アフリカ、ギニア南部の都市〕のパストゥール研究所でサルに対するBCG実験が行われる。

一九二一　**アルベール・カルメットが初めてBCGを子供に試して成功する。**

ドイツ人リースケが土中の微生物である放線菌目には抗感染成分が存在することを証明する。二五年後にそこから抗生物質アクチノマイシンが生まれる。

一九二三　**ラモンがホルマリン処理で弱毒化させた、アナトキシンの名称でよく知られた変性毒素から、ジフテリアと破傷風に抗する混合ワクチンを開発する。**

ベルギー人グラシアとダト、ロシア人ズーケルマンとミンケヴィッチが、後のフレミングに匹敵するほど詳細に、ペニシリウム・ノタートゥム〔青カビの一種〕の治療効能を明らかにする。

一九二四　カルメットが、六月二四日の医学アカデミーにおいて、ＢＣＧ接種を受けた二一七人の子供が結核に対して免疫を付与され、健康は申し分ないことを発表する。

一九二八　**イギリス人ヒンドルが黄熱に有効なワクチンを初めて開発する。**

フレミングがペニシリウム・グラウクムの殺菌能力を再度発見し、そこからもっと効果のあるカビ、ペニシリウム・ノタートゥムを取り出してペニシリン〔青カビの産出する抗菌・低毒物質〕**を分離する。しかし彼は一定してそれを産出できないので研究を廃棄する。**

一九三〇　リューベックの悲劇。手違いによって、弱毒菌（ＢＣＧ）でなく、コッホ菌の有毒培養菌が子供たちに投与される。これで残酷な誤解が生じ、ワクチンは長いあいだ信用を失う。

一九三三　**ルーとカルメットが五日の間隔をおいて相次いで死去する。**

一九三五　イエナのドイツ人ゲルハルト・ドーマクが最初のスルホンアミド剤プロントジル〔抗菌作用のある化学薬〕を開発する。

一九三七　パストゥール研究所のトレフエル、ニッテイ、ボヴェ〔一九〇七―九二〕がスルホンアミド核の作用を発見する。しかしスルホンアミド剤はブドウ球菌には無力で、その抗菌スペクトルは狭かった。さらに「スルホンアミド剤耐性」の症例が増加する。

第二次微生物学革命

一九三八　**ルネ・デュボスが土中の微生物バチルス・ブレヴィスからチロトリシンを抽出する。これが抗生物質として初めて認められる。あまりにも毒性が強いため多量に使用できないが、局所的にブドウ球菌や連鎖球菌の付着した傷口治療や皮膚、鼻、喉の疾患に用いるとめざましい効果を発揮する。**

一九四〇　**ハワード・フローリとエルンスト・ボリス・チェーンに率いられたオクスフォード大学の研究チームがペニシリウム・ノタートゥムからペニシリンを分離し、それを治療法として利用する。一九四一年にヒトに対する試験を行い、一九四三年に連合軍がシチリアへ上陸した際初めて大量使用される。**

一九四三　アレクサンドル・イエルサンが日本占領下のニャチャンで死去する。

一九四四　ワクスマン、ビュジー、シャッツがストレプトマイシン発見。後に土壌菌〔放線菌〕から分離されたストレプトマイシンによって、結核や連鎖球菌症が阻止されるようになる。

一九四五　チェーン、フローリ、フレミングがノーベル医学賞を受賞。

一九四六　ペニシリンが薬局で自由販売になる。

一九四九　クロラムフェニコール〔クロロマイセチン〕によって腸チフスが抑えられる。アクチノマイシン、オーレオマイシン〔クロルテトラサイクリン〕、テラマイシン〔オキシテトラサイクリン〕という他の抗生物質が誕生する。

一九五五　アメリカでソークが、次いでフランスでレピーヌが抗ポリオワクチンを開発する。フレミング死去。

一九六八　ハワード・フローリ死去。

一九七九　エルンスト・チェーン死去。

一九八二　ルネ・デュボスがニューヨークで死去。

Revue d'hygiène, 1912, p. 580-582.

(154) Dr E. Sacquépée, « Les porteurs chroniques de bacilles typhiques », *op. cit.*, p. 146.

(155) *Ibid.*, p. 144.

(156) Cité par Pierre Mainguy, *Recherches historiques sur la concurrence vitale entre les micro-organismes*, thèse de médecine vétérinaire, Paris, 1949, p. 29-30.

(157) *New York medical Journal*, 1911, p. 1282.

(158) 以下のいくつもの著作が抗生物質の歴史を扱っている:Jean Bernard, *La Pénicilline*, Paris, Corréa, 1947 ; Fernard Lot, *Antibiotiques, médicaments miracles*, Paris, Mame, 1954 ; Williams Berryl et Samuel Epstein, *Des microbes qui guérissent*, Paris, 1966 ; P. - E. Baldry, *The battle against Bacteria*, Cambridge, 1965 ; Gwyn Macfardane, *Fleming, l'homme et le mythe*, traduit de l'anglais par Anne-Marie Delrieu, Paris, Belin, coll. « Un savant, une époque ».

(159) Dr R. Dumas, *Contribution à l'étude de la paralysie infantile épidémique*, thèse de médecine, Toulouse, 1910, p. 17-18.

(160) Statistiques fournies par Hélène Cadenat, *L'Essor mondial de la poliomyélite*, thèse de médecine, Paris, 1954, n°. 530, p. 20-25.

(161) 多汗熱は、何人かの証人の証言のおかげでよく知られている：John Kayne, J. Schiller,Gottfridus Gruner。19世紀の著者たちは粟粒熱について語っている:Reydellet, art. « suette »du *Grand dictionnaire des sciences médicales*, Paris, 1819, t. 53, p. 185 *sq.* ; Davaine, art. « suette »du *Dictionnaire encyclopédique des sciences médicales*, Paris, 1821, t. 13, p. 2 *sq.*;C. Anglada, *Études sur les maladies éteintes et les maladies nouvelles*, Paris, 1869, p. 449 *sq.*

(162) Jean Legrand, *Histoire du divorce d'Henri VIII*, Paris, 1688, p. 93.

(163) Dr E. Vallin, « L'influenza », *Revue d'hygiène*, 1890, p. 1 *sq.*;Bertillon, « La grippe», *Revue d'hygiène*, 1890, p. 150 *sq.* ; Dr Arnold Netter, « L'épidémie d'influenza de 1918», *Revue d'hygiène*, 1918, p. 543 *sq. ; Paris médical* du 16 novembre 1918 est entièrement consacré à la grippe espagnole ; François Theillet, « Encore la grippe », *L' Histoire,* décembre 1890, n° 29, p. 91-92.

(164) Docteurs H. Wolff et J. Croon, *Bulletin de l'OMS,* 1968, p. 492-493.

(165) この問題については次のものを参照。H. Marchovitch et Henri H. Mollaret, « La variole, arme bactériogique de demain? », *Le Monde*, 15 juin 1980.

(129) « La première station de voitures pour le transport des contagieux de la ville de Paris», *Revue d'hygiène*, 1890, p. 85.

(130) William Henman, « On the purification of air emitted from hospitals for the treatment of Infections diseases », *The Journal of the Sanitary Institut*, 1895 , p. 641.

(131) Dr P. Remlinger, « Transmission des maladies infectieuses par l'intermédiaire du médecin », *Hygiène générale et appliquée*, 1907 , p. 68-70.

(132) « Projet d'assainissement de la ville de Rouen », *Revue d'hygiène,* 1895 , p. 4.

(133) Pr Brouardel, « Préservation de lEurope des maladies infectieuses », *Annales d'hygiène publique,* 1885, t. 2, p. 238.

(134) « L'émigration et la santé publique », *Hygiène générale et appliquée*, p. 96.

(135) *Ibid.*, p. 96-97.

(136) Dr Gustave Reynaud, « L'hôtel des émigrants syriens », *Revue d'hygiène,* p. 408 *sq.*

(137) « Hambourg "fin de siècle" Quarantaine », *British Medical Journal*, 1893 , p. 715.

(138) Dr Féré, « Hygiène du baiser », *Revue de médecine*, 1903 , p. 450.

(139) Dr Féré, « L'hygiène du baiser », *Revue d'hygiène,* 1904 , p. 814-815.

(140) Dr Greletty, *Guerre aux microbes*, Mâcon, 1900, p. 22-23.

(141) Dr Petit, « Contagion de la tuberculose par voie buccale », *Revue de la tuberculose*, 1894 , p. 234-236.

(142) « Transmission des maladies infectieuses par les prospectus et les billets de tramways», *Journal d'hygiène,* 1907 , p. 45-46.

(143) Dr Maljean, « De la transmissibilité de la tuberculose par l'embouchure des instruments de musique », *Archives de médecine militaire*, 1890 , p. 190.

(144) Dr Foveau de Courmelles, « Prophylaxie sociale », *Journal d'hygiène,* 1906, p. 5.

(145) Dr L. -H. Petit, « Contagion de la tuberculose par voie buccale », *Revue de la tuberculose, op. cit.*, p. 238.

(146) Julie-Anne Fosse, *Tabac : poison ou remède? tabagisme et antitabagisme en France du XVI*[e] *au début du XX*[e] *siècle*, mémoire de maîtrise, 1998, centre Roland-Mousnier, Paris-IV, p. 78-79.

(147) Dr O'Followell, « L' administration des Postes et Télégraphes au point de vue hygiénique », *Journal d'hygiène,* 1901, p. 71 *sq.*

(148) Dr Paul Remlinger, « Les églises au point de vue de l'hygiène », *Revue d'hygiène,* 1900, p. 584-585.

(149) *Revue d'hygiène,* 1907, p. 1127-1128.

(150) Cité dans la« Revue des journaux », *Revue d'hygiène,* 1895, p. 929-930.

(151) Dr Vaillard, « Les porteurs de germes en épidémiologie », *Revue scientifique*, 1912, t. 1, p. 298.

(152) Dr E. Sacquépée, « Les porteurs chroniques de bacilles typhiques », *Revue d'hygiène,* 1901, p. 132-135 ; Dr Remlinger, « Fièvre typhoïde et rapports sexuels », *Comptes rendus de la Société de biologie,* 1910, p. 360.

(153) Dr Sacquépée, « Les porteurs chroniques des bacilles diphtériques et l'hygiène »,

1900, p. 321 ; *« Un microbe pathogène pour les rats »*, *Annales de l'Institut Pasteur,* 1900, p. 193.

(101) *Annales d'hygiène publique,* 1901, t. 1, p. 553.

(102) Dr Panel, « Service de la destruction méthodique et permanente des rats, organisé au Bureau d'Hygiène de la ville de Rouen », *Revue d'hygiène,* 1913, p. 1333-1334.

(103) « La nouvelle loi danoise sur la destruction rationnelle des rats », *Revue d' hygiène,* 1908, p. 608-612.

(104) Dr Panel, *op. cit.*, p. 1332-1333.

(105) Cité par le Dr Loir au cours d'une séance de la société de médecine publique, *Revue d'hygiène,* 1920, p. 856.

(106) *Ibid.*

(107) *Ibid.*, p. 858.

(108) « Transmissibilité de la tuberculose par la punaise de lit », *Revue de médecine*, 1892, p. 271.

(109) *Gazette médicale*, 1902, p. 36-37.

(110) Dr Lagane, « Les dangers du pou », *La Presse médicale*, 1912, p. 949.

(111) Dr R. Wurtz, « Sur la nécessité de donner aux autorités sanitaires en France le droit de rechercher et de détruire les larves de moustiques », *Revue d'hygiène*, 1916, p. 786-787.

(112) Dt J. Chatin, « Les moustiques à Paris, moyens d'arrêter leur développement », *Annales d'hygiène,* Paris, 1904, t., 2, p. 97 *sq.*

(113) Dr Stéphen Coudray, *La Mouche et l'hygène*, thèse de médecine, Paris, 1913, p. 127-128.

(114) *Ibid.*, p. 174.

(115) G. -W. Poore, « Flees and the science of scavenging », *The Lancet*, 1901, p. 1381.

(116) Dr O. Arnaud, « La mouche homicide », in *La Lutte contre les mouches et autres insectes nuisibles*, Paris, 1935, p. 11-12.

(117) Georges Risler, « La guerre aux mouches », in *La Lutte contre les mouches...*, *op. cit.*, p. 63.

(118) Cité par Coudray, *ibid.*, p. 140 *sq.* 捕獲されたハエの数は重量測定によって計算されたのであろう。

(119) Pr R. Blanchard, *La Lutte contre les mouches*, Paris, 1915, p. 28-29.

(120) *Ibid.*, p. 30-31.

(121) *Ibid.*, p. 22-23.

(122) Pr Blanchard, *op. cit.*, p. 25.

(123) Coudray, *La Mouche et l'hygiène, op. cit.*, p. 156-157.

(124) Blanchard, *op. cit.*, p. 52-54.

(125) *Ibid.*, p. 48.

(126) *Ibid.*, p. 36-39.

(127) Dr Dauchez, « Du délire de la contagion », *Revue générale de clinique et de thérapeutique,* 1891 , p. 605-606.

(128) *Ibid.*, p. 607.

(76) « Les mollusques des conduites d'eau de Paris », *Génie civil*, 1893, p. 3 ; Dr Galli-Valerio, « Le rôle des limaces dans la dissémination des maladies parasitaires de l'homme et des animaux », *Revue suisse de médecine*, 1919, p. 44-45.

(77) Dr E. Leclainche, « Fréquence et distribution géographique de la tuberculose des bovidés», *Revue de la tuberculose*, 1896, p. 301 *sq*.

(78) « Boucher criminel. Vente de viandes tuberculeuses », *Revue de la tuberculose*, 1894, p. 375.

(79) Dr Miquel, « La teneur du lait en bactéries », *Revue scientifique*, 1890, p. 317.

(80) Dr E. Vallin, « La souillure du lait par les germes morbides », *Revue d'hygiène*, 1881, p. 459.

(81) Dr Panisset, « Danger du lait des animaux tuberculeux », *Hygiène générale et appliquée*, 1906, p. 159.

(82) Sylvaine Garderet, *Mères et médecins face à la pollution microbienne vers 1900,* mémoire de maîtrise, 1998, centre Roland-Mousnier, Paris-IV, p. 95-105.

(83) Pr Alfred Giard, « Sur la prétendue nocivité des huîtres », *Revue d'hygiène,* 1904, p. 674-675.

(84) Dr Ladreit de Lacharrière, « Note sur la contagion de la fièvre typhoïde », *Journal d'hygiène,* p. 19-20.

(85) Dr J. Le Maignan, *L'Origine ostréiaire de la fièvre typhoïde*, thèse de médecine, Bordeaux, 1903.

(86) Dr E. Moony, « La nocivité des huîtres et l'insalubrité des établissements ostréicoles», *Annales d'hygiène publique,* 1904, t. 2, p. 467.

(87) *Ibid.*, p. 463.

(88) Pr A. Giard, « Sur la prétendue nocivité des huîtres », *Revue d'hygiène,* p. 696.

(89) *Revue d'hygiène,* 1912, p. 43.

(90) Pr Ch. Richet, « Action des condiments antiseptiques sur le pouvoir infectant des huîtres», *Comptes rendus de la Société de biologie*, 1919, p. 322-324.

(91) « The Plague in India », *The Lancet*, 1907, p. 1437.

(92) Dr R. Jacques, « Destruction des rats à bord des navires... », *Revue d'hygiène,* 1903, p. 120.

(93) Dr Béral, *Une petite épidémie de peste à Oran*, thèse de médecine, Montpellier, 1909.

(94) Dr Albert Calmette, « La lutte internationale contre les rats », *Journal de médecine de Paris*, 1911, p. 588.

(95) « Congrès international de la marine de 1910 », *Revue d'hygiène,* 1911, p. 193.

(96) Dr A. Calmette, « La lutte... », *op. cit.*, p. 589.

(97) Dr R. Jacques, « Destruction des rats à bord des navires », *Revue d'hygiène,* p. 124-125.

(98) Ohn Wade, « Further experiments on sulfur dioxyde, as applied in the destruction of rats and in disinfetion on shipboard », *Report of the Local Governement Board*, Londres, 1907, p. 472 *sq*.

(99) *Gazette médicale de Paris*, 1902, p. 36-37.

(100) Dr J. Danysz, « La destruction des rats par une maladie contagieuse », *Revue d'hygiène,*

(54) Dr Tachard, « Des lavoirs publics ou privés », *Revue d'hygiène,* 1902, p. 572.

(55) この問題については次のものを参照:Dr Marquet, *La Contagion par le linge sale*, thèse de doctorat, Paris, 1911 ; Dr A. Joltrain, « L'hygiène des blanchisseries », *Journal d'hygiène,* 1905, p. 25-26 ; Dr R. Wurtz et Dr L. Tanon, « Au sujet du décret relatif aux précautions édictées pour la manipulation du linge sale dans le blanchissage du linge », *Revue d'hygiène,* 1905, p. 569-574.

(56) « Hygiène de la literie », *Journal d'hygiène,* 1907, p. 2.

(57) Dr E. Vallin, « Le cardage des matelas et l'hygiène », *Revue d'hygiène,* 1885, p. 445.

(58) *Ibid*., p. 443.

(59) Dr P. Remlinger, « Transmission des maladies infectieuses par les tentures et tapis exotiques », *Hygiène générale et appliquée*, 1907, p. 257 *sq*.

(60) Dr Pellier, « Les vieux papiers et l'hygiène », *Annales d'hygiène,* 1902, t. 2, p. 400 *sq.*

(61) « Le transport des maladies infectieuses par les livres », *Annales d'hygiène,* 1892, t. 2, p. 557.

(62) Dr Layet, « Influence des poussières de bibliothèques sur la santé », *Gazette hebdomadaire et sciences médicales de Bordeaux*, 1883, p. 444.

(63) Deniker, « La flore des billets de banque », *Science et Nature*, 1885, t. 3, p. 257.

(64) Dr W. -M. Symons, « The desinfection of books and other articles injuried by steam », *The british medical Journal*, 1899, p. 588.

(65) Dr A. -J. Martin, « La pratique de la désinfection », *Revue d'hygiène,* 1904, p. 865 *sq.*

(66) Dr Miquel, « Sur un mode de désinfection des livres », *Hygiène générale et appliquée*, 1907, p. 650 *sq*.

(67) Dr Fournier, « De la désinfection indusutrielle des livres », *Journal d' hygiène,* 1908, p. 5-6.

(68) Roger-Henri Guerrand, *Les Lieux, op. cit*., p. 195〔ロジェ＝アンリ・ゲラン『トイレの文化史』前掲書、230 頁〕

(69) Dr Jules Courmont, « Le chien, porteur de bacilles d'Eberth », *Bulletin de l'Académie de médecine*, 1910, p. 660.

(70) Dr Henri Letourneur, *Les Hôtes habituels de nos appartements* (*chiens, chats, oiseaux*) *et du danger qu'ils présentent,* thèse de médecine, Paris, 1905, p. 3-4.

(71) Pr Blanchard, « Cimetières pour chiens », *Archives de parasitologie*, 1899, p. 318 *sq*., et 1900, p. 185 et 358 *sq*.

(72) Pr Remlinger, « Transmission des maladies inféctieuses par les animaux d'appartement», *Hygiène générale et appliquée*, 1906, p. 483 *sq*.

(73) Dr Rossignol, « De la transmission indirecte de la clavelée par les étourneaux », *Recueil de médecine vétérinaire*, 1879, p. 918.

(74) Dr Guégan, « Du rôle des oiseaux migrateurs dans la transmission des maladies contagieuses », *La Caducée*, 1911, p. 222.

(75) Dr J. Goéré, « Le choléra et la fièvre typhoïde peuvent-ils être propagés par les lézards? », *Comptes rendus hebdomadaires des séances de la Société de biologie*, 1913, p. 91.

(24) Dr E. Vallin, « La destruction et l'utilisation des immondices urbaines », *Revue d'hygiène,* 1897, p. 696.

(25) Kern, *op. cit.*, p. 346.

(26) H. -A. Roechling, « État actuel de la combustion des ordures ménagères en Angleterre», *Revue d'hygiène,* 1893, p. 31-32.

(27) « Traitement industriel et utilisation des ordures ménagères »,*Revue d'hygiène*,p.912-914.

(28) E. Vallin, « La destruction et l'utilisation agricole des immondices urbaines », *Revue d'hygiène,* 1897, p. 701-702.

(29) Roechling, *Revue d'hygiène,* 1893, p. 927.

(30) Kern, « Le traitement des ordures ménagères », *op. cit.*, p. 343.

(31) Lauriol, *Bulletin de la Société internationale des électriciens*, 1899, p. 468.

(32) Vincey, « Sur la destruction des ordures ménagères », *op. cit.*, p. 449.

(33) Florence Perrichon, *La Pollution microbienne dans les métiers du chiffon vers 1900*, mémoire de maîtrise, 1998, Centre Roland-Mousnier, Paris-IV; Dr Wurtz et Dr de Lauradour, « Le chiffonnage à Paris et dans la banlieue en 1916 », *Revue d'hygiène,* 1916, p.409-411.

(34) Dr E. Vallin, « Le chiffonnage à Paris », *Revue d'hygiène,* 1884, p. 89 *sq.*

(35) Dr Wurtz et Dr de Lauradour, *op. cit.*, p. 429.

(36) V. du Claux, « Les chiffonniers et l'hygiène », *Annales d'hygiène,* 1884, t. 1, p. 216.

(37) Wurtz et Lauradour, *op. cit.*, p. 414.

(38) Dr Blaise, « Les entrepôts de choffons au point de vuē de l'hygiène », *Revue d'hygiène,* 1894, p. 488.

(39) *Ibid.*

(40) Cité par Wurtz et Lauradour, *op. cit.*, p. 413-414.

(41) *Ibid.*, p. 420.

(42) Wurtz et Lauradour, *op. cit.*, p. 430.

(43) Jean Héritier, « La peste des chiffonniers », *L'Histoire*, décembre 1982, n° 51, p. 97 *sq.*

(44) *Revue d'hygiène*, 1879, p. 426.

(45) *Revue moderne de médecine et de chirurgie*, 1910, p. 204.

(46) Dr Remlinger, « Transmission des maladies infectieuses par les habits »,*Hygiène générale et appliquée*, 1909, p. 596-597.

(47) Dr Lucien Graux, « Le *sweating-system* et la loi sur la protection de la santé publique », *Hygiène générale et appliquée*, 1907, p. 559.

(48) *The Sanitary Record*, 1879, p. 107.

(49) « Communication au congrès d'hygiène de Bruxelles », *Presse médicale* du 14 septembre 1904, n° 74.

(50) Remlinger, *op. cit.*, p. 602.

(51) « La maladie des chiffons », *Annales d'hygiène publique,* 1879, t. 2, p. 480.

(52) *Report of the medical officer board*, 1886, p. 61-72.

(53) Remlinger, *op. cit.*, p. 594-595.

(118) Dr L. Duchesne, « Hygiène des porcelainiers », *Revue d'hygiène,* 1890, p. 418.

(119) Dr Boulin, « L'amélioration des conditions d'hygiène du travail », *Revue d' hygiène,* 1913, p. 813.

(120) H. Mamy, « Masques "respirateurs" contre les poussières », *Génie civil*, 1895, p. 105.

■第六部　細菌の媒体

(1) Cité par V. du Claux, « Les chiffonniers et l'hygiène », *Annales d'hygiène publique,* 1884, t. 1, p. 210-211.

(2) Durand-Claye, « Les dépôts de voiries de Paris », *Revue d'hygiène,* 1882, p. 49-50.

(3) Dr Vallin, « Le chiffonnage à Paris », *Revue d'hygiène,* 1884, p. 90-91.

(4) Dr O. du Mesnil, « De l'enlèvement et du transport des immondices et des ordures ménagères », *Annales d'hygiène,* 1886, t. 2, p. 182-183 ; Dr E. Kern, « Le traitement des ordures ménagères », *Revue d'hygiène,* 1902, p. 328-329.

(5) E. Kern, « Le traitement des ordures ménagères », *Revue d'hygiène,* 1902, p. 327-328.

(6) *Ibid.*, p. 332-333.

(7) Dr Vincey, « Les ordures ménagères », *Revue d'hygiène,* 1900, p. 449.

(8) Kern, *op. cit.*, p. 330-331 ; O. du Mesnil, *op. cit.*, p. 180-181.

(9) Dr G. Drouineau, « Des dépôts ruraux ou agricoles d'immondices », *Revue d'hygiène,* 1890, p. 22.

(10) *Ibid.*, p. 610-611.

(11) Bonvillain, « Traitement industriel et utilisation des ordures ménagères », *Revue d'hygiène,* 1895, p. 913.

(12) Dr O. du Mesnil, « Les dépôts de voiries à Paris considérés au point de vue de la salubrité», *Revue d'hygiène,* 1882, p. 37 *sq.*

(13) « Dépôts et voiries de Paris », « Société de médecine publique », *Revue d'hygiène,* 1882, p. 53.

(14) Dr O. du Mesnil, « De l'enlèvement et du transport des immondices et des ordures ménagères », *Annales d'hygiène publique,* 1886, t. 2, p. 185.

(15) Du Mesnil, « Dépôts et voiries de Paris », *op. cit.*, p. 52.

(16) Dr Drouineau, « Dépôts ruraux ou agricoles d'immondices », *Revue d'hygiène,* 1890, p. 616.

(17) Du Mesnil, « Dépôts et voiries de Paris », *op. cit.*, p. 38.

(18) *Ibid.*, p. 47.

(19) Dr Drouineau, « Dépôts ruraux ou agricoles d'immondices », *Revue d'hygiène, op. cit.,* p. 613.

(20) O. Mesnil, *op. cit.*, p. 186.

(21) *Ibid.*, p. 187.

(22) A. Livache, « Des modes de traitement des ordures ménagières », Paris, 1900, brochure.

(23) Dr G. Drouin, « Transport des immondices de villes par chemin de fer », *Revue d' hygiène,* 1890, p. 650-651.

(88) « De la constitution des planchers... » *art. cit.*, *La Caducée*, 1903, p. 71.

(89) Dr Ed. Philippe, « Hygiène de l'habitation. Lithogène et xylogène », *Journal d'hygiène*, 1905, p. 20.

(90) Dr F. -R. Renaut, « Hygiène hospitalière », *Revue d'hygiène*, 1903, p. 294-295.

(91) Dr Richard, « La transmission de la tuberculose par les objets de literie, tapis, tentures... », *Annales d'hygiène publique*, 1886, t. 1, p. 448 *sq.*

(92) Georges Vigarello, *Le Sain et le malsain*, *op. cit.*, p. 261.

(93) L. Colin, *Paris, sa topographie, son hygiène, ses maladies*, Paris, 1885, p. 258.

(94) « La guerre aux balais », *Annales d'hygiène publique*, t. 2, p. 570-571.

(95) Hanriot, « Sur un procédé de balayage par aspiration et condensation des poussières », *Revue d'hygiène*, 1903, p. 118 *sq.* ; Dr R. Maréchal, « Composition des poussières recueillies au moyen des appareils de nettoyage par le vide », *Ibid.*, 1906, p. 23 *sq.*

(96) Dr Charlier, « Nettoyage par le vide », *Journal d'hygiène*, p. 99.

(97) *Revue d'hygiène*, 1904, p. 56.

(98) *Revue d'hygiène*, 1886, p. 84-85.

(99) Dr Blaise, « Les entrepôts de chiffons au point de vue de l'hygiène et de leur suppression dans les centres urbains », *Revue d'hygiène*, 1894, p. 475.

(100) *Ibid.*, 486.

(101) Dr Vallin, « L'hygiène des nouvelles salles de spectacle », *Revue d'hygiène*, 1901, p. 389 sq.

(102) *Ibid.*, p. 392-393.

(103) Dr Grancher, « Prophylaxie de la tuberculose », *Revue d'hygiène*, 1898, p. 611.

(104) Dr Greletty, *Guerre aux microbes*, Mâcon, 1900, p. 10.

(105) Dr Paul Remlinger, « Les églises au point de vue de l'hygiène », *Revue d'hygiène*, 1900, p. 590.

(106) « L'hygiène dans les églises », *Annales d'hygiène publique*, 1900, t. 2, p. 279.

(107) « L'hygiène des chemins de fer », *Annales d'hygiène publique*, 1902, t. 2, p. 47.

(108) Edmond Le Roy, « Les postes de police à Paris », *Annales d'hygiène publique*, 1904 , p. 382.

(109) Cité par Georges Vigarello, *Le Sain et le malsain*, *op. cit.*, p. 266-267.

(110) *Ibid.*

(111) *Ibid.*, p. 270.

(112) E. Cacheux, « Influence du logement sur la propagation de la tuberculose à Paris », *Journal d'hygiène*, 1911, p. 108-109.

(113) *Revue d'hygiène*, 1894, p. 925.

(114) Dr Napias, « L'hygiène des ouvriers », *Revue d'hygiène*, 1890, p. 702.

(115) Dr Périssé, « Etude microscopique des poussières industrielles », *Revue d'hygiène*, 1894.

(116) *Ibid.*, p. 413.

(117) Dr Lagneau, « Mortalité par tuberculose selon les professions et l'habitat », *La France médicale*, 1894, p. 120.

(64) E. Vallin, « Le pavage en bois des Champs-Élysées », *art. cit.*, p. 1008.
(65) Winter-Blyth, « Wood paving », *British medical Journal*, 1895, p. 439.
(66) A. Petsche, « Le pavage en bois au point de vue de l'hygiène », *Génie sanitaire*, 1896, p. 50.
(67) « Cork pavement », *Sanitary Record*, 1892, p. 240.
(68) *Revue d'hygiène*, 1894, p. 95.
(69) *Ibid.*, 1898, p. 1129-1130.
(70) Dr Guglielminetti, « La suppression de la poussière par le pétrolage et le goudronnage des routes », *Revue d'hygiène*, 1903, p. 49.
(71) Dr Guglielminetti, « La poussière des routes et les différents moyens de la combattre», *Revue d'hygiène*, 1902, p. 533.
(72) Dr Guglielminetti, « La suppression de la poussière par le pétrolage et le goudronnage des routes », *Revue d'hygiène*, 1903, p. 351.
(73) Dr Guglielminetti, « La suppression de la poussière par le pétrolage et le goudronnage des routes », *ibid.*, p. 347-359.
(74) M. Vasseur, ingénieur des Ponts et Chaussées, « La lutte contre la poussière », *Annales d'hygiène publique.*, 1906, t. 1, p. 97.
(75) « Microbes et planchers », *Revue de la tuberculose*, 1894, p. 377.
(76) Dr Bernheim, « Le plancher, principal facteur des maladies contagieuses dans les écoles», *Journal d'hygiène*, 1907, p. 78.
(77) Dr Lemoine, « Imperméabilisation et nettoyage des parquets », *Revue d' hygiène*, p. 716-717.
(78) Cité par le Dr Charles Aulanier, *Contribution à l'étude de la destruction des poussières des habitations*, thèse de médecine, Paris, 1925, n° 223, p. 33.
(79) « De la constitution des planchers au point de vue de l'hygiène dans les bâtiments militaires », *La Caducée*, 1903, p. 71.
(80) Dr Berthier, « Imperméabilisation des planchers à la cire de pétrole », *Archives de médecine et de pharmacie militaire*, 1904, p. 44.
(81) Dr E. Vallin, « Entretien hygiénique des planchers », *Revue d'hygiène*, 1899, p. 678.
(82) Dr Claudot, Directeur du service du 4e corps d'armée, « Essais d'imperméabilisation des parquets des casernes », *Revue d'hygiène*, 1894, p. 295 *sq.*
(83) « La constitution des planchers au point de vue de l' hygiène dans les bâtiments militaires», *La Caducée*, 1903, p. 71.
(84) Dr Annequin, « Le paraffinage des planchers », *Revue d'hygiène*, 1898, p. 979 *sq.*
(85) Dr Vallin, « De l'entretien hygiènique des planchers », *Revue d'hygiène*, 1899, p. 673 *sq.* ; Dr G. Lemoine, « Inperméabilisation et nettoyage des parquets », *Revue d'hygiène*, 1903, p. 716 *sq.*
(86) Dr E. Arnould, « L'entretien et la propreté des sols des locaux », *Revue d'hygiène*, 1911, p. 876-877.
(87) *Ibid.*, p. 879-881.

(36) Dr Richard, « La transmission de la tuberculose par les objets de literie, tentures,... », *Annales d'hygiène publique,* 1886, t. 2, p. 448 *sq.*

(37) Dr Cornet, « Infection par les crachats tuberculeux desséchés », *Presse médicale*, 1898, p. 136.

(38) « Ligue des anticracheurs », *Annales d'hygiène publique,* 1901, t. 2, p. 567-568.

(39) Dr Boulomié, « Le crachoir dans la prophylaxie de la tuberculose », *La France médicale*, 1896, p. 273.

(40) Dr Jorissenne,« Mouchoirs et crachoirs;leur utilité et leur mode dèmploi le plus logique», *Gazette des Eeaux*, 1900, p. 273 *sq*.

(41) Dr Th. Guyot, « La suppression du mouchoir de linge », *Revue d'hygiène,* 1900, p. 814.

(42) *Ibid.*, p. 316-317.

(43) 乾燥した空気中で埃になる物質のこと。

(44) Dr J. Rouget, « Des crachoirs, ce qu'ils sont, ce qu'ils devraient être », *Revue d'hygiène,* 1900, p. 892 *sq.*

(45) *La France médicale*, 1897, p. 349.

(46) Dr Corbeil et Dr Ribard, « Crachoir hydraulique et automatique », *Presse médicale*, 1901, p. 58.

(47) A. Fournier, *Annales de l'Institut Pasteur*, 1903, p. 447.

(48) Dr Dieupart, « Prophylaxie de la tuberculose par le crachoir à récipient incinérable », *Journal d'hygiène*, 1909, p. 195-198.

(49) Dr Séailles, « Crachoirs et crachats », *La France médicale*, 1897, p. 337-338.

(50) « Sur l'utilité du crachoir de poche », *Presse médicale*, 1896, p. 127.

(51) Dr Guyot, « La suppression du mouchoir », *Revue d'hygiène,* 1900, p. 823.

(52) *Revue d'hygiène,* 1892, p. 429.

(53) Dr Greletty, *Guerre aux microbes*, Mâcon, 1900, p. 12.

(54) M. Verrine, « Influence de la boue et de la poussière dans les villes », *Revue d'hygiène,* 1880, p. 553.

(55) Greletty, *op. cit.*, p. 12-13.

(56) Dr Guglielminetti, « La poussière des routes et les différents moyens de la combattre», *Revue d'hygiène*, 1902, p. 528-529.

(57) *Ibid.*, p. 532.

(58) *Ibid.*

(59) G. Carlier, « L'hygiène dans les petites villes », *Annales d'hygiène publique,* 1893, t. 2, p. 156.

(60) *Revue d'hygiène,* 1892, p. 428.

(61) Dr E. Vallin, « Le pavage en bois des Champs-Élysées », *Revue d'hygiène,* 1882, p. 1001 *sq.*

(62) *Ibid.*, p. 1010-1011.

(63) Alphonse Bertillon, « Les accidents sur les chaussées pavées de bois », *Revue d'hygiène,* 1883, p. 17-18.

(8) Paul Adam, « L’odeur de Paris et les phospho-guanos », *Revue d’hygiène,* 1900, p. 987 *sq.*
(9) « Air pollution by coal smoke », *Journal of the Record Sanitary Institut,* 1915, p. 317.
(10) Dr Berthod, « Poussières et fumées de Paris », *Revue d’hygiène,* 1903, p. 13.
(11) Dr E. Vallin, « Les brouillards de Londres et la fumivorité », *Revue d’hygiène,* p. 204-205.
(12) Dr Berthod, « Poussières et fumées de Paris », *Revue d’hygiène,* 1903, p. 160.
(13) V. Haidant, « Influence exercée par les fumées et les produits de combustion sur l’atmosphère des grandes villes », *Annales d’hygiène publique,* 1904, t. 2, p. 488.
(14) « Town-fogs and the impurety of town-air », *British medical Journal,* 1891, p. 703.
(15) Dr E. Vallin, « Les brouillards de Londres et la fumivorité », *Revue d’ hygiène,* 1882, p. 206.
(16) Dr Paliard, « Des dangers que peuvent présenter les conduits de fumée établis dans l’ épaisseur des murs séparatifs entre deux propriétés », *Revue d’hygiène,* 1880, p. 56.
(17) Dr E. Vallin, « Les brouillards de Londres et la fumivorité », *Revue d’hygiène,* 1882, p. 201-202.
(18) « Town-fogs and the impurety of town-air », *British medical Journal,* p. 703.
(19) Damseaux, « L’ influence nocive des fumées sulfureuses », *Revue scientifique,* 1895, p. 60.
(20) Armand Gautier, « La viciation de l’atmosphère des villes par les foyers industriels et domestiques », *Revue d’hygiène,* 1900, p794.
(21) « Purification des fumées par l’appareil du colonel Dulier, de Londres », *Journal d’ hygiène,* 1893, p. 214.
(22) « La fumivorité », *Génie civil,* 1893, p. 365.
(23) D. Bellet, « La fumivorité et l’utilisation des produits extraits de la fumée », *Génie civil,* 1891, p. 46.
(24) F. Michel, « La précipitation électrique des fumées et des poussières », *Revue générale des Sciences,* 1918, p. 745.
(25) Dr J. Maubeuge, *Du rôle et de l’importance de la sédimentation des germes atmosphériques,* thèse de médecine, Lyon, 1895.
(26) *Revue d’hygiène,* 1896, p. 370.
(27) Dr Guglielminetti, « La poussière et les différents moyens de la combattre », *Revue d’ hygiène,* 1902, p. 526.
(28) *Revue d’hygiène,* 1885, p. 330.
(29) L. Manfredini, « La contamination des rues dans les grandes villes », *Annales d’hygiène publique,* 1892, t. 1, p. 17.
(30) *Annales d’hygiène publique,* 1900, t. 1, p. 162.
(31) Georges Vigarello, *Le Sain et le malsain,* Paris, Le Seuil, 1993, p. 270.
(32) Dr Guglielminetti, « La suppression de la poussière », *Revue d’hygiène,* 1903, p. 347.
(33) Dr Charles Aulanier, *Contribution à l’étude de la destruction des poussières des habitations,* thèse de doctorat, Paris, 1925, p. 18-19.
(34) Dr Vallin, *Revue d’hygiène,* 1881, p. 602-603.
(35) « Les crachoirs hygiéniques à la gare du Nord », *Annales d’hygiène publique,* 1902, t. 2, p. 476-477.

1907, p. 392-393.

(197) Dr Didier, *L'Épuration des eaux d'égout, op. cit.*, p. 87.

(198) Kinnicutt, Winslow et Pratt, *Sewage disposal*, New York et Londres, 1919, p. 422.

(199) Pr A. Calmette, « L'épuration biologique des eaux résiduelles », *Revue d' hygiène,* 1912, p. 1346.

(200) « Réunion sanitaire provinciale de 1913 », *Revue d'hygiène,* 1913, p. 1300-1301.

(201) Launay, « L'épuration bactérienne des eaux d'égout », *Revue d'hygiène,* 1901, p. 410.

(202) Dr E. Imbeaux, « Rapport sur l'exposition internationale d'hygiène de Dresde », *Revue d'hygiène publique et de police sanitaire,* 1912, p. 46.

(203) Dr D. Goldsmith, « Épuration des eaux d'égout au moyen d'étangs à poissons », *Revue d'hygiène,* 1913, p. 472-477.

(204) F. Launay, « L'épuration bactérienne des eaux d'égout », *Revue d'hygiène,* 1901, p. 407-408.

(205) Bechmann, « Commission d' étude sur les divers procédés d'épuration des eaux d' égout», *Revue d'hygiène,* 1910, p. 74-75.

(206) *Ibid.*, p. 73.

(207) Imbeaux, « Comparaison de la situation des villes françaises et des villes allemandes au point de vue de l'assainissement », *Revue d'hygiène publique et de police sanitaire,* 1903, p. 993.

(208) Bechmann, « Commission d' étude sur les divers procédés d'épuration des eaux d' égout», *Revue d'hygiène,* 1910, p. 75-76.

(209) A. Calmette et E. Rolants, *op. cit.*, p. 162-163.

(210) *Génie civil,* 1911, p. 361.

(211) « Réunion sanitaire provinciale de 1913 », *Revue d'hygiène*, 1913, p. 1303.

(212) Nasmith et Mac Kay, *Journal of Industrial and Engineering Chemistry*, 1918, p. 339-344.

■第五部　きれいな空気を求めての闘い

(1) Statistique citée par le Dr Jacques Bertillon, *Tableaux mensuels de la ville de Paris*, 1886, p. 14. 水による病気――腸チフスによる死亡者数 1417 人、小児の下痢による死亡者数 4124 人。空気による病気――肺結核による死亡者数 1 万 163 人、他の結核による死亡者数 1511 人、急性気管支炎による死亡者数 1307 人、慢性気管支炎による死亡者数 2147 人、肺炎による死亡者数 4208 人、ジフテリアによる死亡者数 1786 人。

(2) Dr Berthod, « Poussières et fumées de Paris. Leur danger au point de vue de l'hygiène surtout respiratoire », *Revue d'hygiène,* 1903, p. 157.

(3) Dr Delore, « Assainissement des grandes villes par l'air de la campagne », *Revue sanitaire de Bordeaux*, 1884, p. 2.

(4) « La maison aseptique », *Revue d'hygiène,* 1897, p. 479-480.

(5) M. Gérardin, « Dosage des odeurs », *Revue d'hygiène,* 1895, p. 597-600.

(6) Dr E. Vallin, « Les odeurs de Paris », *Revue d'hygiène,* 1880, p. 834 *sq.*

(7) Dr Achille Livache, « Des musures à prendre pour supprimer les odeurs de Paris », *Revue d'hygiène publique,* 1894, p. 802 *sq.*

(168) Didier, *L'Épuration des eaux usées, op. cit.*, p. 42.

(169) *Ibid.*, p. 42.

(170) Dr Balwin Latham, « On the influence of sewage-ferms on public health », *The Sanitary Record*, 1879, p. 138.

(171) R. Virchow, « Les champs d'épandage des environs de Berlin produisent-ils la fièvre typhoïde? », *Semaine médicale*, 1893, p. 57.

(172) Dr E. Vallin, « Assainissement de la Seine », *Revue d'hygiène,* 1885, p. 626.

(173) Durand-Claye, « L'assainissement de Paris », *Revue d'hygiène,* 1886, p. 621.

(174) Dr Bechmann, « Champs d'épuration de Paris et de Berlin », *Revue d'hygiène,* 1895, p. 1063.

(175) « Comptes rendus de la Société de médecine publique »,*Revue d' hygiène,* 1898, p. 36-37.

(176) P. Vincey, « L'épuration terrienne des eaux d'égout », *Revue d'hygiène,* 1899, p. 993.

(177) Didier, *L'Épuration des eaux d'égouts, op. cit.*, p. 47.

(178) Pr A. Calmette, « Épuration biologique des eaux d'égout », *Revue d' hygiène,* 1912, p. 1349.

(179) Pr A. Calmette, « L'épuration biologique des eaux résiduaires », *Revue d' hygiène,* 1912, p. 1341.

(180) Paul Vincey, « L'épuration terrienne des eaux d'égout », *Revue d'hygiène,* 1899, p. 994.

(181) Didier, *L'Épuration des eaux d'égout, op. cit.*, p. 47

(182) Delore, « L'hygiène de Lyon à la Société de médecine », *Revue d'hygiène*, 1901, p. 234.

(183) Cité par Didier, *L'Épuration des eaux d'égout, op. cit.*, p. 90.

(184) B. Kotzyne, « Examen bactériologique de légumes provenant de champs d'épandage des égouts de Moscou », *Hygiène publique*, 1909, p. 488.

(185) Dr Didier, *L'Epuration des eaux d'égouts, op. cit.*, p. 93.

(186) Dr J. Arnould, *Revue d'hygiène,* 1891, p. 96.

(187) Durand-Claye, « L'assainissement municipal », *Revue d'hygiène,* 1886, p. 621.

(188) « Discussion de la Société de médecine publique », *Revue d'hygiène,* 1898, p. 103.

(189) Dr E. Vallin, « Projet d'assainissement de Rouen », *Revue d'hygiène,* 1895, p. 3.

(190) 問題の技術的外観については、次の古典的作品にもとづく：A. Calmette et E. Rolants, *Recherches sur l'épuration biologique et chimique des eaux d'égout*, Paris, Masson, 1911.

(191) Pr Calmette, « L'épuration biologique des eaux résiduelles », *Revue d'hygiène,* 1912, p. 1351.

(192) Dr Didier, *L'Épuration des eaux usées, op. cit.*, p. 75.

(193) E. Launay, « L'épuration bactérienne des eaux d'égout », *Revue d'hygiène,* 1901, p. 409.

(194) Pr A. Calmette, « L'épuration biologique des eaux d'egout », *Revue d'hygiène,* 1912, p. 1353.

(195) Dr Bréchot, « Discussion de la Société de médecine publique », *Revue d'hygiène,* 1912, p. 367.

(196) Dr Rouchy, « L'épuration des eaux d'égout et la méthode biologique », *Hygiène générale*,

(139) Cité par le Dr C. Zuber, « Influence pathogénique des gaz d'égouts », *Revue d'hygiène,* 1882, p. 421.

(140) *Revue d'hygiène,* 1900, p. 378.

(141) Dr E. Vallin, « Projet d'assainissement de Rouen », *Revue d'hygiène,* 1895, p. 6-7 ; *Revue d'hygiène*, 1885, p. 59.

(142) *Revue d'hygiène,* 1885, p. 336.

(143) *Rapport de M. Brouardel sur l'infection produite à l'intérieur même de la ville*, Paris, Imp. nat., 1881.

(144) « Congrès d'hygiène de Genève », *Revue d'hygiène,* 1882, p. 809.

(145) Drs Vallin et Hudelo, « Vidange à l'égout », *Revue d'hygiène,* 1885, p. 269.

(146) « Congrès d'hygiène sociale à Nancy », *Revue d'hygiène,* 1906, p. 616.

(147) Dr Marié-Davy, « De la nécessité d'assurer la vidange régulière des fosses d'aisances», *Revue d'hygiène,* 1918, p. 515-517.

(148) Durand-Claye, « Évacuation et emploi des eaux usées », *Revue d'hygiène,* 1885, p. 59.

(149) Selon Didier, *L'Épuration des eaux d'égout, op. cit.*, p. 34.

(150) M. Launay, « Épuration agricole des eaux d'égout », *Revue d'hygiène,* 1900, p. 729.

(151) Bechmann, « Champs d'épuration de Paris et de Berlin », *Ibid.*, p. 1063.

(152) Didier, *L'Épuration des eaux d'égouts, op. cit.*, p. 30.

(153) Calmette, *Recherches sur l'épuration biologique et chimiques des eaux d'égout*, t. 5, Introduction.

(154) Bechmann, « Commission d'études des divers procédés d'épuration des eaux d'égout», *Revue d'hygiène,* 1910, p. 69 *sq.*

(155) Didier, *L'Épuration des eaux usées, op. cit.*, p. 84.

(156) Durand-Claye et Pelsche, *Annales des ponts et chaussées*, avril 1886, p. 322.

(157) Société de médecine publique, « Évacuation et emploi des eaux d'égout », *Revue d'hygiène,* 1885, p. 333 ; Dr Delore, *Annales d'hygiène publique*, 1900, p. 232.

(158) Dr Richard, « L'épuration des eaux d'égout », *Revue d'hygiène,* 1887, p. 237.

(159) L. Durand-Claye, « Les travaux d'assainissement de Berlin », *Revue d'hygiène,* 1881, p. 110.

(160) Dr J. Arnould, « Élevage des poissons dans les eaux du drain », *Revue d'hygiène,* 1892, p. 1030-1031.

(161) Dr Vallin, « L'assainissement de la Seine », *Revue d'hygiène,* 1885, p. 625.

(162) F. Launay, « Les irrigations de Gennevilliers », *Revue d'hygiène,* 1895, p. 389.

(163) L. Durand-Claye, « Évacuation et emploi des eaux d'égout », *Revue d'hygiène,* 1885, p. 59.

(164) F. Launay, « Les irrigations de Gennevilliers », *Revue d'hygiène,* 1895, p. 390.

(165) F. Launay, « Assainissement municipal », *Revue d'hygiène,* 1886, p. 622.

(166) Didier, *L'Épuration des eaux usées, op. cit.*, p. 42.

(167) L. Durand-Claye, « Les travaux d'assainissement de Berlin », *Revue d'hygiène,* 1881, p. 110.

ingénieurs et architectes sanitaires de France, 1899, p. 380.

(107) Roger-Henri Guerrand, *op. cit.*, p. 137. 〔ロジェ＝アンリ・ゲラン、前掲書、163-164頁〕

(108) Philibert, ingénieur de la ville de Paris, « Les nouvelles galeries souterraines de nécessité », *Hygiène publique*, 1906, p. 22 *sq*.

(109) Dr E. Vallin, « Les urinoirs à huile », *Revue d'hygiène*, 1896, p. 185.

(110) Dr E. Vallin, « Le graissage des urinoirs », *Revue d'hygiène*, 1893, p. 45.

(111) Beranek, « Le rinçage à l'huile des urinoirs », *Génie sanitaire*, 1892, p. 320.

(112) Dr E. Vallin, « Le graissage des urinoirs », *art. cit*., p. 186.

(113) Dr E. Trélat, « Évacuation des vidanges », *Revue d'hygiène*, 1882, p. 116.

(114) Cité par Roger-Henri Guerrand, *Mœurs citadiines, op. cit*., p. 45-46.

(115) Dr Trélat, « Évacuation des vidanges », *Revue d'hygiène publique*, 1882, p. 119.

(116) *Ibid*., p. 120.

(117) Dr G. Zuber, « Influence pathogénique des gaz d'égouts », *Revue d'hygiène*, 1882, p. 410 *sq*.

(118) *Rapport de la Commission de l'assainissement de Paris*, Paris, Impr. nat., 1881, p. 84.

(119) Dr X. Delore, « L'hygiène de Lyon à la société de médecine », *Annales d' hygiène publique*, 1901, t. 2, p. 204.

(120) G. Zuber, « Influence pathogénique des gaz d'égouts », *Revue d' hygiène*, 1882, p. 418-419.

(121) « Congrès d'hygiène de Genève », *Revue d'hygiène*, 1882, p. 811.

(122) *Ibid*., p. 810-811.

(123) « Report of The Lancet Sanitary commission on the typhoid fever epidemy in Paris », *The Lancet*, 6 janvier 1883, p. 31.

(124) Dr E. Vallin, « L'assainissement de Rouen », *Revue d'hygiène,* 1887, p. 951-952.

(125) Durand-Claye, « L' assainissement de la Seine », *Revue d'hygiène,* 1886, p. 621.

(126) Dr E. Trélat, « Évacuation des vidanges », *Revue d'hygiène,* 1882, p. 118.

(127) Durand-Claye, « L'assainissement de la Seine », *Revue d'hygiène,* 1886, p. 621.

(128) *Le Temps* du 2 avril, 1883.

(129) A. Girardin, « L'altération de la Seine », *Revue d'hygiène,* 1880, p. 749-751.

(130) Durand-Claye, *Revue d'hygiène,* 1884, p. 58.

(131) V. Du Claux, « Rien dans le fleuve », *Annales d'hygiène publique,* 1884, t. 2, p. 484-485.

(132) Dr. Vallin, « Le tout-à-l'égout et le choléra », *Revue d'hygiène,* 1892, p. 837.

(133) Dr X. Delore, « L'hygiène de Lyon », *Revue d'hygiène,* 1901, p. 233.

(134) A. Gérardin, « Altération de la Seine en 1880 », *Revue d'hygiène,* 1880, p. 750-751.

(135) Durand-Claye, « Ministère des traveaux publics. Assainissement de la Seine. Rapport de la Commission », *Annales d'hygiène publique,* 1884, t. 2, p. 182 *sq.*

(136) *Revue d'hygiène,* 1904, p. 862.

(137) « La souilleure de la Tamise », *Revue d'hygiène,* 1886, p. 454.

(138) « Rapports présentés à la préfecture de la Seine, sur les égouts et les mauvaises odeurs de Paris, par M. Marié-Davy », *Génie civil*, 1881, p. 364.

Revue d'hygiène, 1885, p. 290-291.

(78) Cité par le Dr Didier, *L'Épuration des eaux,* Paris, 1907, p. 94.

(79) Dr E. Vallin, « La fièvre thyphoïde dans les garnisons du Nord et l'engrais flamand », p. 288.

(80) Dr Didier, *L'Épuration des eaux, op. cit.*, p. 94.

(81) Pierre-Denis Boudriot, cité par Roger-Henri Guerrand, *Les Lieux, ibid.*, p. 64, *sq.* 〔ロジェ＝アンリ・ゲラン、前掲書、82 頁〕

(82) *Revue d'hygiène,* 1886, p. 619.

(83) Dr E. Vallin, « Assainissement de Rouen », *Revue d'hygiène,* 1887, p. 943.

(84) Dr A. -J. Martin, « Projets d'assainissements du Havre », *Revue d'hygiène,* 1886, p. 6.

(85) Roger-Henri Guerrand, *Les Lieux, op. cit.*, p. 143-144. 〔ロジェ＝アンリ・ゲラン、前掲書、170 頁〕

(86) Dr Guenau de Mussy, « Évacuation des vidanges », *Revue d'hygiène,* 1880, p. 1079.

(87) Roger-Henri Guerrand, *op. cit.*, p. 96. 〔ロジェ＝アンリ・ゲラン、前掲書、115 頁〕

(88) *Revue d'hygiène,* 1886, p. 619

(89) Dr E. Vallin, « Assainissement de Rouen », *Revue d'hygiène,* 1887, p. 943.

(90) Dr E. Vallin, « L'hygiène à Londres », *Revue d'hygiène,* 1883, p. 363.

(91) *Ibid.*, p. 376.

(92) « Report of the Sanitary commission on the typhoid fever epidemy in Paris », *The Lancet* du 6 janvior, 1883, p. 31.

(93) Dr Guenau de Mussy, « L'évacuation des vidanges », *Revue d'hygiène,* 1880, p. 1087.

(94) Dr Van Overbeek de Meijer, « Les systèmes d'évacuation des eaux et immondices d'une ville », *Revue d'hygiène,* 1880, p. 6 *sq.*

(95) D'après l'enquète de Durand-Claye, ingénieur en chef des Ponts-et-Chaussées de la Ville de Paris, sur le système Lienur, *Revue d'hygiène,* 1880, p. 110 *sq.*

(96) *Revue d'hygiène,* 1886, p. 619.

(97) Dr E. Imbeaux, « L'assainissement de Zurich », *Revue d'hygiène,* 1904, p. 119.

(98) Dr Guenau de Mussy, « Évacuation des vidanges », *Revue d'hygiène,* 1880, p. 1086-1087.

(99) Dr Charles Rouchy, « L'épuration des eaux d'égout et la méthode biologique », *Hygiène générale et appliquée*, 1907, p. 390-391.

(100) Napias et J. Martin, *Édudes de l'hygiène publique en Frnce,* Paris, 1884, p. 203.

(101) Dr E. Roland, « Les fosses septiques et épuration des eaux usées », *Revue d'hygiène,* 1912, p. 891-892.

(102) *Ibid.*, p. 895.

(103) Dr E. Bonjean, *Revue pratique d'hygiène municipale,* 1906, p. 452.

(104) Roger-Henri Guerrand, *Les Lieux, op. cit.*, p. 133. 〔ロジェ＝アンリ・ゲラン、前掲書、159 頁〕

(105) Adolphe Smith, « Le contrôle des water-closets à l'Exposition internationale d'hygiène de Londres », *Revue d'hygiène,* 1884, p. 936-937.

(106) M. Gadot, « Sur le réservoir de chasse à deux débits », *Bulletin de la Société des*

cit., p. 1107.

(52) « L'hygiène à l'Exposition de 1900 », *Revue d'hygiène,* 1900, p. 573.

(53) Moissan et A. Colin, « Les eaux minérales à l'Académie de médecine », *Bulletin de l'Académie de médecine*, 1894, p. 298.

(54) Roman et Colin, *Bactériologie des eaux minérales de Vichy...*, Paris, 1892, p. 93.

(55) Dr A. Charrier, « Revente des bouteilles d'eau minérales vides », *Journal d'hygiène,* 1910, p. 83.

(56) H. Moisson et L. Grimbert, « Étude des eaux minérales », *Annales d'hygiène publique,* 1894, t. 1, p. 490.

(57) « L'eau de Seine et l'épurateur rotatif Anderson », *Génie civil,* 1891, p. 231.

(58) Dr Émile Trélat, « L'eau pure à Paris », *Revue d'hygiène,* 1890, p. 321.

(59) A. Kenma, « La biologie du filtrage au sable », *Bulletin de la Société belge de géologie*, 1899, p. 48-49.

(60) Dr Émile Trélat, « L'eau pure à Paris », *Revue d'hygiène,* 1890, p. 316 *sq.*

(61) Dr Chabal, « La fièvre typhoïde et l'eau de Seine filtrée », *Annales d'hygiène publique,* 1904, t. 1, p. 339.

(62) « Hygiène urbaine », *Hygiène générale et appliquée*, 1906, p. 464.

(63) *Revue d'hygiène,* 1905, p. 558.

(64) Foveau de Courmelles, « L'épuration des eaux », *Journal d'hygiène,* 1906, p. 44.

(65) Dr Raoult-Deslongchamps, « La stérilisation des eaux par l'ozone », *Revue d'hygiène,* 1899, p. 322.

(66) Dr E. Pilatte, « La stérilisation des eaux par l'ozone. Essai d'application sur eaux d'alimentation de la ville de Nice », *Revue scientifique*, 1906, p. 37.

(67) Jules Courmont, « La stérilisation de l'eau potable par les rayons ultra-violets », *Revue d'hygiène,* 1910, p. 410-411.

(68) J. Henri, « Stérilisation de l'eau par le filtre Lapeyrère », *Revue d'hygiène*, 1900, p. 233.

(69) Dr René Legendre, « La chloration, procédé de stérilisation des eaux par le chlore », *Revue d'hygiène,* 1918, p. 1 *sq.*

(70) Cité par Roger-Henri Guerrand, *Les Lieux. Histoire des commodités*, Paris, La Découverte, 1985, p. 99.〔ロジェ＝アンリ・ゲラン『トイレの文化史』（大矢タカヤス訳）筑摩書房、1987、119-120 頁〕

(71) *Ibid.*, p. 99.〔同書、119 頁〕

(72) Dr Allyre Chassevant, « Évacuation et destruction des excréta humains », *Revue d'hygiène,* 1912, p. 1090.

(73) Roger-Henri Guerrand, *Mœurs citadines*, Paris, Quai Voltaire, 1992, p. 42.

(74) *Revue d'hygiène,* 1886, p. 619.

(75) Dr Chassevant, *art. cit.*, p. 1090.

(76) Pierre Pierrard, *La Vie ouvrière à Lille sous le Second Empire*, cité par Roger-Henri Guerrand, *op. cit.*, p. 107.〔ロジェ＝アンリ・ゲラン、前掲書、127-128 頁〕

(77) Dr E. Vallin, « La fièvre thyphoïde dans les garnisons du Nord et l'engrais flamand »,

(17) Pr Brouardel, « La défense des divers pays contre le choléra », *Annales d'hygiène publique,* 1893, t. 1, p. 394-395.
(18) Jean-Pierre Goubert, *La Conquête de l'eau,* Paris, Robert Laffont, 1986, p. 174-177.
(19) *Ibid.*, p. 52-54.
(20) Julia Csergo, *Liberté, égalité, propreté. La morale de l'hygiène au XIXe siècle, Albin Michel,* 1988, p. 214.
(21) *Ibid.*, p. 228.
(22) « Le service des eaux à Paris », *Revue d'hygiène*, 1880, p. 64.
(23) Dr Vallin, « L'hygiène à Londres », *Revue d'hygiène,* 1883, p. 356.
(24) Julia Csergo, *op. cit.*, p. 263-264.
(25) Dr Vallin, *op. cit.*, p. 355.
(26) « La distribution d'eau à Paris », *Revue d'hygiène,* 1883, p. 165.
(27) Cité par Julia Csergo, *op. cit.*, p. 228.
(28) E. -A. Martel, « Les problèmes de l'eau potable », *La Presse médicale*, 1907, p. 217.
(29) Pr Jules Courmont, « L'alimentation des villes en eau potable. Danger de l'eau de source. Impossibilité d'une surveillance efficace », *La Presse médicale*, 1904, p. 377.
(30) Cité par Launay, Bonjean, Martel et Ogier, *Le Sol et l'Eau*, Paris, 1906.
(31) Dr E. Bonjean, « Les eaux d'alimentation publique », *Revue d' hygiène*, 1910, p. 1071-1072.
(32) Dr E. Imbeaux, « Les eaux d'alimentation des villes », *Revue d'hygiène,* 1904, p. 488-491.
(33) Dr Vallin, « La protection des sources », *Revue d'hygiène,* 1883, p. 443
(34) *Ibid.*, p. 441-442.
(35) Dr E. Arnould, « Les puits, question d'hygiène », *La Presse médicale*, 1911, p. 762.
(36) Jean-Pierre Goubert, *La Conquête de l'eau, op. cit.*, p. 198.
(37) *Ibid.*, p. 187-191.
(38) *Ibid.*, p. 192.
(39) Dr E. Vallin, « L'hygiène à Londres », *Revue d'hygiène,* 1883, p. 358-361.
(40) Dr Jude Hue, *Rapport sur l'assainissement de Rouen*, Rouen, 1894.
(41) Dr X. Delore, « L' hygiène de Lyon et la Société de médecine », *Annales d' hygiène publique,* 1901, t. 2, p. 237.
(42) Dr Émile Trélat, « L'eau pure à Paris », *Revue d'hygiène,* 1890, p. 317.
(43) Dr E. Vallin, « L'eau de boissons dans les jardins publics de Paris », *Revue d'hygiène,* 1900, p. 13.
(44) *Ibid.*, p. 96-101.
(45) V. Du Claux, « Les impuretés de la glace », *Annales d' hygiène publique,* 1884, t. 2, p. 100.
(46) Alfred Riche, « Emploi de la glace dans l'alimentation », *Revue d'hygiène,* 1893, p. 1106.
(47) *Ibid.*
(48) *Ibid.*, p. 1105.
(49) « La glace vendue à Paris et l'étang de la Briche », *Revue d'hygiène,* 1892, p. 1047.
(50) V. Du Claux, « Les impuretés de la glace », *Annales d'hygiène publique, art. cit.*, p. 102.
(51) Alfred Riche, « Emploi de la glace dans l'alimentation », *Annales d'hygiène publique, art.*

(166) *Ibid.*, p. 50-51.

(167) Dr. Appert, *Vaccins et sérums, op. cit.*, p. 172-173;Ilana Löwy, « Le vaccin anticholérique à l'Institut Pasteur »in *L'Aventure de la vaccination, op. cit.*, p. 204-205.

(168) *Ibid.*, p. 174.

(169) 香港におけるイエルサンの研究については下記を参照——Henri H. Mollaret et Jacqueline Brossollet, *Alexandre Yersin ou le vainqueur de la peste, op. cit.*, p. 129 *sq.* ; A. Yersin, « La peste bubonique à Hongkong », *Annales de l'Institut Pasteur*, septembre 1894, p. 662-667.

(170) Yersin, Clamette et Borel, « La peste bubonique », *Annales de l'Institut Pasteur*, 1895, p. 589-592.

(171) A. Yersin, « Sur la peste bubonique », *Annales de l'Institut Pasteur*, 1897, p. 86 *sq.*

■第四部　水の呪い

(1) Pr Lannelongue et Dr A. -J. Martin, « La mortalité des adultes », *Revue d'hygiène*, 1910, p. 997 *sq.*

(2) « Conseil d'hygiène de Loire-inférieure. Rapport du Dr Dehoux », *Revue d'hygiène*, 1880, p. 285.

(3) « Société de médecine publique. Épidémie de fièvre typhoïde », *Revue d'hygiène publique et de police sanitaire*, 1885, t. 1, p. 337.

(4) Dr Froidbise, « Propagation par l'air à grande distance d'une épidémie de fièvre typhoïde», *Mouvement hygiénique*, 1893, p. 318.

(5) Dr Le Pileur, « Note sur quatre cas de fièvre typhoïde », *Annales d'hygiène publique et de police sanitaire*, Paris, 1884, t. 1, p. 447.

(6) Dr Martellière, *De la fréquence et de la répartition de la fièvre typhoïde dans Paris*, Paris, 1884, p. 68.

(7) Dr Negresco, « La fièvre typhoïde à Jassy », *Journal d'hygiène*, 1911, p. 161.

(8) « Étiologie de la fièvre typhoïde », *Annales d'hygiène publique et de police sanitaire*, 1884, t. 1, p. 99.

(9) Dr Albert Friot, *Les Vidanges et les eaux ménagères*, Paris, 1889, p. 339.

(10) Dr A. Munoz, « Les nuages, les pluies, moyens de transport du choléra », *Gazette des hôpitaux*, 1911, p. 729.

(11) Dr Sanarelli, « Les vibrions des eaux et l'étiologie du choléra », *Journal d'hygiène*, 1893, p. 552.

(12) Cité dans *Revue d'hygiène*, 1892, p. 943.

(13) Dr Guibert, « Trois épidémies scolaires de fièvre typhoïde », *Annales d'hygiène publique et de police sanitaire*, 1893, t. 2, p. 408 *sq.*

(14) Pr Brouardel, « Les maladies évitables », *Annales d'hygiène publique*, 1890, t. 1, p. 52-53.

(15) *ibid.*, p. 68-69.

(16) Dr O. du Mesnil, « La rivière de la Divette et la fièvre typhöide à Cherbourg », *Annales d'hygiène publique*, 1891, t. 1, p. 127 *sq.*

Bulletin de l'Académie de médecine, 1880, t. 9, p. 1235,1268 et 1346;Noël Bernard, *Les Initiateurs de la pathologie infectieuse, op. cit.*, p. 181-199.

(148) Dr Horn, *op. cit.*, p. 25.

(149) *Traité des fièvres palustres, op. cit.*, p. 457.

(150) Cité par Noël Bernard, *Les Initiateurs de la pathologie infectieuse, op. cit.*, p. 187.

(151) Cité par Émile Lagrange, *Robert Koch, sa vie, son œuvre, op. cit.*, p. 73.

(152) Ronald Ross, « Tsé crescent-sphere-flagella metamorphosis of the malaria parasite in the mosquito », *Transactions of the South-Indian Branch of the Bristish medical Association*, 1895, t. 6, p. 334 *sq.* ; « Report on the cultivation of Proteosoma Labbé in gray mosquitoes», *Indian Medical Gazette*, 1898, t. 33, p. 401 et 448. 上記の典拠は下記による——Ronald Ross, « Du rôle des moustiques dans le paludisme », *Annales de l'Institut Pasteur*, 1893, p. 136.

(153) A. Laveran, « Des mesures à prendre contre les moustiques », *Journal des praticiens*, 1899, p. 258.

(154) 睡眠病については下記——Burnet, *La Lutte contre les microbes, ibid.*, p. 167-212 ; Dr Thiroux, *La Maladie du sommeil*, Paris, 1911; Dr Blanchard, *La Maladie du sommeil*, Paris, 1907; Dr. J. Belle, *Maladie du sommeil. Contribution à l'étude de l'étiologie, thèse de médecine*, Paris, 1908, n° 457 ; Dr Paul Cambon, *La Maladie du sommeil et son traitement*, thèse, Montpellier, 1908, n° 54 ; *Rapport de la mission d'études de la maladie du sommeil au Congo français. 1906-1908*, Paris, Masson, 1909 ; Dr G. D. Maynard, *The Trypanosomes of sleeping sickness*, Johannesburg, 1917.

(155) Griffith Evans, « Report on surra disease in the Dera Isamail Khan District », *Punjab Government Military Department, Report*, 1880, n° 493, p. 4467.

(156) David Bruce, *Further report on the tsetse fly disease or nagana in Zululand*, Londres, 1897.

(157) Émile Lagrange, *Robert Koch, sa vie, son œuvre, op. cit.*, p. 80-81.

(158) *Larousse médical illustré*, 1924, art. « trypanosomiases », p. 1250-1251.

(159) Émile Lagrange, *Robert Koch, sa vie, son œuvre, op. cit.*, p. 81.

(160) *Larousse médical illustré*, 1924, art. « trypanosomiases », p. 1252.

(161) Elpidio E. Ricart, *Les Vieux Traitements de la fièvre jaune*, thèse de médecine, Paris, 1935, p. 10 *sq.*

(162) Dr Léon Bosredon, *Histoire de la fièvre jaune à La Havane et dans l'île de Cuba*, Le Havre, 1908.

(163) Dr Mario Gomez-Camejo, *Remarque sur la disparition de la fièvre jaune à Cuba au commencement du XXe siècle*, thèse de médecine, Paris, 1934, p. 12 *sq.* ; Félix Formento, *The Prevention of the spread of yellow fever. Rapport du Comité international de la Société d'hygiène de Montréal,* Montréal, 1894.

(164) Dr Mario Gomez-Camejo, *op. cit.*, p. 17 *sq.* ; Chantemesse et Borel, « Fièvre jaune et moustiques, »*Bulletin de l'Académie de médecine*, 1905, p. 99,125 et 155 ; Dr J. Dupuy, « Épidémiologie de la fièvre jaune », *Revue d'hygiène,* 1905, p. 18 *sq.*

(165) Dr Mario Gomez-Camejo, *op. cit.*, p. 45.

p. 739 *sq.*

(126) Dr Rappin, *La Vaccination de la tuberculose. Trente années de recherches expérimentales (1894-1924)*, Paris, 1924.

(127) Dr. Appert, *Vaccins et sérums, op. cit.*, p. 195.

(128) *Ibid.*

(129) Burnet, *La Lutte contre les microbes, op. cit.*, p. 84.

(130) *Ibid.*, p. 86 ; Émile Lagrange, *Koch, sa vie, son œuvre, op. cit.*, p. 37 *sq.*

(131) Burnet, *La Lutte contre les microbes, op. cit.*, p. 85 *sq.*

(132) A. Calmette, *La Vaccination préventive contre la tuberculose par le BCG*, Paris, Masson, 1928 ; *Documents pour servir à l'étude de la vaccination préventive de la tuberculose par le BCG*, Paris, Masson, 1931 ; Noël Bernard, *La Vie et l'œuvre d'Albert Calmette, op cit.*, p. 196 *sq.* ; *Les Initiateurs de la pathologie infectieuse*, Paris, 1942, p. 150 *sq.* ; Émile Lagrange, *Monsieur Roux, op. cit.*, p. 223-227.

(133) Guérin, Richard et Boissière, *Annales de l'Institut Pasteur*, mars 1927.

(134) R. Wilbert, *Annales de l'Institut Pasteur*, 1925, t. 39, p. 641 *sq.*

(135) 下記に引用された統計——Noël Bernard, *La Vie et l'œuvre d'Albert Calmette, op cit.*, p. 213-214.

(136) Albert Calmette, *Documents pour servir à l'étude de la vaccination préventive de la tuberculose par le BCG en France*, Paris, Masson, 1931, brochure.

(137) Heinbeck, *Annales de l'Institut Pasteur*, 1928, t. 42, p. 170 *sq.* et p. 956 *sq* ; *Ibid.*, 1929, t. 43, p. 1229 *sq.*

(138) A. Calmette, *La Vaccination préventive contre la tuberculose, op. cit.*, p. 210.

(139) Noël Bernard, *La Vie et l'œuvre d'Albert Calmette, op cit.*, p. 234.

(140) A. Calmette, « Épilogue du procès de Lübeck », *La Presse médicale*, 7 janvier 1931 ; Pr Léon Bernard, « Le Drame de Lübeck et BCG », *La Presse médicale*, 26 décembre 1931.

(141) Pr Robert Debré, « La vie et l'œuvre de M. Calmette », supplément du n° 6 de la *Gazette médicale de France* du 15 mars 1934.

(142) Noël Bernard, *Les Fondateurs de la pathologie infectieuse, op. cit.*, « Albert Calmette», p. 149 *sq.*

(143) A. Calmette, « Contribution à l'étude du venin de serpent », *Annales de l'Institut Pasteur*, mai 1894, p. 258-274.

(144) A. Calmette, « Contribution à l'étude des venins, des toxines et des sérums antitoxiques», *Annales de l'Institut Pasteur*, mai 1895, p. 225-251 ; « Sur le venin de serpent et l'emploi du sérum antivenimeux dans la thérapeutique », *Annales de l'Institut Pasteur*, mars 1897, p. 214-237.

(145) Dr S. -Z. Horn, *Contribution à l'étude ancienne du paludisme*, thèse de médecine, Montpellier, 1920, n° 7, p. 24-25.

(146) Émile Lagrange, *Robert Koch, sa vie, son œuvre, op. cit.*, p. 72.

(147) Laveran, *Traité des fièvres palustres*, Paris, Masson, 1884, p. 457 ; « Note sur un nouveau parasite trouvé dans le sang de plusieurs malades atteints de fièvre palustre »,

(103) É. Roux, et L. Martin, « Contribution à l'étude de la diphtérie », *Annales de l'Institut Pasteur*, 1894, p. 609 *sq*.

(104) Roux, Martin et Chaillou, « Trois cents cas de diphtérie traités par le venin anti-diphtérique », *Annales de l'Institut Pasteur*, septembre 1894, p. 640-661 ; É Roux, « Sur les sérums antitoxiques. Communication faite au Congrès de Budapest », *Annales de l'Institut Pasteur*, octobre 1894, p. 722-727 ; *Comptes rendus et mémoires du Congrès du Budapest*, Paris, 1895, t. 2, p. 191 *sq*.

(105) Dr L. Nirman, « La dernière statsitique sanitaire de la France », *Revue d' hygiène*, 1912, p. 1011-1012.

(106) Dr Jacques Bertillon, « État sanitaire des principales villes dEurope », *Revue d' hygiène*, 1886, p. 830-832.

(107) L. Pileur, « Note sur quatre cas de fièvre typhoïde », *Annales d'hygiène pubulique*, 1884, p. 453.

(108) Pr Brouardel, « Les maladies évitables », *Annales d'hygiène pubulique*, 1890, t. 1, p. 18.

(109) Pr Lannelongue et Dr A. -J. Marin, « La mortalité des adultes », *Revue d'hygiène*, 1910, p. 997 *sq*.

(110) Dr Martellière, *De la fréquence et de la répartition de la fièvre typhoïde dans Paris*, Paris, 1884.

(111) A. Lemierre, « Widal », in Noël Bernard, *Les Initiateurs de la pathologie infectieuse*, *op. cit.*, p. 107 *sq*.

(112) F. Widal et Sicard, « Étude sur le sérodiagnostic et sur la réaction agglutinante », *Annales de l'Institut Pasteur*, mai 1897, n° 5.

(113) Giuseppe Sanarelli, « Étude sur la fièvre typhoïde expérimentale », *Annales de l'Institut Pasteur*, juin 1894, p. 368-370.

(114) « Un siècle de recherches contre la fièvre typhoïde », cité dans *L'Aventure de la vaccination*, *op. cit.*, p. 231-214.

(115) Dr Miran, « Dernière statsitique sanitaire de la France », *Revue d' hygiène*, 1912, p. 1009.

(116) Claude Quétel, *Le Mal de Naples*, Paris, Seghers, 1986.〔『梅毒の歴史』寺田光德訳、藤原書店、1996〕

(117) *Ibid.*, p. 166.

(118) *Ibid.*, p. 178-179.

(119) Dr. Appert, *Vaccins et sérums*, Paris, 1925, p. 185.

(120) « Dernière statistique sanitaire de la France », *Revue d'hygiène*, 1912, p. 1017.

(121) Jacques Bertillon, « État sanitaire des principales villes d'Europe », *Revue d'hygiène*, 1886, p. 841-842.

(122) *La Lutte contre les microbes*, Paris, 1907, p. 71.

(123) Behring, *Tuberculosebekämpung, conférence au Congrès de Cassel, Deutsche Medizinische Wochenschrift*, 24 septembre 1903.

(124) Dr Garbis Tabakian, *État actuel de la sérothérapie antituberculeuse*, Poitiers, 1909.

(125) Albert Calmette, *L'Infection bacillaire et la tuberculose*, Paris, Masson, 1928, 3e édition,

(78) *Ibid.*, p. 437.

(79) Émile Lagrange, *Robert Koch, sa vie, son œuvre, op. cit.*, p. 84.

(80) *La Semaine médicale*, 1890, p. 438.

(81) J. -F. Boutet, *Pasteur et ses élèves. Histoire abrégée de leurs découvertes et de leurs doctrines*, Paris, 1898, p. 264.

(82) *Le Petit Parisien* du 19 novembre 1890.

(83) *Le Matin* du 30 novembre 1890.

(84) *Ibid.*, le 1er décembre 1890.

(85) *La Semaine médicale*, 1890, p. 438.

(86) *L'Écho de Paris* du 20 novembre 1890.

(87) *Le Matin* du 23 novembre 1890.

(88) *Ibid.*, le 18 novembre 1890.

(89) *Ibid.*, le 27 novembre 1890.

(90) *Le Figaro* du 6 décembre 1890.

(91) *Ibid.*

(92) Cité par Boutet, *Pasteur et ses élèves, op. cit.*, p. 271.

(93) *Le Matin* du 9 décembre 1890.

(94) Cité par Lagrange, *Robert Koch, sa vie, son œuvre, op. cit.*, p. 36. 1887年にノカールとルーは結核菌培養に関するグリセリンの助長効果を証明している。

(95) Pierre Darmon, *La Vie quotidienne du médecin parisien en 1900*, Paris, Hachette, 1988, p. 263-264.

(96) Dr Lagneau, « Les maladies épidémiques à Paris », *Revue d'hygiène*, 1886, p. 453.

(97) この情報はジャック・ベルティヨン博士が1886年に発表した絶好の統計から引いている（« État sanitaire des principales villes d'Europe en 1886 »in *Revue d'hygiène*, p. 829 *sq.*）。

(98) « La prophylaxie de la diphtérie », *Journal d'hygiène*, p. 609-610.

(99) ルーとイエルサンの研究については下記を見よ——Roux et Yersin, « Contribution à l'étude de la diphtérie », *Annales de l'Institut Pasteur*, décembre 1888, juin 1889 et juillet 1890 ; Émile Lagrange, *Monsieur Roux, op. cit.*, p. p. 117 *sq.* ; Henri H. Mollaret et J. Brossollet, *Alexandre Yersin, le vainqueur de la peste*, Paris, Fayard, 1984, p. 69 *sq.* ; Paul de Kruif, *Chasseurs de microbes*, Bruxelles, 1948（1re édition, 1929）, p. 205 *sq.* ; Marie Cressac, *Le Docteur Roux, mon oncle, op. cit.*, p. 100-101.

(100) Cité par Henri H. Mollaret et J. Brossollet, *Yersin, le vainqueur de la peste, op. cit.*, p. 71.

(101) Behring et Kitasato, *Deutsche Medizinische Wochenschrift.*, 1890, n° 49,1890;Behring, *Deutsche Medizinische Wochenschrift.*, 1890, n° 50, p. 1145 *sq.* ; Behring, *Zeitschrift für Hygiene*, 1890, t. 9,395 *sq.*; Behring, *Die Blutserumtherapie*, t. 2,1893; Émile Lagrange, *Monsieur Roux, op. cit.*, p. 124 *sq.*

(102) Vaillard et Vincent, « Contribution à l'étude du tétanos », *Annales de l'Institut Pasteur*, 1891 ; Burnet, *La Lutte contre les microbes, op. cit.*, p. 133 *sq.*

(49) « Sur la rage »et« Nouveaux faits pour servir à la connaissance de la rage » (avec la collaboration de Chamberland, Roux et Thuillier), *ibid.*, p. 573-578.

(50) *L'Œuvre médicale de Pasteur, op. cit.*, p. 541-542.

(51) *Vie de Pasteur, op. cit.*, p. 561-562.

(52) « Nouvelle communication sur la rage », « Sur la rage » (avec la collaboration de Chamberland, Roux et Thuillier), « Microbes pathogènes et vaccins » (congrès de Copenhague, août 1884), *Œuvres complètes*, t. VI, p. 579-602.

(53) *Vie de Pasteur, op. cit.*, p. 595.

(54) Émile Lagrange, *Robert Koch, sa vie, son œuvre, op. cit.*, p. 55 *sq.*

(55) *De la vivisection...*, p. 89.

(56) *Die Behandlung der Wuthkrankheit*, Vienne, 1887.

(57) Lettre de Pasteur à Victor Horsley du 15 mai 1887.

(58) この返事は下記に挿入されている——*Œuvres de Pasteur, op. cit.*, t. 6, p. 652-658.

(59) 7 月 12 日の大会報告は下記に記されている——*Œuvres de Pasteur, op. cit.*, t. 6, p. 836-859.

(60) 1887 年 1 月、グランシェは医学アカデミーで不在のパストゥールのために擁護の演説をした。

(61) 顕微鏡用彩色プレパラートについてのドイツの技術に対する暗示。このプレパラートによって観察を逃れる恐れのある細部が明らかにされる。

(62) *Vie de Pasteur, op. cit.*, p. 625.

(63) Cité par Pasteur Vallery-Radot, *Correspondance de Pasteur*, t. 3, p. 61.

(64) René Vallery-Radot, *Vie de Pasteur, op. cit.*, p. 626.

(65) Cité par Henri H. Mollaret et Jacqueline Brossollet, *Alexandre Yersin, le vainqueur de la peste*, Fayard, 1985, p. 54.

(66) François Dierckx, *Une visite à l'Insutitut Pasteur en 1889. Le traitement de la rage*, Louvain, 1890, chap. 2, « Le traitement Pasteur », p. 11-18.

(67) ヴィクター・ホーズリー宛の 1886 年 8 月の手紙（*Correspondance de Pasteur, op. cit.*, t. 3, p. 94）の中でパストゥールが述べた数字。

(68) *Trois Fondateurs de la médecine moderne, op. cit.*, p. 87.

(69) Cité par Henri H. Mollaret et Jacqueline Brossollet, *Alexandre Yersin, op. cit.*, p. 67.

(70) *Institut Pasteur, Cinquantenaire de la fondation*, Paris, 1938; Albert Delaunay, *L'Institut Pasteur des origines à aujourd'hui*, Paris, France-Empire, 1962, p. 38-39.

(71) Albert Delaunay, *op. cit.*, p. 102.

(72) *Ibid.*, p. 56-57.

(73) Émile Lagrange, *Robert Koch, sa vie, son œuvre, op. cit.*, p. 33.

(74) *La Semaine médicale*, 1890, p. 423.

(75) « Nouvelle communication sur le traitement de la tuberculose par M. le professeur R. Koch », *La Semaine médicale*, 1890, p. 417-418.

(76) *Ibid.*, p. 422.

(77) *Ibid.*, p. 423.

(27) 1883年にベルリンにおいて、フランス語で公刊された。

(28) *Correspondance de Pasteur, op. cit.*, p. 335 *sq*. Pasteur Vallery-Radot, *Pasteur inconnu, op. cit.*, p. 101 *sq*. ; René Vallery-Radot, *Vie de Pasteur, op. cit.*, p. 509 *sq*.

(29) Pasteur, « Sur la vaccination charbonneuse, à propos de l'échec des vaccinations faites à Turin », Communication faite à l' Académie des sciences le 9 avril 1883, *Œuvres complètes*, t. 6, p. 442-445 ; Lettre de Pasteur aux professeurs de l'École vétérinaire de Turin (9 avril 1883).

(30) Pasteur, « Une statistique au sujet de la vaccination préventive contre le charbon portant sur 85000 animaux », *ibid*., t. 6, p. 414-417.

(31) Cité par Émile Roux, « L'œuvre médicale de Pasteur », *L'Agenda du chimiste*, *op. cit.*, p. 536.

(32) *Ibid*.

(33) Pasteur, « Sur la fièvre puerpérale », *Œuvres complètes, op. cit.*, t. 6, p. 151-160.

(34) Pasteur, « Sur la maladie du rouget des porcs », « La vaccination du rouget des porcs à l'aide du virus mortel atténué de cette maladie », etc. *Œuvres complètes, op. cit.*, t. 6, p. 505 *sq*. ; *Correspondance de Pasteur*, t. 3, p. 318-334.

(35) Patrice Bourdelais et Jean-Yves Raulot, *Une peur bleue, histoire du choléra en France, 1832-1854*, Paris, Payot, 1987.

(36) アレクサンドリアのフランス調査隊については下記を見よ——*Correspondance de Pasteur*, t. 3, p. 364-402.

(37) Émile Lagrange, *Robert Koch, sa vie, son œuvre*, *op. cit.*, p. 43 *sq*.

(38) Olga Metchnikoff, *Vie d'Élie Metchnikoff*, Paris, 1920, p. 107-108.

(39) Cité par A. Besredka, *Histoire d'une idée. L'Œuvre d'Élie Metchnikoff*, Paris, 1921, p. 52.

(40) A. Besredka, *ibid*., p. 49-51.

(41) *Histoire d'un esprit, op. cit.*, p. 303.

(42) Cité par Louis Lumet, *Pasteur, sa vie, son œuvre, op. cit.*, p. 114.

(43) 歴史上の名高い出来事は下記から引いた——Jean Théodoridès, *Histoire de la rage*, Fondation Singer-Polignac, Préface de P. Lépine, Paris, 1986 ; René Vallery-Radot, *Vie de Pasteur, op. cit.*, p. 584-592 et l'article « rage » du *Dictionnaire encyclopédique des sciences médicales* de Deschambre, par Bouley et Brouardel, 3ᵉ série, p. 35-240.

(44) *Rapports du moral et du physique de l'homme*, Paris, éd. de 1815, p. 59.

(45) Dr Leblanc, de la société vétérinaire, *Documents pour servir à l'histoire de la rage*, 1873, p. 11.

(46) Jean Théodoridès, *Histoire de la rage*, chap. VI, « Les recherches de Galtier (1879-1904) », p. 189-199.

(47) Bourrel, *Réponse à quelques objections faites à la méthode de l'émoussement de la pointe des dents des chiens comme moyen préservatif de l'inoculation du virus rabique*, Paris, 1876, p. 19.

(48) 1881年1月18日の医学アカデミーにおけるパストゥールの発表——*Œuvres de Pasteur, op. cit.*, t. VI, p. 553-558.

(2) Boute, *Pasteur et ses élèves,* Paris, 1898, p. 364.

(3) Pierre Darmon, *Pasteur*, Paris, Fayard, 1995, p. 15-45.

(4) Richard Boghali, *Robert Koch, der Schöpfer der Modern Bacteriologie*, Stuttgart, 1954 ; Émile Lagrange, *Robert Koch, sa vie, son œuvre*, Paris, 1938, p. 6 *sq*.

(5) Émile Lagrange, *Monsieur Roux*, Bruxelles, s. d. (1954), p 126-127.

(6) *Ibid*., p. 11, *sq*.

(7) Mary Cressac, *Le Docteur Roux, mon oncle*, Paris, 1951, p. 56-57.

(8) *Ibid*., p. 56-57.

(9) Noël Bernard, *La Vie et l'œuvre de Albert Calmette*, Paris, Albin Michel, 1961, et *Les Initiateurs de la pathologie infectieuse*, Paris, 1942, p. 138 *sq*.

(10) Cité par Henri H. Mollaret et Jacqueline Brossollet, *Alexandre Yersin ou le vainqueur de la peste*, Paris, Fayard, coll. « Les inconnus de l'histoire », 1985.

(11) Olga Metchnikoff, *Vie d'Élie Metchnikoff*, Paris, Hachette, 1920, p. 45 *sq*.〔オリガ・メチニコワ『メチニコフの生涯』上・下、宮下義信訳、岩波新書、1939〕

(12) Cité par René Vallery-Radot, *Vie de Pasteur*, *op. cit*., p. 48.

(13) パストゥールは 1859 年 1 月 12 日付の手紙の中で次のように公教育相にこの事実を喚起している、「高等師範学校の正面玄関前面に均斉をとるため作らなければならなかった突出部の中に、閣下は実験室を設ける許可を私に対してお与えくださいました」と。

(14) Émile Duclaux, *Pasteur*, *op. cit*., p. 8.

(15) Émile Lagrange, *Robert Koch, sa vie, son œuvre, op. cit*., p. 10 et 10.

(16) Cité par Hans Schadewaldt, *Robert Koch et la bactériologie de son temps*, Paris, Conférences du Palais de la découvertes, 1969, p. 17.

(17) *Madame Pasteur*, Paris, 1913. Réédité en 1941.

(18) Mary Cressac, *Le Docteur Roux, mon oncle*, p. 98-99.

(19) *Ibid*., p. 124-125.

(20) *Ibid*., p. 128.

(21) Henri H. Mollaret et Jacqueline Brossollet, *Alexandre Yersin ou le vainqueur de la peste, op. cit*., p. 22 et 47.

(22) Émile Lagrange, *Robert Koch, sa vie, son œuvre, op. cit*., p. 62.

(23) Mary Cressac, *Le Docteur Roux, mon oncle, op. cit*., p. 123-124.

(24) Olga Metchnikoff, *op. cit*., 1920, p. 126.

(25) Jules Renard, *Journal* (*1887-1910*), Paris, Robert Laffont, coll. « Bouquins », 1990, p. 468. ジュール・ルナールはこの話をリュシアン・ギトリー〔1860-1925、フランスの俳優〕から聞き出しているが、ブシコー夫人の小切手は 100 万フランではない。1887 年 12 月 14 付けのマルクーへの手紙で、パストゥールはこう書いている、「すでにわれわれは多くの債券の償還を終えている。それはとても立派なブシコー夫人の貢献によるもので、彼女は 25 万フランをくだらない寄付金を出資してくれた。」この総額は現在のフランでは 1200 万から 1300 万フランの価値がある。

(26) Cité par Émile Lagrange, *Robert Koch, sa vie, son œuvre, op. cit*., p. 30-31.

(75) Metchnikoff, *Trois Fondateurs de la médecine moderne, op. cit.*, p. 63.
(76) Cité dans la lettre ouverte de Pasteur à Robert Koch du 25 décembre 1882.
(77) Émile Roux, « L'œuvre médicale de Pasteur », *Agenda du chimiste*, 1896, p. 521-522.
(78) Cité par Duclaux, *op. cit.*, p. 318 et« Étiologie du charbon et septicémie », *Œuvres de Pasteur, op. cit.*, p. 161 *sq*.
(79) Metchnikoff, *op. cit*, p. 61.
(80) Pasteur et Joubert, « Note sur la septicémie »et« Charbon et septicémie », *Œuvres de Pasteur, op. cit.*, t. 6, p. 172-188 ; É. Roux, « L'œuvre médicale de Pasteur », *op. cit.*, p. 534.
(81) « L'œuvre médicale de Pasteur », *ibid.*, p. 533.
(82) *Ibid.*, p. 534.
(83) Pasteur, « Sur les bactéridies charbonneuses dans le sol », *Œuvres complètes,* t. 6, p.275-281 ; « Nouvelles observations sur l'étiologie et la prophylaxie du charbon », *ibid.*, p.266-270 ; Pasteur, Chamberland et Roux, « Note sur la constatation des germes du charbon dans les terres de la surface des fosses où on a enfoui des animaux charbonneux », *ibid.*, p. 279-286.
(84) « L'œuvre médicale de Pasteur », *L'Agenda médicale*, 1896, p. 537.
(85) *Ibid.*, p. 544.
(86) *Ibid.*
(87) Pasteur, « Sur les maladies virulentes, et en particulier sur la maladie appelée vulgairement choléra des poules », *Œuvres complètes*, t. 6, p. 291 *sq*.
(88) Pasteur, « Sur l'atténuation du virus du choléra des poules », *Œuvres complètes*, t. 6, p. 324-329.
(89) Pasteur（en collaboration avec Chamberland et Roux）, « De la possibilité de rendre les moutons réfractaires au charbon par la méthode des inoculations préventives »et« Le vaccin du charbon », *Œuvres complètes*, t. 6, p. 339-345.
(90) Roux, « L'œuvre médicale de Pasteur », *op. cit.*, p. 538.
(91) *Histoire d'un esprit, op. cit.*, p. 360-361.
(92) Cité par René Vallery-Radot, *Vie de Pasteur, op. cit.*, p. 446.
(93) Émile Lagrange, *Monsieur Roux, op. cit.*, p. 44.
(94) Mirko D. Grmek, « L'âge héroïque : les vaccins de Pasteur », cité dans *l'Aventure de la vaccination, op. cit.*, p. 153.
(95) Cité par René Vallery-Radot, *Vie de Pasteur, op. cit.*, p. 454.
(96) *Ibid.*, p. 454.
(97) Pasteur, Roux et Chamberland, « Compte rendu sommaire des expériences faites à Pouilly-le-Fort, près Melun, sur la vaccination charbonneuse », *Œuvres complètes, op. cit.*, t. 6, p. 346-350 ; É. Roux, « L'œuvre médicale de Pasteur », *op. cit.*, p. 539.

■第三部　微生物学の飛躍（1880 − 1920）

(1) *Journal d'hygiène*, 1897, p. 384.

et en Turquie en 1854, 1855 et 1856, Paris, 1865.

(59) *Ibid.*, p. 29.

(60) *Lister, The collected papers*, Oxford, 1909, t. 2, p. 489, cité par Metchnikoff, *op. cit.*, p. 40-41.

(61) Metchnikoff, *op. cit.*, p. 42-43.

(62) Cité par René Vallery-Radot, *op. cit.*, p. 265-266.

(63) ゲランの綿入り包帯については下記を見よ——*Œuvres de Pasteur*, t. 6, p. 86-104.

(64) Cité par René Vallery-Radot, *Vie de Pasteur, op. cit.*, p. 331.

(65)「細菌」(microbe) という語は最初病原微生物全体を指す総称であった。それから、自然のサイクルとくに大地や川の流れによる水の浄化の際に、重要な働きをする「良性の細菌」が存在していることが知られるようになる。「バクテリディー」(bactéridie) という語は最初 1860 年頃まだ病原となる能力が知られていない炭疽菌 (bactéridie charbonneuse) について使用される。この語は次第に「バクテリア」(bactérie) という語に引き継がれていき、バクテリアは植物起源で細長い形（バチルス)、肺炎双球菌や淋菌のような丸い形（コッカス）の細菌を指すようになる。「ウイルス」(virus) は非常に小さな微生物なので光学顕微鏡では見ることができない。

(66) ウシ科胸膜肺炎の接種については下記参照——Louis Willems, *Encore un mot sur l'inoculation de la pleuropnuemonie exsudative dans l'espèce bovine*（内務大臣宛書簡を含む), Hasselt, 1853 ; *Résultats de trois années de pratique de l'inoculation de la pleuropneumonie*, Bruxelles, 1855;Pasteur, *Œuvres*, t. 6, « Rapport à la ommission de la péripneumonie », p. 506-512 ; « Note sur la péripneumonie contaigieuse des bêtes à Cornes », p. 513-522 ; Émile Lagrange, *Monsieur Roux, op. cit.*, p. 169 *sq*.

(67) Cité par René Vallery-Radot, *Vie de Pasteur, op. cit.*, p. 372-373.

(68) *Comptes rendus de la Scociété de biologie,* 1850, p. 45.

(69) Cité par Metchnikoff, *op. cit.*, p. 48.

(70) *Comptes rendus de l'Académie des sciences,* 27 juillet 1863.

(71) *Recherches sur quelques questions relatives à la septicémie.* Mémoires lus à l'Académie de médecine le 17 septembre et le 8 octobre 1872 ; le 28 janvier et le 23 avril 1873 ; *L'Œuvre de C.-J. Davaine, charbon, septicémie, parasitisme, microbisme..*, Paris, 1888, chap. p. 23 *sq*.

(72) Davaine, « Sur la nature des maladies charbonneuses », note lue à l'Académie de médecine dans la séance du 3 décembre 1867, Paris, 1868, et *Œuvre de Davaine*, *op. cit*, p. 42 *sq*.

(73) Robert Koch, *Beiträge zur Biologie der Pflanzen*, 1876, t. 2, p. 77 *sq.* ; Möllers, *Robert Koch. Persönlichkeit und Lebenswerk, op. cit.*, p. 133 *sq.* ; Hans Schadewaldt, *Robert Koch et la bactériologie de son temps, op. cit.*, p. 22-23; Williams Berryl et Samuel Epstein, *Des microbes qui guérissent*, Paris, 1966, *op. cit.*, p. 44 *sq.* ; Émile Lagrange, *Robert Koch, sa vie, son œuvre, op. cit.*, p. 15-16.

(74) É. Duclaux, *Histoire d'un esprit, op. cit.*, p. 281.

(31) *Ibid.*, p. 130.

(32) *Ibid.*, p. 139.

(33) *Ibid.*, p. 157-158.

(34) *Ibid.*, p. 162-163.

(35) Pasteur, « Procédé pratique de conservation et d'amélioration des vins », « Nouvelles observations au sujet de la conservation des vins », « De la pratique du chauffage pour la conservation et l'amélioration des vins », *Œuvres de Pasteur*, *op. cit.*, p. 409 *sq*.

(36) Clermont-Ferrand, 16 juillet 1871. Lettre à J.-B. Dumas.

(37) É. Duclaux, *Histoire d'un esprit*, *op. cit.*, p. 237.

(38) Cité par René Vallery-Radot, *Vie de Pasteur*, *op. cit.*, p. 307.

(39) *Études sur la bière,* Paris, Gauthier-Villars, 1876. Réédité dans le tome V des *Œuvres complètes*. 〔『ビールの研究』竹田正一郎・北畠克顕訳、大阪大学出版会、1995〕

(40) Olivier de Serres, *Le Théâtre d'agriculture et ménage des champs*, Genève, 1619, chap. XV ; « La cueillette de la soie par la nourriture des vers qui la font », p. 398-435.

(41) Compte de Gasparin, *Essai sur l' histoire de l'introduction du ver à soie en Europe*, Paris, 1841, p. 111.

(42) 統計は以下から引用――Pasteur, « Étude sur la maladie des vers à soie », *Œuvres complètes, op. cit.*, t. IV, p. 10-11.

(43) Jeanjean (secrétaire du Comice agricole de Vigan), *La Maladie des vers à soie. Conseils aux éducateurs*, Montpellier, 1862,112 p. Cité par Pasteur, « Étude sur la maladie des vers à soie », *Œuvres complètes, op. cit.*, p. 9.

(44) *Ibid.*, p. 9.

(45) Cornalia, *La Perseveranza* de Milan, 16 juillet 1860. Cité par Pasteur, *ibid.*, p. 49.

(46) A. de Quatrefages, *Nouvelles Recherches faites en 1859 sur les maladies du ver à soie*, Paris, 1860, p. 85 *sq*.

(47) Cité par René Vallery-Radot, *Vie de Pasteur, op. cit.*, p. 165.

(48) 微粒子病は実際には先天性であった。

(49) *Œuvres de Pasteur, op. cit.*, t. 3, p. 481.

(50) *Ibid.*, t. 2, p. 205.

(51) *Vie de Pasteur, op. cit.*, p. 308-309.

(52) *Pasteur. Histoire d'un esprit. op. cit.*, p. 283.

(53) *Ibid.*, p. 288.

(54) Élie Metchnikoff, *Trois Fondateurs de la médecine moderne, Pasteur, Lister, Koch*, Paris, Alcan, 1933, p. 15.

(55) Cité par J. Tyndall, « Poussière et maladies », *Revue des cours scientifiques*, 12 mars 1870, p. 240.

(56) 12 mars 1870, p. 235-240.

(57) Kenneth Walker, *Joseph Lister*, Londres, 1956 ; « Lord Lister », *Lancet* du 17 février 1912, p. 465-467; « Lord Lister », *British Medical Journal*, 17 février 1912, p. 397-412.

(58) *Rapport au conseil de santé des armées sur l'état sanitaire de l'armée française en Crimée*

Examen de la doctrine des générations spontanées »t. II, p. 210-294.

(12) « Extension des résultats qui précèdent à de nouveaux liquides très altérables : urine, lait... », *ibid.*, t. II, pp. 247-258.

(13) Correspondance citée dans *Correspondance de Pasteur*, *op. cit.*, t. II, p. 143-145.

(14) プーシェ、ミュッセ、ジョリーの山の登攀については下記を参照——« Expériences sur l'hétérogénie exécutées dans l'intérieur des glaciers de la Maladetta (Pyrénées d'Espagne) », *Comptes rendus de l'Académie des sciences*, séance du 2 novembre 1863, t. LVII, p. 724-726.

(15) « Discussion avec MM. Pouchet, Joly et Musset. Note en réponse à des observations critiques présentées à l'Académie par MM. Pouchet, Joly et Musset dans la séance du 21 septembre dernier », *Œuvres de Pasteur*, *ibid.*, p. 321 *sq.*

(16) この委員会が結成された事情については下記を参照——*Œuvres de Pasteur*, *op. cit.*, t. II, p. 327 et p. 637-647.

(17) « Des générations spontanées », conférence faite aux« Soirées scientifiques de la Sorbonne » le 7 avril 1864, *Œuvres de Pasteur*, *op. cit.*, t. II, p. 328-346.

(18) サロンで議論になった自然発生の問題については下記を見よ——René Vallery-Radot, *Vie de Pasteur*, *op. cit.*, p. 134-136.

(19) « Quelques résultats nouveaux relatifs aux fermentations acétique et butyrique »,*Œuvres de Pasteur, op. cit., t. III, pp. 21-23.*

(20) Pasteur, « Suite à une précédente communication sur les mycodermes. Nouveau procédé industriel de fabrication du vinaigre », *Œuvres de Pasteur*, *ibid.*, t. III, p. 17. この問題の様相については、下記の優れた試論も見よ——Misette Godard, *Le Goût de l'aigre. Essai de gastronomie historique*, Paris, Quai Voltaire, 1991, « L'histoire du vinaigre continuée avec Pasteur », p. 91 *sq.*

(21) *Ibid.*, p. 18-19

(22) « Étude sur les mycodermes. Rôle de ces plantes dans la fermentation acétique », *ibid*, p. 7-12.

(23) *Ibid.*, p. 14-15.

(24) 特許証、50359 番、1861 年 7 月 9 日付。以下から抜粋——*Les brevets d'invention*, année 1861, LXXXI, classe XIV, fascicule 7, p. 3. Cité par Vallery-Radot, *Vie de Pasteur*, *ibid.*, p. 13.

(25) Pasteur, « Études sur le vin. Ses maladies ; causes qui les provoquent. Procédés nouveaux pour le conserver et le vieillir », *Œuvres de Pasteur*, *op. cit.*, p. 118.

(26) « Traité sur les vins », *Annales de chimie*, XXXVI, an IX (1801), p. 249-251.

(27) *Études sur le vin*, *op. cit.*, p. 137.

(28) *Ibid.*, p. 160.

(29) A. Fabroni, *De l'art de faire du vin*, ouvrage couronné par l'Académie royale d'économie de Florence, avec tableau et 13 figures. Traduit de l'italien par F.-R. Baud, Paris, an X (1802).

(30) Cité par Pasteur, *Études sur le vin*, *op. cit.*, p. 213.

le nom de sang de rate », *Comptes rendus du l'Académie des sciences*, 1863, Cité par Jean Théodoridès, *op. cit.*, p. 16.

(194) Casimir Davaine, *Nouvelles Recherches sur la maladie du sang de rate*, Paris, 1864.

(195) Villemin, « Cause et nature de la tuberculose », *Gazette hebdomadaire de médecine et de chirurgie*, 1865 et 1866 ; *Bulletin de l'Académie de médecine*, 1866-1867, t. 32, p. 152 *sq*.

(196) Villemin, « De la propagation de la phtisie », *Bulletin de l'Académie de médecine* du 13 avril 1869.

(197) Cité par L. -H. Petit, « Monsieur le Professeur Villemin », *Revue de la tuberculose*, 1893, p. 54.

(198) Cité par René Vallery-Radot, *Vie de Pasteur, op. cit.*, p. 330.

(199) Cité par L. -H. Petit, *op. cit.*, p. 57.

(200) ゼンメルワイスは自分のことを下記の自著で語っている——*Die Aetiologie, der Begriff und di Prophylaxie des Kindbetterfiebers*, Wien und Leipzig, 1861. 同じく下記も見よ——Alfred Hegar, Ignaz Philipp Semmelweis. *Sein Leben und seine Lehre*, Freibourg, 1882 ; *Le Monument international de Semmelweis à Budapest*, Budapest, 1909, textes frrançais, p. 229 à 291;Edgar Gaspard Siebold, *Essai d'une histoire de l'obstétricie*, Paris, 1892, t. 3, p. 247 *sq*.; A Pinard, « Ignace-Philippe Semmelweis (1818-1865) », *Annales de gynécologie et d'obstétrique*, 2e série, t. 3, p. 641 *sq*. ; Jacques Chadelat, *Semmelweis et l'asepsie*, thèse de médecine, Limoges, 1973, 36 p.

(201) Henriette Carrier, *Origines de la Maternité de Paris*, Paris, 1888, 270 p.

■第二部　パストゥール革命（1855 − 1879）

(1) « L'âge héroïque : les vaccins de Pasteur », dans *L'Aventure de la vaccination*, collectif sous la direction d'Anne-Marie Moulin, Fayard, 1996, p. 145.

(2) *Ibid.*, p. 158.

(3) リービヒと彼の考え方については下記を見よ——Patrice Debré, *Louis Pasteur*, Flammarion, 1995, p. 112-113.

(4) *Louis Pasteur, franc-tireur de la science*, Paris, 1968.

(5) 語源からすると、同一種に由来しない生命体の発生のこと。

(6) パストゥールは下記のよく知られた書でこうした実験の話をしている——*Mémoire sur les corpuscules organisés qui existent dans l'atmosphère. Examen de la doctrine des générations spontanées*, Paris, 1862, et *Œuvres complètes*, t. 2, p. 210-320.

(7) Thèse, Bordeaux, 1862.

(8) Patrice Debré, *Louis Pasteur, op. cit.*, p. 179.

(9) *Ibid.*, p. 123.

(10) Pouchet, « Corps organisés recueillis dans l'air par la neige », *Comptes rendus de l'Académie des sciences*, 1860, t. L, p. 232 et 572.

(11) *Œuvres de Pasteur*, « Projet d'expériences sur les générations spontanées », t. II, p. 203-205 et« Mémoire sur les corpuscules organisés qui existent dans l'atmosphère.

(165) *Ibid.*, p. 114.
(166) Ozanam, *op. cit.*, p. 46-47.
(167) *Traité de chirurgie*, t. 1, p. 320.
(168) *Mémoire sur la pourriture d'hôpital*, p. 46.
(169) Cité par Alain Corbin, *Le Miasme et la jonquille, op. cit.*, p. 191-192.
(170) « Assainissement des cimetières », *Revue d'hygiène*, 1882, p. 102.
(171) *Revue d'hygiène*, 1884, p. 49.
(172) *Ibid.*, 1884, p. 87.
(173) Dr Negresco, « La fièvre typhoïde à Jassy », *Journal d'hygiène*, 1911, p. 161.
(174) Pettenkoffer, *Die Cholera*, Breslau-Berlin, 1884.
(175) *Revue d'hygiène*, 1910, p. 1225-1226.
(176) *Annales d'hygiène publique et de médecine légale*, 1872, t. 2, p. 312.
(177) *Ibid.*, p. 313.
(178) « Du méphitisme de l'air comme cause de septicémie puerpérale », *Bulletin de l'Acadmie de médecine*, 1892, p. 284.
(179) *Trois Livres sur la contagion, les maladies contagieuses et leur traitement*, Traduit et annoté par Léon Meunier, Paris, 1893.
(180) *Ibid.*, chap. VI, « Que la cause des contagions qui se font à distance ne doit pas être rapportée à des propriétés occultes », p. 23 *sq*.
(181) *Ibid.*, p. 59-60.
(182) Luigi Belloni, *Le« contagium vivum »avant Pasteur*, Paris, Conférences du Palais de la Découverte, 1961, p. 12-13.
(183) Cité par Belloni, *ibid.*, p. 22.
(184) *La Conquête du monde invisible, op. cit.*, p. 276 *sq*.
(185) Agostino Bassi, *De la manière la plus profitable d'élever les vers à soie et du meilleur moyen de diminuer en général les dommages occasionnés par la muscardine*, Paris, 1852.
(186) Penso, *op. cit.*, p. 281.
(187) René Cruchet, *Jean Hameau, médecin de campagne, et les précurseurs de Pasteur*, Bordeaux, 1924.
(188) この覚え書きは1922年に公刊された。
(189) ヘンレの考え方については下記を見よ——É. Duclaux, *Pasteur, Histoire d'un esprit, op. cit.*, p. 284-285.
(190) Élie Metchnikoff, *Trois Fondateurs de la médecine moderne : Pasteur, Lister, Koch*, Paris, Alcan, 1933, p. 21. 〔『近代医学の建設者——パストゥール・リスター・コッホ』宮村定男訳、岩波新書98、1944〕
(191) Charles Philippe Robin, *Histoire naturelle des végétaux parasites qui croissent sur l'homme et sur les animaux vivants*, Paris, 1854.
(192) Jean Théodoridès, *Casimir Davaine et les débuts de la bactériologie médicale*, Paris, Conférences du musée de la Découverte, 1962, p. 12 *sq*.
(193) Casimir Davaine, « Recherches sur les infusoires du sang dans la maladie connue sous

(135) Cité par Jean Rostand, Les Origines de la biologie expérimentale et l'abbé Spallanzani, Paris, 1951, p. 20-21.

(136) Nouvelles Recherches, op. cit, p. 13 *sq*.

(137) *Ibid*., p. 103.

(138) *Ibid*., chap. X, « Expériences précédentes, faites avec de nouvelles précautions pour confirmer le système de M. de Needham », p. 123 *sq*.

(139) *Notes de M. Needham faisant suite aux Nouvelles Recherches...*, *op. cit*., p. 216-217.

(140) Appert, *L'Art de conserver pendant plusieurs années toutes les substances animales et végétales*, Paris, 1810.

(141) « Mémoire sur la fermentation », *Annales de chimie*, 1810, t. LXXVI, p. 245-250.

(142) パストゥールは記念すべき「空気中に存在する有機粒子に関する報告論文」の中でシュヴァンに賛辞を捧げている（*Œuvres de Pasteur*, t. II, p. 216-217)。

(143) *Philosophie zoologique, ou exposition des considérations relataives à l'histoire naturelle des animaux*, Paris, 1809, p. 48.

(144) Tiedemann, *Physiologie de l'homme*, t. 1, p. 100.

(145) *Rapports du moral*, éd. de 1843, p. 421.

(146) Fray, *Essai sur l'origine des corps organisés et inorganisés et sur quelques phénomènes de physiologie animale et végétale*, Paris, 1817, p. 53 *sq*. Cité par Milne-Edwards, *Leçons de physiologie, op. cit*., p. 253.

(147) *Dictionnaire encyclopédique des sciences médicales*, Paris, 1873, 2e série, t. 7, p. 511.

(148) Ozanam, *Histoire générale et particulière des maladies contagieuses et épizootiques*, Paris, 1835, t. 1, p. 89 (1re éd. 1817-1823).

(149) *Ibid*., p. 19.

(150) *Ibid*., p. 19.

(151) *Ibid*., p. 32.

(152) *Ibid*., p. 26-27.

(153) Alain Corbin, *Le Miasme et la jonquille*, Paris, Aubier-Montaigne, 1983, p. 13.〔『においの歴史』山田登世子・鹿島茂訳、藤原書店、1990〕

(154) *Ibid*., p. 26-27.

(155) Cité par Ozanam, *op. cit*., p. 24-25.

(156) *Ibid*., p. 31.

(157) Cité par Burnet, *La Lutte contre les microbes*, Paris, 1907, p. 131.

(158) Dr Meirieu fils, *Influence des miasmes marécageux sur l'économie animale*, thèse de médecine, Montpellier, 1829, p. 9, n° 93.

(159) *Gazette médicale de Paris*, t. 2, 3e série, 1847, p. 22.

(160) Ozanam, *op. cit*., p. 62.

(161) *Ibid*., p. 356-357.

(162) *Ibid*., p. 61-62.

(163) *Ibid*., p. 65.

(164) Cité par Alain Corbin, *Le Miasme et la jonquille, op. cit*., p. 29.

(108) Préface de *L'Histoire naturelle de Buffon*, « Réflexions sur le système de génération de M. de Buffon », Genève, 1751, p. 30.

(109) Charles Bonnet, *Œuvres d'histoire naturelle et de philosophie*, t. 5, « Considérations sur les corps organisés », Neuchâtel, 1774, p. 242.

(110) Haller, *La Génération*..., *op. cit.*, p. 19.

(111) *Opuscules*, *op. cit.*, t. 2, p. 9.

(112) *Ibid.*, p. 6-7.

(113) *L'Art de faire des garçons*, *op. cit.*, p. 77 *sq*.

(114) *Traité de physiologie*, t. 1, p. 135-136.

(115) *Dictionnaire d'histoire naturelle*, art. « sperme ».

(116) Cité par Henri Simonet, *L'Œuvre de Pasteur*, Paris, Masson, 1947, p. 46.

(117) たとえば下記を見よ——Claude Duret, *l'Histoire admirable des herbes et plantes esmerveillabels*..., 1605 et de J. -B. Robinet, *De la nature et Vues philosphiques de la gradation naturelle des fromes de l'être* ou les *Essais de la nature qui apprend à faire l'homme*.

(118) Cité par Gérard, *Dictionnaire d'Orbigny*, art. « génération spontanée », 1845, t. VI, p. 54.

(119) *Ibid.*, p. 58.

(120) Cité par H. Milne-Edwards, *Leçons sur la physiologie*..., Paris, 1863, t. 8, p. 244.

(121) *Géorgiques* [『農耕詩』], Livre III, vers 273 et suiv.

(122) Cité par Troussel, *Élément de droit*, Avignon, 1771, p. 242.

(123) *Experimenta circa generationem Insectorum*, éd. de Leyde, 1739, p. 32 *sq*. Cité par H. Milne-Edwards, *Leçons sur la physiologie*..., *op. cit.*, p. 241-242.

(124) Cité par Spallanzani, *Nouvelles Recherches sur les découvertes microscopiques et la génération des corps organisés*, éd. française, Paris, 1760, p. 85.

(125) Bracy-Clarke, *An Essay on the Bots of Horses and other Animals*, Londres, 1815, p. 17 *sq*.

(126) *Histoire générale des insectes*, 1669, p. 96 *sq*.

(127) F. J. Cole, « Leeuwenhoek's zoological researches », *op. cit.*, p. 4 *sq*.

(128) Paul Cazeneuve, « La génération spontanée d'après les livres d'Henri Baker et de Joblot », *Revue scientifique*, t. 1, n° 6, 10 février 1894, p. 165.

(129) *Ibid.*, p. 164.

(130) *Nouvelles observations microscopiques avec des découvertes intéressantes sur la composition et la décomposition des corps organisés*, Paris, 1730, p. 145 *sq*.

(131) Pierre Louis de Maupertuis, *Vénus physique, contenant une dissertation sur l'orgine des hommes et des animaux*, Paris, 1745, p. 114.

(132) *Histoire naturelle*, t. 3, chap. II, III, IV, VI, VIII, et t. 4, chap. X *sq*. 微粒子説については下記を見よ——Pierre Darmon, *Le Mythe de la procréation à l'âge baroque*, Paris, Points-Seuil, 1984, p. 81 *sq*.

(133) *Histoire naturelle*, *op. cit.*, t. 4, p. 337.

(134) *Ibid.*, t. 2, p. 420.

(69) *Les Singularités de la nature*, chap. XIX, « Des germes », Bâle, 1768, p. 63.
(70) *Ibid.*, p. 63.
(71) *Vénus physique, op. cit.*, p. 30-31.
(72) Cité dans l'*Histoire naturelle* de Buffon, éd. de 1749-1767, t. IX, p. 28,146-147,304.
(73) *Opera omnia physico-medica*, 1740, p. 76.
(74) *Essai de dioptrique, op cit.*, 229-230.
(75) *La Nouvelle République des Lettres*, 1699, p. 552 *sq.*
(76) *Histoire naturelle, op. cit.*, t. 4, p. 149.
(77) Art. « génération », t. 7, p. 567 *sq.*
(78) *Expériences pour servir à l'histoire de la génération...*, Genève, 1785, p. 165.
(79) *Anthropogenésie ou génération de l'homme*, p. 137.
(80) *Vénus physique, op. cit.*, p. 34-35.
(81) F. J. Cole, « Leeuwenhoek's zoological researches », *op. cit.*, p. 13.
(82) *Vénus physique, op. cit.*, p. 34-35.
(83) *De la génération des vers, op. cit.*, p. 34-35.
(84) *Les Institutions de la médecine*, 1740, p. 448 *sq.*
(85) Cité par Tinchant, *Doctrine nouvelle sur la reproduction de l'homme*, Paris, 1825, p. 42.
(86) *Système philosophique de la constitution de l'état organique de la femme*, Paris, 1755, p. 73.
(87) Cité par Jacques Roger, *ibid.*, p. 318.
(88) *Ibid.*, p. 74.
(89) T. 7, art. « génération », p. 567.
(90) Maupertuis, *op. cit.*, p. 32.
(91) Michel Procope-Couteau, *L'Art de faire des garçons*, Paris, 1745, éd., de 1755, p. 65.
(92) *Dictionnaire d'hisoire naturelle*, art. « sperme ».
(93) T. 2, p. 289.
(94) Maupertuis, *op. cit.*, p. 36.
(95) *L'Art de faire des garçons, op. cit.*, p. 62.
(96) *Ibid.*, p. 53.
(97) *Ibid.*, p. 67.
(98) Cité par Jacques Roger, *op. cit.*, p. 320-321.
(99) *Ibid.*, p. 320.
(100) *L'Homme machine*, Leyde, 1748, p. 135.
(101) *Dissertation sur la génération de l'homme*, 1718, p. 79.
(102) *Dissertation de la génération de l'homme*, 1698, p. 32.
(103) Cité dans *La Génération...* de Haller, 1774, t. 2, p. 15.
(104) *Nouvelles Observations microscopiques*, Paris, 1750, p. 145.
(105) *Dialogue d'Évehmère*, p. 83.
(106) Spallanzani, *Expériences pour servir à l'histoire de la génération*, 1785, et Prévost et Dumas, *Troisième Mémoire sur la génération*, 1824, p. 42.
(107) *Opuscules de physique animale et végétale*, Pavie, 1787, t. 2, p. 123.

(39) Penso, *op. cit.*, p. 183.

(40) *Ibid.*, p. 182-183.

(41) Cole, « Leeuwenhoek's zoological researches », *op. cit.*, p. 29.

(42) *Ibid.*, p. 16.

(43) *Ibid.*, p. 43-45.

(44) Cité par Wlodomir Konarski, « Un savant barrisien précurseur de M. Pasteur », *Mémoires de la Société des lettres, sciences et arts de Bar-le-Duc*, t. 4, 3e série, p. 244.

(45) Félix Dujardin, *Histoire naturelle des zoophytes infusoires*, Paris, 1841;Karl Claus, *Traité de zoologie*, Paris, 1884 (première édition, Vienne, 1877).

(46) « Mélanges d'histoire et de littérature recueillie par M. de Vigneulle Marville », *Journal des Sçavans*, 10 juillet 1713, p. 435 *sq*.

(47) « Joblot et Baker », *Revue scientifique*, 1894, p. 283-284.

(48) *Descriptions et usages de plusieurs nouveaux microscopes*, Paris, 1718, p. 56.

(49) *Ibid.*, t. 2, p. 2.

(50) Cité par H. Brocard, Louis Puget, François Lamy, Louis Joblot. *Leur action scientifique d'après de nouveaux documents* (*1671-1711*), Bar-le-Duc, 1905, p. 115-122.

(51) Maurice Trembley, *La Découverte des polypes d'eau douce d'après la correspondance inédite de Réaumur et d'Abraham Trembley*, Genève, 1902, p. 4 *sq*.

(52) Abraham Trembley, *Mémoires pour servir à l'histoire d'un genre nouveau de polypes*, Leyde, 1744, p. 2-3.

(53) Jean Rostand, *Aux sources de la biologie expérimentale*, p. 117.

(54) Maurice Trembley, *op. cit.*, p. 11 et 23.

(55) Cité par Jean Rostand, *Aux sources de la biologie expérimentale, op. cit.*, p. 117-119.

(56) Cité par Penso, *La Conquête du monde invisible, op. cit.*, p. 221.

(57) *Ibid.*, p. 223.

(58) *Ibid.*, p. 225.

(59) D'après une relation de Vallisnieri citée par Penso, *ibid.*, p. 228.

(60) Cité par Maupertuis, *Vénus physique*, Paris, 1745, p. 27.

(61) 発生に関する諸問題については下記を見よ——Jacques Roger, *Les Sciences de la vie dans la pensée française du XVIIe siècle*, Paris, Armand Colin, 1963 ; Jean Rostand, *La Formation de l'être*, Paris, Hachette, 1930 ; Pierre Darmon, *Le Mythe de la procréation à l'âge baroque*, Paris, J. -J. Pauvert, 1977 et Points-Seuil, 1984.

(62) *Troisième Mémoire sur la génération*, Genève, 1827.

(63) Jacques Roger, *op. cit.*, p. 295.

(64) Cité par Jacques Roger, *ibid.*, p. 298.

(65) *Ibid.*, p. 306.

(66) Hartsoeker, « Extrait critique des lettres de M. Leeuwenhoek », *Cours de physique, La Haye*, 1730, p. 45.

(67) *Journal des Sçavans*, n° 30, 1678, p. 378.

(68) *Vénus physique, op. cit.*, p. 29.

(19) Cité par Penso, *ibid.*, p. 157.

(20) *Ibid.*, p. 177.

(21) *La Recherche, op. cit.*, p. 1374.

(22) Christiaan Huyghens, *Œuvres complètes, op. cit.*, t. 8, p. 296.

(23) 典拠は以下——Antony Van Leeuwenhoek, *The Collected Letters of Antoni van Leeuwenhoek*, 12 vol, Amsterdam, 1939-89, édition bilingue hollandais-anglais ; Clifford Dobell, *Anthoni Van Leeuwenhoek and his "little animals"*, Londres, 1932, rééd., Amsterdam, 1960 ; F. J. Cole, « Leeuwenhoek's zoological researches », *Annals of Science*, t. 2, n° 1, 15 janvier 1937, p. 1-45 ; Philippe Boutibonnes, *Van Leeuwenhoek. L'exercice du regard*, Paris, Belin, 1994 ; Carl V. Weller, « Anthony van Leeuwenhoek, 1632-1723», *Annals of international Medicine*, 1932, t. 6, p. 573-584 ; J. R. Porter, « Antony Leeuwenhoek: Tercentenary of his Discovery of Bacteria », *Bacteriological Reviews*, juin 1976, p. 260-269 ; Clifford Dobell, « A Protozoological Bicentenary : Antony Van *Leeu*-wenhoek (1632-1723) et Louis Joblot (1645-1723) », *Parasitology*, t. 5, p. 308-319 ; Maria Rooseboom, « Antoni Van Leeuwenhoek vu dans le milieu scientifique de son époque », *Archives internationales d'histoire des sciences*, 1959.

(24) Cité par Philippe Boutibonnes, *op. cit.*, p. 106.

(25) Maria Rooseboom, « Antoni Van Leeuwenhoek vu dans le milieu scientifique de son époque », *Archives internationales d'histoire des sciences*, 1959, p. 37.

(26) Cité par Philippe Boutibonnes, *op. cit.*, p. 124.

(27) Christiaan Huyghens, *Œuvres complètes, op. cit.*, p. 24.

(28) *Ibid.*, p. 25.

(29) « Letter wherein some Account is given of the Manner of his observing so great a number of living Animals in diverse sorts of waters... », *Philosophical Transactions*, 1678, t. 12, p. 844.

(30) Cité par Carl V. Weller, « Antony Van Leeuwenhoek, 1632-1723 », *Annals of international Medicine*, 1932, t. 6, p. 582.

(31) Cité par J. R. Porter, « Antony Van Leeuwenhoek : Tercentenary of his Discovery of Bacteria », *Bactetiological Reviews, op. cit.*, p. 265.

(32) Cité par F. J. Cole, « Leeuwenhoek's zoological researches », *Annals of Science, op. cit.*, p. 20.

(33) *Ibid.*, p. 28.

(34) Carl V. Weller, *op. cit.*, p. 579.

(35) Leeuwenhoek, « Letter concerning little Animals by him observed in rain waters and snow waters ; as also waters containing pepper had laid infuse », *Philisophical Transactions*, 1678, t. 12, p. 821 *sq.*

(36) « Lettre de Leeuwenhoek à Constantin Huyghens, père (7 novembre 1676) », Christiaan Huyghens, *Œuvres complètes*, *op. cit.*, p. 22.

(37) *Ibid.*, p. 22-27.

(38) Cité par Henri Baker, *Le Microscope à la portée de tout le monde*, Paris, 1714, p. 101.

原　注

■総序

(1) R. Jasinsky, « Sur les deux infinis de Pascal », *Revue d'hisoire de la philosophie et d'histoire générale des civilisations*, 1933, n° 56, p. 135 *sq*.

■第一部　微生物学の前史（1674 − 1855）

(1) Cité dans le *Dictionnaire encyclopédique des sciences médicales* de Dechambre, art. "microscope", 2e série, t. 7, p. 561.

(2) *Opticae Thesaurus Alhazeni Arbis*, Basiliensis, 1572, lib VII, p. 44.

(3) *Dictionnaire encyclopédique des sciences médicales, op. cit.*, p. 561.

(4) Cité par Giuseppe Penso, *La Conquête du monde invisible*, *op. cit.*, p. 124.

(5) Pierre Borel, *De vero telescopii inventore, cum brevi omnium conspiciliorum historia. Accessit etiam Centuria Observationum microcospicarum*, Hagae Comitum, 1655.

(6) Pr A. Policard, « Histoire de l'histologie », in *Histoire de la médecine* de Laignel-Lavastine, Paris, s. d., t. 2, p. 337.

(7) Cité par Giuseppe Penso, *La Conquête du monde invisible, op. cit.*, p. 125.

(8) *Ibid*.

(9) Brian J. Ford, « La naissance de la microscopie », *La Recherche*, décembre 1992, n° 249, p. 1376. ブリアン・J・フォールは昔の単式顕微鏡を使っていくつかの観察を行い、それらが今日のいくつかの装置に肩を並べることができると結論するにいたった。

(10) Cité par Brian J. Ford, *ibid*., p. 1377.

(11) Christiaan Huyghens, *Œuvres complètes*, La Haye, 1899, t. 8, p. 96.

(12) *Ibid*., p. 98.

(13) Philippe Boutibonnes, *Van Leeuwenhoek. L'exercice du regard*, Paris, Belin, 1994, p. 108.

(14) *Op. cit*., p. 188.

(15) Joblot, *Description et usage de nouveaux microscopes*, Paris, 1718 ; *Dictionnaire encyclopédique des sciences médicales* de Dechambre, art. « microscope », *op. cit.*, p. 563-564.

(16) Art. « microscope » du *Dictionnaire encyclopédique des sciences médicales, op. cit*., p. 566 *sq*. ; A. Policard, « Histoire de l'histologie », in *Histoire générale de la médecine*, publiée par le Pr Laignel-Lavastine, Paris, 1938, p. 341 *sq*.

(17) Cité par Penso, *La Conquête du monde invisible*, *op. cit.*, p. 126.

(18) Spallanzani, *Nouvelles Rechershes sur les découvertes microscopiques*, Londres et Paris, s. d.

Pierre-Marcel Favre, 1985.

VALLERY-RADOT (René), *Vie de Pasteur*, Paris, Hachette, 1900.

VAN BENEDEN (Pierre-Joseph), *Les Commensaux et les parasites dans le règne animal*, Paris, 1875.

VAN ZUYLEN (J.), «On the microscopes of Antoni van Leeuwenhoek», *Janus*, 1981, n° 68, p. 159-198.

VILLECHAUVAIX (Dr), *Microbes et homéopathie*, Paris, 1901.

VINCEY (Dr Paul), *L'Assainissement de la Seine et les champs d'épandage de la ville de Paris*, Paris, 1910.

______, *L'Eau d'égout et la fertilité agricole*, Paris, 1896.

______, *Les Gadoues de Paris et l'agriculture du département de la Seine*, Paris, 1896.

WALKER (Kenneth), *Joseph Lister*, Londres, 1956.

WELLER (C. V.), «Antony van Leeuwenhoek, 1632-1723», *Annals of International Medicine*, n° 6, p. 573-584.

WÉRY (P), «Il y a cinquante ans mourait Robert Koch», *Médecine et hygiène*, 1960, 450.

WIART, *Mémoires d'un microbe*, Paris-Caen, 1882.

WIDAL (Pr F.), *Œuvres scientifiques*, Paris, Masson, 1932.

WILLEMS (Dr Louis), *Encore un mot sur l'inoculation de la pleuropneumonie exsudative dans l'espèce bovine. Avec la lettre de Willems au ministre de l'Intérieur*, Hasselt, 1853.

______, *Résultats de trois années de pratiques de l'inoculation de la pleuropneumonie*, Bruxelles, 1855.

Ⅳ 論集・報告集

Les Conquérants de la science, Paris, 1946, 3 vol.

Le Monument international de Semmelweiss à Budapest, Budapest, 1909, textes français, p. 229 à 291.

Rapport de l'Académie royale de médecine sur la fièvre jaune, Paris, 1827.

Rapport de M. Brouardel sur l'infection produite à l'intérieur même de la ville, Paris, Imprimerie nationale, 1881.

Rapports de la Commission de l'assainissement de Paris, Paris, Imprimerie nationale, 1881.

Rapport de la mission d'études de la maladie du sommeil au Congo français, Paris, Masson, 1909.

Sewage disposal, par KINNICUT, WINSLOW et PRATT, New York et Londres, 1919.

Le Sol et l'eau, par LAUNAY, BONJEAN, MARTEL et OGIER, Paris, 1906.

Sous le signe de Pasteur, Institut franco-brésilien de haute culture, s.l.n.d.

ROUX (Émile), «L'œuvre médicale de Pasteur», *Agenda du chimiste*, 1896, p. 527-548.

______, *L'Œuvre agricole de Pasteur*, Alger, 1922.

SCHADEWALDT (Hans), *Robert Koch et la bactériologie de son temps*, Paris, 1969, Conférences du Palais de la Découverte.

SCHIERBEEK (A), *Measuring the Invisible World. The Life and Works of Antoni Leewenhoek*, Londres-New York, 1959.

SÉDILLOT (C.), «De l'influence des découvertes de M. Pasteur sur les progrès de la chirurgie», *Comptes rendus de l'Académie des Sciences*, 1878, t. 86, pp. 634-640.

SIMONNET (Henry), *L'Œuvre de Louis Pasteur, Paris, 1947.*

SERRES (Michel), *Éléments d'histoire des sciences, 1989, Bordas, Paris.*

SIEBOLD (Edgar-Gaspard), *Essai d'une histoire de l'obstétricie traduite et annotée par le Pr. F-J Herrgott*, Paris, 1892, 3 vol. in 8°.

SPALLANZANI (Lazzaro), *Nouvelles Recherches sur les découvertes microscopiques et la génération des corps organisés avec notes de M. de Needham*, Londres et Paris, s.d., 2 t. en 1 vol.

______, *Expériences pour servir à l'histoire de la génération des animaux et des plantes, avec une ébauche de l'histoire des êtres organisés avant leur fécondation, par Jean Sennebier*, Genève, 1785.

______, *Observations d'expériences faites sur les animalcules des infusoires,* Paris, Gauthier-Villars, coll. «Les maîtres de la pensée», 2 vol. in 16°.

TABAKIAN (Dr Garbis), *État actuel de la sérothérapie antituberculeuse*, Poitiers, 1909.

TABAKIAN, *État de la sérothérapie anti-tuberculeuse*, Paris, 1909.

THIROUX (Dr A.), *La Maladie du sommeil et les trypanosomiases animales au Sénégal*, Paris, 1911.

TIERS (Henri), *Les Substances antibactériennes produites par les micro-organismes*, thèse pour le doctorat de médecine, Paris, 1946, n° 845.

TREMBLEY (A.), *Mémoires pour servir à l'histoire d'un genre de polypes d'eau douce à bras en forme de cornes*, Leyde, 1744.

TREMBLEY (Maurice), *La Découverte des polypes d'eau douce d'après la correspondance inédite de Réaumur et d'Abraham Trembley*, Genève, 1902.

TREMBLEY, *Mémoire pour servir à l'histoire du Polype d'eau douce*, 1743, 3 vol.

TRUTAT (Eugène), *Le traité élémentaire du microscope*, Orsay, 1883.

TYNDALL (John), *les Microbes organisés*, Paris, 1878.

______, «Poussières et maladies», *Revue de cours scientifiques, Paris, mars 1870.*

VALLERY-RADOT (Pr Dr Louis Pasteur), *Abrégé de la vie de Pasteur*, Paris, Flammarion, 1950.〔『ルヰ・パストゥール』桶谷繁雄訳，冨山房，1941〕

______, *Pasteur.*

______, *Pasteur inconnu*, Paris, Flammarion, 1947.〔『人間パストゥール』持田勲・持田明子訳，みすず書房，1979〕

VALLERY-RADOT (Maurice), *Un génie au service de l'homme*, Lausanne-Paris, Éditions

______, en collaboration avec Tyndall, *Les Microbes organisés, leur rôle dans la fermentation, la putréfaction et la contagion*, Paris, 1878.

______, *Sur les corpuscules organisés qui existent dans l'atmosphère, examen de la doctrine des générations spontanées, leçon professée à la Société clinique de Paris, le 19 mai 1861, par M. Louis Pasteur*, Paris, 1862.

______, *La Théorie des germes et ses applications à la médecine et à la chirurgie, lecture faite à l'Académie de médecine par M. Pasteur en son nom et au nom de MM. Joubert et Chamberland, le 30 avril 1878*, Paris, 1878.

〔そのほか，パストゥールの著作を翻訳編集したものに次のものがある——『パストゥール』，科学の名著 10，長野敬責任編集，朝日出版社，1981〕

PINARD (Adolphe), «Ignace-Philippe Semmelweis (1818-1865) », Annales de gynécologie et d'obstétrique, novembre 1906, 2e série, t. 3, p. 641-654.

PINNERT, *Les Antibiotiques*, Paris, 1971.

POINCARÉ (Léon), *Prophylaxie et géographie médicale des principales maladies tributaires de l'hygiène*, Nancy, 1884.

PORTER (J.), «Antony van Leewenhoeck : tercentenary of his discovery of bacteria», *Bacteriological Reviews*, 1976, n° 40, p. 260-269.

POUCHET (Félix Archimède), *Génération spontanée. État de la question en 1860*, Paris, 1861.

______, *Génération spontanée. Résumé des travaux physiologiques sur cette question et ses progrès jusqu'en 1863*, Paris 1863.

______, *Nouvelles expériences sur la génération spontanée et la résistance vitale*, Paris, 1864.

______, (en collaboration avec Musset et Joly), «Expériences sur l'hétérogénie exécutées dans l'intérieur des glaciers de la Maladetta», *Comptes rendus de l'Académie des sciences*, séance du 2 novembre 1863, t. 107, p. 724-726.

RAPPIN (Dr Gustave), *La Vaccination de la tuberculose. Trente années de recherches expérimentales (1894-1924)*, Paris, 1924.

RENAUD-BADET (Dr Albert Pierre), *Les Vaccins microbiens*, 1919.

RICART (Dr Elpidio E. Ricart), *Les Vieux Traitements de la fièvre jaune*, thèse pour le doctorat de médecine, Paris, 1935.

RICHET (Charles), L'Œuvre de Pasteur, Paris, Alcan, 1923.

ROBIN (Charles Philippe), *Histoire naturelle des végétaux parasites qui croissent sur l'homme et sur les animaux vivants*, Paris, 1853.

ROBINET (Jean-Baptiste), *Considérations philosophiques de la gradation naturelle des formes de l'être ou les Essais de la nature qui apprend à faire l'homme*, Paris, 1768.

ROHAULT (Jacques), *Traité de physique sur l'acare*, Paris, 1671,2 t. en 1 vol. in 4°.

ROOSENBOOM (M.), «Antoni van Leeuwenhoek vu dans le milieu scientifique de son époque», *Archives internationales d'histoire des sciences*, 1959, n° 1, p. 27-46.

ROSTAND (Jean), *Les Origines de la biologie expérimentale et l'abbé Spallanzani*, Paris, 1951.

ROUSSEL (Pierre), *Système philosophique de la constitution organique de la femme*, Paris, 1755, 2 vol. en 1.

MONDOR (Henri), *Pasteur*, Paris, Correa, 1945.

MULLIN (A.), *Microbes et maladies*, 1901.

NAPIAS (Dr Henri) et MARTIN (A. -J.), *L'Étude et les progrès de l'hygiène publique en France*, Paris, 1884.

NEEDHAM (abbé John Turbeville), *Nouvelles Recherches faites avec le microscope*, 1747.

NEUMAN, *Les Antibiotiques*, 1968.

NIELS ROLL-HANSEN, «Experimental method and spontaneaous generation : the controversy between Pasteur and Pouchet,1859-1864» *Journal of History of Medecine*,p.273-292.

NICOLLE (Charles), *Naissance, vie et mort des maladies infectieuses*, 1930.

NICOLLE (Jacques), *Un maître de l'enquête scientifique*, Paris, La Colombe, 1953. 〔『科学者パストゥール』萬年甫・萬年徹訳，みすず書房，1964〕

NOSNY (Yvette), *La Fièvre jaune. Prophylaxie en Afrique inter-tropicale*, thèse de médecine, Paris, 1945, n° 678.

ORBIGNY (d'), *Dictionnaire d'histoire naturelle*, 1841-1849, 9 volumes, art. «Génération spontanée», tome 5.

OZANAM (J. -A. -F.), *Histoire médicale générale et particulière des maladies contagieuses et épizootiques*, 1817-1823, 5 vol in 8°.

PALM (L. C.), SNELDERS (H. A. M.), *Antony van Leewenhoek, 1623-1723. Studies on the Life and Work of the Delft Scientist Commemorating the 350th Anniversary of his Birthday*, Amsterdam.

PARSY (Paul), *Au milieu des chiffonniers*, Reims, 1908

PASTEUR (Louis), *Œuvres de Pasteur réunies par Pasteur Vallery-Radot*, Paris, Masson, 1922.

T. I. *Dissymétrie moléculaire*, 1922.

T. II. *Fermentations et générations dites spontanées*, 1922.

T. III. *Études sur le vinaigre et sur le vin*, 1924.

T. IV. *Études sur la maladie des vers à soie*, 1926.

T. V. *Études sur la bière. Ses maladies, causes qui la provoquent. Procédé pour la rendre inaltérable, avec une théorie nouvelle de la fermentation*, 1928. 〔『ビールの研究――ビールの病変，病変の原因，ビールに変敗耐性を付与する方法および発酵に関する新理論』竹田正一郎・北畠克顕訳，大阪大学出版会，1995〕

T. VI. *Maladies virulentes. Virus, vaccins, prophylaxie de la rage*, 1933.

______, *Correspondance de Pasteur (1840-1895) réunie et annotée par Pasteur Vallery-Radot*, Paris, Flammarion, 1940-1951, 4 vol.

______, *Études sur la bière, ses maladies, les causes qui les provoquent, procédé pour la rendre inaltérable, avec une théorie nouvelle de la fermentation*, Paris, 1876, VIII-387 p. fig et pl.

______, *Études sur la maladie des vers à soie*, Paris, 1870, 2 vol in 8°.

______, *Études sur le vin, ses maladies, causes qui les provoquent, procédés nouveaux pour le conserver et pour le vieillir*, Paris, 1866.

______, *Études sur le vinaigre, sa fabrication, ses maladies, moyens de les prévenir. Nouvelles observations sur la conservation des vins par la chaleur*, Paris, 1868.

LEDERMULLER (Martin Frobenius), *Amusements microscopiques*, 1760-1764,4 parties en 3 vol.

______, *Traité de physique et de microscopique*, 1765.

LETOURNEUR (Dr Henri), *Les Hôtes habituels de nos appartements* (*chiens, chats, oiseaux*) *et du danger qu'ils présentent*, Paris, 1905, n° 276.

LÉVY (Lucien), *Microbes et distillerie*, Paris, 1900.

______, Microbes et infusoires, 1899.

LISTER (Baron Joseph), *The Collected papers* Oxford, 1909, 2 vol.

______, *Letters and Recollections, with a Memoir by his Father Lors Ribblesdale*, Londres, 1916.

______, *Centenary Volume* (*1827-1927*).

LOT (Fernand), *Antibiotiques, médicaments miracles*, s.l., 1944.

LUMET (Louis), *Pasteur, sa vie, son œuvre*, Paris, Hachette, 1922.

MAIGNAN (Dr J.), *L'Origine ostréiaire de la fièvre typhoïde, thèse de médecine*, Bordeaux, 1903.

MAINGUY (Dr Pierre), *Recherches historiques sur la concurrence vitale entre micro-organismes*, thèse pour le doctorat vétérinaire, Paris, 1949, thèse n° 30.

MARCHAL. (Pierre Édouard), *À la découverte des grands savants de France*, Paris, 1946.

MARCHAND (Léon), *Les Microbes*, Bibliothèque à bon marché, Paris, 1887.

MARQUET (Dr), *La Contagion par le linge sale*, thèse de doctorat, Paris, 1911.

MARTELLIÈRE, *De la fréquence et de la répartition de la fièvre typhoïde dans Paris*, Paris, 1884.

MARTIN (Dr René), *Étude sur la désinfection des crachats*, thèse pour le doctorat de médecine, Lyon, 1910, n° 21.

MAUBEUGE (Dr J.), *Du rôle et de l'importance de la sédimentation des germes atmosphériques*, thèse de médecine, Lyon, 1895.

MAUPERTUIS (Pierre Louis de), *Vénus physique, contenant une dissertation sur l'origine des hommes et des animaux*, 1745.

MAYNARD (G. D.), *The Trypanosomas of Sleeping Sickness*, Johannesburg, 1915.

Dr MEIRIEU (fils, Dr Auguste-Pierre), *Influence des miasmes marécageux sur l'économie animale*, thèse de médecine, Montpellier, 1829, n° 93.

METCHNIKOFF (Élie), *Trois Fondateurs de la médecine moderne. Pasteur, Lister, Koch*, Paris, Alcan, 1933.〔『近代醫學の建設者――パストゥール・リスター・コッホ』宮村定男訳，岩波新書 98，岩波書店，1944。『近代医学の建設者』宮村定男訳，岩波文庫，青 429，1968〕

METCHNIKOFF (Olga), *Vie d'Élie Metchnikoff* (*1845-1916*), Paris, Hachette, 1920.〔『メチニコフの生涯』上・下，宮下義信訳，岩波新書 29-30，岩波書店，1939〕

MIALL (L. C.), *The Early naturalists, their lives and works*, Londres, Macmillan and Co, 1912.

MILLAUD (Maurice), *Les Microbes* (monologue), 1885.

MILNE-EDWARDS, *Leçons sur la physiologie et l'anatomie comparée de l'homme et des animaux*, 71e leçon, Paris, 1863, «Réfutation de l'hypothèse des générations spontanées», t. 8, p. 237-298.

MÖLLERS, Robert Koch. *Persönlichkeit und Lebenswork* (*1843-1910*), *Hanovre*, 1955.

HOR, *Contribution à l'étude de l'histoire ancienne du paludisme*, thèse pour le doctorat de médecine, Montpellier, 1920, n° 7.

HUE (Dr Jude), *Rapport sur l'assainissement de Rouen*, Rouen, 1894.

HUARD (P.) et THEODORIDES (J.), «Comment vivait Casimir-Joseph Davaine», *Clio Medica*, 2, 1967.

HUYGHENS (Christiaan), *Œuvres complètes*, La Haye, 1888-1950, 22 vol. Concernant la microscopie : tomes VIII (correspondance, 1676-1684) et XIII (journal de ses observations).

JASINSKI (R.), «Sur les deux infinis de Pascal», *Revue d'histoire de la philosophie et d'histoire générale de civilisations*, 1933, n° 56, p. 135-159.

JOBLOT, *Description et usage de plusieurs nouveaux microscopes... avec de nouvelles observations faites sur une multitude innombrable d'insectes et d'autres animaux de diverses espèces*, Paris, 1718, 2 vol.

______, *Observations d'histoire naturelle faites avec le microscope sur un grand nombre d'insectes et sur les animalcules qui se trouvent dans les liqueurs préparées et dans celles qui ne le sont pas*, 2 t. en un vol, Paris, 1754-1755.

KLEIN, *Microbes et maladies*, Paris, 1887.

KOCH (Robert), *L'Inoculation préventive du charbon. Réplique au discours prononcé à Genève par M. Pasteur*, Berlin, 1883.

KONARSKI (W), «Un savant barrisien précurseur de M. Pasteur : Louis Joblot (1754) », *Mémoire présenté à l'Académie des Lettres, Sciences et Arts de Barle-Duc*, 1895, t. IV, 3e série, p. 205-333.

KOPAEZEWSKI (W.), *Les Bâtisseurs de la science moderne. Pasteur et la bactériologie*, Rabat.

KRUIF (Paul de), *Chasseurs de microbes*, traduit de l'américain par le Dr Bl. Jacquet et Eugène Rocard, Bruxelles, 1948 (éd. originale, 1928).〔『細菌の獵人』和田日出吉訳，第一書房，1941。「微生物の狩人」秋元寿恵夫訳，『世界ノンフィクション全集２』収載，筑摩書房 1960。『微生物の狩人』上・下，秋元寿恵夫訳，岩波文庫 928-1-2，岩波書店，1980〕

______, *La Guerre contre les microbes*, Paris, Marabout université, 1963.

LATOUR (B.), *Pasteur. Bataille contre les microbes*, Paris, Nathan, 1985.〔『細菌と戦うパストゥール』岸田るり子・和田美智子訳，偕成社文庫 3158，偕成社，1988〕

LAGRANGE (Émile), *Robert Koch, sa vie, son œuvre*, Paris, 1938.

______, *Monsieur Roux*, Bruxelles, s. d. (1954).

LATREILLE (Pierre-André), *Précis des caractères génériques des insectes disposés dans l'ordre naturel*, Paris, 1796.

LAVERAN (A.), *Traité des fièvres palustres*, Paris, 1907, 2e éd.

LEBRUN (Félix), *La Microbiologie*, Comédie en un acte, Paris 1901.

LEEUWENHOEK (Antoni van), *The Collected Letters of Antoni van Leewenhoeck*, 12 vol. Amsterdam, 1939-1989. éd. bilingue hollandais-anglais.

______, *The Collected letters*, Amsterdam, 1939-1949, 8 vol.

DUMAS (Dr Raoul.), *Paralysie infantile épidémique*, thèse pour le doctorat de médecine, Toulouse, 1910, n° 876.

FABRE (Louis), *De l'action des mains sur les microbes*, 1904.

FLECK (J. -M.), «Quels sont les premiers observateurs des infusoires?»*Mémoires de l'Académie de Metz*, 1876, p. 651-652.

FONSSAGRIVE (Dr Jean-Baptiste), *L'hygiène et l'assainissement des villes*, Paris, 1871.

FONTENELLE (J.), *Les Microbes et la mort*, Paris, 1899.

FRACASTOR (Jérôme), *Les Trois Livres sur la contagion, les maladies contagieuses et leur traitement*, traduction et notes par le Dr Léon Meunier, Paris 1893.

FRANCON (M.), *La Microscopie*, 1988, Paris, PUF, coll. «Que sais-je?».

FREUNDENREICH (Edmond de), *Les Microbes et leur rôle dans la laiterie*, Paris, 1894.

FRIEDMANN (F.), *La Vaccinothérapie curative*, Paris, 1921.

FRISCH, *Die Behandlung der Wuthkrankheit. Eine experimentelle Kritik des Pasteur'schen Verfahrens*, Vienne 1887.

FUCHEZ (Jean), *Base et évolution de la vaccination contre la fièvre jaune*, thèse de médecine, Paris, 1946, n° 859.

GATÉ (Jean) et PAPACOSTAS (Georges), *Les Associations microbiennes, leurs applications thérapeutiques*, Paris, 1928.

GAUDUCHEAU (Dr A.), *Les Bons Microbes dans l'alimentation*, 1918.

GEORGE (André), *Pasteur*, Paris, Albin Michel, 1958.

GILLET (Dr René), *Pamphlet médical contre la légende ou le roman médical des microbes*, s. l. n. d.

GOMEZ-CAMEJO (Mario), *Remarque sur la disparition de la fièvre jaune à Cuba au commencement du XXe siècle*, thèse pour le doctorat de médecine, Paris, 1934.

GOOD (Dr Paul), *Hygiène et morale*, 1902.

GRELETTY (Dr), *Guerre aux microbes*, Mâcon, 1900.

GUERIN (Alphonse), *Du pansement ouaté et de son application à la thérapeutique chirurgicale*, Paris, 1889.

______, *Origine de la doctrine microbienne*, Paris, 1893.

HARTSOEKER (Nicolas), *Essay de dioptrique*, Amsterdam, 1711, 2 vol.

______, *Cours de physique. Extrait critique des lettres de Leeuwenhoek*, 1730, 3 parties en 1 vol.

HASSAN (Dr Ibrahim), *La Lutte contre les mouches en temps de guerre*, thèse de médecine, Lyon, 1940, n° 543.

HEGAR (Alfred), *Ignaz Philipp Semmelweis Sein Leben und seine Lehre*, Fribourg, 1882.

HÉMON (Félix), *Bersot et ses amis*, Paris, Hachette, 1911.

HENLE (Jacob), *Pathologishe Untersuchungen*, Berlin, 1840.

HOOKE (Robert), *Micrographia or Some Philosophical Descriptions of Minutes Bodies Made by Magnifying Glasses*, Londres, 1665.

HOOLE (S.), *The Select works of Antony van Leewenhoek Containing his Microcopical Discoveries in Many of the Works of Nature*, Londres, 1798-1807, 2 vol.

COUDRAY (Dr Stéphen), *La Mouche et l'hygiène*, thèse pour le doctorat en médecine, Paris, 1913.

CRESSAC (Mary), *Le Docteur Roux, mon oncle*, Paris, 1951.

CROZAT (Dr Roger Gustave), *Contribution à l'etude du traitement moderne de la paralysie infantile*, thèse pour le doctorat de médecine, Paris, 1935, n° 577.

CRUCHET (René), *Jean Hameau, médecin de campagne, et les précurseurs de Pasteur*, Bordeaux, 1924.

DAIRE (Dr Paul), *Les Microbes dans l'industrie laitière*, 1914.

DALY (Dr Amor), *Rôle pathogène de la mouche domestique*, thèse pour le doctorat de médecine, Paris, 1949, n° 325.

DAVAINE (Casimir Joseph), *L'œuvre de C. J. Davaine, charbon, septicémie, parasitisme, microbisme...*, Paris, 1889.

DELPECH (Émile), *Notice sur l'eau anti-méphitique*, Paris, 1857.

DESCHAMBRE, *Dictionnaire encyclopédique des sciences médicales.*

DELAUNAY (Albert), *L' Institut Pasteur des origines à aujourd' hui*, Paris, France Empire, 1962.

______, *Pasteur et la microbiologie*, Paris, PUF, coll. «Que Sais-je?».

______, «Le Siècle de Pasteur», *le Monde* du 5 juin 1985.

DELAVAULT (R.), *Le Drapier de Delft. Un découvreur de génie*, 1989, Jonas, Elbeuf-sur-Andelle.

DELPECH (Jacques Mathieu), *Précis élémentaire des maladies chirurgicales*, Paris, 1816, 3 vol. in 8°.

DE WIT (H. C. D.), *Histoire du développement de la biologie*, Lausanne, 1992.

DIDIER (Maurice), *L'Épuration des eaux d' égout*, thèse pour le doctorat en médecine, Paris, 1908.

DOBELL (Clifford), *Antony van Leewenhoek and his«little animals»*, Londres, 1932, réed. Amsterdam, 1960. 〔『レーベンフックの手紙』天児和暢訳，九州大学出版会，2004〕

DOBELL (Clifford), «A Protozoological bicentenary:Antony van Leeuwenhoek (1632-1722) and Louis Joblot (1645-1723) », *Parasitology*, 1923, n° 15, p. 308-319.

DROUIN (Louis), *La Vie de Pasteur*, Abbeville, 1930.

DUBOS (René), *Louis Pasteur, franc tireur de la science*, Paris, PUF, 1955. 〔『ルイ・パストゥール――驚異の世紀におけるその生涯と業績』竹田美文・竹田多恵訳，納谷書店，1967〕

______, *La Leçon de Pasteur*, traduit de l'anglais par le Pr J. -P Escande, Paris, Albin Michel, 1987.

DUCHESNE (Dr Ernest), *Contribution à l'étude de la concurrence vitale chez les micro-organismes. Antagonisme entre les moisissures et les microbes*, thèse de médecine, Lyon, 1897-1898, n° 59.

DUCLAUX (Émile), *Histoire d'un esprit*, Paris, 1896.

______, *Louis Pasteur*, Sceaux, 1895.

DUJARDIN (Félix), *Histoire naturelle des Zoophytes infusoires*, Paris, 1841, 2 vol in 8°.

1908.

BOUCHARD, *Actions des produits sécrétés par les microbes pathogènes*, Paris, 1890.

BOURREL (J.), *Traité complet de la rage chez le chien et chez le chat, moyen de s'en préserver*, Paris, 1874.

______, *Réponse à quelques objections faites à la méthode de l'emoussement de la pointe des dents des chiens comme moyen préventif de l'inoculation du virus rabique*, Paris, 1876.

BOUTET (J. F.), *Pasteur et ses élèves. Histoire abrégée de leurs découvertes et de leurs doctrines*, Paris, 1898.

BOYLE (Robert), *Système d'un médecin anglais*, Paris, 1727, 2 t. en 1 vol.

BROCARD (H.), *Louis Puget, François Lamy, Louis Joblot. Leur action scientifique d'après de nouveaux documents*, Bar-le-Duc, sd.

BUFFON, *Histoire générale et particulière*, 1749-1767 ; éd. de 1884-1885.

BULLOCH (W.), *The History of Bacteriology*, Londres, Oxford University Press, 1938.

BURNET (Dr Étienne), *La Lutte contre les microbes*, Paris, 1908.

CADENAT (Hélène), *Essor mondial de la poliomyélite*, thèse de médecine, Paris, 1954, n° 577.

CALMETTE (Albert), *Les venins, les animaux venimeux et la sérothérapie anti-venimeuse*, Paris, 1907.

______, *Déclarons la guerre aux rats*, Paris, 1908, brochure.

______, *L'Infection bacillaire et la tuberculose*, Paris, Masson, 1920, 3e éd.

______, *La Vaccination préventive contre la tuberculose par le BCG*, Paris, Masson, 1928.

______, *Documents pour servir à l' étude de la vaccination préventive de la tuberculose par le BCG*, Paris, Masson, 1931.

CALMETTE (A.) et ROLANTS (E.), *Recherches sur l'épuration biologique et chimique des eaux d'égout*, Paris, Masson, 1911.

CAMBON (Dr Paul), *La Maladie du sommeil et son traitement*, thèse pour le doctorat de médecine, Montpellier, n° 54,1908.

CAMERON (Hector Charles), *Joseph Lister*, Londres, 1956.

CARRIER (Henriette), *Les Origines de la maternité de Paris. Les maîtresses sages femmes et l'office des accouchées (1378-1796)*, Paris, 1888.

CARSTENSEN (Richard), *Kampf mit unsichtbaren Feinden*, Kiel, 1955.

CAZENEUVE (P.), «La génération spontanée d'après les livres d'Henry Baker et de Joblot (1754) », *Revue scientifique*, 1894, p. 161-166.

CHADELAT (Jacques), *Semmelweiss et l'asepsie*, thèse de médecine, Limoges, 1973, n° 15.

CHRÉTIEN (Jean), *Les Odeurs de Paris*, Paris, 1881, brochure.

COCHIN (Deny), *Quatre Français. Pasteur, Brunetière, Chevreul, Vandal*, Paris, Hachette, 1912.

COLE (F. J.), «Leeuwenhoeck's zoological researches», *Annals of Sciences*, 1937, n° 2, p. 1-46 et p. 185-235.

COLIN (Louis-Jean), *Paris, sa topographie, son hygiène, ses maladies*, Paris, 1885.

______, *Rapport sur la désinfection du linge, Paris*, 1880.

ANDRY DE BOISREGARD (Nicolas), *De la génération des vers dans le corps de l'homme,* Paris, 1700.

ANGLADA (Charles), *De la contagion considérée chez l'homme, Paris,* 1846.

______, Traité de la contagion, Paris, 1853, 2 vol.

APERT (Dr), *Vaccins et sérums*, Paris, 1922.

APPERT (Charles), *Le Livre de tous les ménages ou l'Art de conserver pendant plusieurs années toutes les substances animales et végétales*, Paris, 1813.

AULANIER (Dr Charles), *Contribution à l'étude de la destruction des poussières des habitations*, thèse pour le doctorat en médecine, Paris, 1925, n° 223.

BAKER (Dr de), *Les Ferments thérapeutiques,* Paris, 1896.

BAKER (Henri), *Le microscope à la portée de tout le monde... avec le détail des découvertes les plus surprenantes faites par le moyen du microscope... traduit de l'Anglais de Henry Baker*, Paris.

BARRAT (Charles), *L'Industrie du chiffon à Paris*, Paris, 1903.

BARON, *L'Œuvre intellectuelle et économique de Louis Pasteur. Conférence faite à Chartres le 6 juin 1897*, Chartres, 1897.

BASSI (Agostino), *De la manière la plus profitable d'élever les vers à soie et du meilleur moyen de diminuer en général les dommages occasionnés par la muscardine*, Montpellier, 1852.

BECKING (D.), «Antoni van Leeuwenhoek, immortal dilettant (1632-1723) », *The Scientific Monthly* 1924, n° 18, p. 121-126.

BELLONI (Luigi), *Le Contagium vivum*, Paris, Conférences du Palais de la Découverte, 1961.

BEHRING (Emil) *Die Geschichte der Diphterie mit besonderer Berücksichtung der Immunitätslehre*, Leipzig, 1893.

BELLE (Dr Jean), *La Maladie du sommeil. Contribution à l'étude de l'étiologie*, thèse pour le doctorat de médecine, Paris, 1908, n° 18.

BÉRAL (Dr.), *Une petite épidémie de peste à Oran*, thèse de médecine, Montpellier, 1909, n° 28.

BERNARD (Noël), *Les Initiateurs de la pathologie infectieuse*, Paris, 1942.

______, *La Vie et l'œuvre d'Albert Calmette (1863-1933)*, Paris, 1961.

______, *Yersin, pionnier, savant, explorateur (1863-1943)*, Paris, 1955.

BERYL (William) et EPSTEIN (Samuel), *Des microbes qui guérissent*, Paris, 1966.

BESREDKA (A.), *Histoire d'une idée. L'œuvre d'Élie Metchnikoff*, Paris, 1921.

BLANCHARD (Pr R.), *La Maladie du sommeil*, Paris, 1907.

______, *La Lutte contre la mouche*, Paris, 1915.

BONNET (Charles), *Œuvres d'histoire naturelle et de philosophie*, Neuchâtel, 1774, t. 5, «Considérations sur les corps organisés».

BOGHALLI (Richard), *Robert Koch, der Schöpfer der Modern Bacteriologie*, Stuttgart, 1954.

BORY (Paul), Les Métamorphoses d'un chiffon, Abbeville, 1897.

BORY DE SAINT-VINCENT (Jean-Baptiste), *Essai sur les microscopiques*, Paris, 1826.

BOSREDON (Jean), *Histoire de la fièvre jaune à La Havane et dans l'île de Cuba*, Le Havre,

CSERGO (Julia) *Liberté, égalité, propreté. La morale de l'hygiène au XIXe siècle, Albin Michel, 1988.*

FORD (B.), «La naissance de la microscopie», *La Recherche*, 1992,249, p. 1371-1378.

FOSSE (Julie-Anne), *Tabac, poison ou remède? Tabagisme et antitabagisme en France de la fin du XVe siècle au début du XXe*, mémoire de maîtrise, Paris-IV Sorbonne, 1998.

GARDERET (Sylvaine), *Mères et médecins face à la pollution microbienne vers 1900*, mémoire de maîtrise, Paris-IV Sorbonne, 1998.

GOUBERT (Jean-Pierre), *La Conquête de l'eau*, Paris, Robert Laffont, 1985.

GUERRAND (Roger-Henri), *Les Lieux. Histoire des commodités*, Paris, La Découverte, 1985.

______, *Mœurs citadines*, Paris, Quai Voltaire.〔『トイレの文化史』大矢タカヤス訳，筑摩書房，1987（ちくま学芸文庫，1995)〕

JACQUEMET (Gérard), «Urbanisme parisien. La bataille du tout-à-l'égout à la fin du XIXe siècle», *Revue d'histoire moderne et contemporaine*, 1979.

MOLLARET (Henri H.) et BROSSOLLET (Jacqueline), *Alexandre Yersin ou le vainqueur de la peste*, Paris, Fayard, 1985.

MOULIN (Anne-Marie), *L'Aventure de la vaccination* (collectif), Paris, Fayard, 1996.

QUÉTEL (Claude), *Le Mal de Naples*, Paris, Seghers, 1986.〔『梅毒の歴史』寺田光徳訳，藤原書店，1996〕

ROGER (Jacques), *Les Sciences de la vie dans la pensée française du XVIIIe siècle. La génération des animaux de Descartes à l' Encyclopédie*, Paris, Armand Colin, 1963, rééd. Albin Michel, 1993.

SALOMON-BAYET (Claire), *Pasteur et la révolution pastorienne*, préface par André Lwoff, prix Nobel, Paris, Payot, 1986 (collectif, articles de Bernard P. Lécuyer, Jacques Léonard, Viviane Thévenin, Robert Carvais, Bruno Latour et Claire Salomon Bayet, «Penser la révolution pastorienne», p. 15-62).

SOURNIA (Pr Jean-Charles), *Histoire de la médecine*, Paris, La Découverte, 1992.

THÉODORIDÈS (Jean), *Histoire de la biologie*, Paris, PUF, coll. «Que sais-je?»1984.

______, *Casimir Davaine et les débuts de la bactériologie médicale*, Paris, Conférences du Palais de la Découverte, 1963.

______, «Le rôle novateur de Davaine en biologie et en médecine», *Archives internationales Claude-Bernard*, 1961, t. 1.

VIGARELLO (Georges), *Le Sain et le malsain. Santé et mieux-être depuis le Moyen Âge*, Paris, Seuil.

III 書　誌

ADAMS (l'aîné, George), *Micrographia illustrata*, Londres, 1747.

ADAMS (le jeune, George), *Essays on the microscope*, Londres, 1787.

AMBRAM (Dr Élie-Benjamin), *Le Captage des poussières de l'air*, thèse pour le doctorat en médecine, Paris, 1925, n° 67.

Revue pratique d'hygiène municipale (*1905-1908 ; 1912-1913*).
Revue sanitaire de Bordeaux.
Revue de la tuberculose (*1895-1915 ; 1920-1932*).
The Sanitary Record (*1974-1916*).
Zeitschrift für Hygiene (*depuis 1886*).

3. 統計報告書（一定期間のみ）

Annuaire sanitaire de la France (*1902*).
Annuaire statistique de la France (*1878-1879 ; 1884-1894 ; 1912-1939*).
Annuaire statistique de la ville de Paris (*1880-1888*).
Statistique générale de la France (*1901-1905 ; 1901-1910*).
Statistique sanitaire mensuel des villes de France et d'Algérie (*1888-1905 ; 1905-1918*).

4. 専門誌

Annales de gynécologie et d'obstétrique (*depuis 1874*).
Annales des ponts et chaussées (*depuis 1831*).
Archives de médecine et de pharmacie militaire (*depuis 1883*).
Bulletin de la Société internationale des électriciens (*depuis 1884*).
La Caducée (*Revue de médecine militaire, depuis 1901*).
Gazette des Eaux (*depuis 1869*).

5. 医学史・科学史誌

Bibliographie d'histoire hospitalière (*1957-1959*).
Biographies médicales (*1927-1939*).
Bulletins de la Société française d'histoire de la médecine
Conférences d'histoire de la médecine (*1980...*).
Histoire des sciences médicales (*1967-1982*).
Janus (*1896-1919*).
Mémoires de la Société française d'histoire de la médecine (*1945-1951*).
Pasi flora (*1931-1939*).
Revue d'histoire des sciences.

II 現代の研究文献

BOURDELAIS (Patrice) et RAULOT (Jean-Yves), *Une peur bleue, histoire du choléra en France, 1832-1854*, Paris, Payot, 1987.

BOUTIBONNES, *Van Leeuwenhoek. Léxercice du regard*, Paris, Belin, coll. «Un savant, une époque», 1994.

CORBIN (Alain), *Le Miasme et la jonquille. L'odorat et l'imaginaire social, XVIIIe-XIXe siècles*, Paris, Aubier, 1983.〔『においの歴史——嗅覚と社会的想像力』山田登世子・鹿島茂訳，藤原書店，1990〕

出　典

I　定期学術刊行物（19 世紀—20 世紀初頭）

1. 総合誌

British medical Journal (*depuis 1857*).
Bulletin de l'Académie de médecine (*depuis 1836*).
Comptes rendus de l'Académie des sciences.
Gazette hebdomadaire et sciences médicales de Bordeaux (*1880-1839*).
Deutsche Medizinische Wochenschrift (*depuis 1875*).
Gazette hebdomadaire de médecine et de chirurgie (*1853-1902*).
Gazette médicale de France.
Journal de médecine de Paris (*depuis 1881*).
Journal des Sçavans (*depuis 1661*).
The Lancet (*depuis 1823*).
Philosophical Transactions (*jusqu'en 1886*).
Presse médicale.
Revue générale des Sciences (*depuis 1890*).
Revue moderne de médecine et de chirurgie.
Revue scientifique (*depuis 1871*).
Science et Nature (*depuis 1883*).
Semaine Médicale (*depuis 1881*).

2. 衛生学および微生物学誌

Annales d'hygiène publique et de police sanitaire (*depuis 1829*).
Annales de l'Institut Pasteur (*depuis 1887*).
Annales de micrographie (*depuis 1888*).
Archives de parasitologie (*depuis 1898*).
Bulletin de l'Institut Pasteur (*depuis 1888*).
Génie sanitaire (*1892-1894 -1897-1900*).
Hygiène générale et appliquée (*1906-1910*).
Journal d'hygiène (*1875-1914*).
Journal of Bacteriology (*depuis 1916*).
Journal of the Record Sanitary Institut.
Revue d'hygiène publique et de police sanitaire (*1879-1921*).

訳者あとがき

本書は *L'Homme et les microbes, XVIIe-XXe siècle*, Fayard, 1999 の全訳である。著者のピエール・ダルモンはアナール派第三世代に属する歴史家ピエール・ショーニュのゼミナールから育ち、現在ではフランスの国立科学研究センター（ＣＮＲＳ）の主任研究員としてフランス歴史学の第一線で活躍している。彼は主に生殖、天然痘や癌に関する医学・医療、および犯罪人類学に関する歴史を専門とし、これまでに本書の外にも次のような歴史研究書を出版している。

1　*Le Mythe de la procréation à l'âge baroque*, Pauvert, 1977 [rééd. Seuil, 1981].

2　*Le Tribunal de l'impuissance. Virilités et défaillances conjugales dans l'Ancienne France*, Seuil, 1979 [rééd. 1984].（『性的不能者裁判――男の性の知られざる歴史ドラマ』辻由美訳、新評論、一九九〇年）

3　*Mythologie de la femme dans l'Ancienne France* : XVIe-XVIIIe.

4　*La Longue Traque de la variole. Les pionniers de la médecine préventive*, Perrin, 1986.

5　*La Vie quotidienne du médecin parisien vers 1900*, Hachette, 1987.

6　*La Variole, les Nobles et les Princes. La variole mortelle de Louis XV*, Complexe, 1989.

7　*Médecins et assassins à la Belle Époque. La médicalisation du crime*, Seuil, 1989.（『医者と殺人者――ロンブローゾと生来性犯罪者伝説』鈴木秀治訳、新評論、一九九二年）

8 *Les Cellules folles. L'homme face au cancer de l'Antiquité à nos jours*, Plon, 1993.（『癌の歴史』河原誠三郎、鈴木秀治、田川光照訳、新評論、一九九七年）

9 *Pasteur*, Fayard, 1995.

10 *Le Monde du cinéma sous l'Occupation*, Stock, 1997.

11 *Vivre à Paris pendant la Grande Guerre*, Fayard, 2002

また彼は歴史の専門知識を生かし、本書の訳者のひとり田川が邦訳した*La Rumeur de Rodez*, Albin Michel, 1991（『ロデスのうわさ——十九世紀フランスの一大まやかし裁判』、新評論、一九九三年）を始めとする七冊にのぼる歴史物語や小説も執筆して、多才ぶりを発揮している。

ダルモンのこれまでの著作を本書と関わりの深い分野を中心に紹介すると、医療に関する本格的な研究は博士論文であった四番目の著書『天然痘の長い追跡——予防医学のパイオニアたち』から始まっている。この著作では、人痘法に始まり、ジェンナーの牛痘法を経てついに世界保健機関（ＷＨＯ）の天然痘撲滅宣言にいたる、天然痘に対する人類の長い闘いの歴史がフランスの様子を中心に語られている。副題にも示されているとおり、種痘による天然痘予防は何よりも社会全体の病気に対する組織的闘いを前提とするために、この研究では種痘を嚆矢とする医療の社会化、その延長線上での社会の医療化に対する展開はとりわけ啓発的である。

次いで第五の著作『一九〇〇年頃のパリの医者の日常生活』は、出版社アシェットの「日常生活」叢書の一巻として書かれたもので、当時の医学・医療の実態とそれを実際に担った医者たちの医療活動や私生活について明暗を語り、彼らを取り巻く社会の状況にも言及している。

第七、八の二著作の内容については邦訳のタイトルや副題から内容を判断できるし、ダルモンに関心をお持ちの読者には説明不要だろう。これらに第六の著作、ルイ十五世の天然痘に関する限定的な研究と、第九番目のパストゥールに関する伝記研究を加えたものが、本書にいたるまでのダルモンの医学・医療史研究の前提となっている。
ちなみに十一番目に掲げた、もっとも新しい著作『第一次世界大戦下でパリに生きる』では、戦時下のパリの日常生活が、経済的側面や社会組織の面から、また当時の人々の感性的側面から、豊富な資料を通して分析・描写されている。

さて本書『人と細菌』は二部構成からなり、第一篇では近・現代医学の最も重要な出来事のひとつとなった細菌の発見と細菌学の形成の模様を、ドイツのコッホと並んでその中心人物であったパストゥールやパストゥール研究所の活動を中心に詳述している。次いで第二篇では、細菌の発見とその研究が、飲料水、下水、空気、ゴミなど要するに公衆衛生学の対象とされる分野で、どのように人々の生活や意識にドラスティックな変化を与えたかをフランスを中心に詳述している。

第一篇「細菌の征服」で対象とされた細菌学を中心とする近代医学に関して、本書以外に内外の重要な著作をあげようとすれば、とりわけ医学史の分野を中心に枚挙に暇がなかろう。またこの篇の中心をなすパストゥールの活動についても同様で、邦語文献だけをとりあげたとしても、訳者も参照した定評のある川喜田愛郎の『パストゥール』（岩波新書、一九六七、特装版として一九九六年に再版）を筆頭に、相当数にのぼるにちがいない。こうした数多の類書のなかにあって本書の長所を指摘するとすれば、日本の近代医学が明治の初期から第一次大戦にいたるまでもっぱらドイツ医学だけを先進的な医学の模範として仰いでいたことを考えてみると、本書がそれと対照的にフランスを中心とする近代医学事情を詳述していることから、大局的で、バランスの取れた近代医学の見取り図を与えるとともに、副次的にドイツ医学を偏重した日本における近代医学の特殊な位置を浮き彫りにしてくれるかもしれない。

第二篇「細菌汚染との闘い」についても公衆衛生学の観点から見れば先行研究は数多いだろう。だが歴史学からすれば、これは比較的新しく開拓された分野で、下位分類としてはおそらく社会史として一括されるなかに、日本語で読める文献としてアラン・コルバンの『においの歴史』（山田登世子・鹿島茂訳、藤原書店、一九九〇年、原著、*Les miasme et la jonquille. L'odorat et l'imaginaire sociale 18*^{e}*-19*^{e} *siècle*, Aubier Montaigne, 1982）やロジェ＝アンリ・ゲランの『トイレの文化史』（大矢タカヤス訳、筑摩書房、一九八七年、原著、*Les lieux. Histoire des commodités*, La Découvertes, 1985）を類書として挙げることができる。前者の「感性の歴史」、後者の斬新な社会史的切り口と異彩を放つ二者の先行研究と比較すると、ダルモンの本書は、ひとことで言えば、細菌汚染の問題を水、空気などの人間の生命維持の基礎的レベルを中心としてあくまでも公衆衛生の枠内でとらえているため、比較的地味な印象を与える。だが、それは逆に包括的で、堅実な、説得力のある研究として、前二者の研究で示された感性の変化や衛生思想の普及に対して科学的知識の裏付けを与えることによって、相互補完的に人々の生活の変貌を歴史的に説き明かしていると言えるだろう。

＊　＊　＊

本書の訳出にあたっては第一篇を寺田が、第二篇を田川が担当し、さらに両者の訳稿を持ち寄って訳文のチェックや訳語の統一をはかった。訳注は本文中に人名の生歿年を中心に判明するかぎり付しておいた。

ところで《germe》の訳語に関して一言お断りをしておきたい。本書で語られているように現代的な意味での微生物や細菌が名実ともに確立されるのは十九世紀後半であり、また「細菌」（microbe）という語自体が病原細菌を総称的に指し示すために登場したのが一八七九年のことである（本書二三一ページおよび第二部注（65））。もちろんそれ以前にも微生物や細菌の存在は理論的に想定されていたのであり、本書ではパストゥール以前の時代にそのような概念を担うものとして《germe》という語が使用されている。そこで《germe》に対しては同義語の「微生物」（micro-organisme）や「細菌」（microbe）などと区別するために、必要な場合ルビで示すとともに、パストゥール期以前には川喜多愛郎氏から「種細胞」の訳語を借用し、パストゥール以降は大方「病原菌」の訳語をあてた。

最後に本書の対象とする医療や公衆衛生の分野は訳者の両名にとって経験があると言っても専門外の領域であることは否めない事実であり、そのため思わぬところで誤解などが含まれている可能性がある。予め読者に諸兄姉にご寛恕を願うとともに御指摘をいただければ訳者としても幸いである。

末筆ながら今回もまた校正や索引作成など出版の際のさまざまな作業に行き届いた配慮で対応していただいた藤原書店の山﨑優子氏、本書出版の機会を与えてくださった藤原良雄氏に深く感謝したい。

二〇〇五年九月

訳者を代表して

寺田光德

ワ　行

ヤ　行

ラ　行

ボナーニ　Bonani　33, 61, 714
ボネ，シャルル　Bonnet, Charles　68, 71-72, 90, 92-93, 106
ボノモ　Bonomo　130, 717
ホフマン　Hoffman, Friedrich　82, 263, 413, 731
ポミエ　Pommier　527
ホリデー　Holiday　146
ボルダス　Bordas, Pr　670
ボルデ　Bordet　411
ボレル, ピエール　Borel, Pierre　12-13, 28, 280, 371, 451, 724, 728
ポレンダー, アロイス　Pollender, Aloïs　131, 717-718
ボロメオ　Borromeo　114
ボワール，ロベール　Boile, Robert　75, 715
ボワイエ　Boyer, Alexis　117
ボワレーヴ　Boylesve, René　593
ボンヴィラン　Bonvillain　622
ボンジャン　Bonjean, Dr E.　470

マ 行

マーテン, ベンジャミン　Marten, Benjamin　73
マーリ, アリ・マオウ　Maali, Ali Maow　706
マイヤー, カール　Meyer, Karl　130
マイヨー　Maillot　206, 209, 212, 719
マカダム　Mac Adam　574
マグヌス, プレーベン・フォン　Preben von Magnus　706
マクファディン　Mac Fadyean　422
マク＝マオン　Mac-Mahon, Edme Patrice Maurice, comte de　298
マジャンティ　Magianti, Dr　633
マジャンディ　Magendie　131, 286, 326
マスネ　Massenet, Jules　365
マチュー, アルベール　Mathieu, Pr Albert　421
マチルド皇女　Mathilde, princesse　176
マックロード　MacLoad, Dr　701
マッサリア　Massaria　110
マッツァ　Mazza　682
マニュエル, ウジェーヌ　Manuel, Eugène　365
マヌーリ　Manoury　247-248
マラグーティ　Malaguti, Faustino　114
マラセ　Malassez　316
マラリアーノ　Maragliano　419
マリー＝アントワネット　Marie-Antoinette　502
マリエ＝ダヴィ　Marié-Davy, Dr　521
マルヴォー　Marvaud, Dr　119
マルクス, アドリアン　Marx, Andrien　347-348
マルシュー　Marchoux, Dr　447, 657
マルタン　Martin, L.　379
マルテル　Martel, E.-A.　469
マルピーギ　Malpighi, Marcello　24, 61, 64, 78, 98
マルムステン　Malmsten　130, 437
マルモレク　Marmorek　419
マレー, A-L　Murray, Dr A.-L.　669
マンソン, パトリック　Manson, Patrick　438, 729

ミケル　Miquel, Dr　470, 519, 562-564, 579
ミシェル　73
ミシュレ　Michelet, Jules　12
ミチャーリヒ　Mitcherlich, Eilhard　148, 155, 717
ミッシェル, ルイーズ　Michel, Louise　345
ミハエリス　Michaelis, Dr　137-138
ミュール, ジャン　Mülle, Jean　83
ミュッセ，シャルル　Musset, Charles　163, 167, 169-170, 172
ミュラー, オットー・フリードリヒ　Müller, Otto Friedrich　68
ミュラー　Müller　538
ミュルメキデス　Myrmécide　27
ミュンツ　Müntz　18, 524, 722
ミラン　Miran, Dr　416
ミルヌ＝エドヴァール　Milne-Edwards, Henri　107, 172
ミロン嬢　Millon, Mme　463
ミンケヴィッチ　Minkewitz　689, 732

ベアー, カール・エルンスト・フォン　Baer, Karl Ernst von　78
ペアン　Péan, Pr　386
ベイエ　Behier, Dr　133
ベイカー, ヘンリー　Baker, Henri　14, 62, 65, 101-102, 105, 146
ベーコン　Bacon, Roger　27
ベーリング, エミール・フォン　Behring, Emil von　133, 263, 267, 271, 273, 279, 379, 389, 398-403, 418, 420-424, 427, 434, 645, 718, 725-727, 730-732
ベール, ポール　Bert, Paul　245-246, 331
ペールソン, クリスチャン・ヘンリック　Persoon, Christian Henrik　127, 716
ベクラール　Béclard　331
ペクリン, ヨハン・ニコラウス　Pechlin, Johann Nikolaus　61
ベシャン　Béchamp　204
ベシュマン　Bechmann　508, 728
ベッス　Besse　86
ペテール　Peter, Pr Charles　146, 231, 263, 265, 265, 267, 305, 309, 314, 316, 341-342, 344, 346-350, 352-356, 363, 462, 725, 725
ペテンコファー, マックス・フォン　Pettenkoffer, Pr Max von　119, 263, 317, 341-343, 461-462
ペトリ　Petri　729
ペドロ2世(ブラジル皇帝)　Pedro II, empereur du Brésil　334, 364, 367
ベネット, ジョン・ヒューグズ　Bennet, John Hugues　130
ベネデン, ヴァン　Van Beneden, Pierre-Joseph　93, 721
ペヤン　Payen　616
ヘラクレイトス　Héraclite　96
ベランジェ　Béranger, sénateur　503
ペリエ兄弟　Périer (frères)　467
ペリセ　Périssé, Dr　531
ベル, ジョン　Bell, John　221
ベルクマン, フォン　Bergmann, Dr von　375, 377-378, 385-386
ベルグラン　Berlgrand　506-507
ベルジェ　Berger, préfet　614
ヘルシャー, チャールズ　Herscher, Charles　561
ヘルストリョーム　Hellström, Dr　685
ベルゼリウス　Berzelius　154, 718
ベルタン　Bertin　195-196
ペルティエ, ルイーズ　Pelletier, Louise　346, 359-360
ベルティヨン　564, 605, 704
ベルトラン　Bertillon, Dr Jacques　73
ベルナール, クロード　Bernard, Claude　105, 167, 265, 286, 313, 716, 719, 722
ベルナール, サラ　Bernhardt, Sarah　407
ベルナール, ジャン　Bernard, Pr Jean　690, 694
ベルナルダン・ド・サン=ピエール　Bernardin de Saint-Pierre　25, 123
聖ベルナルドゥス　Bernard, saint　659
ペルナン　Pernin　332
ベルネーム　Bernheim　379, 586
ヘルムホルツ　Helmholtz　155
ベルリエ　Berlier　518
ペロー, クロード　Perault, Claude　97
ヘロデ　Hérode　96
ペロネ　Perronet　573
ペンソ, ジュゼッペ　Penso, Giuseppe　124-125
ベンティック伯爵　Bentick, comte de　68
ヘンリ8世　Henri VIII　702-703
ヘンレ, ヤーコプ　Henle, Jacob　128-129, 717

ボアン　Boens　341, 344-345
ホイヘンス, クリスチャン　Huyghens, Chiristiaan　31-32, 41, 47, 62, 80
ホイヘンス, コンスタンチン　Huyghens, Constantin　32, 47
ホイヘンス, スザナ　Huyghens, Suzanna　41
ボイル　Boyle, Richard　128
ボヴェ　Bovet　733
ホーズリー, ヴィクター　Horsley, Victor　346-347, 354
ボシュエ　Bossuet, Jacques Bénigne　62
ボスク, エルネスト　Bosc, Ernest　345
ボナ　Bonna　533

プファイファー　Pfeiffer　412, 729
プフュール　Pfuhl, Dr　376
プベル　Poubelle, Eugène René　503, 508, 614, 728
フラーツ，エミー　Fraatz, Emmy　→コッホ, エミーを見よ
フライ　Fray　205
フライベルグ, ヘートヴィッヒ　Freiberg, Hedwige　→コッホ, ヘートヴィッヒを見よ
プラヴァ　Pravaz　276, 326, 328, 330
フラカストーロ　Frascator de Vérone　25, 110, 122, 129, 713
ブラザ, サヴォルニャン・ド　Brazza, Pierre Savorgnan de　365
プラトン　Platon　76, 96
フラメル，ニコラ　Flamel, Nicolas　167, 171
ブラン　Blanc　668
ブランヴィル　Blainville, Henri Ducrotay de　92
フランクランド, パーシ　Frankland, Dr Percy　531
ブランシャール　Blanchard, Pr R.　643, 666, 668-669
ブランシヨン　Branchion　60
プランタード　Plantade　82
フランチェスキーニ，ヴィンチェント　Franceschini, Mgr Vincent　603
ブリーガー　Brieger　395, 725
フリードマン　Friedmann　422
フリードリッヒ 2 世（プロイセン王）　Frédéric II, roi de Prusse　273
フリードリッヒ 1 世（プロイセン王）　Frédéric 1er, roi de Prusse　41
フリードリヒ赤髯王　Barberousse, Frédéric　707
フリッシュ, フォン　Frisch, Dr von　349, 354
ブリデ　492
プリニウス　Pline　26
プリュドム, シュリ　Prudhomme, Sully　365
ブルーアルデール　Brouardel, Pr　118, 267, 354, 416, 448, 490, 508-509, 517-519, 535, 617, 669, 675, 723, 728
ブルース，デヴィッド　Bruce, David　440, 729
プルースト, アドリアン　Proust, Adrien　325
フルーラン　Flourens, Pierre　172
フルーリ, モーリス・ド　Fleury, Maurice de　428
ブルゲ　Bourguet　90
ブルセー　Broussais, François　265
ブルダッハ　Burdach　87, 92, 107
プルタルコス　Plutarque　95
ブルッカー　Broucker, lord　76
ブルトノー　Bretonneau, Pierre　128, 391, 716, 718
フルニエ　Fournier, Dr　413, 570-571, 641
フルノー　Fourneau　443
ブレイシー＝クラーク　Bracy-Clarke　98
フレイレ，ドミンゴ　Freire, Domingos　446
ブレイン　Brein　414
プレヴォー　Prévost, Jean-Louis　78, 89
プレヴォー　Prévost Pr　400
フレー　Frey　107
フレーザー, デヴィッド　Frazer, Dr David　700
ブレーズ　Blaise, Dr　598
ブレシェ　Breshet　326
ブレショ　Brechot, Dr　541
フレッチャー　Fletcher　145
フレミング，アレクサンダー　Flemming, Alexander　689-692, 695, 732-734
フレロン　Fréron　171
フレンツェル　Fränzel, Dr　386
フローリ，ハワード　Florey, Howard　145, 691-692, 695, 722, 730, 733-734
プロコップ＝クトー，ミシェル　Procope Couteau, Michel　87-88, 91
プロスカウアー　Proskauer　293
ブロンニアール，アレクサンドル　Brongniart, Alexandre　287
ブロンニアール, アドルフ　Brongniart, Adolphe　172

ビスマルク　Bismarck　376
ビッツィオ, バルトロメオ　Bizio, Bartolomeo　25, 124-125, 128, 716
ピドゥー　Pidoux, Dr　133, 230
ピノー　Pinaud, Dr　381
ヒポクラテス　Hippocrate　18, 77, 108-109, 111, 186, 265, 341, 346, 466, 548
ピポッツォ, サンドロ・デ　Pippozzo, Sandro de　27
ヒュエッペ　Hueppe　293
ビュジー　Bugie　694, 734
ビュフォン　Buffon, Georges Louis Leclerc, comte de　12, 14, 27, 60, 82, 88, 96, 102-104, 106, 287, 715
ビュルネ　Burnet, Dr　417, 442
ビヨー, ジャン=バティスト　Biot, Jean-Baptiste　150-151, 155, 159, 270
ビヨー（博士）　Biot, Dr　258-259
ピョートル大帝　Pierre le Grand, tsar de Russie　41-42
ビランジュ　Bilange　489
ヒル, ジョン　Hill, John　68
ピルケー, フォン　Pirquet　389
ビルロート　Billroth, Pr　349, 376
ヒンドル　Hindle　447, 733

ファーブル, アンリ　Fabre, Henri　201
ファーベル, ジョヴァンニ　Faber, Giovannni　28-29
ファヴェ（将軍）　Favé, général　178, 216
ファブローニ　Fabroni, Adamo　127, 187
ファン・デル・ヘイデン　Van der Heyden　551
ファン・ヘルモント　Van Helmont, Jan Baptist　95, 110
フィシャー　Fisher　293, 314
フィップス, ジェイムズ　Phipps, James　146, 235, 376, 716
フィリップ, ロバート　Philip, Robert　725
フィルヒョー　Virchow, Rudolf　217-218, 230, 242, 265, 273, 313, 319, 341-342, 374, 378, 525, 527, 530, 717, 721
フィロー　Filleau, Dr　377, 382, 384
フィンライ, カルロス・ホアン　Finlay, Dr Carlos Juan　443, 445-446, 723
ブーアン　Bouïn, Dr　385
ブーイエ　Bouiller　345
プーシェ, フェリクス・アルシメード　Pouchet, Félix Archimède　104, 107, 158-164, 167, 169-174, 217, 231, 346-347, 562, 716, 718
ブース, セシル　Booth, Cecil　594, 731
フーデ　Hudde　31
ブーテ　Boutet, J.-F　248
ブールジョ　Bourgeot　353
ブールハーフェ　Boerhaave, Hermann　82-83, 85
ブーレー　Bouley　251, 331
ブーレル　Bourrel　327-328, 332
フェーバー, クヌード　Faber, Knud　401, 726
フェラン, ハイメ　Ferran, Jaime　420, 447-448
フェリーペ２世（スペイン王）　Philippe II, roi d'Espagne　96
フェルディナンド２世（トスカーナ大公）　Ferdinand II, grand-duc de Toscane　97
フェルメール, ヨハンネス　Vermeer, Johannes　42
フェレ　Féré, Dr　677
フォード, ロバート　Ford, Robert　440
フォール, ブリアン　Ford, Brian J.　39
フォーレ, ガブリエル　Fauré, Gabriel　365
フォジェール=デュブール　Faugère Dubourg, Dr　324
フォデレ　Fodéré　115
フォランファン　Follenfant, Dr　589
フォンサグリヴ　Fonssagrives　574, 579
フォンタナ　Fontana, Carlo　28
ブキャナン　Buchanam　120, 509, 721
ブシコー夫人　Boucicaut, Mme　301-302, 365, 367
ブシャール　Bouchard　688
フセイン, サダム　Hussein, Saddam　707
フック, ロバート　Hooke, Robert　31, 33, 38-40, 43, 47, 714
プティ　Petit, Dr L.-H.　679, 681

ハインベック　Heinbeck　429
パウエル　Powell　449
ハウプトマン, アウグスト　Hauptmann, August　38
バウムガルトナー　Baumgartner　319
バクーニン　Bakounine, Mikhaïl Alexandrovitch　282
バザー　Bazer, Pr　650
バザロフ　Batzaroff　300
パジョ　Pajot, Pr　350-351
パスカル, ブレーズ　Pascal, Blaise　13
パスカル, エチエンヌ（息子）　Pascal, Etienne　13
パストゥール, ヴィルジニー（妹）　Pasteur, Virginie　206
パストゥール, カミーユ（娘）　Pasteur, Camille　205-207, 295
パストゥール, ジャン=ジョゼフ（父）　Pasteur, Jean-Joseph　153, 267, 716
パストゥール, ジャンヌ（娘）　Pasteur, Jeanne　295
パストゥール, ジャン=バティスト（息子）　Pasteur, Jean-Baptiste　295, 332, 339
パストゥール, ジョゼフィーヌ（妹）　Pasteur, Joséphine　268
パストゥール, セシール（娘）　Pasteur, Cécile　207, 295
パストゥール, マリー（夫人）　Pasteur, Marie　149-150, 153, 175, 207, 211, 253, 259, 269-270, 290, 294-295, 311, 337, 717
パストゥール, マリー=ルイーズ（娘）　Pasteur, Marie-Louise　193, 207, 209, 290, 295
パストゥール, ルイ　Pasteur, Louis　15-18, 24-25, 52, 57, 60, 62, 66, 72, 94, 95, 101-102, 104-105, 107-108, 119, 121, 125-127, 129, 132, 134, 139, 142-170, 172-199, 201-203, 205-213, 215-219, 223, 226-233, 235-236, 239-260, 262-263, 267-271, 273-280, 283-292, 294-304, 307-314, 319-321, 324-365, 367-376, 379, 381, 384, 388, 393, 395, 397, 400, 404, 406-407, 410, 419-420, 424, 427-428, 430-431, 433-434, 446-451, 462-463, 490, 500, 508-509, 517, 535, 562-563, 570, 644, 646, 654-655, 668, 674, 685, 688-690, 693, 695, 715-733
パチーニ　Pacini　313, 722
バックマン, レオナルド　Backman, Dr Leonard　701
バッシ, アゴスティーノ　Bassi, Agostino　25, 126-128, 130, 202, 205, 207, 716
パパコスタ　Papacostas, Georges　689
ハフキン　Haffkine　263, 300, 371, 447-449, 727
バベス　Babes　373
ハム, ルイス・デ　Ham, Louis de　76, 78
ハラー　Haller　82, 90-91
バラール　Balard　172, 268
パラケルスス　Paracelse　110, 153, 168, 171
パラン=ドュシャトレ　Parent-Duchatelet　506
ハリアー　Hallier　342-343
ハリス, ジョン　Harris, John　61
バルザック　Balzac, Honoré de　506
バルサモ=クリヴェッリ, ジュゼッペ　Balsamo-Crivelli, Pr Giuseppe　127
バルテルミー　Barthélémy　131
ハルトスーカー　Hartsoeker, Nicolas　32, 43, 73, 80, 82
バルビアニ　Balbiani　60
パレ　Paré　659
ハレー　Hallé　34, 715
バレストラ　Balestra　437
バング　Bang, Pr　422
バンソード　Bensaude　411

ビアンキ, ジョヴァンニ・バティスタ　Bianchi, Giovanni Battista　74, 715
ビアンキ, ビアンカ　Bianchi, Bianco　365
ヒートレイン　Heatleyn　145
ピオリー　Piorry, Dr　229
ピカール　Picard　668
ビゴー　Bigo　152, 156
ビシャ　Bichat, Marie François Xavier　60
ビショフシャン, ラファエル　Bishoffsheim, Raphaël　404

ナ　行

ハ　行

シュニュ　Chenu, Dr　222-223
ジュピーユ，ジャン＝バティスト　Jupille, Jean-Baptiste　336, 339
シュペート　Spaeth　139
ジュベール　Joubert　285, 688, 722
ジュリン　Jurin, Dr　49
シュレージング　Schloesing, Jean-Jacques Théophile　18, 524, 722
シュレーダー　Schroeder　558
ショーヴォー　Chauveau, Pr　134
ジョージ1世　George 1er d'Angleterre　335
ジョージ5世　George V d'Angleterre　501
ショース　Chausse, Mgr　451
ショーニュ，ピエール　Chaunu, Pierre　112
ジョブロ，ルイ　Joblot, Luis　14, 24, 34, 64-66, 100, 102, 182, 713-715
ジョリー，ニコラ　Joly, Nicolas　163-164, 167, 169-172
ジョリセンヌ　Jorissenne, Dr　567
ジョルダーノ　Giordano　27
ジョン，ウォートン　Wharton, John　220
ジラール，ガスパール　Girard, Gaspard　324
シラク　Chirac, Dr　75
ジラルダン　Girardin, A.　488
ジロー　Giraud　492

スウィーテン，ヴァン　Swieten, Gérard Van　110, 413, 673
スーダケヴィチ　Soudakevitch　300
スコダ　Skoda, Dr　137
スターリン　Staline, Joseph　299
スッラ　Sylla　96
ステノ　Sténon, Nicolas　77
ステルーティ，フランチェスコ　Stelluti, Francesco　36-37, 713
ストラディヴァリウス　Stradivarius　44
ストリック，ヤン　Strick, Yan　43
ストロース　Strauss, Dr　314
スパランツァーニ，ラッザーロ　Spallanzani, Lazzaro　24, 37, 83, 89-91, 102, 104-107, 126, 142, 159, 715-716
スピーナ，アレッサンドロ・デラ　Spina, Alexander de　27
スミス，アンガス　Smith, Dr Angus　219, 511
スミス　Smith　411
スワルミア，コルナリア　Swalmia, Cornalia　43
スワンメルダム　Swammerdam, Jan　43, 50, 78, 98-99

セール，オリヴィエ・ド　Serres, Olivier de　200
セディヨー　Sédillot, C.　113, 225, 231-232, 722
ゼナトーア　Senator, Dr　384
セナルモン　Senarmont, Henri Hureau de　150, 159, 288
セヌビエ　Sennebier　93
セルゴ，ジュリア　Csergo, Julia　468
ゼンメルワイス，イグナツェ・フュレップ　Semmelweis, Ignace Philippe　18, 134, 136-139, 219, 221, 223-224, 228, 231, 310, 717, 720, 723

ソーク　Salk　695, 698, 734
ソールズベリー　Salisbury　437
ソパー　Soper　684

タ　行

ダーウィン　Darwin, Charles　31
ダイケ　Deyke, Dr　430-431
ダヴェーヌ，カジミール　Davaine, Casimir Joseph　119, 130-132, 228, 232, 238-239, 241, 243, 245-246, 717, 719, 721
ダト　Dath　689, 732
ダニス　Danysz, Dr　655-656, 730
ダマジュール，ギュスターヴ　Damazure, Gustave　404
タミジエ　Tamisier　298
タラマン　Talamon, Dr　640
タランシエ，シャルル　Talansier, Charles　362
ダランベール　Alembert, Jean Le Rond d'　83, 86
ダルジャンソン伯爵，ヴォワイエ　Voyer, René de, comte d'Argenson　626

コロンナ, ファビオ　Colonna, Fabio　36
コロンブス, クリストファー　Colomb, Christophe　444

サ　行

サイム, ジェイムズ　Syme, Pr James　221
サケペ　Sacquépée, Dr　685
サズナック　Sazenac　414
サズラ, L　Sazerat, M.L.　607
ザックス　Sachs　95
サナレリ　Sanarelli, Dr Giuseppe　462
ザボロトニー　Zabolotny　300
サリンベーニ　Salimbini　447, 449
サルドゥー, ヴィクトリアン　Sardou, Victorien　407
ザルム=ライファーシャイト　Salm-Reifferrscheidt　326
サロモンセン　Salomonsen　305
サン=ヴァンサン, ボリー・ド　Bory de Saint-Vincent, Jean-Baptiste Marcellin　60, 87, 92, 107
サンクトリウス　Sanctorius　63
サン=サーンス　Saint-Saëns, Camille　365
サンダーズ　Sanders　146
サンド, ジョルジュ　Sand, George　175
サント=クレール=ドゥヴィル　Sainte-Claire Deville, Charles　212, 287, 313, 509, 553

ジアール, アルフレッド　Giard, Pr Alfred　651
ジーボルト　Siebold, Edgar Gaspard　139
ジーメンス　Siemens　482, 727
ジェームズ2世(ヨーク公)　Jacques II (duc d'York)　41, 634
シェーンライン, ヨハン・ルーカス　Schönlein, Johann Lucas　130
ジェニングズ　Jennings　146
ジェラール　Gérard　94
ジェラルダン　552
シェリュバン　→ケルビーニを見よ
ジェンキンズ, ロランド　Jenkins, Roland　116
ジェンナー, エドワード　Jenner, Edward　137, 146, 233-236, 250, 254-255, 260, 279, 376, 421, 423-424, 715-716
シオツ　Schioz　688
志賀潔　Shiga, Kiyoshi　420
シデナム　Sydenham, Thomas　109-110, 316, 659
シモン　Simond, Dr　654
シャウディン　Schaudin　263, 413, 731
ジャクー　Jacoud　263
ジャクソン, ジョセフ　Jackson, Joseph　220
シャサン　Chassaing　341
シャサン　Chassang　181
シャスヴァン　Chassevant, Dr Allyre　488
シャセニャック　Chassaignac, Dr A.　229
シャッツ　Schatz　694, 734
シャピュイ　Chappuis　165, 185, 287
シャフィエ　Schafier　377
シャプタル　Chaptal, Jean-Antoine　185, 187
ジャム, コンスタンタン　James, Dr Constantin　349-350
ジャヤール　Jaillard　239, 245-246
シャラン　Charrin　410, 448, 726
シャルコー　Charcot, Pr Jean Martin　354-355, 697
シャルリエ　Charlier　595
シャントメス　Chantemesse, Pr　263, 274, 294, 296, 397, 411, 448, 463, 650, 669, 675, 726-727
シャントメス夫人　Chantemesse, Mme　296
シャンベルラン, シャルル　Chamberland, Charles Edouard　144-145, 247, 249, 251-255, 257, 259, 260, 284-285, 291, 305, 310, 367, 370-371, 395, 484, 722-725, 731
シュヴァリエ, シャルル=ルイ　Chevalier, Charles-Louis　35, 716
シュヴァン, テオドール　Schwann, Theodor　107, 127, 154-155, 717
シューマッハー　Schumacher　378
シュヴルール　Chevreul, Eugène　288
シュタール　Stahl　153
シュッツ　Shuz　419
シュテルン　Stern　411

クリストフ　Christophe　583
グリフィス，J-S　Griffith, J.-S.　710
グリム　Grimm　686
グリュダンベルク，ジェラール　Grudenberg, Gérard　313
グルービー, デヴィッド　Gruby, David　130
グルメク, ミルコ・D　Grmek, Mirko D.　145, 147, 257
グルレッティ　Greletty, Dr　574, 576, 601-602, 678
グレヴィー, ジュール　Grévy, Jules　298
クレープス　Klebs　263, 394-395, 412-413, 721
クレール　Clerc, Dr　642
クレール, セバスチャン　Clerc, Sébastien　64
クレマンソー　Clemenceau, Georges　299
クレンペラー　Klemperer, Dr　423
グロヴァレ　Grovalet, Dr　463
グワフォン，バティスト　Goiffon, Dr Baptiste　73, 715

ケイ, ジョン　Kayne, John　702
ケイ, マック　Mac Kay　544
ケーラー　Kohler, Dr　378, 385
ゲガン　Guégan, Dr　644
ケスラー　Kessler, Dr　349
ケテル, クロード　Quétal, Claude　413
ゲニヨ　Gueniot　120
ゲラン, アルフォンス　Guérin, Alponse　225-226, 232, 263, 316, 418, 420, 425-427, 429, 430, 720, 732
ゲラン，ロジェ＝アンリ　Guerrand, Rober-Henri　487, 642
ゲラン＝メヌヴィル　Guérin-Menneville　205
ケリカー　Kölliker, Andolf Albert von　60
ゲ＝リュサック　Gay-Lussac, Louis Joseph　106
ゲルー　Guérout　173-174
ゲルネ　Guernez　206, 209, 719
ケルビーニ（神父）　Cherubini, père　34
ケルン　Kern, E.　614
ケロール　Cayrol　128

コー, サロモン・ド　Caus, Salomon de　613
ゴーティエ, エミール　Gautier, Emile　581
ゴーティエ＝ヴィラール　Gauthier-Villars　197
コーネット　Cornet, Dr　383
コール　Cole, F-J.　48, 55
コール（博士）　Corre Dr　278
コール　Koll　449, 729
ゴールドスミス　Goldsmith, Dr D.　542
コーン　Cohn, Pr　242, 292
コーンハイム　Cohnheim, Pr　134, 242, 305
コクレス, ホラティウス　696
コグロッシ, カルロ・フランチェスコ　Cogrossi, Carlo Francesco　25, 122-123, 715
コジモ３世（トスカーナ大公）　Cosme III, grand-duc de Toscane　41, 97
ゴスラー　Gossler　378, 380-381
ゴダン　Godin　604
コットレル　Cottrell　560, 731
コッホ, エミー　Koch, Emmy　272, 297
コッホ, ヘートヴィッヒ　Koch, Hedwig　297
コッホ，ロベルト　Koch, Pr Robert　15-18, 24, 60, 72, 131-132, 143, 146, 231, 240-245, 262, 267, 271-274, 279, 291-294, 297-298, 304-308, 314-317, 319, 341-343, 372-389, 394, 398-399, 417, 419, 422-423, 425, 429, 436, 441-443, 447, 460, 645, 717, 719-727, 729-731
ゴドゥリエ　Godelier, Dr　196
コノール　Conor　449
コペルニクス　Copernic, Nicolas　12
コラン　Collin, Dr　258
コルディエ　Cordier, Dr　698
コルニエ　Cornillet　463
コルニル　Cornil, Pr　379, 386-387, 726
コルバン, アラン　Corbin, Alain　111
コルベール　Colbert, Jean-Baptiste　199
コルメラ　Columelle　121
コレチュカ　Kolletschka, Pr　136, 139

オリヴィエ嬢　Ollivier, Mlle　463
オルデンブルグ大公　Oldenbourg, prince　283, 372
オルフィラ　Orfila, Matthieu Joseph Bonaventure　92

カ　行

ガードナー　Gardner　146
カヴェル, リュシアン　Cavel, Lucien　541
カジミール=ペリエ　Casimir-Périer　404
ガスパラン　Gasparin, Adrien, comte de　114
カッサグランディ　Cassagrandi　682
ガッサンディ　Gassendi　13
ガテ　Gaté, Jean　689
ガド　Gadot　502
カトルファージュ　Quatrefages. A. de　204
カニヤール・ド・ラ・トゥール　Cagniard de La Tour, Charles　127, 717
カニンガム　Cunningham, Dr　343
カバニス　Cabanis, Dr　107, 323-324
カフ　Cuff　31
ガフキー　Gaffky　262, 293, 307, 314, 409-410, 722-723, 725
カポジ　Kaposi, Pr　386
ガボリオ　462
ガマレイア　Gamaleïa, Dr　300, 363, 372
カミュ, アルベール　Camus, Albert　652
カム　Kamm　686
カメロン　Cameron　538
カリクラテス　Callicrate　27
ガリレイ　Galilée　12-13, 28-29, 36, 150, 713
ガルティエ, ピエール・ヴィクトール　Galtier, Pierre Victor　326-327, 722-723
カルノー, サディ　Carnot, Sadi　367
ガルノー　Garnault　423
カルメット, アルベール　Calmette, Albert　19, 133, 263, 267, 277-280, 372, 386, 404, 407, 416, 418, 420, 424-435, 451, 490, 532, 537, 540, 544, 719, 724-725, 727-730, 732-733
カルメット, ガストン　Calmette, Gaston　404
カルレ　Carle　401, 724
ガレノス　Galien　111, 168, 703
ガロ　Garros　484
ガンテール　Ganters, Dr　385
カントーニ　Cantoni　205
ガンベッタ　Gambetta　356

キウィシュ　Kiwish　138
キケロ, トゥリウス　696
北里柴三郎　Kitasato, Shibasaburo　373, 398, 401-402, 450, 726
キュヴィエ　Cuvier, Georges　92
キュートズィヒ, フリードリヒ・トラウゴット　Kützig, Friedrich Traugott　127
キュフェール　Cuffer, Dr　387
ギヨー　Gueniot　570
キルヒャー, アタナシウス　Kircher, Athanasius　37-38, 95, 713
キング, エドマンド　King, Edmund　61

クープラン　Couperin, François　65
クールベ提督　Courbet　277
クールメル, フォヴォー・ド　Courmelles, Dr Foveau de　482, 680
クールモン　Courmont, Pr Jules　643
クーン　Kuhn　192
グノー　Gounod, Charles　365
グベール, J-P　Goubert, Jean-Pierre　473
クラーク　Clarke, Dr　349
クライネ　Kleine　441, 732
クライン　Klein, Pr　134-138
グラヴェサンデ　Gravesande, Willem Jacob　68
クラウス　Klaus　60
クラウゼ　Krause　385
グラシア　Gratia　689, 732
クラッパー, トマス　Crapper, Thomas　501
グラフ　Graf, Dr　380
グランシェ, ジョゼフ　Grancher, Dr Joseph　146, 283, 336-338, 344, 347, 352, 355, 362, 371, 379, 393, 422, 601
グリーン, グレアム　Greene, Graham　694
グリエルミネッティ　Guglielminetti　583
クリスティアーニ　Christiani　563

ヴァルニエ　Varnier　138
ヴァルリー＝ラドー，ルネ　Vallery-Radot, René　196, 216, 294, 327, 330, 332, 337, 359-360
ヴァレ　Vallée　418, 423, 425
ヴァレンティン　Valentin　439
ウァロ　Varron　121
ヴァンサン　Vincent　727
ヴァンセー, ポール　Vincey, Dr Paul　615
ヴィアラ, ウージェーヌ　Viala, Eugène　243
ヴィグラ　Vigoura　683
ヴィダル，フェルナン　Widal, Fernand　263, 274, 410-411, 655, 660, 726-727
ヴィノグラドスキー　Winogradsky　525, 722, 727
ヴィラレ　Villaret　377
ヴィルヌーヴ, アルノー・ド　Villeneuve, Arnauld de　697
ウィルバート　Wilbert, R.　427
ヴィルマン，ジャン・アントワーヌ　Villemin, Jean Antoine　131-134, 228, 232, 305, 331, 720
ウィレムス，ルイ　Willems, Dr Louis　233, 235-236, 718
ヴェイエ夫人, ラザール　Weiller, Mme Lazare　405
ヴェイユ＝アレ, B　Weill-Hallé, Dr B.　428
ヴェイヨン　Veillon　370
ウェブスター, ノア　Webster, Noah　110
ヴェベール　Weber, Dr　336, 338
ヴェベール嬢　Weber, Mlle　365
ヴェリック　Verick　35
ウェルギリウス　Virgile　95-96
ヴェルセル, ジュール　Vercel, Jules　166, 188, 335
ヴェルニェット＝ラモット，ド　Vergnette-Lamotte, vicomte de　187, 189-191
ヴェルヌイユ　Verneuil　554
ヴェレーヤン　Verheyen　89
ヴォークラン　Vauquelin　113
ヴォーヌ, テオドール　Vone, Théodore　336
ウォダボーン, ジョン　Woderborn, John　29
ヴォドルメール，アルベール　Vaudremer, Albert　689, 732
ヴォルテール　Voltaire　81, 88-89, 106, 171
ヴュルツ　Wurtz, Charles Adolphe　286
ヴュルピアン　Vulpian, Pr　331, 336-337, 340
ウルバヌス８世　Urbain VIII　12, 36

エイブラハム　Abraham　145
エヴァンズ, グリフィス　Evans, Griffith　440, 723
エールリッヒ　Ehrlich　414, 732
エーレンベルグ，クリスチャン・ゴットフリート　Ehrenberg, Christian Gottfried　60, 125
エシェリヒ　Escherich　410
エドワード７世　Edouard VII　501
エピクロス　Epicure　63
エフリュシ　Ephrussi　406
エベルス　Eberth, Karl Joseph　17, 262, 278, 305, 409, 460, 722
エリクール　Héricourt, Pr　316, 380, 419, 422, 726
エリス　Ellis　34
エルメンゲン, ヴァン　Ermengen, Van　373
エレラ　Herrera　444
エレル　Herelle, Pr　667
エンメリヒ　Emmerlich　317, 342, 688

オイラー　Euler, Leonhard　35
オーベルマイアー　Obermaier　720
オザナン　Ozanam, J.-A.-F.　109, 112, 115-116, 123
オジエ　Augier　463
オジモ　Osimo　205
オスマン　Haussmann, Georges Eugène　18, 573, 613
オネスティ　Onesti　204
オメリアンスキー　Omélianskу　525, 722, 727
オリヴィエ　Ollivier, Dr　598

人名索引

ア　行

アウフレヒト　Aufrecht　413
アウレリウス, カエリウス　Caelius, Aurelius　703
アシャール　Achard　411
アシュ, グリンドル・ヴォン　Asch, Grindl von　33, 714
アストリュック　Astruc　83, 85
アッバ　Abba, Dr　682
アッベ　Abbe, Ernst　36
アデアー, ジェイムズ　Adair, Dr James　221
アブー, エドモン　About, Edond　177
アブレ[illegible]　[illegible]　351
アペール　Appert　106, 191, 716
アペール（博士）　Appert, Dr　421
アポリネール, ギヨーム　Apollinaire, Guillaume　705
アミチ　Amici, Giovanni Battista　35
アモー, ジャン　Hameau, Jean　128
アモローソ　Amoroso, Dr　349, 354
アリエス, フィリップ　Ariès, Philippe　112
アリストテレス　Aristote　12, 77, 94, 168
アリベール　Alibert　130
アルキメデス　Archimède　27
アルクマン　Alcman　96
アルコーニ, ジャン　Arconi, Jean　243
アルバラン　Albarran　448
アルビヌス　Albinus　68
アルベルト大公（オーストリア）　Albert d'Autriche, archiduc　28, 33
アルマティ　Armati　27
アレクサンダー, アルバート　Alexander, Albert　692
アレクサンドル, アルセーヌ　Alexandre, Arsène　351
アレクサンドル 2 世　Alexandre II　281-282, 300, 367
アングラダ　Anglada, C　117
アンダーソン　Anderson, Pr　224
アンダウッド　697
アントネー　Antonay　559
アンドリー, ニコラ　Andry, Dr Nicolas　72-73, 83-84, 323, 714
アンボル　Humbolt　512
アンリ 4 世　Henri IV　199-200, 612

イール, ド・ラ　Hire, M. de la　37
イエルサン, アレクサンドル　Yersin, Alexandre　263, 267, 273, 279-281, 293-294, 296-297, 361, 368, 371, 373-398, 401, 434, 447, 449-452, 653, 718-719, 725, 728-729, 734
イブン・アルハイサム　Alhazen-Ben-Alhazen　27
イルシュ男爵夫人　Hirsh, baronne de　370
イワノフ　Ivanov　301
インノチェント 12 世　Innnocent XII　61
インペリアリ, バルトロメオ　Imperiali, Bartolomeo　29, 36

ヴァイゲルト　Weigert, Pr　242, 319
ヴァヤール　Vaillard, Dr　403, 717, 726-728
ヴァヤン　Vaillant, maréchal Jean-Baptiste Philibert　212
ヴァラダ, ドメニコ・デ　Vallada, Domenico de　308
ヴァラン　Vallin　468, 489, 500, 508, 519, 552, 587-589, 599-600, 637, 647-648, 724, 727
ヴァリスニエリ　Vallisnieri　73, 78, 88-89, 97-98, 102, 714

著者紹介

ピエール・ダルモン（Pierre Darmon）

1939年生。現在、フランスの国立科学研究センター（CNRS）主任研究員（1992年〜）。専門は、医学・医療の歴史、及び犯罪人類学の歴史。邦訳されている著書に、『性的不能者裁判——男の性の知られざる歴史ドラマ』（辻由美訳、新評論、1990、原著1979）、『医者と殺人者——ロンブローゾと生来性犯罪者伝説』（鈴木秀治訳、新評論、1992、原著1989）、『癌の歴史』（河原誠三郎・鈴木秀治・田川光照訳、新評論、1997、原著1993）、小説に『ロデスのうわさ——十九世紀フランスの一大まやかし裁判』（田川光照訳、新評論、1993、原著1991）がある。他著書多数。

訳者紹介

寺田光徳（てらだ・みつのり）

1947年生。大阪市立大学大学院文学研究科博士課程単位修得退学。現在、熊本大学文学部教授。専門は19世紀フランス文学。
著書に『梅毒の文学史』（平凡社、1999）、他。訳書にM. セール『火、そして霧の中の信号——ゾラ』（法政大学出版局、1988）、C. ケテル『梅毒の歴史』（藤原書店、1996）、G. ディディ＝ユベルマン『フラ・アンジェリコ』（共訳、平凡社、2001）、E. ゾラ『獣人』（藤原書店、2004）他。

田川光照（たがわ・みつてる）

1950年生。名古屋大学文学研究科博士課程後期課程中退。現在、愛知大学経営学部教授。専門は18世紀フランス文学。
著書に『人はなぜ暴力をふるうのか』（共著、梓出版社、2003）他。訳書に、ディディエ・ヌリッソン『酒飲みの社会史——19世紀フランスにおけるアル中とアル中防止運動』（共訳、ユニテ、1996）、ダルモン『ロデスのうわさ——19世紀フランスの一大まやかし裁判』、『癌の歴史』他。

人《ひと》と細菌《さいきん》——17－20世紀

2005年10月30日　初版第１刷発行©

訳者　寺田光徳
　　　田川光照

発行者　藤原良雄

発行所　株式会社 藤原書店

〒162-0041　東京都新宿区早稲田鶴巻町523
TEL　03（5272）0301
FAX　03（5272）0450
info@fujiwara-shoten.co.jp
振替　00160-4-17013

印刷・中央精版印刷　製本・河上製本

落丁本・乱丁本はお取り替えします
定価はカバーに表示してあります

Printed in Japan
ISBN4-89434-479-3

「嗅覚革命」を活写

においの歴史

〔嗅覚と社会的想像力〕

A・コルバン　山田登世子・鹿島茂訳

アナール派を代表して「感性の歴史学」という新領野を拓く。悪臭を嫌悪し、芳香を愛でるという現代人に自明の感受性が、いつ、どこで誕生したのか？　一八世紀西欧の歴史の中の「嗅覚革命」を辿り、公衆衛生学の誕生と悪臭退治の起源を浮き彫る名著。

Ａ５上製　四〇〇頁　**四九〇〇円**
（一九九〇年一二月刊）
◇4-938661-16-0

LE MIASME ET LA JONQUILLE　Alain CORBIN

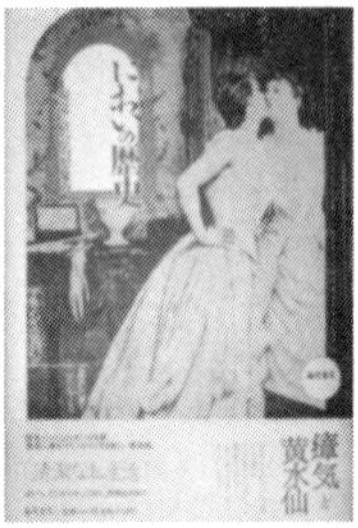

「愛と恐怖」の五百年物語

梅毒の歴史

C・ケテル
寺田光徳訳

エイズの歴史は梅毒の歴史を繰返す。抗生物質ペニシリンの発見により、我々にとって今や恐るべき性病ではなくなった梅毒の五百年史が、現在我々がエイズに対して持つ恐怖と問題の構造を先どりしていたことを実証的に明かした、医学社会史の最新成果。

Ａ５上製　四八〇頁　**五八〇〇円**
（一九九六年九月刊）
◇4-89434-045-3

LE MAL DE NAPLES　Claude QUETEL

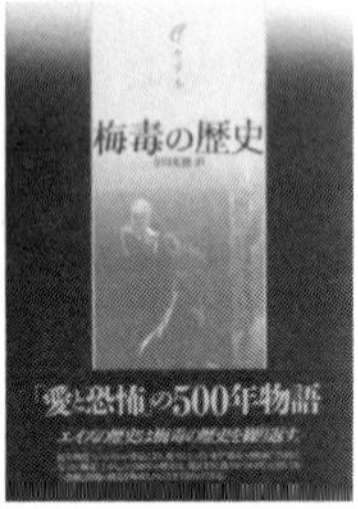

総合的視角の初成果

エイズの歴史

M・D・グルメク
中島ひかる・中山健夫訳

アナール派の医学史家が、ウイルス学・感染学・免疫学ほか、最新の科学的成果を駆使して総合的に迫る初の「歴史」書、決定版。「ウイルスを前にしたシャーロック・ホームズ」と世界で絶賛。〔附〕解題・用語解説・索引・年表・参考文献

Ａ５上製　四八六頁　**五六三一円**
（一九九三年一一月刊）
◇4-938661-81-0

HISTOIRE DU SIDA　Mirko D. GRMEK

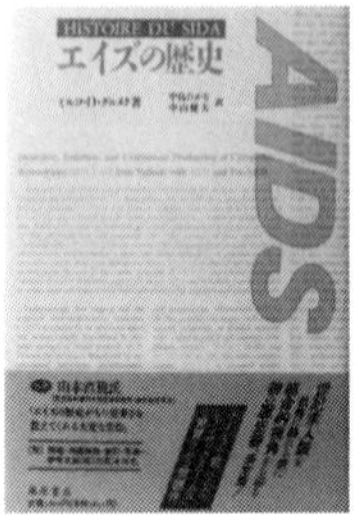

近代医学の選択を問う

世界史の中のマラリア

〔一微生物学者の視点から〕

橋本雅一

微生物学の権威であり、自身もマラリア罹患歴のある著者が、世界史の中のマラリアの変遷を通して人間と病の関係を考察し、病気の撲滅という近代医学の選択は正しかったか、と問う。マラリアとエイズの共存する現代を、いかに生きるかを考えさせる労作。

Ａ５変上製　二四〇頁　**三一〇七円**
（一九九一年三月刊）
◇4-938661-21-7

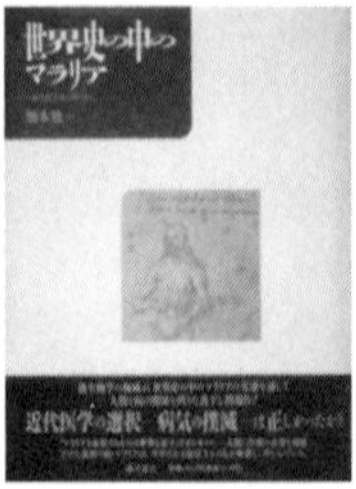